Inhalt

Grundlagen der gynäkologischen Endokrinologie   1

Kinder- und Jugendgynäkologie   21

Kontrazeption   43

Reproduktionsmedizin   55

Peri- und Postmenopause   91

Lageveränderungen des Genitales   109

Formen und Therapie der Harninkontinenz   125

Infektionserkrankungen in der Gynäkologie   147

Therapeutische Grundlagen in der gynäkologischen Onkologie   183

Psychosomatik   255

Mammaerkrankungen   297

Erkrankungen von Vulva und Vagina   359

Erkrankungen des Uterus   381

Erkrankungen der Adnexe   453

Notfälle in der Gynäkologie   505

Sexualmedizin   547

Osteoporose   575

Chemotherapieprotokolle auf einen Blick   585

Register   593

W. Janni/K. Hancke/T. Fehm/Ch. Scholz/B. Rack (Hrsg.)

Facharztwissen Gynäkologie

Prof. Dr. med. Wolfgang Janni/Prof. Dr. med. Katharina Hancke/
Prof. Dr. med. Tanja Fehm/Prof. Dr. med. Christoph Scholz/
PD Dr. med. Brigitte Rack (Hrsg.)

Facharztwissen
Gynäkologie

2. Auflage

Mit Beiträgen von Sophia Antoniadis, Erlangen; Dr. med. Nikolaus de Gregorio, Ulm; Dr. med. Friederike Baier, Erlangen; Prof. Dr. med. Christian Dannecker, München; Dr. med. Miriam Deniz, Ulm; Dr. med. Franz Edler von Koch, München; PD Dr. med. Peter Fasching, Erlangen; PD Dr. med. Gebhard Fröba, Ulm; Dr. med. Julia Gallwas, München; Prof. Dr. med. Bernd Gerber, Rostock; Prof. Dr. med. Dipl.-Psych. Kristin Härtl, München; Dr. med. Gerhard Haselbacher, München; Dr. med. Jörg Herrmann, Weimar; Dr. med. Isabelle Himsl, München; Dr. med. Diego Hoffmeister, Ulm; Prof. Dr. med. Jens Huober, Ulm; PD Dr. med. Katharina Jundt, München; Dr. med. Ralph Kästner, München; Prof. Dr. med. Dipl.-Psych. Ingrid Kowalcek, Lübeck; Dr. med. Uta Kraus-Tiefenbacher, Frankfurt; Prof. Dr. med. Markus Kupka, Hamburg; PD Dr. med. Christian Löhberg, Nürnberg; Prof. Dr. med. Michael Ludwig, Hamburg; Prof. Dr. med. Ioannis Mylonas, München; PD Dr. med. Patricia G. Oppelt, Erlangen; Prof. Dr. med. Christl Reisenauer, Tübingen; Dr. med. Matthias Rengsberger, Jena; Prof. Dr. med. Ingo B. Runnebaum, Jena; PD Dr. med. Michael Schrauder, Erlangen; Dr. med. Lukas Schwentner, Ulm; Prof. Dr. med. Dr. h. c. Karl-Werner Schweppe, Westerstede; Dr. med. Charlotte Sell, Erlangen; PD Dr. med. Peter Steffen, Ulm; Prof. Dr. med. Petra Stute, Bern; Prof. Dr. med. Frederik Wenz, Mannheim

Mit einem Geleitwort von: Prof. Dr. Birgit Seelbach-Göbel, Regensburg

ELSEVIER

ELSEVIER

Hackerbrücke 6, 80335 München, Deutschland
Wir freuen uns über Ihr Feedback und Ihre Anregungen an books.cs.muc@elsevier.com

ISBN 978-3-437-23916-8
eISBN 978-3-437-29896-7

Alle Rechte vorbehalten
2. Auflage 2017
© Elsevier GmbH, Deutschland

Wichtiger Hinweis für den Benutzer
Die Erkenntnisse in der Medizin unterliegen laufendem Wandel durch Forschung und klinische Erfahrungen. Herausgeber und Autoren dieses Werkes haben große Sorgfalt darauf verwendet, dass die in diesem Werk gemachten therapeutischen Angaben (insbesondere hinsichtlich Indikation, Dosierung und unerwünschter Wirkungen) dem derzeitigen Wissensstand entsprechen. Das entbindet den Nutzer dieses Werkes aber nicht von der Verpflichtung, anhand weiterer schriftlicher Informationsquellen zu überprüfen, ob die dort gemachten Angaben von denen in diesem Werk abweichen, und seine Verordnung in eigener Verantwortung zu treffen.

Für die Vollständigkeit und Auswahl der aufgeführten Medikamente übernimmt der Verlag keine Gewähr.
Geschützte Warennamen (Warenzeichen) werden in der Regel besonders kenntlich gemacht (®). Aus dem Fehlen eines solchen Hinweises kann jedoch nicht automatisch geschlossen werden, dass es sich um einen freien Warennamen handelt.

Bibliografische Information der Deutschen Nationalbibliothek
Die Deutsche Nationalbibliothek verzeichnet diese Publikation in der Deutschen Nationalbibliografie; detaillierte bibliografische Daten sind im Internet über http://www.d-nb.de/ abrufbar.

17 18 19 20   4 3 2 1

Für Copyright in Bezug auf das verwendete Bildmaterial siehe Abbildungsnachweis
Das Werk einschließlich aller seiner Teile ist urheberrechtlich geschützt. Jede Verwertung außerhalb der engen Grenzen des Urheberrechtsgesetzes ist ohne Zustimmung des Verlages unzulässig und strafbar. Das gilt insbesondere für Vervielfältigungen, Übersetzungen, Mikroverfilmungen und die Einspeicherung und Verarbeitung in elektronischen Systemen.

Um den Textfluss nicht zu stören, wurde bei Patienten und Berufsbezeichnungen die grammatikalisch maskuline Form gewählt. Selbstverständlich sind in diesen Fällen immer Frauen und Männer gemeint.

Planung: Sonja Frankl, München
Projektmanagement: Sophie Eckart, München
Zeichnungen: Susanne Adler, Lübeck
Redaktion: Dr. Sibylle Tönjes, Kiel
Herstellung: Johannes Kressirer, München
Satz: abavo GmbH, Buchloe/Deutschland
Druck und Bindung: Drukarnia Dimograf Sp. z o.o., Bielsko-Biała/Polen
Umschlaggestaltung: SpieszDesign, Neu-Ulm
Titelfotografie: colourbox.com

Aktuelle Informationen finden Sie im Internet unter www.elsevier.de und www.elsevier.com.

Geleitwort

Liebe Leserinnen und Leser,

in unserer Zeit verändern immer neuere wissenschaftliche Erkenntnisse rasant klinische und therapeutische Standards. Deshalb lade ich Sie im Namen der Autoren herzlich zur Lektüre der überarbeiteten aktualisierten 2. Auflage des Buches *Facharztwissen Gynäkologie* ein.

Wie der Name besagt besteht das Ziel dieses Buches in der strukturierten und kompakten Wissensvermittlung zur Vorbereitung auf die Facharztprüfung ohne überflüssigen Ballast. Deshalb beschränkt sich das Werk auf die prägnante Darstellung von Epidemiologie, Ätiologie, Klinik, Diagnostik und Therapie von gynäkologischen Krankheitsbildern. Zur Vermittlung von vertiefendem Detailwissen dient eine umfassende Literaturaufstellung im Anschluss an jedes Kapitel, sodass der Leser je nach Interesse und Bedarf auf grundlegende Quellen und Leitlinien zurückgreifen kann. Die Autoren haben alle Themen der Gynäkologie entsprechend ihrer Aktualität angesprochen und auf das Wichtige beschränkt dargestellt. Also genau das Richtige um sich in kurzer Zeit Facharztwissen anzueignen oder aufzufrischen. Auch Fachärzte mit langer Berufserfahrung können sich so schnell auf den aktuellen Stand bringen.

Ich wünsche viel Erfolg beim Lernen und Repetieren. Den Autoren sei Dank für ihre hervorragende Arbeit.

Ihre
Prof. Dr. Birgit Seelbach-Göbel
Präsidentin der Deutschen Gesellschaft für Gynäkologie und Geburtshilfe

Vorwort

Liebe Leserin,
Lieber Leser,

ob Sie das Facharztwissen „Gynäkologie" gerade in den Händen halten, um sich auf Ihre Facharztprüfung vorzubereiten, in einer aktuellen klinischen Situation etwas nachschlagen oder einfach nur Ihr Wissen auffrischen, wir hoffen sehr, dass Sie von diesem Buch profitieren werden. Ziel dieses Facharztleitfadens ist es, in übersichtlicher und knapper Form das Wesentliche zu unserem Fachgebiet zusammenzufassen. Für die aktualisierte zweite Auflage wurden zudem die neuesten Entwicklungen unseres Fachgebietes eingearbeitet.

Natürlich können in einem so knappen Leitfaden nicht alle Details zu jeder Fragestellung berücksichtigt werden, und so lebt unsere Wissensrecherche auch immer von der Lektüre aktueller Originalartikel und dem Austausch mit erfahrenen Kolleginnen und Kollegen. Der vorliegende Leitfaden soll die Basis hierfür darstellen.

Die Herausgeber bedanken sich für die Betreuung und Unterstützung bei der Entstehung des Buches und seiner aktualisierten Auflage durch den Verlag und vor allem bei den Autoren für die akribische Erstellung der einzelnen Kapitel.

Wir wünschen Ihnen eine interessante Lektüre und den Patientinnen Genesung mit Hilfe unseres medizinischen Handelns.

München, im Frühjahr 2017

Prof. Dr. med. Wolfgang Janni
Prof. Dr. med. Katharina Hancke
Prof. Dr. med. Tanja Fehm
Prof. Dr. med. Christoph Scholz
PD Dr. med. Brigitte Rack

Autorenverzeichnis

Herausgeber
Prof. Dr. med. Wolfgang Janni, Frauenklinik, Universitätsklinikum Ulm, Prittwitzstr. 43, 89075 Ulm
Prof. Dr. med. Katharina Hancke, Frauenklinik, Universitätsklinikum Ulm, Prittwitzstr. 43, 89075 Ulm
Prof. Dr. med. Tanja Fehm, Klinik für Frauenheilkunde und Geburtshilfe, Universitätsklinikum Düsseldorf, Moorenstr. 5, 40225 Düsseldorf
Prof. Dr. med. Christoph Scholz MHBA, Frauenklinik, Universitätsklinikum Ulm, Prittwitzstr. 43, 89075 Ulm
PD Dr. med. Brigitte Rack, Frauenklinik, Universitätsklinikum Ulm, Prittwitzstr. 43, 89075 Ulm

Weitere Autoren
Sophia Antoniadis, Frauenklinik, Kinder- und Jugendgynäkologie, Universitätsklinikum Erlangen, Universitätsstr. 21–23, 90154 Erlangen
Dr. med. Nikolaus de Gregorio, Frauenklinik, Universitätsklinikum Ulm, Prittwitzstr. 43, 89075 Ulm
Dr. med. Friederike Baier, Frauenklinik, Kinder- und Jugendgynäkologie, Universitätsklinikum Erlangen, Universitätsstr. 21–23, 90154 Erlangen
Prof. Dr. med. Christian Dannecker, Klinikum der Universität München – Klinikum Großhadern, Klinik und Poliklinik für Frauenheilkunde und Geburtshilfe, Marchioninistraße 15, 81377 München
Dr. med. Miriam Deniz, Frauenklinik, Universitätsklinikum Ulm, Prittwitzstr. 43, 89075 Ulm
Dr. med. Franz Edler von Koch, Kliniken Dritter Orden gGmbH, Standort Klinikum Dritter Orden München-Nymphenburg, Menzinger Straße 44, 80638 München
PD Dr. med. Peter Fasching, Universitätsklinikum Erlangen, Frauenklinik, Universitätsstraße 21–23, 91054 Erlangen
PD Dr. med. Gebhard Fröba, Frauenklinik, Universitätsklinikum Ulm, Prittwitzstr. 43, 89075 Ulm
Dr. med. Julia Gallwas, Klinikum der Universität München – Klinikum Großhadern, Klinik und Poliklinik für Frauenheilkunde und Geburtshilfe, Marchioninistraße 15, 81377 München
Prof. Dr. med. Bernd Gerber, Universitäts-Frauenklinik am Klinikum Südstadt, Südring 81, 18059 Rostock
Prof. Dr. med. Dipl.-Psych. Kristin Härtl, Hochschule Fresenius, Fachbereich Wirtschaft & Medien, Business School – Media School – Psychology School, Infanteriestraße 11a, 80797 München
Dr. med. Gerhard Haselbacher, Praxis für Frauenheilkunde und Psychotherapeutische Medizin, Bäckerstraße 3, 81241 München
Dr. med. Jörg Herrmann, Sophien- und Hufelandklinikum gGmbH, Henry-van-de-Velde-Str. 2, 99425 Weimar
Dr. med. Isabelle Himsl, Brustzentrum, Kliniken Dritter Orden gGmbH, Standort Klinikum Dritter Orden München-Nymphenburg, Menzinger Straße 44, 80638 München
Dr. med. Diego Hoffmeister, Frauenklinik, Universitätsklinikum Ulm, Prittwitzstr. 43, 89075 Ulm

Autorenverzeichnis

Prof. Dr. med. Jens Huober, Frauenklinik, Universitätsklinikum Ulm, Prittwitzstr. 43, 89075 Ulm
PD Dr. med. Katharina Jundt, Frauenarztpraxis am Pasinger Bahnhof, August-Exter-Str. 4, 81245 München
Dr. med. Ralph Kästner, Klinikum der Universität – Klinikum Innenstadt, Klinik und Poliklinik für Frauenheilkunde und Geburtshilfe, Maistraße 11, 80337 München
Prof. Dr. med. Dipl.-Psych. Ingrid Kowalcek, Brahmsstraße 10, 23556 Lubeck
Dr. med. Uta Kraus-Tiefenbacher, Klinik für Radioonkologie, Krankenhaus Nordwest, Steinbacher Hohl 2–26, 60488 Frankfurt
Prof. Dr. med. Markus Kupka, Kinderwunschzentrum Altonaer Straße im Gynäkologikum Hamburg, Medizinisches Versorgungszentrum GbR, Altonaer Str. 59, 20357 Hamburg
PD Dr. med. Christian Löhberg, Fauenklinik, St. Theresien-Krankenhaus Nürnberg GmbH, Mommsenstraße 24, 90491 Nürnberg
Prof. Dr. med. Michael Ludwig, Dornstücken 12a, 22607 Hamburg
Prof. Dr. med. Ioannis Mylonas, Klinik und Poliklinik für Frauenheilkunde und Geburtshilfe – Klinikum Innenstadt, Ludwig-Maximilians-Universität München, Maistraße 11, 80337 München
PD Dr. med. Patricia G. Oppelt, Frauenklinik, Kinder- und Jugendgynäkologie, Universitätsklinikum Erlangen, Universitätsstr. 21–23, 90154 Erlangen
Prof. Dr. med. Christl Reisenauer, Urogynäkologie, Universitäts-Frauenklinik, Calwerstraße 7, 72076 Tübingen
Dr. med. Matthias Rengsberger, Klinik für Frauenheilkunde und Geburtshilfe, Klinikum der Friedrich-Schiller-Universität Jena, Bachstraße 18, 07743 Jena
Prof. Dr. med. Ingo B. Runnebaum, MBA, Klinik für Frauenheilkunde und Geburtshilfe, Klinikum der Friedrich-Schiller-Universität Jena, Bachstraße 18, 07743 Jena
PD Dr. med. Michael Schrauder, Frauenklinik, Universitätsklinikum Erlangen, Universitätsstraße 21–23, 91054 Erlangen
Prof. Dr. Dr. med. Lukas Schwentner, GYNOVA-Praxis für Frauenheilkunde und Geburtshilfe, Kitzbühlerstr. 59, A 6370 Reith bei Kitzbühel
Prof. Dr. med. Dr. h. c. Karl-Werner Schweppe, Ammerland-Klinik GmbH, Lehrkrankenhaus der Universität Göttingen, Frauenklinik, Lange Straße 38, 26655 Westerstede
Dr. med. Charlotte Sell, Frauenklinik, Universitätsklinikum Erlangen, Universitätsstraße 21–23, 91054 Erlangen
PD Dr. med. Peter Steffen, Klinik für Anästhesiologie, Sektion Schmerztherapie, Universitätsklinikum Ulm, Albert-Einstein-Allee 23, 89081 Ulm
Prof. Dr. med. Petra Stute, gynäkologische Endokrinologie und Reproduktionsmedizin, Frauenklinik, Universitätsspital Bern, Effingerstr. 102, CH 3010 Bern
Prof. Dr. med. Frederik Wenz, Universitätsklinikum Mannheim, Klinik für Strahlentherapie und Radioonkologie, Theodor-Kutzer-Ufer 1–3, 68167 Mannheim

Nach der 1. Auflage ausgeschieden
Prof. Dr. med. Klaus Friese, München (Infektionskrankheiten in der Gynäkologie)
Dr. med. Maja Heinrigs, München (Peri- und Postmenopause)
Dr. med. Katja Krauß, Tübingen (Supportive Therapie in der gynäkologischen Onkologie)
PD Dr. med. Frank Nawroth, Hamburg (Reproduktionsmedizin)

Abkürzungsverzeichnis

Symbole
® Handelsname
↑ hoch, erhöht
↓ tief, erniedrigt
→ daraus folgt
▶ siehe (Verweis)

A
A(a). Arterie(n)
Abb. Abbildung
ACTH adrenokortikotropes Hormon
Ag Antigen
AK Antikörper
ALAT Alaninaminotransferase
AMH Anti-Müller-Hormon
Amp. Ampulle
ANA antinukleäre Antikörper
ant. anterior
a. p. anterior-posterior
art. arteriell
ASA Aminosalicylsäure
ASAT Aspartataminotransferase
ASS Acetylsalicylsäure
AT III Antithrombin III
AVK arterielle Verschlusskrankheit

B
bakt. bakteriell
BB Blutbild
bds. beidseits, bilateral
BE base excess
bes. besonders
BGA Blutgasanalyse
BMI body mass index
BPP biophysikalisches Profil
BSG Blutkörperchensenkungsgeschwindigkeit
BZ Blutzucker
bzw. beziehungsweise

C
ca. circa
Ca Karzinom
CCT kraniales Computertomogramm
Ch. Charrière
chron. chronisch
CMV Zytomegalievirus
CO_2 Kohlendioxid
CPR kardiopulmonale Reanimation
CRP C-reaktives Protein
CT Computertomogramm

D
d dies (Tag)
DD Differenzialdiagnose
desc. descendens
d. h. das heißt
Diab. mell. Diabetes mellitus
Diagn. Diagnostik
dist. distal
Drg. Dragee/s

E
ED Einzeldosis
EKG Elektrokardiogramm
E'lyte Elektrolyte
Erkr. Erkrankung
Erw. Erwachsener
etc. et cetera
evtl. eventuell

F
FSME Frühjahr-Sommer-Meningoenzephalitis
FSH Follikelstimulierendes Hormon
fT4 freies T4

G
G Gauge
ggf. gegebenenfalls
GIT Gastrointestinaltrakt
Gy Gray

H
h hora (Stunde)
HAH Hämagglutinationshemmtest
HÄS Hydroxyäthylstärke
Hb Hämoglobin
hCG humanes Choriongonadotropin
HF Herzfrequenz
HIV Human Immunodeficiency-Virus
Hkt. Hämatokrit
HNO Hals-, Nasen-, Ohren-
HPF high power fields
HUS hämolytisch-urämisches Syndrom
HT Herzton
HWZ Halbwertszeit

Abkürzungsverzeichnis

Hz	Hertz	ml	Milliliter
		Mon.	Monat/e
I		MRT	Magnetresonanztomografie
i. a.	intraarteriell	ms	Millisekunde
i. c.	intrakutan		
ICS	intrazytoplasmatische Spermieninjektion	N	
		n	nano, Anzahl
ICT	intrakardiale Transfusion	N., Nn.	Nervus, Nervi
i. d. R.	in der Regel	NaCl	Natriumchlorid
IE	Internationale Einheit	neg.	negativ
IFT	Immunfluoreszenztest	NW	Nebenwirkung
Ig	Immunglobulin		
i. m.	intramuskulär	O	
Ind.	Indikation/en	O_2	Sauerstoff
inf.	inferior	o. B.	ohne Besonderheit
Insuff.	Insuffizienz	OP	Operation
INR	international normalized ratio	OR	odds ratio
i. o.	intraossär	P	
IPT	intraperitoneale Transfusion	p. a.	posterior-anterior
ITP	Immunthrombozytopenie	pAVK	periphere arterielle Verschlusskrankheit
IUI	intrauterine Insemination		
IVF	In-vitro-Fertilisation	Pat.	Patient
IVT	intravasale Transfusion	PCR	Polymerase-Kettenreaktion
i. v.	intravenös	PET	Positronenemissionstomografie
J		physiol.	physiologisch
J.	Jahre	p. m.	post menstruationem
		p. o.	per os
K		pos.	positiv
K^+	Kalium	postop.	postoperativ
KG	Körpergewicht/kg KG pro Kilogramm Körpergewicht	präop.	präoperativ
		PRF	Pulsrepetitionsfrequenz
		PRL	Prolaktin
KHK	koronare Herzkrankheit	PSR	Patellarsehnenreflex
KOF	Körperoberfläche	PTT	partielle Thromboplastinzeit
KI	Kontraindikation		
		R	
L		RA	Regionalanästhesie
LA	Lokalanästhesie, Lokalanästhetika	re	rechts
		respir.	respiratorisch
lat.	lateral	rezid.	rezidivierend
LH	luteinisierendes Hormon	PG	Prostaglandin
li	links	Rh	Rhesus
Lj.	Lebensjahr	Rö	Röntgen
		RR	Blutdruck nach Riva-Rocci
M			
m	Meter, milli-	S	
M.	Morbus	s	Sekunde/n
M., Mm.	Musculus, Musculi	s.	siehe
MBU	Mikroblutuntersuchung	SA	Spinalanalgesie
max.	maximal	s. a.	siehe auch
med.	medial	s. c.	subkutan
Min.	Minute	SD	Standardabweichung
mind.	mindestens	serol.	serologisch
Mio.	Millionen	s. o.	siehe oben

sog.	sogenannte/r	usw.	und so weiter
Sono	Sonografie	u. U.	unter Umständen
s. l.	sublingual		
s. u.	siehe unten	**V**	
sup.	superior	V. a.	Verdacht auf
Supp.	Suppositorium/-en	v. a.	vor allem
SV	Schlagvolumen	VAS	visuelle Analogskala
Sy.	Syndrom	VES	ventrikuläre Extrasystole
Szinti	Szintigraphie	vgl.	vergleiche
		Vit.	Vitamin
T		vs.	versus
Tab.	Tabelle		
tägl.	täglich	**W**	
Tbc	Tuberkulose	Wo.	Woche/n
Tbl.	Tablette/n	WS	Wirbelsäule
TD	Tagesdosis	WW	Wechselwirkung von
Ther., ther.	Therapie, therapeutisch		Arzneimittel(n)
TG	Thyreoglobulin		
TNF	Tumornekrosefaktor	**Z**	
Tr.	Tropfen	z. B.	zum Beispiel
TSH	Thyreoideastimulierendes	Z. n.	Zustand nach
	Hormon	ZNS	Zentrales Nervensystem
		z. T.	zum Teil
U		z. Zt.	zurzeit
u. a.	und andere	ZVD	zentraler Venendruck
U/l	Units/Liter	ZVK	zentraler Venenkatheter
US	Ultraschall		

Bedienungsanleitung

Im **Facharzt** Gynäkologie wird das notwendige Wissen für die gesamte Weiterbildungszeit und darüber hinaus komprimiert, übersichtlich, wissenschaftlich fundiert und praxisnah zusammengefasst. Im Zentrum stehen die differenzierte Darstellung der diagnostischen und therapeutischen Optionen sowie die theoretischen Grundlagen zur Pathophysiologie.

Um Wiederholungen zu vermeiden, wurden Querverweise eingefügt. Sie sind mit einem Dreieck ▶ gekennzeichnet.

 Häkchen: Wichtige Zusatzinformationen sowie Tipps

 Ausrufezeichen: Bitte (unbedingt) beachten

 Warndreieck: Notfälle und Notfallmaßnahmen

Internetadressen

Alle Websites wurden vor Redaktionsschluss im Februar 2017 geprüft. Das Internet unterliegt einem stetigen Wandel. Sollte eine Adresse nicht mehr aktuell sein, empfiehlt sich der Versuch über eine übergeordnete Adresse (ohne Anhänge nach dem „/") oder eine Suchmaschine. Der Verlag übernimmt für Aktualität und Inhalt der angegebenen Websites keine Gewähr.

Die angegebenen Arbeitsanweisungen ersetzen weder Anleitung noch Supervision durch erfahrene Kollegen. Insbesondere sollten Arzneimitteldosierungen und andere Therapierichtlinien überprüft werden – klinische Erfahrung kann durch keine noch so sorgfältig verfasste Publikation ersetzt werden.

Abbildungsnachweis

Der Verweis auf die jeweilige Abbildungsquelle befindet sich bei allen Abbildungen im Werk am Ende des Legendentextes in eckigen Klammern. Alle nicht besonders gekennzeichneten Zeichnungen Susanne Adler, Lübeck. Alle weiteren Abbildungen © Elsevier GmbH, München.

F781-003	Soar. J, Nolan. J.P. , B.W. Böttiger, G.D. Perkins, C. Lott: In: Notfall + Rettungsmedizin: Erweiterte Reanimationsmaßnahmen für Erwachsene („adult advanced life support"). Pages 770–832
F949	Jahrbuch 2015 des Deutschen IVF-Registers (D.I.R), Modifizierter Nachdruck aus J Reproduktionsmed Endokrinol 2016; 13 (5)
P307	Prof. Dr. med Christl Reisenauer, Tübingen.
P308	Dr. med Miriam Deniz, Ulm.

Inhaltsverzeichnis

1	**Grundlagen der gynäkologischen Endokrinologie** 1
1.1	Zyklusabhängige Hormonveränderungen 2
1.2	Altersabhängige Hormonveränderungen 4
1.3	Störungen der sexuellen Differenzierung und Reifung 7
1.4	Störungen der Ovarialfunktion 10
1.5	Störungen der Gonadotropine 14
1.6	Hyperprolaktinämie 15
1.7	Schilddrüsenfunktionsstörungen 16
1.8	Hyperandrogenämische Störungen 17

2	**Kinder- und Jugendgynäkologie** 21
2.1	Embryologie des weiblichen Genitales 22
2.2	Pubertätsentwicklung 23
2.3	Untersuchungen in der Kinder- und Jugendsprechstunde 24
2.4	Fehlbildungen des äußeren Genitales 25
2.5	Fehlbildungen von Vagina und Uterus 28
2.6	Störungen der Pubertätsentwicklung 32
2.7	Genitale Infektionen 34
2.8	Hautveränderungen des äußeren Genitales 36
2.9	Blutungsstörungen 37

3	**Kontrazeption** 43
3.1	Übersicht und Pearl-Index 44
3.2	Periodische Enthaltsamkeit 45
3.3	Mechanische und chemische Verhütungsmethoden 46
3.4	Hormonelle Kontrazeption 50

4	**Reproduktionsmedizin** 55
4.1	Kinderlosigkeit 56
4.2	Ursachen und Diagnostik der Sterilität 57
4.3	Therapie der Sterilität 64
4.4	Chancen und Risiken der Kinderwunschtherapie 77
4.5	Fertilitätserhalt bei onkologischen Erkrankungen 83
4.6	Spenderprogramme 87

5	**Peri- und Postmenopause** 91
5.1	Definitionen 92
5.2	Endokrinologische Veränderungen 92
5.3	Klimakterische Beschwerden 95
5.4	Hormontherapie (HT) 101

6	**Lageveränderungen des Genitales** 109
6.1	Übersicht 110
6.2	Einteilung 111
6.3	Diagnostik 114
6.4	Konservative Therapie 115
6.5	Operative Therapien 116

7 Formen und Therapie der Harninkontinenz 125
7.1 Übersicht **126**
7.2 Belastungsinkontinenz **136**
7.3 Überaktive Blase **141**

8 Infektionserkrankungen in der Gynäkologie 147
8.1 Vulvitis **148**
8.2 Kolpitis/Vaginitis **161**
8.3 Zervizitis **168**
8.4 Endometritis **174**
8.5 Adnexitis **176**

9 Therapeutische Grundlagen in der gynäkologischen Onkologie 183
9.1 Schmerztherapie **184**
9.2 Grundlagen der Strahlentherapie **198**
9.3 Systembehandlung in der gynäkologischen Onkologie **206**
9.4 Supportive Therapie in der gynäkologischen Onkologie **222**

10 Psychosomatik 255
10.1 Psychosomatik gynäkologischer Erkrankungen **256**
10.2 Psychosomatische Aspekte der gynäkologischen Endokrinologie und Reproduktionsmedizin **268**
10.3 Psychosomatische Aspekte in der gynäkologischen Onkologie **280**

11 Mammaerkrankungen 297
11.1 Anatomie der Brust **298**
11.2 Gutartige Mammaerkrankungen **300**
11.3 Primär invasives Mammakarzinom **313**

12 Erkrankungen von Vulva und Vagina 359
12.1 Gutartige Erkrankungen von Vulva und Vagina **360**
12.2 Neoplastische Veränderungen der Vulva und Vagina **365**

13 Erkrankungen des Uterus 381
13.1 Endometriose **382**
13.2 Gutartige neoplastische Veränderungen es Uterus **408**
13.3 Bösartige neoplastische Veränderungen des Uterus **417**

14 Erkrankungen der Adnexe 453
14.1 Gutartige Neubildungen von Ovar und Tube **454**
14.2 Maligne Erkrankungen der Adnexe **472**

15 Notfälle in der Gynäkologie 505
15.1 Akuter Bauchschmerz **506**
15.2 Akuter Blutverlust **508**
15.3 Ovarialtorsion **517**
15.4 Ovarialzystenruptur **521**
15.5 Entzündung des kleinen Beckens/Tuboovarialabszess **524**
15.6 Akute bakterielle Infektionen der Genitalorgane **528**
15.7 Sexuelle Gewalt **535**

16 Sexualmedizin 547
16.1 Übersicht 548
16.2 Funktionelle Sexualstörungen 550
16.3 Störungen der Geschlechtsidentität 556
16.4 Gewalt gegen Frauen und sexueller Missbrauch 557
16.5 Sexuelle Störungen bei gynäkologischen Erkrankungen 559
16.6 Sexualität in unterschiedlichen Lebensphasen 566
16.7 Sexualität bei Behinderung 569
16.8 Diagnostik 569
16.9 Therapeutische Interventionen 571

17 Osteoporose 575
17.1 Übersicht 576
17.2 Basisdiagnostik 577
17.3 Therapie 579
17.4 Spezifische medikamentöse Therapie 580

18 Chemotherapieprotokolle auf einen Blick 585
18.1 Chemotherapie bei Mammakarzinom 586
18.2 Chemotherapie bei Uterusmalignomen 589
18.3 Chemotherapie bei Ovar-/Peritonealmalignomen 591

Register 593

1 Grundlagen der gynäkologischen Endokrinologie

Michael Ludwig

1.1	**Zyklusabhängige Hormonveränderungen**	**2**	**1.5**	**Störungen der Gonadotropine**	**14**
1.1.1	Endokrine Regelkreisläufe der Frau	2	1.5.1	Hypogonadotroper Hypogonadismus	14
1.1.2	Veränderungen anderer Hormone	4	1.5.2	Hypergonadotroper Hypogonadismus	14
1.2	**Altersabhängige Hormonveränderungen**	**4**	**1.6**	**Hyperprolaktinämie**	**15**
1.2.1	Pubertät	4	**1.7**	**Schilddrüsenfunktionsstörungen**	**16**
1.2.2	Fertile Lebensphase	7	**1.8**	**Hyperandrogenämische Störungen**	**17**
1.2.3	Menopause	7			
1.3	**Störungen der sexuellen Differenzierung und Reifung**	**7**	1.8.1	Polyzystisches Ovarsyndrom	17
1.4	**Störungen der Ovarialfunktion**	**10**	1.8.2	Adrenaler Enzymdefekt	19
			1.8.3	Androgenbildende Ovarialtumoren	20

1 Grundlagen der gynäkologischen Endokrinologie

1.1 Zyklusabhängige Hormonveränderungen

1.1.1 Endokrine Regelkreisläufe der Frau

Die Regulation des Ovars erfolgt über Hypothalamus und Hypophyse. Die physiologischen Wechselwirkungen der ovariellen Funktion sind in ▶ Abb. 1.1 und ▶ Abb. 1.2 dargestellt, die Normwerte der weiblichen Hormone im Zyklusverlauf in ▶ Tab. 1.1

Follikelreifung Das Ovar bildet während der Follikelreifung zunehmend Estradiol unter dem initialen Einfluss von follikelstimulierendem Hormon (FSH). Estradiol und ein weiteres Produkt des Follikels, Inhibin B, üben einen negativen Feedback-Mechanismus auf Hypothalamus und Hypophyse aus, sodass die FSH-Sekretion mit fortschreitender Follikelreifung und zunehmender Estradiolproduktion abnimmt.

Der periovulatorische Gonadotropinanstieg wird über Kisspeptin und seine regulierenden Kerngebiete zentralnervös gesteuert. Höhere periphere Steroidhormonkonzentrationen fördern die vermehrte Sekretion von Kisspeptin, das über eine GnRH-Stimulation die Gonadotropinfreisetzung fördert.

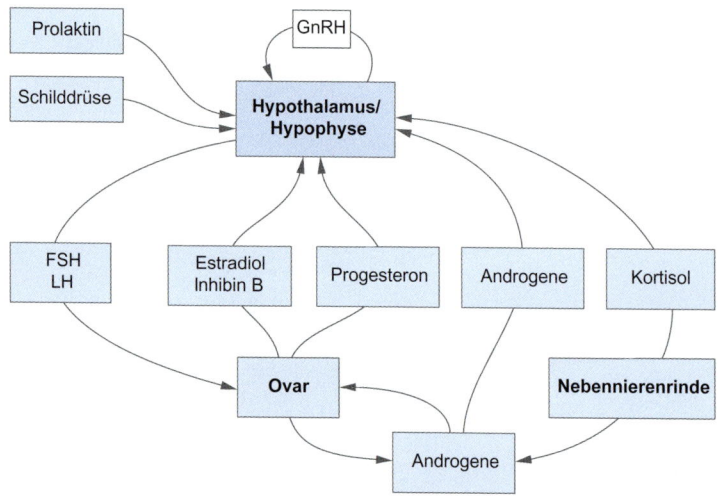

Abb. 1.1 Das Ovar beeinflussende Hormone

Tab. 1.1 Referenzwerte der weiblichen Hormone im Zyklusverlauf

Hormon	Einheit	Zyklustag 3–5	Ovulation	6.–7. Tag post ovulationem
Estradiol	pg/ml	‹ 80	200–400	› 100
Progesteron	ng/ml	0,2–1,5	–	› 8
FSH	U/l	‹ 8	bis › 30	–
LH	U/l	2,4–12	bis › 100	–

1.1 Zyklusabhängige Hormonveränderungen

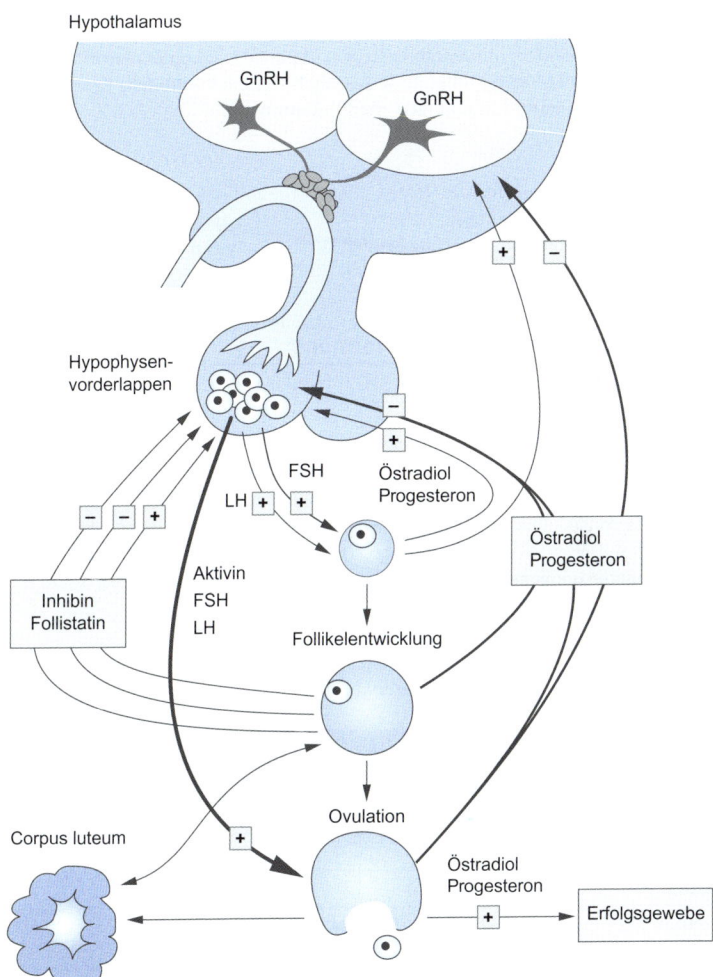

Abb. 1.2 Regulation der Ovarfunktion im Zyklus

Ovulation   Mit der Ovulation fällt der Estradiolspiegel zunächst diskret ab und erreicht Spiegel von 50–150 pg/ml, die direkt präovulatorisch bei etwa 200–400 pg/ml gelegen haben. Dieser postovulatorische Estradiolabfall kann eine Zwischenblutung auslösen. Die Estradiolsekretion nimmt über die folgenden Tage zu und erreicht 6–7 Tage post ovulationem gemeinsam mit Progesteron einen Peak.

Lutealphase   Leithormon der Lutealphase ist Progesteron, das in der Follikelphase mit < 1 ng/ml nur in geringer Konzentration nachweisbar ist. Der Progesteronwert sollte in der mittleren Lutealphase mindestens 8 ng/ml betragen, um eine suffiziente Lutealphase zu dokumentieren. Estradiol liegt zu diesem Zeitpunkt meist bei 150–250 pg/ml, ein Wert von 100 pg/ml sollte nicht unterschritten werden. Die absoluten

1 Grundlagen der gynäkologischen Endokrinologie

Hormonwerte sind allerdings in der Lutealphase nur von relativer Bedeutung. Bei stabiler Lutealphase, regelmäßigem und unauffälligem Zyklus ohne Blutungsstörungen und insbesondere ohne prämenstruelles Spotting ist von ovulatorischen Zyklen und einer vollwertigen Lutealphase auszugehen. Eine hormonelle Kontrolle der Lutealphase bringt dann keine zusätzlichen Erkenntnisse.

- Die Follikelphase kann in ihrer Länge variieren (10–20 Tage) und bei Oligomenorrhö mehrere Wochen betragen.
- Ein suffiziente Lutealphase ist immer mind. 12 Tage lang und in aller Regel nicht länger als 14 Tage.

1.1.2 Veränderungen anderer Hormone

- **Androgene** (mit Ausnahme von DHEAS): Die Spiegel sind periovulatorisch am höchsten und auch in der Lutealphase höher als in der Follikelphase.
- **Prolaktin:** Der Spiegel ist in der Lutealphase diskret höher als in der Follikelphase.
- **TSH** ist zyklusunabhängig und kann zu jedem beliebigen Zykluszeitpunkt gemessen werden.
- **Alle anderen Hormone** sollten bevorzugt in der frühen Follikelphase (Tag 3–5) bestimmt werden.

Die in ▶ Tab. 1.2 angegebenen Werte sind abhängig vom individuellen Labor zu interpretieren und stellen nur Richtgrößen dar!

Tab. 1.2 Referenzwerte anderer Hormone im Zyklusverlauf

Hormon	Einheit	Zyklustag 3–5	Ovulation	6.–7. Tag post ovulationem
Testosteron	ng/ml	0,06–0,60	–	–
Androstendion	ng/ml	0,50–2,70	–	–
DHEAS	µg/l	0,40–4,30	–	–
Kortisol	ng/ml	7–10 Uhr: 62,0–194 16–20 Uhr: 23,0–119		
TSH	mU/l	0,4–4 (bei Kinderwunsch möglichst < 2,5)		
Prolaktin	ng/ml	4,8–23	–	–

1.2 Altersabhängige Hormonveränderungen

1.2.1 Pubertät

Präpubertär ruht die Ovarfunktion, Estradiol und Progesteron sind allenfalls grenzwertig nachweisbar. LH und FSH sind zumeist unter die Nachweisgrenze kommerzieller Assays supprimiert. Grund dafür ist die verstärkte positive Rückkopplung auch kleinster Mengen von Estradiol, die sofort zu einer Einstellung der Gonadotropinsekretion aus der Hypophyse führen.

1.2 Altersabhängige Hormonveränderungen

Physiologie der Pubertätsentwicklung

Mit der Pubertät laufen konsekutiv verschiedene Phasen ab, die in ▶ Tab. 1.3 und ▶ Abb. 1.3 dargestellt sind:

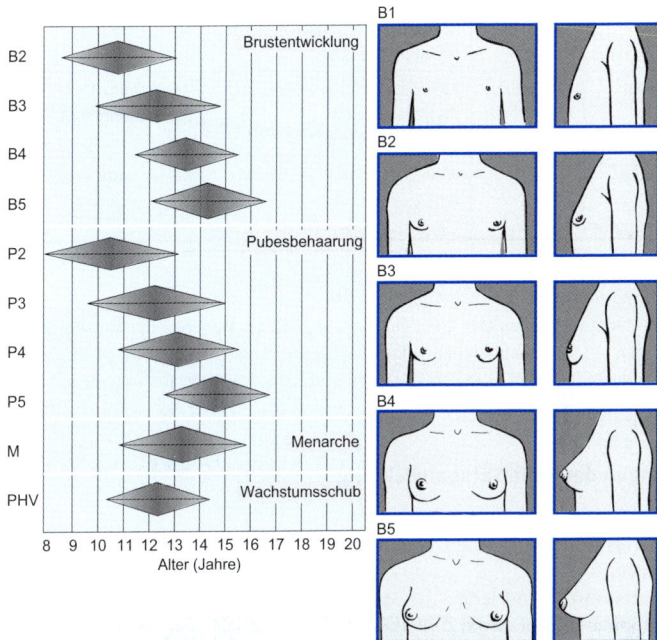

Stadien der Brustentwicklung nach Marshall und Tanner
B1: Präpuberal, keine palpablen Drüsen
B2: Brustdrüse und Warzenhof leicht erhaben, Brustknospung
B3: Brustdrüse größer als Warzenhof, Form wie Erwachsenenbrust
B4: Drüse im Warzenhofbereich hebt sich von der übrigen Brust ab
B5: Vorwölbung im Warzenhofbereich weicht in die runde Kontur der erwachsenen Brust

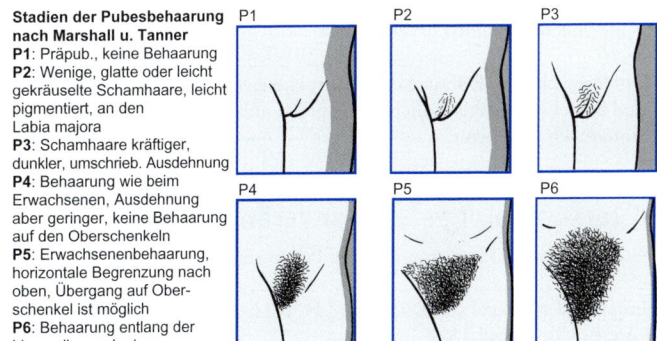

Stadien der Pubesbehaarung nach Marshall u. Tanner
P1: Präpub., keine Behaarung
P2: Wenige, glatte oder leicht gekräuselte Schamhaare, leicht pigmentiert, an den Labia majora
P3: Schamhaare kräftiger, dunkler, umschrieb. Ausdehnung
P4: Behaarung wie beim Erwachsenen, Ausdehnung aber geringer, keine Behaarung auf den Oberschenkeln
P5: Erwachsenenbehaarung, horizontale Begrenzung nach oben, Übergang auf Oberschenkel ist möglich
P6: Behaarung entlang der Linea alba nach oben

Abb. 1.3 Pubertätsstadien nach Tanner

1 Grundlagen der gynäkologischen Endokrinologie

Tab. 1.3 Phasen der Pubertät

Phase	Beginn	Hormonveränderungen	Körperliche Veränderungen
Adrenarche	8–10 Jahre	Vermehrte Androgensekretion	–
Thelarche	8–13 J. Mittel: 10,5 J.	Vermehrte Estrogenisierung, Resultat der Aromatisierung gebildeter Androgene	Beginnende Vergrößerung der Brustdrüsen
Pubarche	8–13,5 J. Mittel: 11,0 J.	Ausdruck der vermehrten Androgensekretion	Beginnende Entwicklung der Schambehaarung
Menarche	9–15 J. Mittel: 12,8 J.	Weiter vermehrte Estrogenisierung	Entwickeltes Endometrium

- 7 % der Mädchen im Alter von 7 Jahren und 15 % der Mädchen im Alter von 8 Jahren zeigen bereits eine beginnende Entwicklung der Brust und/oder eine Pubarche.
- 13 der Mädchen im Alter von 11 Jahren und 35 % der Mädchen im Alter von 12 Jahren hatten bereits ihre Menarche.

Störungen der Pubertätsentwicklung

Definitionen
- **Pubertas praecox:** Zeichen der Pubertät bereits vor dem 8. Lj. oder Menarche vor dem 10. Lj.
- **Pubertas tarda:** Ausbleiben der Menarche über das 16. Lj. hinaus.
- **Pseudopubertas praecox:** Auftreten von Zeichen der Pubertät unabhängig von GnRH. Ursache sind meist Ovarialzysten (10 %), ein McCune-Albright-Syndrom (5 %) und in < 1 % Nebennierenrindentumoren oder eine ektope Gonadotropinbildung.

Diagnostik Eine Abklärung sollte erfolgen, sofern Thelarche und Pubarche bis zum 14. Geburtstag oder die Menarche nicht 2,5 Jahre nach der Thelarche eingetreten sind. Die initiale Abklärung durch den Gynäkologen sollte beinhalten:
- Erhebung von Wachstumskurven bis zum aktuellen Zeitpunkt (siehe Kindervorsorgeheft).
- Bei Minderwuchs ggf. Röntgen der linken Hand zur Beurteilung des Knochenalters und Berechnung der kindlichen Zielgröße anhand der Größe von Mutter und Vater nach der Formel:

$$\frac{\text{Größe der Mutter [cm]} + \text{Größe Vater [cm]}}{2} - 6{,}5 \text{ [cm]}$$

- Erhebung der Entwicklung von anderen Pubertätszeichen (Pubarche, Thelarche).
- Bestimmung der Spiegel von Estradiol, LH, FSH, Testosteron, Androstendion, DHEAS, Prolaktin und TSH.
- Menarchenalter der Mutter (konstitutionelle Entwicklungsverzögerung?).

1.2.2 Fertile Lebensphase

Mit der Pubertät tritt das Mädchen in die fertile Lebensphase ein, wenn auch die ersten Blutungen tatsächlich meist Durchbruchblutungen ohne stattgehabte Ovulation sind. Die Zyklen normalisieren sich zunehmend. Im Laufe der fertilen Lebensphase werden regelmäßig Follikel zum Wachstum initiiert, zum kleineren Teil kommen diese Follikel zur Ovulation. Die meisten Follikel fallen einer Atresie anheim, d. h. sie entwickeln sich zu irgendeinem Zeitpunkt nicht mehr weiter.

Wenn nicht innerhalb von 2 J. ein regelmäßiger Zyklus auftritt, ist eine weitergehende endokrine Abklärung (▶ 1.3) indiziert.

1.2.3 Menopause

Je weniger Follikel im Ovar vorhanden sind, desto mehr geht die Inhibin-B-Sekretion der Granulosazellen zurück, es kommt zum konsekutiven Anstieg von FSH. AMH (Anti-Müller-Hormon) als Sekretionsprodukt der Granulosazellen nimmt ab. AMH ist momentan der beste Marker für die ovarielle Reserve.

✓ Ein FSH > 8 U/l bei einem Estradiol < 80 pg/ml am Tag 3–5 des Zyklus kann als Zeichen einer deutlich vorangeschrittenen ovariellen Erschöpfung gewertet werden.

Definitionen
- **Prämenopause:** die Jahre vor der Menopause, die durch zunehmend unregelmäßige Zyklen gekennzeichnet sind.
- **Menopause:** Eintritt der letzten spontanen Menstruationsblutung, physiologisch im Alter von 50–52 J. Definiert ist die Menopause als eine Blutung, auf die eine mind. 12-monatige Amenorrhö folgt (▶ 5.1).
- **Postmenopause:** Zeit nach der Menopause.
- **Premature ovarian insufficiency (POI,** ▶ 1.5.2): Zyklusstörungen oder sekundäre Amenorrhö mit hypergonadotropem Status (FSH/LH erhöht, Estradiol erniedrigt).

1.3 Störungen der sexuellen Differenzierung und Reifung

Definitionen Eine Sexualdifferenzierungsstörung liegt vor, wenn der Phänotyp nicht zum Genotyp passt, bzw. sich nicht eindeutig einem Geschlecht zuordnen lässt (▶ Tab. 1.4).

Intersexualität:
- **Pseudohermaphroditismus femininus:** Karyotyp weiblich (46, XX), Phänotyp intersexuell bis männlich. Wichtigste Ursache des Pseudohermaphroditismus femininus ist das adrenogenitale Syndrom.

1 Grundlagen der gynäkologischen Endokrinologie

Tab. 1.4 Die wichtigsten Störungen der sexuellen Differenzierung im Überblick

	Äußeres Genitale	Tuben, Uterus	Derivate der Wolff-Gänge	Gonaden	Karyotyp	Sonstige Charakteristika
Ullrich-Turner-Syndrom (45 X0)	w	+	–	SG	45,X und Varianten	Kleinwuchs, Herzfehler usw.
45X/46,XY	w → m	±	±	GG	45X/46,XY	
Leydig-Zell-Hyperplasie[1]	w → m	–	– → (+)	T	46,XY	
46XX-Gonadendysgenesie[2]	w	+	–	SG → O	46,XX	
Smith-Lemli-Opitz-Syndrom[1]	w → m	–	?	T	46,XY	Multiple Fehlbildungen
21-Hydroxylasemangel[2]	w → i	+	–	O	46,XX	
Testikuläre Feminisierung[1], komplette Form	w	–	–	T	46,XY	Fehlende Scham-/Achselbehaarung
XY-Frau	w → i	+ → (–)	– → (+)	SG, GG, T	46,XY	
XX-Mann (SRY-positiv)	m	–	+	T	46,XX	
Oviduktpersistenz[1]	m	+	+	T	46,XY	
Agonadismus[1]	w → m	– → (+)	– → (+)	–	46,XY	
Hermaphroditismus verus	w → m	– → +	– → +	O + T	variabel	

[1] Störung der sexuellen Differenzierung nur bei genetisch männlichen Individuen
[2] Störung der sexuellen Differenzierung nur bei genetisch weiblichen Individuen
w = weiblich; m = männlich; i = intersexuell; + = normal; (+) = angelegt, aber hypoplastisch; – = nicht angelegt; SG = Stranggonaden; GG = gemischte Gonadendysgenesie; T = Testes; O = Ovarien

- **Pseudohermaphroditismus masculinus:** Karyotyp männlich (46, XY), Phänotyp weiblich. Wichtigste Ursache ist der Androgenrezeptordefekt, bei dem Androgene in für einen Mann typischen Konzentrationen gebildet werden, aber nicht wirken können. Eine andere Ursache ist der 5α-Reduktasemangel, bei dem das potenteste Androgen, Dihydrotestosteron, nicht oder nur vermindert gebildet wird.
- **Echter Hermaphroditismus:** Rarität! Setzt voraus, dass sowohl testikuläres als auch ovarielles Gewebe vorhanden ist. Ursächlich sind meist chromosomale Mosaike.

Reine Gonadendysgenesie: Ausbleiben der normalen Gonadenentwicklung. Die Gonaden sind dann als Streak-Gonaden darstellbar, die ein erhöhtes Malignomrisi-

ko (25 %) bergen. Unter dem Begriff „Gonadendysgenesie" werden verschiedene Krankheitsbilder subsumiert. Beispiele sind:
- **Swyer-Syndrom:** Karyotyp ist 46, XY. Eine Mutation im SRY-Gen führt dazu, dass keine Hoden gebildet werden. Es wird kein Testosteron produziert, ebenso kein Anti-Müller-Hormon, sodass die Patienten einen Uterus haben. Die sekundären Geschlechtsmerkmale fehlen häufig.
- **De-LaChapelle-Syndrom** (sog. XX-Mann): Karyotyp ist 46, XX; auf dem X-Chromosom findet sich allerdings eine Kopie des SRY-Gens. Phänotyp männlich.
- **FSH-Rezeptor-Mutationen:** Karyotyp ist 46, XX. Aufgrund der FSH-Rezeptor-Mutation kann FSH nicht wirken → das innere Genitale ist ausgebildet, die sekundären Geschlechtsmerkmale fehlen.

Gemischte Gonadendysgenesie: Karyotypisch findet sich ein Chromosomenmosaik. Phänotypisch finden sich alle Varianten. Wenn Y-chromosomales Material gefunden wird und eine Streak-Gonade nachweisbar ist, so muss diese aufgrund des Malignompotenzials entfernt werden.

Pathophysiologie   Mit dem Karyotyp liegt das chromosomale Geschlecht eines Individuums fest. Über einzelne Gene wird das gonadale Geschlecht reguliert:
- Liegt das SRY-Gen (sex determining region of the Y chromosome) funktionsfähig auf dem Y-Chromosom vor, kommt es immer zur Entwicklung von Hoden, ansonsten entstehen Ovarien.
- Über die Entwicklung der Keimdrüsen wird das hormonelle Milieu des sich entwickelnden Individuums vorgegeben, welches Auswirkungen auf das somatische Geschlecht, also die weitere Organentwicklung hat.

Diagnostik   Bei Verdacht auf eine Sexualdifferenzierungsstörung sollte nach entsprechender klinischer Untersuchung mit Statuserhebung der sekundären Geschlechtsmerkmale, Inspektion des äußeren Genitale (ggf. auch in Narkose) und transabdominaler (ggf. transrektaler) Sonografie des inneren Genitale eine Laboranalytik folgen:
- Estradiol, FSH und LH zur Beurteilung der gonadalen Reserve bzw. Funktion (▶ Tab. 1.1)
- Testosteron, Androstendion und DHEAS zur Beurteilung einer Hyperandrogenämie (▶ Tab. 1.2)
- Ggf. 17-Hydroxyprogesteron (17-OHP) bei auffälliger Androgenkonstellation (erhöhtes DHEAS, Testosteron) im Sinne eines adrenalen Enzymdefekts bzw. eines AGS (▶ Tab. 1.6)
- Chromosomenanalyse
- Ggf. Laparoskopie zur Beurteilung der Gonaden und – im Fall einer entsprechenden Konstellation – Entfernung von Streak-Gonaden bei Y-chromosomalem Material

Beratung und Therapie   Grundsätzlich wird heute empfohlen mit den Eltern und Kindern ein offenes Aufklärungsgespräch über die tatsächliche Konstellation zu führen. Also auch die Unterschiede zwischen dem chromosomalen und phänotypischen Geschlecht darzulegen. Die Entscheidung im Hinblick auf geschlechtsangleichende Operationen wird gemeinsam mit den Betroffenen erarbeitet. Eine Hormontherapie muss bei fehlender Gonadenfunktion begonnen werden. Beratung und Therapie gehören in spezialisierte Zentren bzw. in die Hände erfahrener Kollegen.

1.4 Störungen der Ovarialfunktion

Klinik Leitsymptom ovarieller Funktionsstörungen ist die Blutungsstörung (▶ Tab. 1.5).

Diagnostik An dieser Stelle wird nicht eingegangen auf die organisch bedingten Störungen, an die stets auch gedacht werden sollte, und die optimal hysteroskopisch, ggf. mit gleichzeitiger Laparoskopie abgeklärt werden.

 Die Gestagentests oder Östrogen-Gestagen-Tests, die üblicherweise früher stufenweise angewandt wurden, sind heute aufgrund der modernen und schnellen endokrinen Diagnostik nicht mehr notwendig.

Zunächst erfolgt eine basale Blutentnahme am 3.–5. Zyklustag mit Bestimmung folgender Parameter: Estradiol, FSH, LH, Testosteron, Androstendion, DHEAS, Prolaktin, TSH (▶ Tab. 1.6). Je nach Ergebnis dieser Bestimmungen können die Beurteilung von 17-α-Hydroxyprogesteron (17 OHP) und Cortisol sowie ggf. Funktionstests, wie GnRH-Test, ACTH-Test, oraler Glukosetoleranztest mit gleichzeitiger Insulinbestimmung weiterhelfen (▶ Tab. 1.7).

Tab. 1.5 Nomenklatur von Blutungsstörungen

Eumenorrhö	Unauffälliger Zyklus mit einer Zykluslänge von 24–35 Tagen und einer Blutungsdauer von max. 5 (7) Tagen
Oligomenorrhö	Verlängerter Zyklus mit einer Zykluslänge > 35 Tagen
Polymenorrhö	Verkürzter Zyklus mit einer Zykluslänge < 24 Tagen
Primäre Amenorrhö	Bisher im Leben keine Menstruationsblutung aufgetreten
Sekundäre Amenorrhö	Ausbleiben der Menstruationsblutung für > 3 (> 6) Monate
Menorrhagie	Verlängerte Menstruationsblutung > 7 Tage (< 10 Tage)
Metrorrhagie	Dauerblutung (> 10 Tage) = vollkommen unregelmäßige Blutung ohne erkennbaren Zyklus

Tab. 1.6 Zusammenstellung zur Hormonanalytik. (Modifiziert und ergänzt nach Ludwig et al. 2004)

Analyt	Beschreibung	Referenzbereich	Besonderheiten bei der Probenentnahme	Fehlermöglichkeiten
17α-Hydroxyprogesteron (17 OHP)	Parameter der Steroidbiosynthese, Produkt der 21-Hydroxylase (CYP 21); Leitwert für den adrenalen Enzymdefekt	0,3–1,0 µg/l	1 ml Serum	Abnahme immer in der Follikelphase, da (1) das Corpus luteum auch 17α-Hydroxyprogesteron produziert und (2) der Assay mit Progesteron kreuzreagiert. So kommt es zu falsch-positiven Befunden

Tab. 1.6 Zusammenstellung zur Hormonanalytik. (Modifiziert und ergänzt nach Ludwig et al. 2004 *(Forts.)*

Analyt	Beschreibung	Referenzbereich	Besonderheiten bei der Probenentnahme	Fehlermöglichkeiten
Androstendion	Biologisch inaktives 17-Ketosteroid; Androgen, zu jeweils etwa 50 % aus Ovar und Nebennierenrinde	0,5–2,7 ng/ml	1 ml Serum	Abnahme in der frühen Follikelphase (Tag 3–5), da es sonst zu falsch-positiven Werten durch physiologische Veränderungen kommen kann
Cortisol	Hormon der Nebennierenrinde	50–250 ng/ml (morgens) 20–120 ng/ml (abends)	0,5 ml Serum	Ausgeprägte Tagesrhythmik mit höchsten Werten am Morgen. Abnahme der Blutprobe optimal stressfrei und morgens
Dehydroepiandrosteron*	Androgen der Nebennierenrinde, geringe biologische Aktivität; zu 90 % aus der Nebennierenrinde, 10 % aus dem Ovar	0,8–10,5 µg/l	0,5 ml Serum	Keine Zyklusabhängigkeit, kurze Halbwertszeit, daher relativ starke Tagesschwankungen (hoch am Morgen und niedrig am Abend)
Dehydroepiandrosteron-Sulfat*	Sulfatierte Form des DHEA	0,4–4,3 µg/ml	0,5 ml Serum	Sehr stabil, keine Schwankungen in Abhängigkeit von Zyklustag oder Tageszeit
Estradiol	Parameter zur Beurteilung der Follikelreifung	Starke Zyklusschwankung	0,5 ml Serum	Starke Zyklusschwankung; sinnvoll zu messen in der frühen Follikelphase (Tag 3–5 zur Beurteilung der ovariellen Reserven in Kombination mit FSH), direkt präovulatorisch zur Beurteilung der Follikelreifung
FSH	Follikelstimulierendes Hormon	Starke Zyklusschwankung	0,5 ml Serum	–
Glukose	–	< 100 mg/dl (nüchtern)	1 ml Serum, gefroren bzw. mit NaF-Zusatz	Glukose wird nüchtern bzw. im Rahmen eines OGTT bestimmt; bei Versand im Vollblut ohne Zusatz bzw. nicht gefroren kommt es zu falsch-negativ niedrigen Werten

1 Grundlagen der gynäkologischen Endokrinologie

Tab. 1.6 Zusammenstellung zur Hormonanalytik. (Modifiziert und ergänzt nach Ludwig et al. 2004 *(Forts.)*)

Analyt	Beschreibung	Referenzbereich	Besonderheiten bei der Probenentnahme	Fehlermöglichkeiten
Insulin	Sekretionsprodukt der β-Zellen des Pankreas; zur Beurteilung, s. a. PCO-Syndrom	6,0–27,0 mE/l	1 ml Serum, gefroren	Sehr instabiler Analyt, sollte innerhalb von 20–30 Min. nach Abnahme abzentrifugiert und eingefroren werden
LH	Luteinisierendes Hormon	Starke Zyklusschwankung	0,5 ml Serum	–
Progesteron	Sekretionsprodukt des Corpus luteum	> 8 ng/ml (6–7 Tage post ovulationem)	0,5 ml Serum	
Prolaktin	Leithormon bei Galaktorrhö; ferner sinnvoll zu bestimmen bei Oligo- und Amenorrhö; ab 50 ng/ml ist der radiologisch-apparative Ausschluss eines Prolaktinoms sinnvoll, wenn andere Ursachen (prolaktinsteigernde Medikamente, z. B.) ausgeschlossen sind	Bis 22 ng/ml	0,5 ml Serum	Schwankt zyklusabhängig (etwas höher in der Lutealphase); abhängig von einer Hypothyreose sowie von der Einnahme prolaktinsteigernder Medikamente (Anamnese!); da Prolaktin auch stressbedingt ansteigen kann ist eine Kontrolle des Werteniveaus vor einer weitergehenden (apparativen) Abklärung immer sinnvoll
Sexualhormon bindendes Globulin (SHBG)	Protein aus der Leber, bindet mit absteigender Affinität Dihydrotestosteron > Testosteron > Estradiol > Estron > DHEA > Androstendion	18,0–114,0 nmol/l	0,5 ml Serum	SHBG steigt bei Einnahme oraler Kontrazeptiva oder Hormonersatzpräparate an; Wert ist niedrig bei Übergewicht bzw. Insulinresistenz
Testosteron	Androgen des Ovars (25 %), der Nebennierenrinde (25 %) und der extraglandulären Konversion anderer Substanzen (Androstendion, DHEA) (50 %)	0,1–0,6 ng/ml	0,5 ml Serum	Zyklusabhängige Schwankungen mit hohen Werten periovulatorische und in der Lutealphase; daher Abnahme in der frühen Follikelphase; nur 1 % des Testosterons ist frei, 99 % sind an SHBG gebunden

Tab. 1.6 Zusammenstellung zur Hormonanalytik. (Modifiziert und ergänzt nach Ludwig et al. 2004 *(Forts.)*

Analyt	Beschreibung	Referenzbereich	Besonderheiten bei der Probenentnahme	Fehlermöglichkeiten
TSH	Thyreoidea stimulierendes Hormon	0,4–2,5 mU/l	0,5 ml Serum	Referenzbereich der Hersteller geht nach oben hin bis 4,0 mU/l, dies ist für Kinderwunschpatientinnen zu hoch; sehr stabiler Parameter, kaum tageszeitliche Schwankungen; unter oraler Kontrazeption durch Stimulation der Bindung freier Schilddrüsenhormone erhöht

* Bei Kassenpat. darf innerhalb eines Quartals DHEA neben DHEA-S nicht abgerechnet werden

Tab. 1.7 Funktionstests bei der Abklärung von Blutungsstörungen

Test	Durchführung	Zu bestimmende Parameter	Bemerkungen
GnRH-Test	Blutentnahme vor und 20–30 Minuten nach Gabe von 100 µg GnRH (100 µg LHRH, LHRH)	LH, FSH	–
ACTH-Test	Blutentnahme nüchtern sowie nach 1 h nach Gabe von 250 µg synthetisches ACTH i.v. (Synacthen® Injektionslösung), möglichst morgens nüchtern; nach Gabe von Synacthen® Spülung mit 5–10 ml NaCl 0,9 %	Cortisol, Testosteron, 17α-Hydroxyprogesteron, ggf. DHEA Jeweils nüchtern und nach 60 Min.	Pat. sollte, muss aber nicht, nüchtern sein (daher kann der ACTH-Test auch z.B. nach einem OGTT durchgeführt werden); Durchführung nur in der frühen Follikelphase sinnvoll
Oraler Glukose-Toleranztest mit Insulinbestimmung	Blutentnahme nüchtern, sowie 1 und 2 Stunden nach Gabe von 75 g Glukose (300 ml Saft Dextro® O.G-T.)	Glukose und Insulin (venös) zu allen drei Zeitpunkten	Pati. darf 12–16 h vor Durchführung nichts essen, trinken, rauchen; während des Tests sollte die Pat. am besten liegen; sie darf sich nicht aus der Praxis entfernen und sollte zumindest ruhig sitzen
Dexamethason-Kurztest	Am Abend gegen 22 h 1 mg Dexamethason und Blutentnahme morgens, nüchtern am nächsten Tag (8h)	Cortisol morgens nüchtern	Nicht sinnvoll unter laufender Glukokortikoidmedikation, Cortisol sollte < 18 ng/ml liegen

1.5 Störungen der Gonadotropine

1.5.1 Hypogonadotroper Hypogonadismus

Definition und Pathophysiologie Beim hypogonadotropen Hypogonadismus finden sich niedrige Spiegel für LH und meist auch FSH. Estradiol ist normalerweise nicht nachweisbar niedrig.

Ursachen
- Primär können hypogonadotrope Zustände angeboren sein.
- Sekundär sind sie in den meisten Fällen erworben. Typisch ist im erworbenen Zustand der relative LH-Mangel. Ursachen sind häufig Stress, Leistungssport und Essstörungen (Anorexia nervosa).

 Oft persistiert ein relativer LH-Mangel noch Jahre nach Behebung der Ursache. Ausdruck ist klinisch die persistierende Amenorrhö.

Diagnostik
- Eine Hyperprolaktinämie kann zu einem ähnlichen Bild führen, daher gehört die Bestimmung von Prolaktin immer zur Differenzialdiagnostik.
- GnRH-Test wegen möglicher organischer Ursachen. Kommt es beim GnRH-Test nicht zu einem regelrechten Anstieg der Gonadotropine (LH Anstieg Faktor 2–3), muss an organische Ursachen wie Tumoren im Hyophysenbereich gedacht werden (z. B. Kraniopharyngeom). Ein MRT ist dann das Diagnostikum der Wahl.

Therapie Ausgleich des Estrogenmangels mit einem Ethinylestradiol- oder Estradiol(-valerat)-haltigen Präparat kombiniert mit einem Gestagen (entweder kombiniertes orales Kontrazeptivum oder Hormontherapie. Da der Estrogenmangel oft schon seit Jahren besteht bevor die Diagnose gestellt wird, sollte zusätzlich Vitamin D 1.000–2.000 IE/d substituiert und eine kalziumreiche Ernährung empfohlen werden. Kalziumsupplemente sollten nur bei unzureichender Nahrungsaufnahme empfohlen werden.

1.5.2 Hypergonadotroper Hypogonadismus

Definition und Pathophysiologie Erhöhte Spiegel v. a. für FSH (> 15 mU/ml) bei niedrigem Estradiol (< 50 pg/ml), teilweise bei noch normalem LH deuten auf eine Erschöpfung der ovariellen Reserven hin. Tritt diese Konstellation im Alter < 40 J. auf, muss man von einer primären prämaturen Ovarialinsuff. (premature ovarian insufficiency, POI) ausgehen. Diese Situation wurde früher fälschlicherweise als „Climacterium praecox" oder premature ovarian failure (POF) bezeichnet. Da einem POI nicht eine physiologische Erschöpfung der ovariellen Reserven zugrunde liegt und auch noch ovulatorische Zyklen intermittierend möglich sind, ferner auch eine Polyendokrinopathie verknüpft sein kann, sind diese Ausdrücke irreführend und sollten heute nicht mehr verwendet werden.

Ursachen Die Ursachen sind offenbar v. a. genetischer und immunologischer Natur. Daher finden sich durchaus auch andere Immunopathien wie eine Vitiligo, Alopecia areata oder andere Endokrinopathien (s. u.).

Diagnostik Bei Diagnose einer POI muss v. a. an die parallele Erschöpfung der Nebennierenrinde (Addison-Krankheit), der Pankreasinselzellen (Diabetes mellitus

Typ 1) und der Schilddrüse (Autoimmunhypothyreose) gedacht werden. Daher ist die Basiskontrolle von Cortisol, Blutzucker (nüchtern) und TSH notwendig und sollte bei diesen Pat. alle 3 Jahre wiederholt werden.

Bevor die Diagnose POI endgültig gestellt wird, sollte die Konstellation aus FSH und Estradiol mindestens einmal, besser zweimal bestätigt werden.

Therapie Es gibt keinen kausalpathogenetisch orientierten Ansatz. Grundsätzlich gilt im Hinblick auf die Substitution von Estradiol sowie von Vitamin D und Kalzium Ähnliches wie bei der hypogonadotropen Situation (▶ 1.5.1). Bei intaktem Uterus muss stets an die zusätzliche Gabe eines Gestagens gedacht werden.

- Therapien mit hoch dosierten Glukokortikoiden sind nicht wirksam.
- Bei Kinderwunsch ist eine aktive Kinderwunschbehandlung im homologen System nicht möglich. Einzig eine Eizellspende wird die Konzeptionschancen relevant erhöhen können. Die Spontanschwangerschaftsrate liegt bei 5 % über die gesamte Lebenszeit. Sie beruht auf der möglichen Reifung noch verbliebener Follikel.

1.6 Hyperprolaktinämie

Ätiologie Eine Hyperprolaktinämie entsteht durch Schwangerschaft und Stillzeit, Stress, Geschlechtsverkehr, gynäkologische Untersuchung und Mammapalpation, Medikamente (v. a. psychotrope Medikamente, wie Antidepressiva), eine Hypothyreose (durch die erhöhte Produktion von TRH, das die Prolaktinausschüttung steigert) und Prolaktinome.

 Prolaktinome unterteilt man nach ihrer Größe in Mikroprolaktinome (< 10 mm) und Makroprolaktinome (> 10 mm).

Diagnostik Einmalig erhöht gemessene Prolaktinspiegel sollten stets kontrolliert werden, da sich dahinter nicht selten eine rein stressbedingte Hyperprolaktinämie verbirgt.
- Stressbedingte Werte können auf bis zu 150–160 pg/ml ansteigen.
- Persistierende Prolaktinspiegel bei Werten über 50–60 pg/ml erfordern die Abklärung der Hypophysenregion mittels MRT, sofern andere Ursachen der Hyperprolaktinämie ausgeschlossen sind.
- Wenn erhöhte Prolaktinspiegel bei unauffälligem Zyklusverlauf gemessen werden, muss auch an die Möglichkeit einer Makroprolaktinämie gedacht werden (Bildung von Immunkomplexen und damit Di- oder polymerem Prolaktin, sog. big-big Prolaktin). Dazu wird die Prolaktinprobe im Labor mit Polyethylenglykol (PEG) versetzt, damit die Immunkomplexe ausgefällt und danach das Prolaktin noch einmal gemessen werden – findet sich ein unauffälliger Wert ist keine weitere Therapie notwendig; Makroprolaktin ist biologisch nicht aktiv, eine Therapie ist nicht notwendig.

Therapie Die Gabe von Prolaktinhemmern (Dopaminagonisten) bietet einen exzellenten Ansatz. Neben Bromocriptin und Cabergolin stehen die Prolaktinhemmer Quinagolid, Lisurid und Metergolin zur Verfügung, wobei Bromocriptin zwar preislich günstig ist, aber auch die meisten NW hat (Übelkeit, Kreislaufprobleme). Cabergolin zeigt bei Makroprolaktinomen die beste Ansprechbarkeit und ist von

allen Prolaktinhemmern am besten verträglich. Daher sollte es Mittel der Wahl sein, auch wenn es preislich die teuerste Alternative ist.
Als Richtwerte kann folgendes Schema dienen:
- Prolaktin < 50–60 pg/ml: Bromocriptin 1,25 mg zur Nacht oder Cabergolin 1×0,5 mg/Wo.
- Prolaktin 50–100 pg/ml: Bromocriptin 2,5 mg zur Nacht oder Cabergolin 1–2×0,5–1 mg/Wo.
- Prolaktin > 100 pg/ml bzw. Nachweis eines Makroprolaktinoms unabhängig von der Höhe der Prolaktinwerte: Cabergolin initial 2×0,25 mg/Wo. und Erhöhung bis 2×1 mg/Wo.

Nach 4 Wo. sollte der Prolaktinspiegel überprüft werden, um eine Feineinstellung der Dosis vorzunehmen. Insbesondere Bromocriptin führt bisweilen zu deutlichen NW (Kreislaufdysregulation), sodass eine Umstellung der Therapie notwendig sein kann.

1.7 Schilddrüsenfunktionsstörungen

Diagnostik Die Bestimmung von TSH ist stets indiziert, wenn Ovarfunktionsstörungen abgeklärt werden sollen. Allerdings führen Schilddrüsenfunktionsstörungen nur selten zu Zyklusstörungen. Meist wird man andere Ursachen identifizieren können. Zwei Situationen sind denkbar:
- **TSH erhöht:** Bestimmung von freiem (f) Trijodthyronin (T3), freiem (f) Thyroxin (T4), Thyreoideaperoxidase Antikörper (TPO-AK). Schilddrüsensonografie. Damit ist eine Differenzierung von subklinischer und manifester Hypothyreose sowie der Ausschluss bzw. Nachweis einer Autoimmunhypothyreose (Hashimoto-Thyreoiditis) möglich; bei einer subklinischen Hypothyreose liegen die Spiegel für fT3 und fT4 noch im Referenzbereich. Von einer „Hypothyreose" im eigentlichen Sinne spricht man allerdings erst bei TSH-Werten oberhalb des oberen Referenzbereichs (ca. 4 mU/l).
- **TSH erniedrigt:** Bestimmung von fT3, fT4, TPO-AK und Thyroxin-Rezeptor-Antikörper (TRAK). Schilddrüsensonografie. Damit ist eine Differenzierung von subklinischer und manifester Hyperthyreose sowie der Ausschluss bzw. Nachweis von Autoimmunhyperthyreosen (v. a. Basedow-Krankheit) möglich.

 Bei einer Hypo- oder Hyperthyreose empfiehlt sich zusätzlich die lokale Diagnostik mittels Schilddrüsensonografie zur Abklärung weiterer Pathologien (z. B. autonome Adenome).

Therapie Bei manifesten Schilddrüsenfunktionsstörungen sollte ein internistischer Endokrinologe konsultiert werden.
- Bei der häufigen subklinischen Hypothyreose kann initial eine Therapie mit L-Thyroxin 50 μg (BMI < 20 kg/m^2) bzw. 75 μg (BMI > 20 kg/m^2) gestartet werden. Eine Kontrolle des TSH-Werts nach 4–6 Wochen ist sinnvoll, um zu prüfen, inwieweit sich die TSH-Werte normalisiert haben bzw. eine Dosiserhöhung notwendig ist.
- Auch wenn die Datenlage bzgl. der Bedeutung einer subklinischen Hypothyreose für den Schwangerschaftsverlauf und das kindliche Wohl nicht komplett schlüssig ist, wird empfohlen bei einem TSH > 2,5 mIE/l mit L-Thyroxin zu therapieren, um das TSH im unteren Referenzbereich (Ziel 1–1,5 mIE/l) einzustellen. Bei einem TSH ≤ 2,5 mIE/l bedarf es keiner Schilddrüsenhormontherapie.

- Außerhalb der Schwangerschaft wird man eine Schilddrüsenhormontherapie eher nur bei einem TSH > 4 mU/l in Erwägung ziehen.

 Eine anamnestische Hyperthyreose ist eine Kontraindikation für eine Jodgabe. Der Nachweis von TPO-Antikörpern (auch anamnestisch) ist hingegen keine Kontraindikation, ebenso wenig die Hashimoto-Thyreoiditis.

1.8 Hyperandrogenämische Störungen

 Leitsymptom hyperandrogenämischer Störungen sind neben der Zyklusstörung die Androgenisierungserscheinungen (Akne, Hirsutismus, Alopezie).

1.8.1 Polyzystisches Ovarsyndrom

Das polyzystische Ovarsyndrom (PCOS) hat seinen Namen durch das beobachtete Follikelmuster im Ovar (perlschnurartige Aneinanderreihung von kleinen, < 10 mm durchmessenden Follikeln im Subkortex des Ovars) erhalten. Tatsächlich ist dies ein Epiphänomen, das oft auch bei anderen Androgenisierungserscheinungen beobachtet werden kann. So lässt sich auch bei fast 80 % aller Pat. mit einem adrenalen Enzymdefekt ein solches Muster nachweisen. In etwa ⅔ der Fälle findet sich bei Pat. mit PCOS ein zugunsten von LH verschobener LH:FSH-Quotient > 2 oder eine Adipositas.

Pathophysiologie Ein wesentlicher pathogenetischer Trigger scheint eine Insulinresistenz zu sein. Diese Insulinresistenz bedingt:
- Eine vermehrte Androgenbiosynthese.
- Eine verminderte SHBG-Synthese der Leber (und damit einen erhöhten Anteil der freien Androgene, die durch das niedrige SHBG nicht mehr gebunden werden; relative Hyperandrogenämie).
- Eine Gewichtszunahme dieser Patientinnen.

Inwieweit zentrale Regulationsstörungen auf hypothalamisch-hypophysärer Ebene durch die konsekutive Hyperinsulinämie betroffen sind, ist Gegenstand der Diskussion. Dies scheint jedoch eher keine relevante Rolle zu spielen.

Diagnostik Diagnostische Kriterien des PCOS sind:
- Oligoamenorrhö oder Anovulation.
- Hyperandrogenämie bzw. Hyperandrogenismus.
- Manche ziehen auch das polyzystische Muster im Ovar als diagnostisches Kriterium hinzu (dies wurde auf einem Expertensymposium in Rotterdam zusätzlich als Diagnosekriterium etabliert). Allerdings führt dies ggf. zu einer Überdiagnose des PCO-Syndroms.

 Nach dem Rotterdam-Statement müssen 2 von diesen 3 Kriterien vorliegen, um ein PCOS zu diagnostizieren. Wobei diskutiert wird, ob nicht die beiden erstgenannten Kriterien, so sie beide vorliegen, ein PCOS ausreichend charakterisieren. Andere Erkrankungen, die zu einer Hyperandrogenämie führen können, müssen in jedem Fall ausgeschlossen sein.

- Nach anderen Klassifikationen (NIH-Konsensus-Konferenz) ist bereits das Vorliegen von zwei Auffälligkeiten (Oligo/Amenorrhö oder Anovulation und Hy-

perandrogenämie bzw. Hyperandrogenismus) ausreichend. Diese Definition hat immer noch den höchsten Stellenwert.
- Ein Hyperandrogenismus bezeichnet das Vorliegen von Androgenisierungssymptomen ohne gleichzeitig nachweisbare Hyperandrogenämie. Ursache ist die vermehrte Ansprechbarkeit von Androgenrezeptoren auf auch normale Androgenspiegel bzw. die vermehrte Verstoffwechslung von Androgenvorstufen in das potente Dihydrotestosteron über die 5α-Reduktase.

Oraler Glukosetoleranztest mit gleichzeitiger Insulinbestimmung (▶Tab. 1.7):
- Bei der Auswertung interessieren:
  – Der Glukose-Insulin-Quotient nüchtern (Referenz < 4,5)
  – Der HOMA-Index (Referenz > 2,5)

$$\frac{\text{Glukose (mg/dl)} \times \text{Insulin (mIE/l)}}{405}$$

  – Der Verlauf von Glukose und Insulin über 1 und 2 h (nach 2 h sollte Insulin in etwa den Ausgangswert wieder erreicht haben, ansonsten kann von einer Insulinresistenz ausgegangen werden).
- Durch den OGTT müssen ausgeschlossen werden:
  – Eine gestörte Nüchternglukose (Glukose nüchtern ≥ 100 mg/dl).
  – Eine gestörte Glukosetoleranz (Glukose nach 2 h ≥ 140 mg/dl).
  – Ein manifester Diabetes mellitus (Glukose nüchtern ≥ 126 mg/dl und/oder Glukose nach 2 h ≥ 200 mg/dl).

Therapie Die Strategie richtet sich nach der klinischen Problematik:
- Bei reiner Gewichtsproblematik steht die Therapie mit Metformin (im sog. Off label-use) in Kombination mit einer Ernährungsberatung (im Hinblick auf eine kaloriennormalisierte und kohlenhydratreduzierte Ernährung) sowie mit einer vermehrten körperlichen Aktivität im Vordergrund.
- Bei Zyklusunregelmäßigkeiten sollte bei Übergewicht dasselbe Konzept verfolgt werden. Bei einem BMI < 30 kg/m² bzw. normalgewichtigen PCOS-Pat. kann allerdings first line auch ein orales Kontrazeptivum eingesetzt werden, um eine regelmäßige Endometriumtransformation zu gewährleisten. Dabei sollte ein antiandrogen wirksames Gestagen gewählt werden und eine möglichst niedrige Ethinylestradioldosis, um die Insulinresistenz positiv zu beeinflussen. Man kann auch eine freie Rezeptur von Ethinylestradiol 25 μg mit Cyproteronacetat 5–10 mg wählen. Ein Kontrazeptionsschutz ist bei dauerhafter Einnahme sehr wahrscheinlich, da bereits 1 mg Cyproteronacetat dauerhaft eingenommen die Ovulation hemmt.
- Bei unerfülltem Kinderwunsch und Übergewicht greift wiederum o. g. Konzept. Bei der schlanken Pat. mit nur leichter ovarieller Hyperandrogenämie kann first line auch eine Clomifentherapie eingesetzt werden.

- Der häufig genannte Grund, ein orales Kontrazeptivum zum Ovarschutz bei PCOS einzusetzen, entbehrt jeder wissenschaftlichen Grundlage.
- Eine Therapie mit Dexamethason, die ebenfalls häufig bei PCOS gewählt wird, verschlechtert die ohnehin gestörte Glukoseverwertung und ist nur sinnvoll bei gleichzeitiger adrenaler Hyperandrogenämie.

Metformin
- **Ind.:** nachgewiesene Insulinresistenz. **Cave:** Pat. über Einsatz im Off label-use aufklären. Verordnung über Privatrezept, da keine Zulassung für die Therapie des PCOS.
- **Dos.:** enschleichende Gabe, bewährt hat sich z. B. folgendes Schema:
  - 1. Wo.: 0–0–500 mg
  - 2. Wo.: 500–0–500 mg
  - Ab der 3. Wo.: 500–0–1000 mg
  - Ab der 4. Wo. ggf. (wenn höhere Dosis erwünscht): 850–0–850 mg oder 1000–0–1000 mg
- **KI:** v. a. Leber- und Niereninsuff. Weitere KI sind Pankreatitis, Alkoholismus, konsumierenden Erkr., Zustände mit schlechter Sauerstoffversorgung der Gewebe, respiratorische Insuff., Zustand vor, während und nach einer OP (mind. 2 Tage vorher absetzen) sowie Abmagerungskuren (< 1.000 kcal/d).

✓ In der Schwangerschaft sollte Metformin abgesetzt werden. Es gibt keine Evidenz dafür, dass durch eine Weiterführung der Metformin-Therapie Schwangerschaftskomplikationen wie Aborte reduziert werden.

1.8.2 Adrenaler Enzymdefekt

Meist handelt es sich um einen 21-Hydroxylasemangel (90 %), seltener um einen 11-Hydroxylasemangel oder einen 3β-Dehydrogenasemangel. Hauptmerkmal ist die vermehrte Sekretion von Androgenen.

Pathophysiologie Durch den Enzymdefekt kommt es zum mangelhaften Abbau von Substraten der Steroidbiosynthese und verminderter Bildung von Cortisol. Dies führt zu einer Anhäufung von Steroiden, wie 17α-Hydroxyprogesteron (17-OHP), die über die vermehrten Nutzung alternativer Wege in der Steroidbiosynthese zu einer erhöhten Androgenbiosynthese führen. Diese erhöhte Androgensynthese führt zu dem hyperandrogenen klinischen Bild. Die reduzierte Cortisolkonzentration erhöht die ACTH-Sekretion, die wiederum die Steroidbiosynthese stimuliert und den Kreislauf der vermehrten Androgenproduktion schließt.

Diagnostik
- Androgenkonstellation, die auf eine deutliche adrenale Komponente der Hyperandrogenämie hinweist: erhöhtes DHEAS (> 5 µg/ml) oder deutlich erhöhtes Testosteron (> 1 ng/ml) bei gleichzeitig erhöhten auch adrenalen Androgenen (Androstendion > 3 ng/ml, DHEAS > 4 µg/dl).
- 17-OHP ist Marker für 21-Hydroxylasemangel: Ein 17-OHP > 2 ng/ml ist abklärungswürdig über einen ACTH-Test (▶ Tab. 1.7). Ein Anstieg von 17-OHP um mehr als 2,5 ng/ml im ACTH-Test sollte zur definitiven Klärung eine molekulargenetische Untersuchung nach sich ziehen.

✓ Relevant ist die Feststellung bzw. der Ausschluss des adrenalen Enzymdefektes bei Kinderwunsch, da die Vererbung einer solchen genetischen Variante in Kombination mit einem entsprechenden Enzymdefekt auch aufseiten des Partners zu einem klassischen adrenogenitalen Syndrom (AGS) mit Androgenisierung des äußeren Genitale bei Mädchen führen kann.

Therapie

- Einsatz oraler Kontrazeptiva mit antiandrogen wirksamer gestagener Komponente (Präparate mit Cyproteronacetat, Chlormadinonacetat, Dienogest oder Drospirenon).
- Zusätzlich Therapie mit Dexamethason (0,25–0,5 mg p. o. zur Nacht) oder anderen Glukokortikoiden (Hydrokortison), wenn die Therapie mit dem oralen Kontrazeptivum nicht zum gewünschten kosmetischen Erfolg führt.
- Bei unerfülltem Kinderwunsch:
  - Gabe von Dexamethason, bis die Androgene in den Referenzbereich supprimiert sind. Eine Dosis von 0,75 mg pro Tag sollte dabei nur in Ausnahmefällen überschritten werden. Parallel ist die Bestimmung von Cortisol alle 2–3 Monate zur Kontrolle einer Supprimierung der Hypophysen-Nebennierenrinden-Achse notwendig.
  - Sofern unter der Dexamethasontherapie alleine keine ovulatorischen Zyklen trotz Normoandrogenämie auftreten, kann parallel die Gabe von Clomifen versucht werden.
- Nach einer Dexamethasontherapie muss das Dexamethason ausgeschlichen werden: wöchentliche Reduktion um 0,25 mg bis auf 0,25 mg/d für 1 Wo. sinnvoll. Abschließend erhält die Pat. für 1 Wo. Dexamethason 0,25 mg jeden 2. Tag. Nach dieser Woche wird nach einem einnahmefreien Tag das basale Cortisol bestimmt. Hat dieses einen unauffälligen Wert erreicht, kann die Therapie beendet werden.

1.8.3 Androgenbildende Ovarialtumoren

✓ Die kurzfristige Entwicklung von Androgenisierungserscheinungen sollte stets auch an die Möglichkeit eines androgenbildenden Tumors denken lassen.

Diagnostik
- Testosteron > 1,5–2,0 ng/ml
- DHEAS > 7 µg/ml
- Cortisol zum Erkennen einer Nebennierenrindenautonomie z. B. auch im Rahmen eines Cushing-Syndroms bestimmen. Im Zweifelsfall und insbesondere bei erhöhten Cortisolspiegeln Durchführung eines Dexamethason-Kurztests (▶ Tab. 1.7)
- Bei unauffälliger Funktionsdiagnostik bildgebende Diagnostik von Ovar und Nebennierenrinde

Therapie   Je nach Lokalisation des Tumors operative Entfernung.

Literatur
Leidenberger F, Strowitzki T, Ortmann O. Klinische Endokrinologie für Frauenärzte. Heidelberg: Springer Verlag, 2004.
Ludwig M. Systematische Differenzialdiagnostik der Amenorrhoe. Gynäkol Endokrinol 2006; 4:39–51.
Ludwig M. Gynäkologische Endokrinologie – Ein Handbuch für die Praxis. 2. Aufl. Hamburg; optimist Fachbuchverlag: 2012.
Ludwig M, Binden H, Beckmann MW, Schulte HM. Refreshen Hyperandrogenämie – Teil 1. Geburtshilfe und Frauenheilkunde 2004; 64: R157–R196.
Ludwig M, Grave C, Hugo U. Orale Kontrazeptiva mit antiandrogen wirksamer gestagener Komponente. Frauenarzt 2006; 47.
Ludwig M, Keck C, Nawroth F. Kinderwunschsprechstunde. Heidelberg; Springer Verlag: 2015.
Ludwig M, et al. Refresher Hyperandrogenämie – Teil I. Geburtsh Frauenheilk 2004; 64.

2 Kinder- und Jugendgynäkologie

Patricia Oppelt, Friederike Baier und Sophia Antoniadis

2.1	Embryologie des weiblichen Genitales	22
2.2	Pubertätsentwicklung	23
2.3	Untersuchungen in der Kinder- und Jugendsprechstunde	24
2.4	Fehlbildungen des äußeren Genitales	25
2.4.1	Labienhypertrophie	25
2.4.2	Fehlbildungen des Hymens	25
2.4.3	Fehlbildungen des äußeren Genitales durch Androgeneinwirkungen	26
2.5	Fehlbildungen von Vagina und Uterus	28
2.5.1	Vaginale Fehlbildungen	29
2.5.2	Fehlbildungen des Uterus	30
2.6	Störungen der Pubertätsentwicklung	32
2.6.1	Pubertas praecox	32
2.6.2	Pubertas tarda	33
2.7	Genitale Infektionen	34
2.8	Hautveränderungen des äußeren Genitales	36
2.8.1	Labiensynechie	36
2.8.2	Lichen sclerosus	37
2.9	Blutungsstörungen	37
2.9.1	Primäre Amenorrhö	38
2.9.2	Juvenile Dauerblutung	38
2.9.3	Oligomenorrhö	39
2.9.4	Polymenorrhö	40
2.9.5	Hypermenorrhö und Menorrhagie	40

2.1 Embryologie des weiblichen Genitales

Kenntnisse über die Entwicklung der Geschlechtsorgane sind entscheidend um Fehlbildungen (z. B. das MRKH-Syndrom) herleiten und verstehen zu können. Die Entwicklung der inneren Geschlechtsorgane steht in engem Zusammenhang mit der Entwicklung des harnableitenden Systems, was erklärt warum bei genitalen Fehlbildungen auch häufig Nierenfehlbildungen assoziiert sind (Oppelt et al. 2005).

Gonadenentwicklung   Ab der 6. SSW p. c. bilden sich bei beiden Geschlechtern zunächst indifferente, primäre Keimstränge aus dem Zölomepithel heraus aus. In diesem Zeitraum wandern auch bereits die Ur-Keimzellen aus dem Dottersackepithel in die Keimstränge ein.

Bei männlichen Feten entwickeln sich unter dem Einfluss des SRY-Proteins („Sexual Determing Region", auf dem Y-Chromosom) ab der 7. SSW Sertoli- und Leydigzellen. Die Sertolizellen produzieren Androgene, die Leydigzellen AMH („Anti-Müller-Hormon"). Unter diesem Einfluss kommt es zur Ausdifferenzierung der Hoden und der männlichen Genitalien.

In Abwesenheit des SRY-Proteins entwickeln sich aus den primären Keimsträngen die Ovarien. Hierfür zerfallen die primären Keimstränge und bilden die sekundären Keimstränge aus, in denen sich die weiblichen Gonaden entwickeln. In diesen befinden sich die aus dem Dottersack eingewanderten Ur-Keimzellen, diese treten in die erste meiotische Teilung ein und verharren dort bis zum Beginn der Pubertät und Ovulation in der Prophase als sogenannte Oogonien (Ovozyten). Erst Anschließend setzen sie die Meiose bis zum Vorliegen eines haploiden Chromosomensatzes fort. Zum Zeitpunkt der Geburt liegen zwischen 2–4 Millionen dieser Oogonien vor, bis zum Einsetzen der Pubertät hat sich diese Zahl bereits auf ca. 400.000 verringert (Healey 2010, Oppelt 2015, Oppelt und Dörr 2014, Sadler 2003).

Entwicklung des inneren Genitales   Die Differenzierung zum weiblichen inneren Genitale erfolgt durch die Abwesenheit des Anti-Müller-Hormons und von Androgenen. Bei beiden Geschlechtern bildet sich ein paariger, zwischen Ur-Niere und Sinus urogenitalis verlaufender Gang aus, der sogenannte „Wolff-Gang" und parallel der Müller-Gang. Aus letzterem entstehen Uterus mit Zervix und die oberen ⅔ der Vagina. Der kraniale Anteil weißt ein Ostium abdominale auf. Aus diesem entstehen die Tuben mit Fimbrientrichter. Der Wolff-Gang bildet sich bei Mädchen überwiegend zurück, teilweise lässt sich noch ein retrouteriner „Gartner-Gang" nachweisen. Das untere Drittel der Vagina entsteht durch eine Einstülpung im Bereich des Sinus urogenitalis (Healey 2010, Oppelt 2014, Oppelt und Dörr 2014, Sadler 2003).

Entwicklung des äußeren Genitales   Bei beiden Geschlechtern bilden sich initial die paarig angelegten Genitalfalten und Geschlechtswülste und ein medianer Genitalhöcker aus. Bei weiblichen Feten entwickeln sich durch die Abwesenheit von Androgenen Labia minor aus den Genitalfalten, die Labia major aus den Geschlechtswülsten und die Klitoris aus dem Genitalhöcker. Diese umschließen den zu diesem Zeitpunkt noch bestehenden Sinus urogenitalis (Oppelt 2014, Oppelt und Dörr 2014, Sadler 2003).

Entwicklung der Brust   Der Entwicklung der Brustdrüse geht zunächst auch ein indifferentes Stadium voraus. Erst mit Beginn der Pubertät beginnt die Ausdifferenzierung zur weiblichen Mammae. Ab der 5. SSW bildet sich aus dem Ektoderm die paarig angelegte Milchleiste. Diese bildet sich bereits ab der 7. SSW partiell zurück, sodass sich lediglich in der Brustregion das Ektoderm weiter in das darunter liegende Mesenchym einstülpt. Dort bildet es Verzweigungen, aus welchen sich später die Milchdrüsen herausdifferenzieren. Das umgebende Mesenchym entwickelt sich zu Binde- und Fettgewebe. Die epithelialen Zellstränge kanalisieren und bilden die Milchgänge (Ductus lactiferi) und münden in eine epitheliale Grube. Durch mesenchymale Proliferation bildet sich anschließend in diesem Bereich die Mamille aus (Macias und Hinck 2012, Sadler 2003).

2.2 Pubertätsentwicklung

Physiologie Ausgelöst wird die Pubertätsentwicklung durch eine Aktivitätszunahme der GnRH-Neurone im Hypothalamus. Die pulsatile Ausschüttung von GnRH bedingt in der nachgeschalteten Hypophyse eine Ausschüttung von LH und FSH. Durch diese Hormone wird das Ovar stimuliert, es kommt zur Follikelreifung und Östrogensynthese. Unter dem Einfluss des Östrogens entstehen die somatischen Veränderungen des Körpers. Die Ausschüttung erfolgt zu Beginn der Pubertät zunächst nachts und im späteren Verlauf auch tagsüber (Heger 2014, Oppelt und Dörr 2014).

Das erste körperliche Zeichen einer ovariellen Aktivität (Gonadarche) ist in der Regel das beginnende Brustdrüsenwachstum (Thelarche), diese findet zwischen dem 9. und 13. Lj. statt. Rasch schließt sich das Wachstum der Schambehaarung an (Pubarche), im Mittel ab dem 10,5. Lj. Diese ist abhängig von der Aktivität der Nebennierenrinde (Adrenarche). Innerhalb von 2 J. nach der Thelarche sollte auch die Menarche stattgefunden haben (Marshall und Tanner 1969).

✓ Diese Entwicklung verläuft interindividuell sehr unterschiedlich und unterliegt vielen Einflussfaktoren wie dem Ernährungszustand, der Ethnizität und familiärer Veranlagung.

Entwicklungsstadien nach Tanner Dienen der Beurteilung der Entwicklung der Pubesbehaarung und der Brustdrüse. Postpartal besteht noch ein Einfluss durch vorhandene maternale Östrogene, anschließend geht der weibliche Körper in eine Ruhephase über, die erst durch die Aktivitätszunahme im hypothalamisch-hypophysären Regelkreis in der Pubertät beendet wird. Durch die endogene Östrogenproduktion kommt es zur Ausdifferenzierung des inneren und äußeren Genitales und der Brustdrüse.

- **Brustentwicklung** (Ausdruck der ovariellen Aktivität):
  - Tanner-Stadium B1: keine palpable Brustdrüse
  - Tanner-Stadium B2: Brustknospe palpabel, Warzenhof ist vergrößert, Brustdrüse wölbt sich in den Bereich des Warzenhofes vor
  - Tanner-Stadium B3: Brustdrüse größer als der Warzenhof
  - Tanner-Stadium B4: Knospenbrust. Drüse im Bereich des Warzenhofs hebt sich gesondert von der übrigen Brustdrüse ab
  - Tanner-Stadium B5: reife Brust. Zurückweichen des Warzenvorhofs in die allgemeine Brustkontur
- **Pubesbehaarung** (Ausdruck der adrenalen Aktivität)
  - Tanner-Stadium P1: keine Pubesbehaarung
  - Tanner-Stadium P2: wenige Schamhaare um Labia majora
  - Tanner-Stadium P3: kräftige Behaarung von umschriebener Ausdehnung
  - Tanner-Stadium P4: kräftige Behaarung wie beim Erwachsenen, aber geringere Ausdehnung

- Tanner-Stadium P5: ausgedehntere kräftige Behaarung, nach oben horizontal begrenzt, seitlich auf den Oberschenkel übergreifend
- Tanner-Stadium P6: dreieckige, mehr virile Ausweitung gegen den Nabel

2.3 Untersuchungen in der Kinder- und Jugendsprechstunde

Besonderheiten Bei der Untersuchung in der Kinder- und Jugendgynäkologie sind einige Besonderheiten zu beachten. Mädchen sind eine genitale Inspektion oder gar eine gynäkologische Untersuchung nicht gewöhnt. Deshalb kann diese Untersuchung angstbesetzt sein. Wichtig ist daher ein vertrauensvoller Umgang mit den kleinen Pat. Ein wichtiger Grundsatz ist, dass keine Untersuchungen erzwungen werden sollten und bei nicht kooperativen kleinen Mädchen lieber ein kurzfristiger Kontrolltermin vereinbart werden sollte.

Auch Jugendliche können der gynäkologischen Untersuchung häufig noch ängstlich gegenüberstehen. Hier ist der Aufbau einer Vertrauensebene entscheidend für ein langfristig gutes Arzt-Patientinnen-Verhältnis.

Ablauf der Untersuchung
- **Anamnese:** möglichst ausführlich und in direktem Gespräch mit der Patientin, auch wenn die Mutter anwesend ist.
- **Körperliche Untersuchung:** sollte bei jeder Erstvorstellung immer vollständig erfolgen. Hierfür wird Größe und Gewicht ermittelt, um den Perzentilenverlauf beurteilen zu können. Dann erfolgt die Untersuchung von zunächst Ober- dann Unterkörper. Die Patientin soll sich hierfür vollständig entkleiden. Zum einen kann man so das Pubertätsstadium nach Tanner festlegen, zum anderen werden Hinweise für eine Kindesmisshandlung so nicht übersehen.
- **Gynäkologische Untersuchung:** nur bei entsprechender Indikation, z. B. Auffälligkeiten im Bereich des äußeren Genitales, Vulvovaginitis, Entwicklungsstörungen, Störungen der sexuellen Differenzierung, unklaren Unterbauchschmerzen.

> **!** Bei Virgo intacta ist eine Spekulumuntersuchung nicht indiziert. Es erfolgt eine Traktion und Separation der großen Schamlippen, sodass das äußere Genital ausreichend eingesehen und beurteilt werden kann.

- **Sonografie:** wird in der Kinder- und Jugendsprechstunde bei gut gefüllter Blase von transabdominal durchgeführt.
- **Labordiagnostik:** nur zur Klärung spezifischer Fragestellungen (z. B. ovarielle Hyperandrogenämie). Die Hormonbasisdiagnostik sollte bei vorhandenem Zyklus zwischen dem 3.–5. Zyklustag abgenommen werden und beinhaltet: LH, FSH, Andogene (Androstendion, DHEAS, Testosteron), SHBG, freien Androgenindex (FAI), Prolaktin, TSH und 17-Hydroxyprogesteron. Darüber hinaus sind, je nach Fragestellung, z. B. ein oraler Glukosetoleranztest, ACTH-Test oder GnRH-Test nötig.

2.4 Fehlbildungen des äußeren Genitales

Fehlbildungen des äußeren Genitales sind selten. Am häufigsten treten Anomalien der kleinen Labien oder des Hymens auf. Diese sind nicht assoziiert mit dem Auftreten von höher gelegenen genitalen Fehlbildungen. Davon abzugrenzen sind Fehlbildungen die im Rahmen von Androgeneinwirkung (v. a. durch das AGS) oder im Rahmen von Spaltbildungen der vorderen Bauchwand entstehen.

2.4.1 Labienhypertrophie

Bei einer Labienhypertrophie stehen die kleinen Labien deutlich aus dem Niveau der großen Labien hervor. Einen Krankheitswert hat dies zum einen körperlich, wenn es durch Reibung (z. B. durch Sport, enge Kleidung) zu Wundsein und Schmerzen kommt. Zusätzlich ist ein großer Anteil der jungen Mädchen psychisch belastet, da sie sich als unnormal empfinden. Dies kann zu einem erheblichen Leidensdruck mit nachfolgendem Vermeidungsverhalten (z. B. Schwimmbad, Umkleidesituationen, Partnerschaft) führen.

Diagnostik Vaginale Inspektion.

Therapie Vor einer operativen Korrektur ist ein ausführliches Aufklärungsgespräch wichtig, das die große Normvariante der Größe der kleinen Labien beinhaltet, um so den Leidensdruck zu mildern und ggf. den Wunsch nach einer Korrektur zu relativieren. Ebenso sollte bei diesem Aufklärungsgespräch, bei fortbestehendem Wunsch nach Korrektur, auf die möglichen Komplikationen eingegangen werden (z. B. Narbenbildung, Sensibilitätsverlust), auch wenn diese sehr selten sind.

2.4.2 Fehlbildungen des Hymens

Normvarianten

Die Normalform des Hymens ist im kaudalen Bereich des Introitus vaginae entweder kreisrund (Hymen anularis) oder halbmondförmig (Hymen semilunaris). Die Form ist individuell sehr unterschiedlich.

Abhängig vom Entwicklungsstadium des Mädchens ist das Hymen entweder durch Östrogeneinwirkung sukkulent (Neugeborenenphase oder in der Pubertät) und in der hormonellen Ruhephase straff und rigide. In der nicht östrogenisierten Phase ist das Hymen sehr schmerzempfindlich, was bei der Untersuchung auf hymenale Fehlbildungen zu beachten ist.

Hymen altus und Hymen cribriformis

- Das Hymen altus ist ein hoch aufgebauter Hymenalsaum, der im Einzelfall bis zum Ostium urethrae reichen kann. Eine Öffnung zur Vagina bleibt erhalten.
- Das Hymen cribriformis erscheint zunächst den Introitus vollständig zu verschließen, bei genauer Inspektion zeigen sich dann multiple kleine Öffnungen.

Klinik
- Menstruationsblut kann abfließen
- Einführen eines Tampons nicht möglich
- Penetration nicht möglich oder nur sehr schmerzhaft
- Bei ausgeprägtem Hymen altus ggf. rezidivierende Harnwegsinfektionen durch Zurückfließen des Urins in die Scheide und Ablaufstörung des Urins aus der Urethra

Therapie Korrekturoperation im östrogenisierten Zustand. Frühestens ein Jahr nach Einsetzen der Thelarche.

Hymenalseptum

Hymenalsepten unterteilen den Introitus vaginae. Meistens verlaufen sie in Längsrichtung, können aber in jeder Richtung auftreten. Bei der Inspektion kann das Septum mit einem Tupfer aufgefädelt und somit dargestellt werden.

Klinik Menstruationsblut kann ungehindert abfließen, Probleme insbesondere beim Entfernen des Tampons. Schmerzhafte Penetration.

Therapie Entfernung im östrogenisierten Zustand. Frühestens ein Jahr nach stattgehabter Thelarche. Je nach Ansatz des Hymenalseptums kann die Entfernung auch in Lokalanästhesie erfolgen.

Hymenalatresie

Bei einer Hymenalatresie handelt es sich um einen kompletten Verschluss des Introitus vaginae.

Klinik Primäre Amenorrhö, Unterbauchschmerzen, Hämatokolpos, ggf. Hämatometra, Hämatosalpinx.

Diagnostik
- **Inspektion:** bereits während der U1 fehlt der physiologische Fluor. Nach stattgehabter Menarche wölbt sich das Hymen aus dem Introitusniveau hervor, häufig durch das intravaginale Blut bläulich verfärbt.
- **Sonografie:** Hämatokolpos, ggf. auch Hämatometra oder Hämatosalpinx.

Therapie Die Entfernung des Hymens ist im östrogenisierte Zustand, etwa 1 Jahr nach stattgehabter Thelarche, zu empfehlen. Bei bereits stattgehabter Menarche sollte eine OP zügig geplant werden, da ein Fortschreiten des Befundes mit Aufstau des Blutes bis in den Uterus oder die Tuben später durch Verklebungen zu einer Einschränkung der Fertilität führen kann.

2.4.3 Fehlbildungen des äußeren Genitales durch Androgeneinwirkungen

Eine übermäßige intrauterine Androgeneinwirkung kann zur Virilisierung des äußeren Genitales führen. Entscheidend sind Ausmaß und der Zeitpunkt der Androgeneinwirkung. Zwischen der 10. und 14. SSW kann ein Androgenexzess zu einer ausgeprägten Maskulinisierung des äußeren Genitales bis hin zur vollständigen Vermännlichung führen.

Klassifikation Eingeteilt wird der Grad der Maskulinisierung nach Prader (Dörr 2014, Oppelt und Dörr 2014):
- Prader I: weitgehend normale Verhältnisse mit auffallend prominenter Klitoris.
- Prader II: vergrößerte Klitoris, von kaudal eingeengter Introitus, Meatus urethrae noch einsehbar.
- Prader III: morphologisch einer penoskrotalen oder skrotalen Hypospadie entsprechend. Persistierender Sinus urogenitalis. Der Meatus urethrae wird erst nach Spaltung sichtbar.
- Prader IV: entspricht morphologisch einer penilen Hypospadie. Die Vereinigung von Vagina und Urethra liegt im Bereich des Beckenbodens. Vor der Einmündung in den Sinus urogenitalis verengt sich die Vagina.

- Prader V: komplette Virilisierung mit leerem Skrotum. Vagina und Urethra münden in Höhe der Sphinkterregion (Westenfelder 2004).

Ätiologie   Die häufigste Ursache für eine Virilisierung des weiblichen Genitale ist das klassische AGS. Treten erst in der späteren Entwicklung eines Mädchens Virilisierungserscheinungen auf, muss an ein nicht klassisches AGS, Tumoren und ein PCOS gedacht werden (Dörr 2014, Oppelt und Dörr 2014).

Klassisches AGS

Das klassische AGS wird autosomal-rezessiv vererbt und entsteht durch einen Enzymdefekt in der Steroidbiosynthese. Die Inzidenz beträgt ca. 1 : 11.900. In 95 % der Fälle handelt es sich um einen Defekt der 21-Hydroxylase. Durch eine negative Rückkopplung kommt es zunächst zu einer vermehrten Ausschüttung von ACTH und Aktivierung der Nebennierenrinde und zur Überproduktion der vor dem Enzymdefekt gelegenen Steroide. Abhängig von der Restaktivität werden zwei Verlaufsformen unterschieden: eine mit und eine ohne Salzverlust (Dörr 2011, Dörr und Schulze 1998). Die Erkrankung wird durch das Neugeborenenscreening diagnostiziert.

Klinik
- Glukokortikoid- und Mineralokortikoidmangel: Beim AGS mit Salzverlust kommt es in der Regel in der 2.–3. Lebenswoche zur Salzverlustkrise mit Trinkschwäche, Erbrechen, Elektrolytentgleisungen (Hyponatriämie, Hyperkaliämie), Exsikkose, metabolischer Azidose und Apathie.
- Virilisierungserscheinungen des äußeren Genitales.
- Inneres Genitale immer weiblich.
- Pseudopubertas praecox.
- Blutdruckentgleisung: abhängig von der Mineralokortikoidproduktion Hypo- oder Hypertonie.
- Elektrolytentgleisung: abhängig von der Mineralokortikoidproduktion Hypo- oder Hypernatriämie.

Diagnostik   Humangenetische Abklärung. Ggf. weiterführende bildgebende oder invasive Diagnostik zur Darstellung der anatomischen Gegebenheiten.

Therapie   Entscheidend ist eine interdisziplinäre Betreuung durch einen pädiatrischen Endokrinologen, einen Kinderurologen und einen erfahrenen Kinderchirurgen.
- Lebenslange Substitution von Glukokortikoiden, ggf. auch von Mineralokortikoiden bei Salzverlust.
- Psychologische Betreuung der betroffenen Familien.
- Der Zeitpunkt der operativen Therapie wird aktuell kontrovers diskutiert. Entscheidend ist ein erfahrener Chirurg. Die besten Korrekturerfolge (Prader III-V) hinsichtlich der Bewahrung der späteren sexuellen Empfindsamkeit erreicht man bei einer Operation im 1. Lj.
- Die **pränatale Therapie** hat das Ziel, bei Risikoschwangeren eine intrauterine Virilisierung eines weiblichen Fötus zu verhindern. Mittel der Wahl ist das plazentagängige Dexamethason (20 µg/kg/d). Die Therapie muss unmittelbar nach Feststellung der Schwangerschaft begonnen werden, da die sexuellen Ausdifferenzierung bereits in der 7. SSW beginnt. Die Therapie sollte nur in dafür spezialisierten Zentren erfolgen. Eine Pränataldiagnostik kann im Rahmen einer Chorionzottenbiopsie oder bei Kontraindikationen bei einer Amniozentese erfolgen, um eine längere unnötige Einnahme von Glukokortikoiden zu vermeiden (Dörr 2011).

Nicht klassisches AGS

Ebenso wie beim klassischen AGS liegt meistens ein Defekt der 21-Hydroxylase vor, allerdings mit einer Restaktivität von > 20 %. Auch das nicht klassische AGS wir autosomal-rezessiv vererbt.

Klinik Viele Pat. sind asymptomatisch. Wenn Symptome auftreten, stehen die klinischen Zeichen einer Hyperandrogenämie im Vordergrund (Hirsutismus, Infertilität, Zyklusstörungen; Dörr 2014, Dörr und Schulze 1998, Oppelt und Dörr 2014).
- **Präpubertär:** prämature Adrenarche/Pubarche, akzeleriertes Knochenalter, leichte Klitorishypertrophie
- **Ab Pubertät:** Hirsutismus, Akne, Klitorishypertrophie, primäre/sekundäre Amenorrhö, Oligomenorrhö, Infertilität, Kleinwuchs

> ✓ Differenzialdiagnostisch ist eine PCOS in Betracht zu ziehen.

Diagnostik
- **Hormonbasisdiagnostik** mit Entnahme von 17-OH-Progesteron (häufig nur geringgradig erhöht)
- **ACTH-Test:** erhöhter Anstieg von 17-OH-Progesteron
- **Molekulargenetische Untersuchung:** ⅓ der Pat. weist 2 milde Mutationen auf, etwa ⅔ eine milde und eine schwere Mutation. Eine Kopie des 21-Hydroxylase-Gens mit > 20 % Restaktivität reicht für ein phänotypisch nicht klassisches AGS aus.

Therapie Eine Therapie sollte nur bei symptomatischen Pat. erfolgen:
- Niedrig dosierte Glukokortikoide: bei Kindern Hydrocortison (5–10 mg/m²/d), bei Jugendlichen mit abgeschlossenem Längenwachstum Dexamethason (0,25 mg/d).
- Die Therapie der adrenalen Hyperandrogenämie kann bei jungen Frauen auch mit der Einnahme eines antiandrogenen oralen Kontrazeptivums erfolgen (Dörr und Schulze 1998, Trapp und Oberfield 2012, Witchel und Azziz 2010).

2.5 Fehlbildungen von Vagina und Uterus

Epidemiologie Genitale Fehlbildungen haben in der weiblichen Gesamtbevölkerung eine Prävalenz von 0,1–5 % (Byrne et al. 2000). Bei Pat. mit Sterilität oder Infertilität ist der Anteil deutlich höher (3,5–6,3 %; Nahum 1998, Raga e tal. 1997) und wird bei Pat. mit habituellen Aborten mit bis zu 38 % angegeben (Salim et al. 2003).

Ätiologie Ursache ist eine Hemmungsfehlbildung im Bereich der Müller-Gänge. Da die Ovarien hiervon nicht betroffen sind, weisen die Mädchen eine regelrechte Pubertätsentwicklung auf.

Klinik Leitsymptom ist die primäre Amenorrhö bei sonst zeitgerechter Pubertätsentwicklung (Brucker et al. 2005, Fahlbusch, Heusinger und Oppelt 2014, Oppelt und Dörr 2014).

Diagnostik Die Diagnosestellung erfolgt über eine ausführliche Anamnese, eine körperliche Untersuchung mit Beurteilung der Tanner-Stadien, eine vaginale Inspektion und Palpation sowie eine Ultraschalluntersuchung der inneren Genitalien und der Harnwege. Hier finden sich häufig assoziierte Fehlbildungen.

2.5 Fehlbildungen von Vagina und Uterus

Einteilung Es liegen verschiedene Modelle zur Klassifizierung uteriner Fehlbildungen vor. Das bekannteste Einteilungssystem ist die AFS-Klassifikation. Diese nimmt allerdings lediglich uterine Fehlbildungen auf (Buttram Jr. Et al. 1988).

In Deutschland wurde die **VCUAM-Klassifikation** entwickelt. Diese nimmt sowohl uterine Fehlbildungen (U), als auch Organveränderungen von Zervix (C), Vagina (V) und Adnexen (A) auf sowie assoziierte Fehlbildungen (M). Es ist in seiner Anwendbarkeit angelehnt an das für onkologische Tumoren bestimmte TNM-System. Mit der VCUAM-Klassifikation ist eine detaillierte Darstellung auch komplexer genitaler Fehlbildungen in Abhängigkeit von Organzugehörigkeit möglich (Oppelt et al. 2005).

2.5.1 Vaginale Fehlbildungen

Scheidenseptum

Vaginale Septen verlaufen longitudinal oder transversal und sind komplett oder partiell angelegt (Troiano und McCarthy 2004).

Klinik Probleme bei der Kohabitation und bei der Tamponbenutzung. Bei transversalen Septen primäre Amenorrhö. Scheidensepten sind meistens mit uterinen Organveränderungen (Uterus bicornis, Uterus didelphys) vergesellschaftet.

Diagnostik
- **Inspektion** mit Darstellung des Verlaufs des Septums
- **Palpation** der Ausprägung des Septums
- **Sonografie** von innerem Genitale und Nieren zum Ausschluss von Begleitfehlbildungen

Therapie
- Komplette longitudinale Scheidensepten sollten frühestens in der Hormonphase und spätestens vor bestehendem Kinderwunsch entfernt werden.
- Transversale Septen bedürfen einer aufwändigeren Korrektur-OP. Um eine postop. Stenosierung der Vagina zu vermeiden, erfolgt eine sogenannte Stern-Plastik. Hierfür erfolgt eine kreuzförmige Inzision des Septums, die entstehenden Enden werden nach Präparation zur Vaginalwand vernäht. Postop. sollte zum Schutz vor Strikturen die Einlage von Estriolcreme-getränkten Tampons erfolgen (Burgius 2001, Wierrani et al. 2003). Die OP sollte ab der Hormonphase erfolgen.

Vaginalhypoplasie

Vaginalhypoplasien treten im Rahmen des Mayer-Rokitansky-Küster-Hauser-Syndroms oder bei der kompletten Androgenresistenz auf und sind assoziiert mit Uterushypo- oder aplasien.

Klinik Leitsymptom ist die primäre Amenorrhö ohne Unterbauchschmerz. Es besteht Unfähigkeit zur Kohabitation.

Diagnostik
- **Inspektion:** regelrechtes äußeres Genitale mit verschlossenem Hymen oder einem kleinen Scheidengrübchen
- **Ultraschall:** Darstellung begleitender Fehlbildungen (Uterushypo-/-aplasie, Nierenfehlbildungen)
- **Humangenetische Abklärung** bei kompletter Androgenresistenz

Therapie
- Bei vorhandenem Scheidengrübchen ggf. alleinige Therapie mit Dilatatoren um ausreichende Scheidenlänge zu erreichen
- Anlage einer Neovagina. In Deutschland am häufigsten angewendet ist das Verfahren nach Vecchetti, eine laparoskopisch assistierte Neovagina-Anlage (Deans, Berra und Creighton 2010, DGGG 2015, Fahlbusch, Heusinger und Oppelt 2014, Oppelt und Dörr 2014, Rosenblatt et al. 1991).

2.5.2 Fehlbildungen des Uterus

Uterine Fehlbildungen sind eine wesentliche Ursache für Infertilität und Sterilität. Häufig fallen uterine Fehlbildungen erst während einer Abklärung bei bestehendem Kinderwunsch auf, da sie häufig asymptomatisch sind. Ausgenommen hiervon sind Fehlbildungen mit Abflusshindernis und nachfolgendem Aufstau des Menstruationsbluts oder Fehlbildungen, die zur primären Amenorrhö führen.

Uterus arcuatus, Uterus subseptus, Uterus septus

Bei den kongenitalen Fehlbildungen Uterus arcuatus, Uterus subseptus und Uterus septus hat die Verschmelzung der paarigen Müller-Gänge stattgefunden. Ein Uterus arcuatus imponiert als herzförmiger Uterus. Ein Uterus subseptus oder Uterus septus imponiert als ein äußerlich unauffällig entwickelter Uterus. Die Resorption der Trennwand ist teilweise oder komplett ausgeblieben (DGGG 2015).

Klinik   Gehäuft Infertilität und Sterilität

Diagnostik
- **Vaginale Untersuchung:** unauffälliges äußeres Genitale.
- **Sonografie:** ggf. Darstellung des bestehenden Septums, im transversalen Durchmesser können 2 Endometriumreflexe eingesehen werden. Die Untersuchung sollte in der zweiten Zyklushälfte bei hoch aufgebautem Endometrium durchgeführt werden.

Therapie   Operative Hysteroskopie mit Septumresektion.

Uterus bicornis, Uterus didelphys

Bei dieser Form der genitalen Fehlbildung unterbleibt das verschmelzen der Müller-Gänge entweder vollständig (dann auch doppelte Anlage einer Vagina bzw. bestehen eines Scheidenseptums) oder partiell. Beim Uterus bicornis unicollis bestehen 2 Uterushörner, welche sich in einer Zervix vereinigen. Der Uterus didelphys (= Uterus bicornis bicollis) weist 2 Uterushörner und 2 Zervices auf.

Klinik   Frühaborte, Infertilität, selten Abflussstörungen im Bereich eines Uterushorns, Unterbauchschmerzen und Hämatometra.

Diagnostik   Die vaginale Untersuchung ist beim Uterus bicornis unicollis unauffällig. Beim Uterus didelphys stellen sich zwei Portiones dar.

Therapie   Eine Therapieindikation besteht bei Verschlussfehlbildungen.
- Bei habituellen Aborten ist beim Uterus bicornis unicollis eine Metroplastik mit Vereinigung der Uterushörner möglich. Diese OP kommt aufgrund des im Falle einer Schwangerschaft deutlich erhöhten Uterusrupturrisikos nur sehr selten zum Einsatz.
- Aufklärung über die Auswirkungen der Uterusfehlbildung im Hinblick auf Fertilität und Schwangerschaft (Acién 1993, Candiani et al. 1990, DGGG 2015).

Uterushypoplasie

Bei der Uterushypoplasie ist das Corpus uteri hypoplastisch ausgebildet, die Zervix ist häufig prominent angelegt. Beim Ullrich-Turner-Syndrom findet sich aufgrund eines Östrogenmangels ein hypoplystischer Uterus mit normgroßer Zervix (Oppelt et al. 2005, Oppelt und Dörr 2014).

Klinik Primäre Amenorrhö, habituelle Aborte.

Diagnostik Vaginale Untersuchung unauffällig. In der Sonografie lässt sich der hypoplastische Uterus einsehen.

Therapie Beim Ullrich-Turner-Syndrom kann eine frühzeitige Östrogensubstitution das Auftreten eines hypoplastischen Uterus vermeiden (Oppelt et al. 2005). Bei nicht hormoneller Ursache ist dies keine Therapieoption.

Uterusaplasie

Durch ein nicht Verschmelzen der Müller-Gänge kommt es zum vollständigen Fehlen des Uterus. Lediglich Uterusrudimente lassen sich in einigen Fällen nachweisen. In den meisten Fällen tritt die Uterusaplasie im Rahmen eines Mayer-Rokitansky-Küster-Hauser-Syndroms auf. Dieses komplexe Fehlbildungssyndrom zeichnet sich durch eine simultane Aplasie von Uterus und Vagina aus, zusätzlich bestehen gehäuft Fehlbildungen im Bereich der Harnwege und des Skeletts. Eine weitere Differenzialdiagnose ist der komplette Androgenrezeptordefekt (Fahlbusch, Heusinger und Oppelt 2014, Oppelt und Dörr 2014, Oppelt et al. 2005, Guerrier et al. 2006).

Klinik Primäre Amenorrhö. Bei rudimentärer Anlage können Unterbauchschmerzen auftreten.

Diagnostik
- **Vaginale Untersuchung:** unauffällige Vulva, die Scheide ist in der Regel aplastisch.
- **Sonografie:** kein Uterus darstellbar, die Ovarien sind regelrecht angelegt.

Therapie Bei Kinderwunsch besteht in Deutschland lediglich die Möglichkeit einer Adoption.

Mayer-Rokitansky-Küster-Hauser-Syndrom (MRKH-Syndrom)

Das MRKH-Syndrom ist eine Hemmungsfehlbildungen der Müller-Gänge mit Aplasie von Uterus, Zervix und Scheide. Die Häufigkeit wird mit 1 : 4.500 Lebendgeburten angegeben (Guerrier et al. 2006). Die Ätiologie ist unbekannt (Morcel, Camborieux und Guerrier 2007).

Klinik Primäre Amenorrhö ohne Unterbauchschmerz, regelrechte Pubertätsentwicklung durch unauffällige Ovarfunktion.

Diagnostik
- **Inspektion:** regelrechtes äußeres Genitale, jedoch Scheideneingang fehlt
- **Sonografie:** regelrecht darstellbare Ovarien bei Fehlen von Uterus und Zervix
- **Assoziierte Fehlbildungen:**
  – Fehlbildungen der Harnwege (40 %): z. B. einseitige Nierenagenesie, Hufeisenniere
  – Skelettfehlbildungen, v. a. der Wirbelsäule (20–30 %): z. B. Skoliosen, Keilwirbel
  – Geringgradige Schwerhörigkeit (10–15 %; Guerrier et al. 2006)
  – Seltener kardiale Fehlbildungen, Fehlbildungen der Phalangen (Syn-/Polydaktylie; Guerrier et al. 2006, Morcel, Camborieux und Guerrier 2007)

Therapie Es sind zahlreiche Verfahren zur Anlage einer Neovagina beschrieben, z. B. Lappenplastiken, Darmscheide, Dilatationsverfahren. In Deutschland wird am häufigsten das Verfahren nach Vecchetti (▶ 2.5.1) angewandt. Bei Kinderwunsch ist in Deutschland lediglich eine Adoption möglich.

2.6 Störungen der Pubertätsentwicklung

2.6.1 Pubertas praecox

Definition Eine verfrühte Pubertätsentwicklung liegt vor, wenn es bei einem Mädchen vor dem 8. Lj. zur Brustentwicklung oder vor dem 9. Lj. zur Menarche kommt.

Zentrale Pubertas praecox

Bei der zentralen Pubertas praecox kommt es zur verfrühten Aktivierung der Hypothalamus-Hypophysen-Achsen mit nachfolgender Aktivierung von Ovar und Steroidsynthese.

Ätiologie Die Ursache ist häufig idiopathisch. Allerdings lassen sich bei 6–7 % aller Pat. ZNS-Auffälligkeiten finden, weshalb bei Pubertas praecox ein Schädel-MRT indiziert ist. Am häufigsten zeigen sich Hamartome als strukturelle Ursache, benigne Fehlentwicklungen des Keimgewebes ohne Wachstumstendenz. Auch bei Mädchen mit Hydrozephalus, Neurofibromatose Typ I oder Z. n. ZNS-Bestrahlung im Rahmen einer Leukämie-Behandlung kommt es vermehrt zur zentralen Pubertas praecox.

Klinik Verfrühte aber regelrechte Pubertätsentwicklung mit Thelarche, Pubarche und ggf. Menstruation. Initial Abweichung in der Wachstumsperzentile nach oben, ohne Therapie später unterhalb des genetischen Zielgrößenbereichs, da sich die Epiphysenfugen durch den Östrogeneinfluss verfrüht schließen.

Diagnostik GnRH-Test (LH/FSH > 1, LH-Peak > 5 IU/L), Schädel-MRT.

Therapie Indikation aus psychosozialen Gründen und für das Erreichen der genetischen Zielgröße. Therapie mit GnRH-Agonisten s. c. Beendigung der Therapie im Alter von etwa 11 J. (Carel und Leger 2008, Carel et al. 2009, Chalumeau et al. 2003)

Periphere Pubertas praecox (Pseudopubertas praecox)

Die periphere Pubertas praecox entsteht durch eine autonome Überproduktion der Steroide. Als Ursache kommen < 3 Ovarialzysten infrage. Auch an eine exogene Hormonzufuhr muss gedacht werden (z. B. „Pille" der Mutter).

Ätiologie (Brandt und Helmrath 2005, Pasquino et al. 1989):
- Isosexuell: z. B. im Rahmen von östrogenproduzierenden Ovarialzysten, unbehandelter Hypothyreose, exogener Östrogenapplikation
- Heterosexuell: AGS, Granulosazelltumoren des Ovars

Klinik Siehe zentrale Pubertas praecox. Bei heterosexuellem Steroidmuster zusätzlich Androgenisierungserscheinungen.

Therapie Behandlung der Grunderkrankung.

Prämature Pubarche

Isoliertes verfrühtes Auftreten von Schambehaarung. Ursächlich ist eine vorzeitige Aktivierung der Zona reticularis der Nebennierenrinde (prämature Adrenarche). In der Hormonbasisdiagnostik fallen erhöhte Werte von DHEAS (Dehydroepiandrosteron) auf. Eine Pubertas praecox muss ausgeschlossen werden. Für eine prämature Pubarche besteht keine Therapieindikation.

Prämature Thelarche

Isoliertes Auftreten von vorzeitiger Brustentwicklung. Ursächlich liegen passagere ovarielle Follikelzysten vor, welche Östrogen produzieren. Häufig eine vorübergehende Erkr. von Mädchen innerhalb der ersten zwei Lebensjahre.

Prämature Menarche

Isoliertes verfrühtes Auftreten von zyklischen vaginalen Blutungen. Es handelt sich um eine Ausschlussdiagnose, es müssen intravaginale Fremdkörper, Tumoren, Infektionen und sexueller Missbrauch ausgeschlossen werden. Ursächlich liegen persistierende Follikelzysten zugrunde, die zunächst ausreichende Östrogenspiegel aufweisen um das Endometrium aufzubauen. Nach Involution der Zysten kommt es zu einer Abbruchblutung.

2.6.2 Pubertas tarda

Die Pubertas tarda beschreibt ein Kontinuum zwischen verspäteter aber schließlich regelrecht verlaufender Pubertät bis hin zum Ausbleiben einer Pubertätsentwicklung. In 60 % liegt eine Normvariante ohne Krankheitswert vor. Die Pubertätsentwicklung hängt von vielen Faktoren, wie Ethnizität, Körpergewicht, chronischen Erkr. und der familiären Veranlagung ab (Bourguignon und Juul 2012, Nitsche 2014, Oppelt und Dörr 2014,).

Kriterien
- Ausbleiben einer Thelarche bis zum 13,5. Lebensjahr
- Stagnieren einer begonnenen Pubertätsentwicklung über mehr als 18 Monate
- Zeitbedarf zwischen Thelarche (B2) und Menarche > 5 Jahre

Ursachen
- Normvariante
- Hypogonadotroper Hypogonadismus (Störung der Hypothalamus-Hypophysen-Achse, ▶1.5.1)
- Hypergonadotroper Hypogonadismus (Störung der Gonaden ▶1.5.2)

Diagnostik
- Wichtig ist eine ausführliche Anamnese (Entwicklung, Vorerkrankungen, Medikamente), die auch den Pubertätsbeginn der Eltern erfasst.
- Körperliche Untersuchung und Beurteilung der Pubertätsentwicklung anhand der Tanner-Stadien
- Labordiagnostik (▶1.4): Hormonbasisuntersuchung, GnRH-Test, ggf. Anti-Müller-Hormon

Therapie   Pubertätsinduktion mit Östradiolvalerat-Tropfen, ggf. Wachstumshormontherapie.

Konstitutionelle Entwicklungsverzögerung

Häufigste Ursache einer Pubertas tarda. Die Mädchen sind im Verhältnis zur genetischen Zielgröße im Wachstum zurück, das Knochenalter ist retardiert. Nach Eintritt in die Pubertät kommt es zum Aufholwachstum bis zum Erreichen der Zielgröße und regelrechten Pubertätsentwicklung. Die Familienanamnese ist meist positiv (DGKJ 2016, Harrington und Palmert 2012).

Ullrich-Turner-Syndrom

Das Ullrich-Turner-Syndrom tritt mit einer Häufigkeit von 1:2.500 lebendgeborenen Mädchen auf. Dem Krankheitsbild liegt eine totale oder partielle Monosomie X zugrunde.

Klinik Kleinwuchs, postpartal Lymphödeme im Bereich von Nacken und Füßen, Schildthorax, weiter Mamillenabstand, Pterygium colli, tiefer Haaransatz im Nacken, Hörstörungen, Hypothyreose, renale Fehlbildungen (v. a. Hufeisennieren), kardiale Fehlbildungen, erhöhtes Risiko für das Auftreten einer Aortendissektion, häufig primäre, teilweise sekundäre Amenorrhö aufgrund einer Ovarialinsuff., ausbleibende/stagnierende Pubertätsentwicklung bei vorzeitiger Ovarialinsuffizienz.

Diagnostik
- Körperliche Untersuchung: phänotypisch zum Teil sehr diskrete Veränderungen, Kleinwuchs
- Vaginale Untersuchung: unauffällig
- Sonografie: Uterushypoplasie und Streak-Gonaden
- Hormonbasisdiagnostik: hypergonadotroper Hypogonadismus, bei Mosaikformen auch normale Werte möglich
- Humangenetische Untersuchung

Therapie Interdisziplinäre Betreuung durch einen pädiatrischen Endokrinologen, Gynäkologen, Kardiologen, HNO-Arzt, Urologen und Internisten.
- Wachstumshormontherapie zu Verhinderung eines ausgeprägten Kleinwuchs
- Pubertätsinduktion mit Östradiolvalerat – Ziel ist eine möglichst natürliche Pubertätsentwicklung. nach abgeschlossener Pubertätsinduktion erfolgt eine Hormontherapie
- Wichtig ist die Aufklärung über die schlechte Prognose bezüglich eines Kinderwunsches. Durch die Ovarialinsuff. ist in der Regel nicht mit dem Eintreten einer Spontanschwangerschaft zu rechnen. Bei Mosaik-Pat. ist das Eintreten einer Spontanschwangerschaft möglich, jedoch ist das Abortrisiko deutlich erhöht (45 %). Daneben bestehen weitere Risiken für die Mutter und das neugeborene Kind (Dörr und Ranke 2010, Schulze et al. 2013, Stochholm et al. 2006).

2.7 Genitale Infektionen

Die Vulvovaginitis zählt zu den häufigsten Vorstellungsgründen in der kindergynäkologischen Sprechstunde.

Bei der Beurteilung von Entzündungen der Vulva und der Vagina ist die Berücksichtigung altersspezifischer Faktoren von entscheidender Bedeutung. So spielt der Stand der hormonellen Entwicklung und damit verbunden der Grad der Östrogenisierung des Genitale eine wichtige Rolle bei der Entstehung von Infektionen.

> **!** Eine häufige Fehldiagnose bei Juckreiz und Rötung im Genitalbereich von Kleinkindern ist die Mykose, die nur in einem östrogenhaltigen Milieu entstehen kann. In der hormonellen Ruhephase ist aufgrund des Fehlens von Östrogen eine Infektion mit Pilzen nahezu ausgeschlossen.

2.7 Genitale Infektionen

Tab. 2.1 Altersabhängige Ätiologie genitaler Infektionen (Fahlbusch, Heusinger und Oppelt 2014, Oppelt und Dörr 2014)

Alter	Infektion	Ursachen
Neugeborenes/ Säugling	Soorvulvitis Stomatitis	Vorübergehende Östrogenisierung des kindlichen Genitale durch die Mutter nach der Geburt; vertikale Übertragung durch die infizierte Mutter bei der Geburt
	Windeldermatitis	Feuchte Kammer, Soor
Hormonelle Ruhephase (2.–8. Lebensjahr)	Vulvovaginitis	Lokale Reizung, übertriebene/mangelnde Hygiene
	Fremdkörpervaginitis	Vaginal eingeführte Fremdkörper
Pubertät/Adoleszenz	Vulvovaginalkandidose	V. a. Candida albicans
	Condylomata	Humane Papillomaviren, low-risk
	Adnexitis	Chlamydien

Ätiologie Eine Übersicht der Ursachen genitaler Infektionen im Kindesalter zeigt ▶ Tab. 2.1. Zu den Ursachen von Infektionen kleiner Mädchen in der hormonellen Ruhephase gehören sowohl eine mangelnde oder falsche Genitalhygiene nach dem Stuhlgang als auch eine übertriebene genitale Hygiene (z. B. ungeeignete Waschlotionen). Zusätzliche Auslöser können allergische Disposition und in die Scheide eingeführte Fremdkörper sein. Letztere können zu massiv fötidem, eitrig-blutigem Fluor vaginalis mit unter Umständen begleitenden Unterbauchschmerzen führen. Ebenso können genitale Fehlbildungen zur Entstehung von Infektionen beitragen, beispielsweise wenn es zu einem Reflux von Urin in die Scheide kommt.

Mit Eintritt in das Pubertätsalter entsprechen mit zunehmender Östrogenisierung und Beginn der sexuellen Aktivität die Infektionsursachen denen der erwachsenen Frau (Bumbulienė et al. 2014, Oppelt uhnd Dörr 2014, Tebruegge, Misra und Nerminathan 2007).

Klinik Rötung der Vulva, leichter bis starker Juckreiz, Missempfindungen, Brennen. Bei Beteiligung der Vaginalschleimhaut Ausfluss, je nach Ursache eitrig, blutig oder gelblich-grünlich.

Diagnostik
- **Anamnese:**
  - Mögliches auslösendes Ereignis und Beschwerdebeginn
  - Bisherige Therapie
  - Begleiterkr., z. B. Diabetes mellitus Typ I/II, Allergien, Hauterkr.
  - Hygieneverhalten
  - Kürzlich zurückliegende Infektionen (z. B. der oberen Atemwege, der Harnwege) oder respiratorische Infektionen im sozialen Umfeld
- **Inspektion des äußeren Genitals:** am besten mittels Kolposkop zur optimalen Beurteilung von Ausmaß und Art des entzündeten Areals der Vulva. Das nicht östrogenisierte Hymen ist rigide und sehr schmerzempfindlich, daher sollte die Untersuchung besonders schonend durchgeführt werden (▶ 2.3). Dabei sollte auf Hinweise, wie Kratzspuren, Rötungen oder unzureichende Genitalhygiene geachtet werden. Bei Scheidenausfluss besteht der Verdacht auf eine Beteiligung der Scheide.
- **Vaginoskopie:** bei therapieresistentem Fluor und Verdacht auf vaginalen Fremdkörper erwägen

- **Infektionsdiagnostik:** Untersuchung des Fluor vaginalis mittels pH und Nativpräparat. Dies ist in der hormonellen Ruhephase nur bei spezifischen Fragestellungen erforderlich. Ein mikrobiologischer Abstrich ist bei den meist unspezifischen bakteriellen Vulvovaginitiden häufig nicht notwendig (Witchel und Azziz 2010). Ab Beginn der Pubertät ist die Indikation hierfür abhängig von der Begleitsymptomatik und den übrigen erhobenen Befunden.
    - Im Rahmen respiratorischer Infekte können Begleitvulvovaginitiden auftreten. Hierbei finden sich spezifische Erreger (β-hämolysierende Streptokokken der Gruppe A).
    - Differenzialdiagnostisch muss bei unspezifischen Entzündungen an einen Lichen sclerosus gedacht werden (▶ 2.8.2). Ein Wurmbefall (meist Oxyuren) kann mittels Klebestreifentest diagnostiziert werden, betrifft meist primär die Analregion und kann anschließend sekundär das Genitale befallen.

Therapie
- **Allgemeine Maßnahmen:**
    - Genitalhygiene: Abwischen von vorne nach hinten, tägliche Reinigung mit klarem Wasser, pH neutrale Seife
    - Behandlung zugrunde liegender Hautkrankheiten
    - Sitzbäder im Akutstadium mit Meersalz oder Gerbstoffen, z. B. Phenol-Methanal-Harnstoff-Polykondensat

√ Entscheidend ist die Aufklärung der Eltern darüber, dass auch eine übertriebene Genitalhygiene zu rezidivierenden Vulvovaginitiden führen kann.

- **Medikamentöse Therapie:**
    - Unspezifische Vulvovaginitis: intravaginale Applikation von Östriolcreme 1- bis 3-mal in wöchentlichen Abständen. Als Hilfsmittel kann die Anwendung z. B. mit einer 2 ml Spritze und einer aufgesetzten Braunüle ohne Nadel durchgeführt werden. Der Introitus kann mit dem dünnen Schlauch vorsichtig passiert werden.
    - Antibiotische, antibiogrammbasierte Therapie bei Infektionen durch β-hämolysierende Streptokokken der Gruppe A.

2.8 Hautveränderungen des äußeren Genitales

2.8.1 Labiensynechie

Die Labiensynechie bezeichnet eine Verklebung der Labia minora und tritt vor allem in der hormonellen Ruhephase auf. Die Mädchen sind häufig symptomfrei. Es kann in manchen Fällen zu Miktionsproblemen kommen, wie zum Beispiel Aufstau oder Nachträufeln von Urin.

Diagnostik Bei der Inspektion des äußeren Genitale durch Traktion und Separation der Labia majora imponiert eine pergamentartige Verklebung der Labia minora.

Therapie Auftragen von Estriolsalbe mit dem Finger oder einem Wattestäbchen unter leichtem Druck auf die Verklebung. Die Anwendung sollte über folgenden Zeitraum durchgeführt werden:
- 2-mal täglich für 4 Wochen
- Anschließend 1-mal täglich

- Zur Nachbehandlung nach Eröffnung 1- bis 3-mal wöchentlich für weitere 2 Wochen

> ✓ Die Eltern sind über das hohe Rezidivrisiko zu unterrichten. Eine operative Eröffnung der Synechie ist in der Regel nicht indiziert. Dies sollte nur bei gestörtem Urinabfluss und damit einhergehenden rezidivierenden Zystitiden oder Pyelonephritiden erfolgen (Acién 1993, Oppelt und Dörr 2014).

2.8.2 Lichen sclerosus

Der Lichen sclerosus ist eine chronisch entzündliche, nicht ansteckende Hauterkrankung und tritt in 10–15 % der Fälle präpubertär, ansonsten postmenopausal auf. Das durchschnittliche Erkrankungsalter liegt bei 4–6 J. Entscheidend ist die Berücksichtigung des Lichen sclerosus bei der Diagnosestellung auch beim Kleinkind, um eine Therapieverzögerung zu vermeiden. Der Lichen sclerosus kann über die Pubertät hinaus bestehen bleiben (Lagerstedt et al. 2013).

Klinik Pruritus, Missempfinden (Brennen, Juckreiz), Schmerzen, extragenitale Läsionen: oberer Körperstamm, Oberschenkelinnenseite, Gesäß, Axilla (Fahlbusch, Heusinger und Oppelt 2014, Oppelt und Dörr 2014).

Diagnostik
- Porzellanweiß glänzende, pergamentartig scheinende Haut, häufig in Form einer „8" um den Anogenitalbereich
- Vulnerable Haut teilweise mit eingebluteten Arealen
- Bakterielle Superinfektionen bei Rhagaden, Kratzstellen
- Veränderungen der Anogenitalregion, z.B. Retraktion der Labia minora oder Introitus- oder Analstenose

Therapie
- **Allgemeinmaßnahmen:** luftige Unterwäsche, schonende Intimhygiene
- **Medikamentöse Therapie:**
  - Hochpotente topische Glukokortikoide, z.B. Clobetasolpropionat 1–2 ×/d abends dünn aufgetragen für mind. 3 Mon. oder bis zum Abklingen der Beschwerden. Als Erhaltungsdosis empfiehlt sich die Anwendung 1–2 ×/Wo. (Powell und Wojnarowska 1999).
  - Calicneurininhibitoren bei Therapieresistenz unter Glukokortikoiden oder in Rezidivfällen
- Regelmäßige, mehrfach tägliche rückfettende Pflege als Dauertherapie

2.9 Blutungsstörungen

Das mittlere Alter, in dem die Menarche einsetzt, beträgt in Deutschland 12,9 Jahre. In den ersten 2–3 J. sind unregelmäßige, anovulatorische Zyklen normal. Pubertätsstadien ▶ 2.2.

Diagnostik
- **Anamnese:** Vorerkr., Ernährung, Zyklus, Medikamenteneinnahme, Nebendiagnosen/bisherige Therapien, z.B. erfolgte Radiatio/Chemotherapie, Malnutrition bei GIT-Erkr., Schädel-Hirn-Trauma
- **Körperliche Untersuchung** und Erhebung der Tanner-Stadien, Körpergröße und -gewicht

- **Labor:** Hb, Grav-Test, ggf. Hormonbasisdiagnostik (FSH, LH, Prolaktin, TSH, Östradiol, Androgene wie DHEAS und Testosteron, 17α-Hydroxyprogesteron, SHBG), Berechnung des freien Androgen-Index (FAI)
- **Inspektion** des äußeren Genitale: Verletzungen, Koagel- oder Gewebeabgang
- **Sonografie:** Entwicklungsstand des inneren Genitale
- Ggf. Humangenetik (Karyogramm)

2.9.1 Primäre Amenorrhö

Sekundäre Amenorrhö ▶ 4.2

Definition Als primäre Amenorrhö bezeichnet man das Ausbleiben der Periodenblutung bis zum 16. Lj.

Ätiologie Verschiedene endokrinologische Störungen im Bereich von Hypothalamus, Hypophyse und/oder Ovar (HHO-Achse) oder organisch-anatomische Auffälligkeiten von Uterus und/oder Vagina (▶ Tab. 2.2). Es kann eine isolierte Ursache oder ein Symptomkomplex vorliegen.

Diagnostik Die Anamnese, eine körperliche Untersuchung sowie die Sonografie des inneren Genitale sind eine wichtige Grundlage für die weiterführende Diagnostik und Therapie (▶ Tab. 2.2). Bleibt der Beginn der Pubertät bis zum 14. Lj. aus, ist eine Hormonbasisdiagnostik notwendig, sofern keine Hinweise auf genitale Fehlbildungen vorliegen. Auch bei klinischen Merkmalen der Hyperandrogenämie (Akne, Seborrhö, Hirsutismus, Alopezie) sollte eine hormonelle Abklärung erfolgen. Zudem sollten auch Ursachen einer exogenen Ovarschädigung, z.B. durch Bestrahlung, Chemotherapie, ZNS-Schäden durch Traumata oder Gehirntumoren ausgeschlossen werden. Bei einem verzögerten Pubertätsbeginn sollte die Familienanamnese berücksichtigt werden, um eine konstitutionelle Entwicklungsverzögerung zu erkennen (Westenfelder 2004).

Therapie Bei bisher ausgebliebener Pubertät sollte eine Pubertätsinduktion vorgenommen werden. Durch niedrigen Beginn der Östrogendosis und sukzessiver Steigerung wird ein physiologischer Pubertätsverlauf nachgeahmt (Dörr und Schulze 1998).

Abhängig von der Ursache der primären Amenorrhö:
- Genitale Fehlbildungen: operative Intervention (▶ 2.4, ▶ 2.5, ▶ 2.6)
- Hypergonadotroper Hypogonadismus (▶ 1.5.2): Hormonsubstitution kombiniert
- Hypogonadotroper Hypogonadismus (▶ 1.5.1): Hormonsubstitution kombiniert, bei Verhütungswunsch kombiniertes hormonelles Kontrazeptivum
- Hyperandrogenämie (▶ 1.8)

2.9.2 Juvenile Dauerblutung

Unter einer juvenilen Dauerblutung versteht man eine zyklusunabhängige, anhaltende Blutung in der Adoleszenz, häufig in den ersten beiden Jahren nach Eintritt der Menarche. Liegt eine chronische Anovulation oder eine Follikelpersistenz vor, so spricht man von einer dysfunktionellen juvenilen Dauerblutung. In den ersten Jahren nach Menarche können diese häufiger auftreten. Ovulatorische Zyklen entstehen erst mit Ausreifung des positiven Feedback-Mechanismus der Hypothalamus-Hypophysen-Ovar-Achse durch Östrogene und damit folgendem LH-Peak (Jabbour et al. 2006).

Diagnostik Anamnese, Erhebung der Tanner-Stadien, gynäkologische Untersuchung (Östrogenisierung des Hymens, Verletzungen), Sonografie (Ovarien: Größe,

Tab. 2.2 Ursachen primärer Amenorrhö (modifiziert nach Oppelt und Dörr 2014)

Ursache	Ursache	Diagnostik	Befund
Genitale Fehlbildungen (2.4)	Hymenalatresie Scheidenseptum Zervixatresie	Untersuchung Sonografie	Hämatokolpos Hämatometra
	Mayer-Rokitansky-Küster-Hauser-Syndrom	Untersuchung Sonografie Humangenetik	Kein Uterus vorhanden, Vaginalaplasie, Ovarien regelrecht
	Androgeninsensitivitätssyndrom (CAIS)	Untersuchung Sonografie Humangenetik	Keine Schambehaarung/Uterus, teilweise komplette Vaginalaplasie, 46,XY, Androgene erhöht
Hypergonadotroper Hypogonadismus	Primäre Ovarialinsuff. Gonadendysgenesie (z. B. Ulrich-Turner-Syndrom [UTS]) Strahlen/Chemotherapieschäden	Anamnese ggf. Humangenetik Hormonbasis-diagnostik	LH↑, FSH↑, E2↓ UTS: 45,X0
Hypogonadotroper Hypogonadismus	Leistungssport/Essstörung (Anorexie) Genetische Defekte: Kallmann-Syndrom Hypothalamische Amenorrhö	Hormonbasisdiagnostik ggf. Humangenetik	FSH↓, LH↓ oder FSH → LH →
Hyperandrogenämie (ovariell, adrenal)	PCO-Syndrom	Untersuchung Hormonbasisdiagnostik, OGTT oder ACTH-Test Klin. Hinweise der Hyperandrogenämie (Akne, Seborrhö, Hirsutismus, Alopezie)	Testosteron ↑, FAI↑, DHEAS↑
	AGS		17-OHP↑

[Follikel-]Zysten, Höhe des Endometriums), Gerinnungsanamnese und ggf. Abklärung, Infektionsdiagnostik falls Geschlechtsverkehr bereits erfolgt, Schwangerschaftstest.

Therapie   Gestagenmonotherapie für 14 Tage (z. B. Dydrogesteron 10 mg) bei hoch aufgebautem Endometrium, Östrogenmonotherapie (z. B. Estradiolvalerat 2 mg) für 10 Tage gefolgt von einer Östrogen-Gestagen-Kombination für 12 Tage bei niedrigem Endometrium (z. B. kombiniertes orales Kontrazeptivum oder Hormontherapie).

2.9.3 Oligomenorrhö

Die Oligomenorrhö bezeichnet eine Verlängerung des Abstands zwischen den Regelblutungen auf über 35 Tage. Teilweise folgt ein Übergang in eine sekundäre Amenorrhö im weiteren Verlauf.

Diagnostik   Zykluskalender, Hormonbasisdiagnostik, Sonografie, TSH

Therapie Generell ist die Therapie analog zur Erwachsenengynäkologie. Bei PCO-Syndrom und Kontrazeptionswunsch ist ein kombiniertes orales Kontrazeptivum empfehlenswert. Bei ausreichender Östrogenisierung kann die monatliche Gestagenprophylaxe in Transformationsdosis vom 12.–25. Zyklustag, z. B. mit Dydrogesteron 10 mg, erfolgen.

2.9.4 Polymenorrhö

Bei der Polymenorrhö sind die Abstände zwischen den Regelblutungen auf unter 25 Tage verkürzt.

Diagnostik Blutbild, Hormonbasisdiagnostik, Sonografie, TSH.

Therapie Generell ist die Therapie analog zur Erwachsenengynäkologie. Eine Therapieindikation besteht bei nachgewiesener Eisenmangelanämie. Hierbei kann eine Gestagengabe zur Verlängerung des Zyklus, z. B. Chlormadinon 2 mg oder, bei Kontrazeptionswunsch, die Gabe eines kombinierten oralen Kontrazeptivums erfolgen.

2.9.5 Hypermenorrhö und Menorrhagie

Hierunter versteht man eine verstärkte (Blutverlust > 80–100 ml) und verlängerte (> 7 Tage) Monatsblutung.

Diagnostik Anamnese (Häufigkeit des Wechselns von Tampons/Binden), Blutbild, Ferritin, Gerinnungsanamnese- und abklärung, PAP-Abstrich

Therapie Generell ist die Therapie analog zur Erwachsenengynäkologie. Tranexamsäure kann zur Reduktion des Blutverlusts verordnet werden. Bei Kontrazeptionswunsch kann die Anwendung eines kombinierten oralen Kontrazeptivums erfolgen. Bei jungen Mädchen ohne Kontrazeptionswunsch kommen Hormonpräparate zum Einsatz (Seravalli et al. 2013).

Literatur
Acién P. Reproductive performance of women with uterine malformations. Hum Reprod 1993; 8(1): 122–6.
Beck-Peccoz P, Persani L. Premature ovarian failure. Orphanet J Rare Dis 2006; 1(1): 1. Bourguignon J-P, Juul A. Normal female puberty in a developmental perspective. Endocr Dev 2012; 22: 11–23.
Brandt ML, Helmrath MA. Ovarian cysts in infants and children. Semin Pediatr Surg. 2005; 14(2): 78–85.
Brucker S, et al. Vaginale und uterine Fehlbildungen. Teil 2. Geburtsh Frauenheilk 2005; 65: R221–44.
Bumbulienė Ž, et al. Microbiological findings of vulvovaginitis in prepubertal girls. Postgrad Med J 2014; 90(1059): 8–12.
Burgis J. Obstructive Müllerian anomalies: case report, diagnosis, and management. Am J Obstet Gynecol 2001; 185(2): 338–44.
Buttram Jr, V, et al. The American Fertility Society classifications of adnexal adhesions, distal tubal occlusion, tubal occlusion secondary to tubal ligation, tubal pregnancies, Mullerian anomalies and intrauterine adhesions. Fertil Steril 1988; 49(6): 944–55.
Byrne J, et al. Prevalence of Müllerian duct anomalies detected at ultrasound. Am J Med Genet 2000; 94(1): 9–12.
Candiani GB, et al. Reproductive prognosis after abdominal metroplasty in bicornuate or septate uterus: a life table analysis. Br J Obstet Gynaecol 1990; 97(7): 613–7.

Carel J-C, et al. Consensus statement on the use of gonadotropin-releasing hormone analogs in children. Pediatrics 2009; 123(4): e752–62.
Carel J-C, Leger J. Precocious puberty. N Engl J Med 2008; 358(22): 2366–77.
Chalumeau M, et al. Selecting girls with precocious puberty for brain imaging: validation of European evidence-based diagnosis rule. J Pediatr 2003; 143(4): 445–50.
Deans R, Berra M, Creighton S. Management of vaginal hypoplasia in disorders of sexual development: surgical and non-surgical options. Sex Dev 2010; 4(4–5): 292–9.
Deutsche Gesellschaft für Gynäkologie und Geburtshilfe (DGGG). Leitlinie weibliche genitale Fehlbildungen. AWMF-Registernr. 015–052. Stand 2015.
Deutsche Gesellschaft für Kinder- und Jugendmedizin e. V. (DGKJ). Leitlinie Pubertas tarda und Hypogonadismus. AWMF-Registernr. 027–025. Stand 1/2016.
Dörr H-G. Klassisches adrenogenitales Syndrom mit 21-Hydroxylase-Defekt. Der Gynäkologe 2011; 44(6): 436–441.
Dörr H-G. Adrenogenitales Syndrom. In: Oppelt PG, Dörr H-G (Hrsg.): Kinder- und Jugendgynäkologie. 1. Aufl. Stuttgart: Thieme, 2014.
Dörr H-G, Schulze E. Das adrenogenitale Syndrom (AGS). Der Gynäkologe 1998; 31(6): 539–48.
Dörr H-G, Ranke M. Therapie mit Wachstumshormon bei Ullrich-Turner-Syndrom. Monatsschrift Kinderheilkunde 2010; 158(1): 63–70.
Fahlbusch Ch, Heusinger K, Oppelt PG. Erkrankungen der Scheide und des Uterus. In: Oppelt PG, Dörr H-G (Hrsg.): Kinder- und Jugendgynäkologie. 1. Aufl. Stuttgart: Thieme, 2014.
Fahlbusch Ch, Heusinger K, Oppelt PG. Erkrankungen des äußeren Genitale. In: Oppelt PG, Dörr H-G (Hrsg.): Kinder- und Jugendgynäkologie. 1. Aufl. Stuttgart: Thieme, 2014.
Frank-Herrmann P, Strowitzki T. Gonadendysgenesie aus gynäkologischer Sicht. Der Gynäkologe 2012; 45(9): 695–706.
Guerrier D, et al. The Mayer-Rokitansky-Küster-Hauser syndrome (congenital absence of uterus and vagina)–phenotypic manifestations and genetic approaches. J Negat Results Biomed 2006; 5(1): 1.
Harrington J, Palmert MR. Distinguishing constitutional delay of growth and puberty from isolated hypogonadotropic hypogonadism: critical appraisal of available diagnostic tests. J Clin Endocrinol Metab 2012; 97(9): 3056–67.
Healey A. Embryology of the female reproductive tract, in Imaging of gynecological disorders in infants and children. Heidelberg: Springer, 2010, 21–30.
Heger S. Physiologie der Pubertät. In: Oppelt PG, Dörr H-G (Hrsg.): Kinder- und Jugendgynäkologie. 1. Aufl. Stuttgart: Thieme, 2014.
Jabbour HN, et al. Endocrine regulation of menstruation. Endocr Rev 2006; 27(1): 17–46.
Lagerstedt M, et al. Childhood lichen sclerosus—a challenge for clinicians. Pediatr Dermatol 2013; 30(4): 444–50.
Macias H, Hinck L. Mammary gland development. Wiley Interdisc Rev Dev Biol 2012 Jul-Aug; 1(4): 533–57.
Marshall WA, Tanner JM. Variations in pattern of pubertal changes in girls. Arch Dis Child 1969; 44(235): 291.
Morcel K, Camborieux L, Guerrier D. Mayer-Rokitansky-Küster-Hauser (MRKH) syndrome. Orphanet J Rare Dis 2007; 2: 13.
Nahum GG. Uterine anomalies. How common are they, and what is their distribution among subtypes? J Reprod Med 1998; 43(10): 877–87.
Nitsche EM. Späte Pubertät. In: Oppelt PG, Dörr H-G (Hrsg.): Kinder- und Jugendgynäkologie. 1. Aufl. Stuttgart: Thieme, 2014.
Oppelt PG, et al. The VCUAM (Vagina Cervix Uterus Adnex–associated Malformation) Classification: a new classification for genital malformations. Fertil Steril 2005; 84(5): 1493–7.
Oppelt PG, et al. Vaginale und uterine Fehlbildungen. Geburtsh Frauenheilk 2005; 65(10): R202–20.

Oppelt PG. Embryologie der weiblichen Geschlechtsmerkmale. In: Oppelt PG, Dörr H-G (Hrsg.): Kinder- und Jugendgynäkologie. 1. Aufl. Stuttgart: Thieme, 2014.

Oppelt PG. Entwicklungsstadien des inneren und äußeren Genitales. In: Oppelt PG, Dörr H-G (Hrsg.): Kinder- und Jugendgynäkologie. 1. Aufl. Stuttgart: Thieme, 2014.

Oppelt PG, Dörr H-G. Kinder-und Jugendgynäkologie. Stuttgart: Georg Thieme Verlag, 2014.

Pasquino AM, et al. Transient pseudo-precocious puberty by probable oestrogen intake in 3 girls. Eur J Pediatr 1989; 148: 533–4.

Persani L, Rossetti R, Cacciatore C. Genes involved in human premature ovarian failure. J Mol Endocrinol 2010; 45(5): 257–79.

Powell J, Wojnarowska F. Lichen sclerosus. Lancet 1999; 353(9166): 1777–83.

Raga F, et al. Reproductive impact of congenital Müllerian anomalies. Hum Reprod 1997; 12(10): 2277–81.

Ranke MB, Dörr HG. Hypogonadismus in der Adoleszenz: Therapien zur Optimierung von Feminisierung, Maskulinisierung und Wachstum. Auerbach: Verlag Wiss. Scripten, 2008.

Rosenblatt M, et al. Utero-vaginal hypoplasia. Pediatr Radiol 1991; 21(7): 536–7.

Sadler TW. Medizinische Embryologie: die normale menschliche Entwicklung und ihre Fehlbildungen. Stuttgart: Georg Thieme Verlag, 2003.

Salim R, et al. A comparative study of the morphology of congenital uterine anomalies in women with and without a history of recurrent first trimester miscarriage. Hum Reprod 2003; 18(1): 162–6.

Schulze C, et al. Das Ullrich-Turner-Syndrom aus gynäkologischer und geburtshilflicher Sicht. Frauenheilk up2date 2013; 7(01): 11–27.

Seravalli V, et al. Prevalence of hemostatic disorders in adolescents with abnormal uterine bleeding. J Pediatr Adolesc Gynecol 2013; 26(5): 285–9.

Stochholm K, et al. Prevalence, incidence, diagnostic delay, and mortality in Turner syndrome. J Clin Endocrinol Metab 2006; 91(10): 3897–902.

Tebruegge M, Misra I, Nerminathan V. Is the topical application of oestrogen cream an effective intervention in girls suffering from labial adhesions? Arch Dis Child 2007; 92(3): 268–71.

Trapp CM, Oberfield SE. Recommendations for treatment of nonclassic congenital adrenal hyperplasia (NCCAH): an update. Steroids 2012; 77(4): 342–6.

Troiano RN, McCarthy SM. Müllerian Duct Anomalies: Imaging and Clinical Issues 1. Radiology 2004; 233(1): 19–34.

Westenfelder M. Zum aktuellen Stand der Intersextherapie. Der Urologe A 2004; 43(4): 379–93.

Wierrani F, et al. "Z"-plasty of the transverse vaginal septum using Garcia's procedure and the Grünberger modification. Fertil Steril 2003; 79(3): 608–12.

Witchel SF, Azziz R. Nonclassic congenital adrenal hyperplasia. Int J Pediatr Endocrinol 2010; 2010: 625105.

3 Kontrazeption

Michael Ludwig

3.1	**Übersicht und Pearl-Index**	**44**
3.2	**Periodische Enthaltsamkeit**	**45**
3.2.1	Billings-Methode	45
3.2.2	Methode nach Knaus-Ogino	45
3.2.3	Temperaturmethode	45
3.2.4	Symptothermale Methode und Zykluscomputer	46
3.3	**Mechanische und chemische Verhütungsmethoden**	**46**
3.3.1	Diaphragma	46
3.3.2	Intrauterinpessar, Intrauterinsysteme	47
3.3.3	Portiokappe	48
3.3.4	Vaginalschwamm	48
3.3.5	Spermizide	48
3.3.6	Kondom und Femidom®	49
3.3.7	Sterilisation	49
3.4	**Hormonelle Kontrazeption**	**50**
3.4.1	Orale Ovulationshemmer	50
3.4.2	Minipille	53
3.4.3	Depotgestagene	53
3.4.4	Postkoitale Kontrazeption (Notfallkontrazeption)	54

3.1 Übersicht und Pearl-Index
▶Tab. 3.1

Tab. 3.1 Möglichkeiten der Kontrazeption mit jeweiligem Pearl-Index

Methode	Pearl-Index	Kapitel
Natürliche Methoden		
Billings-Methode	5–15	▶3.2.1
Coitus interruptus	ca. 35	–
Hormon-Messung mittels Computer	6	▶3.2.4
Methode nach Knaus-Ogino	ca. 15–35	▶3.2.2
Stillinfertilität	2	–
Symptothermale Methode	0,3	▶3.2.4
Temperaturmethode	1–10	▶3.2.3
Mechanische Methoden und chemische Methoden		
Diaphragma	1–20	▶3.3.1
Femidom	ca. 5–25	▶3.3.6
Intrauterinpessar/Spirale	ca. 0,9–3	▶3.3.2
Kondom	ca. 2–3	▶3.3.6
Kupferkette	ca. 0,3–0,8	▶3.3.2
Portiokappe	ca. 6	▶3.3.3
Sterilisation der Frau	ca. 0,2–0,3	▶3.3.7
Sterilisation des Mannes	ca. 0,1	▶3.3.7
Vaginalfilm	ca. 6	▶3.3.5
Vaginalschwamm	ca. 5–10	▶3.3.4
Zäpfchen, Salben, Gels	ca. 3–21	▶3.3.5
Hormonelle Kontrazeption		
Dreimonatsspritze	ca. 0,2–0,5	▶3.4.3
Hormonpflaster	ca. 0,88	▶3.4.3
Hormonspirale	ca. 0,05–0,1	▶3.4.3
Implanon	‹ 0,1	▶3.4.3
Minipille	ca. 0,4–3	▶3.4.2
Orale Ovulationshemmer	ca. 0,1–0,9	▶3.4.1
Pille danach	ca. 5–30	▶3.4.4
Vaginalring	ca. 0,65	–

3.2 Periodische Enthaltsamkeit

3.2.1 Billings-Methode

Wirkprinzip und Durchführung Ermittlung des präovulatorischen Estradiolanstiegs durch morgendliche Beobachtung der Menge (Zunahme) und Konsistenz (erhöhte „Spinnbarkeit") des Zervikalschleims. Während des Estradiolanstiegs und bis 4 Tage nach der maximalen Menge des Zervixschleims Enthaltsamkeit bzw. andere Verhütungsmethoden anwenden.

Vorteile Keine Kosten. Keine Kontraindikationen.

Nachteile
- Vermehrter Zervixschleim auch bei anovulatorischen Zyklen
- Eingeschränkte Beurteilbarkeit durch Ejakulat und Fluor
- Ovulation auch bei eingeschränkter Mukusproduktion möglich

Nebenwirkungen Keine.

3.2.2 Methode nach Knaus-Ogino

Wirkprinzip und Durchführung Berechnung der fruchtbaren Tage eines Zyklus durch Beobachtung über 12 Monate und Berechnung:
- **Knaus** (Ovulation zwischen 13. und 16. Tag vor der folgenden Menses angenommen):
  - Erster fruchtbarer Tag = kürzester Zyklus – 17
  - Letzter fruchtbarer Tag = längster Zyklus – 13
- **Ogino** (Ovulation am 15. Tag vor der folgenden Menses angenommen):
  - Erster fruchtbarer Tag = kürzester Zyklus – 18
  - Letzter fruchtbarer Tag = längster Zyklus – 11

Vorteile Keine Kosten. Keine Kontraindikationen. Weltweit und religionsübergreifend akzeptiert.

Nachteile Früh- und Spätovulationen sind möglich.

Nebenwirkungen Keine.

3.2.3 Temperaturmethode

Wirkprinzip und Durchführung Bestimmung des Ovulationszeitpunktes mittels morgendlicher Messung der Basaltemperatur. Während der Ovulation Anstieg der Körpertemperatur um 0,2–0,6 °C, Abfall erst wieder mit Beginn der folgenden Menstruation.

Sichere unfruchtbare Tage zwischen 3. Tag nach Temperaturanstieg und Beginn der folgenden Menstruation.

Durchführung Messung der entweder jeweils rektalen, vaginalen oder oralen Temperatur morgens nach mind. 6-stündiger Nachtruhe. Messung möglichst immer zur selben Zeit vor dem Aufstehen.

Vorteile Keine Kosten. Keine Kontraindikationen.

Nachteile
- Eingeschränkte Beurteilbarkeit bei fieberhaften Erkrankungen
- Schwierige Beurteilbarkeit bei Schichtdienst, Nachtdienst, Fernreisen

Kontraindikationen Stillzeit., unregelmäßiger Zyklus.

Nebenwirkungen Keine.

3.2.4 Symptothermale Methode und Zykluscomputer

Wirkprinzip und Durchführung
- **Symptothermale Methode:** Kombination von Temperatur- (▶ 3.2.3) und Billings-Methode (▶ 3.2.1), häufig unter Verwendung von Zykluscomputern.
- **Zykluscomputer:** Die Computer berechnen und zeigen fruchtbare und unfruchtbare Tage an.
  - Hormonbestimmung: Messung von Östrogen und Lutealhormon im morgendlichen Urin 8 x/Mon.
  - Temperaturbestimmung: Messung der Basaltemperatur (▶ 3.2.3)

Nachteile Relativ teuer. Relativ umständliche Handhabung.

Kontraindikationen Stoffwechselstörungen, Entbindung, Stillen, orale Kontrazeptiva innerhalb der letzten 3 Mon.

Nebenwirkungen Keine.

Präparate
- Hormoncomputer: Persona®
- Temperaturcomputer: Ladycomb®, Babycomb®, Cyclotest® 2 Plus, Bioself® Plus

3.3 Mechanische und chemische Verhütungsmethoden

3.3.1 Diaphragma

Wirkprinzip Silikonring mit Silikonmembran, der zwischen Portiohinterwand/hinteres Scheidengewölbe und Symphysenhinterkante eingeklemmt wird und somit die Portio (weitgehend) verschließt. Unbedingt gleichzeitig Verwendung eines Spermizids, da ein kompletter Abschluss der Portio nicht gegeben ist.

Durchführung
- Anpassen des Diaphragmas durch den Gynäkologen in der passenden Größe.
- Einsetzen (leere Blase!) durch die Frau im Liegen bzw. in der Hocke mind. 10 Min. bis max. 2 h vor dem Geschlechtsverkehr (**Cave:** Übung erforderlich!). Anschließend mind. 6 h belassen.

Vorteile Schutz gegen aufsteigende Keime (jedoch kein Schutz vor HIV).

Nachteile
- Üben des Einsetzens erforderlich
- Evtl. eingeschränktes sexuelles Erleben bei der Frau
- Eingeschränkte Spontansexualität

Indikationen Falls andere Verhütungsmethoden nicht vertragen bzw. gewünscht werden.

Kontraindikationen Allergie gegen Latex bzw. das Spermizid, Descensus vaginae (▶ 6), Descensus uteri (▶ 6), ausgeprägte Anteflexion des Uterus, Retroflexion des Uterus, Kolpitis (▶ 8.2), nach der Entbindung.

Nebenwirkungen/Komplikationen Lokale Entzündung bis Kolpitis (▶ 8.2) möglich.
Präparat Ortho®-Diaphragma.

3.3.2 Intrauterinpessar, Intrauterinsysteme

Wirkprinzip
- **Kupfer-IUP:** Wirkprinzip nicht eindeutig gesichert, wahrscheinlich multifaktoriell:
  – Lokale spermizide Wirkung von Kupferionen
  – Endometriumreizung mit endometrialer Leukozytose u. a. Folge ist die Abtötung von Spermien und eine Nidationshemmung
- **Levonorgestrel-haltiges IUP:** lokale Hormonwirkung auf das Endometrium, häufig Ovulationshemmung, mechanische Wirkung

Durchführung
- **Vorbereitung:** gyn. Untersuchung, PAP-Abstrich, Sonografie, Auswahl des geeigneten Präparates, Aufklärung
- **Einlage** unter sterilen Bedingungen
- **Zeitpunkt:**
  – Ideal: während der Menstruation im Blutungsmaximum (ca. 3.–4. Tag)
  – Mögliche Alternative: Zyklusmitte oder im Zeitraum zw. Ende der Menstruation und Zyklusmitte
  – Ausnahmen: Postkoitale Insertion

> **!**
> - Vasovagale Reaktion bei Insertion möglich.
> - Perforation des Uterus.

Vorteile Nur lokale Wirkung, guter Pearl-Index, reversibel, beständige Wirkung. Bei Levonorgestrel-Systemen hohe Amenorrhörate, gute Adenomyosis- und Endometriosetherapie.

Nachteile Blutungsstörungen bei nicht hormonellen Systemen (s. u.).

Kontraindikationen

> ✓ Kritische Indikationsstellung bei Adoleszentinnen (Uterusgröße).

- **Absolute KI:** Ablehnung durch die Frau, Gravidität bzw. V. a. Gravidität, Blutungsanomalien, Entzündungen im Genitalbereich, Uterus myomatosus, Fehlbildungen im Bereich des Uterus (Uterus bicornis, Uterus arcuatus usw.), fixierte Retroflexio uteri, Karzinom bzw. V. a. Karzinom im Genitalbereich, Allergie gegen die verwendeten Materialien (v. a. Kupfer), Entbindung vor < 6 Wo.
- **Relative KI:** Karzinome, Nierenerkr., Diabetes mellitus, Antikoagulanzientherapie, immunsuppressive Therapie, Z. n. Extrauteringravidität.

Nebenwirkungen Blutungsstörungen (Hypermenorrhö, Dysmenorrhö, Spotting), Expulsion, Dislokation.

Komplikationen Schwangerschaft, Extrauteringravidität, Infektionsgefahr.

Präparate
- Mirena® (mit Levonorgestrel enthaltendem Hormonzylinder). Liegedauer 5 J.
- Jaydess® (mit Levonorgestrel enthaltendem Hormonzylinder). Liegedauer 3 J.

- Multiload®Cu 375 (375 mm² Kupferumwicklung), Multiload®Cu 250 short (250 mm² Kupferumwicklung, Länge 25 mm anstelle von 35 mm). Liegedauer aller Multiloads 3 J.
- Nova-T® (208 ± 13 mm² Kupferumwicklung mit Silberkern), max. Liegedauer 5 J.
- IUP Kupfer T 200® (200 mm² Kupferumwicklung) max. Liegedauer 3 J.
- Gyne-T® (208 mm² Kupferumwicklung) max. Liegedauer 3 J.
- Gynefix® (Kupferkette)

3.3.3 Portiokappe

Wirkprinzip Gummi- oder Kunststoffkappe, die über die Portio gestülpt wird und sich an ihr festsaugt. Dadurch entsteht ein fester Abschluss zwischen Vagina und Portio. Kombination mit Spermiziden (▶3.3.5) ist zu empfehlen.

Durchführung Anpassen der Portiokappe durch den Gynäkologen in der passenden Größe. Einsetzen postmenstruell durch die Frau in der Hocke (**Cave:** Übung erforderlich!). Anschließend kann die Portiokappe bis zu 3 Wo. (bis zur nächsten Menstruation) belassen werden.

Vorteile Wie bei Diaphragma (▶3.3.1). Zusätzlich: unabhängig vom Koitus platzierbar, evtl. Schutz vor zervikalen Neoplasien.

Nachteile Wie bei Diaphragma (▶3.3.1).

Kontraindikationen Allergien gegen das verwendete Material, Zervixrisse, Portioerosionen, Z. n. Konisation, Ovula Nabothi, Adnexitis, Kolpitis, nach dorsal gerichtete Portio.

3.3.4 Vaginalschwamm

Wirkprinzip Mit dem Spermizid Nonoxinol-9 getränkter Schwamm aus Polyurethan der vor der Zervix platziert wird. Zum Einmalgebrauch.

Durchführung Einführung durch die Frau; kann 24 h liegen bleiben, unabhängig von der Zahl der Kohabitationen. Frühestens 6 h nach Kohabitation entfernen.

Kontraindikationen Allergie gegen das verwendete Material bzw. das Spermizid.

Nebenwirkungen Irritation der Vaginalhaut.

Komplikationen

✓ Durch „vergessene" Schwämmchen ausgelöstes toxisches Schocksyndrom (TSS; durch Staphylokokken oder Streptokokken ausgelöste fulminante Sepsis)

3.3.5 Spermizide

Wirkprinzip Spermizide (z. B. Nonoxinol-9, Octoxinol, Menfegol) werden in Form von Schaum, Gels, Zäpfchen oder Cremes in die Scheide eingebracht und immobilisieren bzw. töten dort Spermien ab.

Durchführung Applikation durch die Frau je nach Präparat zwischen 10–60 Min. vor der Kohabitation.

Vorteile Leichte Handhabung. Anwendung jederzeit möglich.

Nachteile Wirkungseintritt erst nach ca. 10 Min. Begleitendes Wärmegefühl in der Vagina.

Kontraindikationen Allergie gegen die verwendeten Substanzen.

Nebenwirkungen Wärmegefühl in der Vagina und vermehrter Fluor vaginalis möglich.

3.3.6 Kondom und Femidom®

Indikationen Gleichzeitig zum Schutz vor ungewollter Schwangerschaft Schutz vor Infektionen, v. a. AIDS.

Kontraindikationen Allergie gegen das verwendete Material.

Kondom

Wirkprinzip Verhindern der Ejakulation in die Scheide.

Vorteile Keine Kontraindikationen. Relativ preiswert. Schutz vor Infektionen, evtl. Schutz vor Zervixkarzinom.

Nachteile Evtl. Beeinträchtigung der Spontaneität.

Femidom®

Wirkprinzip Dünner Polyurethansack, der von der Frau in die Vagina eingeführt wird und außen über Mons pubis und Labien gestülpt wird; Beschichtung mit Nonoxinol-9.

Vorteile Empfängnisverhütung und Schutz vor Infektionen einschließlich AIDS liegt in der Verantwortung der Frau.

Nachteile Relativ umständliche Handhabung. Beeinträchtigung des sexuellen Empfindens.

3.3.7 Sterilisation

Indikationen Abgeschlossener Kinderwunsch und Wunsch nach endgültiger Empfängnisverhütung.

> **!** Gründliche Aufklärung über (weitgehende) Irreversibilität, Versagerquoten mit evtl. bestehendem höherem Risiko einer Extrauteringravidität. Ggf. Partner einbeziehen.

Kontraindikationen
- **Allgemein:**
  - Nicht definitiv abgeschlossener Kinderwunsch
  - V. a. psychische Erkrankung bzw. Störung als Ursache für den Wunsch nach Sterilisation
- **Bei laparoskopischem Eingriff:**
  - Eingeschränkte OP-Fähigkeit
  - Adhäsionen, akute Entzündungen im Bereich der Adnexe

Komplikationen
- Narkose- und operationsbedingte Risiken, wie Blutungen, Infektionen, Darmläsionen

- Psychische Probleme, z. B. Depression
- Libidominderung

Bei der Frau

Wirkprinzip und Durchführung Laparoskopische Unterbindung der Durchgängigkeit der Tuben (und damit Transport der Eizelle in das Cavum uteri) durch Wärmekoagulation, (monopolar) bipolar mittels Hochfrequenztechnik oder mittels Clips. Durchführung in der 1. Zyklushälfte, bei Sterilisation im Wochenbett ca. 1 Wo. postpartal.

Vorteile Sehr guter Pearl-Index. Kein Eingriff in den Hormonstoffwechsel.

Nachteile (Weitgehende) Irreversibilität. Refertilisierungs-OP wird nicht von der Kasse bezahlt. Operativer Eingriff.

Beim Mann

Wirkprinzip und Durchführung Operative Unterbindung der Durchgängigkeit des Ductus deferens.

3.4 Hormonelle Kontrazeption

3.4.1 Orale Ovulationshemmer

Wirkprinzip Orale Präparate enthalten eine Östrogen-Gestagen-Kombination (kombinierte orale Kontrazeptiva) oder nur ein Gestagen (reine Gestagenpräparate = Gestagenmonopräparate).
- **Kombinationspräparate:** Der Gestagenanteil in den kombinierten oralen Kontrazeptiva wirkt ovulationshemmend, der Östrogenanteil (in der Regel Ethinylestradiol = EE) v. a. supprimierend auf das FSH und damit auf die Follikelreifung. Daneben bringt das Ethinylestradiol eine gute Endometriumstabilität.
- **Monopräparate:** In reinen Gestagenpräparaten ist – mit einer Ausnahme (Cerazette® und Generika) – keine Ovulationshemmung zu erwarten. Es kommt lediglich zu lokalen Veränderungen im Bereich der Zervix (Mukusveränderungen), der Tube (Motilität) und des Endometriums (Transformation, Wachstumshemmung) und damit zu einer Herabsetzung der Fertilität.

Durchführung
- **Kombinationspräparate:** Die Einnahme erfolgt in der Regel kontinuierlich über 3 Wo. mit einem nachfolgenden einnahmefreien Intervall von 4–7 Tagen. Anschließend erfolgt die erneute Einnahme für 3 Wo. (21/7 oder 24/4).
  - **Einphasenpräparate:** Östrogen und Gestagen werden in gleichbleibender Konzentration über den gesamten Einnahmezyklus genommen.
  - **Zweiphasenpäparate:** Am Beginn des Einnahmezyklus wird ausschließlich Östrogen eingenommen, dieses wird in gleichbleibender Dosierung über den gesamten Einnahmezyklus fortgesetzt, dazu kommt ein Gestagen in gleichbleibender Dosierung.
  - **Dreiphasenpräparate:** Der Östrogen- und der Gestagenanteil werden über den gesamten Einnahmezyklus in abgestuften Dosierungen eingenommen.
- ! Daneben gibt es kombinierte Kontrazeptiva, die Ethinylestradiol und ein Gestagen enthalten, aber transdermal (z. B. Evra®, Lisvy®) oder transvaginal (z. B. NuvaRing®, Circlet®) appliziert werden.

- **Monopräparate:** Orale Gestagen-Mono-Präparate (▶ 3.4.2 und ▶ 3.4.3) führen nicht zu einer Ovulationshemmung und müssen sehr zeitgenau eingenommen werden, um eine sichere Kontrazeption zu gewährleisten. Eine Ausnahme sind Präparate mit Desogestrel 75 µg, mit denen auch eine Ovulationshemmung erreicht wird.

> ✓ **Langzyklus**
> Von einem Langzyklus spricht man, wenn mehrere Blister eines oralen Kontrazeptivums ohne die übliche siebentägige Pause eingenommen werden. Vorteile sind
> - Das Erzielen einer Hypo- bzw. Amenorrhö
> - Weniger Dysmenorrhöen v. a. bei Endometriose
> - Geringeres Wachstum von Myomen
> - Seltener rezidivierende funktionelle Zysten oder Minderung einer Follikelpersistenz
> - Mindern eines prämenstruellen Syndroms
> - Verbessern zyklusabhängiger Erkrankungen (z. B. Migräne)
>
> Für einen Langzyklus kann prinzipiell jedes kombinierte Einphasenpräparat eingesetzt werden, allerdings ist diese Einnahme ein sogenannter Off Label-use.

Verordnung Orale Kontrazeptiva müssen über ein Privatrezept verordnet werden. Ausnahmen sind:
- Pat. < 20 Jahre
- Verordnung zur Therapie:
  - Präparate mit 2 mg Cyproteronacetat: fast alle für die antiandrogene Therapie bei mittelschwerer Akne (wenn andere Therapieformen nicht greifen), die Behandlung des Hirsutismus sowie (z. T.) der Alopezie zugelassen
  - Neoeunomin®: zur Therapie von Zwischenblutungen unter anderen oralen Kontrazeptiva sowie zur Therapie von Akne, Seborrhoea oleosa, androgenetischer Alopezie und Hirsutismus zugelassen
  - Minisiston®: zur Therapie von Zyklusstörungen und Dysmenorrhö zugelassen

Bewertung
- **Vor- und Nachteile Ein- und Mehrphasenpräparate:**
  - Einphasenpräparate bieten häufig die beste Zyklusstabilität.
  - Zwei- und Dreiphasenpräparate enthalten in aller Regel höhere Ethinylestradioldosen. Die häufig genannte Indikation (Zyklusinstabilität bei Einphasenpräparaten) ist nicht evidenzbasiert gesichert.
- **Vor- und Nachteile unterschiedlicher Gestagene:**
  - Nach aktueller Ansicht und Angabe der Arzneimittelbehörden (national, europäisch) haben Levonorgestrel, Norgestimat und Norethisteron das geringste Thromboserisiko (5–7 Fälle auf 10.000 Frauen pro Jahr), gefolgt von Etonogestrel und Norelgestromin (6–12 Fälle auf 10.000 Frauen pro Jahr) und Gestoden, Desogestrel und Drospirenon (9–12 Fällen auf 10.000 Frauen pro Jahr). Auch für Cyproteronacetat-haltige Präparate wird ein hohes Risiko angenommen. Dienogest und Chlormadinonacetat gelten aktuell als nicht bewertbar aufgrund der noch fehlenden Studiendaten.
  - Das unterschiedliche Thromboserisiko ist ggf. auch Folge eines Verschreibungs- und Anwenderbias. Dazu gibt es eine seit Jahren währende Diskussion.
  - Aktuell wird empfohlen, eine laufende Anwendung nicht zu wechseln, wenn die Anwenderinnen mit den Präparaten zufrieden sind. Neueinstellungen sollten bevorzugt mit einem Gestagen mit vermutetem niedrigen Risiko vorgenommen werden.

- Gestagene wie Desogestrel, Dienogest, Cyproteronacetat und Nomegestrolacetat sind zyklusstabiler als andere, v. a. auch als Levonorgestrel.
- Antiandrogen wirksame Gestagene (Chlormadinonacetat, Cyproteronacetat, Dienogest, Drospirenon) müssen nicht unbedingt gewählt werden, wenn nur geringe Androgenisierungserscheinungen bestehen, da grundsätzlich jedes kombinierte orale Kontrazeptivum mit Ethinylestradiol über die Erhöhung des Sexualhormonbindendes Globulin (SHBG) antiandrogen wirkt.

- **Vor- und Nachteile unterschiedlicher Ethinylestradioldosierungen:**
    - Ein Präparat mit 30 µg Ethinylestradiol bietet eine höhere Zyklusstabilität als eines mit weniger als 30 µg Ethinylestradiol, gleichzeitig steigt mit der Ethinylestradioldosis auch das Thromboserisiko.
    - Präparate mit niedrigerer Ethinylestradioldosis (20 µg bzw. NuvaRing® mit 15 µg Ethinylestradiol täglich) bieten sich an, wenn unter höher dosierten Präparaten Beschwerden, wie eine Mastodynie, auftreten.
    - Alternativ kann man estradiolhaltige kombinierte Präparate wählen (Qlaira®, Zoely®), die preislich etwas höher liegen aber denselben Pearl-Index erwarten lassen. Insbesondere Zoely® ist sehr zyklustabil mit einer hohen Amenorrhöate auch bei zyklischer Anwendung (24–4).
    - Präparate mit Estradiol(-valerat; Qlaira®, Zoely®) haben einen geringeren Einfluss auf das SHBG und sind daher weniger stark antiandrogen wirksam.

Kontraindikationen Bei Nachweis einer Thrombophilie bzw. einem erhöhten Thromboserisiko sollten in aller Regel nur orale Gestagen-Mono-Präparate, das Gestagen-Implantat Implanon® oder ein IUP (▶ 3.3.2) verschrieben bzw. über alternative, nicht hormonelle Kontrazeptionsmöglichkeiten aufgeklärt werden.

Nebenwirkungen Für alle kombinierten Präparate:
- Verminderte Glukosetoleranz (abhängig von der Ethinylestradioldosis – je höher, desto stärkere Beeinflussung).
- Blutdrucksteigerung: Bei vorbestehendem labilen Hypertonus besteht die Gefahr, einen manifesten Hypertonus zu entwickeln.
- Erhöhung des Erkrankungsrisikos für thromboembolische Erkr. (Thrombose, Apoplex, Koronarangiopathien).
- Verminderung des Erkrankungsrisikos für Ovarial- und Endometriumkarzinom, Endometritis, Hyper- und Dysmenorrhö, PMS u. a.

Komplikationen Die Risiken der kombinierten oralen Kontrazeptiva liegen v. a. im Bereich kardiovaskulärer Komplikationen. Hier spielt das Thromboserisiko die Hauptrolle. Daneben kommt es zu einem erhöhten Myokardinfarktrisiko (2-fach erhöht), v. a. bei Raucherinnen und Vorliegen einer Dyslipidämie, und einem erhöhten Apoplexrisiko (2-fach erhöht), v. a. bei Übergewicht/Adipositas und arteriellem Hypertonus.
- **Risikofaktoren:** Getriggert werden diese Risiken durch Rauchen, Übergewicht, Dyslipidämie, arterielle Hypertonie, Diabetes mellitus mit Angiopathie, Migräne mit Aura.
- **Risikoabschätzung:** Bei Frauen mit diesen Risikofaktoren in der Anamnese sollte eine individuelle Risikoabschätzung und Beratung erfolgen. Die Risikoabschätzung muss stets auch den Nachteil einer Nichtverschreibung beachten, den Eintritt ungewünschter Schwangerschaften mit einem konsekutiven Schwangerschaftsabbruch und den damit ggf. verbundenen Komplikationsmöglichkeiten. Ferner muss gerade die Beratung des jungen Mädchens beinhalten, dass ein orales Kontrazeptivum nicht vor Infektionen schützt.

3.4.2 Minipille

Orales-Gestagen-Monopräparat

Wirkprinzip
- Veränderung des Zervixschleims und Verhinderung der Spermienaszension.
- Veränderung der Tubenmotilität und damit des Eitransports.
- Minipillen sind keine Ovulationshemmer (Ausnahme: Präparat Cerazette® und Generika, Ovulationshemmung wird erreicht). Bei ca. ⅓ jedoch anovulatorische Zyklen.

Indikationen Frauen mit Kontraindikationen gegen Östrogene (▶ 3.4.1), erhöhtem Thromboserisiko, > 35 J. sowie Thrombose-Risikofaktoren wie Hypertonus, Nikotinabusus, Diab. mell., während der Stillzeit.

Vorteile Kein heute bekanntes erhöhtes Risiko für arterielle oder venöse Erkr., keine Östrogen-NW (▶ 3.4.1)

Nachteile
- Unbedingt korrekte Einnahmezeit/-intervall
- Zyklusunregelmäßigkeiten mit Zwischenblutungen
- Geringere kontraseptive Sicherheit als bei anderen oralen Kontrazeptiva (▶ 3.4.1)

Kontraindikationen ▶ 3.4.1

Nebenwirkungen und Komplikationen
- Bei ca. 40 % Blutungsstörungen.
- Konzeptionsfähigkeit besteht im Prinzip sofort nach Absetzen der Präparate, unbedingt korrekte Einnahme notwendig!

3.4.3 Depotgestagene

Gestagen-Monopräparate, die s. c. implantiert oder s. c. bzw. i. m. appliziert werden.

Wirkprinzip
- Erhöhen der Viskosität des Zervixschleims und Verhindern der Spermienaszension
- Abnahme der Endometriumproliferation
- Depot-MPA: keine ausreichende Follikelreifung

Durchführung
- Subkutane Applikation: Implantation an der Oberarminnenseite mittels eines Insertionssystems.
- Intramuskuläre/subkutane Applikation: Injektion

Indikationen Wenn eine regelmäßige Einnahme oraler Kontrazeptiva nicht gewährleistet ist, z. B.:
- Unregelmäßige Arbeitszeiten mit Nacharbeitszeit und/oder häufigem Wechsel der Zeitzonen
- Nicht ausreichend sichergestellte regelmäßige Einnahme durch die Pat. (Compliance)

Vorteile Mehrmonatige (3 Mon.) bzw. mehrjährige (3 J.) Wirkung nach Injektion bzw. Implantation.

Nachteile
- Zunahme des Körpergewichts (bei Gabe von Depot-MPA-Präparaten durchschnittlich 6 kg).

- Bei subkutanem Implantat evtl. Verstärkung einer vorbestehenden Akne, Kopfschmerzen.
- Bei Applikation von Depot-MPA schlechte Zykluskontrolle, da Durchbruchblutungen und Amenorrhöen möglich sowie langfristige Wirkung auch nach Absetzen.
- Neg. Auswirkung auf die Knochengesundheit durch Depot-MPA.

Kontraindikationen Lebererkr., arterielle Erkr.

Nebenwirkungen ▶3.4.1. Teilweise mit deutlicher Verstärkung der genannten Symptome. Zusätzlich: Zyklusunregelmäßigkeiten (v. a. Schmierblutungen) bei s. c. Implantat.

Präparate
- **Subkutane Applikation:** Implanon® (3-Ketodesogestrel; Freisetzungsrate 60–70 µg/d, abfallend auf 40 µg/d ca. am Ende des 1. J., 35 µg/d am Ende des 3. J. und 25–30 µg/d am Ende des 3. J.), Liegedauer 3 J.
- **Intramuskuläre Applikation,** sog. „Dreimonats-Spritzen":
  – Depoclinovir® Suspension (150 mg Medroxyprogesteronacetat)
  – Sayana® (105 mg Medroxyprogesteronacetat)
  – Noristerat® (200 mg Norethisteronenantat) (Gabe der ersten beiden Spritzen im Abstand von 8 Wo., danach alle 3 Mon.)

3.4.4 Postkoitale Kontrazeption (Notfallkontrazeption)

Wirkprinzip und Durchführung Einnahme nach ungeschützter Kohabitation mit dem Ziel, das Einnisten der befruchteten Eizelle zu verhindern bzw. die Ovulation zu verzögern.

Indikationen Ungeschützter Geschlechtsverkehr.

Kontraindikationen Bestehende Schwangerschaft, Lebererkr.

Nebenwirkungen Vor allem Übelkeit, Blutungsstörungen.

Präparate PiDaNa® (1,5 mg Levonorgestrel), ellaOne® (30 mg Ulipristalacetat), Kupferspiralen.

Verordnung

✓ Prinzipiell so früh wie möglich nach ungeschützter Kohabitation!

- PiDaNa® innerhalb von 48 h, optimal innerhalb von 24 h nach ungeschütztem Geschlechtsverkehr.
- ellaOne® innerhalb von 5 Tagen (120 h) nach ungeschütztem Geschlechtsverkehr.
- Im fertilen Fenster (innerhalb von 48 h vor der Ovulation), bei erhöhtem BMI (> 30 kg/m^2) und bei einem Zeitraum von > 24 h nach ungeschütztem Geschlechtsverkehr ist die Gabe von ellaOne® (Ulipristalacetat) effektiver als diejenige von PiDaNa® (Levonorgestrel).
- Im verbleibenden Zyklus muss weiterhin verhütet werden. **Cave:** bei Anwendung von ellaOne® aufgrund von WW mit hormonellen Kontrazeptiva, Aufhebung der Wirkung von ellaOne®.
- Die wirksamste Form der postkoitalen Kontrazeption sind nach heutiger Datenlage die akut eingelegten Kupferspiralen.

4 Reproduktionsmedizin

Katharina Hancke und Markus Kupka

4.1	**Kinderlosigkeit**	56	4.3.9	Blastozystenkultur	73
	Markus Kupka		4.3.10	Aufklärung	73
4.2	**Ursachen und Diagnostik**			*Markus Kupka*	
	der Sterilität	57	4.3.11	Rechtliche und	
	Katharina Hancke			Kostensituation	74
4.2.1	Andrologie	57		*Markus Kupka*	
4.2.2	Tubare Ursachen	60	**4.4**	**Chancen und Risiken der**	
4.2.3	Andere Ursachen	64		**Kinderwunschtherapie**	77
4.3	**Therapie der Sterilität**	64		*Markus Kupka*	
4.3.1	Sterilitätstherapie		4.4.1	Erfolgsraten	77
	bei tubarer Sterilität	64	4.4.2	Ovarielles	
	Katharina Hancke			Überstimulationssyndrom	77
4.3.2	Sterilitätstherapie bei		4.4.3	Mehrlings-	
	Endometriose	65		schwangerschaften	82
	Katharina Hancke		**4.5**	**Fertilitätserhalt bei onko-**	
4.3.3	Sterilitätstherapie bei			**logischen Erkrankungen**	83
	Myomen	67		*Katharina Hancke*	
	Katharina Hancke		4.5.1	Transposition der Ovarien	
4.3.4	Insemination	68		(Ovariopexie)	85
	Markus Kupka		4.5.2	GnRH-Agonisten (GnRHa)	85
4.3.5	In-vitro-Fertilisation (IVF)	69	4.5.3	Ovarielle Stimulation und	
	Markus Kupka			Kryokonservierung von	
4.3.6	Intrazytoplasmatische			unfertilisierten oder	
	Spermieninjektion (ICSI)	70		fertilisierten Oozyten	85
	Markus Kupka		4.5.4	Kryokonservierung von	
4.3.7	Polkörperbiopsie	71		humanem Ovarialgewebe	86
4.3.8	Präimplantationsdiagnostik	72	**4.6**	**Spenderprogramme**	87
				Markus Kupka	

4.1 Kinderlosigkeit

Markus Kupka

Definition Von ungewollter Kinderlosigkeit spricht man allgemein beim Ausbleiben einer Konzeption nach einem Jahr mit regelmäßigem, ungeschütztem Verkehr.
Die pragmatisch orientierte Richtlinie der amerikanischen Fachgesellschaft für Reproduktionsmedizin (ASRM) definiert: „Infertility is a disease. The duration of the failure to conceive should be twelve or more months before an investigation is undertaken unless medical history and physical findings dictate earlier evaluation and treatment."

Ätiologie
- Tubar: z. B. Störungen der Eileiterfunktion durch Hydrosalpinx, postinfektiös, Z. n. Sterilisatio.
- Endokrin: z. B. Hyperandrogenämie, primäre Ovarialinsuff., Schilddrüsenfunktionsstörungen, PCOS, Störungen der Eizellreifung und/oder des Eisprungs.
- Nebennierenerkr.
- Endometriose.
- Urogenitale Auffälligkeiten, uterine oder zervikale Faktoren: z. B. Myome, Z. n. Konisation, Müller-Malformationen.
- Einschränkungen der Ejakulatparameter: z. B. Störungen der Spermienbildung im Hoden, Z. n. Hodenhochstand, Hormonstörungen, genetische Ursachen.
- Störungen des Befruchtungsvorgangs: z. B. Spermienantikörper, Medikamenteneinnahme, Umwelteinflüsse, Rauchen, Allgemeinerkrankungen.
- Störungen der Sexualfunktion: Z. B. erektile Dysfunktion (Impotenz), reduzierte Libido.
- Genetische Aberrationen.
- Umweltfaktoren.
- Psyche.
- Alter.
- Grunderkrankungen: z. B. Adipositas, Hypertonie, Hodenkarzinom, Mukoviszidose.
- Posttraumatische Veränderungen: z. B. Querschnittslähmung.
- Lifestyle: z. B. Nikotin, Alkohol, Über- oder Untergewicht.
- Idiopathisch.

Epidemiologie (▶ Tab. 4.1) Bei Kinderlosigkeit spielen soziologische, ethnische und auch ökonomische Faktoren eine Rolle. Viele Frauen und Männer verschieben ihren Kinderwunsch aufgrund privater oder beruflicher Abwägungen immer weiter

Tab. 4.1 Definitionen Epidemiologie (Rabe, Diedrich und Strowitzki 2000)	
Sterilität	Gemäß WHO-Definition spricht man von Sterilität, wenn sich bei regelmäßigem, ungeschütztem Geschlechtsverkehr innerhalb eines Jahres keine Schwangerschaft eingestellt hat
Infertilität	Bezeichnet die Unfähigkeit eine Schwangerschaft bis zu einem lebensfähigen Kind auszutragen, obwohl eine Empfängnis (Konzeption) möglich ist.
Fekundabilität	Wahrscheinlichkeit in Prozent eine Schwangerschaft pro Menstruationszyklus zu erreichen
Fekundität	Die Anzahl „erfolgreicher Aufzuchten pro weiblichem Individuum"

nach hinten. Das Durchschnittsalter der Mutter bei Geburt eines Kindes lag in Deutschland 2015 bei 31,0 Jahren. 1990 lag es noch bei 27,6 Jahren. Allerdings stieg die Anzahl der Kinder pro Frau 2015 erstmalig auf 1,5 Kinder/Frau.

Historie Seit der Geburt von Louise Brown, dem ersten Kind nach In-vitro-Fertilisation (the first test-tube baby) am 25. Juli 1978 in der Bourn Hall Clinic, Cambridge, sind erst 38 Jahre vergangen. Im August 2006 kam die Nachricht, dass Louise Brown selber schwanger ist – auf natürlichem Wege. Somit leben wir immer noch in der „ersten Generation" dieser Behandlungstechnik. Das erstes IVF-Baby in den USA (Elizabeth Jordan Carr) kam 1981 durch die Hilfe von Howard und Georgeanna Jones in Norfolk, Virginia zur Welt. Oliver W. wurde am 16. April 1982 an der Universitäts-Frauenklinik Erlangen als erstes IVF-Baby in Deutschland geboren.

Seitdem sind zahlreiche Weiterentwicklungen im pharmazeutischen Bereich (z. B. rekombinante Herstellungsverfahren, Einführung der GnRH-Agonisten und GnRH-Antagonisten, ICSI, Vitrifikation) und technische Verfeinerungen im Laborbereich erfolgt.

4.2 Ursachen und Diagnostik der Sterilität

Katharina Hancke

Diagnostik endokriner Ursachen: Hyperprolaktinämie ▶ 1.6, Hyperandrogenämie ▶ 1.8, Endometriose ▶ 13.1.

4.2.1 Andrologie

Die andrologische Diagnostik ist ein richtungsweisender Schritt in der Beratung eines Paares und sollte durch einen geübten Facharzt erfolgen, im Idealfall durch einen Urologen, Internisten oder Dermatologen mit der Zusatzbezeichnung „Andrologie".

> ✓ Selbst versierten Reproduktionsmedizinern aus dem Bereich der Gynäkologie ist es berufspolitisch motiviert nicht möglich, die Zusatzbezeichnung „Andrologie" zu erwerben. Für den Erwerb dieser Zusatzbezeichnung muss die Facharztanerkennung für Haut- und Geschlechtskrankheiten, Urologie oder die Schwerpunktanerkennung für Innere Medizin und Endokrinologie oder Diabetologie vorliegen. Die Weiterbildungsordnung fordert eine Ausbildungsdauer von 18 Mon. bei einem Weiterbildungsermächtigten; sechs davon können während der Facharztausbildung abgeleistet werden.

Der männlichen Komponente beim unerfüllten Kinderwunsch wird zunehmend Bedeutung geschenkt. Dies liegt auch daran, dass die Bewertungsmaßstäbe durch die WHO ständig angepasst werden (WHO-Norm ab 1988 = 2. Aufl. des Handbuches, WHO-Norm ab 1992 = 3. Aufl., WHO-Norm ab 1999 = 4. Aufl., WHO-Norm ab 2010 = 5. Aufl.). Wurden in der 2. Aufl. noch mind. 50 % Spermien mit normaler Morphologie gefordert, sank diese Quote im aktuellen Handbuch auf 4 %. Dazu wurden aber auch die Bewertungskriterien der Spermatozoen deutlich „verschärft".

Ätiologie

Bei der Anamnese ist auf folgende Punkte zu achten:
- Vorausgehende Schwangerschaften in vorheriger/aktueller Partnerschaft
- Hinweise auf Sexualstörungen, z. B. erektile Dysfunktion
- Aufklärungsstand zum Basiswissen über optimalen Zeitpunkt des Geschlechtsverkehrs
- Infektionsanamnese: Mumps, Epididymitis usw.
- Frühkindliche Besonderheiten: z. B. Hodenhochstand, Pendelhoden, Leistenhoden
- Traumata: z. B. Torsion
- Voroperationen: Orchidopexie, Biopsie, Herniotomie
- Allgemeinerkr.: Diab. mell., Hypertonie, neurologische Erkr., Nierenerkr., zystische Fibrose
- Lifestyle: Nikotin, Stress, Alkohol
- Schadstoffexposition: beruflich, häuslich
- Medikamenteneinnahme: z. B. Cortison, Sildenafil
- Endokrine Ursachen: Hyperprolaktinämie, Hyperandrogenämie

Klinische Untersuchung des Mannes

- **Körperliche Untersuchung:** Berücksichtigung von Penisanatomie, Größe und Konsistenz der Hoden und Nebenhoden. Ausschluss von Varikozele und Gynäkomastie
- **Endokrine Diagnostik:** Bestimmung von Testosteron, Gonadotropinen (LH und FSH) und Prolaktin.
- **Genetische Untersuchungen:**
  - Bei stark eingeschränkten Parametern (z. B. Deletion des Azoospermiefaktors auf dem langen Arm des Y-Chromosoms, Klinefelter-Syndrom [47 XXY])
  - Zur Abklärung einer kongenitalen Aplasie der Samenleiter (CBAVD) genetische Diagnostik des CFTR-Gens (cyctic fibrosis transmembrane conductance regulator gene) auf Chromosom 7

Spermiogramm

Voraussetzungen Bei der Erstellung des Spermiogramms (▶ Abb. 4.1) sollten die aktuellen Hinweise der WHO beachtet werden und eine Karenz von 2–5 Tagen eingehalten werden. Die WHO-Kriterien sind von Bedeutung, da die Krankenkassen bei der Bewilligung von entsprechenden Behandlungsplänen darauf besonderen Wert legen. Es gibt jedoch ein Dilemma, das darin besteht, dass die WHO ihr Laborhandbuch mit den Definitionen zur Erstellung eines Spermiogramms zuletzt 2010 geändert hat (▶ 4.3.2), die Kriterien zur Genehmigung einer ICSI-Behandlung im GKV-Bereich jedoch aus dem Jahre 2002 stammen.

Motilität Die Motilität sollte nach den vier Klassifikationen der WHO bewertet werden (▶ Tab. 4.2): Die WHO definiert in ihrem Laborhandbuch 2010, dass ein Wert der Gruppen A und B von mind. 32 % ausreichend wäre.

Morphologie Auch hier ist Wert auf die Beurteilung nach den sog. strikten Kriterien nach Kruger zu legen und ein Grenzwert von 4 % anzusetzen (▶ Abb. 4.2). In älteren Normwerttabellen wird häufig noch ein Wert von 30 % angegeben. Dieser gilt jedoch als veraltet.

4.2 Ursachen und Diagnostik der Sterilität

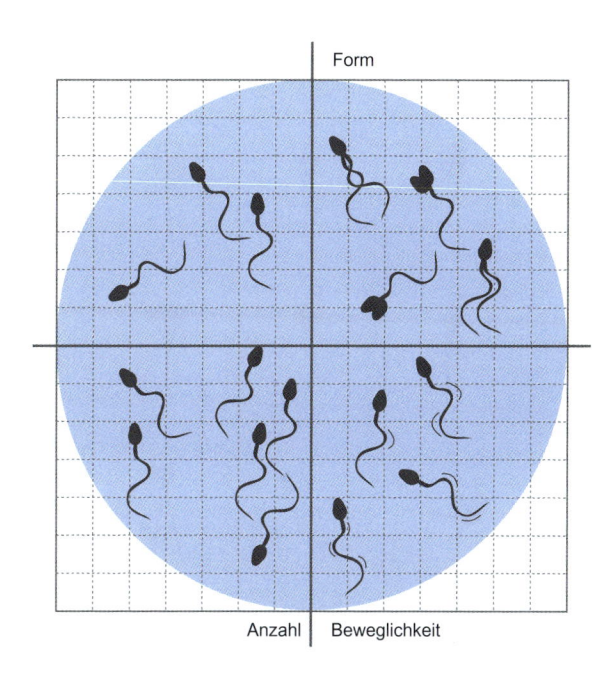

Abb. 4.1 Spermiogramm

Tab. 4.2 Motilität der Spermien	
WHO-Gruppe	**Beschreibung**
A	Lineare Progressiv-Motilität bedeutet eine zielgerichtete Bewegung der Spermien von > 25 µm/s = 5 Kopflängen/s oder V Schwanzlänge/s
B	Langsam progressiv, 5–25 µm/s
A+B	Normale Motilität (WHO 2010) ≥ 32 %
C	Nichtprogressiv, < 5 µm/s
D	Unbeweglich

Anzahl (▶ Tab. 4.3)

Tab. 4.3 Definitionen der Spermienzahl	
Normozoospermie	Normale Werte für alle untersuchten Parameter
Oligozoospermie	Verminderte Spermienkonzentration (Anzahl < 15 Mio/ml)
Asthenozoospermie	Eingeschränkte Beweglichkeit (WHO A+B < 32 %)
Teratozoospermie	Erhöhte Anzahl fehlgeformter Spermien (Normalformen < 4 %)
Oligoasthenoteratozoospermie (OAT-Syndrom)	Alle drei Parameter pathologisch
Azoospermie	Keine Spermien im Ejakulat
Aspermie	Kein Ejakulat

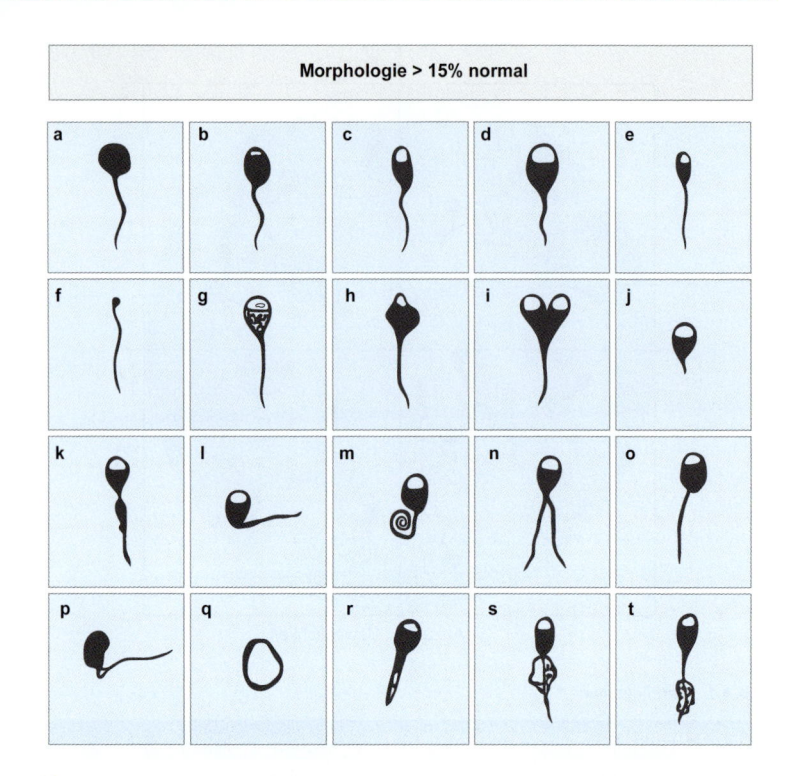

Abb. 4.2 Spermiogramm: Morphologie

Operative Gewinnung von Spermatozoen

Indikationen In einigen Fällen ist die operative Gewinnung von Spermatozoen oder deren Vorstufen (Spermatiden) erforderlich, z. B. bei kongenitaler Aplasie der Samenleiter oder nach Sterilisation.

Zugangswege ▶ Abb. 4.3
- Entnahme aus Hodengewebe überwiegend mittels **TESE-Technik** (testikuläre Spermienextraktion, häufigste Methode)
- Entnahme aus Nebenhodenspermien überwiegend mittels **MESA-Technik** (microsurgical epididymal sperm aspiration)
- **Weitere Zugangswege:** RETA (rete testis aspiration), PESA (percutaneous epididymal sperm aspiration), TESA (testicular sperm aspiration), SPAS (spermatocele aspiration)

4.2.2 Tubare Ursachen

Tubare Ursachen der Sterilität umfassen Einschränkungen von Durchgängigkeit und Motilität der Tuben.

Risikofaktoren Eine der Aufgaben der Anamnese bei unerfülltem Kinderwunsch ist die Erfassung von Risikofaktoren für einen tubaren Faktor. Die Selektion von

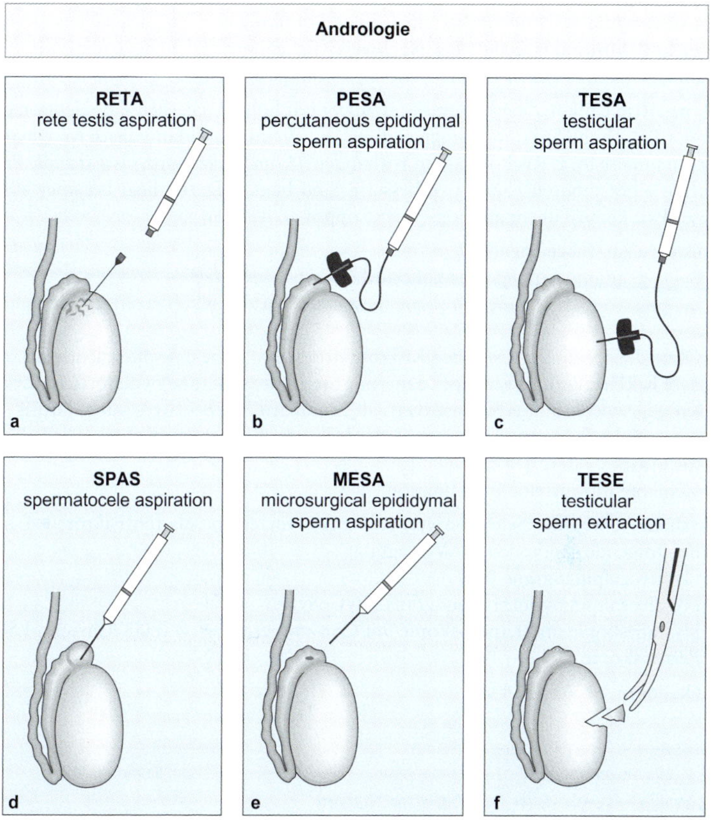

Abb. 4.3 Operative Gewinnung von Spermien/Spermatozoen.
a) RETA (rete testis aspiration)
b) PESA (percutaneous epididymal sperm aspiration)
c) TESA (testicular sperm aspiration)
d) SPAS (spermatocele aspiration)
e) MESA (microsurgical epididymal sperm aspiration)
f) TESE (testicular sperm extraction)

Risikokollektiven dient der Vermeidung unnötiger invasiver diagnostischer Maßnahmen. Risikofaktoren für das Vorliegen eines tubaren Faktors sind:
- Z. n. entzündlichen Erkrankungen im Bereich des Genitales (Adnexitis, Appendizitis usw.)
- Z. n. Tubargravidität
- Z. n. operativen Eingriffen am Uterus (Sectio, Myomenukleation, Kürettage, Ovarialzystenenukleation usw.)

Chlamydienserologie Im Gegensatz zum zervikalen Chlamydienabstrich weist die positive Chlamydienserologie auf die durchgemachte Infektion auch zu einem früheren Zeitpunkt hin. Der serologische Nachweis von IgG, IgA oder HSP60-IgG gegen Chlamydia trachomatis ist ein valider Prädiktor des Tubenschadens (Keltz, Gera und Moustakis 2006). Bei Nachweis von chlamydialem IgG (cIgG) ist die Wahrscheinlichkeit einer distalen Tubenpathologie erhöht.

Die negative Chlamydienserologie ermöglicht mit hoher Sicherheit die Selektion gesunder Pat. (hohe Spezifität; Singh et al. 2016). Wenn die Chlamydienserologie mit der Anamnese (o. g. Risikofaktoren vorhanden?) kombiniert wird, lässt sich die Prädiktion eines tubaren Faktors verbessern. Sind beide negativ, liegt bei über 80 % dieser Pat. keine Tubenpathologie vor (Coppus et al. 2006).

Indikation zur Tubendiagnostik
- Bei o. g. anamnestischen Risikofaktoren
- Bei positiver Chlamydienserologie (besonders bei zusätzlich positiver Anamnese)
- Ohne die o. g. anamnestischen Risikofaktoren und ohne eine offensichtliche andere Erklärung für eine länger dauernde Sterilität (spontane ovulatorische Zyklen oder wiederholt erfolglose ovarielle Stimulationen bei zuvor anovulatorischen Zyklen; Normozoospermie oder lediglich diskreter andrologischer Faktor), insbesondere bei Pat. > 35 J.
- Geplante intrauterine Insemination

Verfahren Nach der Selektion von Risikopat. für einen tubaren Faktor (▶ 4.3.1) stehen folgende Methoden zur Verfügung:
- Hysterosalpingografie (HSG)
- Hysterosalpingokontrastsonografie (HyCoSy)
- Hysteroskopie und Laparoskopie mit Chromopertubation (HSK/Chromo-LSK)
- Fertiloskopie

Indikationen ▶ Abb. 4.4

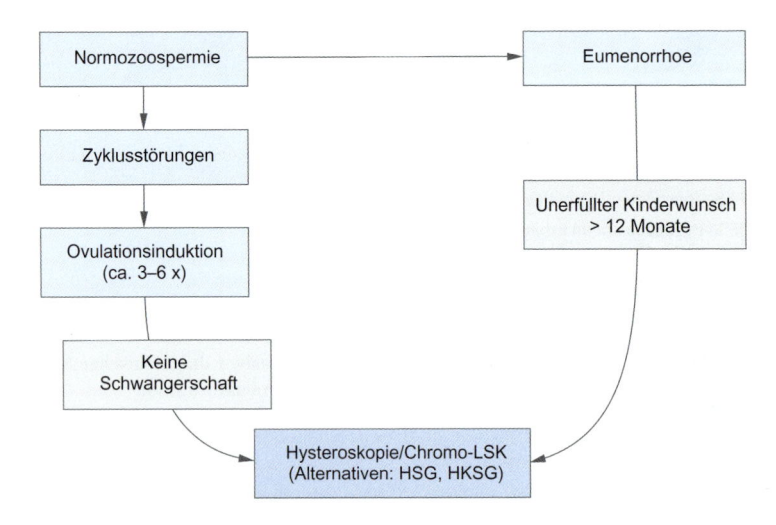

Abb. 4.4 Flussschema zur Indikation der Tubendiagnostik bei unauffälliger Anamnese (keine tubaren Risikofaktoren) und negativer Chlamydienserologie bei unerfülltem Kinderwunsch > 12 Mon. (nach Ludwig 2005)

Hysterosalpingografie (HSG)

Vorgehen
- Kontrastmittelapplikation über einen an der Zervix uteri angelegten Portioadapter
- Gleichzeitig mehrere Röntgenaufnahmen des kleinen Beckens zur Visualisierung der Kontrastmittelverteilung in Cavum uteri, Tuben und Peritonealhöhle

✓ Durch die verbesserte sonografische Technik und die minimal-invasive Laparoskopie ist die HSG in der klinischen Routine in den Hintergrund gerückt.

Vorteile
- Einfache Durchführbarkeit ohne Anästhesie
- Einfache Erlernbarkeit der Interpretation
- Einfache Befunddokumentation durch Serienbilder
- Gute Selektion gesunder Patientinnen (Spezifität: 83 %)
- Verlässlich bei der Detektion der proximalen Tubenpathologie

Nachteile
- Strahlenbelastung der Ovarien
- Eingeschränkte Selektion von Pat. mit tubarer Pathologie (Sensitivität: 65 %)
- Unzuverlässig bei der Detektion der distalen Tubenpathologie
- Fehlende Darstellung intraabdominaler Pathologien (Adhäsionen, Endometriose usw.)
- Übereinstimmung mit der Hysteroskopie bei der Darstellung intrauteriner Pathologien schwankend zwischen 43 % bzw. 77,2 %
- Interdisziplinäre Abstimmung der Logistik mit der Radiologie erforderlich

Hysterosalpingokontrastsonografie (HyCoSy)

Vorgehen
- Applikation eines Schaumes auf Gel-Wasser-Basis als Kontrastmittel über einen intrauterin platzierten Katheter
- Gleichzeitig Vaginalsonografie zur Visualisierung der Kontrastmittelverteilung im Cavum uteri, den Tuben und der Peritonealhöhle
- Sonografische Beurteilung des Cavums nach der Untersuchung und Entfernung des Katheters durch das noch intrauterin befindliche Kontrastmittel

Studienlage
In einigen Studien wird die Sensitivität von 75–96 % und die Spezifität von 67–100 % angegeben (Luciano, Exacoustos und Luciano 2014, Maheux-Lacroix et al. 2014), sodass einige Autoren bereits die HyCoSy als Diagnostikum der ersten Wahl postulieren (LoMonte et al. 2015).

Vorteile
- Einfache Durchführbarkeit ohne Anästhesie in der gynäkologischen Routine
- Keine radioaktive Strahlung

Nachteile
- Längere Lernkurve
- Fehlende Darstellung intraabdominaler Pathologien (Adhäsionen, Endometriose usw.)

Hysteroskopie und Laparoskopie mit Chromopertubation (HSK/Chromo-LSK)

Durchführung
- Diagnostischer Hysteroskopie und Beurteilung des Cavum uteri mit Tubenwinkeln
- Applikation eines mit 2 ml NaCl oder Luft geblockten doppellumigen Katheters oder eines starrer Metallkatheters (z. B. Schultze-Adapter) in das Cavum uteri.
- Durchführung der Laparoskopie und Applikation eines farbigen Kontrastmittels über den Katheter
- Beurteilung der Eileiterdurchgängigkeit und des Pelviperitoneums.

Vorteile
- Diagnostik peritubarer Veränderungen (z. B. Adhäsionen) oder einer Endometriose
- Direkte operative Korrektur (z. B. Tubenchirurgie, Adhäsiolyse, Resektion/Koagulation von Endometrioseherden usw.) möglich

Nachteile Operativer Eingriff mit Anästhesie und den damit verbundenen Risiken.

4.2.3 Andere Ursachen

Psychogene Ursachen ▶ 8.2, Endometriose ▶ 11.1.7

Idiopathisch Die Angaben über die Häufigkeit einer idiopathischen Sterilität schwanken in der Literatur zwischen 25 % und 30 %. Es handelt sich um eine Ausschlussdiagnose für Paare, bei denen nach abgeschlossener Untersuchung keine Ursache des unerfüllten Kinderwunsches eruiert werden konnte. Allerdings ist davon auszugehen, dass auch in diesen Fällen Gründe vorliegen, die sich der Diagnostik entziehen bzw. mit der verfügbaren Diagnostik nur insuffizient erfasst werden (z. B. immunologische Faktoren, Epigenetik).

Myome Gutartige Muskelknoten (▶ 11.2.4), die sehr häufig vorkommen (Prävalenz >75 %). Es wird geschätzt, dass in 2–3 % Myome der Grund für eine Sterilität sind (Zepiridis, Grimbizis und Tarlatzis 2016). Vorstellbare Einflussmöglichkeiten von Myomen auf die Fertilität sind (Zepiridis, Grimbizis und Tarlatzis 2016):
- Anatomisch: Intrakavitäre/submuköse aber auch intramurale Myome können die Implantation und das Wachstum der Schwangerschaft beeinträchtigen. Die Tuben können durch Myome verlegt werden.
- Uterine Dysperistaltik mit Beeinflussung der Spermienmigration, des Oozytentransports und der Nidation.
- Fokale Beeinflussung der endometrialen Vaskularisation und Sekretion vasoaktiver und inflammatorischer Substanzen.
- Chronische Entzündung (Endometritis).
- Verändertes endokrines Milieu.

4.3 Therapie der Sterilität

Therapie der Hyperprolaktinämie ▶ 1.6, Therapie der Hyperandrogenämie ▶ 1.8

4.3.1 Sterilitätstherapie bei tubarer Sterilität

Katharina Hancke

Indikationsstellung Abhängig von verschiedenen Faktoren muss zwischen der ursächlichen operativen Therapie eines Tubenfaktors und einer IVF abgewogen werden.

- Alter der Frau ist härtester Prognoseparameter des Therapieerfolges einer Kinderwunschbehandlung
- Art des Tubenschadens
- Ein **Vorteil der Operation** ist die im Unterschied zur IVF in jedem Zyklus mögliche spontane Gravidität. Die Wahrscheinlichkeit der späteren spontanen Schwangerschaft sinkt mit dem Schweregrad des tubaren Schadens sowie mit steigendem Alter der Pat. Besonders bei Pat. > 35 J. müssen daher kritisch Aufwand und potenzieller Nutzen der OP individuell gegenüber der möglicherweise erfolgversprechenderen primären IVF abgewogen werden.

Ergebnisse
- Nach operativer Sanierung werden bei großer operativer Erfahrung durchschnittliche kumulative Geburtenraten von 20–30 % erreicht (▶ Tab. 4.4).
- Laparoskopie und Mikrochirurgie per laparotomiam erreichen abhängig von der Tubenpathologie sowie der operativen Erfahrung unterschiedliche Ergebnisse, wobei die Refertilisierung die besten Resultate zeigt.
- Mit der weiteren Entwicklung laparoskopischer OP-Techniken wurden hier der Laparotomie vergleichbare kumulative Schwangerschaftsraten nach Refertilisierung publiziert (80,5 % vs. 80,0 %; Cha et al. 2001).

Tab. 4.4 Ergebnisse der Tubenchirurgie im Langzeit-Follow-up (Schlösser 2001)				
	IUG (%)	Abort (%)	EU (%)	Geburt (%)
Adhäsiolyse	35	4	17	30
Fimbrioplastik	45	16	7	29
Salpingostomie	29	8	9	21
Anastomose	50	19	8	31
IUG = intrauterine Gravidität, EU = extrauterine Gravidität				

4.3.2 Sterilitätstherapie bei Endometriose

Katharina Hancke

Bedeutung Der kausale Zusammenhang zwischen Endometriose (▶ 11.1) und Infertilität wird weiterhin sehr kontrovers diskutiert:
- Vermutlich besteht der unerfüllte Kinderwunsch bei > 25 % der Kinderwunschpaare aufgrund einer Endometriose und haben 30–50 % der Frauen mit Endometriose einen unerfüllten Kinderwunsch (Macer und Taylor 2012).
- Unklar sind der Einfluss des Ausbreitungsgrads der Endometriose auf die Fertilität und der exakte Pathomechanismus für diesen Zusammenhang. So wird die Hypothese vertreten, dass eine leichte Endometriose durch eine chron. Entzündungsreaktion (z. B. durch die Überproduktion von Prostaglandinen, Metalloproteinasen, Zytokinen und/oder Chemokinen) einen neg. Einfluss auf die Fertilität hat (Bulun 2009). Diese chron. Entzündungsreaktion wirkt sich wiederum auf die ovarielle, peritoneale, tubare und endometriale Funktion mit u. a. einer veränderten Follikulogenese, Implantation oder dem Resultat einer tubaren Sterilität aus (Gupta et al. 2008; Verschluss der Eileiter zum Beispiel in Folge einer Salpingitis isthmica nodosa).

- Embryonen von Frauen mit Endometriose scheinen qualitativ verändert zu sein: Bei Frauen ohne Endometriose, die eine Eizellspende von Frauen mit Endometriose erhalten, sind Embryonenqualität und Implantationsrate reduziert. Die Schwangerschaftsrate von Frauen mit Endometriose, die eine Eizellspende von Frauen ohne Endometriose erhalten, ist hingegen nicht verändert (Simón et al. 1994).

Operative Indikationsstellung
- Sonografisch keine Endometriose, keine Schmerzen (leichte bzw. gering ausgeprägte Endometriose): Eine operative Intervention muss nicht erfolgen. Stattdessen wird die „normale Kaskade" der Kinderwunschtherapie von niedrig dosierter Stimulationstherapie mit/ohne nachfolgender intrauteriner Insemination (IUI; ▶ 4.5.6) nach Ausschluss eines männlichen und eines tubaren Faktors folgen. Die IUI nach hormoneller Stimulation ist dabei effektiver als ohne Stimulationstherapie und eine Gonadotropin- einer Clomifenstimulation überlegen (Johnson und Hummelshoj 2013).
- Schwere bzw. höhergradige Endometriose: unter der Annahme einer Eizelltransportstörung mit dem Kinderwunschpaar eine IVF-Behandlung (▶ Abb. 4.5) diskutieren (Johnson und Hummelshoj 2013).

Es bleibt abhängig vom Beschwerdebild eine individuelle Entscheidung, ob sich die operative Sanierung vorteilhaft auf die Erfüllung des Kinderwunsches auswirken könnte. Zur Entscheidungsfindung sollte das Kinderwunschzentrum eng mit dem chirurgischen Zentrum zusammenarbeiten, um eine individualisierte Entscheidung zu treffen.

> **Studienlage**
> Aktuell wird immer wieder kontrovers diskutiert, ob eine sonografisch sichtbare Endometriose vor einer Kinderwunschbehandlung operativ saniert werden soll oder nicht. Diese Kontroverse kommt daher, dass immer wieder gezeigt werden konnte, dass die ovarielle Reserve nach operativer Sanierung insbesondere ovarieller Endometriumszysten (auch Endometriom) deutlich reduziert werden kann. Dagegen zeigten Donnez, Wyns und Nisolle (2001), dass die SS-Rate bei einer IVF-Therapie nach der chirurgischen Entfernung sämtlicher Endometriome gleich war im Vergleich zu nicht operierten Frauen mit tubarer Sterilität. Letztendlich sollte vor der Entscheidung für oder gegen eine operative Intervention genau evaluiert werden, wie ausgedehnt die Endometriose ist – z. B. durch sonografische Messung des Endometrioms, wie die aktuelle ovarielle Reserve bei der betroffenen Patientin ist (Hormonbasisdiagnostik incl. AMH-Wert, Antral-Follikel-Count [AFC]) und natürlich ob die Pat. neben dem unerfüllten Kinderwunsch außerdem von Dysmenorrhö, Unterbauchschmerzen und/oder Dyspareunie beeinträchtigt ist. Daher gehören die operative Therapie und die Kinderwunschtherapie zueinander und sollten nicht getrennt voneinander betrachtet werden.
> 2013 wurde ein internationaler Consensus zum aktuellen Management der Endometriose von Johnson veröffentlich und auf dem Kongress der European Society of Human Reproduction and Embryology (ESHRE) in London vorgestellt. Im Consensus wird festgestellt, dass eine Entfernung der Endometrioseherde im Stadium 1 oder 2 die Fertilitätschancen zu verbessern scheint. Ob allerdings eine Ablation oder eine Exzision der Endometriose einen größeren Erfolg hinsichtlich der Fertilität hat, kann nicht sicher festgestellt werden. Trotzdem wurde im internationalen Konsensus empfohlen, dass eine laparoskopische Entfernung der Endometriome, die größer als 4 cm sind, angestrebt werden sollte. Allerdings muss intraoperativ darauf geachtet werden, dass im Hinblick auf die ovarielle Reserve nicht zu viel gesundes Ovargewebe entfernt wird.

Letztlich sollte postoperativ idealerweise eine physiologische Lage und Funktion der Ovarien und Eileiter vorliegen. Die Kollegen diskutieren sogar die hormonelle Stimulation und Kryokonservierung von befruchteten oder unbefruchteten Eizellen vor einer Endometrioseoperation, vor allem wenn bilaterale Endometriome vorliegen (oder die Patientin z. B. noch sehr jung ist)!

Einfluss einer ovariellen Stimulation auf die Rezidivrate der Endometriose

Studienlage
Zu dieser Frage gibt es bisher keine prospektiven Studien sondern lediglich einige Fallberichte, die eine möglicherweise höhere Rezidivrate nach ovarieller Stimulation vermuten lassen. Die einzige retrospektive Kohortenstudie zeigte, dieser Vermutung widersprechend, dass die vorübergehende Exposition gegenüber hohen Estradiolwerten bei einer IVF-Therapie keinen schwerwiegenden Risikofaktor für ein Endometrioserezidiv primär operierter Patientinnen mit einer Endometriose rAFS III/IV darstellt (D'Hooghe et al. 2006).

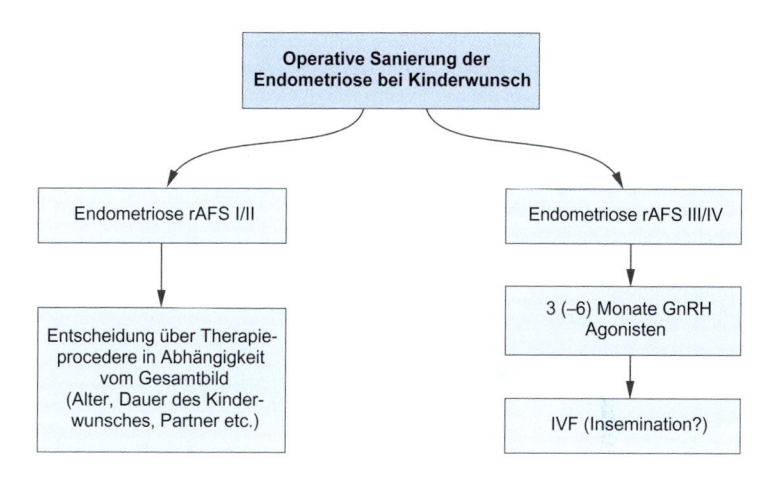

Abb. 4.5 Postoperative Konzepte bei Kinderwunsch in Abhängigkeit vom Endometriosegrad

4.3.3 Sterilitätstherapie bei Myomen

Katharina Hancke

Die Therapie der Myome kann operativ und/oder medikamentös erfolgen.

Operative Indikationsstellung Die Indikation wird abhängig von Alter der Pat., Anzahl der Myome, Wachstumstendenz, Blutungsstörungen usw. gestellt. Die Schwangerschaftsraten nach Myomenukleation sind mit 45–61 % sehr vielversprechend (Zepiridis, Grimbizis und Tarlatzis 2016). Trotzdem muss bei der Beratung und Entscheidung für eine OP bedacht werden, dass jede OP ein Trauma am Gewebe zur Folge hat und dementsprechend trotz Entfernung des Myoms mit neg. Folgen für eine Schwangerschaft einhergehen kann.

> **Studienlage**
> Seit 2012 ist Ulipristalacetat zur Behandlung der Myome in Deutschland zugelassen (Donnez et al. 2012a, 2012b, 2014) und eine Volumenreduktion kann bereits nach dreimonatiger Therapie nachgewiesen werden. Die Datenlage zur Behandlung mit Ulipristalacetat vor Erfüllung des Kinderwunsches ist zwar noch unbefriedigend, allerdings gibt es bereits eine Fallserie, die von 12 erfolgreichen Schwangerschaften bzw. Geburten berichtet (mit einer Schwangerschaftsrate von 71 % und einer Baby-Take-Home-Rate von > 50 %). In dieser Fallserie wurde außerdem kein Wachstum von Myomen während der Schwangerschaft beobachtet (Luyckx et al. 2014). Auch wenn diese Ergebnisse vielversprechend sind, muss mit der Pat./dem Paar eine Verzögerung der Kinderwunscherfüllung über mehrere Mon. besprochen werden, da Ulipristalacetat mindestens 3 Mon., evtl. sogar im Intervall mehrmals über 3 Mon. gegeben werden sollte. Außerdem kann anschließend trotzdem noch eine Operation notwendig sein.

4.3.4 Insemination

Markus Kupka

Definition Gemäß der (Muster-)Richtlinie zur Durchführung der assistierten Reproduktion der Bundesärztekammer vom Mai 2006 ist eine Insemination das Einbringen des Nativspermas in die Zervix (intrazervikale Insemination) oder des aufbereiteten Spermas in den Uterus (intrauterine Insemination) oder in die Eileiter (intratubare Insemination). In der Regel wird eine IUI durchgeführt.

Indikationen
- Leichte Formen männlicher Fertilitätsstörungen
- Nicht erfolgreiche hormonelle Stimulation
- Somatische Ursachen (z. B. Hypospadie, retrograde Ejakulation, Zervikal-Kanal-Stenose)
- Idiopathische Unfruchtbarkeit

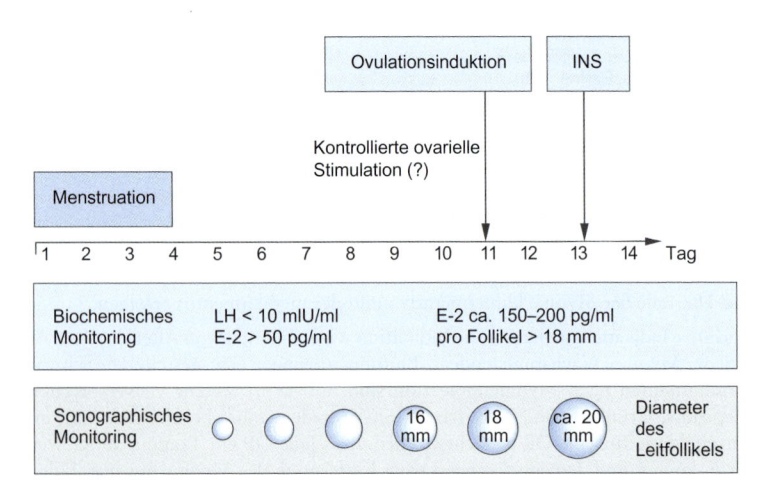

Abb. 4.6 Insemination

Vorgehen (▶ Abb. 4.6)
- Mit oder ohne vorausgehende ovarielle Stimulation.
- **Aufarbeitung des Ejakulates** z. B. durch die sog. Swim-up-Technik: Um die beweglichen Samenfäden in einer möglichst hohen Konzentration aufzubereiten, wird entweder das Ejakulat direkt (= direkter Swim up) oder vorher gewaschene Spermien in Kulturmedium zentrifugiert. Die Flüssigkeit über den Spermien wird abgesaugt und die Spermien anschließend vorsichtig mit Kulturmedium überschichtet. Die beweglichen Samenfäden schwimmen dann hoch und sind gegen das Licht als weißliche Wolke zu erkennen.
- Mit einer feinen Kanüle wird dieser Überstand abgesaugt und für die weiteren Maßnahmen verwendet. Durch diesen Schritt ist es möglich, die gut beweglichen Spermien von den immobilen zu trennen und die beweglichen zu konzentrieren.

4.3.5 In-vitro-Fertilisation (IVF)

Markus Kupka

Definition Gemäß der (Muster-)Richtlinie zur Durchführung der assistierten Reproduktion der Bundesärztekammer vom Mai 2006 versteht man unter der IVF, auch als „extrakorporale Befruchtung" bezeichnet, die Vereinigung einer Eizelle mit einer Samenzelle außerhalb des Körpers.

Indikationen Hier unterscheidet die (Muster-)Richtlinie zwischen der eingeschränkten und uneingeschränkten Indikation für eine IVF-Therapie:
- **Eingeschränkte Indikationen:**
  - Endometriose von hinreichender Bedeutung
  - Idiopathische Unfruchtbarkeit nach erfolgloser Insemination mit/ohne hormonelle Stimulation
- **Uneingeschränkte Indikationen:**
  - Tubenverschluss bzw. tubare Insuffizienz
  - Männliche Fertilitätsstörungen nach erfolgloser Insemination

Vorgehen (▶ Abb. 4.7) Kontrollierte ovarielle Stimulation zur Heranreifung von durchschnittlich 8–10 Follikeln. Überwachung dieser Stimulation durch sog. laborchemisches (Bestimmung von Estradiol im Serum, ggf. auch LH) und sonografisches Monitoring.
- Stimulation mit einem FSH-Präparat (Follikelstimulierendes Hormon) und/oder hMG-Präparat (humanes Menopausengonadotropin). Eine feste Regel zur Höhe der Hormonstimulation und zum gewählten Protokoll gibt es hierfür nicht. Jedes IVF-Zentrum arbeitet mit einem individuellen Muster. Dies ist besonders von den persönlichen Erfahrungen abhängig. Die FSH-Präparate können human-urinären Ursprungs sein oder rekombinant gentechnologisch hergestellt werden. Zur Vermeidung eines endogenen LH-Anstieges muss der Stimulation entweder ein GnRH-Agonist oder ein GnRH-Antagonist hinzugefügt werden.
- Entnahme im Regelfall in Kurznarkose transvaginal mittels sonografisch kontrollierter Punktion. Durch Unterdruck wird die Follikelflüssigkeit abgesaugt, woraufhin im Labor unter dem Mikroskop die Kumulus-Oozyten-Komplexe detektiert werden können.
- Die Kumulus-Oozyten-Komplexe werden mit den Spermien in Kultur genommen.
- Nach 18–20 h kann die Fertilisierung durch Kontrolle der Vorkernstadien (Pronuklei) überprüft werden.

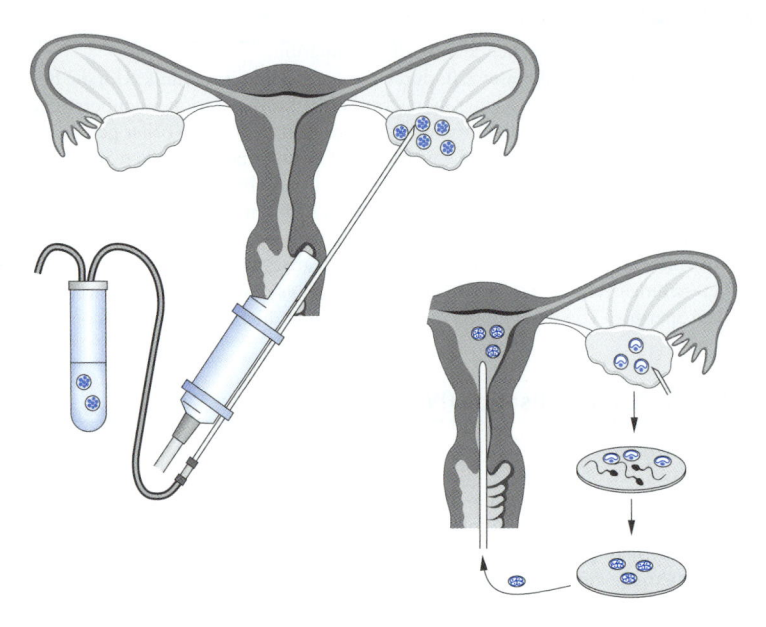

Abb. 4.7 In-vitro-Fertilisation

- Nach Inkubation von 2–5 Tagen dürfen max. 3 Embryonen (EschG, ▶ 4.3.11) im 2–8-Zell-Stadium bis maximal zum Blastozystenstadium intrauterin transferiert werden. Dies erfolgt ohne Narkose.

4.3.6 Intrazytoplasmatische Spermieninjektion (ICSI)

Markus Kupka

Definition Gemäß der (Muster-)Richtlinie zur Durchführung der assistierten Reproduktion der Bundesärztekammer vom Mai 2006 versteht man unter der intrazytoplasmatischen Spermieninjektion (ICSI) ein Verfahren der IVF, bei dem eine menschliche Samenzelle in eine menschliche Eizelle injiziert wird. Das Verfahren ist eine labortechnische Zusatzbehandlung der Eizellen im Rahmen einer In-vitro-Fertilisation.

Indikationen
- Schwere Formen männlicher Fertilitätsstörungen
- Fehlende oder unzureichende Befruchtung bei einem IVF-Versuch

Vorgehen
- Die Stimulationsbehandlung und die Eizellentnahme entsprechen der Behandlung bei einer IVF-Therapie. Der Unterschied besteht nach Eizellgewinnung in den Maßnahmen im reproduktionsmedizinischen Labor.
- Nach der Eizellgewinnung werden die Kumulus-Oozyten-Komplexe denudiert, d. h. von der Granulosazellschicht befreit und die reifen Oozyten werden jeweils mit einer Spermatozoe mittels Mikromanipulator inseminiert.
- Der weitere Verlauf entspricht dem Vorgehen bei der IVF-Therapie (▶ 4.3.5).

4.3.7 Polkörperbiopsie

In Deutschland hatte sich vor dem Hintergrund des Embryonenschutzgesetzes das Verfahren der Polkörperbiopsie zur Überprüfung der genetischen Integrität einer befruchteten Eizelle bzw. eines Embryos gut etabliert. Dies lag jedoch vordringlich am damaligen Verbot der Präimplantationsdiagnostik.

Vorgehen Entnahme von einem oder beiden Polkörpern am Tag nach der Fertilisierung und Untersuchung auf genetische Aberrationen.

Nachteile Beschränkung lediglich auf Aussagen zur Eizelle (nicht zum Embryo), d. h. die genetische Integrität der väterlichen Seite bleibt unberücksichtigt. Arbeiten in engem Zeitfenster, da für die Untersuchung nur der Tag nach der Eizellentnahme gesetzlich bedingt verfügbar ist.

Besonders bei Pat. > 37 J. scheint das Erkennen genetisch auffälliger Oozyten sinnvoll zu sein, wobei in dieser Altersgruppe die durchschnittlich gewonnene Eizellanzahl eher unterdurchschnittlich ist. Somit besteht ein Dilemma: die Gruppe von Patientenpaaren, die von der Polkörperbiopsie (PKB) profitieren würden, ist häufig genau diejenige, bei der wenige Eizellen gewonnen werden und bei der die Rate an chromosomalen Aberrationen per se deutlich über 50 % liegt. Um aber wenigstens

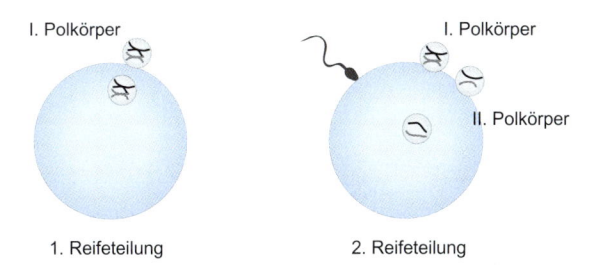

Abb. 4.8 Polkörperbiopsie: Ausschleusung der Polkörper

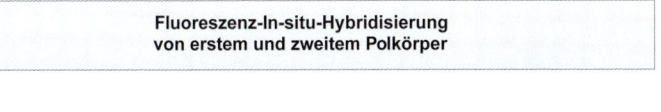

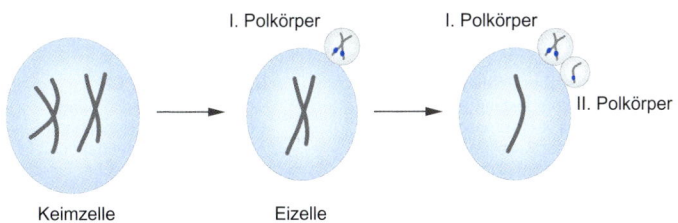

Abb. 4.9 Polkörperbiopsie: Polkörperhybridisierung

einige wenige genetisch integre Eizellen nach der PKB erkennen und weiterkultivieren zu können, müsste die Ausgangszahl an Eizellen eher überdurchschnittlich sein.

Durchführung ▶ Abb. 4.8, ▶ Abb. 4.9

4.3.8 Präimplantationsdiagnostik

Seit dem Urteil 5 StR 386/09 des Bundesgerichtshofes vom 6.7.2010 ist auch in Deutschland eine Präimplantationsdiagnostik (PID oder PGD = preimplantation genetic diagnosis) unter bestimmten Voraussetzungen möglich. Dazu hatte sich ein Berliner Reproduktionsmediziner selbst angezeigt, um klären zu lassen, ob sein Handeln strafbar gewesen sei.

> ✓ Die ethische Debatte zum Umgang mit totipotenten und pluripotenten Zellen ist in Deutschland auch im Zusammenhang mit der Stammzelldiskussion weiterhin nicht abgeschlossen.

Es können zahlreiche genetische Erkr. erkannt werden. Zuvor muss aber eine sog. PID-Kommission befragt werden, ob dies erlaubt wird. So werden in der Regel spätmanifestierende Erkr. wie Chorea Huntington nicht akzeptiert.

Vorgehen Bei regelrechter Entwicklung der befruchteten Eizelle liegt etwa 5 Tage nach der Eizellentnahme eine vielzellige Blastozyste vor, die bereits in den Embryo-

Präimplantationsdiagnostik (PID)

3.–4. d nach Befruchtung
6–16-Zell-Stadium

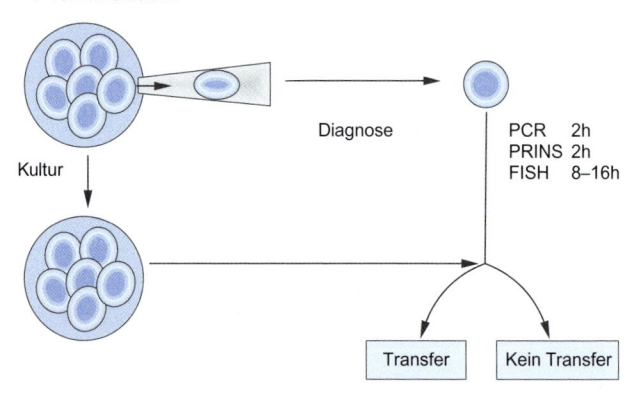

Kultur

Diagnose

PCR 2h
PRINS 2h
FISH 8–16h

Transfer   Kein Transfer

Nachweis über PRINS/FISH
- Geschlechtsbestimmung
- Nachweis X-chromosomal gebundener Krankheiten
- Polypoidie (z.B. Trisomie 21)
- Gezielter Nachweis von Translokationen möglich

Nachweis über PCR
- Geschlechtsbestimmung
- Nachweis X-chromosomal gebundener Krankheiten
- Nachweis spezifischer Gendefekte (z.B. Mukoviszidose, Muskeldystrophie, u.a.)

Abb. 4.10 Präimplantationsdiagnostik

blasten und das sogenannte Trophektoderm differenziert ist. Der Embryoblast entwickelt sich in der Gebärmutter zum Kind, die Trophoblastzellen des Trophektoderms zu Strukturen des Chorions (spätere Plazenta). Einige wenige Trophoblastzellen können nach einer Trophektoderm- oder Blastozystenbiopsie genetisch untersucht werden. Dabei wird heutzutage die Array-CGH (komparative genomische Hybridisierung) oder molekulare Karyotypisierung eingesetzt.

Vorteile Man erhält Informationen sowohl über den männlichen und den weiblichen Faktor. Es lässt sich gezielt nach genetischen Veränderungen suchen, wenn z. B. vorher bekannt ist, auf welchem Gen eine Veränderung zu suchen ist.

Durchführung ▶ Abb. 4.10

4.3.9 Blastozystenkultur

Blastozysten sind in der Regel Embryonen am 5.–6. Entwicklungstag. Wissenschaftliche Untersuchungen konnten zeigen, dass die Schwangerschaftsraten beim Transfer einer morphologisch sehr guten Blastozyste überdurchschnittlich hoch sind. Dabei muss aber erwähnt werden, dass der prozentuale Anteil solcher idealen Blastozysten relativ gering ist. Das Deutsche IVF-Register (DIR) konnte bereits mehrfach zeigen, dass diese Technik bundesweit mind. seit dem Jahr 2000 eingesetzt wird und konstant höhere Schwangerschaftsraten bietet als die sog. 2–3 Tages-Kultur (DIR 2015).

Für die Legitimation der Blastozystenkultur wurde eine liberale Interpretation des seit 1991 unveränderten Embryonenschutzgesetzes (Deutscher Mittelweg) etabliert (Frommel M 2007).

4.3.10 Aufklärung

Markus Kupka

- Bei Verwendung handelsüblicher Aufklärungsbögen sollte erkennbar sein, dass eine individuelle Besprechung stattgefunden hat, am besten zu beweisen bei handschriftlichen Ergänzungen oder Kommentaren im Text oder in den Abbildungen.
- Bei ausländischen Patientenpaaren namentliche Nennung der übersetzenden Begleitperson, die mit unterschreibt. Selbst wenn fremdsprachige kommerzielle Aufklärungsbögen zum Einsatz kommen, sollte eine Person anwesend sein, die übersetzen kann.
- Bei reproduktionsmedizinischen Behandlungen wie Insemination oder In-vitro-Fertilisation sollte über die spezifische Erfolgsaussicht aufgeklärt werden. Hierbei spielt das Alter der Patientin eine entscheidende Rolle.
- Die Aufklärung berücksichtigt Chancen und Risiken analog zu denen der operativen Gynäkologie. Beispielsweise:
  – Bei Follikelpunktionen die spezifischen Risiken, wie Verletzung von Nachbarorganen, Blutungen, Infektionen, Lagerungsschäden und Folgeoperationen.
  – Das (altersassoziierte) Abortrisiko.
  – Die Gefahr der Überstimulation und das Mehrlingsrisiko.

Die immer noch gültige (**Muster-)Richtlinie zur Durchführung der assistierten Reproduktion der Bundesärztekammer vom Mai 2006** beinhaltet folgende Punkte: Das Paar muss vor Beginn der Behandlung durch den behandelnden Arzt über die vorgesehene Behandlung, die Art des Eingriffs, die Einzelschritte des Verfahrens, seine zu erwartenden Erfolgsaussichten, Komplikationsmöglichkeiten, Risiken, mögliche Alternativen, sonstige Umstände, denen erkennbar Bedeutung beigemessen wird, und über die Kosten informiert, aufgeklärt und beraten werden.

Umfang von Aufklärung und Beratung Im Einzelnen müssen Informationen insbesondere zu folgenden Punkten gegeben werden:
- Ablauf des jeweiligen Verfahrens.
- Erfolgsrate des jeweiligen Verfahrens.
- Möglichkeit einer behandlungsunabhängigen Schwangerschaft.
- Zystenbildung nach Stimulationsbehandlung.
- Überstimulationsreaktionen.
- Nebenwirkungen von Medikamenten.
- Operative Komplikationen bei Follikelpunktionen.
- Festlegung der Höchstzahl der zu transferierenden Embryonen.
- Kryokonservierung für den Fall, dass Embryonen aus unvorhergesehenem Grund nicht transferiert werden können.
- Abortrate in Abhängigkeit vom Alter der Frau.
- Eileiterschwangerschaft.
- Die erhöhte Mehrlingsrate und die damit verbundenen mütterlichen und kindlichen Risiken (u. a. mit Folge der Frühgeburtlichkeit).
- Möglicherweise erhöhtes Risiko von Auffälligkeiten bei Kindern, insbesondere nach Anwendung der ICSI-Methode.
- Mögliche Risiken bei neuen Verfahren, deren endgültige Risikoeinschätzung nicht geklärt ist.

Neben diesen behandlungsbedingten Risiken müssen Faktoren, die sich auf das Basisrisiko auswirken (z. B. erhöhtes Alter der Partner, Verwandtenehe), Berücksichtigung finden. Hierzu sollte eine Stammbaumerhebung beider Partner über mindestens drei Generationen hinweg (u. a. Fehlgeburten, Totgeburten, Personen mit körperlichen oder geistigen Behinderungen, andere Familienmitglieder mit Fertilitätsstörungen) durchgeführt werden. Ergeben sich Hinweise auf Chromosomenstörungen oder auf Erkrankungen, die genetisch bedingt sein könnten, muss über Information und Aufklärung hinaus das Angebot einer humangenetischen Beratung erfolgen und dies dokumentiert werden.

Weiterhin muss ein Arzt, der die Behandlung selber nicht durchführt, über die Belastungen einer IVF/ICSI-Therapie (medizinische und psychosoziale Gesichtspunkte) aufklären (externe Beratung).

4.3.11 Rechtliche und Kostensituation

Markus Kupka

Kostensituation

Beim ersten Beratungsgespräch sollte auf die ggf. schwierige Kostensituation hingewiesen werden.

Gesetzliche Krankenkassen Seit 1.1.2004 werden bei verheirateten Paaren unter bestimmten Voraussetzungen 50 % der Kosten von den gesetzlichen Krankenkassen erstattet (▶ Tab. 4.5). Seit ca. 2014 gibt es einige gesetzliche Krankenkassen, die einen Teil der Kosten bei unverheirateten Paaren übernehmen, manche Krankenkassen übernehmen statt 50 % sogar 75 %–100 % der Kosten. Dies ändert sich allerdings ständig – einige Kassen haben ihre Zusagen zur 100%igen Kostenübernahme bereits wieder revidiert. Auch Einmalzahlungen als Unterstützung sind durchaus etabliert.

Private Krankenkassen Die privaten Krankenversicherungen lassen ebenfalls einen Kostendruck erkennen und deklarieren oft zu Unrecht Anforderungen des GKV-Bereiches als eigene Anforderungen (z. B. Regelungen bei Grenzwerten des Spermiogramms zur ICSI-Finanzierung). Trotzdem kann es passieren, dass das Paar keine Unterstützung von den Krankenkassen erhält. Prinzipiell gilt hier das sogenannte Verursacherprinzip.

Tab. 4.5 Rechtliche Anforderungen und Kostensituation

Anforderung	Rechtsgrundlage
GKV: • Max. 3 Versuche IVF/ICSI • Externe Beratung durch Frauenarzt, der die Behandlung nicht selbst durchführt • Nur homologes System (Partner müssen miteinander verheiratet sein, keine Spenderprogramme)	§ 27a SGB-V Sozialgesetzbuch (SGB) fünftes Buchv. 20. Dezember 1988 (BGBl. I S. 2477, BGBl. III 860–5)
GKV: • Nur homologes System • Heirat = Pflicht • Keine vorausgehende Sterilisation • Altersgrenze Frau 25–40 J. (der 40. Geburtstag darf noch nicht erreicht sein!) • Altersgrenze Mann 25–50 J. • Anti-HIV-1,2, HBsAg, Anti-HBc, Anti-HCV-Ab bei beiden Partnern • 8× IUI ohne Stimulation (z. B. Clomifen-Stimulation) • 3×IUI mit Stimulation (Gonadotropine) • 3× IVF/ICSI • Der 3. IVF-oder ICSI-Zyklus wird nur unter dem Vorbehalt genehmigt, dass in einem von zwei vorherigen Behandlungszyklen eine Befruchtung stattgefunden hat • Spermiogramm-Richtwerte für ICSI	Richtlinien des Bundesausschusses der Ärzte und Krankenkassen über ärztliche Maßnahmen zur künstlichen Befruchtung („Richtlinien über künstliche Befruchtung") in der Fassung vom 14. August 1990 (veröffentlicht im Bundesarbeitsblatt Nr. 12 v. 30. November 1990, in Kraft getreten am 1. Oktober 1990) Letzte Änderung: 21.8.2014 BAnz AT 17.10.2014 B3 In Kraft getreten am: 18.10.2014
GKV: 50 % der entstehenden Kosten (inkl. Medikamentenkosten) = Eigenanteil des Patientenpaares	Gesetz zur Modernisierung der gesetzlichen Krankenversicherung GKV-Modernisierungsgesetz, GMG v. 19. November 2003, BGBl. 2003 Teil I Nr. 55 S. 2190
Keine vorausgehende Sterilisation ohne medizinische Indikation	BSG B1 KR 11/03 R
Mann PKV/Frau GKV: bei rein andrologischer Indikation für ICSI zahlt PKV komplett	BGH-Urteil v. 3. März 2004 IV ZR 25/03
PKV: 2. Kind gewünscht, ICSI erforderlich → Kasse zahlt erneut	BGH-Urteil v. 21. September 2005 IV ZR 113/04
PKV: durchschnittliche Erfolgsaussicht mind. 15 %	BGH-Urteil v. 21. September 2005 IV ZR 113/04

GKV = gesetzliche Krankenversicherung, PKV = private Krankenversicherung

Rechtliche Vorgaben

Für den behandelnden Reproduktionsmediziner sind darüber hinaus zahlreiche Vorschriften zu beachten. Dabei spielt auch die Beratungssituation zur Kostenerstattung eine immer entscheidendere Rolle.

Gesetz zum Schutz von Embryonen (EschG) Embryonenschutzgesetz vom 13. Dezember 1990 (BGBl. I S. 2746), das zuletzt durch Artikel 1 des Gesetzes vom 21. November 2011 (BGBl. I S. 2228) geändert worden ist:
- Nur max. 3 Embryonen dürfen transferiert werden.
- Keine Spenderprogramme (keine Samenspende oder Eizellspende bei IVF/ICSI).
- Keine Embryonenforschung.
- Keine Geschlechtswahl.
- Kein Klonen, keine Chimären- und Hybridbildung (keine Kreuzung von unterschiedlichen Rassen, keine Verdopplung von Lebewesen).
- Definition Embryo: Bereits die befruchtete, entwicklungsfähige menschliche Eizelle vom Zeitpunkt der Kernverschmelzung an gilt als Embryo (ab dem ca. 2. Tag der Zusammenführung von Ei- und Samenzelle ist der Embryo gesetzlich geschützt).
- § 3a Abs. 1 konstatiert seit 2011 ein grundsätzliches Verbot der PID bei gleichzeitiger Statuierung von zwei Rechtfertigungsgründen.

§ 27a SGB V Künstliche Befruchtung Sozialgesetzbuch (SGB) Fünftes Buch (V) – Gesetzliche Krankenversicherung – (Artikel 1 des Gesetzes v. 20. Dezember 1988, BGBl. I S. 2477) § 27a Künstliche Befruchtung:
- Altersgrenze für die Erstattungsfähigkeit einer IVF-/ICSI-Behandlung (i. d. R. 40. Lj. der Frau, 50. Lj. des Mannes).
- Anforderungen an medizinische Voraussetzung der Arbeitsgruppe (s. Richtlinie der Bundesärztekammer).

Weitere wichtige rechtliche Vorgaben
- Gesetz zur Regelung der Präimplantationsdiagnostik (Präimplantationsdiagnostikgesetz – PräimpG) vom 21.11.2011, BGBl 2011 Teil I Nr. 58.
- Gesetz zur Regelung des Rechts auf Kenntnis der Abstammung bei heterologer Verwendung von Samen und Gesetz zur Errichtung eines Samenspenderregisters und zur Regelung der Auskunftserteilung über den Spender nach heterologer Verwendung von Samen (Samenspenderregistergesetz – SaRegG) im Dezember 2016 vom Bundestag verabschiedet aber bei Drucklegung noch nicht im Bundesanzeiger veröffentlicht. Es soll das jedem Menschen zustehende Recht auf Kenntnis seiner Abstammung realisiert werden. Dazu wird ein zentrales Samenspenderregister beim Deutschen Institut für Medizinische Dokumentation und Information (DIMDI) eingerichtet und geführt. Mit dem Gesetz soll auch sichergestellt werden, dass der Samenspender in diesen Fällen weder durch das Kind noch durch dessen Eltern als rechtlicher Vater in Anspruch genommen werden kann.
- Richtlinie der Bundesärztekammer zur Entnahme und Übertragung von menschlichen Keimzellen im Rahmen der assistierten Reproduktion (bei Drucklegung noch nicht veröffentlicht), ersetzt dann (Muster-)Richtlinie zur Durchführung der assistierten Reproduktion der Bundesärztekammer vom Mai 2006.
- Frommel M. Deutscher Mittelweg in der Anwendung des Embryonenschutzgesetzes (ESchG) mit einer an den aktuellen wissenschaftlichen Kenntnisstand orientierten Auslegung der für die Reproduktionsmedizin zentralen Vorschrift des § 1, Abs. 1, Nr. 5 ESchG. J. Reproduktionsmed Endokrinol 2007; 4 (1): 27–33.

- Bals-Pratsch M, Dittrich R, Frommel M. Wandel in der Implementation des Deutschen Embryonenschutzgesetzes. J. Reproduktionsmed Endokrinol 2010; 7 (2): 87–95.
- Stellungnahme der Zentralen Kommission der Bundesärztekammer zur Wahrung ethischer Grundsätze in der Reproduktionsmedizin, Forschung an menschlichen Embryonen und Gentherapie: Mehrlingsreduktion mittels Fetozid. Stand: 7.8.1989.
- Leitlinien für die Einrichtung und Führung eines IVF-Labors der Arbeitsgemeinschaft Reproduktionsbiologie des Menschen (AGRBM). J Reproduktionsmed Endokrinol 2008; 3: 155–60.

4.4 Chancen und Risiken der Kinderwunschtherapie
Markus Kupka

4.4.1 Erfolgsraten

> ✓ Das Alter der Frau ist weiterhin bei allen Maßnahmen der Kinderwunschbehandlung der limitierenden Faktor. Das wird besonders deutlich, wenn die Erfolgsrate (klinische Schwangerschaft = Nachweis einer Fruchthöhle, unabhängig von Lokalisation und Herzaktionen) im Rahmen der Reproduktionsmedizin betrachtet wird.

Intrauterine Insemination Zum Stellenwert der intrauterinen Insemination wurde vom Arbeitskreis konservative Fertilitätstherapie beim 25. Jahrestreffen der deutschen IVF-Zentren eine Analyse von 124.669 Behandlungszyklen vorgestellt. Die durchschnittliche Schwangerschaftsrate lag bei dieser Technik im 1. Behandlungszyklus bei 11,9 %. Hierbei zeigte sich eine klare Altersabhängigkeit. Die Untersuchung fand an 63 reproduktionsmedizinischen Zentren in Deutschland im Zeitraum 12/96 bis 09/11 statt (Deutsches IVF-Register). International sind diese Ergebnisse im europäischen Kontext vergleichbar.

IVF und ICSI Jährlich werden vom Deutschen IVF-Register (DIR) die Ergebnisse der aktuell 135 Kinderwunschzentren publiziert (▶ Abb. 4.11, ▶ Abb. 4.12, ▶ Abb. 4.13) Im Jahre 2014 betrug die klinische Schwangerschaftsrate bei 14.900 IVF-Behandlungen mit Follikelpunktion 32,5 %. Bei 47.779 ICSI-Behandlungen mit Follikelpunktion betrug die Schwangerschaftsrate 31,7 %. Die Abortrate lag bei durchschnittlich 18,9 %. Alle Jahresberichte des Registers sind online abrufbar unter www.deutsches-ivf-register.de.

4.4.2 Ovarielles Überstimulationssyndrom

Synonym: Ovarian Hyperstimulation Syndrom (OHSS). Meist iatrogen induzierte überschießende Antwort auf eine Stimulationstherapie im Rahmen einer Behandlung unter Einsatz von Techniken der assistierten Reproduktion (ART). Das generalisierte, schwere Krankheitsbild kann potenziell lebensbedrohlich werden. Es gibt Einzelberichte über spontane Fälle ohne vorherige hormonelle Stimulation.

Epidemiologie Durch die Sensibilisierung der Reproduktionsmediziner für das OHSS und die Entwicklung neuerer Stimulationsprotokolle und Medikamente konnte die Inzidenz des OHSS deutlich gesenkt werden.

IVF 2014

	<=24	25	26	27	28	29	30	31	32	33	34	35	36	37	38	39	40	41	42	43	44	>=45	Jahre
n	37	69	147	194	301	348	499	514	613	677	772	728	721	736	779	895	864	359	332	249	139	141	ET
%	37,8	43,5	46,3	38,7	47,5	41,7	41,1	42,0	40,1	42,8	37,2	34,6	36,7	37,0	33,8	29,1	25,5	21,2	16,6	14,1	4,3	6,4	Kl. SS/ET

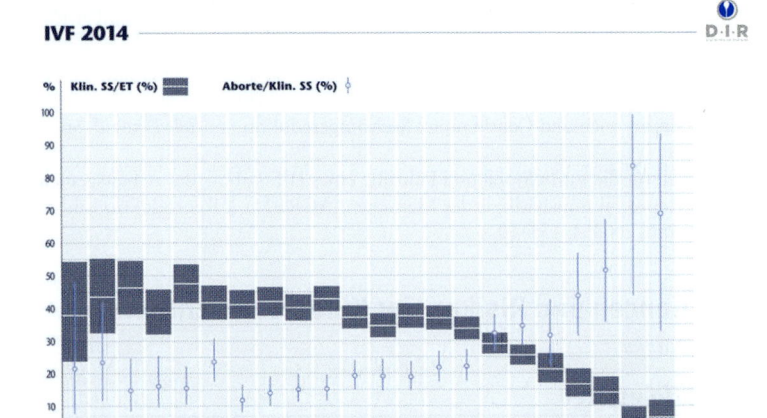

Abb. 4.11 Behandlungsergebnisse IVF in Abhängigkeit vom Alter der Frau 2015. SS = Schwangerschaft, ET = Embryonentransfer (Deutsches IVF-Register, 2015) [F949]

ICSI 2014

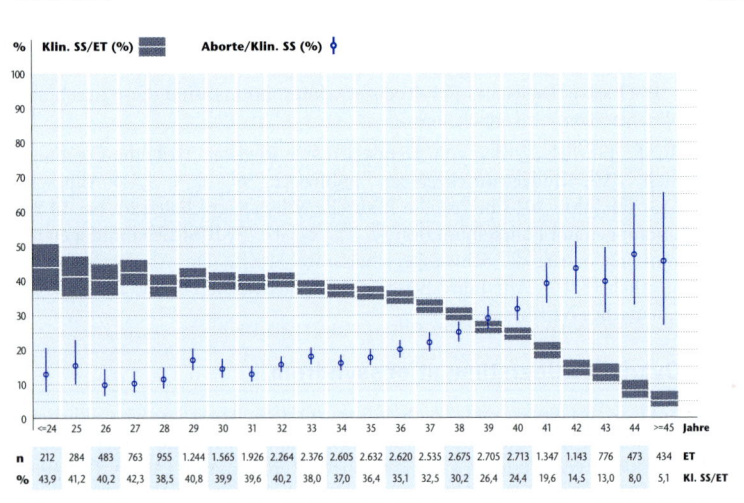

	<=24	25	26	27	28	29	30	31	32	33	34	35	36	37	38	39	40	41	42	43	44	>=45	Jahre
n	212	284	483	763	955	1.244	1.565	1.926	2.264	2.376	2.605	2.632	2.620	2.535	2.675	2.705	2.713	1.347	1.143	776	473	434	ET
%	43,9	41,2	40,2	42,3	38,5	40,8	39,9	39,6	40,2	38,0	37,0	36,4	35,1	32,5	30,2	26,4	24,4	19,6	14,5	13,0	8,0	5,1	Kl. SS/ET

Abb. 4.12 Behandlungsergebnisse ICSI in Abhängigkeit vom Alter der Frau 2015. SS = Schwangerschaft, ET = Embryonentransfer (Deutsches IVF-Register, 2015) [F949]

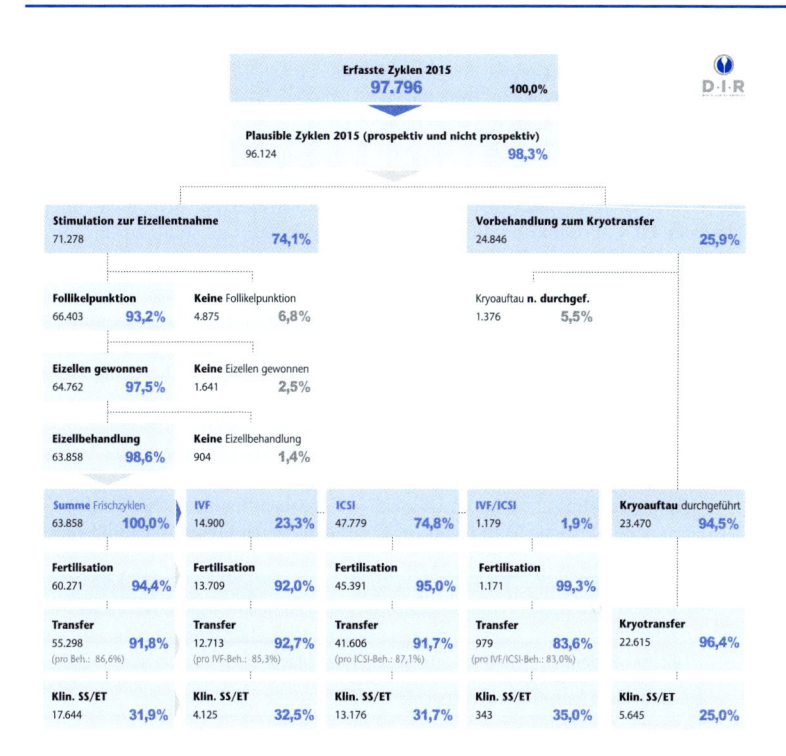

4.4 Chancen und Risiken der Kinderwunschtherapie

Abb. 4.13 DIR Kurzstatistik 2015 – Stand Januar 2017 (Deutsches IVF-Register, 2015) [F949]

> ### Studienlage
> Nach den Jahresberichten des Deutschen IVF-Registers beträgt die Rate an schweren Überstimulationssyndromen ‹ 1 % (WHO-Einteilung in drei Stufen). Im Jahr 2014 konnte bei 54.530 Stimulationsverläufen im Rahmen einer IVF bzw. einer ICSI eine Häufigkeit von 0,3 % registriert werden (Deutsches IVF-Register 2014). Hier gab es eine klare Abhängigkeit vom sog. Stimulationsprotokoll.

Pathogenese
- **Zentraler Mechanismus:** Erhöhung der Kapillarpermeabilität mit Flüssigkeitsverschiebung aus dem Intravasalraum in das sog. „dritte Kompartiment" – v. a. in die großen Körperhöhlen – und Hämokonzentration im Intravasalraum. Diese Permeabilitätsänderung ist in ihrem Grundmechanismus noch nicht vollständig verstanden.
- **Bedeutung des Renin-Angiotensin-Systems:** Abhängig vom Schweregrad erhöht sich der Plasmareninspiegel. Durch die Hypovolämie wird dabei u. a. die Renin-Angiotensin-Kaskade aktiviert. Dabei kann das Renin nicht ausschließlich aus dem juxtaglomerulären Apparat der Niere, sondern aus dem Ovar selbst sezerniert werden, da sowohl Prorenin, als auch aktives Renin in humanen Thekazellen synthetisiert werden kann.
- **Hohe Estradiolspiegel (E-2)** gegen Ende der ovariellen Stimulation scheinen nicht alleine für die Entstehung und Aufrechterhaltung des kapillaren Flüssig-

keitsverlustes verantwortlich zu sein (Meirow et al. 1998). Ovulation und die Corpus-luteum-Funktion spielen ebenfalls eine entscheidende Rolle. Wird beispielsweise kein HCG nach kontrollierter ovarieller Hyperstimulation bei drohendem oder bereits ausgeprägtem OHSS appliziert, kann eine Progredienz meist verhindert werden. Da in solchen Fällen zwar eine Follikelpunktion aber kein Transfer der befruchteten Eizellen mehr möglich ist, sondern alle befruchteten Eizellen kryokonserviert werden müssen, kann es dabei auch nicht zur endogenen HCG-Produktion durch eine Schwangerschaft und somit zur Prolongation des OHSS kommen.

Klinik Die Leitsymptome reichen von abdominellem Spannungsgefühl mit zystisch vergrößerten Ovarien, Aszites, Hämokonzentration, Hydrothorax und Dyspnoe bis zu Gerinnungsstörungen und Einschränkungen der Nierenfunktion. Es wurden zahlreiche Skalierungsmodelle des OHSS publiziert. Die Stufenanzahl reicht von 3–6. Bekannt sind:
- Einteilung der WHO von 1973 in 3 Grade.
- System von Golan (▶ Tab. 4.6): in der klinischen Praxis weit verbreitet.
- Einteilung in eine frühe und späte Form:
  – Early-onset: klinische Manifestation 3–7 Tage nach Ovulationsinduktion
  – Late-onset: klinische Manifestation 12–17 Tage nach Ovulationsinduktion

Tab. 4.6 Einteilung des OHSS (nach Golan et al. 1989)

Grad	Symptomatik	Ovargröße
1	Leichtes Spannungsgefühl im Unterbauch, Unwohlsein	5–10 cm
2	Grad 1 + Übelkeit, Erbrechen, Durchfall	5–10 cm
3	Grad 2 + Aszites	> 10 cm, Aszites entscheidend
4	Grad 3 + Pleuraerguss, Luftnot, Atembeschwerden	> 12 cm
5	Grad 4 + Zeichen der Hämokonzentration, Nierenfunktionseinschränkung	> 12 cm

Komplikationen Infolge der erhöhten Kapillarpermeabilität kommt es unmittelbar zu Verschiebungen im Wasser- und Elektrolythaushalt. Dies ist der entscheidende Mechanismus für die meisten Komplikationen:
- Austritt von Flüssigkeit und Protein (Albumin) aus dem Intravasalraum → Absinken des onkotischen Drucks im Intravasalraum → verstärkter Flüssigkeitsabstrom → Hypovolämie und Flüssigkeitseinlagerung in die großen Körperhöhlen (Abdomen, Pleura, Perikard, Labien etc.) sowie in den Interzellularraum → Hyponatriämie und damit verbundene hypotone Dehydratation.
- Oligo- bis Anurie und prärenales Nierenversagen durch Hypovolämie und arterielle Hypotonie (Bestimmung von Kreatinin, Kalium und Harnstoff).
- Mikrozirkulationsbedingte Schädigung des Nierenparenchyms und beeinträchtigte Harnausscheidung durch den intraabdominellen Druck.

Diagnostik Nur zu einem eher geringen Grad werden Pat. mit einem OHSS an der Klinik betreut, an der auch die reproduktionsmedizinische Behandlung erfolgte. 75 % der momentan 135 deutschen IVF-Zentren sind im niedergelassenen Bereich angesiedelt und verfügen i. d. R. nicht über stationäre Betreuungsmöglichkeiten. Daher sind ggf. anamnestische Daten dort in Erfahrung zu bringen.

Einige Pat. werden nicht in gynäkologische sondern internistische Abteilungen überwiesen. Hier ist nicht selten eine eher zu umfangreiche Diagnostik üblich, die auch maligne Prozesse umfasst. Die Aszites- und Pleurapunktion ist ebenfalls Domäne erfahrener Einrichtungen und sollte eher zurückhaltend erfolgen.

Diagnostisches Vorgehen bei OHSS
- Anamnese: Art der Stimulation, Punktion ja/nein, Transfer ja/nein, medikamentöse Lutealphasenunterstützung
- Sonografie: Ovargröße, Corpus-luteum-Zyste, Aszites, Pleuraerguss, ggf. Gravidität
- Tastbefund: Abwehrspannung, Aszitesmenge, Beinödeme, Lungenperkussion
- Physikalisch: RR, Messung des Bauchumfanges und Gewicht, Ein- und Ausfuhrkontrolle
- Lungenauskultation
- Labor: Hämatokrit, Blutbild, Gerinnung, Serum-Chemie, Elektrolyte, Eiweiß, Kreatinin, CRP, ggf. HCG (frühestens 14 d nach Punktion, wenn ein Embryotransfer durchgeführt wurde)

Therapieoptionen im Rahmen einer reproduktionsmedizinischen Behandlung Die Amerikanische Gesellschaft für Reproduktionsmedizin (ASRM) hat in ihrer umfangreichen Leitliniensammlung einen Beitrag zum OHSS publiziert, der alle wesentlichen Kriterien beinhaltet. Die therapeutischen Schritte beim Überstimulationssyndrom richten sich nach der klinischen Ausprägung und sollten bereits im Vorfeld durch Strategien zur Vermeidung beginnen.

- **Präventionsmaßnahmen:**
    - Aufklärung vor Behandlungsbeginn.
    - Sicherstellung einer telefonischen Erreichbarkeit während der Behandlung
    - Biochemische und sonografische Beurteilung einer Hyperandrogenämie bzw. PCOS vor Therapiebeginn wegen des deutlich erhöhten Risikos für eine Überstimulation
    - Auswahl einer niedrigen Gonadotropindosis bei Patientinnen mit bekanntem hohen Risikoprofil (z. B. Z. n. OHSS oder PCOS)
    - Sorgfältige Therapieüberwachung, Größe der Ovarien, Follikeldurchmesser, Follikelanzahl, Aszites, Pleuraerguss
    - Biochemisches Monitoring: Hämatokrit
    - Bei sich anbahnender Überstimulation deutliche Linderung durch die Zugabe des Dopaminagonisten Cabergolin 0,5 mg über 7 Tage
    - Bei hohem OHSS-Risiko einen GnRH-Agonisten zur Ovulationsinduktion wählen (nur bei Stimulation mit GnRH-Antagonisten möglich)
    - Bei hohem OHSS-Risiko keinen Transfer im gleichen Behandlungszyklus, sondern die fertilisierten Oozyten im Pronukleus-Stadium kryokonservieren
- **Therapieoptionen:** evtl. stationäre Aufnahme mit stadienadaptierter Vorgehensweise. Dazu gehören:
    - Klinische Überwachung
    - Senkung des Thromboserisikos durch Low-dose-Heparinisierung
    - Flüssigkeitsbilanz: Zielgröße etwa 3 l/d Flüssigkeit
    - Infusionstherapie: Ringerlösung 2 l/d ggf. Plasmaexpander. Weitere Infusionstherapie entsprechend Klinik und Hkt (Ziel 35–40 %), Gabe von Humanalbumin 20 % sehr zurückhaltend. Wenn möglich kein Furosemid (Kissler, Siebzehnrübl und Kaufmann 2002).

- Einfuhr-/Ausfuhr-Kontrolle mit Gewichtskontrolle und Bestimmung des Bauchumfanges (auf Ödeme achten, Lunge auskultieren)
- Laborkontrollen: täglich BB, HKT, Elektrolyte und Gesamteiweiß. Bei Besserung Intervall auf 2–3 d verlängern. 14 Tage nach Follikelpunktion HCG-Test. Wenn positiv: mit verzögerter Rückbildung des OHSS rechnen (Late-onset-OHSS)
- Symptomatisch Schmerztherapie: z. B. nicht steroidale Antiphlogistika
- Zurückhaltung bei Pleura- und Aszitespunktion: max. 1–1,5 l pro Sitzung

⚠ Ultima Ratio
- Bei Oligo-, Anurie ist eine Dopamingabe in „Nierendosis" erforderlich. Hier kann ggf. Furosemid wegen seiner kaliumausscheidenden Wirkung erforderlich werden.
- Bei lebensbedrohlichen, medikamentös nicht beherrschbaren Zuständen bleibt als einzige Maßnahme der Schwangerschaftsabbruch.
- Generell muss der Erfolg einer operativen Intervention äußerst zurückhaltend gewertet werden.

4.4.3 Mehrlingsschwangerschaften

Die Mehrlingsschwangerschaft stellt die Kehrseite des medizinischen Behandlungserfolges der Reproduktionsmedizin dar. Frühgeburtlichkeit, Sektiorate, perinatale Morbidität und Mortalität sind hier die entscheidenden Schlagworte. Das Embryonenschutzgesetz bewirkt eine Eindämmung von Mehrlingsschwangerschaften nach IVF- oder ICSI-Behandlung, da die max. Anzahl transferierbarer Embryonen auf 3 begrenzt ist.

Durchschnittlich liegt das Mehrlingsrisiko abhängig von der Anzahl der transferierten Embryonen, deren Qualität und dem Alter der Frau bei etwa ⅕ – ¼ aller IVF- oder ICSI-Behandlungszyklen (▶Tab. 4.7). Ist die Bezugsgröße die Anzahl geborener Kinder, steigt die Rate auf ⅓.

Tab. 4.7 Prozentuale Verteilung der Mehrlinge von geborenen Kinder 1997–2014 nach IVF/ICSI (Deutsches IVF-Register, Jahrbuch 2015, S. 32)					
	Einlinge	Zwillinge	Drillinge	Vierlinge	Gesamt
2001	60,89	35,43	3,68	-	11.165
2002	62,59	34,39	2,96	0,06	12.376
2003	62,13	34,53	3,20	0,14	17.259
2004	63,69	33,53	2,78	-	8.428
2005	63,84	33,91	2,11	0,14	8.658
2006	65,50	32,41	2,10	-	9.017
2007	65,45	33,9	1,45	0,04	10.231
2008	64,09	33,77	2,07	0,08	10.448
2009	65,89	32,34	1,69	0,07	11.007
2010	64,42	33,83	1,74	-	10.504
2011	64,48	33,56	1,96	-	11.439

Tab. 4.7 Prozentuale Verteilung der Mehrlinge von geborenen Kinder 1997–2014 nach IVF/ICSI (Deutsches IVF-Register, Jahrbuch 2014, S. 32) *(Forts.)*

	Einlinge	Zwillinge	Drillinge	Vierlinge	Gesamt
2012	64,61	33,86	1,53	-	12.091
2013	62,88	35,28	1,81	0,03	13.618
2014	62,60	35,73	1,63	0,04	9.315

Über mehrere Jahre hinweg zeigte sich in einer Sammelstatistik des Deutschen IVF-Registers folgender Trend:
- Beim Transfer von einem Embryo: 2 % Mehrlingsgeburten.
- Das bedeutet auf Kinder umgerechnet (nicht mehr auf Behandlungen) eine Rate von 3,4 %.
- Bei Transfer von 2 Embryonen ergibt sich eine Quote von 24 % Mehrlingsgeburten und 38,6 % Mehrlingskinder.
- Bei Transfer von 3 Embryonen ergeben sich 31 % Mehrlingsgeburten und 49,0 % Mehrlingskinder.

Meist schätzen die Patientenpaare das Mehrlingsrisiko unrealistisch ein („Zwillinge sind uns nur recht"). Weiterhin wünschen sie eine optimale Erfolgschance und tendieren eher zu einem Transfer der max. zulässigen Embryonenzahl. Dabei spielt auch die Finanzierung eine Rolle. I. d. R. werden nur 3 Behandlungszyklen zu 50 % von den gesetzlichen Kassen übernommen. Schneller Erfolg mit einer möglichst geringen Behandlungsanzahl ist daher gewünscht.

> **!** Die Daten des DIR zeigen jedoch auch, dass nicht nur die Patientenpaare in einem gewissen Grade einen Einfluss auf die Mehrlingsrate nehmen. Würden sich alle IVF-Zentren an die alte Richtlinien der Bundesärztekammer halten (< 35 Jahre → max. 2 Embryonen; Deutsches IVF-Register 2014), dann wären 685 von 1.461 Drillingsgeburten weniger aufgetreten (47 %) und 11 von 17 Vierlingen vermeidbar gewesen (65 %).

4.5 Fertilitätserhalt bei onkologischen Erkrankungen

Katharina Hancke

Heute können Krebspat. durch die aggressive Chemotherapie geheilt werden, sodass die Onkologen nicht nur die Zeit während der Krebserkr. im Blick haben müssen, sondern auch die Zeit und die Lebensqualität im Anschluss an die Therapie. Zur Lebensqualität gehört das allgemeine Wohlbefinden, aber auch die Möglichkeit der Erfüllung des Kinderwunsches, insbesondere wenn die Pat. die Chemotherapie vor Abschluss des Kinderwunsches erhalten (▶ Abb. 4.14).

Physiologie Die Frau hat in der Regel mit Beginn der Geschlechtsreife ca. 400.000 Oozyten zur Verfügung, die bis zur Menopause kontinuierlich abnehmen (Lobo et al.). Durch die Chemotherapie kann dieser Pool an Oozyten deutlich reduziert werden, sodass nach mehreren Therapiezyklen kaum noch Oozyten vorhanden sind und die Frau in die vorzeitige Menopause kommt. Dies hat nicht nur die Infertilität zur Folge, sondern auch die Verminderung der Lebensqualität durch menopausale Symptome (Hitzewallungen, vaginale Trockenheit), Libidoverlust und Abnahme der Knochendichte.

✓ FertiPROTEKT

In den deutschsprachigen Ländern etabliertes Netzwerk. Die beteiligten Zentren haben es sich zum Ziel gesetzt, den prämenopausalen Frauen vor einer gonadotoxischen Therapie eine qualitativ hochwertige Beratung und Behandlung anzubieten und sowohl über das potenzielle Risiko einer Infertilität und die damit verbundenen Folgen als auch über die Möglichkeiten des Fertilitätserhalts (▶ Abb. 4.14) aufzuklären und zu beraten (www.fertiprotekt.de).

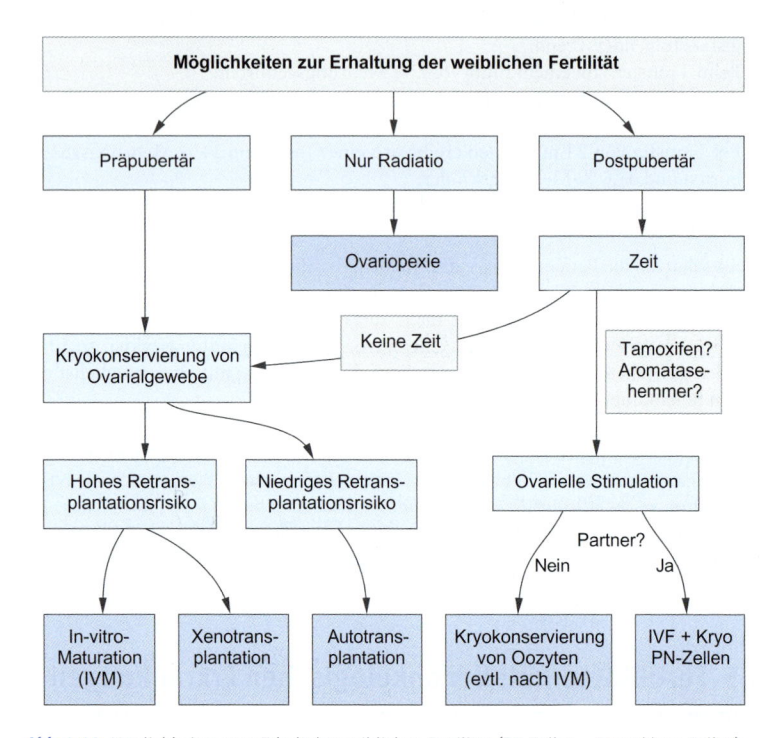

Abb. 4.14 Möglichkeiten zum Erhalt der weiblichen Fertilität (PN-Zellen = Pronukleus-Zellen)

Einfluss onkologischer Therapien auf die Fertilität Die einzelnen Chemotherapeutika haben unterschiedliche gonadotoxische Potenz und das Risiko für eine Amenorrhö ist zusätzlich abhängig vom Alter der Patientin.
- Hohes Risiko: Cyclophosphamid, Ifosfamid, Busulfan, Procarbazin, Chlorambucil
- Mittleres Risiko: Cisplatin, Epirubicin, Carboplatin, Adriamycin
- Niedriges Risiko: Methotrexat, 5-Fluoruracil, Vincristin, Vinblastin, Actinomycin D, Bleomycin
- Unklares Risiko: monoklonale Antikörper, Taxane, Thyrosinkinaseinhibitoren

Auch die Bestrahlung des kleinen Beckens kann zu einer primären Ovarialinsuffizienz führen.

4.5.1 Transposition der Ovarien (Ovariopexie)

Indikationen   Pat., bei denen eine Radiatio als primäre oder adjuvante Therapie einer onkologischen Erkrankung geplant ist.

> **Studienlage**
> In einem Review wird die Methode zusammenfassend als insgesamt, trotz ihrer Effektivität und Einfachheit, deutlich unterschätzt und zu selten angewandt beschrieben (Bisharah und Tulandi 2003). Die Autoren fanden in einer MEDLINE-Recherche englischsprachiger Publikationen in 88,6 % eine erhaltene Ovarialfunktion und schlussfolgerten, dass die Methode unbedingt in das Behandlungskonzept einbezogen und mit den Pat. diskutiert werden sollte.

Erfolg   Die individuelle Prognose des präventiven Effektes einer Transposition der Ovarien ist schwierig, da diese von der Streustrahlung, der Beeinträchtigung der Gefäßversorgung, dem Alter der Patientin, der Bestrahlungsdosis sowie der Applikationsart abhängt. Des Weiteren muss in der Beratung berücksichtig werden, dass eine Bestrahlung des kleinen Beckens auch eine Schädigung des Uterus mit sich führen kann, die wiederum eine verminderte Fertilität zur Folge haben kann.

4.5.2 GnRH-Agonisten (GnRHa)

Die Rationale der Suppression der Keimzellproliferation besteht darin, mit einer zeitlich begrenzten Behandlung mittels Gonadotropin-Releasing-Hormon (GnRH-) Agonisten einen Keimzellzyklusarrest herbeizuführen und so die Zellen vor dem schädigenden Einfluss der gonadotoxischen Chemotherapie zu schützen.

Die Erfolgsraten sind in den letzten Jahren sehr enttäuschend, sodass GnRH-Agonisten aktuell nur in klinischen Studien eingesetzt werden sollten. Ausnahme ist der Einsatz der GnRH-Agonisten zum Erreichen einer sekundären Amenorrhö, um das menstruelle Blutungsrisiko in der Aplasie während einer Chemotherapie zu verringern (v. a. bei hämatologischen Neoplasien).

4.5.3 Ovarielle Stimulation und Kryokonservierung von unfertilisierten oder fertilisierten Oozyten

Falls bis zum Start der Chemotherapie ausreichend Zeit verbleibt, können nach einer hormonellen Stimulation eine gewisse Anzahl an Oozyten gewonnen werden und unbefruchtet oder befruchtet so lange eingefroren werden, bis die Krebserkr. überwunden ist bzw. der Kinderwunsch aktuell wird.

Vorteil   Die hormonelle Stimulation ist ein etabliertes Verfahren, das mit guten Schwangerschaftschancen (ca. 20 %) einhergeht. Die kryokonservierten Eizellen können so lange eingefroren werden, wie die Pat. wünscht.

Nachteile
- Die Stimulationsbehandlung geht mit einem Zeitverlust bis zum Beginn der Chemotherapie von 10–15 Tagen einher.
- Falls befruchtete Eizellen eingefroren werden, stehen sie nur dem Paar zur Verfügung. Im Falle einer Trennung dürfen diese befruchteten Eizellen nicht mehr transferiert werden.

- Die Schwangerschaftsraten nach einem Transfer von Eizellen, die unbefruchtet eingefroren wurden und nach dem Auftauen befruchtet werden, haben eine geringfügig niedrigere Schwangerschaftsrate als ein Transfer von Eizellen, die vor einer Kryokonservierung befruchtet wurden.
- Die Kosten betragen 3.000–4.000 Euro, die nur bei verheirateten Paaren evtl. zu 50 % von der Krankenkasse übernommen werden. Die Lagerung der Eizellen kostet 200–300 Euro pro Jahr.
- Besonderheit Mamma-Ca: Die hormonelle Stimulation kann unter einer Letrozolbehandlung durchgeführt werden, sodass keine erhöhte Hormonbelastung zu erwarten ist.

4.5.4 Kryokonservierung von humanem Ovarialgewebe

2004 wurde das erste Kind nach einer Re-Transplantation von ovariellem Gewebe geboren (Donnez 2004). Seitdem wird diese Methode zunehmend eingesetzt, sodass sie heute nur noch bedingt als experimentell angesehen wird.

Prinzip Die Frauen sind bei ihrer Geburt mit einem gewissen Pool an Oozyten ausgestattet. Diese befinden sich im sogenannten Ruhestadium in der ovariellen Rinde, die laparoskopisch entnommen und in kleinen Portionen kryokonserviert werden kann. Nach Abschluss der Chemotherapie bzw. bei bestehendem Kinderwunsch kann diese ovarielle Rinde orthotop retransplantiert werden. Somit hat die Frau die Möglichkeit auf eine spontane Konzeption.

Vorteile Keine Zeitverzögerung durch die Entnahme. Nach Re-Transplantation ist nicht nur die Erfüllung des Kinderwunsches möglich, sondern werden auch die menopausalen Symptome verschwinden.

Nachteile
- Das Gewebe wird nach 4–9 Mon. aktiviert und bleibt in der Regel nur eine begrenzte Zeit aktiv (12–24 Mon.).
- Die Kosten betragen für die Kryokonservierung 400–500 Euro und für die Lagerung 200–300 Euro pro Jahr.
- **Besonderheit Mamma-Ca und Ovarial-Ca:** Es gibt die Möglichkeit der Metastasierung durch Brustkrebszellen in das Ovargewebe, sodass diese Methode nur bei niedrigem Tumorstadium durchgeführt werden sollte. Eine histologische Sicherung sollte immer erfolgen, ist aber nicht am gesamten Gewebe möglich. Beim Ovarial-Ca ist das Risiko für eine Metastasierung in das kontralaterale Ovar sehr hoch, sodass hier die Möglichkeit der Kryokonservierung und Re-Transplantation sehr zurückhaltend erfolgen sollte.
- **Besonderheit bei hämatologischen Neoplasien:** Besonders hämatologische Erkrankungen wie die akute Leukämie haben ein erhöhtes Metastasierungsrisiko in die Ovarien (Bastings et al. 2013). Zwar gibt es bereits Publikationen, die mit verschiedenen Methoden das Einfrieren von Ovargewebe bei Frauen mit akuter Leukämie ermöglichen wollen – z. B. können durch mehreren Waschungen des Ovargewebes die Leukämiezellen in dem Ovargewebe reduziert werden (Oktay 2001) und des Weiteren zeigte sich, dass in Ovargewebe, nach dem Induktionszyklus und Erreichen der kompletten Remission, keine Leukämiezellen mehr nachweisbaren waren (Greve et al. 2012). Trotzdem ist außerhalb experimenteller Studien das Metastasierungsrisiko von Leukämiezellen zu hoch, sodass aktuell Frauen mit einer akuten Leukämie die Entnahme von Ovargewebe zur Kryokonservierung nicht bzw. frühestens nach dem Indukti-

onszyklus bei nachgewiesener Remission angeboten wird. Im Gegensatz dazu scheint bei Lymphomen kein erhöhtes Metastasierungsrisiko in die Ovarien zu bestehen.

4.6 Spenderprogramme
Markus Kupka

Formen
- **Samenspende:** Eine heterologe Behandlung mit Spendersamen (AID = artificial insemination donor, donogene Insemination) im Rahmen einer Insemination, IVF- und ICSI-Therapie ist in Deutschland möglich. Es wird in den maßgebenden Richtlinien sogar explizit auf die Spendersamenbehandlung eingegangen. Im Allgemeinen zahlen die Kostenträger eine solche Behandlung nicht – auch nicht teilweise (z. B. nur das Zyklusmonitoring oder Medikamente). Im Regelfall sind notarielle Verträge zwischen Spender, Arzt und Paar erforderlich.
- **Eizellspende:** In Deutschland nicht zulässig.
- **Embryonenspende:** wird seit 2015 in Bayern angeboten www.netzwerk-embryonenspende.de
- **Leihmutterschaft:** In Deutschland gemäß Embryonenschutzgesetz nicht möglich.

> ✓ Für die heterologe Inseminationen hat sich der Arbeitskreis Donogene Insemination etabliert (www.donogene-insemination.de). Hier sind Hinweise zu Samenbanken und Behandlungsgrundsätze der donogenen Insemination abrufbar.

Samenspende

Indikationen In der (Muster-)Richtlinie zur Durchführung der assistierten Reproduktion der Bundesärztekammer (Novelle von 2006) werden konkret die Indikationen für die heterologe Insemination genannt (schwere Formen männlicher Fertilitätsstörungen, erfolglose Behandlung einer männlichen Fertilitätsstörung etc.). Ebenso werden hier die Indikationen der heterologen IVF mit ET und der heterologen ICSI mit ET genannt (s. o., ein nach humangenetischer Beratung festgestelltes hohes Risiko für ein Kind mit schwerer genetisch bedingter Erkrankung).

Voraussetzungen
- Es wird kein Mischsperma verschiedener Samenspender verwendet.
- Es wird kein frisches Spenderejakulat verwendet.
- Der Samenspender wurde vor der ersten Samenprobe auf HIV 1 und 2 untersucht.
- Weitere HIV-Kontrollen sind in regelmäßigen Abständen von 6 Mon. erfolgt.
- Die heterologe Insemination mit kryokonserviertem Sperma darf nur erfolgen, wenn es über eine Quarantänezeit von mindestens 180 Tagen gelagert wurde und der Spender auch nach Ablauf dieser Zeit frei von HIV-1- und -2-Infektionen geblieben ist und eine serologische Untersuchung auf Hepatitis B und C, Treponema pallidum, Cytomegalieviren (Verwendung von CMV-positivem Spendersperma nur für CMV-positive Frauen) durchgeführt wurde.

Eine Erfassung von medizinischen und phänotypischen Merkmalen wie Blutgruppe, Augenfarbe, Haarfarbe, Körpergröße, Körperstatur und Ethnie erscheint sinnvoll.

Der Arzt soll darauf achten, dass ein Spender nicht mehr als zehn Schwangerschaften erzeugt.

> **Rechtsprechung**
> - Das Oberlandesgericht Hamm (I-14 U 7/12) entschied am 6.2.2013, dass ein immer noch praktizierender Reproduktionsmediziner einer 22-Jährigen den Namen des Samenspenders nennen muss. Hier werden viele Aspekte eingebunden: Zusicherung von Anonymität für den Spender, Aufbewahrungspflicht der Dokumente, Erb- und Unterhaltsansprüche usw.
> - Der XII. Zivilsenat des Bundesgerichtshof (XII ZR 201/13) entschied am 28.1.2015, im Falle zweier Schwestern (12 und 17 Jahre alt), die einer Samenspende-Behandlung entstammten, dass Ärzte und der Samenbank-Betreiber im Einzelfall für ein Spenderkind entscheiden müssen, ob es Informationen über seinen Spender erhalten darf. Ein bestimmtes Mindestalter des Kindes ist dafür nicht erforderlich. Die Ärzte sollen dabei die rechtlichen Belange abwägen – auch die des Samenspenders. Überwiegen die Interessen des Kindes, so muss es Auskunft erhalten.

Embryonenspende

Seit 2015 wird in Bayern im Netzwerk Embryonenspende eine nicht kommerzielle Vermittlung von imprägnierten Eizellen oder Embryonen angeboten, die während einer Kinderwunschbehandlung legal entstanden sind und die der Kinderwunschpatientin anschließend nicht eingesetzt werden konnten. Manche Paare, die nach erfolgreicher Behandlung in einem IVF-Zentrum keinen weiteren Kinderwunsch mehr haben, haben noch imprägnierte Eizellen im IVF-Zentrum gelagert.

> **!** Alle anderen Formen der kommerziellen Eizellspende verbietet in Deutschland das Embryonenschutzgesetz.

Literatur

ACOG Committee Opinion. Uterine artery embolization. Obstet Gynecol 2004; 103: 403–4.

Anderson RA, et al. Prospective comparison of ovarian function during taxanevs. CMF-based chemotherapy for breast cancer. Hum Reprod 2006; 21(Suppl. 1): i47.

Bals-Pratsch M, Dittrich R, Frommel M. Wandel in der Implementation des Deutschen Embryonenschutzgesetzes.J. Reproduktionsmed Endokrinol 2010; 7 (2): 87–95.

Bastings L, et al. Autotransplantation of cryopreserved ovarian tissue in cancer survivors and the risk of reintroducing malignancy: a systematic review. Hum Reprod Update 2013; 19(5): 483–506.

Bayram N, van Wely M, van der Veen F. Recombinant FSH versus urinary gonadotrophins or recombinant FSH for ovulation induction in subfertility associated with polycystic ovary syndrome. Cochrane Database Syst Rev 2001;(2):CD002121.

Bisharah M, Tulandi T. Laparoscopic preservation of ovarian function: an underused procedure. Am J Obstet Gynecol 2003; 188: 367–70.

Bulun SE. Endometriosis. N Engl J Med. 2009; 360(3): 268–79.

Bundesministerin für Familie, Senioren, Frauen und Jugend. Kinderlose Frauen und Männer – Ungewollte und gewollte kinderlosigkeit im Lebenslauf und Nutzung von Unterstützungsangeboten. 2015.

Cha SH, et al. Fertility outcome after tubal anastomosis by laparoscopy and laparotomy. J Am Assoc Gynecol Laparosc 2001; 8: 348–52.

Chae HD, et al. Ovarian hyperstimulation syndrome complicating a spontaneous singleton pregnancy: a case report. J Assist Reprod Genet 2001; 18: 120–3.

Chang HJ, et al. Impact of laparoscopic cystectomy on ovarian reserve: serial changes of serum anti-Müllerian hormone levels. Fertil Steril 2010; 94: 343–9.

Chung K, et al. Emergency IVF versus ovarian tissue cryopreservation: decision making in fertility preservation for female cancer patients. Fertil Steril 2013;99(6):1534–42.

Coppus SFPJ, et al. Probabilistic diagnosisof tubal subfertility. Hum Reprod 2006; 21 (Suppl. 1): i47.

Den Hartog JE, et al. Serological markers of persistent C. trachomatis infections in women with tubal factor subfertility. Hum Reprod 2005; 20: 986–90.

Deutsches IVF-Register. Jahrbuch 2015 des Deutschen IVF-Registers (D.I.R.), Modifizierter Nachdruck aus J Reproduktionsmed Endokrinol 2016; 13:5.

D'Hooghe TM, et al. Is the endometriosis recurrence rate increased after ovarian hyperstimulation? Fertil Steril 2006; 86: 283–90.

Donnez J, et al. Livebirth after orthotopic transplantation of cryopreserved ovarian tissue. Lancet 2004; 364: 1405–10.

Donnez J, et al.Long-term treatment of uterine fibroids with ulipristal acetate Fertil Steril. 2014; 101(6): 1565–73.

Donnez J, et al. Ulipristal acetate versus leuprolide acetate for uterine fibroids.N Engl J Med 2012;366(5):421–32.

Donnez J, et al. Ulipristal acetate versus placebo for fibroid treatment before surgery.N Engl J Med 2012;366(5):409–20.

Donnez J, Wyns C, Nisolle M. Does ovarian surgery for endometriomas impair the ovarian response to gonadotropin? Fertil Steril 2001; 76: 662–5.

Frommel M. Deutscher Mittelweg in der Anwendung des Embryonenschutzgesetzes (ESchG) mit einer an den aktuellen wissenschaftlichen Kenntnisstand orientierten Auslegung der für die Reproduktionsmedizin zentralen Vorschrift des § 1, Abs. 1, Nr. 5 ESchG. J. Reproduktionsmed Endokrinol 2007; 4 (1): 27–339.

Golan A, et al. Ovarian hyperstimulation syndrome: an update review. Obstet Gynecol Surv 1989; 44: 430–40.

Greve T, et al. Cryopreserved ovarian cortex from patients with leukemia in complete remission contains no apparent viable malignant cells. Blood 2012;120(22):4311–6.

Gupta S, Goldberg JM, Aziz N, Goldberg E, Krajcir N, Agarwal A. Pathogenic mechanisms in endometriosis-associated infertility. Fertil Steril. 2008 Aug;90(2):247–57

Iwase A, et al. Serum anti-Müllerian hormone level is a useful marker for evaluating the impact of laparoscopic cystectomy on ovarian reserve. Fertil Steril 2010; 94: 2846–9.

Jacobson TZ, et al. Laparoscopic surgery for subfertility associated with endometriosis. Cochrane Database Syst Rev. 2002; 4: CD001398.

Johnson N, et al. Tubal flushing for subfertility. Cochrane Database Syst Rev 2005; 18: CD003718.

Johnson NP, Hummelshoj L. World Endometriosis Society Montpellier Consortium: Consensus on current management of endometriosis. Hum Reprod 2013; 28: 1552–68.

Keltz MD, Gera PS, Moustakis M. Chlamydia serology screening in infertility patients. Fertil Steril 2006; 85: 752–4.

Kennedy S, et al.ESHRE guideline for the diagnosis and treatment of endometriosis. Hum Reprod 2005; 20: 2698–2704.

Kim SS, et al. Ovarian tissue harvested from lymphoma patients to preserve fertility may be safe for autotransplantation. Hum Reprod 2001; 16: 2056–60.

Kissler S, Siebzehnrübl E, Kaufmann M. Von der Pathophysiologie und Prävention des ovariellen Überstimulationssyndroms (OHSS) bis zur stadiengerechten Therapie. Geb Fra. 2002; 12: 1155–61.

Kitajima M, et al. Changes in serum anti-Müllerian hormone levels may predict damage to residual normal ovarian tissue after laparoscopic surgery for women with ovarian endometrioma. Fertil Steril 2011; 95: 2589–91.e1.

Kupka MS, et al. Assisted reproductive technology in Europe, 2011: results generated from European registers by ESHRE.Hum Reprod 2016;31(2):233–48.

Lo Monte G, et al. Hysterosalpingo contrast sonography (HyCoSy): let's make the point!Arch Gynecol Obstet 2015;291(1):19–30.

Lobo RA. Potential options for preservation of fertility in women.N Engl J Med 2005;353(1):64–73.

Luciano DE, Exacoustos C, Luciano AA.Contrast ultrasonography for tubal patency.J Minim Invasive Gynecol 2014; 21(6): 994–8.

Ludwig, M. Kinderwunschsprechstunde. p 84., Springer Medizin Verlag, Heidelberg 2005.

Luyckx M, et al. First series of 18 pregnancies after ulipristal acetate treatment for uterine fibroids.Fertil Steril 2014;102(5):1404–9.

Macer ML, Taylor HS. Endometriosis and infertility: a review of the pathogenesis and treatment of endometriosis-associated infertility. Obstet Gynecol Clin North Am. 2012; 39(4): 535–49

Maheux-Lacroix S, et al. Hysterosalpingosonography for diagnosing tubal occlusion in subfertile women: a systematic review with meta-analysis.Hum Reprod 2014;29(5):953–63.

Marconi G, et al. Laparoscopic ovarian cystectomy for endometriomas does not effect the ovarian response to gonadotropin stimulation. Fertil Steril 2002; 78: 876–8.

Meirow D, et al. Ovarian tissue banking in patients with Hodgkin's disease: is it safe? Fertil Steril 1998; 69: 996–8.

Mol BW, et al. Cost-effectiveness of hysterosalpingography, laparoscopy, and Chlamydia antibody testing in subfertile couples. Fertil Steril 2001; 75: 571–80.

National Institute for Clinical Excellence. Fertility: Assessment and Treatment for People with Fertility Problems – Full Guideline. London (UK): RCOG Press; 2004 Feb.

Nawroth F, Schmidt T, Foth D. Zum Stellenwert der Hysteroskopie als Screeningmethode in der Sterilitätsdiagnostik. Geburtsh Frauenheilk 2005; 65: 139–43.

Neulen J, et al. Human chorionic gonadotropin-dependent expression of vascular endothelial growth factor/vascular permeability factor in human granulosa cells: importance in ovarian hyperstimulationsyndrome. J Clin Endocrinol Metab 1995; 80: 1967–71.

Ng EH, et al. Endometrial and subendometrial blood flow measured by three-dimensional power Doppler ultrasound in patients with small intramural uterine fibroids during IVF treatment. Hum Reprod 2005; 20: 501–6.

Oktay K. Ovarian tissue cryopreservation and transplantation: preliminary findings and implications for cancer patients. Hum Reprod Update 2001;7(6):526–34.

Oliveira FG, et al. Impact of subserosal and intramural uterine fibroids that do not distort the endometrial cavity on the outcome of in vitro fertilization-intracytoplasmic sperm injection. Fertil Steril 2004; 81: 582–7.

Rabe T, Diedrich K, Strowitzki T. (Eds.) Manual on Assisted Reproduction. Springer-Verlag 2000.

Schlösser HW. Tubare Sterilität. Teil 2: Therapie. Gynäkologie 2001; 34:551–564.

Shastri SM, et al. Effects of uterine leiomyoma on outcomes of IVF and ICSI. Fertil Steril 2005; 84 (Suppl. 1): S154.

Simón C, et al. Outcome of patients with endometriosis in assisted reproduction: results from in-vitro fertilization and oocyte donation. Hum Reprod Oxf Engl 1994;9(4):725–9.

Singh S et al. Chlamydia antibody testing helps in identifying females with possible tubal factor infertility.Int J Reprod Biomed (Yazd) 2016;14(3):187–92.

Siristatidis CS, et al. In vitro maturation in subfertile women with polycystic ovarian syndrome undergoing assisted reproduction. Cochrane Database Syst Rev 2013 Oct 8;(10):CD006606.

Söderström-Anttila V, et al. Obstetric and perinatal outcome and preliminary results of development of children born after in vitro maturation of oocytes. Hum Reprod 2006; 21: 1508–13.

Streuli I, et al. In women with endometriosis anti-Müllerian hormone levels are decreased only in those with previous endometrioma surgery. Hum Reprod 2012; 27: 3294–3303.

Veenemans LM, van der Linden PJ.The value of Chlamydia trachomatis antibody testing in predicting tubal factor infertility. Hum Reprod 2002; 17:695–8.

Zepiridis LI, Grimbizis GF, Tarlatzis BC. Infertility and uterine fibroids. Best Pract Res Clin Obstet Gynaecol 2016; 34: 66–73.

5 Peri- und Postmenopause
Katharina Hancke

5.1	**Definitionen**	92	5.4	**Hormontherapie (HT)**	101
5.2	**Endokrinologische**		5.4.1	Indikationsstellung	101
	Veränderungen	92	5.4.2	Nicht medikamentöse	
5.2.1	Perimenopause	92		Maßnahmen	103
5.2.2	Postmenopause	95	5.4.3	Pflanzliche Präparate	103
5.3	**Klimakterische**		5.4.4	Substanzauswahl	103
	Beschwerden	95	5.4.5	Regimevariationen	105
5.3.1	Hitzewallungen	96	5.4.6	Nebenwirkungen	
5.3.2	Schlafstörungen	96		und Risiken	106
5.3.3	Vaginale Trockenheit und urogenitale Veränderungen	97			
5.3.4	Osteoporose	98			

5.1 Definitionen

- **Perimenopause:** Lebensphase der Frau, die den Übergang der fertilen Phase in die nicht mehr fortpflanzungsfähige Phase markiert. Diese Phase kann unterschiedlich lange dauern und ist durch kurzfristige (vasomotorische Symptome, Schlafstörungen usw.) und langfristige Veränderung in Lebensqualität und Gesundheit (Knochendichte, Fettstoffwechsel usw.) charakterisiert.
- **Postmenopause:** Lebensphase der Frau nach Abschluss der Perimenopause. Nach der Definition der WHO (1996): die Lebensphase der adulten Frau nach 12-monatiger Amenorrhö.
- **Menopause:** Nach der Definition der WHO (1996) die letzte Periodenblutung, die erst retrospektiv nach einem Jahr Blutungsfreiheit als Zeitpunkt definiert werden kann.

2001 wurde diese Einteilung abgelöst und es wurde die „Stages of Reproductive Aging Workshop" (STRAW)-Nomenklatur entwickelt, um die verschiedenen endokrinen Phasen der Frau zu charakterisieren. 2011 wurden diese Kriterien überarbeitet: STRAW+10. ▶ Abb. 5.1 zeigt die einzelnen Lebensphasen nach STRAW+10.

✓ Davon abzugrenzen ist die vorzeitige Ovarialinsuffizienz, die den Verlust der Reproduktionsfähigkeit vor dem 40 Lebensjahr definiert.

5.2 Endokrinologische Veränderungen

Die späte reproduktive Phase ist dadurch charakterisiert, dass die Fekundabilität abnimmt und ganz geringe Veränderungen im Menstruationszyklus registriert werden können (z. B. veränderter Blutungscharakter, kürzer werdende Menstruationszyklen). Laborchemisch zeigen sich erniedrigte Serumspiegel von AMH bei Normwerten für FSH.

✓ **Merke**
- Es besteht kein Zusammenhang zwischen dem Eintreten der Menarche und dem Zeitpunkt der Menopause.
- Die langjährige Einnahme hormoneller Kontrazeptiva scheint den Zeitpunkt der Menopause nicht zu beeinflussen.

5.2.1 Perimenopause

Die Perimenopause dauert individuell unterschiedlich lange und beginnt, wenn die Anzahl der Follikel unter eine kritische Schwelle gesunken ist. Die STRAW+10 Kriterien unterteilen die Perimenopause in den menopausalen Übergang, die Perimenopause und die frühe Postmenopause.
- **Früher menopausaler Übergang:** ist durch variable Menstruationszyklen charakterisiert, d. h. dass sich die Zykluslänge in mehr als 7 Tagen in aufeinander folgenden Zyklen unterscheidet. Bei noch vorhandenen rekrutierbaren Follikeln werden die Follikelphasen nun zunehmend kürzer, der FSH-Anstieg bewirkt zudem zunächst erhöhte Estradiolspiegel sowie eine Beschleunigung der Follikelreifung und Verkürzung der Follikelphase. Gleichzeitig beobachtet man aber

5.2 Endokrinologische Veränderungen

		Menarche ▼					Menopause ▼			
Stadium	-5	-4	-3b	-3a	-2	-1	+1a	+1b	+1c	+2
Terminologie	Fortpflanzungsfähige Phase				Menopausaler Übergang		Postmenopause			
	Früh	Peak	Spät		Früh	Spät	Früh			Spät
					Perimenopause					
Dauer	Variabel				Variabel	1–3 Jahre	2 Jahre (1+1)		3–6 Jahre	Rest des Lebens
Prinzipielle Kriterien										
Menstruationszyklus	Variabel bis regelmäßig	Regelmäßig	Regelmäßig	Leichte Veränderungen von Blutungsstärke/länge	Variable Länge Persistierender Unterschied der Zyklen um ≥ 7 Tage	Intervalle mit Amenorrhö ≥ 60 Tage				
Supportive Kriterien										
Endokrin										
FSH			Niedrig	Variabel*	↑ Variabel*	↑ > 25 IU/l**	↑ Variabel	Stabilisiert sich		
AMH			Niedrig	Niedrig	Niedrig	Niedrig	Niedrig	Sehr niedrig		
Inhibin B				Niedrig	Niedrig	Niedrig	Niedrig	Sehr niedrig		
Antrale Follikelzahl			Niedrig	Niedrig	Niedrig	Niedrig	Sehr niedrig	Sehr niedrig		
Deskriptive Merkmale										
					Vasomotorische Symptome wahrscheinlich	Vasomotorische Symptome sehr wahrscheinlich				Zunehmende Symptome von urogenitaler Atrophie

* Blutentnahme am 2.–5. Zyklustag = erhöht.
** Etwa erwarteter Spiegel in Assays nach aktuellem internationalem Hypophysenstandard.

Abb. 5.1 Das Staging-System Stages of Reproductive Aging Workshop + 10 für die Alterung der Fortpflanzunsorgane der Frau (aus Harlow et al. 2012)

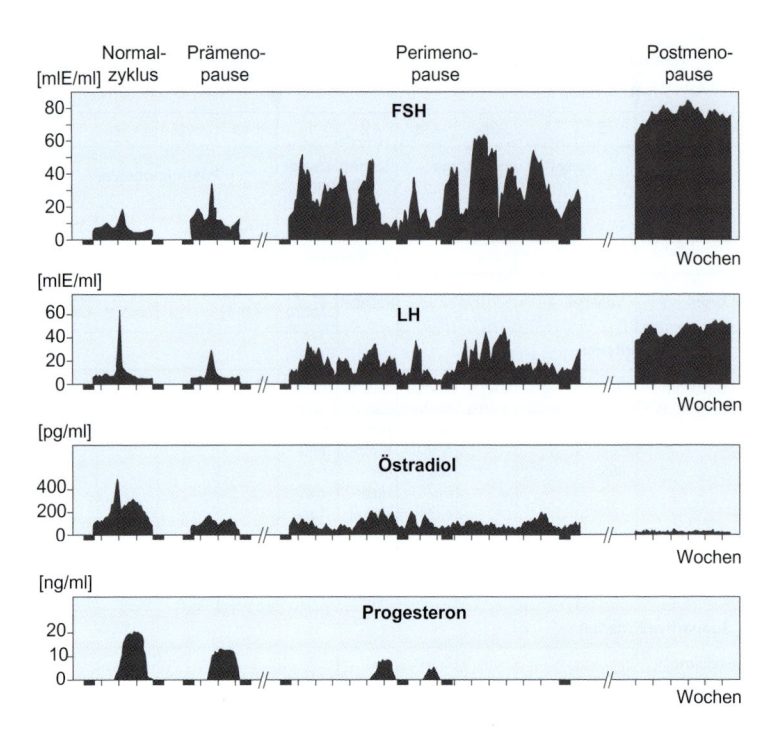

Abb. 5.2 Verlauf der Serumkonzentration von FSH, LH, Estrogen und Progesteron im Normalzyklus und im menopausalen Übergang, Peri- und Postmenopause

auch eine signifikante Abnahme der Progesteronspiegel (▶ Abb. 5.2). Laborchemisch zeigen sich in der frühen Follikelphase variable FSH-Werte mit zum Teil erhöhten Werten und zum Teil Normwerten. Die AMH-Spiegel sind in der Regel erniedrigt. Sonografisch ist der antrale Follikel-Count (AFC) niedrig.

- **Später menopausaler Übergang:** Wegen der geringeren Zahl der verbleibenden Follikel kommt es immer seltener zur adäquaten Follikelreifung, sodass es vermehrt zu einem schwankenden Estradiol-Serumspiegel und immer häufiger zu einer Amenorrhö von mind. 60 Tagen kommt. Die Zyklen sind sehr variabel in Länge und Blutungscharakter und häufig anovulatorisch. Die FSH-Werte können ebenfalls sehr variabel sein, zum Teil im postmenopausalen hohen Niveau, zum Teil mit niedrigen Serumspiegeln. Da aktuell verschiedene Assays zur Messung der FSH-Werte zur Verfügung stehen und sehr unterschiedliche Werte für FSH gemessen werden können, ist es nicht einfach, einen Cut-off-Wert für den FSH-Wert zu definieren. Meistens sind im späten menopausalen Übergang FSH-Serumspiegel von 25–40 IU/l nachweisbar. Passend zu den unterschiedlichen FSH-Werten schwanken auch die Estradiol-Serumspiegel sehr stark. Während der anovulatorischen Zyklen sind die Estradiolwerte eher niedrig und die FSH-Werte eher hoch, in ovulatorischen Zyklen können die Estradiolwerte hoch sein und somit zu niedrigen FSH-Spiegeln führen. Daher sind in dieser Phase auch vasomotorische Beschwerden aufgrund der hormonellen Schwankungen zwar nicht immer vorhanden aber doch wahrscheinlich.

- **Frühe postmenopausale Phase:** Da die FSH-Serumspiegel in der frühen postmenopausalen Phase noch schwanken können, gehört diese Phase laut STRAW+10 zur Peri- und Postmenopause (▶ 5.2.2). Die frühe Postmenopause beginnt mit der letzten Menstruationsblutung, die nur retrospektiv ermittelt werden kann, da weiterhin die Voraussetzung einer 12-monatigen Amenorrhö die letzte Menstruationsblutung markiert. Die Perimenopause reicht daher bis in die frühe Postmenopause herein und endet 12 Mon. nach der letzten Menstruationsblutung. Die frühe Postmenopause unterteilt sich nach STRAW+10 in drei Phasen:
    - Die erste Phase bis 12 Mon. nach der letzten Mentruationsblutung, also auch bis zum Ende der Perimenopause, die durch ansteigende FSH-Serumspiegel und abfallende Estradiol-Serumspiegel charakterisiert wird.
    - Die zweite Phase, die ebenfalls etwa 12 Mon. andauert und in der die FSH-Serumspiegel weiter steigen und die Estradiol-Serumwerte weiter sinken.
    - In der dritten Phase der frühen Postmenopause stabilisieren sich die FSH- und Estradiol-Serumspiegel langsam und die vasomotorischen Beschwerden sind nicht mehr so stark ausgeprägt.

> **!** In der ersten und zweiten Phase der frühen Postmenopause (2 Jahre) sind vasomotorische Beschwerden sehr wahrscheinlich.

5.2.2 Postmenopause

In der **späten Postmenopause** bleiben die Serumspiegel für FSH und Estradiol stabil, die FSH-Werte können sogar im weiteren Verlauf wieder fallen, ohne dass erneut vasomotorische Beschwerden auftreten. Diese Phase kennzeichnet das zunehmende Altern. Gynäkologisch treten die vaginale Trockenheit und die urogynäkolgischen Beschwerden in den Vordergrund. Die Knochendichte nimmt kontinuierlich ab und kann langfristig zur manifesten Osteoporose führen.

5.3 Klimakterische Beschwerden

Bis zu 80 % aller Frauen leiden in der Peri- und Postmenopause an klimakterischen Beschwerden. Im Alter von 42–46 J. sind 11 % und im Alter von 52–56 J. 46 % von stärkeren Symptomen betroffen. Die Dauer der Symptome variiert von wenigen Wochen bis zu vielen Jahren, der Mittelwert liegt jedoch bei 1–2 J., in 2 % der Fälle halten die Symptome > 10 J. an.

Die Beschwerden sind Folge des Östrogenmangels und des Weiteren spielen noch nicht ganz bekannte neuroendokrine Mechanismen unter Beteiligung von Endorphinen eine Rolle. Die Veränderung der endokrinen Stoffwechsellage kann vor allem durch den ständigen Hormonwechsel erhebliche Auswirkungen auf Befindlichkeit und zentrale Funktionen haben und vegetative und psychische Symptome hervorrufen. In der aktuellen Version der S3-Leitlinie „Hormontherapie in der Peri- und Postmenopause" von 2009 (aktuell in Überarbeitung) werden Hitzewallungen und vaginale Trockenheit als „sichere" Beschwerden mit der Perimenopause assoziiert und in unterschiedlicher Häufigkeit angegeben. Schlafstörungen, Harnwegsbeschwerden, Libidoverlust und Stimmungsänderungen sind eher „unsichere" und inkonsistent angegebene Beschwerden.

> **Leitsymptome**
> Hitzewallungen, Schweißausbrüche und vaginale Trockenheit.

5.3.1 Hitzewallungen

Ätiologie
- Neg. Einflussfaktoren sind Stress, Alkohol, Kaffee, heiße Speisen und Getränke sowie eine warme Umgebung.
- Medikamente, die Hitzewallungen auslösen können: Antiöstrogene, Calcitonin, Nitrogycerin, Insulin, Niazin, Nifedipin.

Epidemiologie Mehr als 80 % der Frauen mit klimakterischem Syndrom leiden > 1 J. lang an Hitzewallungen, 25–50 % sogar länger als 5 J.

Symptomatik Angekündigt wird eine Hitzewallung meist durch ein diffuses Druckgefühl im Kopf oder ein unbehagliches Gefühl, gefolgt von auf- und absteigenden Wärmewellen. Auslöser scheint eine vermehrte Adrenalin- und Neurotensinausschüttung zu sein. Der darauf folgende Abfall des Noradrenalinspiegels führt zur Vasodilatation und verstärkt die periphere Durchblutung mit Erröten und Schweißausbruch in der betroffenen Region. Zudem nimmt die Hauttemperatur durch die erhöhte Wärmeleitfähigkeit der Haut zu. Im Anschluss folgt oft ein Gefühl des Frierens durch den Abfall der Kerntemperatur und Schweißausbruch. Nachts sind Hitzewallungen häufig mit Schlafstörungen verbunden.

> **Studienlage**
> **Anwendungsempfehlung DGGG, BVF, DMG, DGGEF, IMS:** Hitzewallungen und vaginale Trockenheit sind eine Indikation zur Behandlung, da die Hormontherapie bei vasomotorischen Symptomen die wirksamste medikamentöse Behandlungsform ist. Jedoch sollte eine Risiko-Nutzen-Abwägung der Hormontherapie gemeinsam mit der Pat. erfolgen.

5.3.2 Schlafstörungen

Ätiologie Ursächlich ist vermutlich der östrogenmangelbedingte Abfall von Noradrenalin und Serotonin im ZNS. In der Regel sind die Schlafstörungen eine Folge von nächtlichen Hitzewallungen (s. o.).

Symptomatik Kennzeichnend sind eine verlängerte Einschlafzeit, vermehrte Wachphasen, eine Verschlechterung der Schlafqualität (Phase III stark verkürzt, Phase IV wird ggf. nicht erreicht) sowie die Abnahme von REM-Phasen. Schlafstörungen schränken die Lebensqualität erheblich ein, da sie in der Regel das allgemeine Wohlbefinden und die Leistungsfähigkeit reduzieren.

> **Studienlage**
> **Anwendungsempfehlung DGGG, BVF, DMG, DGGEF:** Symptome des klimakterischen Syndroms stellen eine Indikation zur Behandlung dar, da die HT auch bei Schlafstörungen eine wirksame medikamentöse Behandlungsform ist. Jedoch sollte eine Risiko-Nutzen-Abwägung der HT gemeinsam mit der Patientin erfolgen.

5.3.3 Vaginale Trockenheit und urogenitale Veränderungen

In der Peri- und Postmenopause kommt es zur Atrophie des inneren Genitales, wobei vor allem die Veränderungen an Vagina und Vulva zu relevanten Beschwerden führen.

Uterus
- Abnahme der Uteruslänge bereits in der späten reproduktiven Phase.
- Regression vorhandener Myome.
- Das postmenopausale Endometrium ist gekennzeichnet durch brüchige und dünnwandige Gefäße, Folge sind häufig postmenopausale Blutungen.

Vagina
- Atrophie des Vaginalepithels und des angrenzenden Stromas
- Zytologie: zunächst Intermediärzellen, später Basal- oder Parabasalzellen, keine Superfizialzellen, vermehrt Leukozyten
- Colpitis senilis und Infektionen durch Abfall der Glykogenkonzentration und daraus folgender Abnahme der Milchsäureproduktion

Vulva
- Atrophie der Labien, Verkleinerung der Klitoris, Verengung des Introitus zusätzlich zur altersbedingten Involution
- Vermehrt Dystrophien durch Zurückbildung des Fettgewebes und Atrophie der Kutis
- Symptome: Pruritus, Schmerzen, Gefühl des Wundseins

> ✓ Bei erschwerter Abgrenzung gegenüber malignen Veränderungen stets histologische Befundsicherung anstreben.

Zervix
- Atrophie der Zervix und des Zervikalepithels, einhergehend mit erhöhter Vulnerabilität
- Atrophie der endozervikalen Drüsen mit Abnahme des Zervixschleimes und vaginaler Trockenheit
- Zytologie: reifes Plattenepithel, da das Zervikalepithel nicht so ausgeprägt auf den Estrogenmangel reagiert wie die Vagina
- ! Erschwerte Kolposkopie durch Verschiebung der Plattenepithel-Zylinderepithelgrenze in die Endozervix

Blase und Urethra
- Verminderte Vaskularisierung und Abnahme der Epitheldichte.
- Erweiterung der Urethra, Urethralprolaps, Erschlaffung des Beckenbodens und Atrophie des Trigonum vesicae.
- Symptome: Pollakisurie, Dysurie, rezidivierende Zystitiden, Urge- und Stressinkontinenz.

Studienlage
Anwendungsempfehlung S3 Leitlinie (2009): Die topisch wirkende vaginale sowie die systemisch wirkende Gabe von Östrogenen sind zur Therapie und Prophylaxe der Urogenitalatrophie geeignet. Die Datenlage zur Behandlung einer Harninkontinenz ist derzeit unklar. Häufig kann auch eine sexuelle Dysfunktion gebessert werden. Falls nur vaginale Beschwerden bestehen, sollte die topische Behandlung bevorzugt werden, dabei ist der Zusatz eines Gestagens nicht notwendig.

Mammae
- Involution der Brust durch Abnahme des Drüsengewebes, zusätzlich Zunahme von Binde- und Fettgewebe.
- Rückbildung mastopathischer Veränderungen.

> **Studienlage**
> **Anwendungsempfehlung DGGG, BVF, DMG, DGGEF:** Unter Langzeitbehandlung einer HT ist ein erhöhtes Risiko für das Auftreten eines Mammakarzinoms nicht auszuschließen, bei Kombination von Estrogenen und Gestagenen ist für eine mehr als fünfjährige Behandlung ein gering erhöhtes Risiko nachgewiesen. Daher sollte eine Aufklärung über dieses Risiko erfolgen, ein Vergleich mit anderen Risikofaktoren ist dabei hilfreich (Adipositas, Rauchen).
> **Anwendungsempfehlung IMS 2007:** Das Ausmaß einer Assoziation von Brustkrebs mit einer HT wird immer noch kontrovers diskutiert. Dabei sollte der Patientin im Beratungsgespräch vermittelt werden, dass das mit einer HT assoziiert Brustkrebsrisiko insgesamt gering ist (< 0,1 % pro Jahr). Für die kombinierte HT wurde ein signifikant erhöhtes Risiko für Brustkrebs nachgewiesen. Für die reine Estrogenmonotherapie konnt dies nicht festgestellt werden.

Haut
- Atrophie der Kutis und Subkutis, Abnahme der Talg- und Schweißdrüsenaktivität, Abnahme der Vaskularisierung und Durchblutung, Abbau des Kollagens.
- Die Haut wird dünn, trocken und verliert ihre Elastizität.
- Estradiol stimuliert die Mitoserate der Keratinozyten, während Testosteron die Kornifikationsrate erniedrigt, Letztere wird durch Progesteron erniedrigt. Verstärkung der Veränderung durch Sonnenexposition.

5.3.4 Osteoporose

Definitionen Die Osteoporose ist eine fortschreitende systemische Knochenerkr. mit Verminderung der Knochensubstanz, Verlust der Knochenmineralisationsdichte sowie Verschlechterung der Mikroarchitektur. Folgen sind Instabilität des Skeletts, Fehlhaltungen, Frakturen, Schmerzen und Immobilisation.

Da die Sekundärfolgen einer manifesten Osteoporose bis zur völligen Pflegebedürftigkeit sowie zum vorzeitigen Tod führen können, ist hier eine interdisziplinäre Zusammenarbeit unbedingt gefordert.

- **WHO-Definition:**
  - **Osteopenie:** Knochenmineralgehalt liegt um 1,0–2,5 Standardabweichungen (SD) unter dem Mittelwert der „peak bone mass" (max. Knochendichte im Alter von etwa 30 J. bei Gesunden).
  - **Osteoporose:** Knochenmineralgehalt liegt unter 2,5 SD.
  - **Manifeste Osteoporose:** Bei Vorliegen von Frakturen.
- Zusätzlich unterscheidet man bei der **primären Osteoporose** zwischen der postmenopausalen Osteoporose (Typ I), der senilen Osteoporose (Typ II) und der jugendlichen Osteoporose.

Epidemiologie An Osteoporose leiden in Deutschland 3,5–5 Mio. Frauen, das bedeutet, dass etwa 30 % aller postmenopausaler Frauen davon betroffen sind. Von diesen Frauen erleiden wiederum 50 % eine Fraktur, wodurch sich die Morbidität und Mortalität erhöht.

5.3 Klimakterische Beschwerden

Ätiologie Risikofaktoren für die Entwicklung einer postmenopausalen Osteoporose:
- **Genetik:** Alter, Osteoporose in der Familienanamnese, niedriges Körpergewicht, osteoporotische Fraktur
- **Lebensführung:** Kalziummangel, Vit.-D-Mangel, hohe Phosphatzufuhr, Nikotinabsusus, Alkoholmissbrauch, Immobilisation, schlechter AZ
- **Hormonelle Veränderungen:** späte Menarche, frühe Menopause, primäre und sekundäre Amenorrhö, Hyperkortisolismus, Hyperthyreose
- **Erkr./Medikation:** Heparinlangzeittherapie, Glukokortikoidlangzeittherapie, Organtransplantation, chronisch entzündliche Darmerkr., Laxanzienmissbrauch, Therapie mit Aromataseinhibitoren und/oder GnRH-Analoga (Mammakarzinom, Endometriose!)

Physiologie des Knochens Der kortikale und trabekuläre Knochen ist im Laufe des Lebens einem ständigen Umbauprozess unterworfen. Die Osteoklasten bauen den Knochen ab, während die Osteoblasten für den Knochanbau zuständig sind. Bei der postmenopausalen Osteoporose ist v. a. der trabekuläre Knochen betroffen, d. h. die Spongiosa des Knochens, weniger die Kompakta.

Das Gleichgewicht zwischen Knochenabbau und -neubildung wird durch unterschiedliche endokrinologische Prozesse reguliert:
- **Parathormon** aktiviert Osteoklasten und mobilisiert Kalzium. Es bewirkt die intestinale Resorption von Kalzium, verhindert den renalen Verlust und stimuliert die Biosynthese von Vitamin D.
- **Calcitonin,** stimuliert durch Kalziumserumkonzentrationen, bewirkt wiederum die Reduktion von Kalzium.
- **Osteoklasten** werden durch Parathormon und Vitamin D stimuliert und durch Estrogen und Calcitonin gehemmt. Als Marker ihrer Aktivität finden sich die Hydroxyprolinausscheidung sowie die tartraresistente saure Phosphatase und Osteocalcin im Plasma.
- **Osteoblasten** besitzen Estrogenrezeptoren und werden durch Vitamin D aktiviert.

Pathophysiologie Der Estrogenmangel beeinflusst die hormonellen Bedingungen für den Knochen und beschleunigt Knochenauf- und -abbau (high-turnover). Durch die verstärkte Aktivität der Osteoklasten werden die trabekulären Knochenanteile verdünnt, bei einem weiteren Fortschreiten des Knochenabbaus verschwinden die Querverbindungen im Knochen vollständig.

> ✓
> - Ein vorbestehendes Defizit an Knochenmasse ist nicht mehr ersetzbar.
> - Für die Knochenbilanz ist 1 g Kalzium/d notwendig, anderenfalls mobilisieren die Nebenschilddrüsen das Kalzium aus dem Knochen und fördern damit den Knochenabbau.
> - Der Kalziumbedarf kann vollständig über die Nahrung gedeckt werden (Milchprodukte, Mineralwasser usw.)

Klinik Besonders betroffen sind Knochen mit einem großen Anteil an trabekulären Knochen wie Wirbelkörper, Radius, Hüftgelenk, Schenkelhals.

Nach einmal aufgetretener Wirbelkörperfraktur besteht ein hohes Risiko für konsekutive vertebrale und nicht vertebrale Frakturen mit daraus resultierenden Sekundärschäden. Durch die Zusammensinterung der Wirbelkörper kommt es zu typischen kyphotischen Verkürzungen und damit zur Abnahme der Körpergröße.

Radiologische Diagnostik Die Knochendichte (peak bone mass) ist um das 30. Lj. am höchsten, danach sinkt die Knochenmineralisationsdichte (BMD) um 0,3 % bei regelmäßiger Menstruation und 0,5 % in der Perimenopause. In der Postmenopause steigt der Verlust auf 1–2 %/J. Die Knochenmasse ist der wichtigste Parameter zur Abschätzung des Frakturrisikos. Die Knochendichtemessung (Osteodensitometrie) erfolgt i. d. R. am Radius, am proximalen Femur oder an der Lendenwirbelsäule. Sie dient der Diagnostik und zur Verlaufskontrolle einer Therapie.

- **Photonenabsorptionsverfahren:**
  - Singuläre Röntgenstrahlen-Absorptiometrie (SXA) von Radius und Kalkaneus.
  - Duale Röntgenstrahlen-Absorptiometrie (DXA) von LWS und Femur.
  - Quantitative Computertomografie (QTC) in Ein- oder Zweistrahltechnik.
- **Verfahren ohne Strahlenbelastung:**
  - Quantitative Ultrasonometrie (QUS): Nicht invasiv, strahlenfrei, radiologischen Verfahren gleichwertig, jedoch noch nicht endgültig validierte Methode.
  - Quantitative Magnetresonanz (QMR): Validierte Methode, jedoch hohe Kostenbelastung.

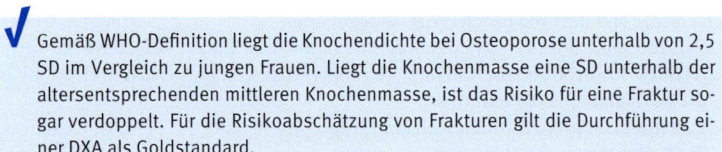

> ✓ Gemäß WHO-Definition liegt die Knochendichte bei Osteoporose unterhalb von 2,5 SD im Vergleich zu jungen Frauen. Liegt die Knochenmasse eine SD unterhalb der altersentsprechenden mittleren Knochenmasse, ist das Risiko für eine Fraktur sogar verdoppelt. Für die Risikoabschätzung von Frakturen gilt die Durchführung einer DXA als Goldstandard.

Labordiagnostik Die alleinige Bestimmung der Marker des Knochenstoffwechsels ist nicht sinnvoll, da es bei den meisten Parametern zu relativen Schwankungen und Variationen aufgrund der zirkadianen Rhythmik kommt. Sie kann aber ergänzend zu Anamnese, klinischer Untersuchung und bildgebender Diagnostik durchgeführt werden und somit bei der Risikobeurteilung, Verlaufskontrolle und Therapiekontrolle hilfreich sein.

Studienlage
WHI-Studie: Die Ergebnisse der bisher größten prospektiv randomisierten, doppelblinden, plazebokontrollierten klinischen HT-Studie der Women's Health Initiative (WHI) zeigten konsistent eine deutliche Verhinderung osteoporotischer Frakturen durch eine HT. Eingeschlossen wurden 27.347 postmenopausale Patientinnen zwischen 50 und 79 Jahren, primäre Endpunkte waren Herzinfarkt, Insult und Gesamtmortalität. Hysterektomierte Frauen wurden mit einer Estrogen-Monotherapie mit konjugierten equinen Estrogenen (CEE, 0,625 mg/d, n = 5.310) therapiert, alle anderen mit einer Kombinationstherapie mit konjugierten Estrogenen (CCE, 0,625 mg/d) plus Medroxyprogesteronacetat (MPA, 2,5 mg/d)(n = 8506).
Anwendungsempfehlung S3-Leitlinie (2009): Durch eine HT kann eine Primärprävention der Osteoporose und osteoporosebedingter Frakturen erreicht werden. Dies gilt besonders für Frauen mit einem erhöhten Osteoporoserisiko. Die Indikation zur Osteoporosetherapie ist allerdings in Deutschland für eine HT nur eingeschränkt anerkannt. Gefordert werden ein hohes Frakturrisiko sowie Unverträglichkeit oder Kontraindikationen gegenüber anderen zur Osteoporoseprävention zugelassenen Arzneimitteln. Basierend auf Wirksamkeit, Kosten und Sicherheit wird die HT jedoch international wei-

terhin als eine First-line-Behandlung bei erhöhtem Frakturrisiko bewertet, speziell für Frauen unter 60 J. und bei Frauen zur Prävention eines Knochensubstanzverlustes bei vorzeitiger Ovarialinsuff.

5.4 Hormontherapie (HT)

! Der Begriff Hormonersatztherapie (HRT) ist veraltet und wird nicht mehr verwendet, sondern die Bezeichnung Hormontherapie (HT) wurde international gewählt, da die Behandlung der Beschwerden im Vordergrund steht und nicht der Ersatz der abnehmenden Hormonproduktion.

5.4.1 Indikationsstellung

Indikation für eine HT sind die „sicheren", aber auch die „unsicheren" klimakterischen Beschwerden, wichtig ist in beiden Situationen, dass eine gute Nutzen-Risiko-Analyse erfolgt mit ausführlicher Anamnese und Aufklärung über die Vor- und Nachteile einer HT. In der Regel profitieren die betroffenen Frauen über die Zeit des menopausalen Übergangs und der frühen Postmenopause von einer HT; 10 Jahre nach der letzten Menstruationsblutung oder nach dem 60. Lebensjahr sollte eine HT nicht mehr begonnen werden.

Bei vorzeitiger Ovarialinsuff. oder chirurgischer Menopause besteht ebenfalls die Indikation für eine HT.

Anamnese Wichtig für die Indikationsstellung zur HT ist eine gründliche Anamnese. Die Beschwerden können je nach sozialen Umständen oder kultureller Abstammung unterschiedlich stark empfunden werden.

✓ Wichtig ist eine differenzierte Nutzen-Risiko-Analyse und eine patientinnenorientierte Aufklärung.

- Eigenanamnese:
  - Letzte Menstruation, Dauer, Zyklusstörungen, prämenstruelles Syndrom, Schwangerschaften
  - Gewicht, Größe, allgemeine Erkr.
  - Thromboembolische Ereignisse
  - Gyn. Erkrankungen, gyn. Tumoren/Karzinome
  - Medikamentenanamnese: Hormone, Kontrazeptiva, andere Medikamente
  - Ernährung, Genussmittel
  - Klimakterische Beschwerden, kardiovaskuläre Beschwerden, urogenitale Beschwerden, psychische Beschwerden
- Familienanamnese: Osteoporose, Mamma-/Ovarial-Ca., kardiovaskuläre Erkr., zerebrovaskuläre Erkr., Demenz

Körperliche Untersuchung Es sollte immer eine allgemeine und gynäkologische Untersuchung durchgeführt werden. Des Weiteren ist durch das höhere Lebensalter auch an sämtliche Krebs-Vorsorgeuntersuchungen zu denken.
- Gewicht, Größe, Blutdruck, Puls
- Urinanalyse
- Gyn. Untersuchung

- Brustuntersuchung, ggf. Mammografie
- Zytologie, ggf. Kolposkopie
- Haemoccult-Test

Spezielle Untersuchungen bei gegebener Indikation
- Gyn. Sonografie: z. B. hochaufgebautes Endometrium als Zeichen längeren Estrogeneinflusses ohne Progesteroneinfluss? Ovarialzysten in der Perimenopause?
- Hormonstatus: Beantwortung gezielter Fragen, z. B. Hormonstatus bei Patientinnen nach Hysterektomie.
- Hysteroskopie/fraktionierte Abrasio: Zur Diagnosesicherung bei peri- und postmenopausaler Blutungsstörung.
- Osteodensitometrie: Bei vorbestehender Fraktur oder bestehender Risikoanamnese, ggf. auch als Verlaufskontrolle unter einer HT.
- Schilddrüsenfunktion/-sonografie: DD perimenopausaler Beschwerden.
- Hämostasiologie: Abklärung thrombembolischer Erkrankungen.

Labordiagnostik Die Bestimmung eines Hormonstatus besitzt letztlich keine diagnostische Beweiskraft, da Hormonschwankungen in der Perimenopause üblich sind, kann aber hilfreich zur Statusbestimmung sein. Die Indikationsstellung wird meistens anhand von Anamnese und Klinik gestellt.

Monitoring
- Die Überwachung einer HT sollte anhand der Symptomatik erfolgen (Verbesserung?).
- Bestimmungen des Estradiolspiegels unter HT sollte 2–10 h nach der Einnahme der Tabletten/Pflaster/Gel erfolgen.
- Die Indikationsstellung ist mind. jährlich gemeinsam mit der Pat. zu überprüfen.

Absolute Kontraindikationen Mamma-Ca, abklärungsbedürftige peri- und postmenopausale Blutungen, akute tromboembolische Erkr., Porphyria cutanea tarda, Schwangerschaft.

> **!**
> - Reduzierte Estradiolspiegel dürfen nicht mit einem Erliegen der Estrogenproduktion gleichgesetzt werden.
> - Bei nicht hysterektomierten Frauen soll die systemische Estrogengabe mit einer ausreichend langen Gabe von Gestagenen erfolgen (mind. 12–14 d/Mon.).
> - Hysterektomierte Frauen sollen eine Monotherapie mit Estrogenen erhalten.
> - Bei der Wahl der HT ist die niedrigste effektive Dosis zu wählen.
> - Bei den verfügbaren Gestagenen und Estrogenen bestehen klinisch relevante Unterschiede, die individuell berücksichtigt werden sollten.
> - Die HT ist trotz gewisser Wirksamkeit nicht zur Primär- oder Sekundärprävention kardiovaskulärer oder zerebrovaskulärer Erkrankungen zugelassen.
> - Nach aktueller Datenlage scheint bei frühem Einsatz einer HT (< 60 J.) bei Frauen ohne spezielle Risikofaktoren oder Vorerkr. der Nutzen einer indizierten HT die Risiken zu überwiegen.
> - Unter Langzeittherapie ist ein erhöhtes Risiko für Mammakarzinom nicht auszuschließen. Bei Kombination mit Gestagenen ist für eine mehr als 5-jährige Behandlung ein gering erhöhtes Risiko nicht auszuschließen.

5.4.2 Nicht medikamentöse Maßnahmen

Insbesondere bei vasomotorischen Symptomen können eine gesunde Ernährung und Lebensführung hilfreich sein. Des Weiteren ist diese präventiv vor kardiovaskulären Erkrankungen, Diabetes mellitus usw.:
- Geringe Fettzufuhr, hoher Quotient an ungesättigten zu gesättigten Fettsäuren, Omega-3-Fettsäuren
- Geringe Glukosezufuhr
- Ausreichend pflanzliche Faserstoffe, Obst, Gemüse
- Ausreichend Folsäure, Vitamine, Mineralstoffe
- Moderater Alkohol- und Kaffeekonsum
- Kein Nikotinkonsum
- Täglich moderate körperliche Aktivität

5.4.3 Pflanzliche Präparate

✓ Pflanzliche Produkte zur Behebung von Symptomen der Peri- und Postmenopause sind hinsichtlich ihres Nutzens und ihres Risikos derzeit nicht ausreichend bewertet. Dennoch haben sie eine gewisse Berechtigung unter begrenzter Indikationsstellung.

Phyto-Östrogene Pflanzliche Produkte, die eine schwach östrogenähnliche Wirkung zu haben scheinen und zum Teil zur Linderung klimakterischer Beschwerden eingesetzt werden. Laut Studienlage gelten sie allerdings für diese Indikation als ineffektiv. Außerdem ist keinesfalls ausgeschlossen, dass Physo-Östrogene die gleichen Nebenwirkungen und Risiken wie synthetische Östrogene haben, sodass auch bei der Einnahme von Phyto-Östrogenen auf mögliche Risiken hingewiesen werden sollte.

Agnus Castus (Mönchspfeffer) Für Agnus Castus wird generell eine zyklusregulierende Eigenschaft beschrieben, es kann somit auch in der Perimenopause bei Zyklusinstabilität eingesetzt werden.

Johanniskrautextrakt Die antidepressive Wirkung kann unterstützend bei affektiven Störungen in Peri- und Postmenopause wirken. Die meisten wandten eine Dosierung von 3 × 300 mg/d mit 0,3 % Hypericin oder 5 % Hyperforin über 8–10 Wochen an. Für einen längeren Behandlungszeitraum liegen derzeit keine Ergebnisse vor.

Baldrian Der Einsatz von Baldrian ist wegen seiner beruhigenden und schlaffördernden Wirkung bei klimakterisch bedingten Ein- und Durchschlafstörungen gerechtfertigt, jedoch belegen auch hier aktuelle Studien keinen signifikanten Nutzen.

5.4.4 Substanzauswahl

Ziel einer HT ist nicht das Wiederherstellen physiologischer Hormonkonzentrationen im Serum, sondern das Verbessern peri- und postmenopausaler Beschwerden sowie das Verhindern von Erkr. Wichtig ist ein ausreichender therapeutischer Effekt durch das Verschreiben geeigneter Präparate. Bei der Auswahl der Präparate steht die individuelle Regimewahl im Vordergrund. Wichtiges Kriterium dabei ist auch die Einstellung der Frau zu zyklischen Blutungen oder ob die Induktion einer Amenorrhö bevorzugt wird.

> **!** Bei hysterektomierten Frauen ist eine alleinige Therapie mit Estrogenen ausreichend.

Natürliche Estrogene kommen in identischer Weise im menschlichen und tierischen Körper und Pflanzen vor. Synthetische Östrogene (z. B. Estradiovalerat [EE]) können mittlerweile in hoher Reinheit und Qualität synthetisch hergestellt werden, sie werden bereits während der Darmabsorption und Leberpassage zu Estradiol gespalten.

Östrogene

Estradiol (E2) Der aktive Wirkstoff dieser Gruppe ist das 17-ß-Estradiol. Estradiol oder dessen Derivate wie das Estradiolvalerat sind sowohl als Monosubstanz, als auch in verschiedenen Kombinationen mit Gestagenen erhältlich.
- Tagesdosis Estradiol (mikronisiert): 0,5–2 mg
- Tagesdosis Estradiolvalerat: 1 mg/2 mg
- Tagesdosis Estradiolpflaster: 25 µg, 50 µg, 100 µg
- Tagesdosis Estradiol-Spray: 150 µg pro Sprühstoß

CEE (conjugierte equine Estrogene) Ebenfalls zu den „natürlichen" Östrogenen zählen die CEE, gewonnen aus dem Harn trächtiger Stuten. Sie enthalten andere Komponenten wie Equilinsulfat oder 17α-Hydroequilinsulfat. Tagesdosis: 0,3 mg/0,625 mg/1,25 mg.

Estriol (E3) Estriol wird hauptsächlich zur lokalen Behandlung urogenitaler Beschwerden eingesetzt, da durch die systemische Einnahme keine ausreichenden Wirkstoffspiegel erzielt werden können. Tagesdosis: 2–4 mg.

SERM (Selective Estrogen Receptor Modulator) Tamoxifen sowie die neueren Wirkstoffe Raloxifen und Droloxifen besitzen ausgewählte Wirkmechanismen an Estrogenrezeptoren. So hemmen sie am Knochen die Knochenresorption und erhöhen die Knochendichte. Sie wirken antagonistisch bei hormonrezeptorpositivem Mammakarzinom, haben jedoch keine Wirkung auf vasomotorische Symptome und erhöhen das Risiko thromboembolischer Erkrankungen. Tamoxifen erhöht zudem auch das Risiko für das Endometriumkarzinom. Raloxifen hingegen nicht und ist für die Behandlung und Prävention der postmenopausalen Osteoporose zugelassen. Insgesamt sind weitere Studienergebnisse abzuwarten, u. a. auch zum Einfluss von SERM's auf das kardiovaskuläre Risiko.

Gestagene

Da eine reine Östrogentherapie spätestens nach 6 Mon. eine Endometriumshyperplasie mit nachfolgend deutlich erhöhtem Risiko für ein Endometriumkarzinom hat, sollte bei Frauen mit noch erhaltener Gebärmutter immer eine Kombinationstherapie mit einem Gestagen durchgeführt werden. Folgende Präparate sind aktuell verfügbar:
- **Progesteronderivate:** wie Medroxyprogesteronacetat (MPA) niedrige oder nicht androgene Aktivität. MPA ist als eines der älteren Progesteronderivate in der Kombination mit Östradiol in der WHI-Studie mit einem erhöhten Brustkrebsrisiko und kardiovaskulärem Risiko aufgefallen, sodass es aktuell kaum noch in der HT eingesetzt wird.
- **Nortestosteronderivate:** Verbindungen wie Levonorgestrel (LNG), Noresthisteronacetat (NETA), Gestoden oder Dienogest zeichnen sich durch hohe gestagene Aktivität und hohe antiöstrogene Potenz aus. Dienogest besitzt zusätzlich

auch antiandrogene Aktivität. Auch kann das levonorgestrelhaltige IUP eingesetzt werden, die Wirksamkeit zur Endometriumprotektion ist zwar nachgewiesen, allerdings ist das IUP dafür nicht zugelassen. Daher kommt es in der Regel als Präparat zweiter Wahl (off-label) in Frage, insbesondere bei oraler Unverträglichkeit für Gestagene.

- **Natürliche Progesteron:** Das als Kapsel erhältliche Präparat besitzt keine weitreichenden Partialeffekte. Eine kontinuierliche Dosierung von 100 mg/d reicht in der Regel zur Prävention der Endometriumhyperplasie. Bei einer zyklischen Gabe (10–14 Tage) ist in der Regel 200 mg/d erforderlich.
- **Tibolon** ist ein 19-Nortestosteronderivat, besitzt gestagene, östrogene und androgene Wirkung und wurde 1999 in Deutschland zur Behandlung klimakterischer Beschwerden zugelassen. Da eine Studie (LIFT – Long-term Intervention on Fracture with Tibolone) aufgrund eines erhöhten Schlaganfallrisikos (im Vergleich zu Placebo) vorzeitig abgebrochen werden musste und weitere Studien ein erhöhtes Risiko für Brustkrebs und für Endometriumhyperplasie zeigten, wird Tibolon kaum noch eingesetzt.

Androgene

Androgene sind in Deutschland nicht zur Behandlung klimakterischer Beschwerden zugelassen.

> **Applikationsformen HT**
> - Oral: Tabletten, Dragees, Tropfen
> - Transdermal (parenteral): Pflaster, Gel, Lösung
> - Topisch (parenteral): Salbe, Creme, Ovula, Tabletten, Vaginalring
> - Intranasal (parenteral): Aerosol

5.4.5 Regimevariationen

Systemisch oder lokal Bei Hitzewallungen und Schlafstörungen kommt eine systemische HT in Frage, da die lokale vaginale Applikation keinen ausreichenden Wirkspiegel erreicht und nicht gegen systemische Beschwerden ausreicht. Bei einer reinen vaginalen Trockenheit ist die lokale, vaginale Applikation zu bevorzugen.

Systemisch oral oder transdermal Für die systemische Therapie stehen die orale und die transdermale HT zur Verfügung.

- **Orale HT:** Orale Östrogene haben einen hohen First-pass-Effekt über die Leber und erhöhen u. a. die hepatische Produktion von Thyroxin-Binding-Protein (TBG), Sex-Hormon-Binding-Globulin (SHBG), Triglyzeriden u. a.
- **Transdermale HT:** Die systemische transdermale HT ist im Vergleich zur oralen Applikation genauso effektiv zur Prävention der Osteopenie/Osteoporose und der klimakterischen Beschwerden, bei deutlich niedrigerem Risiko für Schlaganfall und/oder venöse Thromboembolien. Des Weiteren besteht ein geringerer Einfluss auf die hepatische Metabolisation.

Aus den o. g. Gründen sollte eine HT mit einem transdermalen Präparat begonnen werden, dabei spielt es keine Rolle, ob eine Pflaster-/Gel- oder Creme-Applikation gewählt wird.

Östrogenmonotherapie kommt nur bei hysterektomierten Frauen infrage, da durch die Östrogen-Wirkung auf das Endometrium ein signifikant erhöhtes Risiko für ein

Endometriumkarzinom besteht. Diese Östrogenmonotherapie sollte transdermal begonnen werden und erfolgt kontinuierlich.

Zyklisch oder kontinuierlich Sowohl die zyklische als auch die kontinuierliche Gestagentherapie haben einen ausreichenden protektiven Effekt auf das Endometrium. Bei einer zyklischen Gabe der Gestagene kommt es in der Regel zu monatlichen Blutungen. Diese Blutungen sind zwar nur schwach, können aber die Lebensqualität beeinflussen, sodass meistens eine kontinuierliche Einnahme des kombinierten HT gewählt wird. Insbesondere zum Erreichen einer langfristigen Amenorrhö. Ggf. kann in der MT eine zyklische Therapie gewählt werden da regelmäßige Blutungen akzeptiert werden und bestehende Blutungsstörungen stabilisiert werden. Im weiteren Verlauf sollte auf eine kontinuierliche Therapie umgestellt werden.

5.4.6 Nebenwirkungen und Risiken

Da in früheren Jahren die HT als „Jungbrunnen" und als „anti-aging-Maßnahme" postuliert wurde, wurde sie vielfach ohne genaue Kenntnis der Risikofaktoren oder langfristigen Nebenwirkungen relativ einfach und langfristig eingesetzt. Durch den vorzeitigen Abbruch der WHI-Studie, einer randomisierten placebokontrollierten Studie mit mehr als 16.000 Frauen im Östrogen-Gestagen-Arm und mehr als 10.000 Frauen im Östrogen-Mono-Arm, wurden Ärzte und Laien für die Nebenwirkungen und Risiken sensibilisiert und die HT ist seitdem etwas in Verruf geraten.

Das kardiovaskuläre Risiko überwog sowohl im Östrogen-Gestagen-Arm als auch im Östrogen-Mono-Arm. Im weiteren Verlauf wurden die Ergebnisse durch Subgruppenanalysen und weitere randomisierte Studien sowohl zum Teil bestätigt als auch widerlegt, sodass die Empfehlungen zur HT regelmäßig überdacht und überarbeitet werden. Kritisch zu hinterfragen bei diesen Studien ist immer die Art der Applikation, die Dauer und der Zeitpunkt der Initiierung der HT. Die Teilnehmerinnen der WHI-Studie nahmen z. B. ein Kombinationspräparat, das in Deutschland kaum verwendet wird, hatten zum großen Teil bereits kardiovaskuläre Vorerkr. und waren zum Teil älter als 60 Jahre, als die Hormontherapie initiiert wurde.

Trotzdem muss vor Beginn einer HT eine sorgfältige Nutzen-Risiko-Analyse gemeinsam mit der Patientin erfolgen und die Empfehlungen der einzelnen Gesellschaften immer wieder überprüft werden. Unter anderem wird die S3-Leitlinie zur Hormontherapie in der Peri- und Postmenopause der DGGG von 2009 aktuell überarbeitet. Zum Zeitpunkt der Fertigstellung dieses Buchkapitels (April 2016) sind folgende Empfehlungen und Risiken aktuell:

Allgemeine Nebenwirkungen

Begleiterscheinungen wie Brustspannen, Ödeme, Übelkeit oder gastrointestinale Beschwerden können zu Beginn der HT auftreten und sind manchmal auch Zeichen einer zu hohen Dosierung.

Malignomrisiko

Mammakarzinom

- Die Einnahme eines **kombinierten HT-Präparates** erhöht das Brustkrebsrisiko. Eine der größten Studien, die WHI-Studie (s. o.), zeigte, dass Frauen unter der Einnahme eines Östrogen-Gestagen-Präparates ein signifikant erhöhtes Risiko für das Auftreten von Brustkrebs haben: 8 neue Fälle auf 10.000 Frauenjahre

nach durchschnittlich 5,2 Jahren. Auch nach 13 Jahren Follow-up und trotz Absetzen der kombinierten HT blieb das Risiko für Brustkrebs weiterhin höher als bei Frauen in der Placebogruppe.
- **Östrogen-Mono-Therapie:** Das Risiko für das Auftreten eines Mammakarzinoms unter Östrogen-Mono-Therapie ist nicht erhöht. In einer Subgruppenanalyse konnte sogar ein Benefit nachgewiesen werden.

> **!** Frauen mit einer positiven Familienanamnese für Brustkrebs sollte keine HT empfohlen werden.

Endometriumkarzinom Das Risiko für ein Endometriumkarzinom ist bei einer Östrogen-Mono-Therapie und vorhandenem Uterus signifikant erhöht (von 1:1.000 auf 1:100). Durch die zyklische oder kontinuierliche Gabe von Gestagenen ist dieses Risiko nicht mehr nachweisbar. Wenn eine zyklische Gabe gewählt wird, sollte die Dauer 10 Tage nicht unterschreiten.

Ovarialkarzinom Das Risiko für ein Ovarialkarzinom war in der WHI-Studie nicht signifikant erhöht. In einer aktuellen Metaanalyse (2015) wurde dieses Risiko signifikant für Frauen, die jemals HT einnahmen im Vergleich zu Frauen, die niemals HT einnahmen. Das relative Risiko war allerdings nur 1.14, das errechnete absolute Risiko lag bei 1 zusätzlichen Diagnose für Ovarialkarzinom auf 1.000 Frauen, die jemals HT eingenommen haben. Insgesamt muss auch für das Ovarialkarzinom sensibilisiert werden, das tatsächliche Risiko scheint den Nutzen aus aktueller Datenlage nicht zu überragen.

Kardiovaskuläres Risiko

Ursprünglich ist man davon ausgegangen, dass eine Hormontherapie das kardiovaskuläre Risiko senken sollte. Daher wurden einige Studien (auch die WHI-Studie) mit dem primären Ziel der Wirkung auf die kardiovaskulären Erkr. initiert und konnten den angenommen protektiven Effekt nicht bestätigen. HERS-I und HERS-II (Heart and Estrogen/Progestin Replacement Study) zeigten, dass das Auftreten einer KHK nicht vermindert wurde, aber das Risiko für Thromboembolien und Gallenblasenerkr. erhöht wurde. In der WHI-Studie konnte dagegen nach 12-monatiger Einnahme der kombinierten HT eine Zunahme an KHK nachgewiesen werden. Bei einer Östrogen-Mono-Therapie konnte dies nicht nachgewiesen werden, im jüngeren Kollektiv wurde sogar ein Benefit postuliert. Eine Erhöhung des thromboembolischen Arms war in beiden Armen nachweisbar.

- **Risiko für eine koronare Herzkrankheit (KHK):** Allgemein anerkannt ist aktuell, dass eine HT keine Indikation für die Prävention der KHK ist und dass bei vorhandenen Risikofaktoren wie Hypertonus, Hyperlipidämie oder Diabetes mellitus das Risiko für eine KHK erhöht sein kann. Für Frauen ohne Risikofaktoren, die eine HT in der Perimenopause beginnen, ist aktuell kein erhöhtes KHK-Risiko nachweisbar. Keinen Einfluss darauf hat die Applikationsform (oral oder transdermal).

Schlaganfallrisiko: Aktuell geht man von einem erhöhten Schlaganfallrisiko durch die HT aus, auch wenn die Daten dazu sehr heterogen sind. Frauen mit einem individuell erhöhten Risiko für einen Schlaganfall sollte keine HT empfohlen werden.
- **Thromboserisiko:** Eine HT (sowie eine orale Kontrazeption) erhöht das Thrombose/Thromboembolierisiko signifikant. Die transdermale Applikation kann das Risiko minimieren, nichtsdestotrotz ist es weiterhin erhöht. Frauen mit

nachgewiesener heriditärer Thrombophilie, nach stattgehabter Thrombose, Nikotinabusus oder Adipositas II° sollte keine Hormontherapie empfohlen werden. Prinzipiell ist die transdermale Applikation gegen die orale Applikation zu bevorzugen, bei Unverträglichkeit kann nach guter Aufklärung auf ein orales Präparat umgestellt werden.

✓

- Vor Beginn einer HT sollte eine sorgfältige Nutzen-Risiko-Analyse gemeinsam mit der Pat. erfolgen.
- Unter der Einnahme einer HT sollte eine jährliche Nutzen-Risiko-Analyse mit der Pat. erfolgen.
- Ein transdermales Präparat sollte gegenüber einem oralen Östrogenpräparat bevorzugt werden.
- Die kontinuierliche HT wird der zyklischen HT gegenüber in der Regel bevorzugt.
- Im Z. n. Hysterektomie sollte ein Östrogen-Mono-Präparat verwendet werden.
- Das Risiko für Thromboembolien und Schlaganfall ist unter HT erhöht, das Risiko für KHK ist nur im Risikokollektiv erhöht. Bei transdermaler Applikation ist das Risiko für Thromboembolien weiterhin erhöht, aber signifikant niedriger als bei oraler HT.
- Das Risiko für Mammakarzinom ist bei einer kombinierten HT erhöht, bei einem Östrogen-Monopräparat ist das Risiko für Mammakarzinom nicht erhöht.

Literatur

Anderson GL, et al. Effects of conjugated equine estrogen in postmenopausal women with hysterectomy: the Women's Health Initiative randomized controlled trial. JAMA 2004; 291: 1701–12.

Banks E, et al. Fracture incidence in relation to the pattern of use of hormone therapy in postmenopausal women. JAMA 2004; 291: 2212–20.

Barnabei VM, et al. Menopausal Symptoms and Treatment-Related Effects of Estrogen and Progestin in the Women's Health Initiative. Obstet Gynecol 2005; 105: 1063–73.

Beral V for the Million Women Study Collaborators. Breast cancer and hormone-replacement therapy in the Million Woman Study. Lancet 2003; 362(9382): 419–27. Erratum in Lancet 2003; 362(9390): 1160.

Chlebowski RT, et al. Influence of Estrogen Plus Progestin on Breast Cancer and Mammography in Healthy Postmenopausal Women: The Women's Health Initiative Randomized Trial. JAMA 2003; 289:3243–53.

Greendale GA, et al. Bone mass response to discontinuation of longterm hormone replacement therapy: results from the Postmenopausal Estrogen/Progestin Interventions (PEPI) safety follow-up study. Arch Intern Med 2002; 162: 665–72.

Harlow SD, et al. STRAW+10 Collaborativ Gropus. Executive summary of the stages of reproductive aging workdshop + 10: addressing the unfinished agenda of staging reproductive aging. Menopause 2012; 19: 387–95.

Hulley S, et al. for the Heart and Estrogen/progestin Replacement Study (HERS) Research Group. Randomized trial of estrogen plus progestin for secondary prevention of coronary heart disease in postmenopausal women. JAMA 1998; 280: 605–13.

Rossouw JE, et al. Risks and benefits of estrogen plus progestin in healthy postmenopausal women: principal results From the Women's Health Initiative randomized controlled trial. JAMA 2002; 288: 321–33.

6 Lageveränderungen des Genitales

Katharina Jundt

6.1	**Übersicht**	**110**	6.5.1	Defekt des vorderen Kompartimentes	**116**
6.2	**Einteilung**	**111**	6.5.2	Defekt des mittleren Kompartimentes	**118**
6.2.1	Anatomische Einteilung	111			
6.2.2	ICS-Einteilung	112	6.5.3	Defekt des hinteren Kompartimentes	**120**
6.3	**Diagnostik**	**114**			
6.4	**Konservative Therapie**	**115**	6.5.4	Kombinationseingriffe bei Belastungsinkontinenz und Descensus genitalis	**122**
6.4.1	Beckenbodentraining	115			
6.4.2	Pessar	115			
6.5	**Operative Therapien**	**116**	6.5.5	Meshes (Netze)	**122**

6 Lageveränderungen des Genitales

6.1 Übersicht

Definition Senkung des Uterus sowie der Vagina unter Mitnahme der benachbarten Organe Blase und/oder Rektum. Tritt das entsprechende Organ (beim Pressen) über den Hymenalsaum handelt es sich um einen (Partial-)Prolaps. Etwa 11–12 % der Frauen im Alter von 80 J. mussten sich mind. 1 × in ihrem Leben einer Operation wegen Fehlfunktion des Beckenbodens unterziehen. Bei 30 % davon ist mehr als eine Operation erforderlich. Betroffen sind v. a. Frauen ab dem 5. Lebensjahrzehnt.

Ätiologie und Risikofaktoren Durch eine Insuff. des Halteapparates des Uterus, des Beckenbodens sowie durch nachlassenden Beckenbodentonus kommt es zur Lageveränderung des inneren Genitales sowie angrenzender Strukturen.

> **Begünstigende Faktoren**
> - Vaginale und vaginal-operative Entbindungen (v. a. Forzepsextraktionen)
> - Multiparität (Mant, Painter und Vessey 1997)
> - Verlängerte Austreibungsperioden
> - Dammrisse III. und IV. Grades
> - Konstitutionelle Bindegewebsschwäche
> - Übergewicht
> - Chronische Obstipation und chronischer Husten
> - Schwere körperliche Arbeit

Chronische intraabdominelle Druckerhöhungen (z. B. Raucherinnen, Asthmapat.) sowie Adipositas wirken sich ungünstig aus. Durch eine vaginale Entbindung kann es zur Schädigung der Beckenbodenmuskulatur (insbesondere des M. levator ani) sowie des ligamentären Stützapparates kommen. Bei einer Überdehnung des Beckenbodens v. a. in der Austreibungsperiode kann es zu einer partiellen Denervierung des M. levator ani mit Schädigung der peripheren Äste des N. pudendus kommen. Dies kann in seltenen Fällen zu bleibenden Schäden im Sinne einer Atrophie oder Fibrosierung des Beckenbodens mit daraus resultierender Senkung und Inkontinenz für Harn und Stuhl führen.

> ✓ Folgende Bindegewebsstrukturen bilden den Stützapparat im kleinen Becken: Ligg. pubourethralia, pubozervikale Faszie, Blasenpfeiler, Ligg. sacrouterina, Ligg. cardinalia, Fascia rectovaginalis, Centrum tendineum perinei.

Pathogenese Direkte muskuläre oder indirekte neuromuskuläre Defekte des Beckenbodens sind zwar für die Entstehung eines Deszensus mitverantwortlich, jedoch nur schwer einer chirurgischen Therapie zugänglich. Das (neuro-)muskuläre Versagen des Beckenbodens führt zu einer unphysiologischen Belastung der Faszien sowie des ligamentären Halteapparates, sodass es zur Überdehnung mit Lageveränderung des inneren Genitales kommt. Diese Defekte sind einer chirurgischen Intervention zugänglich.

Klinik Der Deszensus des Urogenitaltraktes ist meist ein progredientes Geschehen, dessen Beschwerden in der Regel vom Ausmaß des Deszensus sowie der betroffenen Organe abhängen:
- Druck- und Zuggefühl am Beckenboden
- Tief sitzende Kreuz- und Rückenschmerzen
- Schmerzen beim Geschlechtsverkehr

- Fremdkörpergefühl in der Vagina
- Evtl. Vorfallgefühl aus der Vagina
- Verzögerte Miktion mit Restharnbildung (Quetschhahnphänomen): Abdrücken der Urethra durch den deszendierenden Blasenboden). Dieses Quetschhahnphänomen kann auch eine gleichzeitig bestehende Belastungsinkontinenz maskieren, sodass es erst nach Zurückschieben des Deszensus zu einer Inkontinenz kommt (larvierte Belastungsinkontinenz).
- Häufiger Harndrang
- Harninkontinenz (▶7)
- Stuhlinkontinenz
- Stool-outlet-obstruction: Stuhlgang „verfängt" sich in einer Tasche, die durch die deszendierende hintere Vaginalwand gebildet wird mit inkompletter Stuhlentleerung.
- Druckulzera an Scheide und/oder Uterus mit nachfolgender Infektion und Wundheilungsstörung

6.2 Einteilung

6.2.1 Anatomische Einteilung

> **!**
>
> - **Descensusvaginae:** Senkung der vorderen oder hinteren Scheidenwand oder des Scheidenabschlusses nach Hysterektomie.
> - **Descensusuteri:** Senkung der Gebärmutter.
>
> I. d. R. liegt eine Kombination aus beiden Senkungsformen vor.

Vorderes Kompartiment Bei einem Deszensus der vorderen Vaginalwand (häufigste Deszensusform) kommt es i. d. R. permanent oder bei Erhöhung des intraabdominalen Druckes zu einem gleichzeitigen Deszensus der Blase, da die vordere Vaginalwand durch eine Bindegewebsschicht mit der Blase verbunden ist.

Formen der Senkung der vorderen Vaginalwand:
- **Pulsationszystozele:** Bindegewebsdefekt (Hernie) in der Mittellinie (▶ Abb. 6.1), die Rugae vaginales sind verstrichen. Die vordere Vaginalwand imponiert als glatter Ballon.
- **Traktionszystozele:** lateraler Ausriss der Scheide (einseitig oder beidseitig) vom Arcus tendineus fasciae pelvis (▶ Abb. 6.2, ▶ Abb. 6.3), die Rugae vaginales sind erhalten.
- **Urethrozystozele:** Beidseitiger Ausriss der Ligg. pubourethralia, welche die Urethra retrosymphysär fixieren. Senkung der kompletten vorderen Vaginalwand ab dem Ostium urethrae externum.

Hinteres Kompartiment
- **Rektozele:** Durch einen Defekt der Fascia rectovaginal kommt es zu einer Herniation des Rektums mit Protrusion der Scheidenhinterwand (▶ Abb. 6.4).
- **Enterozele** (Syn. Douglaszele): Vorfall des Peritonealsackes mit Dünndarm in die Bruchpforte (Defekt der Fascia rectovaginalis). Diese Protrusion kann hinten oberhalb der Rektozele gelegen sein, jedoch auch nach Hysterektomie an der vorderen Vaginalwand wie eine Zystozele imponieren.

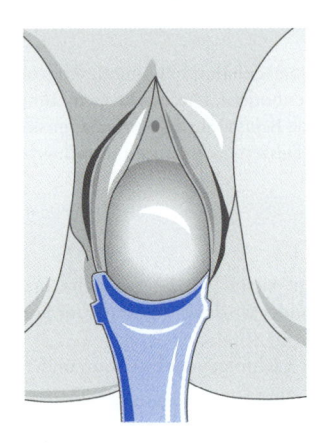

Abb. 6.1 Pulsationszystozele

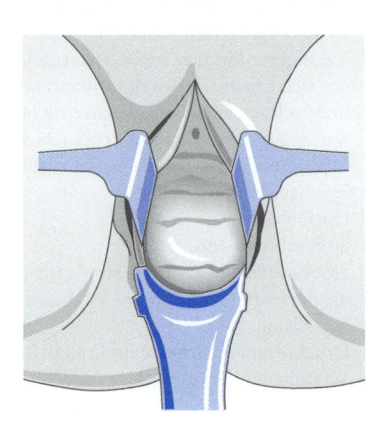

Abb. 6.2 Traktionszystozele

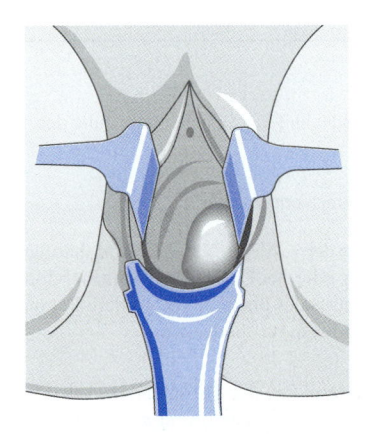

Abb. 6.3 Einseitiger Lateraldefekt

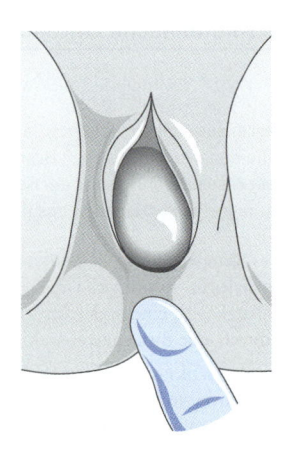

Abb. 6.4 Rektozele

Mittleres Kompartiment
- **Descensus uteri/Scheidenabschluss:** Senken der Gebärmutter beim Pressen oder permanent in die Scheide. Ausprägungsgrade:
  - **Partialprolaps:** Zervix tritt über den Hymenalsaum.
  - **Totalprolaps:** komplettes Umstülpen der Scheide (▶ Abb. 6.5).
- Nach Hysterektomie kann es durch Ausreißen der Scheide aus der bindegewebigen Verankerung zu einem Deszensus bzw. Prolaps des Scheidenabschlusses (▶ Abb. 6.6) kommen. Risikofaktoren wie unter ▶ 6.1.

6.2.2 ICS-Einteilung

Die Einteilung sollte nach dem System der International Continence Society (ICS) erfolgen. Bei dieser Deszensuseinteilung bildet der Hymenalsaum den Bezugspunkt

6.2 Einteilung

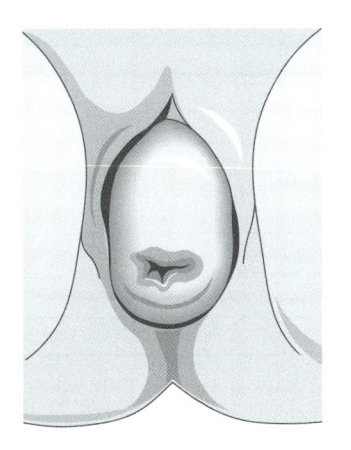

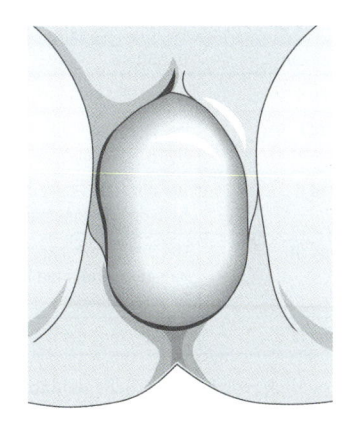

Abb. 6.5 Totalprolaps uteri

Abb. 6.6 Scheidenstumpfprolaps bei Z. n. Hysterektomie

des metrischen und international gültigen Systems. Gemessen werden in Zentimeter die Entfernung zum Hymenalsaum von (▶ Abb. 6.7):
- Der vorderen Vaginalwand (Punkte Aa und Ba).
- Der Zervix (Punkt C) bzw. des hinteren Vaginalgewölbes (Punkt D).
- Der hinteren Vaginalwand (Punkte Ap und Bp).

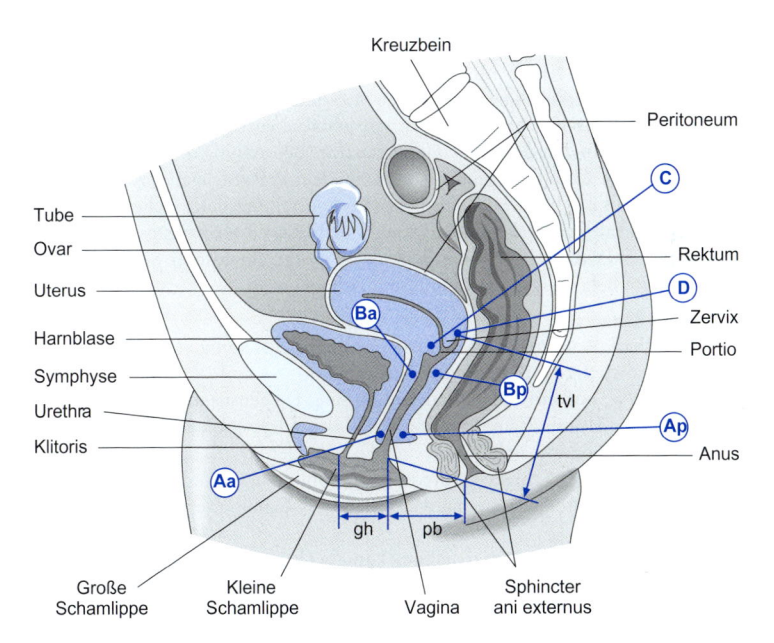

Abb. 6.7 Descensus-Klassifikation nach Bump. Die 6 Stellen (Punkte Aa, Ba, C, D, Bp und Ap), Hiatus genitalis (gh), Dammlänge (pb) und gesamtlänge der Vagina (tvl), die zur Quantifizierung der Abstützung der Beckenorgane herangezogen werden

Tab. 6.1 Deszensus-Klassifikation (nach Bump et al. 1996)	
Stadium	Definition
Grad 0	Es besteht kein Deszensus
Grad I	Der distalste Punkt des Deszensus befindet sich mind. 1 cm über dem Hymenalsaum
Grad II	Der distalste Punkt des Deszensus befindet sich ± 1 cm ober- bzw. unterhalb des Hymenalsaums
Grad III	Der distalste Punkt des Deszensus befindet sich > 1 cm unter dem Hymenalsaum, prolabiert jedoch nicht mehr als 2 cm weniger als die komplette Scheidenlänge
Grad IV	Totalprolaps der Gebärmutter oder bei Z. n. Hysterektomie der Scheide

Zusätzlich werden die Scheidenlänge (Total Vaginal Length: TVL) sowie die Dammlänge (Perineal Body: pB) ermittelt. Anschließend erfolgt die Deszensuseinteilung in 5 Grade (▶Tab. 6.1), wobei Grad 0 keinem Deszensus und Grad IV einem Totalprolaps entspricht.

Bei der Beurteilung eines Deszensus der vorderen Vaginalwand sollte zusätzlich zwischen einer Pulsationszystozele mit glatter Oberfläche (zentraler Defekt) im Gegensatz zu einer Traktionszystozele bei lateralem Defekt mit Erhalt der Rugae vaginales unterschieden werden. Bei der Palpation werden zusätzlich seitengetrennt die Levatorkontraktionskraft sowie mögliche einseitige Atrophien des M. levator ani beurteilt.

6.3 Diagnostik

Gynäkologische Untersuchung mit Husten-Stresstest In der Deszensusdiagnostik steht nach der typischen Anamnese v. a. die gynäkologische Untersuchung mit getrennten Spekula im Vordergrund. Dabei separate Beurteilung des vorderen, mittleren und hinteren Kompartimentes bei maximalem Pressen. Dabei zeigen sich die bereits unter ▶6.2.1 beschriebenen Befunde. Beurteilung einer Scheidenatrophie, Kontraktionskraft des Beckenbodens sowie eines Husten-Stresstestes ohne und mit Reposition des Prolapses (z. B. mit Spekulum, Pessar, Stieltupfer oder digital) um eine (larvierte) Belastungsinkontinenz auszuschließen.

Bildgebende Verfahren (▶7)
- **Vaginalschall:** Routinemäßige Verwendung zur Beurteilung von Uterus und Adnexen sowie freier abdominaler Flüssigkeit.
- **Perineal- bzw. Introitusschall:** Beurteilung eines Deszensus der vorderen Vaginalwand, der Mobilität und Position des Blasenhalses und des Restharnes. Bei der Perinealsonografie ist v. a. zu beachten, dass der Schallkopf beim Pressen das Prolabieren der Scheide verhindern und somit den Befund verfälschen kann. Die Ultraschalluntersuchung hat weitgehend röntgenologische Untersuchungen abgelöst.
- **Dynamische MRT:** Die Untersuchung kann bei komplexen und/oder Rezidiv-Senkungszuständen eingesetzt werden. Alle drei Kompartimente können in Ruhe, beim Pressen und bei Kontraktion des Beckenbodens dargestellt werden, insbesondere zur Beurteilung eines inneren Rektumprolaps/einer Intussuszeption sowie der Entleerung des Rektums bzw. einer Stuhlretention.

Urodynamische Messung (▶7) Indikation besteht vor einer geplanten Prolapsoperation nur bei gleichzeitiger Inkontinenzoperation. Die Messung sollte bei Deszensus vor allem nach Reposition des Deszensus oder Prolapses zum Ausschluss einer larvierten Belastungsinkontinenz (Belastungsinkontinenz, die durch Abdrücken der Urethra durch den prolabierenden Blasenboden erst nach Reposition klinisch relevant wird) durchgeführt werden. Eine urodynamische Messung ohne Reposition des Deszensus ergibt durch Abdrücken der Urethra in der Regel falsch hohe urethrale Verschlussdrücke und maskiert eine mögliche Belastungsinkontinenz.

Differenzialdiagnostik Die Unterscheidung eines Deszensus zwischen den unter ▶6.2.1 beschriebenen Kompartimenten bedarf einer genauen Untersuchung und kann je nach Füllungsstand der Blase oder des Rektums unterschiedlich imponieren. Eine Verwechslung mit einem Anal- oder Rektumprolaps sollte durch genaue Inspektion des Genitales auszuschließen sein.

6.4 Konservative Therapie

Neben dem Abbau von Risikofaktoren (Adipositas, Nikotinabusus und chronische Obstipation) und beobachtendem Verhalten stehen vor allem das Beckenbodentraining sowie die Pessartherapie im Vordergrund.

6.4.1 Beckenbodentraining

Inzwischen bestätigten fünf randomisierte Studien und eine prospektive, nicht randomisierte Studie, dass ein gezieltes Beckenbodentraining sowohl Prolapssymptome als auch das Prolapsstadium reduzieren bzw. die Progression verhindern können.

6.4.2 Pessar

Prinzip Elevation des Uterus/Scheidenabschlusses, wobei Symphyse und Beckenbodenmuskulatur als Widerlager dienen.

Indikationen Pessare werden eingesetzt, wenn eine Operation aus medizinischen Gründen nicht möglich oder nicht gewünscht ist. Zur Verfügung stehen Würfel-, Schalen- oder Ringpessare (▶ Abb. 6.8) in unterschiedlichen Größen, die angepasst werden müssen.
- Den Würfelpessaren ist in der konservativen Deszensustherapie der Vorzug zu geben, da sie die Senkung gut reponieren und von der Patientin selbst appliziert und durch einen Rückholfaden entfernt werden können. In der Nacht sollte das Würfelpessar nicht benutzt werden, damit das Vaginalepithel regenerieren kann.
- Schalen- oder Ringpessare werden bei einem Prolaps genitalis oder bei Patientinnen eingesetzt, die nicht in der Lage sind, das Pessar selbstständig zu entfernen. Diese Pessare spannen sich breit in der Scheide oberhalb des Levators auf, können dort 3 Mon. unter gleichzeitiger loka-

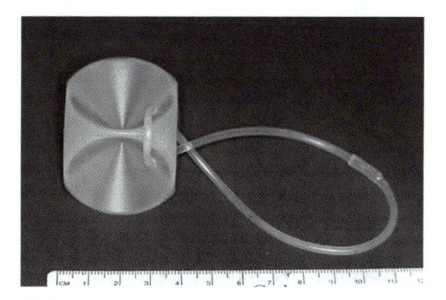

Abb. 6.8 Würfelpessar

ler Östrogenisierung verbleiben und werden alle 3 Mon. vom Gynäkologen gewechselt. Nachteil ist hier die hohe Rate an Infektionen und Druckulzerationen durch das ständige Verbleiben in der Scheide.

Kontraindikationen Rezidivierende Vaginalinfektionen, atrophes Genitale, Vaginalulzera.

Einschränkungen
- Bei zu weit auseinanderweichenden Levatorschenkeln ist die Pessartherapie meist erfolglos. Außerdem ist sie wegen der Gefahr von Druckulzera der Scheide nicht als Dauertherapie geeignet.
- Gleichzeitig lokale Östrogenapplikation zur Therapie der peri-/postmenopausalen Genitalatrophie, da es sonst bei sehr dünner Scheidenhaut zu Druckulzerationen kommen kann.

6.5 Operative Therapien

Die Therapie erfolgt abhängig vom Leidensdruck der Pat. und der Ausprägung des Deszensus. Bei einem Prolaps besteht i. d. R. keine Möglichkeit der Spontanremission. Die OP ist durchzuführen, solange Operationsfähigkeit gegeben ist. Wichtig ist es, den Beckenboden als eine Einheit und nicht in einzelnen Fragmenten zu betrachten (▶6.2.1). Selten existieren Defekte nur in einem Kompartiment. Präoperativ sollten deshalb alle Defekte diagnostiziert werden, da eine unvollständige Reparatur das Risiko eines nicht zufrieden stellenden Operationsergebnisses oder die Notwendigkeit weiterer Operationen birgt.

> ✓ Ziel der Operation ist die Beseitigung der klinischen Beschwerden sowie die Wiederherstellung der normalen Anatomie und Funktion.

Die Versorgung hängt ab von:
- Lokalisation der Defekte
- Alter und gesundheitlichem Zustand der Pat.
- Kohabitationswunsch
- Noch bestehendem Kinderwunsch
- Begleitender Harninkontinenz

Zugangswege Die derzeitigen Operationsmethoden umfassen den abdominalen, laparoskopischen sowie vaginalen Zugang. Die Wahl des operativen Zuganges hängt vorwiegend von den Präferenzen des Operateurs ab. I. d. R. wird der abdominale oder laparoskopische Weg benutzt, um gleichzeitig einen Lateraldefekt i. S. einer Kolposuspension zu beheben oder um v. a. bei jungen Frauen den Uterus zu erhalten. Die Korrektur eines lateralen Ausrisses der Vagina ist auch von vaginal möglich, weist jedoch eine höhere Rezidivquote auf.

Die Eingriffe erfolgen i. d. R. in Intubationsnarkose oder Spinalanästhesie. Kontraindikationen sind die allgemeinen Narkoserisiken.

6.5.1 Defekt des vorderen Kompartimentes

Kolporrhaphia anterior

Indikationen Versorgung von Pulsationszystozelen bei zentralem Defekt mit verstrichenen Rugae vaginalis.

Operatives Vorgehen (▶ Abb. 6.9)
Auch „vordere Plastik" genannt:
- Mediane Kolpotomie mit Abpräparieren der Blase von der Vaginalwand
- Raffung bindegewebiger Strukturen der Blasenfaszie und damit Anhebung der Blase
- Anschließend Verschluss der Vaginalhaut über den Raffnähten unter Resektion von möglichst wenig Vaginalhaut

Einschränkung Die Kolporrhaphia anterior ist lediglich eine Deszensusoperation, sie wurde früher auch als Inkontinenzoperation verwandt, hat aber aufgrund schlechter Ergebnisse ihren Stellenwert in der Inkontinenztherapie verloren (Glazener und Cooper 2000) (▶ 6.5.4).

> ✓ Neuere Operationsverfahren, wie die transobturatische Polypropylennetzimplantation, können die anatomischen Langzeiterfolgsraten verbessern, bringen aber zusätzliche Komplikationen mit sich.

Abdominale paravaginale Kolpopexie (lateral repair)

Indikationen Bei lateralem Ausriss der Scheidenfixierung am Arcus tendineus fasciae pelvis (Traktionszystozele).

Operatives Vorgehen
- Legen eines Dauerkatheters
- Eröffnung des Cavum rezii per laparatomiam oder laparaskopiam
- Darstellung des Arcus tendineus fasciae pelvis („whiteline") etwa 1 cm oberhalb und lateral des unteren Symphysenrandes
- Eingehen mit einem Finger in die Scheide, Tasten des Katheterballons am Blasenhals, Fassen des paravaginalen Gewebes und Befestigung mit nicht resorbierbarem Material am Arcus
- Erfolgsrate etwa 75 %

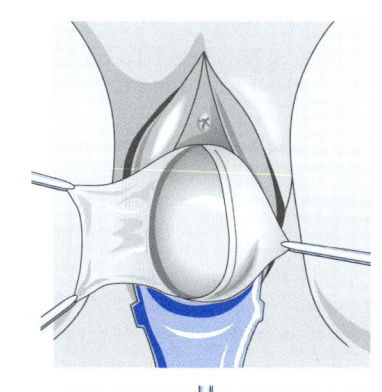

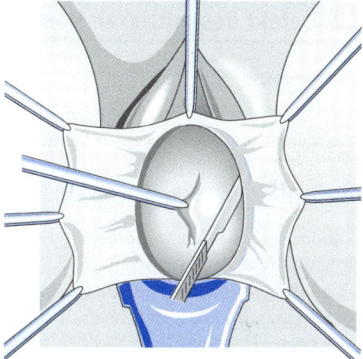

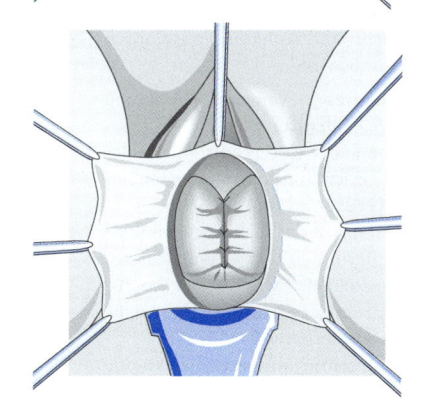

Abb. 6.9 Kolporrhaphia anterior

Vaginale paravaginale Kolpopexie (vaginal lateral repair)

Indikationen Ebenfalls bei Traktionszystozele (erhaltene Rugae vaginalis) angewandtes Verfahren. Bevorzugt bei vaginaler Durchführung der gesamten Deszensusoperation.

Operatives Vorgehen Mediane Kolpotomie an der vorderen Vaginalwand:
- Abpräparieren der Blase von der Vaginalhaut. Präparation möglichst weit nach lateral bis zum Arcus tendineus fasciae pelvis
- Fixierung des Paravaginalgewebes unter Verdrängung der Blase nach medial am Arcus mit nicht resorbierbarem Fadenmaterial
- Verschluss der Kolpotomie

✓ Rezidivquote bei 3–39 % (Mallipeddi et al. 2001, Shull, Benn und Kuehl 1994).

6.5.2 Defekt des mittleren Kompartimentes

Hysterektomie

Inzwischen wird eine Hysterektomie im Rahmen der Deszensuschirurgie nur noch sehr zurückhaltend und bei zusätzlicher Uteruspathologie eingesetzt.

Abdominale/laparoskopische Sakrokolpopexie/Hysterosakropexie

Indikationen Scheidenstumpfprolaps nach Hysterektomie oder Prolaps uteri, Fixierung des Scheidenstumpfes oder der Zervix mit Hilfe eines Kunststoffnetzes am Os sacrum, wodurch die Scheide in voller Länge und in der ursprünglichen Achse erhalten bleibt, weshalb der Eingriff vorwiegend bei Frauen mit Kohabitationswunsch gewählt wird.

Operatives Vorgehen Fixierung des Scheidenstumpfes nach Hysterektomie/der Zervix mit Hilfe eines allo- oder autologen Interponates am Os sacrum (▶ Abb. 6.10).
- Freilegen des Lig. longitudinale anterius am Os sacrum als feste ligamentäre Struktur zur Applikation der Fixationsnähte (nicht resorbierbares Material).
- Deperitonealisierung der Vagina (vom Scheidenstumpf ausgehend) nach vorne zur Blase sowie nach hinten zum Rektum, je nach Ausprägungsgrad der Zysto- und Rektozele.
- Befestigen des Interponates auf der Vagina/der Zervixhinterse

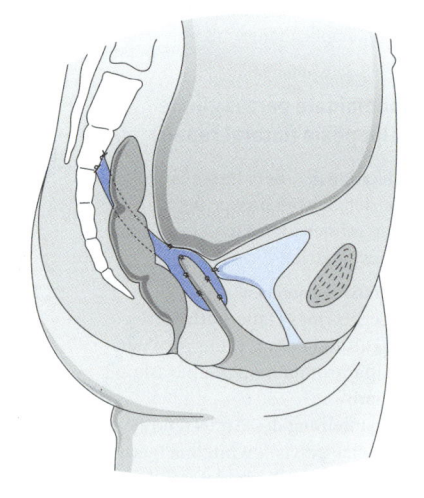

Abb. 6.10 Sakrokolpopexie/Hysterosakropexie: Fixierung des Scheidenstumpfes/der Zervix am Os sacrum mithilfe eines Kunststoffnetzes, Kreuze markieren Befestigungspunkte an der vorderen und hinteren Scheidenwand sowie am Os sacrum

te und anschließend spannungsfreie Verankerung an den vorgelegten Fäden am Os sacrum
! Es gibt zahlreiche Modifikationen in Bezug auf die Fixierungshöhe am Os sacrum (Promontorium bis S2–3) und die Wahl des Fremdmaterials.

Komplikationen
- **Intraoperativ:** starke Blutungen aus dem sakralen Venenplexus
- **Postoperativ:** Obstipation, De-novo-Harninkontinenz, Banderosion (1–7 %), selten Dyspareunie
- **Rezidivrate** 2–8 %

Vorteile
- Erhalt des Uterus möglich (Utero-/Zervikopexie)
- Kohabitationserhalt steht im Vordergrund
- Vagina wird achsengerecht und narbenfrei fixiert

Vaginale sakrospinale Fixation des Scheidenstumpfes/der Zervix

Indikationen Scheidenstumpfprolaps nach Hysterektomie/Prolaps uteri, Kohabitation anschließend evtl. eingeschränkt möglich.

Operatives Vorgehen (▶ Abb. 6.11, ▶ Abb. 6.12)
- Eröffnung des Scheidenabschlusses ohne peritoneale Eröffnung
- Verdrängung des Rektums nach links
- Freipräparation des rechten Lig. sacrospinale unter Schonung des N. pudendus und der Vasa pudenda
- Befestigung des Scheidenabschlusses/der Zervix mit nicht resorbierbarem Fadenmaterial am Lig. sacrospinale, sodass die Scheidenachse nach rechts hinten oben verläuft

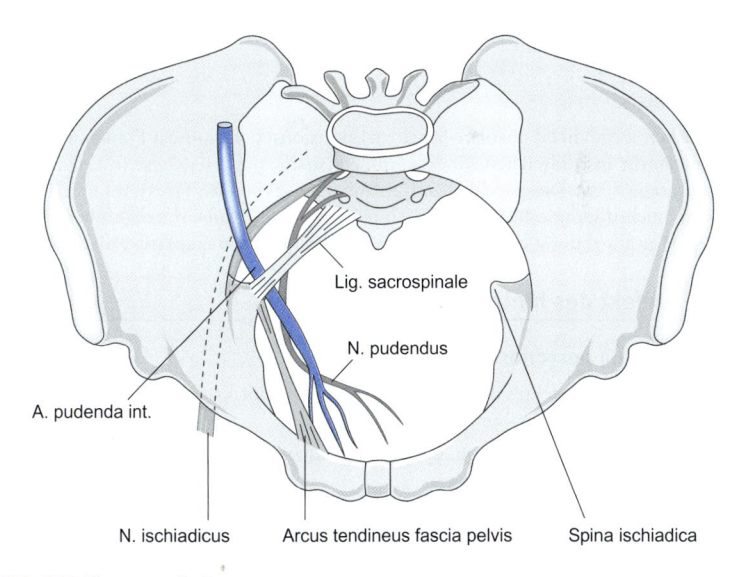

Abb. 6.11 Lig. sacrospinale

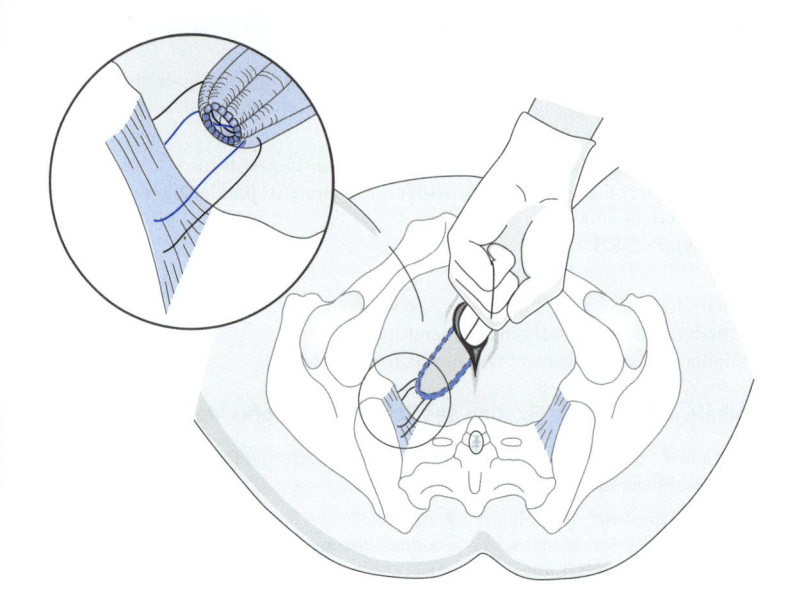

Abb. 6.12 Sakrospinale Fixation nach Amreich-Richter: Eröffneter Scheidenabschluss mit vorgelegten Fäden durch das Lig. sacrospinale, durch Knüpfen der Fäden Elevation des Scheidenabschlusses bis zum Lig. sacrospinale

Komplikationen
- Blutungen, Läsion des N. pudendus, Verletzung von Darm und Blase
- Höhere Rezidivrate als bei abdominellem Vorgehen beschrieben, v. a. an der vorderen Vaginalwand

Kolpokleisis

Inzwischen weitgehend obsolete Scheidenokklusionsoperation bei Frauen mit Prolaps uteri, die in zahlreichen Modifikationen existiert und teilweise in Lokalanästhesie möglich ist. Die anschließend auftretende sekundäre Stressinkontinenz ist operativ nicht therapierbar. Selten noch bei sehr alten Frauen durchgeführt, denen wegen Multimorbidität eine ausführliche Prolapsoperation erspart werden soll.

6.5.3 Defekt des hinteren Kompartimentes

Kolporrhaphia posterior mit Perineoplastik

Versorgung eines Defektes der rektovaginalen Faszie mit Vorwölbung der Rektumvorderwand in die Vaginalhinterwand.

Indikationen   Nur bei symptomatischen Pat. indiziert.

Operatives Vorgehen   (▶ Abb. 6.13).
- Abpräparation der hinteren Scheidenwand von der Rektumvorderwand mit Raffung des paravaginalen Bindegewebes. Dadurch entsteht eine bindegewebigen Platte über dem Rektum als Widerlager für die Rektumvorderwand.

- Bei der fasziendefektspezifischen Rektozelenkorrektur (Fasziendefekte können längs oder quer sowie medial und lateral verlaufen) sorgfältige Identifikation der Defekte und selektive Versorgung durch Einzelknopfnähte.
- Evtl. gleichzeitig Vereinigung der auseinandergewichenen Levatorschenkel; eine Stenosierung der Scheide möglichst vermeiden.
- Einengung des Hiatus genitalis durch eine Perineoplastik mit Aufbau des Dammes möglich **Cave:** kann bei übermäßiger Korrektur zur Dyspareunie führen.

Komplikationen Defäkationsprobleme, Schmerzen im kleinen Becken, Dyspareunie, hohe Rezidivrate.

> Neue Operationsverfahren wie transischiorektale Polypropylennetzimplantationen oder die Verwendung von kollagenhaltigen biologischen Meshes (s. u.) könnten auch hier, wie bei der operativen Korrektur von Defekten an der vorderen Vaginalwand, die Langzeiterfolgsraten verbessern, Langzeiterfahrungen und größere kontrollierte Studien liegen zurzeit noch nicht vor.

Kuldoplastik (Enterozelenkorrektur)

Indikation Verschluss einer Douglaszele oder zur Prävention eines Scheidenstumpfprolapses nach Hysterektomie.

Operatives Vorgehen Nach McCall im Anschluss an Hysterektomie bei noch offenem Peritoneum durchgeführt; mit verzögert resorbierba-

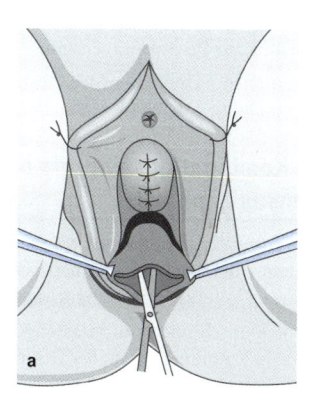

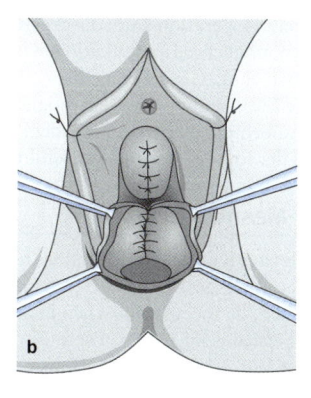

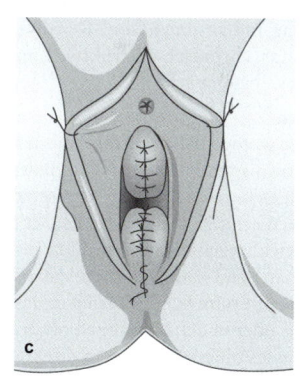

Abb. 6.13 Kolporrhaphia posterior
a) Unterminieren der hinteren Vaginalwand.
b) Bindegewebige Platte aus Rektumpfeilern und rektovaginalem Bindegewebe über dem Rektum bis zum Ende des oberen Scheidendrittels.
c) Vaginale Plastik (Schlussbild)

rem Material Verknüpfung der beiden Sakrouterinligamente und Verschluss des Peritoneums zur Prolapsprävention.

Komplikationen Ureterstenose, Obstipation, 15 % Rezidivrate in großer Kohortenuntersuchung von Webb et al. (1998) nach > 16 J.

6.5.4 Kombinationseingriffe bei Belastungsinkontinenz und Descensus genitalis

Bei Deszensus-/Prolapsoperation wird i. d. R. präoperativ eine larvierte Belastungsinkontinenz (Belastungsinkontinenz, die erst nach Reposition des Prolapses z. B. mit Hilfe einer Tupferklemme auftritt) ausgeschlossen.

Liegt eine klinisch relevante Belastungsinkontinenz vor, kann eine Harninkontinenzoperation in Kombination mit der Deszensuskorrektur je nach abdominalem oder vaginalem Vorgehen (z. B. Kolposuspension bzw. TVT-Einlage) durchgeführt werden:
- Die gleichzeitige Inkontinenzoperation (z. B. TVT-Einlage) im Rahmen einer Deszensusoperation kann durchgeführt werden, wird jedoch in der Literatur wegen möglicher Komplikationen kontrovers diskutiert (z. B. Blasenentleerungsstörung; Groutz et al. 2004, Huang et al. 2006).
- In die Entscheidung über ein möglicherweise zweizeitiges Vorgehen sollte die Pat. unbedingt einbezogen werden. Der Zweiteingriff sollte frühestens 4–6 Wo. nach der Erstoperation durchgeführt werden.

6.5.5 Meshes (Netze)

In den letzten Jahren werden immer häufiger biologische und synthetische Implantate (Netze/Meshes) verwendet, um insuffizientes Eigengewebe zu unterstützen oder zu ersetzen, da die anatomischen Ergebnisse der traditionellen Deszensusoperationen unbefriedigend waren. Diese Netzeinlage sollte nur nach sorgfältiger Abwägung der Vor- und Nachteile erfolgen.

Indikationen Derzeit können keine verbindlichen Indikationen definiert werden. Mögliche Indikationen sind Rezidiv- oder Totalprolaps mit Risikofaktoren wie Adipositas, chronisch obstruktive Lungenerkrankung und Zeichen einer generellen Bindegewebsschwäche.

Vorgehen
- Meist werden makroporöse, monofilamentäre Kunststoffnetze, die von der Industrie als vorgefertigte Netz-„Bausätze" (meshkits) bezogen werden, als Netzauflage oder -interponate eingesetzt. Einige dieser Netze wurden nach einer FDA-Warnung wieder vom Markt genommen.
- Entwicklungen der letzten Jahre sind bei den vorderen Netzen eine apikale Fixierung an den Ligamenta sacrospinalia, andere verzichten auf eine transobturatorische Führung der Netzarme und werden lateral am Arcus tendineus fasciae pelvis oder in der Membrana obturatoria und an den Ligg. sacrospinalia durch spezielle Ankersysteme oder direkte Nähte befestigt (Single-incision-Netze).

Komplikationen Arrosionen in die umliegenden Organe oder Vagina, Dyspareunie, Schmerzen im kleinen Becken.

Literatur

Altman D, et al. Anterior colporrhaphy versus transvaginal mesh for pelvic-organ prolapse. N Engl J Med 2011;364(19):1826–36.

Brubaker L, et al. Abdominal sacrocolpopexy with Burch colposuspension to reduce urinary stress incontinence. N Engl J Med 2006;354(15):1557–66.

Bump RC, et al. The standardization of terminology of female organ prolapse and pelvic floor dysfunction. Am J Obstet Gynecol 1996; 175(1): 10–17.

Deutsche Gesellschaft für Gynäkologie und Geburtshilfe (DGGG). Leitlinie Weiblicher Descensus genitalis, Diagnostik und Therapie. AWMF-Registernr. 015–006. Stand 2015.

Dietz HP. Pelvic floor ultrasound: a review. Am J Obstet Gynecol 2010;202(4):321–34.

Glazener CM, Cooper K. Anterior vaginal repair for urinary incontinence in women. Cochrane Database Syst Rev 2000:CD001755.

Groutz A, et al. Tension-free vaginal tape (TVT) for the treatment of occult stress urinary incontinence in women undergoing prolapse repair: a prospective study of 100 consecutive cases. Neurourol Urodyn 2004; 23(7): 632–5.

Hagen S, Stark D. Conservative prevention and management of pelvic organ prolapse in women. Cochrane Database Syst Rev 2011(12):CD003882.

Huang KH, et al. Concomitant pelvic organ prolapse surgery with TVT procedure. IntUrogynecol J Pelvic Floor Dysfunct. 2006;17(1):60–5.

Maher C, et al. Surgical management of pelvic organ prolapse in women. Cochrane Database Syst Rev 2013;4:CD004014.

Maher CF, et al. Abdominal sacral colpopexy or vaginal sacrospinous colpopexy for vaginal vault prolapse: a prospective randomized study. Am J Obstet Gynecol 2004;190(1):20–6.

Mallipeddi PK, et al. Anatomic and functional outcome of vaginal paravaginal repair in the correction of anterior vaginal prolapse. IntUrogynecol J 2001;12:83–8.

Mant J, Painter R, Vessey M. Epidemiology of genital prolapse: observations from the Oxford Family Planing Association Study: Br J Obstet Gynecol 1997;104:579–85.

Meschia M, et al. Porcine skin collagen implants to prevent anterior vaginal wall prolapse recurrence: a multicenter, randomized study. J Urol 2007;177(1):192–5.

Shull BL, Benn SJ, Kuehl TJ. Surgical management of prolpase of the anterior vaginal segment: an analysis of support defects, operative morbidity and anatomic outcomes. Am J Obstet Gynecol 1994;171:1429–39.

Toozs-Hobson P, et al. An International Urogynecological Association (IUGA)/International Continence Society (ICS) joint report on the terminology for reporting outcomes of surgical procedures for pelvic organ prolapse. IntUrogynecol J 2012;23(5):527–35.

Webb MJ, et al.Posthysterectomy vaginal vault prolapse: primary repair in 693 patients. Obstet Gynecol 1998; 92(2): 281–5.

7 Formen und Therapie der Harninkontinenz

Miriam Deniz und Christl Reisenauer

7.1	**Übersicht**	**126**	7.1.4	Basisdiagnostik	**128**
7.1.1	Anatomie	**126**	7.1.5	Spezialdiagnostik	**132**
7.1.2	Physiologie	**127**	**7.2**	**Belastungsinkontinenz**	**136**
7.1.3	Epidemiologie	**128**	**7.3**	**Überaktive Blase**	**141**

7.1 Übersicht

Definitionen Harninkontinenz ist definiert als „jegliche Art von unwillkürlichem Urinverlust" (Haylen et al. 2010). Folgende Formen werden unterschieden:
- **Belastungsinkontinenz:** unwillkürlicher Urinverlust aufgrund abdominaler Druckerhöhung bei körperlicher Belastung oder beim Husten und Niesen.
- **Überaktive Blase:** imperativer Harndrang, häufig in Kombination mit einer erhöhten Miktionsfrequenz (> 8 × in 24 h), einer Nykturie (> 1 ×/Nacht) mit oder ohne unwillkürlichem Urinverlust. Ein Harnwegsinfekt oder andere Pathologien des unteren Harntraktes müssen ausgeschlossen sein.
- **Mischinkontinenz:** Kombination aus Belastungs- und Dranginkontinenz.
- **Extraurethrale Inkontinenz:** Urinverlust auf einem anderen Weg als durch den Meatus urethrae z. B. Blasen-Scheiden-Fistel, ektoper Ureter.

7.1.1 Anatomie

Blasenmuskulatur Der untere Harntrakt (d. h. Harnblase und Urethra mit dem zugehörigen Sphinkterapparat als funktionelle Einheit) hat die Aufgabe der Urinspeicherung und -entleerung (Schultz-Lampel, Goepe und Haferkamp 2012).
- Der **Detrusor vesicae** besteht aus einem dreischichtigen Netzwerk glatter Muskelzellen (innere und äußere Längsschicht, mittlere Zirkulärschicht), die während der Miktion zu einer konzentrischen Verkleinerung des Blasenvolumens führt.
- Der Detrusor geht im Bereich des Blasenhalses (Übergang Blase/Urethra) in das **Trigonum vesicae** über. In diese dreieckige Struktur münden laterokranial die Ureteren.
- Die Spitze des Trigonums verjüngt sich zum Blasenhals und mündet in die proximale Urethra. Hier wird die dreischichtig aufgebaute Blasenmuskulatur durch die längsorientierte glatte Muskelschicht des **Sphincter urethrae internus** abgelöst.
- Der **Sphincter urethrae externus** liegt weiter distal an der Durchtrittsstelle der Urethra durch den Beckenboden und besteht aus der intramuralen Harnröhrenmuskulatur sowie quer gestreiften periurethralen Muskeln des Beckenbodens (M. transversus perinei, Levatormuskeln).

Nach der Integraltheorie von Petros und Ulmsten hat die Scheide analog zu einem Trampolin oder einer Hängematte eine entscheidende Stützfunktion im Beckenboden und für die Urethra. Bei Belastung kommt es durch das korrekte Zusammenspiel verschiedener Muskelzüge und der Ligamente zu einer Stabilisierung der Harnröhre nach ventral.

Neuroanatomie (▶ Abb. 7.1)
- **Zentrale Innervation:** Die Harnspeicherung und -entleerung werden von 2 übergeordneten Zentren kontrolliert, dies sind das zerebrale pontine Miktionszentrum im Hirnstamm sowie diesem untergeordnet das sakrale Miktionszentrum S_2-S_4.
- **Periphere Innervation:** Diese erfolgt über den Parasympathikus, der dem sakralen Miktionszentrum entspringt und den Detrusor aktiviert. Der Sympathikus (Th_{10}-L_2) hemmt über betaadrenerge Rezeptoren die Blasenaktivität und stimuliert über alphaadrenerge Rezeptoren im Blasenhalsbereich den Sphincter internus. Somatisch innerviert der N. pudendus den Sphincter externus sowie Teile der Beckenbodenmuskulatur.

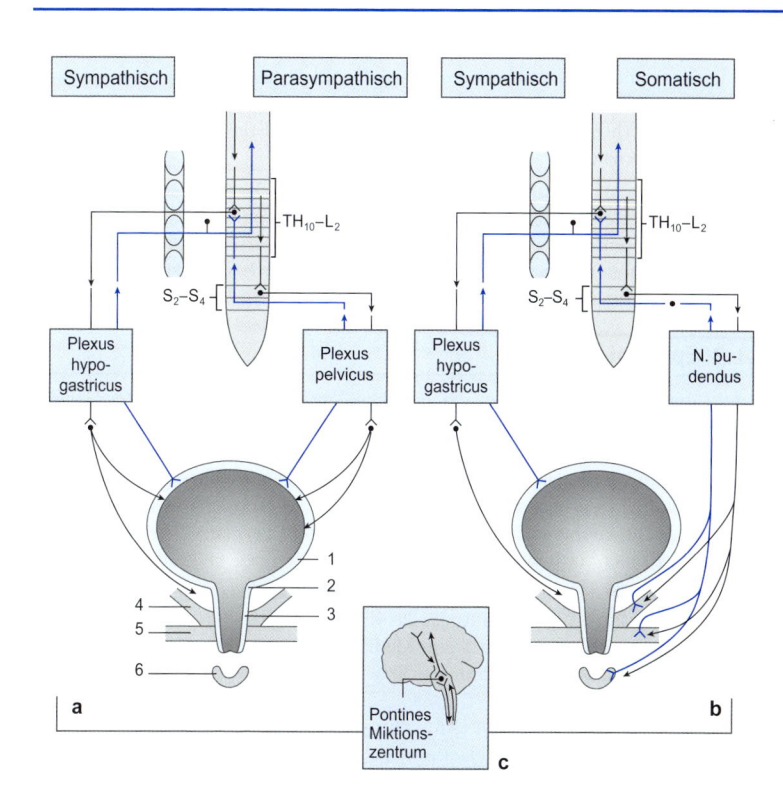

1 = Glattmuskuläre Blasenwand, 2 = Glattmuskulärer Blasenhals, 3 = Glattmuskulärer Harnröhrensphinkteranteil, 4 = M. levator ani, 5 = M. transversus perineus, 6 = M. bulbocavernosus

Abb. 7.1 Anatomie und Innervation des unteren Harntraktes.
a) Sympathische und parasympathische Innervation von Detrusor und Blasenhals.
b) Sympathische und somatische Innervation von Blasenhals und Sphinkter.
c) Dem übergeordnet ist das pontine Miktionszentrum.
1 = glattmuskuläre Blasenwand, 2 = glattmuskulärer Blasenhals, 3 = glattmuskulärer Harnröhrensphinkteranteil, 4 = M. levator ani (quergestreift), 5 = M. transversus perineus (quer gestreift), 6 = M. bulbocavernosus (quer gestreift)
(aus: Schultz-Lampel, Goepe und Haferkamp 2012)

7.1.2 Physiologie

Voraussetzung für die normale Funktion der Blase als Reservoir- und Austreibungsorgan und der Urethra als Verschlussmuskel sind eine intakte Anatomie des muskulären und bindegewebigen Beckenbodens und ein koordiniertes Zusammenspiel, das durch eine intakte Innervation vermittelt wird. Man unterscheidet 2 Phasen.

Speicherphase Die Dehnung des Detrusors bei zunehmender Blasenfüllung sorgt dafür, dass der intravesikale Druck bis zum Erreichen der maximalen Kapazität nur geringfügig auf 20 cm H_2O steigt. Ab einem Volumen von 150–250 ml tritt ein erstes Blasenfüllungsgefühl ein, das mit Erreichen der max. Blasenkapazität als Harndrang empfunden wird. Durch eine zentrale, willkürliche Hemmung des Miktionsreflexes kann die Detrusorkontraktion so lange unterdrückt werden, bis die äußeren Bedingungen eine Blasenentleerung zulassen. Der Blasenhals bleibt fest verschlossen und die Aktivität des externen urethralen Sphinkters nimmt langsam zu. Intraabdominelle Druckerhöhungen werden reflektorisch durch Erhöhung des Urethraverschlusses kompensiert.

Entleerungsphase Die Miktion wird durch die willkürliche Aktivierung des Miktionsreflexes eingeleitet. Die zerebralen inhibitorischen Impulse auf das sakrale Miktionszentrum werden durch stimulierende Efferenzen ersetzt. Der Harnröhrensphinkter relaxiert, der Detrusor kontrahiert sich und der intravesikale Druck übersteigt den urethralen Verschlussdruck.

7.1.3 Epidemiologie

In der Literatur finden sich keine einheitlichen Angaben zur Prävalenz der Harnkontinenz bei Frauen. Sie scheint jedoch bei bis zu 55 % zu liegen. Möglicherweise unterschätzt diese Angabe die tatsächliche Häufigkeit, da viele Frauen aus Scham oder Unwissenheit über mögliche Therapieoptionen nicht mit ihrem Arzt sprechen. Oft werden die Symptome auch als physiologischer Alterungsprozess und nicht als Krankheit wahrgenommen. Auch Ärzte sprechen ihre Pat. zu selten aktiv auf die Beschwerden einer Harninkontinenz an.

Je nach Studie gibt es unterschiedliche Angaben zur **Prävalenz** der Harninkontinenz (zusammengefasst in Wood und Anger 2014):
- Belastungsinkontinenz: 29–75 %, im Median 48 % (abhängig vom Alter). 10 % mit täglicher Belastungsinkontinenz, 30 % mit wöchentlichem Auftreten der Belastungsinkontinenz
- Überaktive Blase: 7–33 % (mit Urinverlust 9 %)
- Mischinkontinenz: 14–61 %

7.1.4 Basisdiagnostik

Urogynäkologische Anamnese

Die ausführliche urogynäkologische Anamnese umfasst folgende Angaben zu:
- Symptomen der Belastungsinkontinenz: Urinverlust z. B. beim Husten, Niesen, Treppensteigen usw.
- Symptomen der überaktiven Blase: häufiger Harndrang bei geringer Blasenfüllung, imperativer Harndrang, Harndrang, der nicht mehr zurückgehalten werden kann und zur Inkontinenz führt
- Symptomen von Deszensus-/Prolapsbeschwerden: Zug und Druckgefühl nach unten
- Miktionsfrequenz: Tag/Nacht
- Wäscheschutzbedarf
- Rezidivierenden Harnwegsinfektionen
- Entbindungen
- Menopausenstatus, hormoneller Therapie
- Gyn. Voroperationen
- Vorerkr.: z. B. Diab. mell., Herzinsuff., neurologische und psychische Erkr.
- Medikamentenanamnese: z. B. Diuretika, Psychopharmaka

7.1 Übersicht

> ✓ Die Anamnese sollte sich auf die Art und das Ausmaß der Symptome konzentrieren sowie den Grad der Beeinträchtigung und den Leidensdruck der Betroffenen ermitteln.

Wichtig: Tragen Sie jedes Ereignis in eine neue Zeile ein

Datum: _____ kl. Tasse (100 ml) gr. Tasse (200 ml) kl. Glas (200 ml) gr. Glas (400 ml)

Uhrzeit	Trinkmenge (siehe oben)	Urinmenge			Plötzlicher Harndrang?		Unfreiwilliger Harnverlust?	
		wenig	mäßig	viel	ja	nein	wenig*	viel*
		bitte ankreuzen			bitte ankreuzen		bitte ankreuzen	
6:06		200 ml			X		alles	X
7:43		30 ml			X		—	
8:45		20 ml			X		X	
10:40		100 "			X		X	
12:43		60 "			X		X	
14:45		60 "			X		X	
15:07		10			X		X	
16:10		90			X		X	
16:55		70			X		X	
17:15		40			X		X	
18:10		40			X		X	
18:45		30			X		X	
19:20		50			X		X	
20:18		30			X			X
20:53		20			X		X	
21:30		30			X			X
21:40		20			X			X
22:20		40			X		X	

* wenig = wenige Tropfen, * viel = Kleidungs-, Vorlagenwechsel erforderlich

Abb. 7.2 Miktionstagebuch einer Pat. mit Drangsymptomatik

Miktionstagebuch

Zur Quantifizierung von Miktionsvolumen, Miktionsfrequenz, Urinverlust und Dranggefühl. Miktionstagebücher liegen in unterschiedlichen Ausführungen vor (▶ Abb. 7.2). Hierbei kann die Pat. Miktionsvolumina (gering, mittel, viel oder in Milliliter), die Miktionsfrequenz, den Urinverlust oder ein bestehendes Dranggefühl zu der jeweiligen Uhrzeit eintragen und führt sich so ihr eigenes Trink- und Miktionsverhalten vor Augen. Das Protokoll kann zur Therapiekontrolle wiederholt angewendet werden.

Standardisierte Fragebögen

Zur Diagnostik einer Harninkontinenz können standardisierte Fragebögen eingesetzt werden, wobei es keine Evidenz dafür gibt, dass diese den Therapieerfolg beeinflussen. Standardisierte Erfassungsbögen erleichtern die Anamneseerhebung, ersetzten diese aber nicht.

Urindiagnostik

Bei allen Pat., bei denen eine Harnwegsinfektion bestätigt oder ausgeschlossen werden soll, muss eine gründliche Anamnese von Symptomen, Befunden und Risikofaktoren erhoben werden, z. B. Dysurie, Pollakisurie, imperativer Harndrang, verstärkte oder neu aufgetretene Inkontinenz, Makrohämaturie, suprapubischer Schmerz, Flankenschmerz, Fieber, Geruch und/oder Trübung des Urins, frühere Harnwegsinfektionen, auffälliger pathologischem Fluor vaginalis oder vaginale Irritation, sowie Risikofaktoren für einen komplizierten Verlauf (DGGG 2010).

Der Goldstandard zur Diagnose einer Harnwegsinfektion ist bei entsprechender Anamnese und typischen Beschwerden die Urinuntersuchung mittels Urinschnelltest und Mikroskopie einschließlich quantitativer Urinkultur und deren Beurteilung (DGGG 2010).

Eine weitere urogynäkologische Abklärung ist erst nach entsprechender antibiotischer Therapie möglich, da Harnwegsinfekte allein schon für die Symptomatik verantwortlich sein können.

Gynäkologische Untersuchung

Inspektion (mit geteilten Spekula).
- Der Introitus (geschlossen/klaffend) wird durch Inspektion des Scheideneinganges in Steinschnittlage beurteilt. Ein geschlossener Introitus findet sich v. a. bei Nulliparae, ein klaffender Introitus kann bei Frauen post partum oder bei ausgeprägtem Descensus genitalis bestehen.
- Eine Atrophie des Genitales kann Zeichen eines lokalen Östrogenmangels sein.
- Die Beurteilung eines Deszensus/Prolaps der vorderen oder hinteren Vaginalwand sowie des Uterus-/Scheidenabschlusses mit Einteilung nach ICS-POPQ erfolgt bei maximalem Pressen der Patientin in Steinschnittlage.
- Beachten der Mobilität des Blasenhalses beim Pressen der Patientin. Ein immobiler Blasenhals kann infolge von Inkontinenzoperationen z. B. nach Kolposuspension auftreten.
- Hinweise auf das Vorliegen einer Fistelmündung in die Scheide (urethro-vaginale, vesiko-vaginale, uretero-vaginale Fistel).
- **Hustenprovokationsstest:** Bei gefüllter Blase (200–300 ml) und nach Reposition eines ggf. vorhandenen Deszensus wird die Patientin zum Husten aufgefordert.

Bei simultanem Abgang von Urin liegt eine Belastungsinkontinenz vor. Der Test kann im Stehen wiederholt werden.

Palpation   Die mögliche willkürliche Kontraktion des M. levator ani (Oxford-Score) wird durch vaginale Palpation seitengetrennt erhoben.

Einteilung der Levatorkontraktionskraft nach Oxford
- Grad 0: keine Kontraktion
- Grad I: leichtes Zucken
- Grad II: schwache Kontraktion
- Grad III: mäßige Kontraktion
- Grad IV: gute Kontraktion
- Grad V: max. Kontraktion

Padtest (Vorlagentest)

Funktionstest in Kurzform, über 1 h oder 24 h.

Indikationen   Einsatz v. a. in der Funktionsdiagnostik und als Therapiekontrolle.

Vorgehen
- Bei der Kurzform führt die Pat. unter standardisierter Blasenfüllung bestimmte körperliche Übungen durch (z. B. Kniebeugen, Treppensteigen, Husten, Hüpfen). Die Vorlage wird vorher und nachher gewogen, die Gewichtszunahme entspricht dem Urinverlust in Gramm.
- Bei der 1-h- bzw. 24-h-Variante misst die Pat. über 1 h bzw. 1 Tag das Gewicht der verbrauchten Vorlagen.

Bewertung   I. d. R. gelten Befunde des Kurzpadtestes unter 1 g als negativ. Vorteil der Kurzform ist der überwiegende Nachweis und die Quantifizierung einer Belastungsinkontinenz. Bei den Stunden-Padtests werden auch Dranginkontinenzepisoden mit gemessen.

Sonografie im Rahmen der urogynäkologischen Diagnostik

Prinzipiell werden drei sonografische Untersuchungsmethoden unterschieden:
1. Endosonografie: Vaginal-, Endoanalsonografie
2. Externe Sonografie: Perineal-/Introitus-/Abdominal-Sonografie (▶ Abb. 7.3)
3. Kombination der beiden Verfahren im Sinne des von J. Kociszewski (Hagen) geprägten Begriffes „Pelvic-Floor-Sonography" (DGGG 2013)

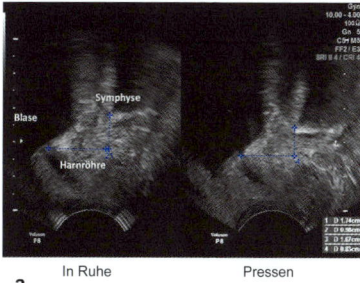

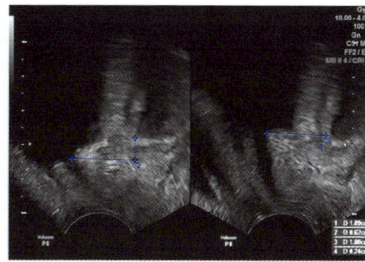

Abb. 7.3 Introitussonografie [P308]

Vorgehen
- Curved-linear-array-Schallkopf, bevorzugt mit 5 MHz für Perinealschall, Vaginalschallkopf mit 7,5 MHz für Introitusschall.
- Pat. in Steinschnittlag.
- Kraniale Strukturen werden im Bild oben, kaudale Anteile im Bild unten dargestellt. Ventral wird rechts und dorsal links abgebildet.
- Symphyse als Fixpunkt.
- Untersuchungsablauf: Ruhe, Beckenbodenkontraktion, Pressen, Husten.

Befunde
- Lagebestimmung des Meatus urethrae internus und die Beschreibung der qualitativen Parameter: Trichterbildung, Lage und Mobilität (starr, mobil) der Urethra und des Blasenbodens
- Messen der Urethralänge
- Beurteilung eines Descensus genitalis
- Restharnbestimmung
- Periurethrale Raumforderungen (z. B. Urethradivertikel)
- Vesikale Raumforderungen
- Blasenwanddicke

> **!**
> - Die Vesikalisierung des Blasenhalses unter Belastung im Sinne einer Trichterbildung der Urethra ist ein typisches sonomorphologisches Merkmal für eine Belastungsharninkontinenz.
> - Ein reduziertes Blasenvolumen (< 200 ml) und eine Blasenwanddicke von > 5 mm stehen häufig im Zusammenhang mit den Symptomen einer überaktiven Harnblase.

Endoanalsonografie

Indikationen Abklärung von Wind- und Stuhlinkontinenz, postpartale Nachuntersuchungen bei höhergradigen Dammrissen (III°/IV°), die den M. sphincter ani einbeziehen.

Vorgehen
- Ultraschallsonde (10 MHz) mit geringer Eindringtiefe, wenn möglich rotierend 360°
- Beurteilung des M. sphincter ani internus und externus auf Defekte oder Narbenbildung

7.1.5 Spezialdiagnostik

Im Bereich der weiterführenden Diagnostik kommen vor allem die Urethrozystoskopie und die Urodynamik zum Einsatz.

Indikationen
- Diskrepante klinische und anamnestische Befunde
- Beurteilung nach Basisdiagnostik nicht möglich
- Präoperativ vor Inkontinenzoperationen
- Mischharninkontinenz – Differenzierung zwischen Belastungsinkontinenz und überaktiver Blase
- Versagen der konservativen Therapie
- Auffälliger Urinbefund (z. B. Hämaturie)
- Neu aufgetretene überaktive Blase nach Inkontinenz-/Deszensusoperation

- Untersuchung von Komplikationen vorausgegangener Therapien
- V. a. Blasenentleerungsstörung
- V. a. neurogene Grunderkrankung
- V. a. extraurethrale Harninkontinenz

Urodynamik

Die Urodynamik besteht aus:
- **Zystomanometrie:** Erfassung des vesikalen und urethralen Druckes abhängig von der Blasenfüllung
- **Urethradruckprofil:** Erfassung des urethralen Druckes in Ruhe und beim Husten sowie der funktionellen Urethralänge
- **Uroflow:** Beurteilung der Blasenentleerung

> Eine Urodynamik ohne Anamnese und urogynäkologische Untersuchung ist sinnlos!

Vorgehen   Messung des urethralen und vesikalen Druckes üblicherweise mit 7-Chr-Mikrotipkathetern oder Einmalkathetern, die an der Katheterspitze und 7 cm proximal einen Druckaufnehmer besitzen. Der Katheter wird durch die Urethra in die Blase eingeführt, dabei misst der Druckaufnehmer an der Spitze den vesikalen Druck, der proximale Druckaufnehmer den urethralen Druck. Bei Durchführung der Zystometrie und Miktiometrie wird gleichzeitig eine Rektalsonde zur Messung des Abdominaldruckes eingeführt. Die Differenz zwischen vesikalem und abdominalem Druck ergibt den Detrusordruck (▶ Abb. 7.4)

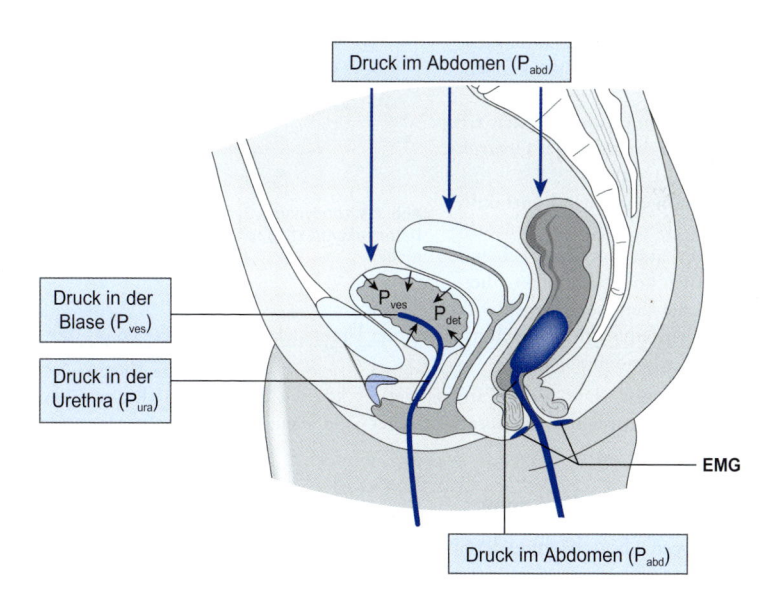

Abb. 7.4 Aufbau Urodynamik

Komplikationen Durch Katheterisierung kann die Entstehung einer Harnwegsinfektion sowie durch Läsion intravesikaler oder intraurethraler Gefäße eine Hämaturie verursacht werden.

Zystometrie

Beurteilung (▶ Tab. 7.1)
- Blasendruck während der Füllungsphase.
- Füllmenge bei normalem und maximalem Harndrang (max. Blasenkapazität)
- Detrusorkontraktionen
- Compliance (ml Füllung/cm H₂O Druckanstieg in der Blase)

Tab. 7.1 Normwerte Zystometrie

Messparameter	Symbol	Maßeinheit	Normwert
Max. Blasenkapazität	BK_{max}	ml	350–550 ml
1. Harndrang	1. HD (> 60 % BK_{max})	ml	150–200 ml
2. Harndrang	2. HD	ml	> 300 ml
Unwillkürliche Detrusorkontraktionen			Keine bis 300 ml
Compliance	C	ml/cm H₂O	> 25 ml/cmH₂O

Auswertung (▶ Abb. 7.5)
- Verringerte Blasenkapazität/verfrühter Harndrang: Hinweis auf eine überaktive Blase.
- Niedrige Volumendehnbarkeit z. B. nach Radiatio des kleinen Beckens.
- Hohe Volumendehnbarkeit z. B. nach lang anhaltender Obstruktion der Urethra.
- Autonome Detrusorkontraktionen weisen auf eine Detrusorhyperaktivität hin. **Cave:** Fehlende Detrusorkontraktionen schließen eine Detrusorhyperaktivität nicht aus.
- Die Beurteilung des Harndrangs ist unter Untersuchungsbedingungen oft nur unzureichend möglich.

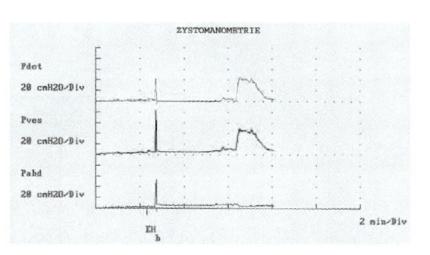

Abb. 7.5 Urodynamik Zystometrie. Urge-Welle, Detrusorkontraktion mit ungewolltem Urinabgang [P307]

Komplikationen Durch die Katheterisierung können Harnwegsinfektionen sowie Läsionen intravesikaler oder intraurethraler Gefäße mit einer Hämaturie verursacht werden.

Urethradruckprofilmessung

Indikationen Einschätzung der Sphinkterfunktion der Urethra.

Durchführung Die simultane Aufzeichnung von Urethra- und Blasendruck erfolgt bei Rückzug des Katheters über 2 getrennte Druckkanäle im Abstand von mind. 6 cm. Die funktionelle Länge der Urethra beträgt normalerweise > 25 mm.

Auswertung (▶ Abb. 7.6)
- **Ruheprofil:** Untersuchung in Ruhe. Der maximaler Verschlussdruck ist altersabhängig: Frauen < 50 J. 50 cmH$_2$O, Frauen > 50 J. 100 – Lebensalter.
  - **Hypotone Urethra:** MUVD ≤ 20 cmH$_2$O. Forensische Bedeutung: Aufklärung der Patientin über höhere Versagerquoten bei Inkontinenzoperationen.
  - **Hypotone, starre, immobile Urethra:** Intrinsische Sphinkterinsuffizienz (ISD).
- **Stressprofil:** Husten oder Pressen während der Messkatheter aus der Blase/Urethra gezogen wird. Die Differenz beider Drücke zum Zeitpunkt der Hustenstöße weist bei kontinenten Pat. positive, bei einer inkontinenten Pat. neg. Werte auf.
Cave: schlechte Sensitivität und Spezifität zur Bestätigung oder zum Ausschluss einer Belastungsinkontinenz.

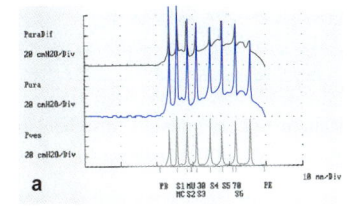

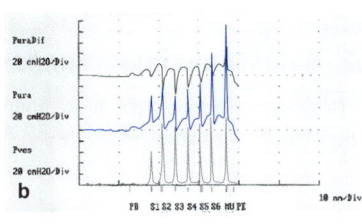

Abb. 7.6 Urethradruckprofil unter Stress
a) Kontinentes Druckprofil
b) Inkontinentes Druckprofil [P307]

Uroflow/Miktiometrie

Die Uroflowmetrie ist eine nicht invasive Untersuchungsmethode, bei der das Urinvolumen (ml), das die Urethra in der Zeiteinheit (s) während der Miktion verlässt, gemessen wird.

Vorgehen
- **Uroflow:** Miktion in ein trichterförmiges Behältnis, auf dessen Boden eine sich drehende Scheibe die Geschwindigkeit des Harnstrahles in ml/s misst.
- **Normalbefund:** typischer glockenförmiger Kurvenverlauf.

Die Stärke des Harnflusses (die Harnflussrate) hängt vom intravesikalen bzw. Detrusordruck bei der Miktion und vom infravesikalen (urethralen) Widerstand ab. Eine normale Miktion findet statt, wenn der Blasenauslass (bladder outlet) nachlässt (passiv) und der Detrusor sich (aktiv) kontrahiert. Im Normalfall resultiert eine glatte bogenförmige Flowkurve mit hoher Amplitude. Nur wenn die Uroflowmetrie kombiniert wird mit der Registrierung des intravesikalen und des intraabdominalen Druckes (Miktiometrie) ist es möglich, anhand der Druck-Fluss-Messungen den Einfluss der Detrusorkontraktilität und der Blasenauslassfunktion zu erörtern.

Eine effektive und gute urodynamische Untersuchung sollte immer interaktiv mit der Pat. vorgenommen werden. Ziel ist es, die Symptome bei der Untersuchung zu reproduzieren. Die qualitative und quantitative Plausibilität aller Signale sollte vom Untersucher kontinuierlich und aufmerksam beurteilt werden. Artefakte sollten vermieden werden. Treten welche auf, sollten sie gleich korrigiert werden. Es ist immer schwer, manchmal unmöglich, während einer retrospektiven Analyse Artefakte zu korrigieren. Für die Interpretation der Messkurve ist es erforderlich, dass der Untersucher alle Beobachtungen unmittelbar auf der Messkurve notiert (z.B. Harndrang, Husten, Sprechen, Bewegungen usw.). So können Fehlinterpretationen vermieden werden.

Urethrozystoskopie

Indikationen Drangbeschwerden, Rezidivinkontinenz, rezidivierende Harnwegsinfekte, V. a. Blasenfistel, V. a. Urethrafistel, V. a. Urethradivertikel, Ausschluss Karzinominfiltration, Beurteilung von Fremdkörpern in der Urethra oder der Blase und Urethra- oder Blasenperforation (z. B. nach suburethraler Bandeinlage), Hämaturie.

Vorgehen Einführen einer starren 30°- oder 70°-Optik zur Beurteilung der Blasenwand. Die 0°-Optik wird zur Beurteilung des urethralen Epithels benutzt.

Komplikationen Harnwegsinfektion, urethrale oder vesikale Läsionen durch starre Optik.

7.2 Belastungsinkontinenz

Durch eine intraabdominale Druckerhöhung (beim Husten und Pressen) kommt es zum Anstieg des intravesikalen Drucks. Bei einem inkompetenten, insuffizienten Verschlussmechanismus der Harnröhre kann es dabei zum unwillkürlichen Urinverlust kommen.

Pathogenese Der kompetente Harnröhrenverschluss wird physiologisch gewährleistet durch den physiologischen Harnröhrentonus (= Harnröhrenverschlussdruck in Ruhe).
- **Passive Drucktransmission** bei Belastung: Da der intraabdominale Druck sowohl auf die Harnblase als auch simultan auf den Blasenhals und die proximale Urethra übertragen wird, wird der Verlust von Urin verhindert.
- **Aktive Drucktransmission** bei Belastung: Bei intraabdominalem Druckanstieg bei Belastung kommt es reflektorisch zu einer Kontraktion der quer gestreiften Sphinktermuskulatur der Harnröhre und des Beckenbodens

Die korrekte Wirkung dieser Verschlusskomponenten ist dabei abhängig von der Intaktheit des periurethralen und paravaginalen Gewebes. So kann es bei einem Deszensus des Blasenbodens zur Störung der passiven Drucktransmission kommen, sodass die intravesikale Druckspitze, die auf eine ungeschützte urethrale Sphinkterregion trifft, eine Belastungsinkontinenz auslöst.

> **!** Die Pathogenese der Belastungsinkontinenz wurde bislang nicht vollständig geklärt. Sie ist multifaktoriell bedingt, wobei sowohl anatomische und pathophysiologische Veränderungen als auch neurogene und auch psychische Faktoren eine entscheidende Rolle spielen.

Risikofaktoren (Wood und Anger 2015):
- Schwangerschaft und Geburt: Bei Nullipara liegt die Prävalenz einer Harninkontinenz bei etwa 10 %, bei Frauen nach Kaiserschnitt bei etwa 16 % und nach Spontanpartus bei etwa 21 %.
- Adipositas
- Descensus genitalis/Z. n. Deszensusoperation
- Alter
- Chronischer Husten/Asthma
- Chronische Obstipation
- Körperliche Belastung (Beruf, Sport)
- Familiäre Häufung

7.2 Belastungsinkontinenz

> **Larvierte Belastungsinkontinenz**
> Bei gleichzeitigem Descensus genitalis kann die Harnröhre durch einen Quetschhahnmechanismus „abknicken". Dadurch wird der Urinverlust bei Belastung verhindert. Nach Reposition des Deszensus (während der Untersuchung oder durch eine Deszensusoperation) kommt es dann zur manifesten Belastungsinkontinenz. Hierüber müssen Pat. vor einer Deszensusoperation aufgeklärt werden.

Klinik Durch Insuffizienz des Blasenverschlussmechanismus kann der Urin bei intraabdominaler Drucksteigerung infolge von Husten, Niesen, usw. oder bereits beim Treppensteigen oder Gehen nicht mehr gehalten werden. Es kommt zum unfreiwilligen Urinabgang.

Zur Beschreibung der Stärke der Harninkontinenz aufgrund der Anamnese hat sich die Einteilung nach Ingelmann-Sundberg bewährt:
- Grad 1: Harnverlust beim Husten, Niesen und Lachen.
- Grad 2: Harnverlust beim Heben schwerer Lasten, Treppensteigen, Laufen.
- Grad 3: Harnverlust in Ruhe/im Stehen.

Die Therapie der Harninkontinenz sollte dem Leidens- und Behandlungsdruck der Pat. entsprechen. Dazu ist ein individuelles Therapiekonzept erforderlich, wobei wegen möglicher Risiken und Komplikationen die konservative der operativen Therapie immer vorgeschaltet sein sollte.

Konservative Therapie Sollte aufgrund der geringen NW einer operativen Therapie vorgezogen werden. Bei Versagen der konservativen Therapie oder bei Wunsch nach primär operativer Versorgung kommen die operativen Verfahren zum Einsatz.
- **Lokale Östrogenisierung:** sollte postmenopausalen Frauen mit Harninkontinenz empfohlen werden. Beachtet werden sollte, dass es sich hierbei um eine Langzeittherapie in adäquater Dosierung handelt. Eine systemische Anwendung von Östrogen kann die Symptomatik einer Harninkontinenz verschlechtern.
- **Körpergewicht:** Da Übergewicht ein entscheidender Risikofaktor ist, soll übergewichtigen Frauen eine Gewichtsreduktion (> 5 %) empfohlen werden (DGGG 2013)
- **Hilfsmittel:** Die Anwendung von Pessaren (▶ Abb. 7.7) oder speziellen Inkontinenztampons bessert die Symptome. Sie sollten jeder Pat. angeboten werden. Bewährt haben sie sich bei Frauen, die nur in bestimmten Situationen (z. B. Sport) Urin verlieren und keine operative Therapie wünschen.
- **Beckenbodentraining:** regelmäßige Durchführung zur Steigerung der Kontraktionskraft und Verbesserung der Koordination ist sinnvoll. Dabei sollte folgendes beachtet werden:
  – Angeleitete Durchführung (einzeln oder in der Gruppe) über mind. 3 Mon.
  – Kombination mit Blasentraining
  – Regelmäßige Durchführung und gute, dauerhafte Compliance sind notwendig.
  – Sollte auch älteren Pat. angeboten werden.

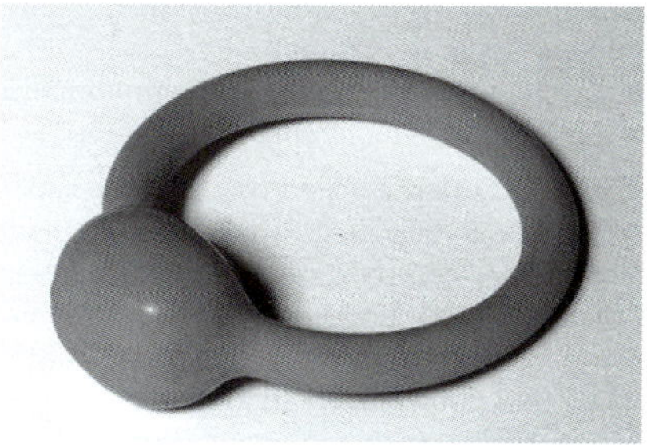

Abb. 7.7 Urethrapessar nach Arabin

- Sollte v. a. in der Schwangerschaft und nach der Geburt zur Prävention und Therapie einer Inkontinenz empfohlen werden.
- Elektrostimulation und Beckenbodentraining: indiziert als passives Training bei fehlender/schwacher Willkürkontraktion der Beckenbodenmuskulatur (Oxford-Score 0–I). Zudem kann es bei geschädigter bzw. fehlender Nervenleitung durch direkte Muskelstimulation nach Einführen einer Vaginalsonde eingesetzt werden. Insgesamt ist aktives Beckenbodentraining einer alleinigen Elektrostimulation vorzuziehen, wobei die Kombination aus beidem wirksamer sein kann als Beckenbodentraining allein.
- Biofeedback und Beckenbodentraining: Durch die Anwendung von Biofeedbackgeräten mit einer Vaginalsonde kann die Patientin ihr Training und den Therapieerfolg visualisieren.
- **Arzneimitteltherapie:** zugelassen ist Duloxetin. Aufgrund des sehr ungünstigen Nebenwirkungsprofils bei einer durchschnittlichen Besserung der Belastungsinkontinenz um ca. 50 % bestehen hohe Therapieabbruchraten. Duloxetin kann Frauen empfohlen werden, die eine vorübergehende Verbesserung der Symptome wünschen.
  - **Wirkung:** zentral wirksamer Serotonin- und Noradrenalin-Wiederaufnahmehemmer, welcher den urethralen Rhabdosphinktertonus und die vesikale Speicherkapazität erhöht. Duloxetin führt nicht zu einer Heilung, sondern lindert nur die Symptome.
  - **NW:** sehr häufig Übelkeit, Mundtrockenheit, Verstopfung, Müdigkeit, häufig Schwindel, Schlafstörungen, Appetitlosigkeit, gastrointestinale Störungen, Bluthochdruck
  - **Dosierung:** einschleichende 2×20 mg/d über 2 Wo., dann ggf. Steigerung auf 2 × 40 mg/d.

Operative Therapie   Kombinationseingriffe bei Belastungsinkontinenz und Descensus genitalis ▶ 6.5.4.

> ✓ Vor jeder operativen Therapie muss ein ausführliches Gespräch über Gründe und Ziele der Operation, den Nutzen und die möglichen Komplikationen erfolgen. Die Patientin muss über entsprechende Alternativmethoden ebenso aufgeklärt werden.

Für die operative Therapie sollte zwischen einer unkomplizierten und komplizierten Belastungsinkontinenz unterschieden werden (DGGG 2013). Eine **komplizierte Belastungsinkontinenz** liegt vor, wenn einer oder mehrere der folgenden Faktoren gegeben sind:
- Vorangegangene Inkontinenzoperation in der Anamnese
- Neurologische Symptome
- Zusätzliches Vorliegen eines symptomatischen Genitalprolaps
- Bestehender Kinderwunsch

TVT-Verfahren (Tension-free Vaginal Tape)
- **Verfahren:** Bei der 1995 von Ulmsten in die Therapie der Belastungsinkontinenz eingeführten suburethralen Schlingenplastik wird ein makroporöses Polypropylenband spannungsfrei unter der mittleren Urethra platziert. Hierbei gibt es zahlreiche Hersteller, wobei die suburethralen Schlingen nach demselben Prinzip funktionieren. Diese Methode ist inzwischen die mit Abstand am häufigsten durchgeführte Inkontinenzoperation (Wallwiener et al. 2008).

7.2 Belastungsinkontinenz

- **Indikationen:** Belastungs- und Rezidivbelastungsinkontinenz (auch bei hypotoner Urethra). Bei Vorliegen eines Lateraldefektes der vorderen Scheidenwand sollte eine simultane Korrektur erfolgen.
- **Prinzip:**
  - Es erfolgt das transvaginale Einbringen des Bandes.
  - Das Band wird ohne jegliche Fixation spannungsfrei unter die mittlere Harnröhre gelegt, wobei die Bandstruktur ein rasches und infektionsarmes Einsprossen des körpereigenen Bindegewebes ermöglicht.
  - Die Ausleitung des Bandes erfolgt entweder suprapubisch oder transobturatorisch (▶ Abb. 7.8).
  - Das Band fungiert als suburethrales Widerlager, es soll die Integrität des periurethralen Gewebeverbandes wiederherstellen und die Umlenkung der Muskelkräfte des Beckenbodens auf den Blasenverschlussmechanismus gewährleisten.
  - Prinzipiell ist es möglich, den Eingriff in Lokalanästhesie durchzuführen.

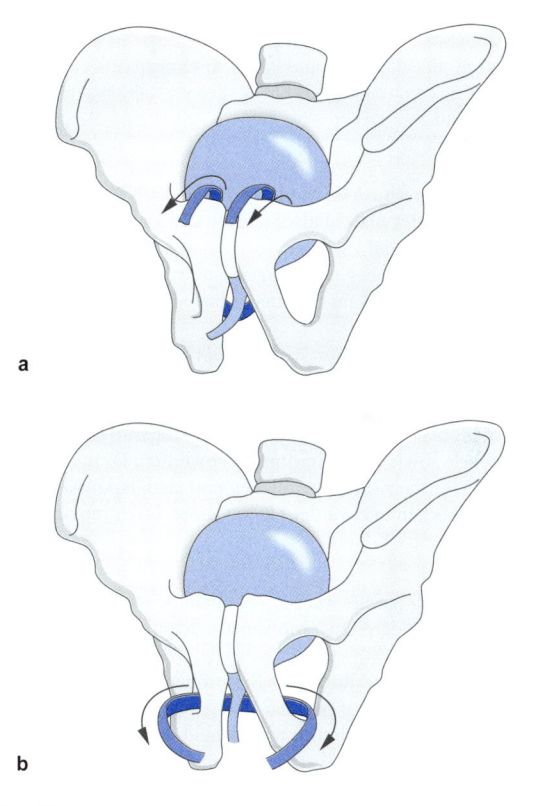

Abb. 7.8 TVT-Operation.
a) Klassisch transvaginal
b) Transobturatorisch

- **Komplikationen:**
  - Intraoperative Blasenperforation (v. a. bei retropubischen Bändern; 0,8–21 %)
  - Persistierende Blasenentleerungsstörung (1–3 %)
  - De-novo-Dranginkontinenz (9–33 %)
  - Blutung/Hämatom im Cavum retzii (v. a. bei retropubischen Bändern; 1 %)
  - Urethrale/vaginale Bandarrosion
  - Subjektive Miktionsprobleme
  - Dyspareunie (v. a. bei transobturatorsischen Bändern)
  - Sehr selten: Darmverletzungen, Verletzungen der großen Gefäße
- **Erfolgsrate:** liegt bei retropubischen Schlingen im Langzeit-Follow-up nach 5 J. bei einer Heilungsrate von 73–81 % und nach 11 J. bei 77 %. Die Heilungsraten sind bei der transobturatorischen Bandeinlage vergleichbar.

✓
- **Minischlingen** werden in der Membrana obturatoria befestigt. Hierbei soll die Invasivität verringert werden, wobei Blutverlust und postoperative Schmerzen geringer sind. Aktuell liegen jedoch noch keine Langzeitdaten zur Heilungsrate vor.
- Bei **justierbaren Schlingen** kann postoperativ die Lage des Bandes noch verändert werden. Dies soll eine bessere Anpassung in speziellen Fällen ermöglichen. Bisher fehlt jedoch die Evidenz, dass diese Bänder den etablierten suburethralen Schlingen überlegen sind.

Kolposuspension
- **Verfahren:** Es gibt verschiedene Modifikationen der Kolposuspension zur retropubischen Elevation des Blasenhalses (z. B. in der Technik nach Burch, Hirsch), Fädenanzahl und -material variieren.
- **Indikationen:** bevorzugt bei gleichzeitigem paravaginalem Defekt v. a. wenn bereits zur Therapie des Defektes ein offener bzw. laparoskopischer Zugang gewählt wurde.
- **Prinzip:** Bei der Kolposuspension wird von abdominal offen oder laparoskopisch das paraurethrale Scheidenfasziengewebe mit nicht resorbierbaren Fäden an den Cooper-Ligamenten suspendiert.
- **Komplikationen:** Blasenentleerungsstörung, postoperative Entstehung einer Rekto-/Enterozele sowie Kohabitationsbeschwerden, Drangbeschwerden.
- **Erfolgsrate:** Die Heilungsraten der offenen und auch laparoskopischen Kolposuspension entsprechen in etwa der Heilungsrate durch retropubische und transobturatorische TVT-Bänder.

Bulking Agents
- **Indikationen:** Bulking Agents werden vor allem bei multimorbiden, älteren Pat. oder Pat., bei denen andere Operationsmethoden nicht infrage kommen eingesetzt.
- **Prinzip:** Das submuköse/periurethrale Einbringen der Substanz führt zur Einengung der Urethra am urethrovesikalen Übergang oder im mittleren Urethraabschnitt (▶ Abb. 7.9). Die Methoden unterscheiden sich hinsichtlich der injizierten Materialien (körpereigenes Fett, Kollagen, Silikon, Dextranomer + Hyaluronsäure) und der Applikationsart: Die Injektate werden periurethral oder in die Submukosa der Harnröhre eingespritzt.
- **Erfolgsrate:** Die aktuelle Datenlage ist dünn. Bulking Agents sind zur Heilung der Belastungsinkontinenz weniger effektiv als die suburethralen Bandoperationen oder die Kolposuspension.

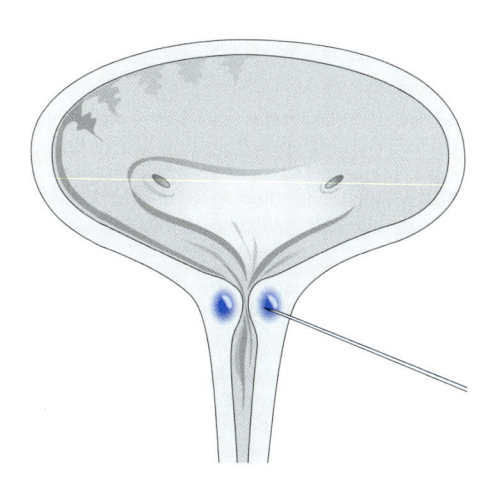

Abb. 7.9 Unterspritzung der Harnröhre

Artifizieller Sphinkter

Die Implantation eines artifiziellen Sphinkters ist indiziert, wenn alle anderen konservativen und operativen Verfahren nicht zu einer zufriedenstellenden Verbesserung der Belastungsinkontinenz führen konnten.

> ✓ Bei einer Mischharninkontinenz kann es nach operativer Therapie der Belastungsinkontinenz zur Verbesserung, zur Persistenz oder zur Verschlechterung der Überaktiven Blase kommen. Generell haben Frauen mit Mischharninkontinenz niedrigere Zufriedenheitsraten nach Inkontinenzoperationen als Frauen mit Vorliegen einer isolierten Belastungsinkontinenz.

7.3 Überaktive Blase

Die überaktive Blase (overactive bladder, OAB) zeichnet sich durch einen imperativen Harndrang, meistens mit häufigen Miktionen und Nykturie, mit oder ohne Urinverlust aus, ohne dass ein Harnwegsinfekt oder andere Pathologien des unteren Harntrakts vorliegen.

Ätiologie Unterteilung in zwei Gruppen:
- Eine neurogene Form infolge einer neurologischen Erkr., wie Rückenmarksverletzungen, Parkinson-Syndrom, multipler Sklerose
- Eine idiopathische Form ohne erkennbare auslösende Pathologie

Meist kann dem Krankheitsbild der überaktiven Blase keine kausale Ursache zugeordnet werden.

Pathophysiologie Es wird postuliert, dass in der Harnblase – analog zum Magendarmtrakt – autonome Schrittmacherzellen liegen, die eine Tonisierung der Harnblase bewirken und zu lokal umschriebenen Kontraktionen führen. Diese lokalen Zentren werden mit Ausreifen der übergeordneten Regelzentren möglicherweise unterdrückt, ein erneutes Wirksamwerden könnte zu einer überaktiven Blase führen.

Eine weitere Rolle spielt die lokale Irritation bei rezidivierenden Harnwegsinfekten. Diese kann zu einer überschießenden Reflexantwort mit nachfolgend instabiler Blase führen.

Die Hypersensitivität der Harnblase basiert auf dem vermehrten Anfluten sensorischer Reize und oder einer erniedrigten Reizschwelle der Blase. Typischerweise kommt es zu keiner gleichzeitigen Detrusorhyperaktivität. Folge ist das Symptom einer gesteigerten Blasenempfindung, die urodynamische Folge ist ein verfrühter Harndrang und eine verminderte Blasenkapazität, woraus eine Pollakisurie resultiert.

Die Blasenhyposensitivität ist definiert als Verminderung des Blasenfüllungsgefühls und des Harndrangs. Bei der asensitiven Blase fehlt jede Form der Wahrnehmung des Füllungszustandes der Blase.

Eine normale Detrusorfunktion erlaubt die Blasenfüllung ohne oder mit geringen Veränderungen des Detrusordruckes. Trotz Provokationen (schnelle Blasenfüllung, kaltes Füllmedium, Lagewechsel, Händewaschen) dürfen Detrusorkontraktionen nicht auftreten. Die Detrusorhyperaktivität ist durch spontane oder nach Provokationen aufgetretene Detrusorkontraktionen während der Füllungsphase charakterisiert. Sie kann neurogen oder idiopathisch bedingt sein.

> ✓ Die Pathogenese der überaktiven Blase wurde bislang nicht vollständig geklärt. Sie ist multifaktoriell bedingt, wobei sowohl anatomische und pathophysiologische Veränderungen als auch neurogene und auch psychische Faktoren eine entscheidende Rolle spielen.

Risikofaktoren Adipositas, Alter, Descensus genitalis/Z. n. Deszensusoperation, systemische Hormonsubstitution, Nikotin, Koffein, Depression.

Differenzialdiagnosen Akute/chronische Harnwegsinfektion, Descensus genitalis/Deszensusoperationen, Diab. mell. mit Polyurie, Blasensteine, Blasentumoren, Fremdkörper (z. B. nach Beckenbodenoperationen mit alloplastischem Material), Medikamente (Diuretika, Psychopharmaka), (Teil-)Denervierung durch ausgedehnte OP im kleinen Becken, nach Bestrahlung.

Klinik Im Vordergrund steht der störende, imperative Harndrang. Dieser kann vergesellschaftet sein mit Pollakisurie (> 8 ×/24 h), Nykturie (> 1 ×/Nacht), ungewolltem Urinverlust vor Erreichen der Toilette.

> ✓ Die überaktive Blase und die Belastastungsinkontinenz sowie die Kombination aus beidem können so ausgeprägt sein, dass ein normales soziales Leben der Pat. nahezu unmöglich ist und ihre Lebensqualität massiv eingeschränkt wird.

Therapie Da das Vorliegen einer überaktiven Blase die Lebensqualität und die soziale Integration extrem einschränken kann, besteht das Therapieziel darin, die Zufriedenheit der Pat. wieder herzustellen. Dabei soll eine Reduktion des imperativen Harndrangs und der Miktionsfrequenz/Nykturie und Inkontinenz erreicht werden.

Zur Behandlung der überaktiven Blase kann folgende AAB-Stufentherapie OAB (▶ Abb. 7.10) angewandt werden.

7.3 Überaktive Blase

Stufe 1	Verhaltenstherapie + Physiotherapie
Stufe 2	+ Pharmakologische Therapie
Stufe 3	Botulinum A Toxin
	Sakrale Neuromodulation
Stufe 4	Blasenaugmentation/Harnblasenersatz/Harnableitung

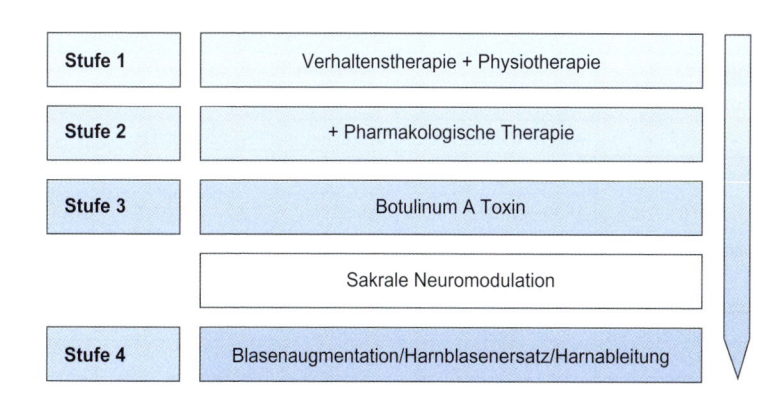

Abb. 7.10 Stufentherapie überaktive Blase

Stufe 1: Verhaltenstherapie und Physiotherapie

- Mit dem **Verhaltenstraining** soll das Miktionsintervall sukzessiv willkürlich verlängert werden. Dabei soll vor allem auf prophylaktische Blasenentleerungen aus Angst vor Inkontinenz verzichtet werden. Eine begleitende Physiotherapie mit Beckenbodentraining mit oder ohne Biofeedback kann sinnvoll sein.
- **Elektrostimulation:** Durch Verwendung von Oberflächenelektroden, welche vaginal/rektal eingeführt werden, kann durch ein phasisches Stimulationsmuster mit einer Frequenz von 10 Hz eine Verbesserung der Symptome der überaktiven Blase erreicht werden. Der zugrunde liegende Mechanismus scheint unter anderem eine Aktivierung des N. hypogastricus zu sein.

Stufe 2: pharmakologische Therapie

- **Lokale Östrogenisierung:** Die lokale Applikation von Estriol wird zur Therapie der überaktiven Blase empfohlen. Dabei reicht eine 2–3 tägliche Verwendung meist aus. Eine systemische Hormontherapie kann urogenitale Symptome verschlechtern.
- **Anticholinergika** (▶ Tab. 7.2): Es stehen eine Reihe von Medikamenten aus der Gruppe der Anticholinergika zur Therapie der überaktiven Blase zur Verfügung, welche sich in Applikationsform und Nebenwirkungsprofil unterscheiden.
  - **Wirkprinzip:** Blockierung von M2/M3-Cholinorezeptoren und folglich Verringerung der parasympathischen Signaltransduktion im Bereich des unteren Harntraktes.
  - **Wirkung:** gute (>50 %) bis exzellente (> 75 %) Verbesserung der Symptome bei 60–70 % der Pat. (Petri und Kölbl 2012), wobei der Placeboeffekt in randomisierten Studien auch bei einer 30–40 % Verbesserung liegt. Nachteilig ist die schlechte Langzeitcompliance, da viele Patientinnen unter den häufigen NW leiden
  - **NW:** häufig zum Abbruch der Therapie führen Mundtrockenheit, Obstipation, trockene Augen, zentralnervöse Störungen, Schwindel, Verwirrtheit
- **β-Mimetika:** Im Gegensatz zu den Anticholinergika ist Mirabegron ein potenter und selektiver $β_3$-Adrenozeptoragonist, der über den sympathischen Signalweg/adrenerge Rezeptoren die Relaxation der Blasenmuskulatur fördert/zu einer Relaxation der glatten Blasenmuskulatur führt.

Tab. 7.2 Anticholinergika

Wirkstoff	Applikation	Besonderheit
Oxybutynin	2–3×2,5–5 mg/d	
	Alle 3 d transdermal	Umgehung des First-Pass-Effekts
Propiverin	2–3×15 mg/d	
	1×30–45 mg/d	Retardform
Tolterodin	2×2 mg/d	
	1×4 mg/d	Retardform
Darifenacin	1×7,5–15 mg/d	Retardform
Solifenacin	1×5–10 mg/d	Retardform
Fesoterodine	1×4–8 mg/d	Retardform
Trospiumchlorid	2–3×15–20 mg/d	Quartäres Amin, kaum zentralnervöse NW
	1×60 mg/d	Retardform

Stufe 3:
- **Botulinumtoxin-A-Injektionen in den Detrusor.** Seit 2013 ist die Injektion von Botulinumtoxin A in den Detrusor vesicae zur Behandlung der therapierefraktären überaktiven Blase zugelassen (Brubaker et al. 2008, Sahai et al. 2007).
  - **Wirkprinzip:** Hemmung der Ausschüttung von Acetylcholin aus den Endigungen von Motoneuronen und somit die Muskelkontraktion.
  - **Wirkung:** Bei nicht neurogener, idiopathischer überaktiver Blase konnte in Studien eine Wirksamkeit von 60–86 % nachgewiesen werden.
  - **NW:** Harnretention und sehr selten Notwendigkeit des Selbstkatheterismus.
  - **Applikation:** Zystoskopisch wird in Lokalanästhesie/Analgosedierung die Substanz gelöst in 10 ml NaCl über etwa 20 Depots in den Detrusor injiziert. Bei idiopathisch überaktive Blase 100 Einheiten, bei neurogen überaktiver Blase: 200 Einheiten.
- **Sakrale Neuromodulation:** inzwischen etabliertes minimalinvasives Verfahren zur Behandlung der therapierefraktären überaktiven Blase (mit und ohne Inkontinenz).
  - **Wirkprinzip:** Mit der Stimulation sakraler Nerven werden mit Hilfe elektrischer Impulse neurologische Steuermechanismen moduliert und die Balance zwischen den Inhibitions- und den Reizkontrollsystemen wird wiederhergestellt. Beeinflusst werden dabei afferente und efferente Nervenfasern des Sakralnervenplexus, sympathische und parasympathische Nervenfasern aus dem Plexus hypogastricus inferior, präganglionäre parasympathische Motoneurone des Sakralmarks sowie somatosensorische Fasern des Nervus pudendus.
  - **Erfolgsraten:** In der Literatur werden die kurz- und mittelfristigen Erfolgsraten mit 50–80 % angegeben. Dies ist als sehr hoch einzustufen wenn man bedenkt, dass diese Pat. auf alle herkömmlichen Therapien nicht oder nur ungenügend angesprochen haben (Brown, Martin und Dmochowski 2015, Reisenauer und Beilecke 2013).
  - **NW:** Schmerzen im Bereich der Elektroden oder des Neurostimulators, Elektrodendislokationen oder Elektrodenbrüche, Infektionen.
  - **Applikation:** zweistufiges Verfahren. In der Testphase werden die Sakralnerven temporär über mehrere Tage oder Wo. stimuliert, um die Pat., die für

eine permanente Neuromodulation infrage kommen, zu selektieren. Indikation für die Implantation eines permanenten Schrittmachers ist die Verbesserung der Symptome von ≥ 50 % während der Testphase.

Stufe 4: Blasenaugmentation, Harnblasenersatz, Harnableitung.

Literatur

Abrams P, et al. The Standardization of Terminology of Lower Urinary Tract Function: Report from the Standardization Subcommittee of the International Continence Society. Neurourol Urodyn 2002; 21: 167–78.

Brown ET, Martin L, Dmochowski RR. New evidence in the treatment of overactive bladder. Curr Opin Obstet Gynecol 2015; 27: 366–72.

Brubaker L, et al. Refractory idiopathic urge urinary incontinence and botulinum A injection. J Urol 2008; 180: 217–22.

Deutsche Gesellschaft für Urologie e. V. (DGU). Harnwegsinfektionen bei Erwachsenen, unkompliziert bakteriell ambulant erworben: Epidemiologie, Diagnostik, Therapie und Management. AWMF-Register-Nr. 043/044. Stand 2015.

Haylen BT, et al. An International Urogynecological Association (IUGA)/International Continence Society (ICS) joint report on the terminology for female pelvic floor dysfunction. Int Urogynecol J 2010; 21: 5–2

Petri E, Kölbl H. Gynäkologische Urologie – Interdisziplinäre Diagnostik und Therapie. 4. Aufl. Stuttgart: Thieme-Verlag, 2013.

Reisenauer C, Beilecke K. Störungen der Beckenbodenfunktion. Der Blasenschrittmacher. Ein innovativer Therapieansatz in der Urogynäkologie. Frauenarzt 2013; 54: 1188–91.

Reisenauer C, et al. Interdisziplinäre S2e-Leitlinie für die Diagnostik und Therapie der Belastungsinkontinenz der Frau. Geburtsh Frauenheilk 2013; 73: 1–5.

Sahai A, et al.; GKT Botulinum Study Group. Botulinum toxin for detrusor overactivity and symptoms of overactive bladder: where we are now and where we are going. Nat Clin Pract Urol 2007; 4: 379–86.

Schultz-Lampel D, Goepe M, Haferkamp A. Urodynamik. 3. Aufl. Heidelberg: Springer Verlag, 2012.

Deutsche Gesellschaft für Gynäkologie und Geburtshilfe e. V. (DGGG). Leitlinien S2k-Leitlinie: Sonographie im Rahmen der urogynäkologischen Diagnostik. AWMF-Registernr. 015/055, Stand 12/2013.

Wallwiener, et al. (Hrsg.). Atlas der gynäkologischen Operationen. 7. Aufl. Stuttgart: Thieme Verlag, 2008.

Wood L, Anger JT. Urinary incontinence in women. BMJ 2014; 349: g4531.

8 Infektionserkrankungen in der Gynäkologie
Ioannis Mylonas

8.1	**Vulvitis**	**148**	8.2.3	Trichomonaden-Kolpitis	165
8.1.1	Bakterielle Vulvitis	148	8.2.4	Streptokokkenkolpitis	167
8.1.2	Mykotische Vulvitis	153	**8.3**	**Zervizitis**	**168**
8.1.3	Virale Vulvitis	154	8.3.1	Allgemein	168
8.1.4	Parasitäre Vulvitis	159	8.3.2	Chlamydieninfektionen	169
8.2	**Kolpitis/Vaginitis**	**161**	8.3.3	Gonorrhö	
8.2.1	Soorkolpitis/			(Neisseria gonorrhoeae)	171
	Vulvovaginalkandidose	161	**8.4**	**Endometritis**	**174**
8.2.2	Bakterielle Vaginose	164	**8.5**	**Adnexitis**	**176**

8.1 Vulvitis

8.1.1 Bakterielle Vulvitis

Bartholinitis, Bartholin-Pseudoabszess

Die Bartholinitis ist eine isolierte Entzündung des Ausführungsganges der apokrinen Bartholin-Drüse. Der 1–2 cm lange Ausführungsgang mündet zwischen kleiner Labie und dem Hymenalsaum, etwa 3 cm oberhalb der hinteren Kommissur.

Klinik   Die Erkr. beginnt mit einer schmerzhaften Rötung und einer zunehmenden, schmerzhaften Schwellung des Ausführungsgangs. Es kommt zur bis zu hühnereigroßen entzündeten Zyste und Vorwölbung der Labien sowie Einengung des Introitus. Gehen, Sitzen und das Allgemeinbefinden sind zunehmend beeinträchtigt.

Diagnostik   Die Diagnose wird klinisch gestellt. Aus dem abfließenden Sekret des Abszesses sollte nach Spontanruptur oder Inzision eine Erregerdiagnose unter Einbeziehung von Gonokokken durchgeführt werden.

Therapie
- In der akuten Phase Zuwarten mit konservativen Maßnahmen (Rotlicht, lokale Schmerzbehandlung)
- Entlastung infolge einer Spontanruptur oder Inzision mit Entleerung der entzündeten Zyste sowie Vernähung des Schnittrandes der Außenhaut mit dem Schnittrand der eröffneten Zystenwand (Marsupialisation)
- Antibiotikagabe bei Nachweis von Gonokokken in der Kultur des Zysteninhaltes
- Postoperativ Sitzbäder, z. B. mit Kamillenextrakt

Erysipel (Wundrose)

Akute oberflächliche Infektion der Haut mit A-Streptokokken (seltener G-Streptokokken) und invasiver Ausbreitung in den dermalen Lymphgefäßen. Häufig sind Mischinfektionen mit Staphylokokken vorhanden. Eintrittspforte sind meist kleine Hautverletzungen. Onkologische Patientinnen mit Z. n. Operation inkl. regionärer Lymphknotenentfernung sind v. a. an Arm bzw. Bein der operierten Seite betroffen.

Klinik
- Typisch: flächenhafte, umschriebene und schmerzhafte Hautrötung mit flammenzungenartigen Ausläufern
- Regionale Lymphknoten können geschwollen sein
- Oft ausgeprägtes Krankheitsgefühl mit Fieber und Schüttelfrost

Diagnostik   Die Diagnose wird klinisch gestellt, da ein Erregernachweis aus der Haut nicht möglich ist. In fraglichen Fällen kann der Nachweis von A-Streptokokken aus dem Nasen-Rachen-Raum oder Genitale hilfreich sein.

Therapie   Eine Behandlungsindikation ist mit der Diagnosestellung gegeben.
- **Lokaltherapie:** In der Akutphase: 2–3 ×/d Umschläge mit 8-Hydrochinolin. Anschließend
  - bei trockenem Erysipel 2–3 ×/d Behandlung mit Tetracyclin-haltiger Salbe (z. B. Tetracyclin-Vaseline 2 %ig) bis zur Abheilung,
  - bei nässendem Erysipel äußerlich Antiseptikum anwenden.
- **Systemische Therapie:** in komplizierten Fällen systemische Behandlung mit Benzylpenicillin 3 × 10 Mio. IE/d i. v. über 7–10 d oder Phenoxypenicillin 3 × 1,2

Mio. IE/d p. o. über 10–14 d oder Cefotaxim 3 × 2 g/d i. v. über 7–10 d. Bei Penicillinallergie alternativ Erythromycin 4 × 500 mg/d p. o. oder 2 × 1 g/d i. v. über 7–10 d oder Clindamycin 2–3 × 600 mg/d i. v. oder p. o. über 7–10 d oder Clarithromycin 2 × 250–500 mg/d p. o. über 7–10 d.
- **Bei Nichtansprechen (> 48 h):** Amoxicillin/Clavulansäure 3 × 2,2 g/d i. v. oder Penicillin G 3 × 5–10 Mio. IE/d i. v. (max. 30 Mio. IE/d) bis zur Abheilung.
- **Bei rezid. Erysipel (> 2 x/J.):** Benzylpenicillin-Benzathin 1,2 Mio. IE. i. m. (z. B. Tardocillin®) alle 4 Wo. über 6 Mon. oder Penicillin G 5–10 Mio. IE/d (max. 30 Mio. IE/d) i. v. bis zur Abheilung. Bei Penicillinallergie Erythromycin 1 g/d über 5 d alle 4 Wo. für 6 Mon.

- **Sonstige Maßnahmen:**
  - Ruhigstellung, ggf. Hochlagerung der Extremität
  - Sanierung der Eintrittspforte (z. B. bei bestehender Tinea)
  - Überprüfung und Behandlung prädisponierender Faktoren (z. B. Diab. mell., Lymphödem, Durchblutungsstörung)
  - Bei Lymphödem nach Erysipel Kompressionsbehandlung und Lymphmassage
  - Bei Bettlägerigkeit Low-dose-Heparinisierung

Syphilis

Treponema pallidum ssp. pallidum ist weltweit verbreitet mit wieder steigender Inzidenz in Mittel- und Westeuropa. Der natürliche Übertragungsweg von Mensch zu Mensch ist hauptsächlich beim Geschlechtsverkehr möglich.

Die Ursprünge der syphilitischen Erkra. werden seit vielen Jahrhunderten ausgiebig diskutiert. Am wahrscheinlichsten ist, dass die Syphilis 1493 von Soldaten und Matrosen des Kolumbus nach Europa eingeschleppt wurde, da dieses Krankheitsbild in den Schriften vor dieser Zeit nicht auftaucht.

Klinische Stadieneinteilung Man unterscheidet klinisch zwischen der erworbenen (Syphilis aquisita) und der angeborenen Syphilis (Syphilis connata). Die erworbene Syphilis ist eine zyklische Infektionskrankheit, die in Stadien abläuft, wobei sich klinisch auffällige mit klinisch unauffälligen Stadien abwechseln. Die typische Symptomatik der unbehandelten Syphilis tritt heute immer seltener auf.

Frühsyphilis bzw. primäre Syphilis (Lues I):
- Der typische primäre Schanker (Chancre) beginnt nach einer Inkubationszeit von 3 Wochen (3–90 Tagen) als einzelne, schmerzlose Papel mit Übergang in ein induriertes schmerzloses Ulkus an der Eintrittspforte.
- Prädilektionsorte bei der Frau: Labien und Vulva, selten Mundschleimhaut und Rektum.
- Die primäre Läsion heilt innerhalb von 3–6 Wo. spontan ab.
- Die regionären Lymphknoten können beidseitig anschwellen; sie sind dabei schmerzlos, derb, beweglich und abgrenzbar.

✓ Bereits während der initialen Phase der Infektion findet eine Dissemination des Erregers statt.

Sekundäre Syphilis (Lues II):
- In diesem Stadium sind zu 90 % Haut und Schleimhäute betroffen. Charakteristisch sind schubweise auftretende zunächst makulöse (Roseola), später makulopapulöse Exantheme.

- Ungefähr 2–12 Wo. (2 Wo.– 6 Mon.) nach der Infektion können Allgemeinsymptome, wie Fieber, Übelkeit, Gewichtsverlust, Krankheitsgefühl, Anorexie, Kopfschmerzen, Arthralgien, Lymphadenopathie, Meningitis, makulöse Exantheme, Palmoplantarsyphilid, Condylomata lata, Plaques muqueuses, eine Angina syphilitica, eine Alopecia specifica und ein syphilitisches Leukoderm auftreten. Zudem besteht eine generalisierte harte Lymphknotenschwellung (Polyskleradenitis).
- Die Dissemination des Erregers schreitet weiter fort mit einer Beteiligung des Zentralnervensystems in ungefähr 40 %. Nur in 1–2 % der Fälle wird eine „aseptische Meningitis" diagnostiziert.
- Selten Befall von Uvea, Gastrointestinaltrakt, Leber und Nieren in diesem Stadium.

Latente Syphilis (Lues latens seropositiva): Nach Abklingen der aufgeführten Symptome geht die Syphilis in ein klinisch symptomfreies Stadium über. Bei unbehandelten Pat. entwickeln sich zu 90 % generalisierte oder mukokutane Rezidive innerhalb des 1. J.

Tertiäre oder späte Syphilis (Lues III): Schon früh beginnt in der latenten Syphilis die langsam fortschreitende Erkrankung der Aorta oder des Zentralnervensystems.
- Nach 10–30 J. haben sich ein Aortenaneurysma und eine Koronarstenose entwickelt.
- Bei der späten, benignen Syphilis treten Gummata auf, die aus unspezifischem Granulationsgewebe mit zentralen Nekrosen und peripher liegenden mononukleären Zellen, Epitheloidzellen und Fibroblasten bestehen. Diese Gummen können noch Treponemen enthalten.

Neurosyphilis (Lues IV): Die asymptomatische Neurosyphilis findet sich bei unbehandelten Pat. ungefähr 2 J. nach der Infektion. Das durchschnittliche Intervall vom Infektionsbeginn bis zum Auftreten der symptomatischen Neurosyphilis (Lues IV) beträgt mehrere Jahre:
- Akute syphilitische Meningitis: Kopfschmerzen, meningeale Reizung, Wahrnehmungsstörungen (nach < 2 J.)
- Meningovaskuläre Syphilis mit kranialer Nervenparalyse
- Generelle Parese mit Kopfschmerzen, Vertigo, Persönlichkeitsveränderungen, vaskulärer Schädigung nach 5–7 J.
- **Tabes dorsalis:**
  - Nach 10–20 J. Demenz mit Intentionstremor, Fatigue, Muskelschwäche und Muskeltonusverlust, Schmerzen
  - Nach 15–20 J. Dysurie, Ataxie und Areflexie sowie Argyll-Robertson-Pupillen
- **Gummata:** monozytische Infiltrate mit Gewebedestruktion nach 1–46 J.

Kongenitale Syphilis:
- **Frühe Manifestation:** nach < 2 J. fulminante disseminierte Infektion, mukokutane Läsionen, Pemphigus syphilitieus, Parrot-Furchen, Coryza syphilitica, Hepatosplenomegalie, Anämie, Osteochondritis syphilitica, Pneumonia alba, Neurosyphilis.
- **Späte Manifestation** (Syphilis connata tarda): > 2 J. nach der Geburt Lymphadenopathie, Hepatosplenomegalie, Condylomata plana, Anämie, rekurrierende Arthropathien, Hutchinson-Trias mit Innenohrschwerhörigkeit, Keratits parenchymatosa und Huntchinson-Zähnen, Knochenerkrankungen und -deformitäten, Säbelscheidentibia, Sattelnase, selten Mesaortitis luica, Neurosyphilis.

Reinfektionen: Syphilisreinfektionen sind auch nach behandelter Infektion möglich. Die vorhandenen Antikörper schützen nicht vor einer Reinfektion.

> - Die Syphilis kann praktisch jedes Krankheitsbild nachahmen.
> - Nicht immer entwickelt sich nach der Infektion ein typischer Primäraffekt an Labien und/oder an der Vulva. Der Primäraffekt kann auch an der Zervix entstehen.
> - Die Papeln können von den Pat. übersehen werden, zumal sie auch von selbst abheilen.
> - Allgemeine Krankheitssymptome wie Krankheitsgefühl, Anorexie, Kopfschmerzen, makulöse bis makulopapulöse Exantheme auf der Haut, weisen auf eine sekundäre Syphilis hin.
> - Bei einer Osteomyelitis, Hepatitis, Chorioretinitis oder einer neurologischen Symptomatik sollte eine Syphilisinfektion ausgeschlossen werden.
> - Bei der frühen latenten und bei der späten latenten Syphilis sind die Pat. bis auf wenige Ausnahmen symptomfrei.
> - Einzelne Papeln und ein induziertes, schmerzloses Ulkus sind verdächtig für eine primäre Syphilis, ebenso wie eine beidseitige schmerzlose Schwellung der inguinalen Lymphknoten.

Labordiagnostik Der direkte Erregernachweis des Bakteriums aus Haut- oder Schleimhautläsionen kann im Dunkelfeld geführt werden. Ein negatives Ergebnis schließt eine Infektion jedoch keineswegs aus (Nachweisgrenze: 10^5 Spirochäten/ml).

Serologische Tests:
- **Suchtests:** TPHA (Treponema-Pallidum-Hämagglutinations-Assay)-Test bzw. TPPA Treponema-pallidum-Partikel-Agglutination-Test, T. pallidum (Tp)-ELISA
- **Bestätigungstests:** FTA-ABS- (Fluoreszenz-Treponemen-Antikörper-Absorptionstest) Test, Lues-IgG-Immunoblot, T. pallidum (Tp)-IgG-ELISA
- **Bewertung der Behandlungsbedürftigkeit:** FTA-ABS-IgM-Test, Tp-IgM-ELISA, Lues-IgM-Immunoblot
- **Verlaufskontrolle nach Behandlung:** VDRL (Venereal Disease Research Laboratory)-Test oder RPR (Rapid-Plasma-Reagin)

> - Die humanen Treponematosen (venerische Syphilis, endemische Syphilis, Frambösie und Pinta) können mit den derzeit zur Verfügung stehenden serologischen Tests zum Antikörpernachweis nicht differenziert werden.
> - Die PCR ist noch nicht ausreichend evaluiert.

Therapie Mittel der Wahl ist bis heute Penicillin (▶ Tab. 8.1). Eindeutig ist, dass bei angeborener Syphilis, Lues III und Neurosyphilis eine höhere Penicillindosierung erforderlich ist und eine Mindestdauer der Behandlung nicht unterschritten werden darf. Die Behandlung erfolgt nur ausnahmsweise oral.

Bei erregerreicher Sekundärsyphilis besteht bei Therapie die Gefahr der **Jarisch-Herxheimer-Reaktion,** eine kutane und allgemeine Reaktion auf Toxine rasch zerfallender Treponemen. Die Reaktion setzt 2–8 h nach Beginn der Therapie ggf. mit Exanthem, Fieber, Schüttelfrost und Kopfschmerzen ein. Die Prophylaxe erfolgt durch die einmalige Gabe von Prednisolonäquivalent 1 mg/kg KG p. o. vor Beginn der Therapie.

8 Infektionserkrankungen in der Gynäkologie

Tab. 8.1 Therapie der Syphilis

Indikation	Substanz und Dosierung	Anmerkungen
Lues I und II (Frühsyphilis)		
Empfehlung	Benzathin-Benzylpenicillin 2,4 Mio. IE i.m.	Gluteal li/re je 1,2 Mio. IE
	Procain-Benzylpenicillin 1 × 1,2 Mio. IE/d i.m. über 14 d	Procain-Benzylpenicillin 0,9 Mio. IE + Benzylpenicillin-Natrium 0,3 Mio. IE
Alternativen	Ceftriaxon 1 g/d i.v. über 10 d	
	Tetracyclin 4 × 500 mg/d p.o. über 14 d	Nicht mehr empfohlen
	Clemizolpenicillin G 1 Mio. IE/d i.m. über 14 d	Keine Therapieunterbrechung Nur über internationale Apotheke zu beziehen
Non-Compliance	Benzathin-Benzylpenicillin 2,4 Mio. IE/Wo. i.m.	Tag 1, 8 und 15 (insges. 7,2 Mio. IE)
Penicillinallergie	Doxycyclin 2 × 100 mg/d p.o. für 14–21 d	Nicht mehr empfohlen → Desensibilisierung erwägen
Cephalosporinallergie	Erythromycin 4 × 500 mg/d p.o. für 14–21 d	Serologische Kontrollen
Lues latens		
1. Wahl	Benzathin-Benzylpenicillin 2,4 Mio. IE/Wo. i.m.	Tag 1, 8 und 15 (gluteal li/re je 1,2 Mio. IE; insges. 7,2 Mio. IE)
2. Wahl	Procain-Benzylpenicillin 1 × 1,2 Mio. IE/d i.m. über 21 d	Procain-Benzylpenicillin 0,9 Mio. IE + Benzylpenicillin-Natrium 0,3 Mio. IE
Alternativen	Ceftriaxon 1 × 1 g/d i.v. Kurzinfusion über 14 d	
Bei Penicillinallergie	Doxycyclin 2 × 100 mg/d p.o. für 28 d	
	Erythromycin 4 × 500 mg/d i.v. über 21 d	
Lues III (Spätsyphilis, auch Neurosyphilis)		
1. Wahl	Penicillin G 6 × 4 Mio. IE/d oder 3 × 10 oder 5 × 5 Mio. IE/d i.v. mind. 14 d (10-14-21)	
2. Wahl	Ceftriaxon 1 × 2 g/d i.v. über 10–14 d	Initial 2 × 2 g
Alternativen	Clemizolpenicillin G 1 Mio. IE i.m. für 21 d	Keine Therapieunterbrechung Nur über internationale Apotheke zu beziehen
Penicillinallergie (3. Wahl)	Doxycyclin 4 × 200 mg/d über 28 d	
	Erythromycin 4 × 500 mg p.o. oder i.v. für 14 d	
	Erythromycinlactobionat 4 × 500 mg i.v. für 14 d	Stationäre Bedingungen

Tab. 8.1 Therapie der Syphilis *(Forts.)*

Indikation	Substanz und Dosierung	Anmerkungen
Lues connata		
Säuglinge und Kleinkinder	Penicillin G 100 000–150 000 IE/ kg KG/d i.v., aufgeteilt in 3 Dosen für 14 d	
	Ceftriaxon 75 mg/kg KG/d für 14 d	Initial 100 mg/kg KG/d i.v.
Schulkinder	Penicillin G 200 000–300 000 IE/ kg KG/d, aufgeteilt in 3 Dosen für 14 d	
	Ceftriaxon 0,25–0,5 g/d i.m. oder i.v. für 14 d	

8.1.2 Mykotische Vulvitis

Candidose

Lokale Infektion der Vulva durch Hefepilze (Candida albicans); häufig assoziiert mit einer Soorkolpitis.

Risikofaktoren Endogene und/oder exogene Risikofaktoren sind u.a. Diab. mell., Adipositas, eine vorangegangene Antibiotikatherapie sowie eine übertriebene oder nachlässige Genitalhygiene.

Klinik
- Weißlicher oder gelbbröckeliger Fluor an der Vulva
- Juckreiz, Brennen, Schmerzen, Rötung und Schwellung am Introitus
- Schmerzen nur bei sehr ausgeprägter Candidose. Manche Pat. klagen auch nur über Ausfluss (bei ausschließlichem Vaginalbefall).

> ✓ Juckreiz ist das Hauptsymptom, alleiniges Brennen spricht eher gegen eine Pilzinfektion als Ursache.

Diagnostik Die Diagnose wird v.a. anhand des klinischen Bildes gestellt. Im Vordergrund stehen neben einem weiß-krümeligen Ausfluss auch grau-weißliche, rasenartige Beläge am Introitus. Die Vagina erscheint erythematös verändert, evtl. mit weißlichen Auflagerungen. Im Nativpräparat sind meist Pilzmyzelen oder -sporen zu erkennen.

Therapie
- Primär: lokale Therapie mit Clotrimazol-Creme 3 x/d über 3–6 d oder Nystatin-Creme
- Bei Nichtansprechen, z.B. mit V.a. Darminfektion oder Rezidiv: systemische Behandlung mit Fluconazol (Einmaltherapie 150 mg)
- Zusätzlich lokal als Vaginalovula oder oral als Tabletten Imidazol

> ✓ In rezidivierenden Fällen kann eine Partnerbehandlung erwogen werden, obwohl deren Erfolg in der Prophylaxe einer erneuten Vulvovaginalcandidose nicht belegt ist.

Fadenpilze (Tinea inguinalis)

Trichophyton rubrum findet sich, im Gegensatz zu den Candidaspezies, meist perivulvär auf trockenen Hautpartien.

Klinik Charakteristisch sind meist perivulväre, rundliche, flächige, entzündliche rote Herde mit Randbetonung und kleinen, vesikulopustulösen Effloreszenzen am Rand der Läsion. Die Herde jucken sehr stark und breiten sich im Laufe der Infektion aus.

> ✓ Keine Pustelabsiedlungen (im Gegensatz zur Vulvovaginalcandidose).

Diagnostik
- Meist anhand des klinischen Bildes diagnostiziert (rote Flecken mit Randbetonung)
- Im Abklatschpräparat eindeutige Myzelbildung erkennbar
- In unklaren Fällen: Pilzkultur

Differenzialdiagnosen Candidose, Erythrasma, Ekzem, Psoriasis.

Therapie Lokale Behandlung mit Imidazolderivaten.

8.1.3 Virale Vulvitis

Herpes simplex der Vulva

Durch Herpes-simplex-Virus (HSV) verursachte schmerzhafte Infektionen des Genitalbereichs (Herpes genitalis) haben in den letzten Jahren weltweit zugenommen. Die Durchseuchung beträgt für HSV-1 40–90 % und für HSV-2 ca. 25 %. Genitalrezidive sind bei HSV-2 häufiger.

> ✓
> - HSV-1 verursacht überwiegend Herpes labialis, selten Herpes genitalis.
> - HSV-2 verursacht überwiegend Herpes genitalis.

Ätiologie Ansteckung meist beim Geschlechtsverkehr. Das Virus persistiert in den Spinalganglien und kann durch physikalische oder immunologische Triggermechanismen reaktiviert werden.

Klinik Erstinfekt: Nach Transmission können vor einer primären Herpesinfektion unspezifische Prodromi sowie weitere klinische Manifestationen auftreten wie Hepatitis, Gingivostomatitis, Ösophagitis, Ekzema herpeticatum sowie Enzephalitis und Myelitis.
- Oft ausgeprägte Allgemeinsymptome wie Fieber, Abgeschlagenheit, Kopfschmerzen, Muskel- und Kreuzschmerzen
- Juckreiz, Brennen, Schmerzen, Fluor, Dysurie sowie Schwellung der inguinalen Lymphknoten
- Typisch sind kleine, schmerzhafte und gruppierte Bläschen sowie kleine Ulzera am Introitus. **Cave:** Bläscheninhalt ist infektiös.
- Die Cervix uteri ist in etwa 80 % der Fälle beteiligt.

- Nach Erstinfektion (auch des jeweils anderen Virustyps) verlaufen die Zweitinfektion sowie die rezid. Infektionen leichter und kürzer.
- Bei ¾ aller Pat. mit genitalem Herpes kann die Infektion unabhängig davon, ob es sich um eine Erstinfektion oder eine rezid. Erkr. handelt, asymptomatisch oder atypisch verlaufen, sodass keine richtige Diagnose gestellt werden kann.

Diagnostik
- Typisch sind schmerzhafte, ulzerierende Bläschen im Genitalbereich. Sensitivster Test: Zellkultur
- Fluoreszenztests vom Bläscheninhalt: Antigendirektnachweis auf Objektträgem von Abstrichen (Nachweis von HSV-1 und HSV-2 im IFT mit monoklonalen AK)
- ELISA (Sensitivität 60–90 %), aber erst nach 2–3 Wo. positiv

Differenzialdiagnosen Infektionen mit dem Varizella-Zoster-Virus, Candidose und Syphilis.

Therapie Aciclovir, Famciclovir und Valaciclovir werden zur oralen Therapie eines Herpes genitalis eingesetzt (▶ Tab. 8.2). Valaciclovir stellt eine inaktive Vorstufe („prodrug") von Aciclovir dar und ist wegen der besseren Bioverfügbarkeit und Pharmakokinetik gegenüber dem Aciclovir beim Herpes genitalis zu bevorzugen.

Hauptindikationen einer i. v. Behandlung sind die Herpes-Enzephalitis, ausgedehnte mukokutane Herpesläsionen, starke Beschwerden und disseminierte Herpesinfektionen.

Tab. 8.2 Therapie des Herpes genitalis

Indikation	Medikament	Dosierung	Dauer
Primärinfektion	Aciclovir p.o.	5 × 200 mg/d p.o.	5 d
		3 × 400 mg/d p.o.	10 d
	Valaciclovir	2 × 1 mg/d p.o.	10 d
	Famciclovir	3 × 250 mg p.o.	5–10 d (noch keine Zulassung)
	Foscarnet (bei Aciclovir-Resistenz)	2–3 × 40 mg/kg KG/d i.v.	7–21 d.
	In schweren Fällen Aciclovir i.v.	3 × 5 mg/kg KG/d i.v.	5–7 d
Rezidiverkr.	Aciclovir p.o.	5 × 200 mg p.o.	5 d
	Aciclovir p.o.	3 × 400 mg/d p.o.	5 d
	Valaciclovir p.o.	2 × 500 mg p.o.	5 d
	Famciclovir	2 × 125 mg p.o.	5 d
Prophylaxe	Aciclovir p.o.	4 × 200 mg/d p.o	Nicht länger als 6–12 Mon.
	Valaciclovir	1 × 0,5–1 g/d p.o.	
	Famciclovir	2 × 250 mg.	
	Aciclovir p.o. (bei Immunsuppression)	4 × 400 mg	

8 Infektionserkrankungen in der Gynäkologie

> **!**
> - Dosisreduktion von Aciclovir und Valaciclovir bei Niereninsuff.
> - Wegen potenzieller Nephrotoxizität bei langanhaltender Applikation von Aciclovir regelmäßig Nierenwerte kontrollieren.

Condylomata acuminata

Heute sind mehr als 150 Genotypen des Humanen Papillomavirus (HPV) bekannt, von denen etwa 30 im Genitalbereich nachgewiesen wurden. In vivo induzieren sie bei ihren natürlichen Wirten Warzen (epithelialen Proliferationen der Haut) und Papillome (fibroepitheliale Proliferationen der Haut). Es werden folgende Gruppen unterschieden:
- Low-risk-Typen (LR-Typen): Typ 6 und 11 finden sich so gut wie nur in spitzen Kondylomen.
- High-risk-Typen (HR-Typen): Typ 16 und 18 (sind die häufigsten), 31, 33, 39, 45, 59 u. a.

Doppel- oder Mehrfachinfektionen mit verschiedenen Typen kommen vor.

> ✓ Ihre besondere Bedeutung erhält diese Virusinfektion durch die Beteiligung einiger Genotypen an der Entstehung des Zervixkarzinoms und anderer Anogenitalkarzinome. Allerdings entwickeln nur wenige Menschen nach einer Infektion mit High-risk-HPV-Typen tatsächlich ein Genitalkarzinom.

Epidemiologie und Übertragung
- Etwa 1 % der jungen, sexuell aktiven Menschen haben Kondylome und 30–80 % der erwachsenen Bevölkerung sind mit einem oder mehreren HPV-Typen infiziert.
- Übertragung überwiegend bei Sexualkontakten von positiven Partnern in etwa 70 %. Auch bei direktem körperlichem Kontakt ist eine Übertragung durch Inokulation infektiösen Materials über kleine Hautverletzungen in die Haut möglich.
- Zusatzinfektionen fördern die Ausbildung von Kondylomen.

Klinik Unterscheidung zwischen mäßig häufigen Kondylomen und der sehr viel häufigeren subklinischen HPV-Infektion. Das klinische Bild ist sehr variabel von kranzförmig angeordneten, blassen bis rötlichen, kleinen spitzen bis zu mittelgroßen (blumenkohlartige) Kondylomen, welche zum Teil pigmentiert sein können. Bevorzugte Stelle für Kondylome ist die hintere Kommissur bzw. der Perianalbereich.

Condylomata acuminata verursachen meist keine Beschwerden, wobei Juckreiz oder Brennen auftreten können. Allerdings sind Kondylome für die Patientin störend und lästig durch ihr Aussehen und durch die Größe.

> ✓ Das Fehlen von sichtbaren Kondylomen schließt eine HPV-Infektion nicht aus.

Diagnostik
- Diagnose einer HPV-Infektion wird primär anhand der Klinik gestellt.
- Behandlung der Vulva mit 3%iger Essigsäure lässt auch subklinische HPV-Infektionen als weiße Flecken mit diskreter Punktierung sichtbar werden.

8.1 Vulvitis

- Bei V. a. subklinische Infektionen DNA-Nachweis der HPV-Typen mit Hybridisierung oder PCR möglich. Im Routineeinsatz ist gegenwärtig der Hybrid-Capture-II-Test (DNA-In-situ-Hybridisierung mit Signalverstärkung).
- Nachweis von HPV in der Zytologie (Papanicolaou-Abstrich).
- Nachweis von HPV in der Histologie mittels In-situ-Hybridisierung, die eine direkte Zuordnung zur Morphologie der infizierten Zelle erlaubt (Koilozyten, verlängerte Reteleisten, Akanthose, mangelhafte Glykogenisierung, Para- oder Hyperkeratose sowie von Dysplasien).

> ✓ Serologische Untersuchungen sind problematisch, da eine hohe Kreuzreaktivität zwischen den Typen besteht und Antikörper häufig nicht oder sehr spät auftreten.

Therapie Meist kommt es unbehandelt zur spontanen Remission, sodass ein abwartendes Verhalten möglich ist. Kommt es nicht zur Spontanremission oder fühlt sich die Pat. stark belästigt, Kondylome beseitigen (▶Tab. 8.3). Das Virus selbst wird durch diese Maßnahmen jedoch nicht eliminiert.

- **Lokalisationsabhängige Indikationen:**
    - **Analkanal:** Kryotherapie mit flüssigem Stickstoff, Trichloressigsäure (nur bei kleinen Condylomata acuminata) oder chirurgische Verfahren (CO_2-/Nd-YAG-Laser oder Elektrokauter).
    - **Vagina:** Kryotherapie (nur flüssiger Stickstoff, Kryoprobe kontraindiziert), Trichloressigsäure oder chirurgische Verfahren (CO_2-Laser oder Elektrokauter).
    - **Cervix uteri:** CO_2-Laser.
- **Operative Therapie:** Indikation ist das Auftreten flächenhafter Kondylombeete.
    - Abtragung der Condylomata acuminata mittels Scherenschlag oder scharfem Löffel, Kürettage, immer unter lokaler Anästhesie.
    - Bei ausgedehnten bzw. rezidiv. Warzen besteht die Indikation zur Therapie mit Elektrokauter oder CO_2-/Nd-Yag-Laser. **Cave:** Wegen potenzieller Infektionsgefahr durch das virushaltige Aerosol muss ein effizienter Rauchabzug sowie eine partikelfiltrierende Halbmaske vorhanden sein.
    - Vereisung der Condylomata acuminata mit flüssigem Stickstoff (Kryotherapie): Kälteanwendung mit flüssigem Stickstoff im offenen Verfahren (Sprayverfahren bzw. Wattetupfer) oder als Kontaktkryotherapie (geschlossenes Verfahren, Kryoprobe mit CO_2, N_2O, N_2). Wiederholung der Therapie wöchentlich bis zweiwöchentlich. **Cave:** Kann zu tiefen Nekrosen führen; daher Kontraindikation für anale oder urethrale Anwendung. Initial lokale Komplikationen. Rezidive häufig (bis zu 75 %).
- **Sonstige Maßnahmen:**
    - Frühzeitige Behandlung anstreben, bevor eine Streuung bzw. Vergrößerung stattfindet.
    - Wegen hoher Rezidivgefahr ausreichende Nachkontrollen.
    - Bei perianalem Befall immer proktologische Untersuchung vor operativer Therapie anstreben (in ca. 50 % zusätzlich Befall des Rektums).
    - Bei ausgedehntem Befall Möglichkeit einer HIV-Infektion bedenken.
    - Untersuchung und ggf. Mitbehandlung des Partners.
    - Ausschluss weiterer mit Fluor einhergehender Genitalinfektionen.

Tab. 8.3 Konservative Behandlung vereinzelter Condylomata acuminata (max. therapierbare Warzenfläche 10 cm²)

Substanz	Durchführung	Kontraindikationen	Bemerkungen
Podophyllinlösung 5–20%	–	Schwangerschaft	Heute nicht mehr empfohlen
Podophyllotoxin	0,5%ige Lösung mit einem Wattetupfer, 0,15%ige Creme mit dem Finger 2 ×/d über 3 d auf die genitalen Warzen auftragen. Anschließend 4 d Pause. Wiederholung bis max. 4 Zyklen, max. Tagesdosis 0,5 ml	Schwangerschaft, Immunsuppression	Erhöhte toxische Wirkung wegen starker Resorption bei Anwendung auf aneinander liegender Haut
Interferon-ß-Gel	Nach operativer Abtragung 5 ×/d für 4 Wo. auftragen	Schwangerschaft, Immunsuppression	Max. therapierbare Warzenfläche < 10 cm²
Imiquimod (Aldara® 5% Creme)	3 ×/Wo. nachts bis zu max. 16 Wo. auftragen. Es wird empfohlen, das behandelte Areal 6–10 h später mit Wasser abzuwaschen	Schwangerschaft, Immunsuppression	Lokaler Immunmodulator. Durch Resorption können grippeartige Symptome auftreten
Trichloressigsäure	Trichloressigsäure wird vom Arzt mit einem Applikator auf die Warzen aufgebracht. Wiederholung der Therapie im wöchentlichen Abstand		• Applikation führt zu Zellnekrosen • Sehr gute Resultate bei kleinen, unverhornten Condylomata acuminata im Schleimhautbereich • Sichere Anwendung während der Schwangerschaft • Nur in kleinsten Mengen einsetzen. Bei Überdosierung ist die Neutralisation mit Natriumkarbonat nötig • Brennen und Schmerzen

Prophylaxe
- Zervixkarzinom: Nur bei 10–30 % der HPV-infizierten Frauen persistiert die Infektion und nur bei einem Teil der chronisch Infizierten kommt es zur vermehrten Expression der viralen Onkogene. Das Risiko, an einem Zervixkarzinom zu erkranken, ist bei Nachweis von High-risk-Typen mehr als 70-fach erhöht. Eine maligne Entartung ist nach 10–20 Jahren möglich.
- HPV ist zwar eine wichtige Voraussetzung für die Entstehung eines Karzinoms, aber es müssen zusätzliche endogene Faktoren (z.B. Immunsuppression, genetische Disposition usw.) sowie exogene Faktoren (z.B. HIV, Chlamydien, Rauchen usw.) einwirken.
- Bei Pat. mit Dysplasien und High-risk-HPV-Infektion langfristige Betreuung notwendig: engmaschige kolposkopische, zytologische und histologische Kontrolle, um das Vor-/Frühstadium eines Zervixkarzinoms rechtzeitig zu erkennen und behandeln zu können. Es besteht aber kein Grund, diese Frauen unnötig zu

beunruhigen oder gar hier bereits von Prämalignität zu sprechen. Kondome schützen nur sehr bedingt vor der Infektion mit HPV.
- Impfung.

> ✓ Die Ständige Impfkommission (STIKO) empfiehlt seit März 2007 die Einführung einer generellen Impfung gegen humane Papillomaviren für alle Mädchen. Da die genauen Impfempfehlungen sich ständigem Wandel unterziehen, sollten die aktuellsten Empfehlungen unter der Homepage des Robert-Koch-Instituts (www.rki.de) beachtet werden.
> Die STIKO weist auf die Möglichkeit hin, auch außerhalb dieses Altersbereiches die Impfung anzubieten.
> Die genaue Dauer der Immunität ist derzeit noch nicht bekannt, sodass die Frage der Auffrischimpfung noch weitgehend unklar ist.
> Ob bereits Infizierte noch von der Impfung profitieren, ist derzeit nicht zu beantworten. Allerdings könnte die durch Impfung um ein Vielfaches höhere Antikörperkonzentration im Serum als bei natürlicher Infektion durchaus einen Schutz vor Reinfektionen bieten.
> - Geimpfte Personen sind darauf hinzuweisen, dass die Impfung mit einem Impfstoff gegen die humanen Papillomaviren Typ 16 und 18 nicht vor Infektionen mit anderen Typen schützt.
> - Früherkennungsmaßnahmen zur Prävention von Zervixkarzinomen sollten weiterhin unverändert in Anspruch genommen werden.

8.1.4 Parasitäre Vulvitis

Pediculosis pubis

Epizoonose im Bereich der Genitoanalregion (Pediculosis pubis, Phthiriasis) ausgelöst durch Filzläuse. Weniger als 0,1 % der gynäkologischen Pat. sind betroffen.

Filzläuse (Phthirus pubis) sind etwa 2 mm groß und unterscheiden sich von den anderen Läusearten durch die stark ausgebildeten 2. und 3. Beinpaare. Die Vermehrungszeit beträgt etwa 3 Wochen. Die Übertragung erfolgt durch Geschlechtsverkehr oder kontaminierte Matratzen und Decken.

Klinik Bei Juckreiz mehr vorne im Schamhaarbereich oder abends im Bett muss selbst heutzutage immer an einen Filzlausbefall gedacht werden.

Diagnostik Die Diagnose erfolgt anhand des klinischen Bildes. Typisch sind:
- Kratzspuren im Schamhaarbereich
- Nachweis der blassgelblichen Filzläuse zwischen den Schamhaaren
- Nachweis von Nissen, die 2–3 mm über dem Haaransatz mit einem wasserfesten Kitt fixiert sind
- Nachweis von Blutkrusten und Kotbällchen zwischen den Schamhaaren
- Gelegentlich Nachweis von ekzematösen Veränderungen (Bissspuren)

Therapie
- **Lokale Behandlung** der Pat. und von Kontaktpersonen (▶ Tab. 8.4).
- **Sonstige Maßnahmen:**
  – Entfernung der Nissen durch Spülen mit Essigwasser
  – Mechanische Entfernung der Filzlausnissen (mit Pinzette oder Kamm)
  – Kontrolluntersuchung nach ca. 1 Wo. mit ggf. Therapiewiederholung
  – Untersuchung und ggf. Behandlung von Kontaktpersonen/Sexualpartner

8 Infektionserkrankungen in der Gynäkologie

Tab. 8.4 Therapie von Filzläusen

Indikation	Medikament	Bemerkung
Standardtherapie	0,3 % Lindan (Hexachlorcyclohexan)	Nach dem Waschen in die Haare einreiben, nach 3 Tagen auswaschen
	1 % Lindan (Hexachlorcyclohexan)	Ins Haar einmassieren, nach 4 Min. ausspülen
	Allethrin und Piperonylbutoxid	In die Haare einsprühen, nach 10–30 Min. ausspülen
	Pyrethrumextrakt	Nach 30 Min. ausspülen, keine Kontraindikation in der Schwangerschaft
Sekundäres Ekzem	Methylprednisolson Hydrocortison	Kurzzeitige lokale Behandlung
Schwangerschaft	Pyrethrumextrakt	Nach 30 Min. ausspülen, keine Kontraindikation in der Schwangerschaft

– Prophylaktische Körper- und Wäschehygiene

Skabies

Durch die Krätzmilbe (Sarcoptes scabiei hominis) verursachte Epizoonose mit starkem Juckreiz und typischen Hautveränderungen (Milbengänge, Kratzeffekte, Exantheme). Erkr. auch als Krätze bekannt.

Die Milben werden durch engen körperlichen Kontakt übertragen. Sarcoptes scabiei hominis kann Entzündungen auslösen, wenn die Weibchen sich zur Eierablage in die Haut eingraben.

✓ Weitgehend harmlos sind Hausstaubmilben oder Haarbalgmilben (Demodex follicularis).

Klinik Die Inkubationszeit beträgt bis zu 8 Wo. Danach bilden sich juckende Knoten in den Interdigitalräumen der Hände, Handgelenke, Ellenbogen, Vulva, vorderen Achselfalten, Nabel und Fußrändern. **Cave:** Bei HIV-Infektion sind schwere Verläufe möglich.

Diagnostik Die Diagnose wird anhand des klinischen Bildes gestellt, im Zweifelsfall ist eine Biopsie möglich. Diagnosesicherung durch Nachweis von Kotballen, seltener der Milbe selbst.

Therapie
- **Lokale Behandlung** der Befallenen und der Kontaktpersonen (▶ Tab. 8.5). Limitierend sind die systemische Toxizität und lokale Reizwirkung der antiparasitären Externa.
- **Sonstige Maßnahmen:**
  – Wechsel von Kleidung und Bettwäsche während der Behandlungsphase
  – Untersuchung und simultane Behandlung von Kontaktpersonen
  – Behandlungsdauer bei Hauterscheinungen über 3 d, ohne Hauterscheinungen 1 d
  – Körperhygiene kann den Verlauf modifizieren, die Infektion aber nicht verhindern.

Tab. 8.5 Therapie von Skabies

	Medikament	Bemerkung
Spezifische lokale Therapie		
1. Wahl	Permethrin 5 % Creme	• Einmalig für 8–12 h auftragen, danach abduschen. • Wenn nach 14 Tagen noch Zeichen einer Infestation, Behandlung wiederholen • Bei Befall von Handinnenflächen oder Fußsohlen Wiederholung nach 1 Wo. • Bei starker Hornschicht an Handflächen, Fußsohlen oder anderen Arealen sollten diese Areale keratolytischen Maßnahmen unterzogen und nach 1 Wo. erneut behandelt werden • 1. Wahl in Schwangerschaft und Stillzeit
2. Wahl	0,3 % Lindan	• Einreiben des ganzen Körpers unter besonderer Beachtung der Prädilektionsstellen (am Abend) an 3 Tagen hintereinander • Nach 12 h abwaschen/abduschen (am Morgen) • Keine Anwendung von Seifen oder Bädern (verstärkte Resorption!)
	25 % Benzylbenzoat	• Einreiben des ganzen Körpers unter besonderer Beachtung der Prädilektionsstellen (am Abend) an 3 Tagen hintereinander • Nach 12 h abwaschen/abduschen (am Morgen) • 2. Wahl in Schwangerschaft und Stillzeit
	Crotamiton	• An 3–5 Tagen hintereinander auftragen (am Abend) ohne es vorher abzuwaschen • 2. Wahl in Schwangerschaft und Stillzeit bei strenger Indikationsstellung (keine Teratogenität nachgewiesen)
3. Wahl	Allethrin mit Piperonylbutoxid	• Im Vergleich zu den anderen Mitteln aufgrund von NV keine gute Alternative • Ggf. behandlungsbedürftige Kontaktpersonen, die sich nicht eincremen wollen
Bei ekzematösen Hautveränderungen		
	Methylprednisolon Hydrocortison	• Kurzzeitige lokal Glukokortikoidtherapie vor oder mit Beginn der Behandlung (2–3 Tage) • Bei postskabiösen persistierenden Papeln kann ebenfalls eine lokale Glukokortikoidtherapie durchgeführt werden.
	Ivermectin 0,2 mg/kg KG	• Anwendung bei Kontraindikationen für Permethrin u. a. (s. o.) • Anwendung falls keine Besserung unter der lokalen Glukokortikoid Therapie auftritt • Einmalige Gabe mit empfohlener Wiederholung nach 10–14 Tagen

8.2 Kolpitis/Vaginitis

8.2.1 Soorkolpitis/Vulvovaginalkandidose

Bei der Candidainfektion der Vagina handelt es sich im Regelfall um eine endogene Infektion, die jedoch auf den Partner (Candida-Balanitis) übertragen werden kann. In 80–90 % ist Candida albicans die Ursache der Soorkolpitis, gefolgt von Candida glabrata. Heute wird angenommen, dass 3 von 4 Frauen mind. einmal in ihrem Leben an einer Vaginalmykose erkranken. Bei 3–4 % dieser Frauen tritt sie rezidivierend auf.

8 Infektionserkrankungen in der Gynäkologie

> ✓ Eine rezidivierende Vaginalmykose tritt per definitionem mind. 4 ×/J. auf.

Pathogenese Eine klinisch manifeste Candidose entwickelt sich nur, wenn zusätzlich zur ausreichenden Keimzahl eine entsprechende Disposition besteht. Exogene und endogene Faktoren, die eine Prädisposition für das Auftreten einer Candidose darstellen, sind z. B. ein soorkontaminierter Partner, Diab. mell., eine Antibiotikatherapie, eine Abwehrschwäche (z. B. HIV, Zytostatikatherapie), Schwangerschaft oder Stress.

> ✓ Entgegen der gängigen Meinung wird eine Soorkolpitis nicht durch die Einnahme von Kontrazeptiva begünstigt.

Klinik
- Juckreiz im Bereich des Introitus.
- Gelegentlich dickflüssiger, weißlicher Ausfluss mit ggf. weißen Ablagerungen an der Vulva.
- Oft mit einer Vulvitis vergesellschaftet.
- Eine voranschreitende Infektion ist oft mit Dysurie und Dyspareunie assoziiert.

Diagnostik
- Weißkrümeliger Ausfluss und grau-weißliche rasenartige Beläge am Introitus.
- Vagina erscheint erythematös verändert, evtl. mit weißlichen Auflagerungen.
- Im Nativpräparat sind eindeutige Pilzmyzelen zu erkennen.

Therapie
- Lokale Antimykotikatherapie (▶ Tab. 8.6): in 75–90 % Heilung erreichbar
- Systemische Therapie:
    - Fluconazol einmalig 150 mg p. o. oder 1 × 50 mg/d p. o. über 7–14 d; bei immunsupprimierten Pat. 1 × 100 mg/d p. o. über 14 d **oder**
    - Itraconazol einmalig 2 × 200 mg/d p. o. oder 1 × 200 mg/d p. o. über 3–7 d
- Bei chronisch rezidiv. Soorvaginitis ▶ Tab. 8.7

Tab. 8.6 Lokale antimykotische Therapie bei Erstmanifestation oder Rezidiv einer Soorkolpitis

Medikament	Applikationsform	Dosierung
Clotrimazol	Crème/Vaginalovula (Kombipackung)	Tags: 2–3 × auftragen Abends: 1 Vaginalovulum an 3–6 d
	Vaginaltabletten	2 × 100 mg/d über 5–7 d oder einmalig 500 mg
Miconazol	2 % Creme	5 g/d über 14 d
	Vaginalovula	Einmalig 100 mg oder 1 × 100 mg/d über 7 d
Tioconazol	Creme	1 × 100 mg/d über 7 d
Fenticonazolnitrat	Vaginalovula	1 × 600 mg **Cave:** beschädigt Kondome
Isoconazol	Vaginaltabletten	1 × 100 mg/d über 7 d
	Vaginalovula	1 × 600 mg Vaginalsupp.

Tab. 8.6 Lokale antimykotische Therapie bei Erstmanifestation oder Rezidiv einer Soorkolpitis *(Forts.)*

Medikament	Applikationsform	Dosierung
Econazol	1% Creme	5 g/d intravaginal über 14 d
	Vaginalovula	1 × 150 mg/d über 3 d 2 × 150 mg mit 12 h Abstand für 1–3 d **Cave:** beschädigt Kondome
Nystatin 100.000 IE		1–2 ×/d über 10–14 d

Tab. 8.7 Systemische Therapie der chronisch rezidivierenden Candida-albicans-Vaginitis

1. Wo.		Fluconazol 1 × 200 mg/d an 3 Tagen
	14 Tage später	Pilzkultur → wenn neg., dann
2 Mon. lang		Fluconazol 1 × 200 mg/Wo.
	14 Tage später	Pilzkultur → wenn neg., dann
4 Mon. lang		Fluconazol 1 × 200 mg/2 Wo.
	14 Tage später	Pilzkultur → wenn neg., dann
6 Mon. lang		Fluconazol 1 × 200 mg/Mon.
Bemerkung		• Bei 1. Rückfall neue Initialtherapie wie 1. Wo. • Wiederholung des letzten Zykluslevels • Bei 2 Rückfällen im Therapiezyklus Wiederholung des vorigen Levels

Sonderform: Nachweis von Candida glabrata

Meist nur harmlose Kolonisation, jedoch vorwiegend in der Vagina und weniger auf der Vulva.

Klinik Weißlicher oder gelb-bröckeliger Fluor, Juckreiz, Brennen, Schmerzen, Rötung und Schwellung am Introitus.

Diagnostik C. glabrata ist nur zur Sprosszellbildung fähig: im Nativpräparat kleine Sprosszellen ohne Entzündungsreaktion.

Therapie Die üblichen Antimykotika sind gegen C. glabrata gering wirksam. Eine Erhöhung der Dosis ist nicht sinnvoll, stattdessen Versuch der Lokalbehandlung mit Imidazolderivaten (Itraconazol, Ketoconazol). Es besteht nur eine geringe Empfindlichkeit gegen Fluconazol.

> ✓
> - C. glabrata wird oft zusammen mit C. albicans gefunden und bleibt nach der Therapie übrig **(Cave:** Pilzkultur kann positiv bleiben).
> - Bei Beschwerden und kulturellem Nachweis nur von C. glabrata nach anderen Ursachen der Beschwerden suchen.

8.2.2 Bakterielle Vaginose

✓ Die bakterielle Vaginose (bakterielle Kolpitis, Aminkolpitis) ist die häufigste bakterielle Störung der Vaginalflora und wird bei 5–8 % der Frauen angetroffen.

Ätiologie und Keimspektrum Bei der bakteriellen Vaginose werden vermehrt Gardnerella vaginalis, anaerobe Bakterien (Bacteroides) und Mykoplasmen nachgewiesen, während der Anteil von Laktobazillen reduziert ist (▶ Tab. 8.8). Schon Gardnerella allein kann eine bakterielle Vaginose verursachen (ca. 40 %), wobei die bakterielle Vaginose in Verbindung mit Mykoplasmen oder Ureaplasmen statistisch signifikant häufiger (ca. 80 %) auftritt. Somit scheint das Wachstum von Anaerobiern von Gardnerella vaginalis gefördert zu werden.

Tab. 8.8 Erreger der bakteriellen Vaginose

Assoziation mit bakterieller Vaginose	Häufiger Nachweis bei bakterieller Vaginose bei fraglicher Assoziation
• Gardnerella vaginalis • Mobiluncus ssp. • Bacteroides-melaninogenicus-Komplex • Peptostreptococcus spp. • Fusobacterium spp. • Mycoplasma hominis • Streptococcus viridans	• Bacteroides-fragilis-Komplex • Escherichia coli • Enterococcus spp. • B-Streptokokken • Staphylococcus aureus • Ureaplasma urealyticum

Klinik Die bakterielle Vaginose kann mit keinen oder nur leichten Symptomen einhergehen:
- Verstärkt „fischig" riechender Ausfluss mit Rötung des Vaginalepithels.
- Evtl. stärkere Schmerzsymptomatik mit Brennen und Pruritus (DD: Harnwegsinfektion).
- Insbesondere bei vulnerabler Zervix aufgrund einer Chlamydien- oder Gonokokkeninfektion kann sich die bakterielle Vaginose auch mit den Symptomen einer akuten Aszension manifestieren.
- Für manche Frauen ist die bakteriellen Vaginose ein ästhetisches Problem, das sich primär durch den fischartigen Geruch und das Gefühl der Nässe durch den Ausfluss bemerkbar macht.
- Neben der Belästigung der Patientin ist die bakterielle Vaginose besonders während der Schwangerschaft von Bedeutung, v. a. durch die Möglichkeit einer peripartalen Infektion sowie einer Frühgeburt.

✓ Die bakterielle Vaginose bedingt ein erhöhtes Risiko für eine aszendierende Infektion über die Zervix hin zum Endometrium (Endometritis) bis zu den Adnexen (Salpingitis, Tuboovarialabszess). Auch für Harnwegsinfektionen scheint eine Disposition zu bestehen. Die infektiöse Morbidität nach Hysterektomie ist ebenfalls erhöht.

Diagnostik
- Die Diagnose wird durch die klinische Symptomatik gestellt.
- Verstärkung des Geruchs durch Zugabe von KOH.

- pH-Wert des Vaginalsekrets > 5,0 (normal 3,8–4,4).
- Im Abstrich sogenannte „Clue cells" erkennbar. Eine Leukozytose ist nicht obligat.

Therapie Metronidazol und Clindamycin gelten als Mittel der 1. Wahl (▶ Tab. 8.9). Die unterschiedlichen Dosierungen und die unterschiedlichen Applikationsarten zeigen eine therapeutische Wirkung.
- Eine orale Therapie ist einer lokalen Applikation zu bevorzugen, da sie etwas bessere Heilungsaussichten beinhaltet.
- Die Einmaltherapie zeigt eine geringere Ansprechrate als die kontinuierliche Antibiotikagabe über 7 Tage, sodass diese nur in speziellen Situationen (z. B. Non-Compliance) in Erwägung gezogen werden sollte.
- Die therapeutischen Erfolgsraten liegen bei 60–85 %, sodass es zu Rezidiven kommen kann. Ein Rezidiv sollte ebenfalls mit den angegebenen Medikamenten über einen längeren Zeitraum (10–14 d) therapiert werden.

Tab. 8.9 Therapie einer bakteriellen Vaginose

Therapie	Medikamente	Dosierung	Dauer
Systemische Therapie	Metronidazol	2 × 500 mg/d p. o.	7 d
	Metronidazol	3 × 250 mg/d p. o.	7 d
	Metronidazol	1 × 2000 mg p. o.	Als Einmaltherapie (z. B. Non-Compliance)
	Clindamycin	2 × 300 mg/d p. o.	7 d
	Amoxicillin	3 × 750 mg/d p. o.	7 d
Lokale Therapie	5 % Metronidazol-Creme	2–3 × täglich	7 d
	2 % Clindamycin-Creme	1 × täglich	7 d
	Tetracyclin/Amphotericin B, Vaginalovula	1–2 × 1 Ovulum/d	5–10 d
	Tetracyclin/Amphotericin B, Creme	1–2 × 1 Applikatorfüllung/d	5–10 d
Nachbehandlung (umstritten)	• Desinfektionsmitteln • Laktobazillen-Substitution • Ansäuerung durch Milchsäure		

✓
- Besonders nach Clindamycingabe ist ein Wiederaufbau und Normalisierung der dysbiotischen Flora mit Laktobazillenpräparaten gängig, wenngleich es für deren Effektivität keine wissenschaftlichen Beweise gibt.
- Partnertherapie ebenfalls wissenschaftlich nicht abgesichert, bei Rezidiven jedoch zumindest andenken.

8.2.3 Trichomonaden-Kolpitis

Trichomonas vaginalis, der Erreger einer Trichomoniasis oder Trichomonaden-Kolpitis, ist ein fakultativ-pathogener Flagellat und die Ursache von ca. 10 % aller

Kolpitiden. Die Trichomoniasis ist mit 120 Mio. Fällen/J. die bei weitem häufigste sexuell übertragbare Erkr. auf der Welt. Die Erkr. gehört nicht zu den meldepflichtigen Krankheiten, obwohl die Erreger praktisch ausschließlich durch Geschlechtsverkehr übertragen werden.

✓ Die Erreger der Trichomonadeninfektion sind oft Begleitkeime der bakteriellen Vaginose.

Klinik
- **Hauptsymptome bei der Frau:** reichlich gelblicher, schaumiger und scharf riechend Fluor, Juckreiz, diffuse Vulvitis, Dyspareunie, Irritation und Reibungsgefühl in der Scheide.
- In bis zu ⅓ der Fälle zusätzlich kleine Bläschenbildungen an der Portio. Am häufigsten Reizungen und sogar Blutungen im vaginalen Epithel im hinteren Fornix der Vagina. Zusätzlich, v. a. bei kolposkopischer Betrachtung der Portio, kleine Einblutungen auf der Portio als Kolpitis granularis auffallend.
- Entzündungen der Gebärmutter und höherer Genitalabschnitte durch Hochwandern der Keime (Aszension) sind nicht beschrieben. Dagegen betrifft die Krankheit die Harnröhre, die dort befindlichen Drüsen (Skene-Gänge) und die Drüsen im Vulvabereich (Bartholin-Düsen).

✓ Während eine Trichomonadeninfektion bei Kindern praktisch nicht möglich ist, kann im Neugeborenenalter bei Kontakt eine Vaginitis auftreten.

Diagnostik
- Lokale Infektionszeichen, typischer Fluor, erhöhter vaginaler pH (> 4,5).
- Nachweis der Trichomonaden mittels Phasenkontrastmikroskopie im Nativpräparat: Flagellaten mit birnenförmiger Morphologie, peitschenartigen Fortsätzen und hoher Beweglichkeit.
- Zusätzlich häufig bakterielle Begleitinfektion, bakterielle Vaginose, Zervizitis oder Soorkolpitis.

Therapie Nitroimidazolderivate sind gut wirksam (▶ Tab. 8.10).

Tab. 8.10 Therapie einer Trichomoniasis				
Therapie	**Medikamente**	**Dosierung**	**Dauer**	**Bemerkung**
Systemische Therapie	Metronidazol	2 × 500 mg/d p.o.	7 d	
	Metronidazol	3 × 250 mg/d p.o.	7 d	
	Metronidazol	2 × 2.000 mg p.o.		Einmaltherapie
Bei Therapieversagern	Metronidazol	2 × 500 mg/d p.o.	7 d	
	Metronidazol	1 × 2.000 mg p.o.	3–5 d	

> ✓
> - Partnerbehandlung und sexuelle Enthaltsamkeit während der Therapie sind unerlässlich.
> - Metronidazol sollte nicht im ersten Trimenon gegeben werden.

8.2.4 Streptokokkenkolpitis

Eher seltene Kolpitisform, aber wegen der pathogenen Erreger eine wichtige Infektion. Die vaginale Kolonisation mit B-Streptokokken spielt v. a. während einer Schwangerschaft eine große Rolle. Mittlerweile sind sie der häufigste Erreger von Neugeboreneninfektionen, wobei oft Frühgeborene betroffen sind. Die Krankheitsverläufe können schwere Dimensionen annehmen, die nicht selten zum septischen Schock und neurologischen Schäden beim Neugeborenen führen.

Übertragung
- Es liegen noch keine epidemiologischen Daten zu Übertragung vor.
- Übertragung durch Schmierinfektion von oral zu genital und bei Sexualkontakten.
- Bei bis zu 5 % der Kinder und nicht ganz so häufig bei beschwerdefreien Erwachsenen finden sich A-Streptokokken im Nasen-Rachen-Raum.
- B-Streptokokken werden während der vaginalen Passage auf das Neugeborene übertragen.

Klinik
- Sehr oft Beschwerden in Form von Brennen, Jucken und Ausfluss.
- Erythematöse Rötung von Vagina und Vulva möglich.
- **A-Streptokokkeninfektion:** Ursache zahlreicher systemischer Erkr. (u. a. Angina, Erysipel, Impetigo, Phlegmone, nekrotisierende Fasziitis, Puerperalfieber, Scharlach, Streptokokken-Toxic-Shock-Syndrom [STSS], rheumatisches Fieber, akute Glomerulonephritis). Eine isolierte Besiedlung der Scheide ist oft asymptomatisch.
- **B-Streptokokkeninfektion:** Ursache einiger systemischer Erkr., wie Phlegmone, Meningitis, Pneumonie, Myokarditis, Endokarditis, Perikarditis, Harnwegsinfektionen, Osteomyelitis, Arthritis, Otitis media und Peritonitis. Oft asymptomatisch.

Diagnostik
- Die Diagnose kann nur durch einen kulturellen Erregernachweis gestellt werden.
- Im Nativpräparat sind reichlich Granulozyten zu erkennen.

Differenzialdiagnosen   Klinisch ist eine Streptokokken-Kolpitis gelegentlich von einer Trichomoniasis nicht zu unterscheiden.

> ✓ Bei rezid. Streptokokkeninfektionen nach der Quelle suchen, z. B. Familienmitglieder, wobei diese ebenfalls behandelt werden sollten.

Therapie   Beim Nachweis von A-Streptokokken in der Vagina systemisch mit Antibiotika behandeln, da schwerste Infektionen durch diesen Erreger möglich sind. Bei ausreichender Dosierung sind die meisten Betalaktamantibiotika ebenso gut gegen B-Streptokokken wirksam wie Erythromycin oder Vancomycin. Therapiedauer für A- und B-Streptokokken 7–10 d:

- **Penicilline:**
  - Bei schweren Verläufen Penicillin G 30 Mega IE/d i. v. in 4–6 Dosen
  - Alternativ: Amoxicillin 3 × 750 mg/d p. o. oder
  - Ampicillin 3 × 2–4 g/d i. v.
- **Cephalosporine:**
  - Cefaclor 3 × 250–500 mg/d p. o. oder
  - Cefixim 1 × 400 mg/d p. o. oder
  - Cefpodoxim 2 × 200–400 mg/d p. o. oder
  - Cefuroxim 3 × 1,5 g/d i. v. oder
  - Cefotiam 3 × 2 g/d i. v.
- **Lincosamide:** z. B. Clindamycin 3–4 × 600 mg/d p. o/i. v.
- **Gyrasehemmer:** z. B. Moxifloxacin 1 × 400 mg/d p. o.
- **Makrolide:** z. B. Erythromycin 4 × 500 mg/d.
- **Fasciitis necroticans oder Toxic-Shock-Syndrom:**
  - Initial Penicillin G 30 Mega IE/d in 4–6 Dosen
  - Nach klinischer Besserung 250.000 IE/kg KG/d in Kombination mit Clindamycin 3–4 × 600 mg/d i. v.; ggf. Gabe von Immunglobulin. Behandlungsdauer 10–14 d

✓ Nach der Therapie wird eine bakteriologische Kontrolle empfohlen.

8.3 Zervizitis

8.3.1 Allgemein

Entzündung des einschichtigen Zylinderepithels der Zervix. Die Zervix ist mit ihrem einschichtigen Zylinderepithel gegenüber Erregern nicht so geschützt wie das mehrschichtige Vulva- und Vaginalepithel. Etliche Faktoren können eine Zervizitis verursachen bzw. beeinflussen:
- Primäre Infektion: z. B. Chlamydien, Gonokokken, Trichomonaden, Pilze, Herpesviren, HPV
- Zervixerkr.: z. B. Erosion, Zervixrisse und Zervixpolypen, Aszension vaginaler Infekte (z. B. bakterielle Vaginose)
- Psychogene Ursachen: z. B. frustrane Libido, Anorgasmie

Auch wenn keine aktuellen epidemiologischen Daten vorliegen, ist davon auszugehen, dass die meisten Zervitiden von Chlamydia trachomatis, Herpes-simplex-Virus (HSV) Typ II und Papillomaviren verursacht werden. Auch Trichomonaden und Pilze können eine Zervizitis verursachen.
- **Chlamydia trachomatis** (Serotyp D-K): häufigste Form der akuten Zervizitis, Übertragung durch Geschlechtsverkehr. Wässrig-klarer Fluor (evtl. eitrig oder blutig-tingiert). Keine wesentlichen Beschwerden (ca. 90 %). Selten Dysurie, Kontaktblutung, Zwischenblutung (▶ 8.3.2).
- **Neisseria gonorrhoeae:** zwar seltener, jedoch typischer Erreger einer Zervizitis. Oft Assoziation mit anderen Erregern (Chlamydia trachomatis, HIV, HBV, HCV und Treponema pallidum), zervikaler Fluor (80–90 %), eitrige, schmerzhafte Urethritis (▶ 8.3.3).
- **Herpes genitalis:** isolierte Zervizitis durch HSV nur beim Rezidiv. Herpes genitalis. Wegen der Symptomarmut meist Zufallsbefund, oft Assoziation mit Vulvitis/Vaginitis. Erosionen und Ulzerationen, ggf. Ausfluss, Superinfektionen (▶ 8.1, ▶ 8.2).

- **Treponema pallidum:** typischer primärer Schanker mit einzelnen, schmerzlosen Papeln mit Übergang in ein induriertes, schmerzloses Ulkus. Gelegentlich kann der Primäraffekt auch auf der Portio erfolgen, die Entdeckung einer derartigen Primärinfektion ist Zufall. Keine Anschwellung der Leistenlymphknoten (▶ 8.4).
- **Humane Papillomaviren:** meist Zufallsbefund. Häufig Mitinfektion von Vulva und Vagina. Keine Beschwerden und Symptome (▶ 8.1.3).
- **Andere mögliche Erreger:** Staphylokokken, Streptokokken, Enterobacteriaceae, Anaerobier, Mykoplasmen. Eine isolierte Zervizitis durch diese Keime ist aber selten, meist Mitinfektion der Vagina oder bei Endometritis. Außer zervikalem Fluor meist keine weiteren Symptome (▶ 8.1, ▶ 8.2).

8.3.2 Chlamydieninfektionen

Erreger Die Gattung Chlamydia besteht aus den humanpathogenen Erregern Chlamydia trachomatis, Chlamydia pneumoniae und Chlamydia psittaci. Chlamydia trachomatis ist ein obligat intrazellulärer Erreger („Energieparasiten") und es existieren insgesamt 18 Serotypen (A–L mit B und Ba sowie L1–L3) welche unterschiedliche Krankheiten hervorrufen.

Die Übertragung erfolgt durch Schmierinfektion (auch okulogenital), Geschlechtsverkehr sowie indirekt durch Fliegen (Trachom). Chlamydien stellen weltweit die häufigste infektiöse Ursache der Blindheit sowie der nichtgonorrhoische Urethritis (NGU) dar.

Entsprechend der biologischen Eigenschaften der verschiedenen Chlamydia trachomatis-Serovarietäten können vier klinische Formen der Manifestationen unterschieden werden:
- Lymphogranuloma venereum (LVG; Serotypen L1–L3)
- Okuläres Trachom (Serotypen A–C)
- Genitale Infektion und seltener okuläre Infektion des Erwachsenen (Serotypen D–K)
- Neonatale okuläre oder pulmonale Infektion infolge einer peripartalen Transmission (Serotypen D–K)

Lymphogranuloma venereum

Das Lymphogranuloma venereum (LGV) wird von Chlamydia-trachomatis-Serotyp L1–L3 verursacht und ist in unseren Breiten sehr selten (1/1 Mio. Einwohner).

Klinik
- Lokal: bläschenartige Läsion die rasch ulzeriert und abheilt. Danach schmerzhafte Vergrößerung der Leistenlymphknoten die verbacken, mit Rötung, Fistelbildung und zunehmender Eiterung im Infektionsgebiet.
- Allgemein: Fieber, Unwohlsein, Anorexie, Erbrechen, Rückenschmerzen und Gelenkbeschwerden.
- Die Infektion löst eine chronische eitrige Lymphangitis aus, die zur Verlegung der Lymphbahnen führt. Die Folgen sind eine stärkere Ödembildung mit Ulzerationen, Fistelbildung und schließlich Elephantiasis des Beines bzw. des betroffenen Gebietes.

Diagnostik
- Die Diagnose wird anhand des klinischen Bildes gestellt.
- Serologie: KBR, ELISA, Fluoreszenztest (Kreuzreaktion mit anderen Chlamydien)
- Der kulturelle Nachweis ist nur in wenigen Zentren möglich.

Therapie Die Behandlung erfolgt antibiotisch (▶ Tab. 8.11), im Spätstadium chirurgisch. Mittel der 1. Wahl ist Doxycyclin. Partner mitbehandeln.

Tab. 8.11 Therapie des Lymphogranuloma venereum

Medikament	Dosierung	Bemerkung
Doxyclin	2 × 100 mg/d p. o. über 21 d	
Erythromycin	4 × 500 mg/d p. o. über 21 d	
Erythromycinethylsuccinat	4 × 800 mg/d p. o. über 21 d	
Cotrimoxazol	2 × 160/800 mg/d über 21 d	Expertenmeinung, wobei entsprechende Daten noch ausstehen
Azithromycin	1 g p. o./Wo. über 3 Wo.	Expertenmeinung, wobei entsprechende Daten noch ausstehen

Prophylaxe Die Verwendung von Kondomen ist ein wesentlicher Schutz.

Weitere durch Chlamydia bedingte Erkrankungen

Klinische Bilder Adnexitis/Pelvic Inflammatory Disease (PID) (▶ 8.5).
- **Trachom** (Serotypen A–C): Bei Erstinfektion folgt nach 1 Wo. die Bildung einer eitrigen Konjunktivitis (Pannus). Bei chron. Infektionen führen Narbenbildungen zur Liderveränderung (Entropiumbildung) mit mechanischen Schädigungen der Hornhaut (Erblindung).
- **Nichtgonorrhöische Urethritis**: eitrige, schmerzhafte Urethritis. Komplikationen sind Harnröhrenstriktur (v. a. bei multiplen Infektionen), Sterilität (v. a. nach Pelvic Inflammatory Disease), Pharyngitis (nach Oralverkehr), Proktitis (nach Analverkehr oder als Schmierinfektion).
- **Einschlusskörper-Konjunktivitis**: gutartige Infektion nach Erregeraufnahme im Schwimmbad. Meist Spontanheilung innerhalb ½ J. In seltenen Fällen entstehen trachomartige Krankheitsbilder. Peripartale Übertragung bei 36–60 % der infizierten Mütter. Insgesamt zeigen 2,8 % der neugeborenen Säuglinge serologische Hinweise auf eine perinatale Chlamydia-trachomatis-Infektion. Inklusionskonjunktivitis bei ca. 18 % der infizierten Säuglinge, Lungenentzündung bei ca. 16 % der infizierten Säuglinge.
- **Bakteriellen Vaginose:** etwa 50 % Prävalenz (Frühgeburtlichkeit).
- Erhöhte peripartale Mortalität.

Diagnostik
- Mikroskopische Untersuchung von Abstrichen (in Abhängigkeit von der Erkrankung Konjunktiven oder Zervix bzw. Urethra) oder Spontanurin
- Erregeranzucht in der Zellkultur möglich
- Antigennachweis im EIA oder IFT
- Antikörpernachweis
- PCR oder mittels Gensonden
- Bei hohen Titern (frischen Infektionen) serologische Kreuzreaktionen zwischen den einzelnen Chlamydien-Spezies möglich!

> ✓ Bei akuten Urogenital- und Konjunktivalinfekten ist der direkte Nachweis die Methode der Wahl, da Chlamydia-Antikörper oft noch negativ sind.

Therapie
- Tetrazykline sind meist gut wirksam. Eine weitere Alternative sind Makrolide und Chinolone (▶ Tab. 8.12).
- Eine lokale medikamentöse Sanierung der Augen allein bringt keine Heilung (Reinfektionen durch Autoinokulation möglich).
- Kontrollabstrich frühestens 48 h nach Abschluss der antibiotischen Therapie.

Tab. 8.12 Therapie der Chlamydia-trachomatis-Infektion[1]

Indikation	Medikament	Dosierung
Unkomplizierte Infektion	Doxycyclin	2 × 100 mg/d p.o. über 7 d
	Azithromycin	1 g p.o. ED
	Erythromycin	4 × 500 mg/d p.o. über 7 d
	Erythromycinethylsuccinat	4 × 800 mg/d p.o. über 7 d
	Ofloxacin	2 × 300 mg/d p.o. über 7 d
	Levofloxacin	1 × 500 mg/d p.o. über 7 d
Schwangerschaft	(Amoxicillin	3 × 500 mg/d p.o. über 7 d)
	Erythromycin	4 × 500 mg/d p.o. über 7 d
	Azithromycin	1 g p.o. ED
	Erythromycin	4 × 250 mg/d p.o. über 14 d
	Erythromycinethylsuccinat	4 × 400 mg/d p.o. über 14 d
	Erythromycinethylsuccinat	4 × 800 mg/d p.o. über 7 d
Neugeborene/Kinder	Erythromycin	50 mg/kg KG/d p.o. über 21 d

[1] Mittlerweile ist eine deutsche Leitlinie über Chlamydien-Infektionen erschienen (www.awmf.org). Als primäre Therapie wird Azithromycin empfohlen, wobei Doxycyclin die Zweittherapie darstellt. Alle anderen Therapieoptionen (z. B. Gyrasehemmer) werden, obwohl in allen internationalen Leitlinien genannt und auch empfohlen, von der deutschen Leitlinie weder erwähnt noch diskutiert. Diese Leitlinie hat leider zahlreiche sachliche und methodische Mängel, obwohl auf diese Problematik mehrfach hingewiesen wurde, sodass laut *Arbeitsgemeinschaft für Infektiologie und Infektionsimmunologie (AGII) der Deutschen Gesellschaft für Gynäkologie und Geburtshilfe (DGGG)* eine uneingeschränkte Anwendung in der Praxis nicht empfohlen werden kann.

8.3.3 Gonorrhö (Neisseria gonorrhoeae)

Gonokokken (Neisseria gonorrhoeae) kommen ausschließlich beim Menschen vor. Die Übertragung ist nur durch Geschlechtsverkehr sowie Schmierinfektionen unter der Geburt möglich. In Entwicklungsländern ist die Gonorrhö weit verbreitet und wird besonders durch Personen übertragen, die kommerziellen Sex betreiben.

✓ Möglicherweise wird durch die entzündlichen Veränderungen an der Mukosa das HIV leichter akquiriert und auch weitergegeben.

Klinik
Gonorrhö:
- **Urethritis:** Die lokale Vermehrung der Gonokokken in der Schleimhaut führt nach einer Inkubationszeit von 2–7 d zu einer heftigen, schmerzhaften eitrigen Entzün-

dung, dem Leitsymptom der Gonorrhö. Die Entzündungsreaktion führt nach Tagen und Wo. zu einer Eindämmung der Keimvermehrung mit Nachlassen der Beschwerden. Dabei kommt es nur zu einer so geringen Eiterbildung, dass sich allenfalls über Nacht in der Urethra eine größere Eitermenge sammelt, die dann am frühen Morgen noch vor dem Wasserlassen am Orificium urethrae erscheint.

- **Zervizitis:** bei der Frau häufig subklinisch. Die Bartholin-Drüse sowie die Cervix uteri (untere Gonorrhö) können befallen sein. Vor allem ist die Infektion der Bartholin-Drüsen mit starken Schmerzen begleitet.
- **Obere Gonorrhö:** Salpinx und Peritoneum können betroffen sein.
- **Proktitis:** bei entsprechender Exposition Befall der Rektalschleimhaut.
- **Pharyngitis:** bei entsprechender Exposition durch Schmierinfektion in den Pharynx.
- **Arthritis:** In seltenen Fällen können die Gonokokken die Schleimhaut verlassen und in Haut und Gelenke disseminieren.

Konjunktivitis (Gonoblenorrhö): Ophthalmia gonorrhoica neonatorum durch Schmierinfektion unter der Geburt. An der empfindlichen Kornea der Neugeborenen können, als Folge der starken Eiterbildung, Defekte und Perforationen narbig abheilen und zur Erblindung führen.

Komplikationen
- Harnröhrenstriktur (v. a. bei multiplen Infektionen)
- Sterilität des Mannes (nach Epididymitis)
- Sterilität der Frau (v. a. nach Pelvic Inflammatory Disease, PID). Die primäre Komplikation besteht in eine Narbenbildung, sodass z. B. Urethra oder Salpinx verengen oder sogar ganz verkleben können. Dadurch kann eine Infektion zur weiblichen Infertilität oder auch (bei inkomplettem Verschluss) zu einer höheren Wahrscheinlichkeit einer Tubargravidität führen.

Diagnostik

> ✓ Beweisend für eine Gonokokkeninfektion ist der Erregernachweis.

- Bei V. a. Infektion Abstrich von Urethra, Zervix, Bartholinitis, Rektum, Pharynx, Gelenkflüssigkeit sowie vom operativ gewonnenen Material bei Peritonitis oder Adnexitis/Salpingitis anfertigen.
- Bakterienzellen sind nur nach Färbung mit Methylenblau in der charakteristischen Diploform erkennbar.
- Mikroskopie: wichtiger Diagnoseschritt bei der akuten Infektion; obwohl der Nachweis bei Frauen aufgrund der schwierigen Materialentnahme nur in ca. 50 % der Fälle gelingt und bei chron. Infektion die Sensitivität dieser Methode zu gering ist, da man ca. 10.000 Bakterien/ml benötigt, um die Infektion mit Sicherheit mikroskopisch nachzuweisen.
- Wegen der Empfindlichkeit der Gonokokken ist eine schnelle Verarbeitung in speziellem Medium und Nährböden oder konfektionierten Systemen indiziert (Rücksprache mit Labor).

Therapie
- Wegen zunehmender Resistenzen Therapie der unkomplizierten Infektion mit Cephalosporinen plus Azithromycin (▶ Tab. 8.13)
- Bei komplizierter Gonorrhö: Therapiedauer abhängig von den Symptomen mind. 7–28 d
- Zur Verhinderung von Folgeschäden frühzeitig mit der Therapie beginnen.

✓ Eine Partnerbehandlung ist obligat!

Tab. 8.13 Therapie der Neisseria-gonorrhoeae-Infektion[1]

Indikation	Medikament	Dosis	Dauer	Bemerkung
Unkomplizierte Gonokokkeninfektion				
1. Wahl	Ceftriaxon	1 g i. m. oder i. v.	Einmalig	
	plus			
	Azithromycin	1,5 g p. o.	Einmalig	
	Cefixim	800 mg p. o.	Einmalig	Wenn eine i. m. Verabreichung kontraindiziert und eine i. v. Verabreichung nicht möglich ist
	plus			
	Azithromycin	1,5 g p. o.	Einmalig	
Alternativtherapie	Cefixim	400 mg p. o.	einmalig	Nur bei vorab nachgewiesener Empfindlichkeit
	Ciprofloxacin	500 mg p. o.	einmalig	
	Ofloxacin	400 mg p. o.	einmalig	
	Azithromycin	1,5 g p. o.	Einmalig	
Schwangerschaft				
1. Wahl	Ceftriaxon	1 g i. m. oder i. v.	Einmalig	
Alternativ	Spectinomycin	1×2 g i. m.	Einmalig	
Disseminierte Gonokokkeninfektion				
1. Wahl	Ceftriaxon	1 × 1 g/Tag i. m./i. v.	2–3 Tage	Bis zum Erhalt des Antibiogramms
	danach			
	Cefixim	2 × 400 mg	7 Tage	
	Ciprofloxacin	2 × 500 mg	7 Tage	
	Levofloxacin	2 × 500 mg	7 Tage	
bei Meningitis	Ceftriaxon	2 × 1 g/Tag i. m./i. v.	14 Tage	
bei Endokarditis	Ceftriaxon	1 × 1 g/Tag i. m./i. v.	28 Tage	
Konjunktivitis				
1. Wahl	Ceftriaxon	1 × 1 g i. m.	3 Tage	
Alternativ	Azithromycin	1,5 g p. o.	Einmalig	Bei Kontraindikation gegen Ceftriaxon (Allergie)
	plus			
	Doxycyclin	2 × 100 mg	7 Tage	
	plus			
	Ciprofloxacin	2 × 250 mg p. o.	3 Tage	

Tab. 8.13 Therapie der Neisseria-gonorrhoeae-Infektion[1] *(Forts.)*

Indikation	Medikament	Dosis	Dauer	Bemerkung
Pharyngeale Infektion				
1. Wahl	Ceftriaxon	1 g i. m. oder i. v.	Einmalig	
	plus			
	Azithromycin	1,5 g p. o.	Einmalig	
Alternativ	Ciprofloxacin	500 mg p. o.	Einmalig	Nur bei vorab nachgewiesener Empfindlichkeit
	Ofloxacin	400 mg p. o.	Einmalig	
	Azithromycin	1,5 g p. o.	Einmalig	

[1] Obwohl es keine wesentlichen klinischen Untersuchungen zur besseren Wirksamkeit im Vergleich zu den anderen Empfehlungen für die Nutzung von Ceftriaxon plus Azithromycin gibt, haben sich mittlerweile die meisten nationalen und internationalen Kommissionen sowie die WHO für diese Kombinationstherapie ausgesprochen. Hintergrund ist eine zunehmend beobachtete Gonokokken-Resistenz aus dem asiatischen Raum gegenüber Gyrasehemmern. Ob und inwieweit dies auch für Deutschland bzw. Mitteleuropa zutrifft bleibt derzeit noch unklar.

Prophylaxe
- Die sachgerechte Verwendung von Kondomen beim Geschlechtsverkehr bietet einen sicheren, zuverlässigen Schutz vor der Übertragung dieser Bakterien.
- Zur Prophylaxe der Ophthalmia neonatorum (Blenorrhö) durch Gonokokken kann die Credé-Prophylaxe (1%ige Lösung von Argentum nitricum, Silbernitrat) durchgeführt werden.
- Es besteht eine Meldepflicht der Erkr.
- Nach der Therapie kann es zu einer postgonorrhoischen Urethritis (Mischinfektionen) kommen.
- Ausschluss weitere STD (Chlamydien, Syphilis, HIV).

8.4 Endometritis

Einteilung Man unterscheidet die akute Endometritis, die isolierte chronische Endometritis, die Endometritis puerperalis (im Wochenbett) die Endomyometritis (bei Mitbeteiligung des Myometriums) und die Pyometra. Gefährlich ist das inzwischen seltene **Puerperalfieber** (Kindbettfieber), das sich durch Eindringen von pathogenen Bakterien in die Geburtswunden und nach einer lokal begrenzten Infektion (Endometritis puerperalis) hämatogen ausbreitet.

Ätiologie Die Endometritis puerperalis ist die häufigste Infektion der Gebärmutter und meist durch eine mangelhafte Rückbildung des Uterus nach einer Schwangerschaft bedingt. Eine akute Endometritis ist allerdings ein seltenes Ereignis. Das Puerperalfieber kann nach der Geburt bzw. nach Abort auftreten.

Meist entsteht die Endometritis bedingt durch eine Keimaszension bei Zervizitis, seltener durch eine Keimdeszension (z. B. Salpingitis/Adnexitis) oder hämatogene Streuung (z. B. Tuberkulose).
- Die häufigsten Erreger der Endometritis sind Chlamydien, Anaerobier, Gonokokken, Escherichia coli.
- Staphylokokken oder Streptokokken sind seltener die Ursache einer nicht puerperalen Endometritis.

8.4 Endometritis

- Bei engem Zervikalkanal kann es zur Retention von eitrigem Exsudat kommen, sodass eine Pyometra entsteht.
- Bei älteren Pat. kann sich aus einer Endometritis eine Pyometra entwickeln.
- Als Dispositionsfaktoren einer Aszension gelten mehrere Faktoren wie normale Menstruation, Abort oder Entbindung, intrauterine Eingriffe (z. B. Hysteroskopie, fraktionierte Abrasio), Zervixpolypen, Zervixrisse, zervikaler Fluor, Korpuspolypen, submuköse Myome oder liegendes IUD.

> ✓
> - Nach einer lokal begrenzten Infektion (z. B. Endometritis puerperalis) können sich die Erreger von der infizierten Wunde aus (meist Plazentahaftstelle) hämatogen ausbreiten und so das Bild einer Sepsis verursachen.
> - Eine Endometritis kann sich in der Zona basalis des Endometriums etablieren und somit die physiologische endometriale Ausstoßung während der Menstruation überdauern.

Klinik
- Klinisch treten primär Blutungsstörungen (Meno- und Metrorrhagie sowie Zwischen- oder Schmierblutung) auf.
- Evtl. Druckempfindlichkeit oder Auflockerung des Uterus sowie Schmerzen und Fieber.
- Evtl. zervikaler Fluor.
- Bei Endometritis puerperalis: Blutungsstörungen, Entzündungszeichen, nicht zeitgerechte Rückbildung des Uterus und subfebrile bis febrile Temperaturen.
- Bei Puerperalfieber: hohes remittierendes Fieber mit Schüttelfrost, stark beschleunigter Puls, Tachypnoe, Anämie, Leukozytose und Linksverschiebung sowie Benommenheit. Bei ungünstigen Verläufen tritt ein Kreislaufversagen im septischen Schock auf.

> ✓ Eine akute Endometritis kann zur lebensbedrohlichen Sepsis führen.

Diagnostik Die Verdachtsdiagnose wird aufgrund der Anamnese (IUD-Trägerin), einem disponierendem Ereignis (Abort, Geburt, intrauteriner Eingriff) und Blutungsanomalien gestellt.
- Tastbefund: kann auffällig sein. Bei tastbarer Auflockerung der Gebärmutter eine Endomyometritis in Erwägung ziehen.
- Sicherung der Diagnose nur histologisch durch eine Abrasio.
- Mikrobiologische Diagnose aus einem Vaginal- oder Zervixabstrich: kann in Einzelfällen hilfreich sein.
- Temperatur, Leukozyten und CRP können geringfügig erhöht sein.
- Diagnose einer Pyometra: erfolgt inspektorisch (eitriger Fluor aus der Zervix) und palpatorisch (prall-elastischer Uterus). Intrauterine Flüssigkeitsansammlungen können sonografisch feststellbar sein.
- Eine Puerperalsepsis kann sowohl klinisch als auch laborchemisch diagnostiziert werden.

> ✓ Die Diagnose einer Endometritis ist nur zulässig, wenn ein prädisponierendes Ereignis unmittelbar zurückliegt. Ansonsten muss v. a. bei Blutungsstörungen ein Zervix- bzw. Endometriumkarzinom durch Abrasio ausgeschlossen werden (v. a. bei Frauen > 40 J.).

Therapie Erfolgt meist konservativ mit Bettruhe, Eisblase und Medikamentengabe.
- Aufgrund der Gefahr einer aszendierenden Infektion mit der Folge einer Adnexitis Antibiotikatherapie z. B. mit Breitspektrumantibiotika wie Amoxicillin/Clavulansäure 3 × 2,2 g/d i. v.
- Gabe von Kontraktionsmitteln, wie Methylergobrevin 1–3 ×/d 1–2 Dragees oder 12–25 Tr.
- Ethinylestradiol 0,02–0,04 mg/d zum Wiederaufbau des Endometriums.
- Liegendes IUD entfernen.
- Bei Endometritis im Wochenbett an einen Plazentarest denken, wobei eine erforderliche instrumentelle Nachtastung unter Antibiotikagabe im entzündungsfreien Intervall erfolgen sollte.
- Cave: Puerperalsepsis intensivmedizinisch behandeln.
- Die Therapie einer Pyometra erfolgt zweizeitig unter Breitspektrumantibiotikatherapie. Primär erfolgt eine Dilatation des Zervikalkanals mit einer Entleerung des Cavum uteri.

✓ Da die Pyometra in etwa 50 % der Fälle mit einem Korpuskarzinom assoziiert ist, sollte eine fraktionierte Abrasio zum Ausschluss eines Endometriumkarzinoms erfolgen.

Prophylaxe
- Kinder und Jugendliche über Sexualität, Geschlechtserkr. sowie Sexualhygiene aufklären.
- Im Wochenbett auf eine gute und zeitgerechte Rückbildung des Uterus achten.

8.5 Adnexitis

Entzündung des weiblichen Genitales. Meist aszendierende, seltener deszendierende oder postoperative Infektion. Die Adnexitis wird im angloamerikanischen Sprachraum auch als „Pelvic Inflammatory Disease" (PID) bezeichnet. Frauen mit einer anamnestischen Adnexitis/PID haben schwerwiegende gesundheitliche und reproduktionsmedizinische Probleme: Infertilität (ca. 20 %). Chron. pelvine Schmerzen (ca. 18 %). Extrauteringravidität (ca. 6 %).

Epidemiologie Von einer Adnexitis sind etwa 10 von 1.000 Frauen betroffen. Das mittlere Erkrankungsalter liegt zwischen dem 15. und 39. Lebensjahr. Nullipara sind etwa doppelt so häufig betroffen wie Frauen, die bereits mindestens eine Schwangerschaft ausgetragen haben. Dieser Aspekt ist wegen der Langzeitfolgen, v. a. wegen der möglichen späteren Sterilität, zu beachten.

✓ Mehr als 70 % der Pat. sind jünger als 25 Jahre, etwa 33 % der Pat. erkranken vor dem 20. Lj.

Ätiologie Zahlreiche Bakterienarten können das klinische Bild einer Adnexitis hervorrufen, wobei häufig Mischkulturen beobachtet werden: Streptococcus spp. (20–46 %), Staphylococcus spp. (16–32 %), Escherichia coli und andere Enterobakterien (17–19 %), Anaerobier wie Peptostreptococcus gefolgt von Bacteroides, Prevotella (12–37 %), Chlamydia trachomatis (8–9 %), Gardnerella vaginalis (3–8 %), Neisseria gonorrhoeae (< 1 %).

8.5 Adnexitis

> ✓ Actinomyces wird im Einzelfall v. a. im Zusammenhang mit einem Intrauterinpessar (IUD) als Ursache einer Adnexitis nachgewiesen. Peptostreptokokken, Bacteroides und andere obligate Anaerobier verursachen gehäuft bei älteren Patientinnen eine Adnexitis.

Prädisponierende Faktoren Die Auslösung einer entzündlichen Erkrankung im weiblichen Genitalbereich kann durch prädisponierende Faktoren begünstigt werden. Hierzu gehören Menstruation, Intrauterinpessar (IUD), Abortkürettage, Entbindung/Wochenbett, diagnostische Eingriffe (fraktionierte Abrasio, Hysteroskopie, Hysterosalpingografie), Promiskuität und die frühe Aufnahme sexueller Beziehungen.

Infektionswege

- **Aszendierende Infektion:** Die Keime gelangen über die Zervix im Rahmen einer klinisch häufig unauffälligen Zervizitis zum Endometrium. Im weiteren Verlauf breiten sich die Erreger über die Tuben in Richtung Ovarien aus, wobei die Erkrankung nicht zwingend beidseitig auftreten muss und vom Schweregrad her seitendifferent sein kann. Schließlich resultiert eine Pelveoperitonitis.
- **Deszendierende Infektion:** von einer Appendizitis, Peritonitis oder entzündlichen Darmerkrankungen ausgehend.
- **Postoperative Infektion:** selten nach gyn. bzw. chirurgischen Eingriffen.
- **Hämatogene Infektion:** z. B. im Rahmen einer Tuberkulose.

Entzündungsgeschehen

- Als Folge der Aszension entsteht im Bereich der Tuben eine Entzündung mit ödematöser Gewebeschwellung und leukozytärer Infiltration des Stromas.
- Durch fibrinöse Verklebungen kommt es zu Veränderungen der Tuben mit Verlegung des Lumens, Einstülpung und Verklebung der Fimbrienenden, Verlegung des uterinen Tubenostiums und Perisalpingitis. Durch eine weitere Exsudation wird die Tube aufgetrieben. Hydro-, Pyo- und Hämatosalpinx sind die möglichen Folgen.
- Bei nicht verklebten Fimbrienenden kann in das kleine Becken gelangendes, infektiöses Exsudat eine Pelveoperitonitis hervorrufen.
- Erhebliche Eitermengen im Douglasraum führen zum sog. Douglasabszess.
- Die Beteiligung der Ovarien i. S. einer Perioophoritis bzw. eines Tuboovarialabszesses ist möglich, selten entsteht eine Perihepatitis (Fitz-Hugh-Curtis-Syndrom).
- Wenn Anteile vom Netz oder Darmschlingen in das entzündliche Geschehen involviert werden, liegt ein sog. entzündlicher Adnextumor vor (Pseudotumor). Nach Abklingen der akuten Entzündung kommt es in der Heilungsphase zur bindegewebigen Umwandlung mit Entstehung starrer, möglicherweise unbeweglicher Tuben. In der Umgebung der Salpingen können Adhäsionen unterschiedlicher Ausprägung auftreten.

Klinik Das klinische Bild der akuten Adnexitis ist vielfältig und reicht von symptomarmen, verkannten bis zu lebensbedrohlichen Entzündungsformen.

> ✓ Art und Schwere der Infektionssymptomatik sind unterschiedlich, dadurch 40–50 % Fehldiagnosen.

Akute Adnexitis
- Plötzliche, akut einsetzende, starke und einseitige oder beidseitige Unterbauchschmerzen evtl. mit Abwehrspannung im gesamten Unterbauch (**Cave:** Pelveoperitonitis)
- Fieber oder subfebrile Temperaturen
- Übelkeit, Meteorismus, Brechreiz (**Cave:** Pelveoperitonitis)
- Wechsel von Obstipation und Diarrhö
- Übel riechender, gelblich grünlicher Fluor vaginalis
- Postmenstruelle Schmierblutungen
- Schmerzen beim Geschlechtsverkehr

Subakute Adnexitis
- Schmerzen und subfebrile Temperaturen
- Druckempfindlichkeit im Unterbauch
- Häufig ein relativ gut abgrenzbarer Tastbefund im Adnexbereich

Chronische Adnexitis: Häufig lässt sich nur noch eine Druckempfindlichkeit im Adnexbereich ohne erhöhte Temperaturen nachweisen. Aus diesem Zustand heraus kann jedoch jederzeit wieder eine Exazerbation mit stärkeren Beschwerden auftreten. Die Beschwerden hängen von der Aktivität der Entzündung ab, häufig bestehen Unterbauchschmerzen, Kreuzschmerzen (Adhäsionen), eine Retroflexio uteri fixata, eine Dysmenorrhö, eine Dyspareunie und rezid. Fluor vaginalis (**Cave:** psychische Auswirkungen).

> ❗ Eine chron. Adnexitis kann jederzeit in einen akuten Schub übergehen.

Diagnostik Nur bei rechtzeitiger und konsequenter Therapie können Spätfolgen wie chronisch rezidivierende Adnexitis, Tubenverschluss bzw. -funktionsstörung mit Sterilität oder erhöhtem Risiko für Tubargravidität, Dyspareunie und psychische Alterationen vermieden werden. Deshalb ist eine frühzeitige und exakte Diagnosestellung einschließlich eines qualifizierten mikrobiologischen Erregernachweises erforderlich. Die Diagnostik der subakuten/chronischen Adnexitis unterscheidet sich nicht von der einer akuten Adnexitis.

> ✓ Die klassischen Symptome sind Fieber, schmerzhafte Adnexschwellungen mit Portioschiebeschmerz sowie pathologische Entzündungsreaktionen im Serum (erhöhtes CRP).

- **Tastbefund:** ein- oder beidseitige Druckdolenz der Adnexe, ggf. mit tastbaren, teigigen Adnextumoren, Portioschiebeschmerz, dolenter Tumor im kleinen Becken bei Abszedierung (Pyosalpinx, Tuboovarialabszess, Douglasabszess).
- **Nativsekret/Amintest:** Das Nativpräparat aus der Vagina oder aus dem Zervikalkanal mit dem Nachweis zahlreicher Leukozyten kann hilfreich sein. Richtungsweisend im Nativpräparat sind: Leukozyten, Erythrozyten, Kokken, geringe Döderlein-Bakterien sowie Trichomonaden.
- **Mikrobiologischer Zervixabstrich** für Kultur und Resistenzprüfung einschließlich Chlamydia trachomatis und Neisseria gonorrhoeae. Abnahme vor Antibiotikagabe!
- **Ultraschall:** Oft freie Flüssigkeit im Douglasraum, verdickte Tuben (Saktosalpinx) sowie vergrößerte bzw. unscharfe Ovarien. In Verbindung mit einem in regelmäßigen Abständen erhobenen bimanuellen Palpationsbefund gestattet die Sonografie eine Verlaufskontrolle.

8.5 Adnexitis

- **Labor:** BB, BSG, CRP, ß-HCG, Urinsediment, Gerinnungsstatus (Quick, PTT, Thrombozyten).
- **Laparoskopie:** besonders wichtig, um auch zurückliegende Erkr. zu erkennen. Folgende Befunde können sich darstellen:
  - Massive Hyperämie des inneren Genitales
  - Entzündliche Auflagerungen
  - Pyo-, Hydro- oder Saktosalpinx
  - Exsudat in der Bauchhöhle

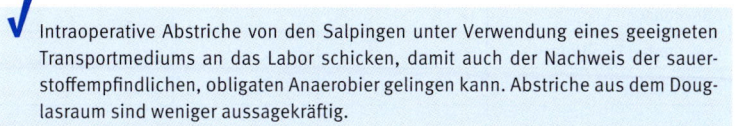

> ✓ Intraoperative Abstriche von den Salpingen unter Verwendung eines geeigneten Transportmediums an das Labor schicken, damit auch der Nachweis der sauerstoffempfindlichen, obligaten Anaerobier gelingen kann. Abstriche aus dem Douglasraum sind weniger aussagekräftig.

Differenzialdiagnosen Die wichtigsten und häufigsten differenzialdiagnostischen Erkr. sind die Appendizitis und die EUG (▶ Tab. 8.14).
- Chirurgie: Appendizitis, Crohn-Krankheit, Colitis ulcerosa, Divertikulitis, Adhäsionen, Hernien
- Gynäkologie: ektope Schwangerschaft, Endometriose, Ovarialtumor, rupturierte Ovarialzyste, ovariale Stieldrehung, Blutung des Corpus luteum
- Urologie: Zystitis, Urolithiasis, Pyelonephritis
- Sonstiges: Yersiniose, Shigellen, Salmonellen, Koprostase

Tab. 8.14 Häufigste Differenzialdiagnosen der Adnexitis

	Adnexitis	Appendizitis	Extrauteringravidität
Allgemein			
Alter (15–25)	++	±	+
Schwangerschaft	–	–	++
Symptome			
Übelkeit und Erbrechen	±	++	±
Stuhlunregelmäßigkeiten	±	++	±
Fluor vaginalis	++	–	±
Fieber (über 38 °C)	+	++	–
Unterbauchschmerzen	±	+	±
Krampfartig	±	+	+
Beidseitig ziehend	++	–	–
Einseitig stehend		++	++
Loslassschmerz	–	++	–
McBurney-Punkt	–	++	–
Portioschiebeschmerz	++	–	+
Labor			
Leukozytose	++	++	–
Erhöhtes CRP	++	++	–

Tab. 8.14 Häufigste Differenzialdiagnosen der Adnexitis (Forts.)

	Adnexitis	Appendizitis	Extrauteringravidität
Sonografie			
Freie Flüssigkeit	++	±	++
Unscharfe Ovarien	+	-	–
Darstellbare Tube		-	++
Adnextumor	++	-	+
Extrauterine Fruchtblase	–	–	++
Leeres Cavum	–	–	++
Komplikationen			
	Begleitappendizitis Pelveoperitonitis EUG	Begleitadnexitis Perforation Verwachsungen	Tubarruptur Sepsis? Erneute EUG

- : Kein Kriterium; ±: geringes Kriterium; +: schwaches Kriterium; ++: starkes Kriterium

Therapie

✓ Jede Pat. mit akuter Adnexitis unverzüglich stationär aufnehmen und therapeutische Maßnahmen einleiten.

Ambulante Therapie: kann im Einzelfall unter bestimmten Voraussetzungen oral durchgeführt werden:
- Fehlende Compliance der Pat.
- Unmöglichkeit einer stationären Aufnahme
- Leichte Adnexitis ohne palpablen Tumor und ohne Ultraschallbefund sowie nach Ausschluss einer Appendizitis

Allgemeine Maßnahmen:
- Stationäre Behandlung, leichte Kost, schonende Stuhlregulierung, eingeschränkte Bettruhe, Überwachung der Bilanzierung.
- Liegendes IUD entfernen!
- Bei septischen Temperaturen Heparinisierung.
- Analgetika/Spasmolytika.
- Bekannten Diabetes überwachen bzw. neu einstellen, um annähernd normoglykämische Verhältnisse zu erreichen.
- Die Glukokortikoidtherapie zur Verhinderung entzündlicher Tubenverschlüsse wird kontrovers diskutiert, bei Tuberkulose und Diab. mell. ist sie kontraindiziert.

Resorptionsfördernde Maßnahmen: Im Anschluss bzw. in Ergänzung der Akuttherapie gelangen antiphlogistische und resorptionsfördernde physikalische Maßnahmen zur Anwendung (Eisakku, Eisblase).
- Nach Rückbildung des Lokalbefundes feucht-warme Wickel, während der Monatsblutung bzw. bei Verschlechterung der Entzündungsparameter wieder Kälteanwendung.
- Priesnitzumschläge, Wickel, ansteigende Sitzbäder, Kurzwelle, Fango, Moorpackungen. Ihre klinische Wirksamkeit ist allerdings sehr fraglich.

8.5 Adnexitis

Medikamentöse Therapie: Nach Möglichkeit antibiotische Therapie entsprechend Antibiogramm in ausreichender Dosierung über einen angemessenen Zeitraum durchführen. Für die kalkulierte Therapie einer akuten Adnexitis Antibiotika mit einem breiten Wirkungsspektrum wählen, welches die wichtigsten aeroben und anaeroben Bakterienspezies umfasst (▶ Tab. 8.15).

Tab. 8.15 Mögliche Antibiotikakombinationen bei Adnexitis

Medikament	Dosierung	Dauer
Ambulant		
Ofloxacin +	2×400 mg p. o.	14 d
Metronidazol	2×500 mg p. o.	
Ceftriaxon +	1×250 mg i. m. einmalig, ggf. Wiederholung	14 d
Doxycyclin +	2×100 mg p. o.	
Metronidazol	2×500 mg p. o.	
Amoxicillin/Clavulansäure +	2×875/125 mg p. o.	10–14 d
Metronidazol	3×500 mg p. o.	
Ciprofloxacin +	2×500 mg p. o.	10–14 d
Metronidazol	3×500 mg p. o.	
Stationär		
Amoxicillin/Clavulansäure +	3×2,2 g i. v.	10–14 d
Metronidazol	3×500 mg p. o. oder i. v.	
Ciprofloxacin +	2×400 mg i. v. o. 2×500 mg p. o.	10–14 d
Metronidazol	3×500 mg i. v.	
Ampicillin/Sulbactam +	4×3 g i. v.	10–14 d
Doxycyclin	2×100 mg p. o. oder i. v.	
Clindamycin +	3×900 mg i. v.	10–14 d
Gentamicin	Initial 2 mg/kg KG i. v. oder i. m., dann 1,5 mg/kg KG alle 8 h	

Die meisten dieser Empfehlungen basieren auf den im Jahr 2015 erschienenen Leitlinien der CDC und wurden von der IUSTI und der deutschen Leitlinienkommission kommentarlos übernommen. Allerdings war das Ziel der CDC-Empfehlungen, der beobachteten Resistenz von Gonokokken entgegenzuwirken. Es wurde nicht die Prävalenz und Inzidenz in den unterschiedlichen Ländern bedacht oder berücksichtigt. Obwohl die Prävalenz und Inzidenz einer Gonorrhö in Deutschland nicht genau benannt werden kann (keine Meldepflicht), scheint diese nicht anders zu sein als bislang in Mitteleuropa geschätzt, aber sicherlich viel niedriger als in den USA. Daher wird von anderen europäischen Ländern (unter anderem Frankreich) und Kanada als primäre Therapie die Gabe von Gyrasehemmern plus Metronidazol empfohlen. Bei Verdacht auf eine Chlamydieninfektion wäre die zusätzliche Gabe von Azithromycin oder von Levofloxacin bzw. Moxifloxacin (das gegen Chlamydien wirksam ist) möglich.
Das Racemat Ofloxacin (geringere Wirksamkeit) sollte durch Levofloxacin ersetzt werden
Die Gabe von Moxifloxacin zusammen mit Metronidazol ist ebenfalls möglich, vor allem bei Verdacht auf eine Infektion mit *Mycoplasma genitalium* (bessere Wirksamkeit von Moxifloxacin als andere Medikamente).
Bei Verdacht auf eine Gonorrhö sollte entsprechend den nationalen und internationalen Empfehlungen (einschließlich WHO) die gleichzeitige und einmalige Gabe von Ceftriaxon und Azithromycin durchgeführt werden (▶ 8.3.3).

> ✓ Bei chron. Adnexitis Verlängerung der Dauer der Antibiotikatherapie auf 3 Wochen.

Operative Maßnahmen: Sofern die medikamentösen Maßnahmen keinen Erfolg zeigen (Fieber bleibt bestehen, Adnextumor persistiert, Allgemeinbefinden schlechter) ist die operative Sanierung durch Pelviskopie/Laparotomie möglich:

- **Frühe operative Therapie** (alternativ zur konservativen Therapie): Laparoskopie (alternativ Laparotomie) mit Punktion/Drainage bei wirkungsloser konservativer Therapie, Verschlechterung des AZ, septischen Temperaturen, Zunahme des Adnexbefundes, persistierenden Peritonitiszeichen, nachgewiesenem Ovarial-, Tuboovarial-, Douglas-Abszess oder Pyosalpinx.
- **Späte operative Therapie** (nach unbefriedigender konservativer Therapie) bei großen Restbefunden, unterschiedlichen objektivierbaren Befunden (Palpation, Sonografie), wiederholten Rezidiven, anhaltenden Beschwerden.
- Besondere Aufmerksamkeit bedürfen dabei Douglas-, Ovarial- und Tuboovarialabszesse, die immer stationär behandelt werden müssen. Die chirurgische Therapie muss dem Alter sowie dem eventuellen Kinderwunsch der Patientin Rechnung tragen.

> ✓ Die operative Therapie ist im akuten Stadium nur bei eitriger Peritonitis außerhalb des kleinen Beckens, insbesondere bei Insuffizienz der konservativen Therapie, indiziert.

Prophylaxe Bei nachgewiesener Gonorrhö oder Chlamydieninfektion ist die Mitbehandlung des Partners zur Vermeidung von wechselseitigen Re-Infektionen unverzichtbar. Die Prävention beinhaltet mehrere Aspekte:
- Entsprechende Aufklärung von Kindern und Jugendlichen über Sexualhygiene
- Möglichst keine Einlage eines IUD zur Kontrazeption bei Nullipara
- Möglichst kein IUD bei Diabetikerinnen

9 Therapeutische Grundlagen in der gynäkologischen Onkologie

Peter Fasching, Diego Hoffmeister, Jens Huober, Christian Löhberg,
Peter Steffen, Michael Schrauder, Charlotte Sell,
Uta Kraus-Tiefenbacher und Frederik Wenz

9.1	**Schmerztherapie** *Peter Steffen*	**184**	9.3.3	Wirkmechanismen einzelner Substanzklassen	**209**
9.1.1	Voraussetzungen	**184**	9.3.4	Biomarker	**217**
9.1.2	Grundsätze in der Schmerztherapie	**185**	9.3.5	Systemtherapie in der Schwangerschaft	**219**
9.1.3	Schmerzmedikamente	**186**	**9.4**	**Supportive Therapie in der gynäkologischen Onkologie** *Jens Huober und Diego Hoffmeister*	**222**
9.1.4	Therapie des nozizeptiven Schmerzes	**187**			
9.1.5	Therapie des neuropathischen Schmerzes	**195**			
9.1.6	Sonstige Koanalgetika	**196**	9.4.1	Grundlagen	**222**
9.1.7	Alternativen zur oralen Schmerztherapie	**196**	9.4.2	Zytostatikainduzierte Übelkeit und Erbrechen	**223**
9.2	**Grundlagen der Strahlentherapie** *Frederik Wenz und Uta Kraus-Tiefenbacher*	**198**	9.4.3	Myelotoxizität, Neutropenie	**226**
			9.4.4	Tumorbedingte Anämie	**232**
			9.4.5	Schleimhauttoxizität	**233**
9.2.1	Physikalische Grundlagen	**199**	9.4.6	Diarrhö	**235**
9.2.2	Technische Grundlagen	**200**	9.4.7	Hämorrhagische Zystitis	**235**
9.2.3	Strahlenbiologie	**200**	9.4.8	Hauttoxizität	**236**
9.2.4	Perkutane Radiatio	**202**	9.4.9	Allergische Reaktionen	**239**
9.2.5	Bestrahlungsplanung und Indikationsstellung	**204**	9.4.10	Neurotoxizität	**240**
9.2.6	Behandlungsfolgen und Nebenwirkungen	**205**	9.4.11	Fertilitätserhalt bei Mammakarzinom	**242**
9.3	**Systembehandlung in der gynäkologischen Onkologie** *Christian Löhberg, Michael Schrauder, Peter Fasching, Charlotte Sell*	**206**	9.4.12	Klimakterische Beschwerden	**244**
			9.4.13	Obstipation	**245**
			9.4.14	Kardiotoxizität	**245**
			9.4.15	Körperliche Aktivität und Ernährung bei Tumorpatientinnen	**248**
9.3.1	Grundlagen der Tumorbiologie	**206**	9.4.16	Fatigue	**250**
9.3.2	Indikationen und Einteilung der antineoplastischen Therapien	**207**	9.4.17	Palliative Versorgung	**251**

9.1 Schmerztherapie

Peter Steffen

Die folgenden Ausführungen leiten sich aus der praktischen täglichen klinischen Arbeit ab. Im Einzelfall können sie von den Vorgaben der Fachinformationen der erwähnten Substanzen abweichen. Bezüglich der angegebenen Dosierungen, Indikationen und Kontraindikationen wird zusätzlich auf die Inhalte der einzelnen Fachinformationen verwiesen. Die Ausführungen erheben nicht den Anspruch auf Vollständigkeit.

9.1.1 Voraussetzungen

Allgemeine Überlegungen

Vor Beginn einer symptomatischen Schmerzbehandlung:
- Klärung der schmerzauslösenden Ursache:
    - Tumorbedingt: Knochenmetastase, Nervenkompression, Gewebeinfiltration, viszerale Beteiligung usw.
    - Tumorassoziiert: Zosterinfektion, Venenthrombose usw.
    - Tumorunabhängig: Muskelverspannung, Spannungskopfschmerz, Migräne usw.
- Kausale Therapie möglich? z. B. Strahlentherapie von Knochenmetastasen, Chemotherapie, Hormontherapie, operative Interventionen. Wenn möglich, interdisziplinäre Klärung in Tumorboard anstreben.
- Symptomatische Schmerzbehandlung:
    - Lokal wirkende Maßnahmen: Lokalanästhesie, Nervenblockade, lokale Capsaicinanwendung, transkutane Nervenstimulation usw.
    - Systemische Maßnahmen: Einsatz von Nichtopioiden, Opioiden, Koanalgetika, Adjuvanzien
- Physikalische Maßnahmen: Massagen, Krankengymnastik, Wärme- bzw. Kältebehandlung, Lymphdrainage
- Psychologische Maßnahmen: z. B. Psychoonkologie

Schmerzanamnese

Voraussetzung zur Einleitung einer adäquaten Schmerztherapie ist die möglichst genaue Einschätzung der Schmerzsituation und Klärung der zugrunde liegenden Ursache.
- Schmerzlokalisation, Schmerzausstrahlung
- Schmerzdauer: akut oder chronisch
- Zeitlicher Verlauf: konstant, mit oder ohne Schwankungen, intermittierend, attackenförmig
- Auslösende Schmerzursachen
- Möglichkeiten der Schmerzbeeinflussung bzgl. Linderung aber auch Verstärkung: Bewegung, Ruhe, Medikamente, Entspannung, Ablenkung, Physiotherapie
- Subjektive Schmerzintensität: Ermittlung z. B. mittels visueller oder nummerischer Analogskala
- Schmerzqualität:
    - Nozizeptiv: hell, gut lokalisierbar, ausstrahlend, belastungsabhängig
    - Neuropathisch: einschießend, brennend mit Dysästhesie, Allodynie und oder Hypästhesie einhergehend. Lokalisation: z. B. in dem Versorgungsgebiet eines Nerven oder Dermatoms

- Bisherige Schmerztherapie: welche Analgetika?, Dosierungen?, Verträglichkeit und Wirkung
- Begleiterkr. und Begleitmedikamente
- Psychosoziale Anamnese. Lebensumstände, Versorgungsstruktur, familiäre Bindung
- Erwartung an die Schmerztherapie klären – realistische Therapieziele formulieren

√ Den Menschen behandeln und nicht den Schmerz (▶ Abb. 9.1)!

9.1.2 Grundsätze in der Schmerztherapie

- Verschiedene Möglichkeiten der Schmerzlinderung neben der medikamentösen Therapie anwenden, z. B.:
  - Physikalische Verfahren, z. B. Lymphdrainage.
  - Pflegerische Maßnahmen, z. B. Lagerung, Wickel.
  - Vermeiden schmerzauslösender bzw. schmerzverstärkender Faktoren wie z. B. Schlafmangel, depressive und/oder ängstliche Verstimmungen.
  - Gesprächsbereitschaft bzw. Hilfsangebot bei Auseinandersetzung der Pat. und/oder der Angehörigen mit der Krebserkr. und ihren Folgen anbieten.
  - Einbeziehung von Angehörigen und ggf. Freunden in die Versorgung.
- Aktive Mitarbeit der Pat. bei der Schmerzlinderung fördern und auch fordern.
- Fortlaufende Therapiekontrolle, für eine fortlaufende schmerztherapeutische Behandlung sorgen (im Einzelfall Führen eines Schmerztagebuchs durch die Pat.).

Grundsätze bei der medikamentösen Schmerztherapie

- Klare Behandlungskonzepte: nur so viele Medikamente wie notwendig, Einnahmezeiten aufeinander abstimmen, z. B.:
  - 12-stündliche Einnahme: 8 Uhr, 20 Uhr.

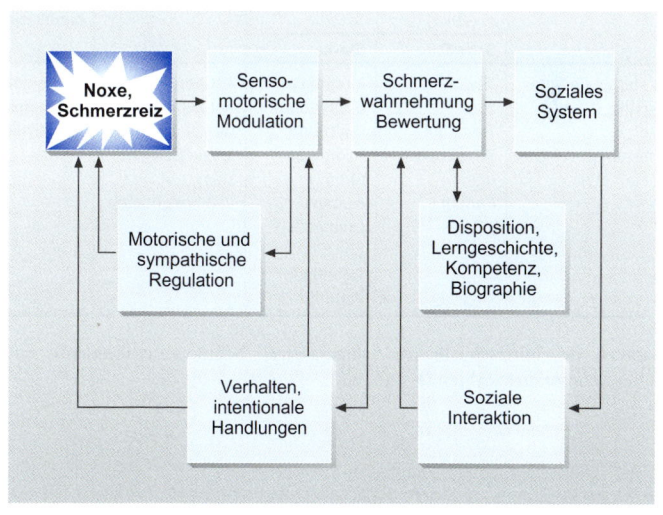

Abb. 9.1 Biopsychosoziales Schmerzmodell

- 8-stündliche Einnahme: 6 Uhr, 14 Uhr, 22 Uhr.
- 4-stündliche Einnahme: 6 Uhr, 10 Uhr, 14 Uhr, 18 Uhr, 22 Uhr (+ 1× in der Nacht).
- Möglichst nicht invasive Medikamentengabe (enteral, transdermal). Bevorzugte Einnahmeart der Pat. berücksichtigen, z. B. Tabletten vs. Suspension.
- Bei anhaltenden Schmerzen Retardpräparate verwenden.
- Bedarfsmedikation bei Schmerzspitzen nicht vergessen!
- Koanalgetika (Antidepressiva, Antikonvulsiva) bei neuropathischen Schmerzen nicht vergessen. **Cave:** auf deren verzögerten Wirkbeginn hinweisen!
  - Begleitmedikamente nicht vergessen
  - Magenschutzpräparate beim Einsatz von NSAID
  - Antemetika beim Einsatz von Opioiden
  - Laxanzien beim Einsatz von Opioiden
- Zu erwartende NW realistisch erläutern
- Anwendung von stärkeren Opioiden nicht länger als notwendig hinauszögern
- Bei einem Wechsel des Opioid die relative analgetische Potenz berücksichtigen

✓
- Bei Wechsel des Opioids relative analgetische Potenz berücksichtigen. Nach Berechnung der Äquivalenzdosis mit um ca. 30 % reduzierter Dosis beginnen.
- Bei ausbleibendem Therapieerfolg Konzept der medikamentösen Schmerzbehandlung überprüfen.

9.1.3 Schmerzmedikamente

Einteilung ▶Tab. 9.1

Tab. 9.1 Einteilung der Schmerzmedikamente

Nichtopioidanalgetika	Opioide (zentral wirkende Analgetika)		Koanalgetika	Begleitmedikation
	Schwache	Starke		
Nicht steroidale Antiphlogistika (NSAID) Coxibe Metamizol Paracetamol	Tilidin/Naloxon Tramadol Dihydrocodein Codein	Morphin Buprenorphin Oxycodon Hydromorphon Fentanyl Levomethadon Tapentadol Pethidin	Antidepressiva Antikonvulsiva Glukokortikoide Muskelrelaxanzien Bisphosphonate	Antiemetika Laxanzien Anxiolytika

Wirksamkeit bei unterschiedlichen Schmerzarten Schmerzmedikamente entsprechend der Schmerzart wählen (▶Tab. 9.2).

9.1 Schmerztherapie

Tab. 9.2 Auswahl geeigneter Pharmaka abhängig von der Schmerzform

Schmerzform	Analgetika	Koanalgetika	Bemerkungen
Somatischer Schmerz (z. B. Entzündungen, Frakturen, Knochenmetastasen)	NSAID, COX-2-Hemmer (Metamizol, Paracetamol)	Trizyklische Antidepressiva	Bei Einsatz von NSAID Magenschutzpräparate nicht vergessen
Viszeraler Schmerz (z. B. Koliken, Peritonealkarzinose)	Metamizol, NSAID (Paracetamol)	Trizyklische Antidepressiva Ggf. Spasmolytika, Kalziumantagonisten	Bei Einsatz von NSAID Magenschutzpräparate nicht vergessen
Sonderfall: Kapselschmerz bei Organschwellung (Lebertumoren, Metastasen)	Opioide und Nichtopioide (nur eingeschränkt wirksam)	Glukokortikoide	Bei Einsatz von Glukokortikoiden Magenschutzpräparate nicht vergessen. Währenddessen möglichst auf NSAID verzichten
Neuropathien	Opioide	Antikonvulsiva (z. B. Gabapentin, Pregabalin, Carbamazepin), trizyklische Antidepressiva, bzw. SNRI	Häufig Kombination mehrerer Substanzen notwendig. Primär Antidepressiva bzw. Antikonvulsiva einsetzen
Ischämieschmerz	Opioide	Durchblutungsfördernde Medikamente	–
Primärer Kopfschmerz (Spannungskopfschmerz, Migräne)	Nichtopioide, Triptane	Trizyklische Antidepressiva sowohl zur Therapie des Spannungskopfschmerzes als auch zur Prophylaxe bei Migräne möglich	Opioide bei primärem Kopfschmerz kontraindiziert. Analgetika nicht an mehr als 10 Tagen pro Mon. wegen Gefahr des Übergebrauchskopfschmerzes
Muskelschmerz	Flupirtin, NSAID, COX-2-Hemmer	Unterschiedlich, je nach Ursache trizyklische Antidepressiva	Flupirtin darf nicht länger als 14 Tage geben werden. Leberwertkontrollen durchführen.

9.1.4 Therapie des nozizeptiven Schmerzes

Idealerweise richtet sich die Therapie sowohl nach der Stärke des Schmerzes als auch nach dem Schmerzmechanismus (nozizeptiv/neuropathisch oder beides zusammen „mixed pain").

WHO-Stufenplan (▶ Tab. 9.3, ▶ Abb. 9.2)

Tab. 9.3 Schmerztherapie anhand des WHO-Stufenplans

Stufe	Schmerzintensität	Stufenplanempfehlung
1	Leicht bis mäßig	Regelmäßige Gabe eines Nichtopioids
2	Mittelgradig	Regelmäßige Gabe einer Kombination aus Nichtopioid und niederpotentem Opioid
3	Stark	Regelmäßige Gabe einer Kombination aus Nichtopioid und hochpotentem Opioid

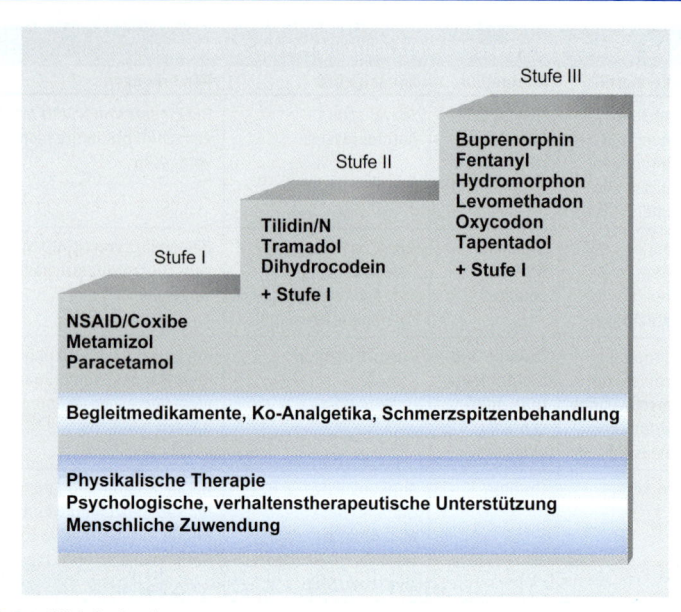

Abb. 9.2 WHO-Stufenplan

Stufe I
NSAID/Coxibe
Metamizol
Paracetamol

Stufe II
Tilidin/N
Tramadol
Dihydrocodein
+ Stufe I

Stufe III
Buprenorphin
Fentanyl
Hydromorphon
Levomethadon
Oxycodon
Tapentadol
+ Stufe I

Begleitmedikamente, Ko-Analgetika, Schmerzspitzenbehandlung

Physikalische Therapie
Psychologische, verhaltenstherapeutische Unterstützung
Menschliche Zuwendung

Mechanismusorientierte Therapie   Bei nozizeptiven Schmerzen primärer Einsatz einer Kombination aus Nichtopioiden plus Opioiden. Bei neuropathischen Schmerzen primärer Einsatz von Antidepressiva/Antikonvulsiva, evtl. plus Opioide. Bei „mixed pain" kombinierter Einsatz von Nichtopioiden, Antidepressiva/Antikonvulsiva plus Opioide.

✓
- **Kombination Nichtopioid und Opioid:** Einnahme wenn möglich im gleichen Zeittakt, um die Schmerztherapie nicht unnötig zu komplizieren.
- **Retardpräparate:**
  – Vorteilhaft sind Substanzen mit langer Wirkdauer → gleichmäßige Wirkstoffkonzentration über 24 h.
  – Ungeeignet zur Kupierung akuter Schmerzspitzen.
- **Akute Schmerzspitzen:** Pat. erhält möglichst den gleichen Wirkstoff, den sie in Retardform regelmäßig einnimmt, in einer rasch wirkenden Darreichungsform (Wenn nicht möglich bzw. verfügbar, auf anderen Opioidagonisten ausweichen).

Nichtopioidanalgetika
▶ Tab. 9.4

✓ **Magenschutz**
Zur Prophylaxe gastrointestinaler NW und Beschwerden empfiehlt sich bei der Therapie mit nicht steroidalen Antiphlogistika eine antazide Begleitmedikation mit Protonenpumpenhemmern.

9.1 Schmerztherapie

Tab. 9.4 Kontraindikationen und Warnhinweise von Nichtopioidanalgetika

Nicht steroidale Antiphlogistika (NSAID), Coxibe	Metamizol	Paracetamol
GIT-Ulzera, anamnestische Gastritiden Allergie, Asthma auf NSAID Niereninsuffizienz Schlecht eingestellter arterieller Hypertonus Koronare Herzkrankheit Z. n. Myokardinfarkt Z. n. Schlaganfall PAVK Höhergeradige Herzinsuffizienz Gleichzeitige Glukoidtherapie 1. Trimenon der Schwangerschaft Letzte 6 Wo. der Schwangerschaft	Allergien gegen Pyrazolone Störung der Blutbildung Glukose-6-Phosphat-Dehydrogenase-Mangel Akute hepatische Porphyrie	Allergien gegen Anilinderivate Meulengracht-Krankheit Leberfunktionsstörungen Schwere Niereninsuffizienz (relative KI) Alkoholabusus und chron. Mangelernährung (relative KI)

Substanzauswahl Auswahl nach Einnahmeintervall, Wirkungsprofil, Applikationsform, NW, KI.

Indikationen ▶Tab. 9.5

Tab. 9.5 Differenzialindikation der Nichtopioide beim Tumorschmerz

Substanz bzw. Substanzklasse	Wirkungen			Vorteile	Nachteile
Nicht steroidale Antiphlogistika (NSAID), Coxibe	+	+	(+)	Längere Wirkdauer. Antiphlogistische Wirkung erwünscht bei Tumorschmerz durch Weichgewebeschwellung	Ulkusrisiko. Nephrotoxizität. Eingeschränkt einsetzbar bei kardialen Risikopatienten
Acetylsalicylsäure	+	+	-	Kein Vorteil	Blutungsgefahr durch irreversible Thrombozytenaggregationshemmung!
Metamizol	+	(-)	+	Gute Magenverträglichkeit. Kaum Interaktion mit der Blutgerinnung. Einnahme als Tropfen möglich. Auch parenteral verfügbar	Kann bei zu schneller i. v. Gabe Hypotonie bewirken. Geringe antiphlogistische Wirkung. Agranulozytoserisiko vorhanden, dennoch insgesamt viel sicherer als Acetylsalicylsäure und NSAID
Paracetamol	+	(-)	-	Relativ niedriges Nebenwirkungsrisiko bei lebergesunden Pat.	Analgetische Wirkung schwächer als die der anderen Nichtopioide, sehr geringe therapeutische Breite!

Dosierung ▶Tab. 9.6

Nebenwirkungen ▶Tab. 9.6

Tab. 9.6 Dosierung und NW der Nichtopioide bei Tumorschmerz

Substanz	Tages-höchstdosis	Übliche Tagesdosis	Einnahme-intervall	Kommentar
Diclofenac	150 mg	3 × 50 mg 2 × 75 mg	6–8 h (Retardform 12 h)	Stark analgetisch und antiphlogistisch wirksam. NW: Gastrointestinale Beschwerden, Übelkeit, Ödeme, arterielle Hypertonie
Ibuprofen	2.400 mg	3 × 400/600/800 mg	8–12 h	Wie Diclofenac
Celecoxib	400 mg	2 × 100/200 mg	12 h	Wie Diclofenac
Etoricoxib	120 mg für 1 Wo., danach 90 mg	120 für 1 Woche, danach 90	24 h	Wie Diclofenac
Metamizol	4.000 mg	4 × 500/1.000 mg	4 (–6) h	Bei viszeralen Schmerzen stark analgetisch und spasmolytisch wirksam. **NW:** Hypotonie bei zu schneller i. v. Injektion, daher i. v. immer als Kurzinfusion über 15–20 Min. geben. Schwitzen bei Entfieberung, Agranulozytose (selten), Blutbildkontrollen durchführen
Paracetamol	4.000 mg	4 × 500/1.000 mg	4 (–6) h	Schwächer analgetisch wirksam als die anderen Nichtopioide. **NW:** dosisabhängige Hepatotoxizität, Vorsicht bei vorbestehenden Leberfunktionsstörungen

Selektive Cyclooxygenase (COX)-2-Inhibitoren (Coxibe)
- Analgetische Wirkung entspricht der der NSAID
- Weniger gastrointestinale NW als NSAID
- Keine klinisch relevante Thrombozytenaggregationshemmung
- Sind bezüglich Indikationen und KI gleich zu behandeln wie NSAID

Opioidanalgetika

Klassifikation Opioide unterscheiden sich voneinander in der **Rezeptoraffinität** (Potenz) und in der intrinsischen Aktivität. Es gibt Agonisten (z. B. Morphin, Oxycodon, Hydromorphon, Fentanyl, Levomethadon, D, L-Methadon), Antagonisten (z. B. Naloxon), partielle Agonisten (z B. Buprenorphin) und gemischte Agonist-Antagonisten (z. B. Pentazocin). Dadurch ergeben sich wichtige Unterschiede in Dosierung und Nebenwirkungsprofil.
- **Reine Agonisten:** Bei einer Dosissteigerung kommt es über einen sehr weiten Dosisbereich zu einer Wirkungssteigerung. Ein theoretischer Ceiling-Effekt ist erst außerhalb therapeutischer Dosierungen zu erwarten.

- **Partialagonisten und gemischte Agonisten-Antagonisten:** Ab einer bestimmten Tagesdosis tritt ein Ceiling-Effekt auf, d. h. die mit dieser Tagesdosis erreichbare Analgesie wird durch weitere Dosiserhöhung nicht gesteigert.

Opioidrezeptoren
- **μ-Rezeptoren:** supraspinale Analgesie, atemdepressorischer Effekt, Miosis, Sedierung sowie Propulsionshemmung im GIT
- **κ- und δ-Rezeptoren:** spinale Analgesie
- **σ-Rezeptoren:** Stimulation von Atmung und Kreislauf, psychomimetische Effekte und Pupillenerweiterung

Nach der **Wirksamkeit** unterteilt man sie in schwache bzw. niederpotente Opioide (Stufe 2 des WHO-Stufenplans ▶ Abb. 9.2) und starke Opioide (Stufe 3 des WHO-Stufenplans). Die starken Opioide sind ausnahmslos BtM-rezeptpflichtig, bei den niederpotenten ist lediglich Tilidin N® (Kombination aus Tilidin und Naloxon) in Tropfenform BtM-rezeptpflichtig.

Pharmakologie ▶ Tab. 9.7

Auswahl des Opioids Stufenschema ▶ Abb. 9.2. Die Auswahl des Opioids erfolgt nach der Schmerzstärke (niederpotentes/potentes Opioid), den Vorerfahrungen der Pat. mit Opioiden sowie Komorbiditäten. Zudem scheinen Tramadol, Tapentadol und Levomethadon bei neuropathischen Schmerzen aufgrund ihrer über den reinen μ-Agonismus hinausgehenden Effekte analgetisch vorteilhaft zu sein.

Tab. 9.7 Opioide

Substanzen	Eigenschaften	Dosierschema	Morphinäquivalente Dosis	Besonderheiten
Tilidin/Naloxon	μ-Agonist und -Antagonist im Verhältnis 50 mg/4 mg	Beginn mit 2–3 × 50/4 mg/d, Steigerung bis 3 × 200/16 mg/d (Höchstdosis 600 mg/d) 20 Tropfen = 50 mg	Höchstdosis entspricht ca. 60 mg/d Morphin	Tropfen sind BtM-rezeptpflichtig. Gute Verträglichkeit
Tramadol	Synthetischer μ-, δ- und κ-Opioidagonist, hemmt die präsynaptische Wiederaufnahme von Serotonin	Beginn mit 2–3 × 50 mg/d, Steigerung bis 2 × 200 mg/d (Höchstdosis 400 mg/d) 20 Tropfen = 50 mg	Höchstdosis entspricht ca. 40 mg/d Morphin	Relativ häufig Übelkeit und Erbrechen
Codein und Dihydrocodein (DHC)	Prodrugs von Morphin, μ-Agonisten	Codein 30 oder 60 mg alle 4 h bzw. DHC 60/-90/-120 Retardtbl. alle 12 h (Höchstdosis 240 mg/d)	Höchstdosis entspricht ca. 25–30 mg/d Morphin	Wirkt relativ stark obstipierend 7–10 % der Bevölkerung können Codein nicht in Morphin umwandeln (poor metabolizer).

Tab. 9.7 Opioide *(Forts.)*

Substanzen	Eigenschaften	Dosierschema	Morphinäquivalente Dosis	Besonderheiten
Buprenorphin	Halbsynthetischer partieller μ- und δ-Agonist, κ-Antagonist	Transdermales System (Norspan® ab 5 μg/h bis 40 μg/h, Wechsel alle 7 Tage, transdermale Matrixpflaster ab 35 μg/h bis 70 μg/h, Wechsel je nach Hersteller alle 3–3,5 Tage) Sublinguale Anfangsdosis meist 3 × 0,2 mg/d	Analgetische Potenz zu Morphin oral ca. 50–100 fach	Ceiling-Effekt Sublinguale Applikation bei Schluckstörung oft vorteilhaft Bindet mit hoher Affinität an Opioidrezeptoren und dissoziiert nur sehr langsam (Antagonist Naloxon daher nicht sicher wirksam)
Fentanyl	Starker μ-Agonist	Transdermale Systeme alle 3 Tage wechseln Verfügbar ab 12,5 μg/h Für Schmerzspitzen. Lutschtabletten, Sublingualtabletten, Nasensprays, Bukkaltabletten verfügbar	Fentanyl 12,5 μg/h transdermal entspricht Morphin 30 mg/d p. o.	Lutschtabletten, Sublingualtabletten, Nasensprays, Bukkaltabletten nur bei Tumorpat. mit einer opioidergen Vortherapie von ca. 60 mg/d oralem Morphinäquivalent! Dosis individuell titrieren!
Hydromorphon	μ-Agonist	Retardtbl. 1–2 × 4–64 mg/d p. o. Unretardiert 1,3–2,6 mg Kapsel p. o. zur Behandlung von Schmerzspitzen	Hydromorphon 8 mg/d p. o. entsprechen Morphin 60 mg/d p. o.	Keine aktiven Metaboliten, geringe Plasmaeiweißbindung. Daher Geringes Interaktionspotential
Levomethadon	Synthetisches Opioidanalgetikum, μ-Agonist und NMDA-Rezeptorantagonist	Individuelle Titration der Dosis notwendig. Beginn z. B. mit 3 × 10–20 Tropfen = 2,5–5 mg/d	Umrechnungsfaktor nicht sicher kalkulierbar, daher individuelle Dosierung notwendig Angaben schwanken dosisabhängig zwischen 4 : 1 bis 24 : 1	Wichtige Alternative zu Morphin in der Tumorschmerztherapie Kumuliert (Halbwertszeit bis 75 h, sehr lipophil) und ist daher schwieriger zu dosieren als andere Opioide Steady-state-Dosierung erst nach einigen Tagen
Morphin	μ-Agonist	Beginn mit 2 × 10–30 mg/d Schnell verfügbare Applikationen mit 10/20 mg zur Behandlung von Schmerzspitzen	Orale Bioverfügbarkeit ca. 30 %! Bei Übergang von oral : i. v. Faktor 3 : 1 berücksichtigen	Ältestes bekanntes Opioid. Aktiver Metabolit kumuliert bei Niereninsuff. (KI schwere Niereninsuff.)

9.1 Schmerztherapie

Tab. 9.7 Opioide *(Forts.)*

Substanzen	Eigenschaften	Dosierschema	Morphinäquivalente Dosis	Besonderheiten
Oxycodon	Reiner Opioidagonist mit ähnlichen pharmakokinetischen und pharmakodynamischen Eigenschaften wie Morphin	Retardtbl. zur 2 × täglichen Gabe mit einer Wirkdauer von 12 h – 5 mg/10 mg/20 mg /40 mg/80 mg Schnell freisetzende Tbl. Mit 5/10/20 mg zur Behandlung von Schmerzspitzen Kombinationspräparat mit Naloxon verfügbar	20 mg/d p. o. entsprechen Morphin 40 mg/d p. o.	Bessere Bioverfügbarkeit (60–87 %) als Morphin. Keine aktiven Metaboliten
Tapentadol	µ-Agonist und Wiederaufnahmehemmung von Noradrenalin	Retardtbl. 2 × 50–250 mg/d Nichtret. Tbl. 50 mg Lösung 20 mg/ml Höchstdosis 500 mg/d	Tapentadol 100 mg entspricht 250 mg Morphin p. o.	Sehr geringes Interaktionspotential. Ausscheidung unabhängig von hepatischer und renaler Funktion. Aufgrund der Noradrenalin-Wiederaufnahmehemmenden Wirkung vorteilhaft bei neuropathischen Schmerzen
Pethidin	µ-Agonist	Höchstdosis 500 mg/d parenteral/rektal	Max. Dosis ist etwa gleich wirksam wie Morphin 200 mg/d p. o.	Soll im Vergleich zu Morphin weniger spasmogen am Sphincter Oddi sein. Wegen der kurzen Wirkdauer und halluzinogenen NW bei chron. Schmerzzuständen ungeeignet. Metabolit Norpethidin kumuliert und kann zu Unruhe, Tremor und Krampfanfällen führen. **KI:** Niereninsuff., Therapie mit MAO-Hemmer

✓ Nebenwirkungen von Opioiden
- **Früh:** Übelkeit und Erbrechen, Obstipation, Schläfrigkeit, Schwindel/Gangunsicherheit, Verwirrtheitssymptome (verwirrtes Denken, Desorientiertheit, Halluzinationen, Albträume)
- **Gelegentlich:** Schwitzen, Muskelzuckungen, Mundtrockenheit
- **Persistierend:** Obstipation, Sehstörung, Verzögerung der Magenentleerung, Miktionsstörungen, Juckreiz
- **Spät:** Depression, Auswirkungen auf die hormonelle Sekretion aus Hypothalamus und Hypophyse

9 Therapeutische Grundlagen in der gynäkologischen Onkologie

Wahl des Opioides bei Organinsuffizienzen (zu bevorzugende Opioide)
- **Schwere Leberinsuff.:** Hydromorphon, Fentanyl, Levomethadon
- **Schwere Niereninsuff.:** Tilidin/Naloxon, Hydromorphon, Tapentadol, Buprenorphin, Fentanyl, Levomethadon

Wechsel des Opioids Ist in folgenden Situationen sinnvoll:
- Bisher verwendetes Opioid nicht (mehr) ausreichend wirksam, eine stärkere Substanz ist erforderlich.
- Es bestehen starke NW. Ein Wechsel auf ein chemisch differentes Opioid lässt eine bessere Symptomkontrolle erhoffen (z. B. Wechsel von Morphin zu Levomethadon).
- V. a. partielle Toleranz gegen das bisherige Opioid, weil eine deutliche Dosiserhöhung zu keiner Schmerzlinderung (mehr) führt, obwohl ein Opioid sicher indiziert ist.

> ❗ Ein Opioid sollte nicht ohne Grund durch ein anderes ersetzt werden. Im Zweifelsfall zunächst Dosierung und Einnahmeintervall optimieren.

Die Dosierung des neuen Opioids richtet sich nach der Vortherapie und der analgetischen Äquivalenz (▶ Tab. 9.8).

Absetzen einer Opioidtherapie Um die Entzugssymptomatik zu verhindern bzw. zu reduzieren, ist eine länger andauernde Opioidtherapie ausschleichend zu beenden: abhängig von den näheren Gegebenheiten schrittweise Reduktion z. B. ambulant alle 7 Tage um je 10 %. Im stationären Setting kann unter Überwachung pro Tag um ca. 10 % reduziert werden.

Tab. 9.8 Äquipotenzdosen verschiedener Opioidanalgetika (Näherungswerte)

Substanz	Dosisangaben in mg, bzw. µg/h							
WHO-Stufe II								
Tramadol p.o.	300		Höchstdosis 400 mg, dann Wechsel auf Stufe-III-Opioid					
Tilidin/Naloxon p.o.	300	600	Höchstdosis 600 mg, dann Wechsel auf Stufe-III-Opioid					
WHO-Stufe III								
Morphin p.o.	30	60	90	120	150	180	210	240
Morphin s.c., i.v.	10	20	30	40	50	60	70	80
Oxycodon p.o.		30		60		90		120
Hydromorphon p.o.	4	8	12	16	20	24	28	32
Buprenorphin s.l.	0,4	0,8	1,2	1,6	2,0	2,4	2,8	3,2
Buprenorphin TTS (µg/h)		35	52,5	70	87,5 (52,5 + 35)	105 (70 + 35)	122,5 (70 + 52,5)	140 (70 + 70)
Fentanyl TTS (µg/h)	12,5	25	37,5	50	62,5 (50 + 12,5)	75	87,5 (75 + 12,5)	100
Tapentadol	75	150	225	300	375	450	Höchstdosis 500 mg	

9.1.5 Therapie des neuropathischen Schmerzes

Bei mechanischer Irritation von Nerven oder Nervenwurzeln tritt häufig neben einem nozizeptiven Schmerz eine neuropathische Komponente auf, man spricht dann von einem „mixed pain".

Neuropathische Schmerzqualität Brennend, elektrisierend, lokalisiert im Versorgungsgebiet eines peripheren Nerven oder Dermatoms, Dysästhesie, Allodynie, Hyperalgesie.

Therapieoptionen Die Auswahl und Kombination mit anderen Schmerzmedikamenten hat individuell zu erfolgen. Wahl der Substanzklasse in Abhängigkeit von der Schmerzcharakteristik:
- **Antiepileptika:** bei neuralgiformen Schmerzen (▶ Tab. 9.9)
- **Trizyklische Antidepressiva oder SNRI:** bei eher brennender Schmerzempfindung (▶ Tab. 9.10)
- **Opioide:** häufig nur zusätzlich (**Cave:** nur selten bei neuropathischen Schmerzen ausreichend wirksam)
- **Neuroleptika:** für die Therapie chron. Schmerzen nicht empfehlenswert; da es keine Evidenz für einen eigenständigen analgetischen Effekt oder eine Schmerzmittel einsparende Wirkung gibt. Am Ehesten in niedrigen Dosierungen antiemetische Wirkung
- **Glukokortikoide:** evtl. bei Nervenkompressionsschmerz hilfreich
- **Lokale Blockaden:** vorübergehend wirksam, keine Option zur Langzeittherapie

Tab. 9.9 Therapie mit Antiepileptika bei neuropathischen Schmerzen

Substanz	Tagesdosis	Dosisintervall	Nebenwirkungen
Gabapentin (Ca-Kanal Modulation)	900–2.400 mg	8–12 h	Müdigkeit, Schwindel, Gangunsicherheit, Gewichtszunahme
Pregabalin (Ca-Kanal-Modulation)	150–600 mg	8–12 h	Müdigkeit, Schwindel, Gangunsicherheit, Gewichtszunahme
Carbamazepin (Na-Kanal-Blockade)	400–1.200 mg	8–12 h	Müdigkeit, Schwindel, Gangunsicherheit, häufig Leberwertanstieg
Oxcarbazepin (Na-Kanal-Blockade)	600–2.400 mg	8–12 h	Müdigkeit, Schwindel, Gangunsicherheit, Hyponatriämie, daher im Einzelfall Natriumsubstitution notwendig

Tab. 9.10 Therapie mit Antidepressiva bei neuropathischen Schmerzen

Substanz	Analgetische Tagesdosis	Applikation	NW, Besonderheiten
Amitriptylin	10–75 mg	Abends	Müdigkeit, Schwindel, Gangunsicherheit, Gewichtszunahme
Amitriptylinoxid	15–90 g	Abends	Müdigkeit, Schwindel, Gangunsicherheit, Gewichtszunahme
Mirtazapin	7,5–45 mg	Abends	Müdigkeit, Schwindel, Gangunsicherheit, Gewichtszunahme
Duloxetin	30–90 mg	Morgens und evtl. mittags	Übelkeit, weniger Sedierung, Schwindel, Gewichtszunahme

- **Rückenmarksnahe Opioidtherapie:** bei Therapieresistenz bzw. starken NW der systemischen Analgetika
- **Neurochirurgie:** individuell diskutieren

> ✓
> - Beim Einsatz von Antiepileptika und Antidepressiva ausführlich den Wirkansatz besprechen (Modulation von Ca-Kanälen bzw. Blockade von Na-Kanälen bei den Antikonvulsiva, bzw. Verstärkung der absteigenden körpereigenen Schmerzhemmung bei Antidepressiva)
> - Einsatz als Analgetika betonen, da sonst keine gute Patientencompliance zu erwarten
> - Langsame Dosissteigerung zur Reduktion anfänglicher NW
> - Wirkeintritt mit deutlicher zeitlicher Verzögerung (1–3 Wo.). Auch dies betonen
> - Regelmäßige Laborkontrollen und EKG-Kontrollen (Antidepressiva) zu Beginn und im Verlauf

9.1.6 Sonstige Koanalgetika

Die gleichzeitige Gabe von zwei oder mehr Medikamenten kann zu einer besseren Schmerzlinderung und zu weniger NW als die Verordnung nur eines Opioids in höherer Dosierung führen (▶ Tab. 9.11).

Tab. 9.11 Koanalgetika

Problem	Substanz/Maßnahme	Dosierung
Muskelverspannungen	Flupirtin	100–200 mg zur Nacht
	Methocarbamol	3–4 × 750–1.500 mg/d
	Baclofen	3 × 5–10 mg
	Physikalische Therapie	
Knochenschmerzen bei Knochenmetastasen	Zoledronsäure	4 mg alle 3–4 Wo.
	Ibandronat	6 mg alle 3–4 Wo.
Leberkapselspannungsschmerz	Dexamethason	3 × 8 mg/d
Erhöhter intrakranieller Druck	Dexamethason	3 × 4–8 mg/d
Nervenkompressionsschmerz	Dexamethason	2 × 4–8 mg/d
Lymphödem	Lymphdrainage	
	Kompression	
Tumorulzera	Lokale Maßnahmen Morphin-Gel 0,2 % topisch	

9.1.7 Alternativen zur oralen Schmerztherapie

Dosisanpassung bei Opioidtherapie entsprechend Applikationsweg ▶ Tab. 9.12

Rektale Gabe Kurzfristige Schmerzlinderung, wenn die Einnahme oraler Analgetika nicht möglich ist. Über einen längeren Zeitraum ist eine rektale Schmerztherapie unbefriedigend, weil sie wegen ihrer Umständlichkeit und der kurzen Wirkdauer

Tab. 9.12 Umrechnungsdaten abhängig vom jeweiligen Applikationsweg

Substanz	Oral/transmukosal	Subkutan	Intravenös	Epidural	Intrathekal (spinal)
Morphin	10 mg	5 mg	3 mg	1 mg	0,1 mg
Levomethadon	10 mg	8–10 mg	8–10 mg	–	–
Buprenorphin	0,3 mg	0,2 mg	0,2 mg	0,1–0,2 mg	0,05–0,08 mg
Fentanyl	0,15 mg	0,1 mg	0,1 mg	0,05–0,1 mg	0,025 mg
Hydromorphon	10 mg	5 mg	5 mg	0,1 mg	0,02 mg

der Suppositorien nicht zumutbar z. B. bei häufigem Stuhlgang auch nicht verlässlich ist.

Transdermale Schmerztherapie Für Opioide bei Fentanyl und Buprenorphin verfügbar. Die Pflaster werden je nach Präparat alle 3–7 Tage gewechselt. Bei lokalen neuropathischen Schmerzen (z. B. postherpetischer Neuropathie) Möglichkeit der topischen Anwendung von Lidocainpflastern, die über Nacht 12 h aufgeklebt werden, oder Auftragen von hoch dosiertem Capsaicin, das etwa alle 3 Mon. für 30–60 Min. auf die schmerzende Stelle geklebt wird. Letzteres kann die Pat. nicht selbst anwenden, sondern es wird ärztlicherseits in der Praxis bzw. Klinik appliziert.

Kontinuierliche subkutane Medikamenteninfusion Schmerzmittelpumpe ▶ Tab. 9.13. Bei anhaltender oder rezidivierender Übelkeit und Erbrechen (auch bei inoperablem Subileus und Ileus), Dysphagie und Schluckstörungen, Ablehnung der oralen Medi-

Tab. 9.13 Medikamente zur kontinuierlichen subkutanen Infusion

Substanz	Konzentration	Übliche Tagesdosis	Bemerkungen
Butylscopolaminiumbromid	20 mg/ml	20–80 mg	Spasmolytikum. Kombination mit Metoclopramid pharmakologisch unsinnig
Midazolam	5 mg/ml	> 10 mg	Wasserlösliches Benzodiazepin zur Sedierung. Kurze HWZ, daher gut steuerbar. Wenn Sedierung zusätzlich zur laufenden Schmerztherapie erwünscht, Beginn mit 10 mg/24 h. Dosis nach Wirkung, Verträglichkeit und erwünschtem Effekt anpassen
Morphin	10 mg/ml	> 10 mg	Potentes Opioid. Eine orale (oder rektale) Vorbehandlung mit Morphin wird wie folgt umgerechnet: orale (oder rektale) Tagesdosis/2 = subkutane Tagesdosis
Metamizol	500 mg/ml	4.000 mg	Nichtopioidanalgetikum: Einsatz bei Schmerzen, die ohne Nichtopioid nicht befriedigend kontrollierbar sind

kation oder ausgeprägter allgemeinen Schwäche, schlechter GIT-Resorption, finaler Sedierung. Die s.c. Zufuhr von Medikamenten ist besonders für die häusliche Versorgung eine praktikable Alternative zur i.v. Therapie.

Intravenöse Schmerztherapie Bei sicherem (zentral-)venösen Zugang (z.B. i.v. Port) parenterale Schmerztherapie, kontinuierlich mit Pumpe möglich. Periphere Venenkanülen bieten längerfristig keinen zuverlässigen Venenzugang.

Spinalanalgesie
- Epidurale oder intrathekale Gabe von Opioiden.
- Erfordert eine interdisziplinäre Zusammenarbeit mit speziell erfahrenen Therapeuten.
- Erfordert für die häusliche Versorgung ein mit dem Verfahren vertrautes Pflegeteam.
- Potenziell höhere Morbidität → Spinalanalgesie über einen längeren Zeitraum nur zu rechtfertigen, wenn sie gegenüber der konventionellen systemischen Therapie eine gleich gute oder bessere Schmerzlinderung bietet und zugleich weniger (belastende) NW mit sich bringt.
- Für nozizeptive und neuropathische Schmerzen geeignet.

Radiologisch-interventionelle Schmerztherapie
- **Ziel:** Schmerzlinderung und Einsparung systemisch wirkender Analgetika
- **Prinzip:** Ausschalten afferenter Nerven aus der Tumorregion. Unter radiologischer Kontrolle Infiltration des betroffenen Nervenplexus mit einem chemischen Neurolytikum

Nuklearmedizinische Schmerztherapie
- **Ziel:** Therapie multifokaler Schmerzen, verursacht durch osteoplastische Skelettmetastasen
- **Anwendung:** meist zusätzlich zur medikamentösen Schmerztherapie. Kombination mit einer perkutanen Bestrahlung frakturgefährdeter Läsionen ist möglich. Wiederholte Anwendung möglich
- **Prinzip:** i.v. Gabe knochenbindender radioaktiver Substanzen, die sich in der Randzone osteoplastischer Metastasen anreichern und somit diese Region lokal bestrahlen. Schmerzlinderung v.a. durch Reduktion peritumoraler entzündlicher Prozesse

Lokale Strahlentherapie (▶9.2)
- **Anwendung:** bei ossären Metastasen effektive Behandlung für eine anhaltende Schmerzlinderung.
  - In 60–70 % der Fälle Besserung beginnend nach 2–3 Wo.
  - 90 % der Pat. geben eine Besserung nach 3 Mon. an.
- **Stabilisierung des betroffenen Skelettabschnittes:** frühestens 6–8 Wo. nach abgeschlossener Strahlentherapie.

9.2 Grundlagen der Strahlentherapie

Frederik Wenz und Uta Kraus-Tiefenbacher

Die Strahlentherapie nimmt im onkologischen Therapiekonzept als lokoregionäre Behandlung eine zentrale Stellung zwischen operativ-chirurgischer und systemisch medikamentöser Therapie ein. Sie ist wie die OP eine lokalisierte Behandlungsmethode, bietet aber darüber hinaus die Möglichkeit einer großvolumigen regionären Behandlung mikroskopischer Tumorausläufer oder der Lymphabflusswege und stellt damit einen Übergang zur systemischen Chemotherapie dar.

9.2 Grundlagen der Strahlentherapie

Belegt ist die Bedeutung der Strahlentherapie im onkologischen Gesamtkonzept durch epidemiologische Daten.

- Etwas mehr als die Hälfte der erwachsenen Tumorpatienten können heute definitiv geheilt werden, davon die Hälfte durch alleinige Radiatio oder in Kombination mit dieser.
- Für die Mehrzahl der Pat. mit unheilbarem Krebsleiden ist die palliative Bestrahlung zur Linderung der Symptome und Verbesserung der Lebensqualität eine sinnvolle Therapieoption.

Weiterentwicklungen in der bildgebenden Diagnostik und der Computertechnik haben wesentlich zur Verbesserung der Strahlentherapie beigetragen. Tumorkonforme Bestrahlungstechniken erlauben eine gezielte Dosisbelastung des Tumors bei weitgehender Schonung der umliegenden Normalgewebe.

✓ Fortschritte und Erfolge sollten nicht darüber hinwegtäuschen, dass die Behandlungsergebnisse in der Onkologie für viele Tumorentitäten noch unbefriedigend sind. Hinzu kommt die relativ geringe therapeutische Breite, sodass schwere NW nur durch eine optimale Therapieplanung und -durchführung sowie eine konsequente interdisziplinäre Zusammenarbeit vermieden werden können.

9.2.1 Physikalische Grundlagen

Physikalische Grundlage jeder Strahlentherapie ist die Energieübertragung an unterschiedliche biologische Gewebe. Man unterscheidet Partikel- oder Teilchenstrahlung, wie Elektronen-, Protonen-, Neutronen- oder Ionenstrahlung, von der überwiegend eingesetzten Photonenstrahlung. Diese kann als Röntgenstrahlung in Röntgenröhren oder Linearbeschleunigern oder als Gammastrahlung aus Kernzerfällen erzeugt werden und durch Foto-, Compton- und Paarbildungseffekt zu Ionisation und Anregung von Atomen oder Molekülen im Gewebe führen.

Tiefendosiskurven Charakterisiert werden die verschiedenen Strahlenarten durch die Tiefendosiskurven, die grafisch die Höhe der Dosis im Zentralstrahl in Abhängigkeit von der Gewebetiefe bei Verwendung eines einzelnen Bestrahlungsfeldes beschreibt. Sie wird relativ zum Maximum normiert und besteht typischerweise aus einem ansteigenden Bereich, einem Plateau und einem für Photonen exponentiell, für Elektronen stärker abfallenden tieferen Anteil.

Der ansteigende Kurventeil resultiert aus Sekundärelektronen, die in den oberflächlichen Schichten erzeugt werden, und ist umso ausgeprägter, je energiereicher die Strahlung ist. Dieser Aufbaueffekt ist von erheblicher klinischer Bedeutung da er die Schonung der prinzipiell strahlenempfindlichen Haut ermöglicht. Durch Verwendung ultraharter energiereicher Photonen können die aus den früheren Jahren bekannten, z. T. schwerwiegenden chronischen Hautveränderungen heute weitgehend vermieden werden.

Zerfallsrate Radionuklide sind instabile Atomkerne, die über einen spontanen Zerfallsprozess unter Aussendung von Strahlung in einen energieärmeren, stabileren Zustand übergehen. Der radioaktive Zerfall folgt unbeeinflussbar durch physikalische oder chemische Prozesse einem exponentiellen Zeitgesetz. Die Aktivität eines Radionuklids bezeichnet die Anzahl der Zerfälle pro Zeiteinheit. Neben der Gammastrahlung können Radionuklide auch Korpuskularstrahlung, Alpha- und Betastrahlung emittieren. Alphastrahlen sind emittierte Heliumkerne, Betastrahlen Elektronen.

Energiedosis Das physikalische Maß für die Energieabgabe von Strahlung an Materie ist die Energiedosis, d. h. der Quotient aus absorbierter Strahlungsenergie und Masse des Materials, das diese Energie aufnimmt. Die SI-Einheit der Energiedosis ist Gray (Gy), die der Aktivität Becquerel (Bq).

Äquivalenzdosis Verschiedene Strahlenarten können bei gleicher physikalischer Dosis unterschiedliche biologische Wirkungen auslösen. Zur Berücksichtigung dieser Unterschiede wurde die sog. Äquivalenzdosis definiert als Energiedosis multipliziert mit einem Bewertungsfaktor q, der für die jeweilige Strahlung charakteristisch ist. q ist für Photonen, Elektronen und Protonen gleich 1, für Neutronen liegt er bei 10. Für Pionen, Alphateilchen und schwere Ionen kann er Werte bis zu 8 annehmen.

Die SI-Einheit der Äquivalenzdosis wird vorwiegend im Strahlenschutz verwendet. In der Strahlenbiologie definiert man ähnlich wie q die relative biologische Effektivität (RBE).

9.2.2 Technische Grundlagen

Photonenstrahlung Linearbeschleuniger bieten heutzutage generell die vielseitigsten Möglichkeiten bei der Durchführung einer perkutanen Strahlentherapie. Mittels elektrischer und magnetischer Felder wird ein Elektronenstrahl hoher kinetischer Energie erzeugt. Lenkt man diesen Elektronenstrahl auf eine Schwermetallanode, erhält man eine Bremsstrahlung aus ultraharten Photonen, variierbar mit Elektronenenergien von 4–50 MeV, die einen bei der Durchführung einer perkutanen Strahlentherapie günstigen Tiefendosisverlauf aufweist. Der primäre Elektronenstrahl kann aber auch durch Folien aufgestreut und direkt zur Therapie verwendet werden. Elektronen haben wegen des steilen Dosisabfalls in der Tiefe für oberflächlich gelegene Tumoren einige Vorteile. Die therapeutische Reichweite kann durch die Elektronenenergie variiert werden.

Partikel- oder Teilchenstrahlung Für die Therapie mit sehr speziellen Strahlenarten, wie Protonen, Neutronen, schweren Ionen, Heliumkernen und Pionen, sind aufwändige Beschleunigeranlagen (Zyklotron, Synchrotron) notwendig. Der hohe Aufwand und die immensen Kosten schließen eine breite therapeutische Verbreitung bisher trotz theoretischer physikalischer und strahlenbiologischer Vorteile aus, auch wenn aktuell einige neue Anlagen in Deutschland gebaut werden. Vorbehalten bleiben diese Strahlenarten speziellen Indikationen mit geringer Inzidenz. Über gute Erfolge wird bei der Behandlung von Aderhautmelanomen, Tumoren der Schädelbasis und Weichteilsarkomen berichtet.

9.2.3 Strahlenbiologie

Gewebewirkung der Strahlung Die biologische Wirkung ionisierender Strahlung beruht auf direkten oder indirekten Veränderungen an biologisch aktiven Molekülen wie DNA, Enzymen und Membranbestandteilen. Die indirekte Strahlenwirkung beruht auf der Radiolyse von zellulärem Wasser mit Bildung von Hydroxyradikalen, die ihrerseits mit biologisch wichtigen Molekülen chemisch in Wechselwirkung treten. Die Folgen sind eine Triggerung entzündlicher Prozesse und die Schädigung des Metabolismus und Mutationen der DNA. Dies kann, je nach Ausmaß und betroffenem DNA-Abschnitt, zum Erliegen der Teilungsfähigkeit mit konsekutivem Zelltod oder zum Verlust der Wachstumskontrolle mit möglicher Tumorentstehung, der Karzinogenese führen.

9.2 Grundlagen der Strahlentherapie

Die biologische Wirkung ionisierender Strahlung ist in Gegenwart von Sauerstoff größer als unter hypoxischen oder anoxischen Verhältnissen. Dieses Phänomen wird als Sauerstoffeffekt bezeichnet, der z. B. bei Verwendung dicht ionisierender Strahlenarten, wie Neutronen, geringer ausgeprägt ist. Bei einzelnen Tumorentitäten (Weichteilsarkome, fortgeschrittene Speicheldrüsen- und Prostatakarzinome, Schädelbasistumoren) ist eine Verbesserung der Ergebnisse durch die Verwendung dicht ionisierender Strahlung klinisch gezeigt.

Poisson-Statistik   Zum Zeitpunkt der Diagnose besteht ein maligner Tumor bereits aus 10^8–10^9 Zellen. Ein Teil ist zur unbegrenzten Proliferation befähigt und wird als Stammzellen oder klonogene Zellen bezeichnet. Eine Heilung ist nur durch die Vernichtung sämtlicher Stammzellen zu erreichen, andernfalls kommt es zum Lokalrezidiv oder zu Metastasen. Die Reduktion der Tumorzellen ist mit stochastischer Gesetzmäßigkeit abhängig von der applizierten Energiedosis. Dabei ergibt sich eine charakteristische Schulterkurve mit exponentiellem Abfall bei hohen Dosen, wenn das Zellabtöten gegen die Dosis aufgetragen wird.

Bei Dosen, bei der im Mittel nur noch eine Tumorstammzelle überlebt, gilt die Poisson-Statistik, woraus die typischen S-förmigen Verläufe der Tumorkontrollraten resultieren. Aus diesem experimentell gut belegten Modell ergeben sich mehrere praktische Konsequenzen:

- Die zur Heilung eines Tumors erforderliche Dosis richtet sich nicht nach dem Verschwinden oder Nichtverschwinden der makroskopischen Geschwulst eines individuellen Patienten, sondern ausschließlich nach der aus klinischen Studien bekannten lokalen Rezidivrate im Bestrahlungsfeld bei entsprechender Dosis.
- Die zur vollständigen Devitalisierung eines Tumors benötigte Dosis ist von der ursprünglichen Zahl der Tumorzellen und damit vom Tumorvolumen abhängig. Das ist der Grund für die Effektivität einer postoperativen Radiatio auch bei relativ wenig strahlensensiblen Tumoren.
- Aus dem S-förmigen Verlauf der Kontrollraten ergibt sich, dass der Nutzen einer zusätzlichen Dosiserhöhung für höhere Dosen immer geringer wird. Da mit zunehmender Dosis auch das Risiko einer Schädigung des gesunden Gewebes zunimmt, und zwar ebenfalls mit einer S-förmigen Dosiseffektkurve, liegt das therapeutisch erreichbare Optimum oft nicht bei 100%iger Heilung, da sonst ein hohes Risiko einer iatrogenen Schädigung in Kauf genommen werden muss.

Therapeutische Breite   Die therapeutische Breite der Strahlentherapie lässt sich ebenso wie in der Pharmakologie durch die Dosiseffektkurven der Heilung und der Wahrscheinlichkeit von Komplikationen veranschaulichen. Sinnvoll ist eine Therapie im Bereich hoher Tumorkontrollwahrscheinlichkeit bei vertretbarem Risiko schwerwiegender Nebenwirkungen. Die therapeutische Breite einer Bestrahlung kann weiter erhöht werden, indem die Dosis fraktioniert verabreicht wird. Dadurch wird gesundem Gewebe Zeit gelassen, sich durch Regeneration und Reparaturmechanismen zu erholen. Im Tumorgewebe arbeiten diese Mechanismen weniger effektiv, und es kommt zu einer zunehmenden Devitalisierung.

Theoretisch müsste es für jede individuelle klinische Situation einen optimalen Fraktionierungsrhythmus geben. Durchgesetzt in der Routine hat sich aufgrund von jahrzehntelanger Erfahrung ein Fraktionisierungsmodus mit 2–3 Gy Einzeldosis fünfmal pro Woche.

Strahlenempfindlichkeit von Tumoren   Tumoren verschiedener Histologie sind unterschiedlich strahlenempfindlich. Es kann im Allgemeinen nicht das Ziel der Strahlentherapie sein, anstelle eines Tumors eine großvolumige Nekrose mit entsprechenden Komplikationen zu setzen. Ziel der Strahlentherapie ist vielmehr die Ersetzung des Tumorgewebes durch eine radiogene Narbe des Gefäßbindegewebes. Die Toleranzgrenze des Gefäßbindegewebes stellt daher auch den zentralen limitierenden Faktor dar. Weitere limitierende Faktoren sind die Toleranzdosen besonders strahlensensibler Organe, die sich im Bereich des Bestrahlungsfeldes befinden.

9.2.4 Perkutane Radiatio

Wegen des Abfalls der Tiefendosiskurve in größeren Tiefen ist die Anwendung eines einzigen Stehfeldes selbst bei Verwendung ultraharter Photonen für tief gelegene Tumoren nicht geeignet. Man verwendet in solchen Fällen meist mehrere Felder, wodurch eine Summation der Dosis im Tumor und eine Verteilung der Dosis auf der Haut erfolgen (Gegenfelder, 4-Felder-Box-Technik).

Bei Verwendung großvolumiger Gegenfelder zur Bestrahlung z. B. des Lymphsystems bei Lymphomen wird eine individuelle Feldanpassung, durch die strahlensensible Gewebe geschont werden können, durch individuelle Metallblöcke oder Lamellenkollimatoren erreicht.

Intraoperative Radiatio

Technik Nach operativer Freilegung des Situs wird der Tumor mit einer hohen Einzeldosis bestrahlt.

Vorteile Biologisch hochwirksame Dosis bei gleichzeitiger Schonung des umliegenden Gewebes.

Indikationen
- **Abdominelle und retroperitoneale Tumoren,** bei denen die Strahlentoleranz des Dünndarms ohne Freilegung des Tumors dosislimitierend wäre.
- **Bei gynäkologischen Tumoren** im Rahmen von operativen Eingriffen bei Beckenwandrezidiven z. B. aufgrund von Zervixkarzinomen. Aufgrund des hohen technischen Aufwandes und der eingeschränkten Verfügbarkeit wurde die intraoperative Radiatio bisher nur in wenigen gynäkologischen Zentren und nur in Einzelfällen eingesetzt.
- **Mammakarzinom:** Mit moderneren, mobilen intraoperativen Bestrahlungsgeräten wird die intraoperative Radiotherapie derzeit wieder zunehmend betrieben und ist v. a. bei der Behandlung des Mammakarzinoms eine attraktive Therapieoption. Vorteile sind die hohe Präzision der Strahlapplikation und die deutlich höhere, biologisch effektive Dosis mit einem Dosismaximum in direkter Nähe zu dem den Primärtumor umgebenden Gewebe. Inzwischen liegen nach Abschluss der international laufenden Studien valide Daten zur alleinigen IORT ausgewählter Pat. mit günstigem Risikoprofil vor. Daher wird die IORT nicht mehr nur im Rahmen einer vorgezogenen Dosisaufsättigung des Tumorbettes (sogenannte Boostbestrahlung) eingesetzt, sondern auch als alleinige Bestrahlung bei ausgewählten älteren Pat. mit kleinem Brustkrebs außerhalb von Studien.

Brachytherapie

Indikationen Typische Indikationen sind die intravaginale Bestrahlung beim Korpuskarzinom und abhängig vom Resektionsstatus auch beim Zervixkarzinom, meist in Kombination mit einer perkutanen Radiotherapie.

Technik Wird heute zumeist im sogenannten Afterloading-Verfahren praktiziert. Dabei befindet sich die eigentliche Strahlenquelle außerhalb der Pat. und wird nur während der eigentlichen Bestrahlung über Katheter in das zu bestrahlende Volumen ausgefahren. Sobald die Strahlung abgeschaltet oder unterbrochen wird, fährt die Strahlenquelle wieder automatisch in ihr Gehäuse zurück. Dadurch ist heute eine sehr anwender- und patientenfreundliche, sichere Handhabung möglich.

Intravaginale Bestrahlung
- Die Vagina wird durch einen Kolpostaten, einen zylindrischen oder längsovalen Distanzkörper von ausreichender Dicke, ausreichend entfaltet, um die gesamte Scheidenwand mit einer homogenen Dosis bestrahlen zu können.
- Die dorsale Distanz zur Rektummukosa wird mit 5 mm angenommen und ist unabhängig vom Körpergewicht der Pat.
- Die Dosierung erfolgt in 5 mm Tiefe bezogen auf die Kolpostatoberfläche.
- Die Harnblasenmukosa ist 7–12 mm von der Scheidenoberfläche entfernt.
- Am Scheidenende sollte die Referenzisodose etwa in 5–10 mm Tiefe liegen, da das postoperative Scheidenstumpfinfiltrat genügend Distanz zu den Risikoorganen schafft. Vorsicht ist geboten, wenn Dünndarmschlingen am Scheidenende fixiert sind.
- Am Scheidenende ist das Rezidivrisiko besonders hoch. Es wird empfohlen, die gesamte Scheide bis zur Urethralmündung zu behandeln.
- Postoperativ ist in Kombination mit einer Perkutanbestrahlung eine Dosis von 2 × 5 Gy oder 3 × 4 Gy in 5 mm Gewebetiefe ausreichend. Bei alleiniger Brachytherapie können 4 × 5 oder 3 × 7 Gy appliziert werden. In manchen Kliniken wird auch das Tumorbett beim Mammakarzinom mittels Brachytherapie, sei es durch implantierte Katheter oder durch kugelförmige Applikatoren, aufgesättigt.

Radiochirurgie

> Als Radiochirurgie wird eine hoch dosierte stereotaktisch gesteuerte Einzeitbestrahlung bezeichnet.

Technik Eine nahezu optimale Dosisverteilung mit extrem steilem Dosisabfall außerhalb des Zielvolumens wird durch die Kombination der Bewegungsbestrahlung mit einer Bewegung des Patiententisches oder durch dedizierte Geräte wie das Gamma-Knife erreicht.

Neue tumorkonforme Bestrahlungstechniken nutzen Fortschritte in der bildgebenden Diagnostik und Weiterentwicklungen von Lagerungs-, Bestrahlungsplanungs- und Bestrahlungstechniken aus. Basierend auf der individuellen Patienten- und Tumorgeometrie, welche aus CT- oder MRT-Daten ermittelt wird, erfolgt eine dreidimensionale Anpassung der Dosisverteilung an das eigentliche Zielvolumen, d. h., die Dosis wird im Tumor konzentriert unter weitgehender Schonung der umliegenden Normalgewebe. Hierdurch kann die Dosis im Tumor gesteigert und die Nebenwirkungsrate gesenkt werden.

Indikationen Hirnmetastasen sowie neuerdings auch im Körperstammbereich bei Oligometastasen der Leber oder der Lunge.

9.2.5 Bestrahlungsplanung und Indikationsstellung

Bestrahlungsplanung

Aufgabe einer modernen Bestrahlungsplanung ist es, mit geeigneten Strahlenarten und Bestrahlungstechniken eine homogene und ausreichend hohe Tumordosis bei bestmöglicher Schonung von gesundem Gewebe zu erzielen.

Ermittlung des Bestrahlungsfeldes Es wird ein dreidimensionaler Datensatz, basierend auf einem bildgebenden Verfahren (meist der CT), erstellt. Anschließend wird Schicht für Schicht das Zielvolumen definiert, welches den makroskopisch sichtbaren Tumor inklusive mikroskopischer Ausbreitungszone beinhaltet. Dazu wird noch ein Sicherheitssaum für Lagerungsungenauigkeit und Organbeweglichkeit addiert.

Am Rechner wird nun die Bestrahlungsgeometrie festgelegt und die Dosisverteilung optimiert, um eine möglichst homogene Erfassung des Zielvolumens bei optimaler Schonung der Risikoorgane zu erreichen. Der Dosisabfall außerhalb des Zielvolumens sollte möglichst steil sein. Um iatrogene Schäden zu vermeiden, müssen Dosen, die die jeweiligen Risikoorgane erhalten, unter der entsprechenden Toleranzdosis liegen.

Therapiesimulator Zur Lokalisation, Festlegung und Dokumentation der Bestrahlungsfelder dient der Therapiesimulator oder heutzutage der CT-Simulator, d.h. ein CT mit einer großen Gantryöffnung und einer speziellen Lasereinrichtung zur Patientenpositionierung. Dabei handelt es sich um eine Bildgebungseinrichtung, mit der die geometrischen Einstellungs- und Bewegungsmöglichkeiten der Bestrahlungsgeräte nachgeahmt werden können. Simulatoraufnahmen sind ein wichtiger Bestandteil der Dokumentation und dienen in der Nachsorge zur Beurteilung der Möglichkeiten einer erneuten Radiatio bei Tumorprogression bzw. Tumorrezidiv.

Indikationsstellung

Die Indikation zur Strahlentherapie ist abhängig von Histologie, Lokalisation und Ausbreitung der Erkrankung, von der Belastbarkeit der Pat. (Allgemeinzustand) und von den Möglichkeiten alternativer Behandlungsverfahren wie Operation und Chemotherapie.

Auch wenn eine Heilung bei einem Malignom aufgrund von Metastasen oder ausgedehntem Lokalbefund nicht mehr möglich ist, kann die Therapie doch häufig noch tumorbedingte Symptome verringern oder beseitigen, drohenden Komplikationen vorbeugen und so die Voraussetzungen für eine zufriedenstellende Lebensqualität erhalten.

Ziele bei der Einleitung einer palliativen Strahlentherapie
- Die Entlastung bei tumorbedingten Kompressionssymptomen (Hirndruck, obere Einflussstauung) oder bei drohender Obstruktion (ableitende Harnwege, Ösophagus, Tracheobronchialsystem, Gallenwege).
- Die Verhinderung pathologischer Frakturen durch Osteolysen.
- Die Schmerzbekämpfung, bei der die Strahlentherapie vor allem bei ossären Destruktionen die effektivste Therapiemethode darstellt.

Kurative Radiatio in Kombination mit chirurgischen Maßnahmen Hier kann die Strahlentherapie prä- oder postoperativ erfolgen.
- Ziele der präoperativen Radiatio: Tumorverkleinerung zur Erhöhung der operativen Chancen, dem Ermöglichen eines Organerhaltes sowie Devitalisierung

des Tumors zur Vermeidung einer intraoperativen Tumorzellverschleppung und damit zur Verminderung der Rezidiv- und Metastasierungsrate. Wird bei gynäkologischen Tumoren derzeit nur selten eingesetzt.
- Ziel der postoperativen Radiatio: Devitalisierung von makroskopischen oder mikroskopischen Tumorresten, die im Operationsbereich verblieben sind, und von Metastasen in den regionären Lymphabflussbereichen, die von der Operation nicht erfasst wurden, z. B. Mamma-, Zervix- und Korpuskarzinome.

9.2.6 Behandlungsfolgen und Nebenwirkungen

Strahlenfolgen an der Haut

> ✓ Durch die Fraktionierung und den Aufbaueffekt bei ultraharten Photonen konnten die früher sehr häufigen akuten und chron. Reaktionen von Kutis und Subkutis deutlich reduziert werden.

Epidemiologie
- Bei einer Nachbestrahlung der Restbrust nach brusterhaltender OP liegt die Haut unabdingbar im zu bestrahlenden Zielvolumen, und Hautrötungen bis hin zu sonnenbrandähnlichen Veränderungen können selbst durch noch so moderne Bestrahlungstechniken nicht komplett vermieden werden.
- Bei einer Bestrahlung im Beckenbereich aufgrund eines Zervix- oder Korpuskarzinoms sind i. d. R. keinerlei Hautveränderungen zu erwarten.

Prophylaxe Bei Therapiebeginn sollte die Pat. auf die Notwendigkeit einer schonenden Behandlung und Pflege der Haut in den Bestrahlungsfeldern während einer Bestrahlungsserie hingewiesen werden. Außerdem sollte die Pat. über das Ausmaß des im Einzelfall bestrahlten Volumens aufgeklärt werden, um dadurch evtl. auftretenden Missverständnissen vorzubeugen.
- Die bestrahlten Hautpartien müssen vor direkter Sonneneinwirkung und mechanischer Reizung bewahrt werden.
- Von Vollbädern ist abzuraten, ein generelles Verbot der Wasseranwendung besteht jedoch nicht, sofern milde Seifen verwendet und zu hohe Temperaturen vermieden werden.
- Das Rauchen oder bestimmte Nahrungsergänzungsmittel können die Hautreaktionen verstärken.

Therapie
- Für die radiogene Dermatitis gilt die Regel: trocken auf trocken, feucht auf feucht. Das trockene Erythem wird mit austrocknenden, kühlenden Pudern behandelt, bei starker Austrocknung der Haut oder hochgradigen Erythemen sind Salben indiziert.
- Epitheliolysen werden mit Spülungen, feuchten Umschlägen, reizlosen Salben oder Öl-in-Wasser-Emulsionen behandelt. Einheitliche Standards existieren bisher hierzu nicht, sodass die Therapie in erfahrenen Händen stets individualisiert erfolgt.
- Ulzerationen sind von nekrotischem Material zu reinigen und gegen Infektion zu schützen. Ausgedehnte, nicht heilende Ulzera müssen plastisch-chirurgisch angegangen werden.

Andere Bestrahlungsfolgen

- **Armlymphödeme** nach postoperativer axillärer Strahlentherapie des Mammakarzinoms sind heute seltene Kombinationsschäden durch operative Veränderungen und Radiatio. An der betroffenen Extremität ist auf Infektionsprophylaxe zu achten, insbesondere dürfen keine Infusionen angelegt werden. Eine Verbesserung des Zustands kann häufig durch Massagen zur verbesserten Lymphdrainage erreicht werden.
- **Darmreaktionen** finden sich vor allem bei vorbestehender Fixierung von Darmschlingen durch Verwachsungen. Akute Enteritiden klingen meist innerhalb von wenigen Wochen ab, schwerwiegende Komplikationen, die eine OP notwendig machen, sind Strikturen und Stenosen, Perforationen und Fisteln. In der Akutphase kann meist durch eine Ernährungsumstellung und ggf. Loperamid eine symptomatische Besserung erreicht werden.
- Bei Einbeziehung der **Harnblase** in das Bestrahlungsfeld kann es zu Zystitiden mit Dysurien, Pollakisurien und Tenesmen kommen, in sehr seltenen Fällen und nur bei sehr hohen Gesamtdosen kann sich als Spätfolge eine Schrumpfblase entwickeln. Im Einzelfall kommen erhöhte Trinkmengen und Spasmolytika zum Einsatz.

> ✓ Eine Einschränkung des hämatopoetischen Systems durch Strahlentherapie tritt v. a. bei großen Bestrahlungsvolumina oder in Kombinationen mit Zytostatika auf. Die Fortsetzung der Radiatio bei Leukopenien unterhalb von 1.000–2.000/µl und Thrombozytopenien unterhalb von 50.000/µl ist im Einzelfall zu prüfen.

Sekundärtumoren

Die Rate von Sekundärtumoren liegt bei der Großfeldbestrahlung nach alleiniger Radiatio bei 3 % und betrifft überwiegend akute myeloische Leukämien mit Latenzzeiten von 5–10 J., sinkt aber bei Kombination mit Zytostatika, v. a. mit alkylierenden Pharmaka, erheblich ab. Daher muss bei Systemerkr. unbedingt eine Überbehandlung durch kombinierte Radiochemotherapie vermieden werden.

Postradiogene Sarkome treten durch den kleineren Halbschatten und steileren Dosisabfall bei der postoperativen Radiotherapie des Mammakarzinoms heutzutage nur noch sporadisch auf.

Die Problematik des genetischen Risikos nach Strahlentherapie betrifft vor allem Pat. mit kindlichen Tumoren, Hodenkarzinomen und malignen Lymphomen. Trotz umfangreicher experimenteller und klinischer Studien sind hier jedoch noch viele Fragen offen.

9.3 Systembehandlung in der gynäkologischen Onkologie

Charlotte Sell, Michael Schrauder, Christian Löhberg und Peter Fasching

9.3.1 Grundlagen der Tumorbiologie

Grundlage für die onkologische Systembehandlung sowie für die Entwicklung neuer Therapiekonzepte ist das Verständnis über Abläufe und Signalwege der Karzinogenese. Insbesondere genetische Instabilitäten, die chromosomale Veränderungen

9.3 Systembehandlung in der gynäkologischen Onkologie

Karzinogenese

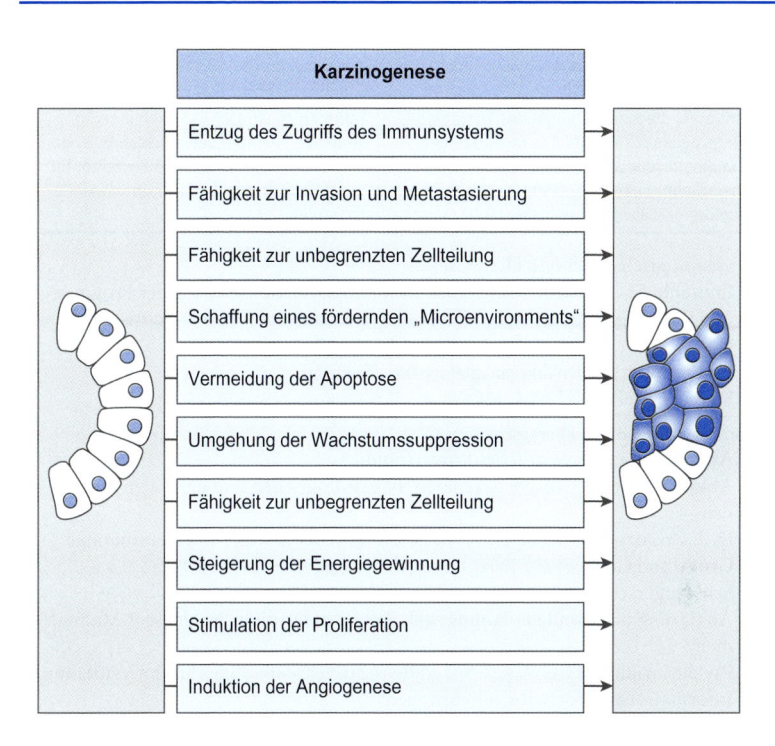

- Entzug des Zugriffs des Immunsystems
- Fähigkeit zur Invasion und Metastasierung
- Fähigkeit zur unbegrenzten Zellteilung
- Schaffung eines fördernden „Microenvironments"
- Vermeidung der Apoptose
- Umgehung der Wachstumssuppression
- Fähigkeit zur unbegrenzten Zellteilung
- Steigerung der Energiegewinnung
- Stimulation der Proliferation
- Induktion der Angiogenese

Abb. 9.3 Hauptkriterien der Karzinogenese (Hanahan und Weinberg 2011)

auslösen, Änderungen im Zellzyklus, aber auch immunologische Reaktionen bewirken multifaktoriell und in multiplen Schritten den Progress einer normalen Zelle zur Krebszelle (▶ Abb. 9.3). Dabei gewinnt die entartete Zelle nach und nach entscheidende Fähigkeiten, die ihr Überleben und ihr proliferatives Potenzial sichern. Diese wichtigen Kriterien zur Krebsentstehung sind in Abbildung 9.3 zusammengefasst und sind entscheidende Angriffspunkte für die im Folgenden beschriebenen Systemtherapien.

9.3.2 Indikationen und Einteilung der antineoplastischen Therapien

Substanzauswahl Neben den klassischen Zytostatika werden heute in der Behandlung von Tumorerkr. viele weitere Substanzen wie Antihormone, Antikörper, sogenannte „small molecules" oder auch Immuntherapeutika eingesetzt. Diese in den letzten Jahren zunehmend verfügbaren zielgerichteten Therapien setzen jeweils an einem spezifischen, für die Krebszelle relevanten Angriffspunkt an und wirken damit gezielt auf den Tumor. Ziel dabei ist eine antineoplastische Therapie mit hoher Toxizität in der Tumorzelle, aber geringer Toxizität in den gesunden Körperzellen und damit einem günstigen Nebenwirkungsprofil.

Indikationsstellung Bei allen vorgenannten Substanzen gelten folgende Voraussetzungen:

Tab. 9.14 Gegenüberstellung von Prognose- und Prädiktivfaktoren	
Prognostische Faktoren	**Prädiktive Faktoren**
Faktoren, die zum Zeitpunkt des Therapiebeginns bekannt sind und den individuellen Krankheitsverlauf und das Gesamtüberleben therapieunabhängig beeinflussen (z. B. Alter, Tumorgröße, Lymphknotenstatus)	Faktoren, die die Wirksamkeit einer bestimmten Therapie beeinflussen (z. B. Hormonrezeptorstatus als Prädiktivfaktor für das Ansprechen auf eine antihormonelle Therapie)

- Histologisch gesicherte Diagnose
- Immunhistochemische oder molekularbiologische Bestimmung der Prognose- und Prädiktivfaktoren (z. B. Hormonrezeptorstatus, Her2/neu-Status usw. ▶ Tab. 9.14)
- Bestimmung der Ausbreitung der Erkr. (Staging)
- Stadieneinteilung (TNM, FIGO)

Voraussetzungen vor Therapiebeginn
- Aufklärung und schriftliches Einverständnis
- Abklärung der hepatischen, renalen, hämatologischen und kardialen Funktionen
- Evtl. Zusatzuntersuchungen, z. B. neurologischer Status vor Taxantherapie
- Größe und Gewicht zur Berechnung der Körperoberfläche (KOF)
- Schwangerschaftstest, Frage nach Stillzeit
- Abklärung der Familienplanung, ggf. Anbieten fertilitätserhaltender Maßnahmen
- Psychosoziale Beratung, ggf. Sozialdienst, psychoonkologische Unterstützung, Informationen über Selbsthilfegruppen
- Rezepte über Antiemetika, Schmerzmittel, ggf. Perücke

Kontrollen während der Therapie Abhängig von der Therapieform:
- Regelmäßige Blutbildkontrollen (z. B. 2/Wo. bei Einsatz von Zytostatika)
- Kontrolle der Elektrolyte, Leber- und Nierenwerte
- Verlaufskontrollen der kardialen Funktion (z. B. bei Einsatz von Anthrazyklinen oder Trastuzumab)
- Regelmäßige Kontrollen von Blutdruck, Urin und Blutzucker (z. B. bei Einsatz von Bevacizumab oder Antiemese mit Glukokortikoiden)

Einteilung Die Systemtherapie wird anhand ihrer Therapieintention bzw. ihrem Bezug zur operativen Therapie eingeteilt.

Kurative Therapie:
- **Neoadjuvante Therapie:** vor operativer Therapie des Karzinoms, um die Operabilität zu verbessern, durch Visualisierung des Therapieerfolgs die bestmögliche Compliance der Pat. zu erreichen und insbesondere um das Ansprechen auf die Therapie und damit verbunden die Prognose und die Notwendigkeit weiterer ergänzender Therapien beurteilen zu können.
- **Adjuvante Therapie:** zur Ergänzung und Sicherung des Erfolgs nach vollständiger operativer Entfernung des Karzinoms. Sie soll die Heilungschancen erhöhen durch Vernichtung im Körper zurückgebliebener Tumorzellen oder Mikrometastasen, die diagnostisch noch nicht nachweisbar sind.

Palliative Therapie: bei metastasierter Erkr. als Teil eines palliativen Behandlungsansatzes, um die Tumorlast zu reduzieren oder die Lebensqualität zu verbessern. Spricht die erste Therapie („first line-Therapie") nicht an oder kommt es zur Progression, kann eventuell eine zweite oder dritte Therapie („second, third, usw. line"-Therapie) mit einer anderen Substanz bzw. Kombination von Substanzen erfolgen.

Therapieerfolg Beurteilung des Therapieerfolgs nach RECIST 1.1 (Response Evaluation Criteria in Solid Tumors 1.1; Eisenhauer et al. 2009):
- **Komplettremission** (complete remission, CR): kein Tumor mehr nachweisbar. Bei histopathologischer Bestätigung spricht man von pathologischer Komplettremission (pCR).
- **Partielle Remission** (partial remission, PR): Größenrückgang der Zielläsionen um mind. 30 % und kein Progress der Non-target-Läsionen und kein Auftreten neuer Läsionen
- **Status idem** (stable disease, SD): Zielläsionen mit Größenrückgang < 30 % oder Größenzunahme < 20 % und kein Progress der non-target-Läsionen und kein Auftreten neuer Läsionen
- **Progression** (progressive disease, PD): Größenzunahme der Zielläsionen um mind. 20 % und/oder deutliche Größenzunahme von non-target-Läsionen und/oder Auftreten neuer Läsionen

9.3.3 Wirkmechanismen einzelner Substanzklassen

Chemotherapeutika

Alkylanzien

Wirkmechanismus Alkylanzien können Alkylgruppen auf die DNA übertragen. Da sie mit zwei oder mehr funktionellen Gruppen versehen sind, können sie zwei DNA-Stränge vernetzen und dadurch verhindern, dass diese während der Zellteilung korrekt verdoppelt werden. In höheren Konzentrationen führen sie zu Strangbrüchen der DNA. Die Wirkung beruht somit auf einer Hemmung der DNA-Replikation in der Tumorzelle. Alle Alkylanzien sind selbst potenziell mutagen und karzinogen.

Indikationen Mammakarzinom und gynäkologische Karzinome.

Relevante Beispiele
- Stickstoff-Lost-Derivate: Cyclophosphamid, Ifosfamid
- Alkylsulfonate: Treosulfan

Nebenwirkungen Zur Vermeidung einer hämorrhagischen Zystitis sollte eine ausreichende Flüssigkeitszufuhr und Zystitisprophylaxe mit Mesna (2-Mercaptoethansulfonat-Natrium) zur Neutralisierung toxischer Stoffwechselprodukte erfolgen.

Platinanaloga

Wirkmechanismus Platinanaloga verursachen Quervernetzungen der DNA durch kovalente Bindung des Platinatoms an zwei Nukleinbasen. Dadurch wird die für die Zellteilung essenzielle DNA-Replikation und -Transkription verhindert.

Indikationen Mammakarzinom, Endometriumkarzinom, Zervixkarzinom, Ovarialkarzinom, viele weitere solide Karzinome

Relevante Beispiele Cisplatin, Carboplatin, Oxaliplatin

Substanzauswahl Carboplatin ist weniger reaktionsfähig als Cisplatin und unterscheidet sich in der Pharmakokinetik. Die Verträglichkeit von Carboplatin ist der von Cisplatin überlegen und Carboplatin kann auch bei eingeschränkter Nierenfunktion eingesetzt werden.

- Bei Ovarialkarzinomen konnte durch Studien eine äquivalente Wirksamkeit von Carboplatin im Vergleich zu Cisplatin jeweils in Kombination mit einem Taxan gezeigt werden (v. a. AGO OVAR-3 Studie).
- Beim Zervixkarzinom wurde diese Äquipotenz nicht eindeutig in Studien nachgewiesen. Daher enthalten die Chemotherapie-Standardregime und Radiochemotherapie-Protokolle beim Zervixkarzinom in erster Linie Cisplatin.

Nebenwirkungen Nephrotoxizität, Ototoxizität, Polyneuropathien.

> ✓ Vor allem bei Cisplatin ist auf eine ausreichende Prä- und Posthydrierung sowie ausreichende Ausscheidung zu achten.

Anthrazykline

Wirkmechanismus Anthrazykline sind eine Subgruppe der zytostatisch wirkenden Antibiotika. Sie binden nicht kovalent an die DNA, verhindern somit die Replikation und Transkription der DNA und stören so die Zellteilung und Zellfunktion. Darüber hinaus entstehen im Rahmen des Abbaus der Anthrazykline zytotoxische Stoffe. Durch die Cytochrom-P450-Reduktase und NADPH werden die Anthrazykline zu Radikalen reduziert, die dann Radikalreaktionen auslösen können.

Indikationen Mammakarzinom, fortgeschrittene gynäkologische Karzinome. Die Substanzen werden wegen der geringen Rate an resistenten Tumoren bei fast allen soliden Tumoren eingesetzt.

Relevante Beispiele Doxorubicin, Epirubicin, liposomales Doxorubicin, pegyliertes liposomales Doxorubicin. Epirubicin unterscheidet sich von Doxorubicin lediglich durch die Stellung einer Hydroxylgruppe, ist aber weniger kardiotoxisch.

Nebenwirkungen Insbesondere die hohe Gefahr der Kardiotoxizität ist zu beachten und regelmäßige echokardiografische Kontrollen sind empfohlen. Aufgrund des großen Risikos für Reizungen der Venen und Nekrosen bei Paravasaten ist ein Portkathetersystem empfehlenswert.

Besonderheiten Beim liposomalen Doxorubicin (Handelsname z. B. Myocet®) ist das Anthrazyklin in sogenannten Liposomen von Lipiden umschlossen. Als Liposomen bezeichnet man von ein- oder mehrschichtigen Doppellipidmembranen umgebene runde Partikel, die in der inneren wässrigen Phase mit hydrophilen Arzneistoffmolekülen beladen werden können. Heutzutage kann man Liposomen mit einer relativ starren und für die Wirkstoffe undurchlässigen Doppelschicht versehen, um Arzneimittel an bestimmte Stellen des Körpers zu transportieren. Es befindet sich auf diese Weise weniger freies Anthrazyklin im Blut und es kommt zu einer geringeren Anreicherung im Herzgewebe, was zu einer besseren Verträglichkeit führt.

In machen pharmazeutischen Produkten werden die Wirkstoffe durch eine oberflächliche Polymerschicht (typischerweise aus Polyethylenglykol, PEG) geschützt. Die sogenannte PEGylierung verhindert einen vorzeitigen Abbau des Arzneimittels, um eine maximale Wirksamkeit am Bestimmungsort zu erreichen. Eine Kombination aus Pegylierung und Liposomen findet sich beim pegylierten liposomalen Doxorubicin (Handelsname z. B. Caelyx®). Hier zeigt sich eine Stabilität der pegylierten Liposomen im Blut über mehrere Tage mit einer veränderten Pharmakokinetik und einem deutlich günstigeren Nebenwirkungsprofil im Vergleich zum ursprünglichen Doxorubicin.

Mitosehemmer

Wirkmechanismus Mitosehemmer werden auch als Spindelgifte oder Zytoskelett-Inhibitoren bezeichnet. Durch verschiedene Blockademechanismen der Ausbildung eines funktionsfähigen Spindelapparats wird die Mitose gehemmt und die Apoptose induziert. Vincaalkaloide hemmen direkt den Aufbau der Mikrotubuli, die bei der Mitose Bestandteil der Mitosespindel sind. Dagegen binden Taxane an β-Tubulin und stören damit den Abbau der Mikrotubuli. Eribulin inhibiert die Polymerisation von Tubulin-Molekülen zu Mikrotubuli und hemmt damit die Mikrotubuli-Dynamik.

Indikationen Mammakarzinom, gynäkologische Karzinome.

Relevante Beispiele
- Taxane wie Paclitaxel, Docetaxel, Nab-Paclitaxel
- Vincaalkaloide wie Vinorelbin, Vincristin
- Eribulin ist ein synthetisches Analogon des Halichondrin B aus einem Meeresschwamm. Es ist zugelassen ab der zweiten Therapielinie des metastasierten Mammakarzinoms nach Anthrazyklin-/Taxan-Vorbehandlung.

Nebenwirkungen Insbesondere die Neurotoxizität mit erhöhter Gefahr der Entwicklung einer, oft lange anhaltenden, peripheren Neuropathie muss beachtet werden. Darüber hinaus sind Haut- und Nagelveränderungen häufig.

Besonderheiten Nab-Paclitaxel (nab = nanoparticle albumin-bound) ist eine Verbindung von Paclitaxel mit Albumin-Nanopartikeln. Nach intravenöser Applikation dissoziieren die Partikel in lösliche Albumin-Paclitaxel-Komplexe. Durch die Bindung an Albumin wird der Transport von Paclitaxel durch die Endothelzelle verbessert. Diese günstigere Pharmakokinetik und bessere Verteilung der Substanz führt im Gegensatz zu konventionellen Taxanen zu einer gesteigerten Wirkstoffanreicherung im Tumor. Die Haupttoxizität bleibt dabei die periphere Polyneuropathie. Zugelassen ist Nab-Paclitaxel ab der Erstlinientherapie des metastasierten Mammakarzinoms nach Anthrazyklin-Vorbehandlung.

Pyrimidinanaloga

Wirkmechanismus Pyrimidinanaloga wirken als Antimetaboliten, die aufgrund der Strukturähnlichkeit mit den Pyrimidinbasen Cytosin, Uracil und Thymidin anstelle dieser in die DNA bzw. RNA eingebaut werden. Über die Synthese fehlerhafter RNA wird somit die Proteinbiosynthese gehemmt, was zur Apoptose führt.

Indikationen Fortgeschrittenes Mammakarzinom und fortgeschrittene gynäkologische Karzinome.

Relevante Beispiele 5-Fluorouracil (5-FU), Capecitabin, Gemcitabin. Capecitabin ist ein orales Prodrug des 5-FU, welches nach Resorption zum zytotoxischen 5-FU aktiviert wird. Den letzten Schritt der Aktivierung katalysiert die Thymidinphosphorylase, die im Tumor in höherer Konzentration als im angrenzenden Gewebe vorliegt, was zu einer stärkeren Schädigung der Tumorzellen führt.

Nebenwirkungen Zu beachten sind insbesondere Knochenmarksuppression, Stomatitis und Hand-Fuß-Syndrom.

Endokrine Therapien

Die Antihormontherapie ist eine wichtige Form der Systemtherapie hormonabhängig wachsender Karzinome, insbesondere des Hormonrezeptor-positiven Mammakarzinoms, aber auch des Endometriumkarzinoms.

Indikationen ▶ Tab. 9.15
- Alle Hormonrezeptor-positive Mammakarzinome (in der Immunhistochemie ER/PR in mind. 1 % der Zellen positiv)
- Mittel der 1. Wahl bei Rezidiv oder Metastasierung eines Hormonrezeptor-positiven Mammakarzinoms
- Endometriumhyperplasie mit Atypien und gut differenziertes, frühes Endometriumkarzinom bei bestehendem Kinderwunsch oder Inoperabilität der Pat.
- Rezidiv oder Metastasierung eines Progesteronrezeptor-positiven Endometriumkarzinoms, das nicht durch OP oder Strahlentherapie behandelt werden kann (palliative Indikation)

Tab. 9.15 Abklärung des Menopausenstatus vor Beginn einer endokrinen Therapie

Voraussetzungen
• Zyklusanamnese
• Anamnese bezüglich Medikamenten, Erkrankungen, Voroperationen, Bestrahlungen
• Ggf. Hormonbasisdiagnostik
Als postmenopausal gelten folgende Pat.
• 1 J. keine Periodenblutung, ohne dass dies iatrogen bedingt ist (Z. n. Hysterektomie, Hormonspirale, endokrine Therapie, Chemotherapie usw.)
• Z. n. Ovariektomie beidseits
• Postmenopausaler Hormonstatus in der Hormonbasisdiagnostik (ohne iatrogene Beeinflussung z. B. durch gleichzeitige endokrine Therapie)

Antiöstrogene

Am häufigsten werden in der antihormonellen Therapie Medikamente aus der Gruppe der Antiöstrogene eingesetzt. Diese können in drei verschiedene Wirkstoffgruppen eingeteilt werden:

Kompetitive Antagonisten am Östrogenrezeptor

Indikation Fortgeschrittenes Mammakarzinom.

Relevantes Beispiel Fulvestrant.

Nebenwirkungen Erhöhung der Leberenzyme, Nausea, Hitzewallungen, venöse Thromboembolien.

Selektive Östrogenrezeptormodulatoren

Wirkmechanismus Partialagonistische Wirkung.

Indikationen Mammakarzinom, palliative Therapie des fortgeschrittenen Endometriumkarzinoms.

Relevantes Beispiel Tamoxifen. Tamoxifen ist ein Prodrug, das durch CYP2D6 in das aktive Endoxifen umgewandelt wird. Zu beachten ist die interindividuell unterschiedliche Aktivierung aufgrund eines Polymorphismus des CYP2D6-Gens.

Nebenwirkungen Klimakterische Beschwerden, Risikosteigerung für Veränderungen des Endometriums durch die partialagonistische Wirkung am Östrogenrezeptor (Endometriumhyperplasie, selten Endometriumkarzinom), venöse Thromboembolien, ophthalmologische Erkrankungen wie Katarakt. Auf die Knochendichte wirkt sich Tamoxifen im Gegensatz zu den Aromatasehemmern günstig aus.

Aromatasehemmer

Wirkmechanismus Hemmung der Umwandlung von Androgenen in Östrogene im Muskel- und Fettgewebe. Somit können Aromatasehemmer den Östrogenspiegel nur bei fehlender ovarieller Funktion, also in der Postmenopause, nach Ovarektomie oder bei gleichzeitiger Ovarialsuppression, senken. Unterschieden werden **nicht steroidale** Aromatasehemmer, die reversibel an den Hämanteil der Aromatase binden und **steroidale** Aromatasehemmer, die irreversibel an die aktive Bindungsstelle der Aromatase binden.

Indikation Mammakarzinom.

Relevante Beispiele Nicht steroidale Aromataseinhibitoren wie Letrozol und Anastrozol, steroidale Aromataseinhibitoren wie Exemestan.

Nebenwirkungen Arthralgien, Verlust der Knochendichte.

Ovarialsupression

Wirkmechanismus Das Gonadotropin-Releasing-Hormon (GnRH) wird physiologischerweise pulsatil vom Hypothalamus freigesetzt. Dies stimuliert die Hypophyse zur Ausschüttung von LH und FSH, welche die Synthese von Östrogen und Testosteron anregen. Durch eine kontinuierliche Applikation von GnRH wird die Ausschüttung von LH und FSH unterdrückt und somit die Ovarialfunktion supprimiert.

Indikationen Mammakarzinom, Prostatakarzinom, Endometriose.

Relevante Beispiele Goserelin, Leuprorelin, Triptorelin.

Nebenwirkungen Verlust der Knochendichte, klimakterische Beschwerden, Depression.

Gestagene

Die hoch dosierte Gestagentherapie mit **Medroxyprogesteronacetat** (MPA) kann als Therapie der Endometriumhyperplasie oder des frühen Endometriumkarzinoms bei bestehendem Kinderwunsch eingesetzt werden. In der Therapie des Mammakarzinoms wird MPA nicht mehr angewandt, u. a. wegen des hohen Thromboserisikos und anderer wirksamerer Therapieoptionen.

Antiandrogene

Derzeit werden Substanzen zur Blockade des Androgenrezeptors beziehungsweise zur Hemmung der Androgenproduktion untersucht.

Wirkmechanismus
- Der CYP17-Inhibitor **Arbirateron** hemmt die Androgenbildung und ist bereits zur Therapie des metastasierten Prostatakarzinoms zugelassen.
- **Enzalutamid** blockiert den Androgenrezeptor direkt und ist dabei besser verträglich.

Indikationen Insbesondere beim tripel-negativen Mammakarzinom, das in etwa 20–40 % der Fälle den Androgenrezeptor exprimiert, könnten diese Substanzen relevant werden (Loibl et al. 2011).

Anti-HER2-Therapie

HER2 gehört zur Gruppe der epidermalen Wachstumsfaktorrezeptoren (EGFR). Diese Rezeptoren haben die Struktur eines Homo- oder Heterodimers und aktivieren eine Vielzahl zellulärer Signalkaskaden wie den Signalweg der mitogenaktivierten Proteinkinase (MAPK) und den PI3K-Signalweg. So stimulieren sie die Zellproliferation und hemmen die Apoptose (Puglisi et al. 2016).

Eine Überexpression von HER2 auf der Tumorzelle tritt bei ungefähr 20–25 % der Mammakarzinome auf und ist mit einem aggressiveren Krankheitsgeschehen assoziiert (Slamon et al. 1987). Eine HER2-Überexpression kann auch beim Magenkarzinom auftreten, sodass auch hier die Anti-HER2-Therapie eingesetzt wird.

Die Entwicklung des monoklonalen Anti-HER2-Antikörpers **Trastuzumab**, der HER2-vermittelte Wachstumssignale inhibiert, brachte einen Durchbruch in der Therapie des HER2-positiven Mammakarzinoms. Inzwischen konnte das Spektrum der zielgerichteten Systemtherapien um weitere hoch effektive Anti-HER2-Therapien erweitert werden. Aufgrund ihres unterschiedlichen Wirkmechanismus kann ihre Kombination einen synergistischen Effekt haben.

Eine spezifische NW der Anti-HER2-Therapie ist die reversible Schädigung des Herzmuskels, die während der Therapie eine engmaschige Überwachung der kardialen Pumpfunktion notwendig macht.

Antikörper

Trastuzumab Humanisierter monoklonaler Antikörper, der mit hoher Affinität und Spezifität an die extrazelluläre Domäne des epidermalen Wachstumsfaktorrezeptors HER2 bindet. Dadurch werden die proteolytische Spaltung der extrazellulären HER2-Domäne und darüber der Liganden-unabhängige Aktivierungsmechanismus von HER2 inhibiert. So wird die Proliferation HER2-überexprimierender Tumorzellen gehemmt. Darüber hinaus vermittelt Trastuzumab eine spezifisch gegen die HER2-überexprimierenden Zellen gerichtete Immunantwort, die sogenannte antikörperabhängige zellvermittelte Zytotoxizität (ADCC).

Pertuzumab Monoklonaler Antikörper, der an die extrazelluläre Dimerisierungsdomäne von HER2 bindet. Damit wird die Heterodimerisierung von HER2 mit anderen Rezeptoren der Gruppe der epidermalen Wachstumsfaktorrezeptoren (HER1, HER3, HER4) unterbunden und darüber die intrazelluläre Signalübertragung gehemmt. Wie auch Trastuzumab wirkt Pertuzumab auch als ein Mediator der antikörperabhängig zellvermittelten Zytotoxizität (ADCC).

Trastuzumab-Emtansin Zielgerichtetes Antikörper-Wirkstoff-Konjugat. An Trastuzumab ist über einen stabilen Thioether-Linker (MCC) das Maytansinoid DM1, ein Mikrotubuli-Hemmer, gebunden. Der Antikörper bindet an HER2, es kommt zu einer rezeptorvermittelten Internalisierung des Wirkstoff-Konjugats und nachfolgend einer durch lysosomalen Abbau bedingten Freisetzung des DM1 in der Zelle. Damit wird über die Konjugation des Zytostatikums an den zielgerichteten Antikörper eine Selektivität für HER2-(über-)exprimierende Zellen erreicht.

„Small Molecules"

Lapatinib Dringt in die Zelle ein und inhibiert reversibel die intrazellulären Tyrosinkinase-Domänen des EGFR(=HER1)- und HER2-Rezeptors. An der Zelloberfläche können weiterhin Wachstumsfaktoren an die Rezeptoren binden, die Signale werden jedoch durch die intrazelluläre Inhibition nicht weitergeleitet.

Weitere irreversible Hemmstoffe der ADP-Bindungsstelle der intrazellulären Tyrosinkinase-Domänen von HER1, HER2 und HER4 wie Afatinib und Neratinib stehen aktuell am Beginn ihrer klinischen Testung beim Mammakarzinom.

Inhibition der Neoangiogenese

Krebszellen sind auf die Versorgung mit Nährstoffen und Sauerstoff angewiesen. In größere Tumoren reicht hierzu die Diffusion aus dem umliegenden Gewebe nicht aus. Sie brauchen für eine ausreichende Versorgung und die Möglichkeit des weiteren Wachstums ein eigenes Gefäßsystem. Daher setzen die Tumorzellen Wachstumsfaktoren, insbesondere den Vascular-Endothelial-Growth-Factor (VEGF) frei, die die Neoangiogenese fördern. Bevacizumab ist ein monoklonaler Antikörper, der an den Wachstumsfaktor VEGF bindet und somit die Neoangiogenese unterbindet. So wird die Versorgung des Tumors eingeschränkt und sein Wachstum gehemmt.

Bevacizumab

Indikationen
- In Kombination mit Carboplatin und Paclitaxel zur Primärbehandlung des fortgeschrittenen Ovarialkarzinoms, Eileiterkarzinoms oder primärem Peritonealkarzinoms (ab FIGO-Stadium IIIB).
- Bei Pat., die bisher kein Bevacizumab erhalten haben, auch bei Rezidiven in Kombination mit Chemotherapie.
- Rezidivierendes oder metastasiertes Zervixkarzinom.
- In Kombination mit Paclitaxel oder Capecitabin zur Erstlinientherapie des metastasierten HER2-negativen Mammakarzinoms.
- Studien zum Einsatz in der (Neo-)Adjuvanz ergaben uneinheitliche Ergebnisse.

Nebenwirkungen Hypertension, Proteinurie, arterielle und venöse Thromboembolien, Wundheilungsstörungen sowie Perforationen und Fistelbildung im Bereich des Gastrointestinaltrakts.

Inhibitoren des PI3 K/mTOR-Signalweges

Zunehmende Relevanz in der Therapie des Mammakarzinoms findet die Kombination einer endokrinen Therapie mit einer weiteren zielgerichteten Therapie. Ein bereits erfolgreich eingesetztes und zugelassenes Therapiekonzept ist die Kombination aus Exemestan mit Everolimus (Yardley et al. 2013).

Durch die Ergänzung der endokrinen Therapie mit einem Inhibitor des Phosphasitol-Inositol-3-Kinase (PI3 K) bzw. mTOR (mammalian Target of Rapamycin)-Signalweges sollen Resistenzen gegen die endokrine Therapie durchbrochen werden. Im Vergleich zur alleinigen endokrinen Therapie sind die deutlich gesteigerten NW der Kombinationstherapien zu beachten.

Zahlreiche Studien mit neuen Substanzen zur Inhibition des PI3 K/mTOR-Signalweges sind derzeit initiiert.

Everolimus (RAD-001)

Wirkmechanismus Selektiver m-TOR-Inhibitor, der über eine Komplexbildung mit der (in Tumorzellen aktivitätsgesteigerten) Kinase mTOR, deren Aktivität inhibiert. Auf diese Weise wird die Translation und Synthese von Proteinen vermindert, die an der Regulation von Zellzyklus (Proliferation), Angiogenese und Wachstum beteiligt sind. Folgen der mTOR-Inhibition im Tumor sind u. a. eine Senkung des VEGF-Spiegels und eine Aufhebung von Resistenzmechanismen gegenüber einer Antihormontherapie.

Nebenwirkungen Nicht infektiöse Pneumonitis sowie Hyperglykämie und Hyperlipidämie. Typisch ist dabei ein frühes Auftreten der NW, die häufig im weiteren Therapieverlauf rückläufig sind (Rugo et al. 2014).

Buparlisip (BKM120)

Wirkmechanismus Pan-PI3K-Inhibitor, der also nicht selektiv alle Untereinheiten der PI3K hemmt. PI3K-Inhibitoren greifen gleich am Beginn des PI3K/mTOR-Signalweges in die Signalkaskade ein, sodass eine Resistenzbildung durch Aktivierung benachbarter Signalwege wahrscheinlicher ist als bei mTOR-Inhibitoren. Eingesetzt wird Buparlisip aktuell in Studien zur Behandlung des Mammakarzinoms, des Zervixkarzinoms und auch weiterer nicht gynäkologischer Malignome.

Nebenwirkungen Hyperglykämie sowie Stimmungsschwankungen und psychische Veränderungen, da Buparlisib die Blut-Hirn-Schranke passiert (Bendell et al. 2012).

Inhibitoren der Cyclin-abhängigen Kinasen

Cyclin-abhängige Kinasen sind an der Regulation des Zellzyklus beteiligt. Ihre Aktivität ist häufig in Krebszellen dysreguliert. Es wird aktuell intensiv daran gearbeitet, Substanzen zur Blockade von Cyclin-abhängigen Kinasen in der Krebstherapie einzusetzen. Eine bereits zugelassene Substanz ist der CDK4/CDK6-Inhibitor **Palbociclib,** der beim metastasierten Hormonrezeptor-positiven Mammakarzinom in der Kombination mit einer endokrinen Therapie das Therapieansprechen signifikant verbessert (Turner et al. 2015). Palbociclib inhibiert die DNA-Synthese der Zelle durch eine Blockade des Zellzyklus am Übergang von der G1- zur S-Phase. Studien mit weiteren CDK4/CDK6-Inhibitoren wie Ribociclib und Abemaciclib laufen aktuell.

PARP-Inhibitoren

Die Entartung von Krebszellen ist häufig Folge eines Ausfalls von DNA-Reparatur-Enzymen. Das bekannteste Beispiel sind hierfür BRCA1- und 2-Mutationen. Diese Mutationen fördern die Krebsentstehung, schwächen jedoch gleichzeitig auch die Krebszellen selbst. Im Gegensatz zu gesunden Zellen ist in den BRCA1/2-mutierten Tumorzellen die Fähigkeit zur Reparatur von DNA-Doppelstrangbrüchen stark eingeschränkt. Ein Schlüsselenzym zur Reparatur von DNA-Einzelstrangbrüchen, die Poly-ADP-Ribose-Polymerase (PARP), ist jedoch im Tumor aktiv. An diesem Punkt setzt die Therapieintention von PARP-Inhibitoren an. Bei einer Kombination aus Chemotherapie und PARP-Inhibitor können durch die Chemotherapie induzierte Einzelstrangbrüche nicht repariert werden. Dies gilt für alle Zellen. Die in der nächsten Zellteilung aus Einzelstrangbrüchen entstehenden Doppelstrangbrüche können jedoch in gesunden Zellen besser repariert werden als in den BRCA1/2-mutierten Tumorzellen. Die Tumorzellen gehen aufgrund der schweren DNA-Schäden in Apoptose.

Die Wirksamkeit von PARP-Inhibitoren beim Ovarialkarzinom ist inzwischen nachgewiesen (Fong et al. 2010). **Olaparib** (Handelsname Lynparza®) ist als erster einer Reihe entwickelter PARP-Inhibitoren zugelassen zur Monotherapie des Platin-sensitiven Rezidivs eines BRCA-mutierten Ovarialkarzinoms, Eileiterkarzinoms oder primären Peritonealkarzinoms. Die Effektivität von PARP-Inhibitoren in der Therapie des Mammakarzinoms ist noch unklar, es liegen jedoch vielversprechende Daten zum Einsatz von Olaparib, Talazoparib und Veliparib vor, deren Einsatz derzeit in zahlreichen Studien untersucht wird.

Immuntherapien

Sogenannte passive Immuntherapien mit tumorspezifischen Antikörpern, die meist an der Oberfläche der Tumorzelle binden und so am Tumor selbst ihre Wirkung entfalten, sind bereits etabliert und werden seit der Zulassung von Trastuzumab 1998 in der gynäkologischen Onkologie eingesetzt.

Inzwischen konnte jedoch belegt werden, dass auch eine Beeinflussung des Immunsystems selbst durch die unspezifische Aktivierung von T-Zellen einen Tumorregress bewirken kann (Hodi et al. 2010). Tumorzellen haben durch verschiedene Mechanismen die Fähigkeit, sich der Kontrolle des Immunsystems zu entziehen. Dies gelingt den Tumorzellen unter anderem über die als „checkpoints" bezeichneten Mechanismen zum „Abbremsen" der T-Zell-Aktivierung, welche die Immunantwort im Körper moduliert. Durch spezifische therapeutische Antikörper wird die „checkpoint"-vermittelte Blockade tumorreaktiver T-Zellen reduziert und somit die Fähigkeit des Immunsystems wieder hergestellt, die Tumorzellen zu erkennen und zu attackieren (Kobold et al. 2015). Der Einsatz solcher „checkpoint"-Inhibitoren ist inzwischen aus der Therapie des fortgeschrittenen malignen Melanoms und des nicht kleinzelligen Bronchialkarzinoms bekannt. Neue Studien, zum Beispiel zum Einsatz des „programmed death 1 (PD-1)"-Inhibitors Pembrolizumab sowie des „PD-Ligand1"-Inhibitors MPDL3280A beim Mammakarzinom laufen aktuell (Witherby et al. 2016).

9.3.4 Biomarker

Genetische Veränderungen des Tumors   Ein immer größeres Interesse gilt der Testung des Tumors auf genetische Veränderungen. Dies wird zunehmend möglich durch neue technische Möglichkeiten des „Next Generation Sequencing", womit eine schnellere und kostengünstigere Testung erreicht wird. Das Ziel ist dabei genetische Alterationen der Tumorzelle zu identifizieren, die Auskunft über mögliche Angriffspunkte einer zielgerichteten Antitumortherapie geben.

Insbesondere bei Brustkrebs konnte bereits nachgewiesen werden, dass somatische Mutationen, wie zum Beispiel von p53 (37 %) und PI3K (36 %), in einer Vielzahl der Karzinome vorliegen. In Analysen, die Mammakarzinome von Basalzelltyp mit serösen Ovarialkarzinomen verglichen haben, konnten viele gemeinsame genetische Alterationen nachgewiesen werden, die ein ähnliches therapeutisches Herangehen nahelegen (Matsumoto et al. 2016).

Genexpressionsprofile   Das Ziel von Genexpressionsprofilen im klinischen Einsatz ist das Abschätzen eines Therapieansprechens oder der Prognose einer Krebserkrankung. Somit soll die Therapieplanung verbessert werden und eine optimale Selektion von Patientinnen, die von einer (neo-)adjuvanten Systemtherapie profitieren, möglich werden. Gleichzeitig können so überflüssige belastende Therapien vermieden werden.

In den letzten Jahren wurden zur Abschätzung von Therapieansprechen und Prognose des Mammakarzinoms verschiedene auf Multigenassays basierende Gensignaturen entwickelt. Sie werden unterteilt in prognostische Tests (z. B. Endopredict®, Prosigna®, PAM50®), prädiktive Tests, die den Vorteil einer adjuvanten Chemotherapie prüfen, und kombinierte sowohl prognostische als auch prädiktive Test (z. B. MammaPrint®, Oncotype DX®). Die etablierten Tests können dabei insbesondere zwischen hohem und niedrigem Risiko in der Subgruppe der Hormonrezeptor-positiven, Nodal-negativen Mammakarzinome diskriminieren.

> ✓ Die verfügbaren Gensignaturen können aus heutiger Sicht lediglich Zusatzinformationen bei unklarer Indikation zur Chemotherapie liefern, jedoch nicht die klassischen histologischen Parameter ersetzen (Azim et al. 2013).

Bedeutung genetischer Varianten der Keimbahn Bis zu 15 % der Pat., die an einem Mammakarzinom erkranken, haben eine Verwandte ersten Grades, die ebenfalls an einem Mammakarzinom erkrankt ist (Collaborative Group on Hormonal Factors in Breast Cancer 2001). Die Identifikation der Hochrisiko-Gene BRCA1 und 2 (BReast CAncer Genes 1 und 2) vor ca. 20 J. führte zum ersten Nachweis vererbbarer genetischer Veränderungen, die zu einem erhöhten Erkrankungsrisiko für Brust- und Eierstockkrebs sowie für weitere Karzinomerkr. führen (Miki et al. 1994, Wooster et al. 1995).

BRCA-Mutationen werden autosomal-dominant vererbt. Beide Gene sind an der Regulation des Zellzyklus und der DNA-Doppelstrangstruktur beteiligt. Die 2-Treffer-Hypothese geht davon aus, dass bei Mutationsträgerinnen zusätzlich zur vererbten Mutation im Laufe des Lebens ein erworbener Schaden des korrespondierenden, zuvor intakten Allels die Entartung der funktionsgeschädigten Zelle zur Krebszelle bewirkt. Damit liegt die Erkrankungswahrscheinlichkeit von Mutationsträgerinnen für Mamma- und Ovarialkarzinom deutlich höher (▶ Tab. 9.16). Auch das Lebenszeitrisiko für Mammakarzinome bei Männern, Pankreaskarzinome, Prostatakarzinome, Melanome sowie Karzinome des Gastrointestinaltrakts ist bei Mutationsträgern/innen erhöht.

Insbesondere für das Mammakarzinom gibt es weiterführende Untersuchungen, durch die eine Vielzahl von risikoerhöhenden DNA-Veränderungen identifiziert werden konnten. Die Hälfte der genetischen Varianten, die an der Brustkrebsentstehung beteiligt sind, ist jedoch bisher weiterhin nicht identifiziert (▶ Abb. 9.4).

> ✓ Sowohl in der Prävention als auch nach Diagnose einer Brust- oder Eierstockkrebserkr. sollte mittels genauer Familienanamnese das mögliche Vorliegen einer erblichen Belastung für Brust- und Eierstockkrebs überprüft werden. Die Mutationswahrscheinlichkeit lässt sich anhand der Familienanamnese mit Hilfe von Risikokalkulationsprogrammen wie Cyrillic (http://www.exetersoftware.com/cat/cyrillic/cyrillic.html), BOADICEA, dem Tyrer-Cuzick Modell oder anderen berechnen (Fischer et al. 2013). Zur einfacheren Anwendung in der klinischen Praxis wurde von der Deutschen Krebsgesellschaft, der Deutschen Gesellschaft für Senologie und dem Deutschen Konsortium für Erblichen Brust- und Eierstockkrebs im Juli 2014 eine Checkliste zur Risikoerfassung herausgegeben (http://www.aekwl.de/brustzentren-download; Meindl et al. 2011). Die Indikation zur humangenetischen Testung besteht derzeit bei einer anzunehmenden Wahrscheinlichkeit für den Nachweis einer Mutation von mindestens 10 %.

Zirkulierende Tumorzellen Bereits seit dem 19. Jahrhundert ist bekannt, dass sich Krebserkr. ausbreiten können, indem sich Tumorzellen über das Blut verteilen. Solche zirkulierenden Tumorzellen (CTCs) können heute im Blut von Pat. mit Krebserkr. nachgewiesen werden. Auf diese Weise kann zum Beispiel nach Therapie in

Tab. 9.16 Erkrankungswahrscheinlichkeit bis zum 70. Lebensjahr bei Frauen mit einer pathogenen BRCA1/2-Mutation (Antoniou et al. 2003).

	BRCA1	BRCA2
Mammakarzinom	65 %	45 %
Ovarialkarzinom	39 %	11 %

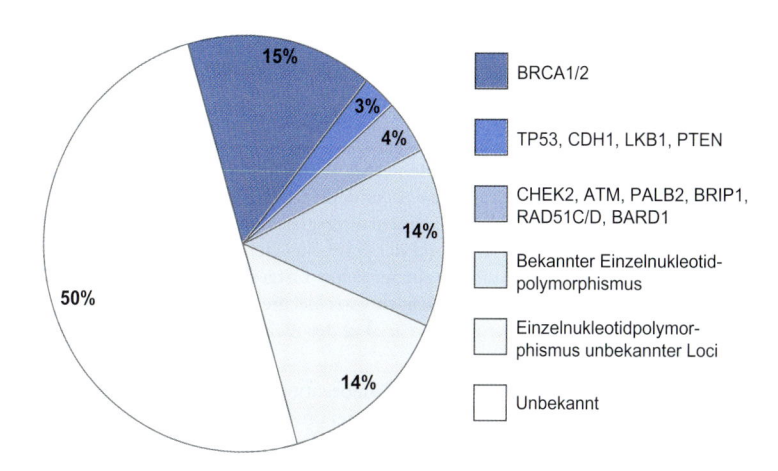

9.3 Systembehandlung in der gynäkologischen Onkologie

Abb. 9.4 Prozentualer Anteil einzelner genetischer Varianten an der Brustkrebsentstehung (nach Couch, Nathanson und Offit 2014)

der adjuvanten Erkrankungssituation eine minimale residuelle Tumorlast nachgewiesen werden, welche durch Bildgebung nicht diagnostizierbar wäre.

Dies kann nach entsprechender Evaluation in Abhängigkeit von der Erkrankungssituation als Surrogatmarker für die Prognose der Pat. gewertet werden.

Bei frühem oder metastasiertem Brustkrebs konnte diese prognostische Relevanz der CTCs bereits nachgewiesen werden (Crisofallini et al. 2004). Derzeit werden verschiedene Detektionssysteme in klinischen Studien zum Mammakarzinom evaluiert.

Da die Blutuntersuchung auf CTCs leicht durchführbar und für die Patienten wenig belastend ist, wären zukünftig serielle Untersuchungen auf CTCs zur besseren Beurteilung der Therapiewirksamkeit möglich. Des Weiteren kann eine genaue Charakterisierung der CTCs erfolgen. So könnten mögliche Unterschiede des Expressionsprofils zwischen dem Primärtumor und den CTCs nachgewiesen, Hinweise für das Ansprechen weiterer Therapien gesammelt und eine Optimierung der Systemtherapie ermöglicht werden (Banys-Paluchowski et al. 2016).

9.3.5 Systemtherapie in der Schwangerschaft

Ungefähr 0,02–0,1 % aller Schwangerschaften werden durch die Diagnose einer Tumorerkrankung erschwert und bedürfen daher einer besonderen interdisziplinären Betreuung. Die Therapie ist dabei immer an den Einzelfall anzupassen, um sowohl die mütterliche Erkrankung als auch das Kindeswohl bestmöglich zu berücksichtigen.

Häufigkeit von Krebserkrankungen in der Schwangerschaft Karzinome sind in der Schwangerschaft selten, nehmen jedoch insbesondere durch das steigende Alter der Frauen bei der ersten Schwangerschaft zu. Die Datenlage zur Häufigkeit von Krebserkr. in der Schwangerschaft differiert stark. International wird das Zervixkarzinom als häufigste Krebserkr. in der Schwangerschaft genannt, während in Deutschland das Mammakarzinom bei Schätzungen nach Inzidenz und Alter etwas häufiger zu sein scheint.

> ✓ Die weltweit häufigsten Krebserkr. der Frau während bzw. kurz nach einer Schwangerschaft sind in absteigender Reihenfolge: Zervixkarzinom, Mammakarzinom, malignes Melanom, Ovarialkarzinom, kolorektales Karzinom, Leukämien, Lymphome (Oduncu et al. 2005).

Die gynäkologischen Tumoren umfassen etwa ⅔ der in der Schwangerschaft auftretenden Tumorerkr. Zervix-, Mamma- und Ovarialkarzinome treten während einer Schwangerschaft, verglichen mit einem altersgleichen Kollektiv ohne Schwangerschaft, nicht häufiger auf. Aufgrund der Schwangerschaft werden sie jedoch in vielen Fällen verzögert und damit in einem weiter fortgeschrittenen Stadium diagnostiziert. Um die Prognose der Pat. nicht zu verschlechtern, sollten alle medizinisch indizierten diagnostischen Maßnahmen analog der nicht schwangeren Pat. durchgeführt werden.

Therapie Therapeutisch gibt es für jede Tumorentität operative sowie meist auch systemische Therapieoptionen, die jedoch immer an den Einzelfall anzupassen sind (Bayer et al. 2012).

Dabei ist bekannt, dass der **Zeitpunkt einer Chemotherapie in der Schwangerschaft** entscheidend für die Entwicklung des Fetus ist. Allerdings muss eingeräumt werden, dass hierzu zwar einige Beobachtungsstudien vorliegen, jedoch kaum Langzeituntersuchungen zur Verfügung stehen.

- Chemotherapie im 1. Trimenon (Zeitraum der Organogenese): erhöhte Fehlbildungs- und Abortraten.
- Chemotherapie im 2. und 3. Trimenon: keine signifikant erhöhten Fehlbildungsraten. Nach Abschluss der Organogenese bleibt für das hämatopoetische System, das ZNS sowie die Sinnesorgane Augen und Ohren ein höheres Risiko im Vergleich zu den übrigen Organsystemen. Mit steigendem Schwangerschaftsalter rückt das Risiko einer intrauterinen Wachstumsretardierung und der Frühgeburtlichkeit zunehmend in den Mittelpunkt.

Auch der **zeitliche Abstand einer Chemotherapie von der Geburt** ist zu berücksichtigen. Die letzte Applikation sollte wenn möglich 2–4 Wo. vor Geburt stattfinden. Dies gibt Mutter und Kind genug Zeit zur Erholung. Insbesondere sollte der Nadir der Leukozyten nicht in die Zeit der Geburt fallen. Die Abbau möglicher verbliebener Zytostatikareste durch das Neugeborene, ohne die Hilfe von Plazenta und mütterlicher Leber, ist ebenfalls zu beachten.

In ▶ Tab. 9.17 werden die häufig in der gynäkologischen Onkologie eingesetzten Systemtherapeutika mit Blick auf den Einsatz in der Schwangerschaft zusammengefasst.

Tab. 9.17 Systemtherapie in der Schwangerschaft. (nach Bayer et al. 2012)

Substanz	Charakteristika	Einsatz
Anthrazykline	Mehr Daten zu Doxorubicin als Epirubicin. Beide im 1. Trimenon mit fetalen Fehlbildungen assoziiert. Ab dem 2. Trimenon keine Fehlbildungen beschrieben. Fragliche fetale Kardiotoxizität der Anthrazykline (bisher kein Nachweis erhöhter Raten an Kardiomyopathien, wobei Langzeituntersuchungen fehlen).	Doxorubicin und Epirubicin ab dem 2. Trimenon

Tab. 9.17 Systemtherapie in der Schwangerschaft. (nach Bayer et al. 2012) *(Forts.)*

Substanz	Charakteristika	Einsatz
Alkylanzien	Cyclophosphamid im 1. Trimenon: verschiedene Fehlbildungen und Deformitäten. Ab dem 2. Trimenon hat Cyclophosphamid deutlich geringeres Risiko. Zu Ifosfamid liegen keine ausreichenden Daten vor.	Cyclophosphamid ab dem 2. Trimenon z. B. als Kombination [(F)EC/(F)AC] beim Mammakarzinom
5-Fluoruracil	Wenig Daten von unauffälligen Verläufen bis hin zum intrauterinen Fruchttod.	5-FU ab dem 2. Trimenon z. B. als Kombination [FEC/FAC] beim Mammakarzinom
Taxane	In den bislang vorliegenden Einzelfallberichten liegen keine Hinweise auf ein erhöhtes Fehlbildungsrisiko vor.	Zunehmender Einsatz in der Schwangerschaft z. B. in Kombination mit Anthrazyklinen (sequenziell nach AC/EC) beim Mammakarzinom
Platinanaloga	Wirkung auf Entwicklung von Gehör und ZNS sowie blutbildendes System vorbeschrieben. In den Untersuchungen zum Einsatz von Cisplatin wurden kaum teratogene Wirkungen beschrieben. Bisher keine ausreichenden Daten zum Einsatz von Carboplatin beim Mammakarzinom. Daher strenge Indikationsstellung in der Schwangerschaft.	Einsatz nach strenger Indikationsstellung z. B. von Cisplatin beim Zervixkarzinom
Trastuzumab	Keine ausreichenden Daten. Aus tierexperimentellen Studien bisher keine Beeinträchtigung der Fertilität oder eine Schädigung des Fetus bekannt. In Einzelfallberichten wurde ein Zusammenhang mit Wachstumsstörungen der Niere und/oder Nierenfunktionsstörungen beim Fetus sowie einer Oligohydramnie beschrieben.	Bisher kein routinemäßiger Einsatz empfohlen
Lapatinib	Keine ausreichenden Daten. In tierexperimentellen Studien wurden keine teratogenen Wirkungen, jedoch eine erhöhte Abortneigung, sowie vermehrte Fruchttode prä- und postnatal beschrieben.	Kontraindiziert
Bevacizumab	Keine ausreichenden Daten. In tierexperimentellen Studien wurde ein erhöhtes Fehlbildungsrisiko beschrieben. Da IgGs die Plazentaschranke passieren, ist eine anti-angiogenetische Wirkung beim Fetus zu erwarten und damit verbunden ein erhöhtes Risiko für Aborte und intrauterinen Fruchttod.	Kontraindiziert
Tamoxifen	Fehlende Wirksamkeit.	Kontraindiziert

9.4 Supportive Therapie in der gynäkologischen Onkologie
Diego Hoffmeister und Jens Huober

9.4.1 Grundlagen

Kenntnis und Behandlung von NW und Komplikationen moderner Antitumortherapien sind wesentlich für deren Gelingen. Das Ziel der supportiven Therapie ist nicht nur die Minderung von Beschwerden und Verbesserung der Lebensqualität, in vielen Fällen ermöglicht sie erst die Durchführung der immer intensiver werdenden Therapieprotokolle.

An erster Stelle steht das Vermeiden von NW durch:
- Einhalten von Therapieleitlinien
- Verwendung etablierter Therapieprotokolle
- Auswahl der Therapie gemäß des Risikoprofils der Pat.
- Einsatz experimenteller Therapieansätze nur in Studien

Die Kenntnis der Toxizitätsprofile der heute in der Antitumortherapie eingesetzten Medikamente ist erforderlich, um die jeweils indizierten prophylaktischen und therapeutischen supportiven Maßnahmen einleiten zu können. An dieser Stelle wird überwiegend auf Therapie und Prophylaxe medikamentenassoziierter NW onkologischer Systemtherapien eingegangen (▶ Tab. 9.18).

Für die Fortsetzung einer Chemotherapie und die Wahl der Dosierung ist die Erfassung des Schweregrades der aufgetretenen Toxizität wesentlich. Nicht nur die klinische Ausprägung einer Symptomatik sondern auch der Einfluss der jeweiligen Toxizität auf die Lebensqualität der Pat. muss berücksichtigt werden. Hier stehen neben den „Common Terminology Criteria for Adverse Events" (CTCAE), herausgegeben vom National Cancer Institute in der aktuell 4. Version, auch evaluierte Fragebögen zur Verfügung, die den Einfluss der Nebenwirkungen auf die Lebensqualität evaluieren (FACT – Functional Assessment of Cancer Therapy).

Tab. 9.18 Nebenwirkungen onkologischer Systemtherapien in der Gynäkologie (Auswahl)

Medikament	NW/Komplikation	Supportive Maßnahme/Prophylaxe
Anthrazykline	Kardiotoxizität	Beachtung von Vorerkr. und Risikofaktoren
Aromatasehemmer	Knochendichteminderung	Kalzium, Vitamin D, Bisphosphonate
Bevacizumab	Hypertonie	Antihypertensive Therapie
Cyclophosphamid, Ifosfamid	Hämorrhagische Zystitis	Mesna, reichlich Flüssigkeit
Her2-gerichtete Therapien (Trastuzumab/Pertuzumab)	Abnahme der LVEF, Herzinsuffizienz	Aussetzen der Therapie, kardiologische Mitbehandlung: ACE-Hemmer, Diuretika
Kombinationschemotherapien	Febrile Neutropenie	i. v. Antibiotika
	Bei FN-Risiko > 20 %	G-CSF-Prophylaxe
Liposomales Doxorubicin, Capecitabin	Hauttoxizität	Hautpflege, Dosismodifikation

Tab. 9.18 Nebenwirkungen onkologischer Systemtherapien in der Gynäkologie (Auswahl) (Forts.)

Medikament	NW/Komplikation	Supportive Maßnahme/ Prophylaxe
mTOR-Inhibitoren (z. B. Everolimus)	Mukositis	Mundspülung
PARP-Inhibitoren (z. B. Olaparib)	Übelkeit, Erbrechen, Diarrhö	Dosisreduktion, symptomatische Therapie
Taxane	Allergien	Prämedikation mit Glukokortikoid und H_1-/H_2-Blocker
	Periphere Neuropathie	Dosisreduktion (Gabapentin)
Taxane, Aromatasehemmer	Muskelschmerzen, Gelenkschmerzen, Schmerzen	Schmerztherapie

Aktuelle Empfehlungen zu unterschiedlichen Aspekten der supportiven Therapie
- Deutsche Gesellschaft für Hämatologie und Medizinische Onkologie (www.dgho.de)
- Amerikanische Gesellschaft für klinische Onkologie (www.asco.org)
- Multinationale Assoziation für „Supportive Cancer Care" (www.mascc.org)
- National Cancer Institute (www.cancer.gov)

9.4.2 Zytostatikainduzierte Übelkeit und Erbrechen

Definition Appetitlosigkeit, Übelkeit und Erbrechen gehören zu den häufigsten Nebenwirkungen der Chemotherapie. Die emetogene Aktivität einzelner Substanzen ist sehr unterschiedlich. Definitionsgemäß werden unterschieden:
- Akute Emesis: Auftreten 0–24 h nach Beginn der Chemotherapie
- Verzögerte Emesis: Auftreten > 24 h nach Beginn der Chemotherapie
- Antizipatorisches Erbrechen: Symptomatik bereits vor Therapiebeginn i. S. einer klassischen Konditionierung durch eine vorangegangene Therapie

Pathophysiologie Das akute Erbrechen wird über das Brechzentrum in der Formatio reticularis im Hirnstamm ausgelöst. Neben Impulsen vom zerebralen Kortex, dem Vestibularorgan und vagalen GIT-Afferenzen wird es von der benachbart liegenden Chemotherapietriggerzone (CTZ) in der Area postrema gesteuert. Die Area postrema liegt außerhalb der Blut-Hirn-Schranke. Die Stimulation der CTZ erfolgt somit durch chemische Stimuli in Blut oder Liquor sowie über peripher freigesetzte Neurotransmitter. Unterschiedliche Rezeptoren u. a. für Serotonin, Dopamin und Histamin finden sich hier in hoher Dichte. Neben Serotonin ist ein weiterer Neurotransmitter mit wesentlicher Bedeutung für das zytostatikainduzierte Erbrechen die Substanz P aus der Gruppe der Neurokinine. Auch der Neurokinin-1-Rezeptor findet sich peripher und zentral u. a. im Bereich der CTZ.

Risikofaktoren
- Behandlungsspezifische Einflussfaktoren: Substanz (▶ Tab. 9.19), Dosis, Infusionsrate

- Individuelle Einflussfaktoren: junge Frauen, ängstliche Persönlichkeit, schlechte Erfahrung mit vorangegangener Therapie, Reisekrankheit, Hyperemesis gravidarum in der Anamnese

Schweregrad Bei Kombinationstherapien erfolgt die Einstufung gemäß der Substanz mit der stärksten emetogenen Wirkung. Die Substanzen unterscheiden sich nicht nur hinsichtlich des emetogenen Potenzials, sondern auch in Bezug auf Beginn und Dauer der chemotherapieinduzierten Emesis. Insbesondere bei Cisplatin, aber auch bei Mitomycin C, Carboplatin und Cyclophosphamid, muss mit über mehrere Tage anhaltender Symptomatik gerechnet werden.

Zur Beurteilung der Ausprägung der Symptomatik sollte eine Zuordnung gemäß der aufgeführten WHO-Kriterien erfolgen (▶Tab. 9.20).

Therapie und Prophylaxe Über die im Abschnitt Pathogenese beschriebenen Zusammenhänge erklärt sich die antiemetogene Wirkung der 5-HT$_3$-Antagonisten sowie der NK$_1$-Rezeptorantagonisten. Die Wirkweise der Glukokortikoide in Bezug auf das chemotherapieinduzierte Erbrechen ist weitgehend unbekannt. Den 5-HT$_3$-Antagonisten (▶Tab. 9.21), den Neurokinin-1-Rezeptorantagonisten (NK$_1$-Antagonisten; Aprepitant, Emend®; Fosaprepitant, Ivemend®) und den Glukokortikoiden wird in Bezug auf die Prophylaxe der chemotherapieinduzierten Emesis der beste therapeutische Index zugesprochen.

Tab. 9.19 Emetogenes Potenzial von Zytostatika (i.v. Applikation, soweit nicht anders vermerkt)

Hoch (> 90 %)	Moderat (30–90 %)	Niedrig (10–30 %)	Minimal (< 10 %)
Doxorubicin/Cyclophosphamid Cisplatin Cyclophosphamid ≥ 1500 mg/m² Dactinomycin Epirubicin/Cyclophosphamid 5-Fluorouracil/Epirubicin/Cyclophosphamid 5-Fluorouracil/Doxorubicin/Cyclophosphamid Docetaxel/Doxorubicin/Cyclophosphamid	Carboplatin Cyclophosphamid < 1500 mg/m² Doxorubicin Epirubicin Ifosfamid Irinotecan Oxaliplatin Trabectedin Vinorelbin (oral)	Cabacitaxel Capecitabin (oral) Docetaxel Eribulin Etoposid Fluorouracil Gemcitabin Methotrexat Mitomycin Mitoxantron Paclitaxel Topotecan	Bleomycin Methotrexat oral Vincristin Vinblastin Vinorelbin

Tab. 9.20 Schweregrad von Übelkeit und Erbrechen (CTCAE)

	Übelkeit	Erbrechen
Grad 1	Appetitlosigkeit ohne Änderung der Essgewohnheiten	Gering, 1–2×/d
Grad 2	Verminderte Nahrungs-, Flüssigkeitsaufnahme Kein Gewichtsverlust, keine Dehydratation	Mäßig, 3–5×/d
Grad 3	Inadäquate Nahrungs- und Flüssigkeitsaufnahme i.v. Flüssigkeitszufuhr, künstliche Ernährung > 24 h erforderlich	Stark, ≥ 6×/d
Grad 4		Lebensbedrohlich

9.4 Supportive Therapie in der gynäkologischen Onkologie

Tab. 9.21 Dosierung der 5-HT3-Antagonisten abhängig von der emetogenen Potenz der Chemotherapie

Substanz	Intravenöse Tagesdosis	Orale Tagesdosis
Dolasetron	100 mg oder 1,8 mg/kg	100–200 mg
Granisetron	1 mg oder 0,01 mg/kg	2 mg
Ondansetron	8 mg oder 0,15 mg/kg	16 mg (2 × 8 mg)
Palonosetron	0,25 mg (einmalige Gabe)	0,5 mg
Tropisetron	5 mg	5 mg

✓ Grundlagen

- Die Prophylaxe (▶ Tab. 9.22) der zytostatikainduzierten Emesis ist effektiver als die Therapie. Daher ist die beste „Therapie" der Emesis die Prävention durch einmalige Gabe von Antiemetika vor der Chemotherapie.
- Emesis ist besser zu kontrollieren als Nausea.
- Akute Symptome sind einfacher zu kontrollieren als verzögerte.
- 5-HT$_3$-Antagonisten: Antiemetische Wirksamkeit und NW der Substanzen sind untereinander vergleichbar. Sie werden vor allem am Tag der Chemotherapie empfohlen und sollten in Kombination mit Dexamethason verabreicht werden. Die i.v. und p.o. Applikation von 5-HT$_3$-Antagonisten sind gleich wirksam.
- Dexamethason und NK1-R-Antagonisten (Aprepitant, Emend®) sind auch zur Prophylaxe und Therapie des verzögerten Erbrechens geeignet.

Tab. 9.22 Antiemetische Prophylaxe abhängig von der emetogenen Potenz der Chemotherapie

Tag 1	Folgetage
Hoch emetogen	
Aprepitant 125 mg p.o. + 5-HT3-Antagonist (▶ Tab. 9.21) + Dexamethason 12 mg p.o./i.v.	Aprepitant 80 mg p.o. Tage 2+3 + Dexamethason 8 mg p.o./i.v. Tage 2+3(+4)
oder: Fosaprepitant 150 mg i.v. + 5-HT$_3$-Antagonist (▶ Tab. 9.21) + Dexamethason 12 mg p.o./i.v.	Dexamethason 8 mg p.o./i.v. Tag 2 Dexamethason 2 × 8 mg p.o./i.v. Tage 3+4
Ggf. komb. NK$_1$-/5-HT$_3$-Antagonist: Netupitant-Palonosetron 300 mg/0,5 mg p.o. + Dexamethason 12 mg p.o./i.v.	Dexamethason 8 mg p.o./i.v. Tage 2–4
Moderat emetogen	
5-HT$_3$-Antagonist (▶ Tab. 9.21) + Dexamethason 8 mg p.o./i.v.	Dexamethason 8 mg p.o./i.v. Tage 2+3
Gering emetogen	
Dexamethason 8 mg	–
Minimal emetogen	
Keine Prophylaxe empfohlen	

Vorgehen: Die i.v. Therapie erfolgt i.d.R. 15–30 Min., die orale Therapie 60 Min. vor Applikation der Chemotherapie (▶ Tab. 9.22).
- Bei therapierefraktärer Nausea/Emesis (d.h. Symptomatik trotz adäquater Prophylaxe) Ausweichsubstanzen:
  - Benzodiazepine wie Lorazepam 1–3 × 0,5–2 mg
  - Dopaminrezeptorantagonisten wie Metoclopramid 3–4 × 10 mg
  - Neuroleptika wie Haloperidol 3 × 3–5 mg oder Levomepromazin 5–10 mg
- Bei antizipatorischem Erbrechen Benzodiazepine oder alternative Verfahren wie Verhaltenstherapie oder Akupunktur.
- Bei durch Strahlentherapie induzierte Emesis prophylaktische Gabe von Antiemetika, i.d.R. wird für die in der Gynäkologie üblichen Bestrahlungsarten und -intensitäten ein 5-HT$_3$-Antagonist oder ein Dopaminrezeptorantagonist empfohlen.

Nebenwirkungen
- 5-HT$_3$-Antagonisten und Aprepitant: Obstipation und Kopfschmerzen.
- Die Kurzzeittherapie mit Glukokortikoiden ist i.d.R. gut verträglich. Es kann zu Schlafstörungen sowie einer meist nicht therapierelevanten Hyperglykämie kommen.

✓ Differenzialdiagnostisch muss ursächlich auch an Medikamentennebenwirkung (Antibiotika, NSAID, Opioide, Antidepressiva), Elektrolytverschiebungen – ggf. paraneoplastisch, Gastritis, Leber- oder ZNS-Metastasen und eine GIT-Obstruktion gedacht werden.

9.4.3 Myelotoxizität, Neutropenie

Die chemotherapieinduzierte Myelosuppression, v.a. die Beeinträchtigung der Granulopoese, ist die entscheidende dosislimitierende Toxizität der systemischen Chemotherapie und assoziiert mit deutlicher Morbidität, Mortalität und Kosten.

Wesentlich ist das Infektionsrisiko, das mit Abnahme der Neutrophilenzahl und Dauer der Neutropenie steigt (▶ Tab. 9.23).

Definition Eine klinisch relevante Neutropenie liegt bei einer Anzahl neutrophiler Granulozyten von < 1.000 Zellen/μl vor (CTC Grad 3; Grad 4: < 500 Zellen/μl). Die niedrigsten Werte sind 7–12 Tage nach Chemotherapieapplikation zu erwarten (Nadir). Die febrile Neutropenie ist definiert durch eine Körpertemperatur von 38,3 °C oder darüber oder 38,0 °C über mehr als eine Stunde anhaltend bei gleichzeitiger Neutropenie mit Werten < 500 Zellen/μl bzw. < 1.000 Zellen/μl mit zu erwartendem Abfall < 500 Zellen/μl.

Tab. 9.23 Infektionsrisiko bei Neutropenie

Neutrophile/μl	Dauer der Neutropenie < 500/μl in Tagen	Infektionsrisiko	Prophylaktische Antibiotikatherapie
500–1.000	k.A.	Gering	Nein
100–500	6–9	Mäßig	Evtl.
< 100	≥ 10	Hoch	Ja

Risikofaktoren

- Das Risiko für eine **febrile Neutropenie** hängt vom gewählten Chemotherapieregime und von individuellen Faktoren der Pat. ab. Pat. mit gynäkologischen Tumoren haben ein relativ geringes Risiko, da die neutrophilen Granulozyten nach den bei diesen Tumoren eingesetzten Standardprotokollen selten unter 500 Zellen/μl fallen bzw. die neutropene Phase selbst bei einem Abfall auf 500 Zellen/μl selten länger als 4–5 Tage andauert.
- **Infektionen:** Afebrile Pat. mit sehr ausgeprägter Neutropenie (< 100 Zellen/μl) tragen ein deutlich erhöhtes Infektionsrisiko als Pat. mit 500 Neutrophilen/μl. Weitere infektionsbegünstigende Faktoren sind Mukositis, liegende Katheter, vorbestehende Erkrankungen (z. B. Diabetes mellitus oder chronisch pulmonale Erkrankungen), unbefriedigender Zahnstatus, allgemein unzureichende Hygienemaßnahmen.

Pathogenese Ein Großteil der Infekte bei neutropenen Patientinnen wird durch die körpereigene Flora verursacht. Enterobakterien (E. coli, Klebsiellen), Pseudomonas sowie Staphylokokken und Streptokokken sind häufig an der initialen Infektion beteiligt. Als relevante Erregereintrittspforten sind Mukositiden (GI-Trakt, Atemwege, Harnblase) und Katheter zu berücksichtigen.

> ✓ In 30–50 % der Fieberfälle lässt sich weder ein Infektionsherd noch eine Bakteriämie nachweisen.

Klinik Ein Abfall der neutrophilen Granulozyten wird subjektiv nicht wahrgenommen. Eine afebrile Neutropenie beeinträchtigt weder den Therapieerfolg noch die Lebensqualität und das Allgemeinbefinden der Pat. Zu den klinischen Symptomen einer febrilen Neutropenie gehören Fieber > 38 °C (axillär oder oral gemessen, kann durch Schmerztherapie unterdrückt sein), Tachykardie, Tachypnoe sowie eine Verschlechterung des Allgemeinzustandes.

Diagnostik ▶ Abb. 9.5
- **Anamnese:** Fieber, Diarrhö, Dysurie, Schmerzen, sonstige Beschwerden. Datum der letzten Chemotherapie, liegender Port, prophylaktische G-CSF-Gabe und/oder Antibiose, Allergien
- **Körperliche Untersuchung:** Haut, Punktionsstellen, Wundbereiche, Portumgebung, Mundschleimhaut, Nasennebenhöhlen, Lymphknotenstationen, Meningismus, pulmonale Auskultation, abdominale Palpation, Nierenlager, Perianalregion; Vitalparameter
- **Labor:** BB mit Differenzierung, CRP, klinische Chemie (**cave:** Leukozytose fehlt bei Neutropenie)
- **Mikrobiologie:** mehrere Blutkulturen (peripher und Port), ggf. wiederholen. Bei Indikation Urikult, Sputumkulturen, Wundabstriche, Stuhlkulturen, Punktionsmaterial
- **Rö-Thorax** auch bei fehlender Symptomatik und fehlendem klinischen Befund

Prognose Neben Dauer und Ausprägung der Neutropenie sind die Art des Erregers (am gefährlichsten sind multiresistente Hospitalkeime), der Allgemeinzustand der Pat. und die Lokalisation des Infektes (Pneumonie mit schlechtester Prognose) wesentlich für die Prognose. Ein Therapieansprechen kann bei 90 % der Patientinnen erwartet werden.

Die Mortalität bei Sepsis unter Neutropenie liegt bei ca. 15 % für die Niedrigrisikogruppe und bei etwa 50 % für die Hochrisikogruppe (< 100 Neutrophile/μl, > 10 d).

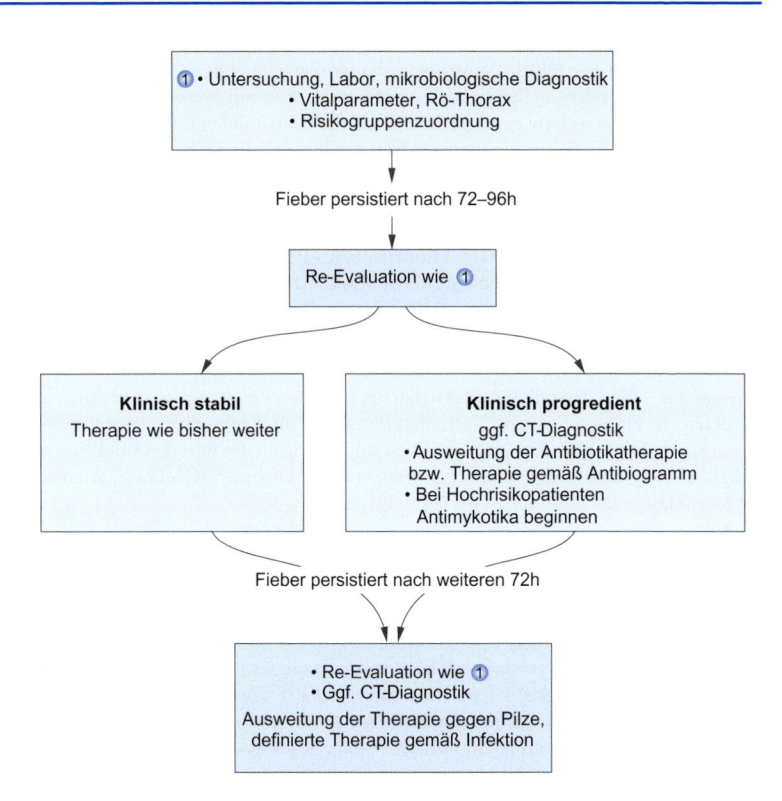

```
┌─────────────────────────────────────────────┐
│ ①• Untersuchung, Labor, mikrobiologische    │
│      Diagnostik                             │
│    • Vitalparameter, Rö-Thorax              │
│    • Risikogruppenzuordnung                 │
└─────────────────────────────────────────────┘
                     ↓
       Fieber persistiert nach 72–96h
                     ↓
         ┌──────────────────────┐
         │  Re-Evaluation wie ① │
         └──────────────────────┘
              ↙              ↘
┌─────────────────┐   ┌──────────────────────────┐
│ Klinisch stabil │   │  Klinisch progredient    │
│ Therapie wie    │   │  ggf. CT-Diagnostik      │
│ bisher weiter   │   │ • Ausweitung der Anti-   │
│                 │   │   biotikatherapie bzw.   │
│                 │   │   Therapie gemäß Anti-   │
│                 │   │   biogramm               │
│                 │   │ • Bei Hochrisikopatienten│
│                 │   │   Antimykotika beginnen  │
└─────────────────┘   └──────────────────────────┘
              ↘              ↙
       Fieber persistiert nach weiteren 72h
                     ↓
         ┌──────────────────────────────────┐
         │ • Re-Evaluation wie ①            │
         │ • Ggf. CT-Diagnostik             │
         │ Ausweitung der Therapie gegen    │
         │ Pilze, definierte Therapie gemäß │
         │ Infektion                        │
         └──────────────────────────────────┘
```

Abb. 9.5 Vorgehen bei febriler Neutropenie

Prophylaktische Antibiotikatherapie bei afebriler Neutropenie

Vorteile Senkt nachweislich die Rate febriler Episoden und manifester Infektionen, in neuen Untersuchungen auch Senkung der Mortalitätsrate bei Antibiotikaprophylaxe im 1. CHT-Zyklus.

Nachteile Toxizität der Breitspektrumantibiotika, Entwicklung antibiotikaresistenter Bakterien.

Indikationen Der Einsatz einer Antibiotikaprophylaxe wird wegen der Gefahr der Resistenzentwicklung bislang nicht routinemäßig empfohlen. Ausnahme ist die Gabe von Trimethoprim-Sulfamethoxazol zur Prävention der Pneumocystis-jiroveci-Pneumonie. Es liegen inzwischen jedoch mehrere Studien zur antibiotischen Prophylaxe mit Fluorchinolonen vor, die gerade im 1. Chemotherapiezyklus auch bei soliden Tumoren deutliche Vorteile zugunsten der Prophylaxe sehen. In einer Bewertung des prophylaktischen Einsatzes von Fluorchinolonen weisen Leibovici et al. (2006) darauf hin, dass auch bei soliden Tumoren nicht nur die Rate febriler Episoden gesenkt werden kann (25 Pat. müssen behandelt werden, um eine febrile Episode zu verhindern), sondern auch Todesfälle durch eine prophylaktische Antibiotikagabe während des 1. Chemotherapiezyklus verhindert werden können (82–132 Pat. müssen behandelt werden, um einen Todesfall zu verhindern).

9.4 Supportive Therapie in der gynäkologischen Onkologie

Die DGHO empfiehlt eine Antibiotikaprophylaxe bei zu erwartender Neutropenie < 500 Zellen/µl von ≥ 10 Tagen sowie bei ernsthaften Infektionen bei vorausgegangenen Therapiezyklen. In der gynäkologischen Onkologie ist eine entsprechend ausgeprägte und prolongierte Neutropenie am ehesten bei dosisdichten Chemotherapieregimen zu erwarten.

Therapieplanung Die Therapie sollte mit Beginn der neutropenen Phase begonnen werden. Beendigung bei Leukozytenanstieg (▶ Tab. 9.24). Prinzipiell gilt so kurz wie möglich prophylaktisch zu therapieren.

Tab. 9.24 Infektionsprophylaxe unter Chemotherapie

Substanz	Dosis
Ciprofloxacin	2 × 500 mg/d
Levofloxacin	1 × 500 mg/d
Fluconazol	2 × 200 mg/d
Cotrimoxazol	3 × 960 mg/Wo.

✓ Bei Neutropenie sollten Hygienemaßnahmen intensiviert (häufiges gründliches Händewaschen, Mundspülungen, Küchenhygiene) sowie Infektionsträger und Menschenansammlungen gemieden werden.

Antibiotikatherapie bei febriler Neutropenie

Bestimmte Zytostatika, wie Alkylanzien, Topotecan und Gemcitabin, gehen mit einer kumulativen Myelotoxizität im Sinne einer zunehmenden Neutro- und Thrombozytopenie einher. Hämatotoxizitäten Grad III und IV können Anlass zur Gabe von Wachstumsfaktoren, zur Dosisreduktion oder zur Intervallverlängerung zwischen den Zyklen sein.

Initialtherapie und weiteres Vorgehen bei febriler Neutropenie Kurzfristige Einleitung einer empirischen Therapie, um die Ausweitung der Infektion in eine Sepsis zu verhindern:

- **Niedrigrisiko:** Granulozyten 100–500/µl, erwartete Neutropeniedauer ≤ 7 d.
  - Bei guter Compliance kann primär eine orale Kombinationstherapie mit einem Breitspektrumpenicillin (z. B. Amoxicillin/Clavulansäure 2 × 875 mg/125 mg/d) und einem Fluorchinolon (Ciprofloxacin 2 × 500 mg/d; Levofloxacin 1 × 500 mg/d) erwogen werden.
  - Falls eine orale Therapie nicht möglich/nicht geeignet sein sollte: intravenöse Therapie wie bei Hochrisiko.
- **Hochrisiko:** Granulozyten < 100/µl und erwartete Neutropeniedauer > 7 d oder weitere Risikofaktoren (z. B. Pat. > 65 J. oder weitere Komorbiditäten oder ausgeprägte klinische Symptomatik).
  - Monotherapie: Piperacillin + Tazobactam 3 × 4,5 g/d oder Ceftazidim 2–3 × 2 g/d oder Cefepim 2 × 2 g/d oder Imipenem + Cilastatin 4 × 500 mg/d oder Meropenem 3 × 1 g/d.
  - Kombinationstherapie (ggf. bei komplizierten Fällen): plus Aminoglykosid (z. B. Netilmicin, Gentamicin, Amikacin, Tobramycin)
  - Eine zusätzliche Gabe von Granulopoese-stimulierenden Faktoren kann erwogen werden (verschiedene randomisierte Studien konnten eine Verkürzung

der Neutropenie, der Fieberdauer und des Krankenhausaufenthaltes zeigen, jedoch keinen Überlebensvorteil).
- Bei Niedrigrisiko und initial intravenöser Therapie ist ggf. eine schnelle Umstellung auf eine orale Therapie möglich.
- Entsprechende Therapierweiterung, sobald spezifische Infektionen oder Erreger nachgewiesen werden (▶ Tab. 9.25).
- Bei Lungeninfiltraten primär antimykotische Therapie parallel zur Antibiotikatherapie (internistisches Konsil).
- Bei V.a. Endokarditis transösophageales Herzecho.
- Fortsetzen der Antibiotikatherapie bei klinischem Ansprechen, bis:
  – 7 d Fieberfreiheit bei persistierender Neutropenie **oder:**
  – 2 d Fieberfreiheit bei Granulozyten > 1.000/μl.

! Die Gabe von Vancomycin sollte bei der empirischen Initialtherapie wegen der Gefahr der Resistenzentwicklung vermieden werden.

Tab. 9.25 Erregerspezifische Therapien bei febriler Neutropenie (Beispiele)

Erreger	Wirkstoff	Dosierung
Grampositive Erreger (Mukositis Grad 3/4 oder Portinfektion)	Vancomycin	2 × 1 g/d (Serumspiegel!)
	Teicoplanin	1 × 800 dann 1 × 400 mg/d
Anaerobier	Metronidazol	2–3 × 0,5 g/d i.v.
	Imipenem	3 × 0,5–1 g/d i.v.
Clostridium difficile	Metronidazol	3 × 0,4 g/d oral
Herpesviren	Aciclovir	4 × 800 mg/d oral
Varicella-Zoster-Virus	Aciclovir Foscarnet	3 × 10 mg/kg KG/d i.v. für 10 d 2 × 60 mg/kg KG/d i.v.
Candida spp.	Fluconazol lip. Amphotericin B Caspofungin	400 mg/d i.v. o. oral
Pneumocystis jiroveci	Cotrimoxazol	3 × 7 mg/kg KG/d i.v. für 2–3 Wo.
Aspergillus	lip. Amphotericin B Voriconazol	3 mg/kg KG/d i.v.
Mykoplasmen, Legionellen	Erythromycin	4 × 0,5–1 g/d oral
	Clarithromycin	2 × 0,5 g/d oral

Modifikationen bei ausbleibendem Erregernachweis Bei ausbleibender Entfieberung bzw. klinischer Verschlechterung ohne Erregernachweis nach 72 h:
- **Initial orale Therapie:** Umstellung auf Breitspektrum-i.v.-Therapie
- **Initial intravenöse Therapie:**
  – Bei bisheriger Monotherapie zusätzlich Aminoglykosid, wie Netilmycin 5–7,5 mg/kg KG/d oder Gentamicin 3–5 mg/kg KG/d oder zusätzlich ein Glykopeptid, wie Vancomycin 500 mg alle 6 h oder 1 g alle 12 h
  – Nach Piperacillin + Tazobactam dann Carbapenem
  – Bei Hochrisikosituation bereits bei erster Modifikation Antimykotika kombinieren

- Bei Standardsituation und Fieberpersistenz nach etwa 6 Tagen Antimykotikum erwägen

Therapie mit Granulopoese-stimulierenden Faktoren

Wirkmechanismus Granulopoese-stimulierende Faktoren (G-CSF) stimulieren über spezifische Membranrezeptoren die Proliferation granulopoetischer Vorläuferzellen und verkürzen ihre Reifungszeit von fünf bis sechs Tagen auf einen Tag. Dies führt zu einem deutlichen Anstieg der neutrophilen Granulozyten im peripheren Blut. Zudem werden reife neutrophile Granulozyten funktionell aktiviert und ihre Auswanderung aus der Blutbahn wird verzögert.

Indikationen
- **Primäre Infektionsprophylaxe:** bei Risiko für eine febrile Neutropenie > 20 % prophylaktischer Einsatz von G-CSF empfohlen. Bei dosisdichten Therapien (Studienteilnahme empfohlen!) G-CSF zur Ermöglichung des Therapieregimes erforderlich. Falls das Chemotherapieregime an sich zwar ein geringeres Risiko birgt, die klinischen Voraussetzungen der Pat. dieses jedoch deutlich erhöhen (▶ Tab. 9.24), sollte ebenfalls eine primäre Infektionsprophylaxe erfolgen.
- **Sekundäre Infektionsprophylaxe:** Einsatz von G-CSF nach einer neutropenen Komplikation (febrile Neutropenie, dosislimitierende Neutropenie) in einem vorangegangenen Chemotherapiezyklus. Diese wird empfohlen, wenn die Erhaltung der Dosisintensität der Chemotherapie für den Behandlungseffekt als entscheidend eingestuft wird.
- **Therapie der Neutropenie:** G-CSF-Gabe nur bei hohem Risiko für infektionsassoziierte Komplikationen. In einer Metaanalyse ließ sich dadurch zwar nur eine grenzwertig signifikante Verbesserung der Mortalität nachweisen, doch konnte die Zeit bis zur Normalisierung der Neutrophilenzahl und die Dauer der Hospitalisierung deutlich verkürzt werden. Dies umfasst v. a. Patientinnen mit:
  - Lang anhaltender und ausgeprägter Neutropenie (< 100/µl ≥ 10 d)
  - > 65 Jahre
  - Progredienter Grunderkr.
  - Pneumonie
  - Sepsis (Hypotonie, Multiorganbeteiligung)
  - Invasiven Pilzinfektionen
  - Bereits bestehender Hospitalisierung bei Auftreten des Fiebers

Medikamente und Dosierung
- Beginn 1–3 Tage nach Chemotherapie bis Neutrophile > 1.000 Zellen/µl nach Nadir:
  - Filgrastim (Neupogen®): s. c. Gabe von 5 µg/kg KG/d; Neupogen® 48 bei > 60 kg; Neupogen® 30 bei < 60 kg.
  - Lenograstim (Granocyte®): s. c. Gabe von 5 µg/kg KG/d; Granocyte® 34 bei Erwachsenen (KOF > 0,7 m$_2$)
- Pegfilgrastim (Neulasta®), Lipegfilgastrim (Lonquex®): s. c. Einmalgabe von 6 mg pro Chemotherapiezyklus etwa 24 h nach Zytostatikagabe, keine weitere G-CSF-Gabe auch bei längerer Neutropeniedauer

> ✓ Als häufige NW sind Knochen- und Gliederschmerzen, sowie Hautausschläge und Kopfschmerzen beschrieben.

9.4.4 Tumorbedingte Anämie

Ätiologie
- Iatrogen durch Chemo- oder Strahlentherapie
- Multifaktoriell durch die Karzinomerkr. selbst

Einteilung Anhand des Hämoglobinwertes erfolgt die Einteilung in unterschiedliche Schweregrade:
- Leicht: Hb 10–11 g/dl
- Mäßig: Hb 8–10 g/dl
- Schwer: Hb < 8 g/dl

Symptomatik Wesentlich bei der Entscheidung für eine Therapie ist die Ausprägung der Symptomatik. Neben kardialen Symptomen wie Tachykardie, Belastungsdyspnoe, Ödemen, Schwindel stehen hier ggf. Fatigue-Beschwerden im Vordergrund.

Diagnostik
- Basisdiagnostik: Hb-Wert, Ferritin (▶ Tab. 9.26).
- Weitere differenzialdiagnostisch hilfreiche Laborwerte: mittleres Erythrozytenvolumen (MCV), mittlerer Hämoglobingehalt (MCH), absolute Retikulozytenzahl. Anhand der Retikulozytenzahl lässt sich die Erythrozytenproduktion abschätzen. Sie ist v. a. bei hämolytischer Anämie und Knochenmarksinfiltration erhöht. Bei erniedrigter Retikulozytenzahl muss ein Mangel an Eisen, Vit. B_{12} und Folsäure ausgeschlossen werden.

✓ Wesentlich ist die Abgrenzung zu der häufigsten Anämieform, der Eisenmangelanämie.

Tab. 9.26 Basisdiagnostik bei V. a. tumorbedingte Anämie

	Eisenmangelanämie	Tumorbedingte Anämie
MCV/MCH	↓	=
Serumferritin	↓ ‹ 100 ng/ml	↑/=
Serumeisen	↓	=/↓
Transferrinsättigung	↓ ‹ 20%	=

Therapie Die Indikation zur Therapie besteht bei Anämiesymptomatik und erst in zweiter Linie bei verminderten Hb-Werten unter Chemo- oder Strahlentherapie. Die Therapie erfolgt mit rezidivierenden Bluttransfusionen und/oder Erythropoesestimulierenden Faktoren. Nachteile der rezidivierenden Bluttransfusionen sind das Infektionsrisiko, die Ausbildung hämolytischer Antikörper und schwankende Hb-Werte bei i. d. R. deutlicher Symptomatik. Die EORTC (European Organization for Research and Treatment of Cancer) empfiehlt folgenden Algorithmus zur Behandlung einer Anämie unter Chemotherapie (▶ Tab. 9.27).

Erythropoese-stimulierende Faktoren
- **Medikamente und Dosierung:** Alle Präparate werden subkutan appliziert.
  – Erythropoetin α 1 × 40.000 IE/Wo. (Erypo®), Erythropoetin β 1 × 30.000 IE/Wo. (Neorecormon®).

Tab. 9.27 EORTC-Algorithmus zur Anämiebehandlung unter Chemotherapie

Hb-Wert	Maßnahmen
Normal	Keine prophylaktischen Maßnahmen
Hb 9–11 g/dl, asymptomatisch	Einsatz von Erythropoese-stimulierende Agentien (= ESA) individuell abwägen
Hb 9–11 g/dl, symptomatisch	ESA bis max. Hb 12 g/dl
Hb ‹ 9 g/dl	Transfusionsbedarf abschätzen, ggf. zusätzlich Gabe von ESA erwägen

- Darbepoetin 1 × 300 µg jede 2. Wo. (Aranesp®), Darbepoetin 1 × 500 µg jede 3. Wo. (Aranesp®).
- **Vorgehen:**
  - Bei fehlendem Ansprechen nach 4–6 Wo. kann eine Dosissteigerung erfolgen. Es ist dann eine Verbesserung der Ansprechrate um 10–15 % zu erwarten.
  - Bei einem Hb-Anstieg von › 1 g/dl in 2 Wo. wird eine Dosisreduktion um 25 % empfohlen.
  - Sobald der Hb-Wert auf über 12 g/dl angestiegen ist, sollte eine individualisierte niedrigst wirksame Erhaltungsdosis gesucht werden. In der Praxis ist hier eine Dosisreduktion um zunächst 25 % nach einer Therapiepause bis Hb < 12 g/dl anzuraten.
- **Risiken und NW:** 1,55-fach erhöhtes Thromboserisiko, 1,25-fach erhöhtes Hypertonierisiko. Aktuelle Studien legen zudem ein erhöhtes Risiko für eine Progredienz der Tumorerkrankung sowie eine erhöhte Mortalität in der metastasierten Situation unter Erythropoese-stimulierenden Faktoren nahe. Daher sollte eine entsprechende Therapie nur nach differenzierter Risiko-Nutzen-Abwägung indiziert werden.

9.4.5 Schleimhauttoxizität

Ätiologie   Mit Entzündungsrektionen der Schleimhaut im Bereich von Mund, Rachen und weiteren Abschnitten des Verdauungstraktes ist vor allem bei 5-FU, Anthrazyklinen, Methotrexat und Etoposid infolge einer direkten Mukosaschädigung zu rechnen. Ausschlaggebend für das Risiko und die Ausprägung einer Mukositis sind Dauer der Exposition sowie die Maximalkonzentration der Zytostatika. Zudem steigt die Mukositisrate abhängig von Dauer und Ausprägung der Neutropenie und ist somit bei dosisintensiven Chemotherapien vermehrt zu erwarten.

Neben therapiebezogenen Faktoren müssen auch vorbestehende dentale oder parodontale Erkr. sowie mangelnde Mundhygiene als Risikofaktoren für eine Stomatitis berücksichtigt werden. Bei Mammakarzinompat. mit den üblichen Anthrazyklin-/Cyclophosphamid-Kombinationen oder auch einer Therapie mit mTOR-Inhibitoren (z. B. Everolimus) muss in ca. 10 % mit einer Mukositis Grad 3 oder 4 gerechnet werden.

Klinik   Soweit vor Chemotherapiebeginn keine Beschwerden bestehen, ist 5–7 Tage nach Chemotherapie mit Symptomen zu rechnen. Die Abheilung erfolgt i. d. R. nach 1–2 Wo.

Tab. 9.28 Mukositisstadien

Grad	Befund	Symptome
1	Rötung, Schwellung	Geringe Schmerzen, feste Nahrung möglich
2	Erosionen, Ulzera (< 1 cm) Bläschen, haftende Beläge	Schmerzen beim Essen, Dysphagie, weiche Nahrung möglich
3	Große konfluierende Ulzera, mit Blutungen bei minimalem Trauma, flächige Beläge	Schwere Schmerzen, Dysphagie, nur flüssige Nahrung möglich, Schmerzmittel erforderlich
4	Tiefe Ulzera, Nekrosen, Hämorrhagien	Keine orale Nahrungsaufnahme möglich

Einteilung Zur Klassifikation der Mukositis existieren unterschiedliche Schemata (▶ Tab. 9.28). Diese berücksichtigen zum einen klinisch sichtbare Befunde wie Rötung, Schwellung, Bläschen, Ulzerationen, Beläge und Nekrosen sowie deren Ausdehnung, zum anderen die Auswirkungen der Mukositis für die Pat. im Sinne von Geschmacksveränderungen, Einschränkungen bei der Nahrungsaufnahme, Schluckbeschwerden und Schmerzen.

Ulzerationen können sekundär infiziert werden (Pilze, Viren, Bakterien) und so als Eintrittspforten für Keime dienen. Dies ist insbesondere bei neutropenen Patientinnen zu berücksichtigen.

Prophylaxe

Basismundpflege
- Vor Therapiebeginn Pflegeberatung und falls erforderlich Zahnsanierung.
- Gründliche Mundhygiene mit regelmäßig zu wechselnder weicher Zahnbürste und mehrmals täglichen Mundspülungen.
- Alkohol, Nikotin, scharf gewürzte, saure oder salzige Speisen sollen gemieden werden.
- Spülungen z. B. mit Salviathymol-Lösung, Salbeitee, Macrogol (Glandomed®).

Mukositisprophylaxe: Zum Einsatz kommen oral dekontaminierende und antiphlogistische Präparate sowie Maßnahmen zur lokalen Vasokonstriktion.
- Vor 5-FU-Bolustherapie 30-minütige orale Kryotherapie (Eiswürfel/eisgekühltes Wasser).
- Antimikrobielle Lösungen wie Chlorhexidin haben keinen Vorteil gegenüber sonstigen Spülungen. Auch Aciclovir oder Pentoxiphyllin sollten nicht routinemäßig in der Prophylaxe eingesetzt werden.
- In einzelnen kleineren Kollektiven wurden mit Erfolg u. a. Pilocarpin und Traumeel S in der Prophylaxe sowie a-Karotin und Vitamin E zur Beschleunigung der Abheilung von Mukositiden eingesetzt. Ausreichende Daten für eine generelle Empfehlung liegen jedoch nicht vor.

Gastritisprophylaxe: Gabe von Ranitidin oder Omeprazol zur Prophylaxe epigastrischer Schmerzen unter CMF-Therapie sowie bei vorbestehenden gastritischen Beschwerden, Sodbrennen oder Auftreten dieser Symptome unter Chemotherapie.

Prophylaxe der radiogenen Enteritis: Sulfasalazin 2 × 500 mg p. o. minimiert die Inzidenz und die Schwere der radiogenen Enteritis. Unter Sucralfat, 5-ASA, Mesalazin, Olsalazin konnte keine prophylaktische Wirkung gegen die radiogene Enteritis nachgewiesen werden.

Therapie der radiogenen Proktitis Bei rektalen Blutungen bei chronisch radiogener Proktitis können Sucralfat-Klysmen empfohlen werden. Weitergehende Therapie bei manifesten Symptomen:
- Betupfen von Ulzera mit Betaisadona®- oder Stomatitislösung.
- Lokale Schmerztherapie mit visköser Lidocainlösung (insbesondere vor dem Essen). Bei Bedarf auch systemische Schmerztherapie mit Morphinpräparaten.
- Bei sekundären Pilzinfektionen Mundspülungen mit Amphotericin B.
- Bei HPV-induzierten Ulzera systemische Gabe von Aciclovir.
- Bei nekrotisierender Stomatitis Breitbandantibiotika mit Wirkung auch gegen Anaerobier.
- Bei ausgeprägter Mukositis und gleichzeitig bestehender Neutropenie Einsatz von G-CSF oder GM-CSF insbesondere auch in den Folgezyklen.

9.4.6 Diarrhö

Definition Gehäufte Stuhlentleerung, verminderte Stuhlkonsistenz.
Schweregrade ▶ Tab. 9.29

Tab. 9.29 Schweregrade der chemotherapieinduzierten Diarrhö (CTC Kriterien)	
Grad 1	Bis zu 3 zusätzliche Stuhlentleerungen
Grad 2	4–6 zusätzliche Stuhlentleerungen
Grad 3	≥ 7 zusätzliche Stuhlentleerunge pro Tag i. v. Flüssigkeitsgabe, Hospitalisierung
Grad 4	Lebensbedrohlich

Pathogenese Entzündliche Veränderungen der Darmschleimhaut mit gestörter Flüssigkeitsreabsorption. **Cave:** Ausschluss einer Infektion mit *Clostridium difficile*.

Therapie
- Symptomatische Therapie, sofern infektiöse Genese v. a. mit Clostridien unwahrscheinlich oder ausgeschlossen ist (▶ Tab. 9.30).
- Abhängig von Allgemeinzustand und Fähigkeit zur oralen Flüssigkeitsaufnahme muss bei persistierenden Beschwerden eine stationäre Betreuung erfolgen.

Tab. 9.30 Stufenschema zur Behandlung der chemotherapieinduzierten Diarrhö	
Level I	Loperamid 4 mg p. o., Wiederholung nach jedem flüssigen Stuhlgang
Level II	Opiumtinktur 3–4×0,6–1,2 ml/d
Level III	Octreotid 3×100 µg/d s. c.

9.4.7 Hämorrhagische Zystitis

Definition Eine NW von Cyclophosphamid und Ifosfamid ist die hämorrhagische Zystitis. Hier können Mikro- und Makrohämaturien bis hin zur Blasentamponade auftreten.

Prophylaxe Bei den entsprechenden Chemotherapeutika sollten eine großzügige Flüssigkeitszufuhr während der Therapie sowie die Applikation von Uromitexan erfolgen. Dosierung von Uromitexan:

- 20 % der Zytostatikadosis in Gramm i.v. als Vorlauf, nach 4 und 8 h **oder**
- 20 % der Zytostatikadosis in Gramm i.v. als Vorlauf und 40 % in Gramm p.o. nach 2 und 6 h.

Ob die Applikation von Uromitexan bei den üblich dosierten CMF- oder EC-Schemata zur Therapie des Mammakarzinoms nötig ist, ist fraglich (Hensley et al. 2009). Sie wird aktuell jedoch weiterhin praktiziert.

Therapie Sollte es trotz prophylaktischer Maßnahmen zu Blasenblutungen kommen: Therapieabbruch, reichlich Flüssigkeitszufuhr und Alkalisierung des Urins als erste therapeutische Maßnahmen. Bei starken Blutungen sollte zügig ein Urologe hinzugezogen werden.

9.4.8 Hauttoxizität

Unspezifische Hautveränderungen

Ätiologie Verschiedene Zytostatika, z.B. Docetaxel. Besonders bei anthrazyklin- und taxanhaltigen Therapien kommt es regelmäßig zur kompletten Alopezie.

Klinik z.B. Hautverfärbungen, Exantheme, Urtikaria, Fotosensibilität, Nagelveränderungen, Follikulitiden und Pruritus. Sie sind selten bedrohlich, für die Pat. allerdings belastend.

Therapie Symptomatische Behandlung. Im Zweifelsfall dermatologische Vorstellung.
- Oberflächliche Phlebitiden nach Zytostatika-Infusionen: lokale Therapie z.B. mit Diclofenac-Gel oder Heparin-Creme.
- Alopezie: Obwohl diese medizinisch unbedenklich und fast immer reversibel ist, ist der Haarverlust eine der für die Pat. am stärksten belastenden NW. Deshalb sollte sie schon zu Beginn des 1. Therapiezyklus mit einer geeigneten Perücke versorgt sein. Hilfsmittel wie Kühlhauben haben sich nicht bewährt.

Hand-Fuß-Syndrom

Definition Es handelt sich um eine Hautveränderung mit Rötung, Hautschuppung und Blasenbildung, die dosisabhängig zunimmt. Die Hautveränderungen heilen nach Unterbrechung der Chemotherapie in der Regel vollständig ab.

Ätiologie Die palmoplantare Erythrodysästhesie (Hand-Fuß-Syndrom) tritt hauptsächlich bei Capecitabin und pegyliertem Doxorubincin seltener und in etwas differentem Erscheinungsbild auch bei Docetaxel auf.

Pathogenese Diese Art der Hauttoxizität tritt typischerweise auf, wenn es zu einer verlängerten Substanzexposition kommt, sei es durch kontinuierliche orale Zufuhr, Dauerinfusion über mehrere Tage oder liposomale Zubereitung mit dadurch langer Zirkulationszeit. Die Hautreaktionen könnten durch Verletzungen kleinster Gefäße mit nachfolgender Gewebeschädigung durch lokalen Austritt des Zytostatikums unter mechanischer Beanspruchung erfolgen.

Epidemiologie Die in der Fachinformation empfohlene Anfangsdosierung von Capecitabin bei Monotherapie beträgt 2 × 1.250 mg/m^2/d für 14 Tage alle 3 Wochen. Ein Hand-Fuß-Syndrom trat bei dieser Dosierung bei 20–60 % der Pat. auf, als Grad-III/IV-Toxizität bei 8–24 %. Prädiktoren, die das Auftreten dieser Komplikation voraussagen könnten, sind nicht bekannt.

Klinik ▶ Tab. 9.31

Tab. 9.31 Schweregrad des Hand-Fuß-Syndroms	
Grad	Befunde
1	Leichte Hautrötung ohne Schmerzen, leichtes Kribbeln in den Händen
2	Hautrötung, Schwellung, brennende Schmerzen an Handflächen/Fußsohlen, keine Funktionseinschränkung
3	Blasenbildung, flächige Erosionen, schmerzhafte Ödeme v. a. der Fingerkuppen mit Funktionseinschränkung

Prophylaxe
- Intensive Hautpflege v. a. Hände und Füße mit Lanolin- oder harnstoffhaltigen Salben
- Vermeiden von Kontakt mit heißem Wasser (Bäder, Geschirrspülen, Waschen)
- Vermeiden enger Kleidung (enge Schuhe, Gurte, BHs, enge Hosen/Slips)
- Vermeiden übermäßiger Aktivität mit Händen und Füßen (Joggen, Handarbeit)
- Vermeiden von intensivem Waschen und Reiben der Haut
- Beim ersten Anzeichen von Rötung: kühlende Maßnahmen (Cold packs, kühlende Bäder)

Therapie

✓ Wesentlich ist, bereits auf die Frühsymptome der Hauttoxizität zu reagieren.

- Intensivierung der zur Prophylaxe empfohlenen Maßnahmen.
- Aussetzen der Therapie mit Dosisreduktion nach Abklingen der Toxizität (▶ Tab. 9.32). Eine begründet erfolgte Dosisreduktion sollte beibehalten werden. Retrospektive Auswertungen innerhalb und außerhalb von Therapiestudien zeigten, dass eine Dosisanpassung von Capecitabin auf 2.000 mg/m²/d primär (nach aggressiven Vortherapien und bei älteren Patientinnen) oder sekundär (nach Therapieunterbrechung wegen Toxizität) ohne Verlust der Effektivität möglich war und dass so eine deutliche Verbesserung des Toxizitätsprofils erreicht werden konnte.
- Bei juckender Hautrötung und schmerzhafter Blasenbildung steht nach differenzialdiagnostischem Ausschluss spezifischer Infektionen die topische, selten auch eine kurzfristige systemische Gabe von Prednison 150 mg/d für 3 Tage neben kühlenden Maßnahmen im Vordergrund. Auch hier sollte in den Folgezyklen eine Dosisreduktion erfolgen.

Tab. 9.32 Dosismodifikation von Capecitabin bei Hauttoxizität			
	Toxizität Grad 1	Toxizität Grad 2	Toxizität Grad 3
1. Mal	Weiter ohne Dosisänderung	• Pausieren bis Toxizität Grad 0–1 • Keine Dosisreduktion	• Sonstige Toxizität? • Sonstige Therapieoptionen? • Pausieren bis Toxizität Grad 0–1 • Dosisreduktion auf 75% der Ausgangsdosis

Tab. 9.32 Dosismodifikation von Capecitabin bei Hauttoxizität *(Forts.)*

	Toxizität Grad 1	Toxizität Grad 2	Toxizität Grad 3
2. Mal		• Pausieren bis Toxizität Grad 0–1 • Dosisreduktion auf 75 % der Ausgangsdosis	• Pausieren bis Toxizität Grad 0–1 • Dosisreduktion auf 50 % der Ausgangsdosis
3. Mal		• Pausieren bis Toxizität Grad 0–1 • Dosisreduktion auf 50 % der Ausgangsdosis	• Therapieabbruch
4. Mal		• Therapieabbruch	

Paravasat

Definition Gewebeschädigung durch akzidentielle paravasäre Zytostatika-Applikation.

Klinik Das Ausmaß ist abhängig von Substanzklasse und -menge. Es können Veränderungen von Hautreizungen bis hin zu Ulzerationen unterschiedlichen Ausmaßes auftreten (▶ Tab. 9.33).

Tab. 9.33 Risiko für Toxizität bei Paravasation in Abhängigkeit vom applizierten Zytostatikum

Hohes Risiko für Ulzera	Hautreizungen, Ulzera selten	Keine/geringe Toxizität
Cisplatin (>0,4 mg/ml) Dactinomycin Docetaxel Doxorubicin Epirubicin Mitomycin C Mitoxantron Vinorelbin	Carboplatin Cisplatin (<0,4 mg/ml) Liposomale Anthrazykline Etoposid Paclitaxel	Bleomycin Cyclophosphamid Fluorouracil Gemcitabin Liposomales Anthrazyklin Methotrexat Monoklonale Antikörper

Prophylaxe
- Gewährleistung eines sicheren i. v. Zugangs und regelmäßige Kontrolle während der Infusion.
- Die Pat. muss auf das Paravasatrisiko hingewiesen und aufgefordert werden, Brennen, Schmerzen, Rötung, Schwellung und andere Auffälligkeiten sofort zu melden.
- Bei Kombinationschemotherapien toxischste Substanz stets zuerst infundieren, sofern diese Applikationsreihenfolge den Therapieerfolg nicht beeinträchtigt.
- Bei peripherer Applikation von Vinorelbin auf Applikationszeit < 10 Min. achten, da sonst häufig schmerzhafte Phlebitiden. Alternativ Anlage eines Portsystems.
- Anlage eines vollständig implantierbaren Portsystems, wenn der Bedarf einer zytostatischen oder anderen Infusionstherapie auf längere Sicht abzusehen ist oder die peripheren Venenverhältnisse für wiederholte Infusionen ungeeignet sind. Meist subklavikulär gelegener venöser Katheter und an Muskelfaszien fixiertes Reservoir. Letzteres ist mit speziellen Kanülen durch eine Silikon- oder

9.4 Supportive Therapie in der gynäkologischen Onkologie

Gummimembran nach Palpation transkutan zu punktieren. Portsysteme werden unter sterilen Bedingungen in Lokalanästhesie oder Kurznarkose gelegt.

Therapie Allgemeines Vorgehen:
- Injektion/Infusion abbrechen, Kanüle belassen
- So viel Paravasat wie möglich durch die liegende Kanüle aspirieren
- Bei ausgedehntem Paravasat Flüssigkeit von allen Seiten aspirieren
- Kreislaufsituation der Pat. überprüfen
- Paravasat und eingeleitete Therapiemaßnahmen exakt dokumentieren
- Evtl. frühzeitig einen Chirurgen/Dermatologen hinzuziehen
- Weitere Therapiemaßnahmen ▶ Tab. 9.34
- Paravasatstelle beobachten (Pat. wieder einbestellen)

Tab. 9.34 Arzneimittelorientierte Therapiemaßnahmen bei Paravasat	
Epirubicin, Doxorubicin	• Dexrazoxan für 3 d; Tag 1 + 2 1.000 mg/m² KOF; Tag 3 500 mg/m² KOF
Liposomales Doxorubicin	• Trockene Kühlung initial 1 h, dann mehrmals täglich 15 Min. • Keine DMSO-Lösung
Mitomycin C Cisplatin	• Trockene Kühlung initial 1 h, dann mehrmals täglich 15 Min. • DMSO-Lsg. 4 x/d für 7 d • Ggf. frühzeitig chirurgische Vorstellung
Mitoxantron	• Trockene Kühlung initial 1 h, dann mehrmals täglich 15 Min. • Ggf. frühzeitig chirurgische Vorstellung
Taxane	• Hyaluronidase 150–900 IE in 3–6 ml über Kanüle oder sternförmig s. c.
Vincaalkaloide	• Hyaluronidase 150–900 IE in 3–6 ml über Kanüle oder sternförmig s. c. • Trockene Wärme 4 x/d für 20 Min. über 2 d

Anthrazyklinparavasate
Die Behandlung mit Dexrazoxan hat ihre Wirkung in zwei prospektiven multizentrischen klinischen Studien bewiesen. Dexrazoxan verhindert die Progression der Anthrazyklin-Extravasation, die sonst zu Geschwürbildung und Nekrose führen und chirurgische Eingriffe erforderlich machen kann.
- Dexrazoxan wird über 1–2 h als i. v. Infusion in eine Vene einer anderen Extremität/Fläche als der von der Extravasation betroffenen Extremität gegeben.
- Die erste Infusion so bald wie möglich und innerhalb der ersten 6 h nach dem Vorfall einleiten.
- Empfohlene Dosis 1.000 mg/m² KOF an den Tagen 1 und 2 sowie 500 mg/m² KOF am Tag 3.

9.4.9 Allergische Reaktionen

Epidemiologie Allergische Reaktionen (Hautveränderungen, Hypotonie, Dyspnoe) unter zytostatischer Therapie treten bei ca. 5 % aller Patientinnen auf, sind jedoch selten ein Grund zum Therapieabbruch.

Paclitaxel ist aufgrund der enthaltenen Lösungsvermittler (Cremophore) bei Applikation ohne Prämedikation mit einer hohen Inzidenz anaphylaktoider Reaktionen vergesellschaftet. Diese treten meist während der ersten beiden Applikationen kurz nach Infusionsbeginn auf (allergische Reaktion vom Soforttyp) und sind am ehesten auf eine Histaminfreisetzung durch die Wirksubstanz selbst oder ihren Träger zurückzuführen.

Prophylaxe   Eine Prämedikation mit Dexamethason, Ranitidin 50 mg i. v. und Dimetinden 4 mg i. v. kann diese Reaktion (u. a. bei Paclitaxel in Kombination mit einer langsamen Infusion) in vielen Fällen verhindern.

Das seit 2008 zugelassene Nab-Paclitaxel kommt aufgrund der Formulierung als Lyophilisat mit Bindung an Albumin-Nanopartikel ohne Lösungsvermittler aus und verursacht daher kaum allergische Reaktionen. In der gynäkologischen Onkologie bezieht sich die Zulassung auf die Behandlung des metastasierten Mammakarzinoms. Bei Paclitaxel-Unverträglichkeit kann ggf. ein Off Label-use in anderen Indikationen erwogen werden.

Therapie   Bei einer allergischen Reaktion gelten die üblichen Therapiemaßnahmen:
- Infusion abstellen
- Intravenöse Volumensubstitution
- Kontrolle der Vitalparameter
- Ggf. Therapie mit Glukokortikoiden, Antihistaminika, Bronchodilatatoren, Vasokonstriktoren

✓
- Je nach Ausprägung der Reaktion kann die Zytostatika- oder Trastuzumab-Infusion nach einer 1-bis 2-stündigen Unterbrechung mit einer verdoppelten Infusionszeit wieder begonnen werden.
- Nach einer ausgeprägten Überempfindlichkeitsreaktion ist die weitere Paclitaxel-Therapie unter strenger Überwachung und ausreichender supportiver Medikation prinzipiell zwar möglich, muss jedoch individuell indiziert werden.
- Bei allergischer Reaktion nach mehrfacher Gabe eines Zytostatikums (z. B. Carboplatin) sollte von einer erneuten Exposition abgesehen werden.

9.4.10 Neurotoxizität

Unter Chemotherapie können unterschiedlichste neurotoxische Komplikationen auftreten wie zerebelläre Symptome, Hirnnervenlähmungen, autonome Dysfunktionen und Enzephalopathien. Diese sind bis auf die periphere Neuropathie und die akute Enzephalopathie unter Ifosfamid selten.

Periphere Neuropathie

Einteilung   Die Schädigung peripherer Nerven mit daraus resultierenden funktionellen Störungen wird abhängig von der klinischen Symptomatik in eine sensorische und eine motorische Neuropathie (PN) unterteilt.

Pathogenese   Eine periphere Neuropathie wird durch morphologische oder funktionale Störungen peripherer Nerven (primär Axone und/oder Myelinscheiden betreffend) verursacht. Zytotoxische Substanzen, die Mikrotubuli-stabilisierend wirken, wie Taxane und Epothilone, verhindern den aktiven Transport von Proteinen und weiteren, für die Nervenfunktion wesentlichen Substanzen entlang der Axone.

Ätiologie
- Mikrotubuli-stabilisierenden Substanzen (MTSA) führen dosisabhängig bei bis zu 30 % der Patientinnen zu einer PNP Grad 3 oder 4. Nach Absetzen der Therapie gehen die Symptome allmählich zurück, teilweise erst nach Monaten. Ein vollständiges Verschwinden der Beschwerden kann jedoch nicht immer erwartet werden.
- Unter Paclitaxel werden PNP-Beschwerden häufiger beobachtet als unter Docetaxel. Die Symptomatik hängt von der eingesetzten Dosis pro Zyklus, dem gewählten Regime, der kumulativen Dosis und der Infusionsdauer sowie von Begleiterkrankungen ab, wie einer diabetischen oder ethanoltoxischen Neuropathie. Konkret wurden bei einer Dosierung von Paclitaxel mit 250 mg/m^2 alle 3 Wo. bei 33 % der Pat. eine sensorische PNP Grad 3/4 beobachtet, bei 19 % der Pat. mit der Dosierung 210 mg/m^2 und bei 7 % der Patientinnen mit der Dosierung 175 mg/m^2. Für das wöchentliche Regime mit Paclitacel 80 mg/m^2 im Vergleich zur dreiwöchentlichen Gabe mit 175 mg/m^2 ist das Auftreten einer sensorischen PNP Grad 3/4 für 19 % gegenüber 12 % der Pat. beschrieben worden.

Klinik
- **Sensorische Neuropathie:** Kribbelparästhesien, Taubheitsgefühl und Schmerzen in Händen und Füßen mit Ausbreitung von distal nach proximal (betreffen zuerst Zehen und Finger in socken- bzw. handschuhartiger Verteilung). Untere Extremität und v. a. Fußsohlen i. d. R. am stärksten betroffen. Feinmotorische Fähigkeiten können eingeschränkt sein (Knöpfe schließen).
- **Motorische Neuropathie:** Muskelschwäche, die ebenfalls vornehmlich die untere Extremität betrifft. Seltener und meist leichtere Form.

✓ Davon abzugrenzen sind 2–4 Tage nach Taxan-Infusion anfallsartig auftretende Muskel- und Knochenschmerzen an der unteren Extremität.

Diagnostik
- Körperliche Untersuchung: Verlust des Vibrationsempfindens, oft einhergehend mit einem verminderten Temperaturempfinden. Muskeleigenreflexe schwächer oder verschwunden. Bei Grad 3/4 Neuropathie ist häufig auch der Lagesinn gestört.
- Zur Beurteilung der Ausprägung der taxaninduzierten Neuropathie eignet sich neben den CTC-Kriterien (▶ Tab. 9.35) ein taxanspezifischer FACT-Fragebogen, der besonders die Beeinträchtigung der Lebensqualität durch die therapiespezifische Toxizität berücksichtigt.

Therapie
- MTSA-induzierte neuropathische Schmerzen und Kribbelparästhesien: Duloxetin 30 mg/d, Gabapentin 2 × 400 mg/d oder 3 × 300 mg/d, Venlafaxin 37,5 mg/d, Amitriptylin 10–50 mg/d oder Pregabalin.
- Vorliegende Studien erlauben eine moderate Empfehlung für den Einsatz von Duloxetin. Für die übrigen Substanzen ist die Datenlage insuffizient, der Einsatz kann jedoch erwogen werden.

Prophylaxe Da es bis heute keine Substanzen gibt, die außerhalb von Studien zur Prophylaxe der MTSA-induzierten Neuropathie empfohlen werden können, steht die Verhinderung der Ausprägung einer Grad-3/4-Neurotoxizität im Vordergrund. Dies erfordert die frühe Erkennung einer PNP (Grad 2), mit Aussetzen der MTSA-Therapie und Weiterführung mit reduzierter Dosis erst nach Rückgang der PNP auf eine Grad-1-Toxizität.

Tab. 9.35 Schweregrad der peripheren Neuropathie

	Grad 1	Grad 2	Grad 3	Grad 4
Sensorische Neuropathie	Parästhesien ohne Funktionseinschränkung, Verlust der Muskeleigenreflexe	Parästhesien oder sensorische Störungen, die sich funktionell bemerkbar machen ohne wesentliche Beeinträchtigung der Aktivitäten des täglichen Lebens	Parästhesien oder sensorische Störungen mit Beeinträchtigung der Aktivitäten des täglichen Lebens, z. B. Gangunsicherheit	Schwerbehindert
Motorische Neuropathie	Asymptomatisch, Muskelschwäche bei klinischer Untersuchung	Symptomatische Muskelschwäche ohne wesentliche Beeinträchtigung der Aktivitäten des täglichen Lebens	Muskelschwäche mit Beeinträchtigung der Aktivitäten des täglichen Lebens, Stütze beim Gehen erforderlich	Schwerbehindert, z. B. Lähmung

9.4.11 Fertilitätserhalt bei Mammakarzinom

Bedeutung Ungefähr 15 % der Mammakarzinome treten vor dem 45. Lj. auf. In Verbindung mit der häufig erst nach dem 35. Lj. abgeschlossenen Familienplanung sowie dem breiten Einsatz von zytotoxischen und endokrinen Therapien im Rahmen der Brustkrebstherapie sehen sich hier eine Reihe von Brustkrebspat. mit einer frühzeitigen Ovarialinsuffizienz und der daraus resultierenden Infertilität konfrontiert. Zu beachten ist auch, dass das Wissen um diese Problematik die Entscheidung im Hinblick auf die Therapie des Brustkrebses beeinflusst.

Die üblicherweise in der Brustkrebstherapie als Kombinationspartner eingesetzte alkylierende Substanz Cyclophosphamid ist aufgrund ihrer Zellzyklus-unabhängigen Wirkung stark gonadotoxisch, da sie auch die ruhenden Primordialfollikel schädigt. Bei den meisten Untersuchungen wird die chemotherapieinduzierte Amenorrhö als Surrogatmarker für die Infertilität herangezogen. Vorübergehende Blutungsstörungen unter und nach Chemotherapie sind häufig, in Abhängigkeit vom Alter und den eingesetzten Substanzen darf jedoch bei Pat. < 40 J. in der Mehrzahl der Fälle mit einem Wiedereinsetzen der Mensesblutungen gerechnet werden (bei CMF in 60–70 %, nach FEC in 80 %). Dennoch muss auch dann von einer reduzierten ovariellen Reserve ausgegangen werden, wie Messungen der Inhibinspiegel in diesem Kollektiv gezeigt haben. Anthrazykline und Taxane sind gonadotoxisch.

Tamoxifen führt nicht zu einem Verlust an Primordialfollikeln, jedoch ist seine Anwendung mit dem Verschieben einer Schwangerschaft um 5 J. verbunden.

- Über das Risiko und die möglichen Folgen einer Ovarialinsuff. sollte jede Pat. informiert werden.
- Frauen < 40 J. sollten bei bestehendem Kinderwunsch über die Optionen des Fertilitätserhaltes informiert werden.
- Für die Dauer einer zytostatischen Therapie ist eine wirksame Antikonzeption (z. B. Intrauterinpessar, Kondome) erforderlich, da bei sämtlichen Chemotherapeutika teratogene und mutagene Eigenschaften zu vermuten sind. Eine sichere Antikonzeption sollte daher auch für mind. 6–12 Mon. nach Chemotherapie gewährleistet sein.

Diagnostik Die Diagnose einer Ovarialinsuff. wird bei zweimaliger Messung von FSH über 40 mIU/ml gestellt. Zur Beurteilung der Fertilität können FSH-Spiegel am 2. oder 3. Zyklustag herangezogen werden. Liegen diese oberhalb von 12–20 mIU/ml sind die Schwangerschaftsraten extrem niedrig.

Optionen des Fertilitätserhalts

GnRH-Analoga zur Ovarprotektion unter Chemotherapie Zum Einsatz von GnRH-Analoga zur Ovarprotektion unter Chemotherapie liegen Phase-II-Studien mit einem Wiedereinsetzen der Menstruation bei 83–96 % der Pat. nach Chemotherapie vor, bei jedoch aktuell noch kurzen Nachbeobachtungszeiträumen. Entsprechende Phase-III-Studien nehmen aktuell Patientinnen auf. Es wird hier ein GnRH-Analogon z. B. Goserelin 2 Wo. vor Beginn bis 4 Wo. nach Abschluss der Chemotherapie appliziert.

Aufgrund der geringen Datenlage und v. a. dem ausstehenden Nachweis einer verbesserten Schwangerschaftsrate wird vom routinemäßigen Einsatz dieser Therapie abgeraten. Insbesondere auch bei Patientinnen mit hormonsensitivem Mammakarzinom, das chemotherapiert werden soll, ist Zurückhaltung in Bezug auf eine parallel zur Chemotherapie laufende endokrine Therapie geboten, da ein negativer Einfluss auf die Effektivität einer Chemotherapie nicht sicher ausgeschlossen werden kann.

Assistierte Reproduktion

Die **embryonale Kryokonservierung** ist eine etablierte Methode. Ein fester Partner und etwa vier Wochen Zeit vor Beginn der Chemotherapie sind erforderliche Voraussetzungen. Die typische IVF beinhaltet eine Ovarstimulation mit Gonadotropinen nach Hypophysen-Downregulation. Da die hier auftretenden Estradiolspiegel 10- bis 15-fach höher sind als in einem natürlichen Zyklus, sollte dieses Vorgehen bei Pat. mit Brustkrebs vermieden werden. Als Alternative stehen Stimulationsprotokolle mit Tamoxifen oder dem Aromatasehemmer Letrozol teilweise auch in Kombination mit niedrig dosiertem FSH zur Verfügung. Kritisch muss auf bisher nicht vorhandene Langzeitergebnisse betreffend der Sicherheit für Mutter und Kind hingewiesen werden.

Die **Kryokonservierung von Oozyten** ist technisch schwieriger und bisher mit 3- bis 4-mal schlechteren Schwangerschaftsraten einhergehend als die embryonale Kryokonservierung – die Geburtenrate liegt bei ca. 2 % pro Oozyte. Eine Ovarstimulation ist dafür ebenfalls erforderlich. Somit sollte diese Option Patientinnen ohne festen Partner vorbehalten bleiben.

Bisher wird bei der **Kryokonservierung von Ovarialgewebe** die Primordialfollikel enthaltende Rinde in dünnen Schnitten kryokonserviert. Das Ovargewebe hierfür wird laparoskopisch gewonnen. Die Reimplantation erfolgt orthotop im kleinen Becken oder subkutan heterotop (Unterarm, suprasymphysär – leichter zugänglich). Für diese Methode sind bisher 5 Fallberichte in Deutschland mit Embryogewinnung bzw. Schwangerschaften nach Stimulation des wiederaufgetauten reimplantierten Ovarialgewebes beschrieben.

> **!** Das theoretische Risiko der Übertragung okkulter Metastasen im kryokonservierten Ovargewebe muss mit der Pat. besprochen werden, v. a. auch bei BRCA-1- und BRCA-2-Trägerinnen mit erhöhtem Ovarialkarzinomrisiko.

9.4.12 Klimakterische Beschwerden

Onkologische Therapien von gynäkologischen Karzinomen oder Brustkrebs führen zu oder verstärken für zahlreiche Pat. Symptome und Krankheitsbilder des Östrogenmangels. Im Vordergrund stehen die Knochendichteminderung, vasomotorische Beschwerden, depressive Verstimmungen und eine urogenitale Atrophie.

Im Allgemeinen ist bei dieser Symptomatik eine Östrogensubstitution für einen limitierten Zeitraum (1–5 Jahre) Therapie der Wahl. Sollte hierauf bei hormonabhängig wachsenden Tumoren v. a. bei Brustkrebspat. verzichtet werden, können im Folgenden aufgeführte Alternativen zu Einsatz kommen.

Prävention der Knochendichteminderung Kalziumaufnahme von 1 g/d (wird zumeist mit Nahrung erreicht), Vit.-D-Substitution 800–1.000 IU/d, körperliche Aktivität, Muskelaufbau.

Osteoporosetherapie T-Score < –2,0, klinische Manifestationen:
- Zusätzlich Bisphosphonate (z. B. Alendronat 1 × 70 mg/Wo., Risedronat 1 × 35 mg/Wo.), vermindern die vertebrale Frakturrate bei Osteoporosepat. um bis zu 50 %. Auch für die üblicherweise bei Knochenmetastasen eingesetzten Bisphosphonate Zoledronsäure und Ibandronat ist eine die Knochendichte erhöhende Wirkung beschrieben.
- Der seit 2011 zugelassene IgG2-anti-RANKL-Antikörper Denosumab, vermindert im Rahmen der Osteoporosetherapie das Frakturrisiko in einer ähnlichen Größenordnung wie Zoledronsäure (Denosumab 60 mg s. c. alle 6 Mon.).
- Weitere Medikamente, die bei entsprechender Indikation auch zur Prävention und Therapie der Osteoporose eingesetzt werden können, sind Tamoxifen und Raloxifen.
- Eine deutliche Verminderung der Frakturrate konnte auch unter Calcitonintherapie (nasale oder subkutane Applikation) beobachtet werden.

> ✓ Insbesondere bei Therapie mit Aromataseinhibitoren sollte auf eine jährliche Knochendichtemessung und je nach Befund auf eine Osteoporoseprophylaxe bzw. -therapie geachtet werden.

Vasomotorische Beschwerden Üblicherweise werden klimakterische Beschwerden mit einer zeitlich begrenzten Östrogensubstitution behandelt. Gerade auch die vasomotorischen Symptome sprechen auf diese Therapie gut an. Bei östrogenabhängig wachsenden Tumoren – v. a. dem hormonsensitiven Mammakarzinom – sollte dieser therapeutische Weg gemieden werden. Hier stehen als Alternativen Venlafaxin (Serotonin-Noradrenalin-Wiederaufnahmehemmer), Clonidin, Gabapentin und Gestagene zur Verfügung:
- **Venlafaxin:** bessert in einer Dosierung von 75 mg/d die vasomotorischen Beschwerden um etwa 60 % im Vergleich zu den Ausgangswerten. NW: Mundtrockenheit, Übelkeit und Verstopfung. **Cave:** Bei gleichzeitiger Tamoxifengabe sollten Paroxetin und Fluoxetin nicht eingesetzt werden, da hierdurch die Bildung eines aktiven wesentlichen Metaboliten von Tamoxifen supprimiert wird.
- **Clonidin:** zentral wirksamer alpha-Agonist, kann bei Frauen mit vorbestehender Hypertonie als Medikament der 1. Wahl erwogen werden. Die Studienergebnisse reichen von fehlendem Effekt bis zu Symptomverbesserung um 80 % im Vergleich zu einem Placeboeffekt von 36 %. Oral wird Clonidin mit

0,1–0,4 mg/d dosiert. In einer Untersuchung war Clonidin auch bei Tamoxifen-induzierten Beschwerden wirksam. NW: Blutdrucksenkung, Mundtrockenheit, Schwindel und Verstopfung.
- **Gabapentin:** Mehrere Untersuchungen belegen die Wirksamkeit bei vasomotorischen klimakterischen Beschwerden. Auch hier handelt es sich um eine Off Label-Anwendung. Dosierung für diese Indikation 900 mg/d. Behandlungsbeginn einschleichend. In einer Arbeit wurde unter einer abendlichen Dosierung von 300–600 mg/d die Reduktion der nächtlichen Hitzewallungen beschrieben.
- **Gestagen:** bei Brustkrebspat. kontraindiziert, da die Rolle der Gestagene in Bezug auf eine Stimulation des Tumorzellwachstums aktuell unklar ist.
- **Pflanzliche Präparate:** Bei der Bewertung der vorhandenen Studien muss beachtet werden, dass auch durch Placebo eine klinische Verbesserung der Symptome um ca. 30 % erreicht werden kann. Auch pflanzliche Präparate (Salvysat Bürger®, Remifemin®) können versucht werden, ein klarer Vorteil gegenüber Placebo ist jedoch nicht gesichert. Auch weitere pflanzliche Präparate wie Sojaprodukte, Isoflavone, Roter Klee und weitere haben bisher keinen Vorteil gegenüber Placebo zeigen können.

Urogenitale Atrophie Die lokale Applikation von Estriol (Oekolp®, Ortho-Gynest®, Ovestin®, o. Ä. als Vaginalcreme oder Ovula) in niedriger Dosierung erscheint auch bei hormonrezeptorpositivem Brustkrebs trotz geringer systemischer Östrogenspiegel unter dieser Therapie vertretbar. Eine Aufklärung der Pat. über den Off Label-use sollte erfolgen. Bei Dyspareunie können zusätzlich Gleitmittel eingesetzt werden.

9.4.13 Obstipation

Definition Verzögerung der Magen-Darm-Passage bis hin zum klinischen Bild eines Ileus.

Ätiologie Bei Karzinompat. in fortgeschrittenen Krankheitsstadien ist eine Obstipation meist multifaktoriell bedingt durch veränderte Nahrungs-/Flüssigkeitsaufnahme, Bewegungsmangel und iatrogene Faktoren (Opiate, Serotoninantagonisten, Anticholinergika, Vinorelbin, Taxane).

Diagnostik Ausschluss eines mechanischen Ileus.

Prophylaxe/Therapie
- Allgemeinte Maßnahmen: Mobilisierung, Erhöhung der Flüssigkeitsaufnahme.
- Bei Erstverordnung eines Morphinpräparates sollten routinemäßig auch Medikamente gegen Übelkeit und Obstipation zumindest in den ersten Therapietagen eingenommen werden, danach Einnahme nach Bedarf möglich.
- Prophylaxe: Laktulose, Movicol®, Natriumpicosulfat.
- Therapie: Natriumpicosulfat, Bisacodyl, Klysmen, Darmrohr, Amidotrizoesäure, Erythromycin.

9.4.14 Kardiotoxizität

Ätiologie Als kardiotoxisch gelten unter den Zytostatika vor allem die Anthrazykline. Hier ist eine von der kumulativen Dosis abhängige chronische irreversible Myokardschädigung häufig, die allerdings nur für einen Teil der Patientinnen klinisch manifest wird.

Klinik Es gibt unterschiedliche Manifestationen kardialer Toxizität unter Chemotherapien zu beachten. Auftreten können v. a. Herzrhythmusstörungen, eine chronische Kardiomyopathie, eine Perikarditis und koronare Spasmen (▶ Tab. 9.36).

Tab. 9.36 Kardiale Nebenwirkungen von Zytostatika

Substanzen	Symptomatik	Bemerkungen
Anthrazykline	Herzrhythmusstörungen	Häufig (40 %), während oder kurz nach Infusion, kein Prädiktor einer späteren Kardiomyopathie
	Subakute Perimyokarditis	Sehr selten, Symptome nach 4–8 Wo.
	Chronische Kardiomyopathie mit manifester Herzinsuffizienz	Dosisabhängige Spättoxizität, Symptome nach Monaten bis Jahren, etwa 1 % der Patientinnen betroffen, bei Risikofaktoren häufiger
Trastuzumab (Herceptin®)	Kardiomyopathie, kardiale Dysfunktion	Keine morphologische Myokardschädigung, dosisunabhängig, reversibel
Capecitabin/5-FU	Koronarspasmen, Myokardischämie	Häufigkeit etwa 2 %
Paclitaxel	Bradykardie, Hypotonie	Selten, Hypersensitivität auf Lösemittel, Prämedikation!
Bevacizumab (Avastin®)	Hypertonie	
Cyclophosphamid/Ifosfamid	Kardiomyopathie	Bei Hochdosis
Cisplatin, Vinkaalkaloide	Myokardischämie	

Risikofaktoren für eine Kardiomyopathie
- Überschreiten der kumulativen Schwellendosis des jeweiligen Anthrazyklins (▶ Tab. 9.37).
- Kurze Applikationsdauer (Bolusgabe).
- Hohe Dosisintensität (dosisdichte Therapie, hohe Einzelgabe).
- Kardiale Vorerkrankungen, Hypertonie.
- Kombination mit Trastuzumab oder dualer Blockade mit Trastuzumab und Pertuzumab.
- Kombination mit Ifosfamid, Cyclophosphamid.

Tab. 9.37 Kumulative Schwellendosis der Anthrazykline (bei Überschreiten Anstieg der Kardiomyopathierate auf › 5 %)

	Kumulative Schwellendosis	Übliche Einzeldosis
Doxorubicin	500 mg/m²	50–75 mg/m² alle 3 Wo.
Epirubicin	900–1.000 mg/m²	60–100 mg/m² alle 3 Wo.
Mitoxantron	160 mg/m²	12–14 mg/m² alle 3 Wo.

✓ Die unter Trastuzumab/Pertuzumab v. a. nach einer Anthrazyklintherapie auftretende Kardiotoxizität darf i. d. R. als reversibel angesehen werden.

Prophylaxe
- Vor anthrazyklinhaltiger Chemotherapie individuelle Risikoeinschätzung: gezielte Anamnese, kardiale Abklärung mittels EKG und Echokardiografie (Bestimmung der LVEF – linksventrikuläre Ejektionsfraktion) und Rö-Thorax erfolgen.
- Kontraindikationen gegen eine anthrazyklinhaltige Therapie: Herzinsuffizienzen NYHA III und IV, Myokardinfarkt und KHK in der Anamnese. Eine Anthrazyklintherapie sowie eine Therapie mit Trastuzumab/Pertuzumab sollte i. d. R. nur bei einer LVEF > 50 % begonnen werden.
- Bei Überschreiten der Schwellendosis des jeweiligen Anthrazyklins und bei klinischer Symptomatik engmaschige klinische (Belastungsdyspnoe, ansteigende Pulsfrequenz, Gewichtszunahme) und echokardiografische Überwachung. Laborchemisch können Troponin-I-Spiegel und BNP (B-typisches natriuretisches Peptid) zu Risikoeinschätzung und Klassifizierung einer Kardiomyopathie herangezogen werden.
- Unter Trastuzumab-/Pertuzumabtherapie wird eine kardiologische Reevaluation in dreimonatigen Abständen empfohlen.

Prophylaxe der Kardiomyopathie   Bei manifesten Risikofaktoren wöchentliche Applikationsschemata oder Einsatz von liposomalen Anthrazyklinen (Caelyx®, Myocet®). Wirksamkeitsdaten liegen hier primär für das metastasierte Mamma- und Ovarialkarzinom vor, weshalb ein Einsatz in der Adjuvanz ausgewählten Einzelfällen vorbehalten bleiben sollte. Dexrazoxan (Zinecard®, intrazellulärer Eisenchelatbildner, Reduktion der oxidierenden und Radikale bildenden Einflüsse von Eisen) ist seit 2007 in Deutschland zur Vorbeugung chronischer kumulativer Kardiotoxizität durch Verwendung von Doxorubicin oder Epirubicin bei Pat. mit fortgeschrittener und/oder metastasierter Krebserkrankung nach vorheriger anthrazyklinhaltiger Behandlung zugelassen. Es handelt sich um einen intrazellulären Eisenchelatbildner, der durch Reduktion von oxidierenden und Radikale bildenden Prozessen die Kardiotoxizität einer Anthrazyklintherapie nachweislich deutlich senken kann. Auf der Negativseite stehen eine gewisse Erhöhung der Neutropenierate, eine fragliche Verminderung des Chemotherapieeffekts sowie eine fragliche Erhöhung des Zweitmalignomrisikos. Applikation:
- 30 Min. vor Anthrazyklingabe
- I. v. Infusion über 15 Min.
- Dosis: 20-faches der Doxorubicin-Äquivalenzdosis und dem 10-Fachen der Epirubicin-Äquivalenzdosis

Therapie   Bei Auftreten einer Herzinsuff. muss eine Anthrazyklintherapie bzw. eine Therapie mit Trastuzumab/Pertuzumab beendet werden. Abhängig vom Ausprägungsgrad kommen Mono- oder Kombinationstherapien mit ACE-Hemmern und Diuretika zum Einsatz. Eine Trastuzumab-/Pertuzumab-Therapie kann bei adäquater Therapie, Erholung der kardialen Funktionsparameter und individueller Risikoabwägung ggf. fortgesetzt werden.

Zum Vorgehen bei asymptomatischem LVEF-Abfall unter Trastuzumab-/Pertuzumabtherapie gibt es konkrete Empfehlungen (▶ Abb. 9.6).

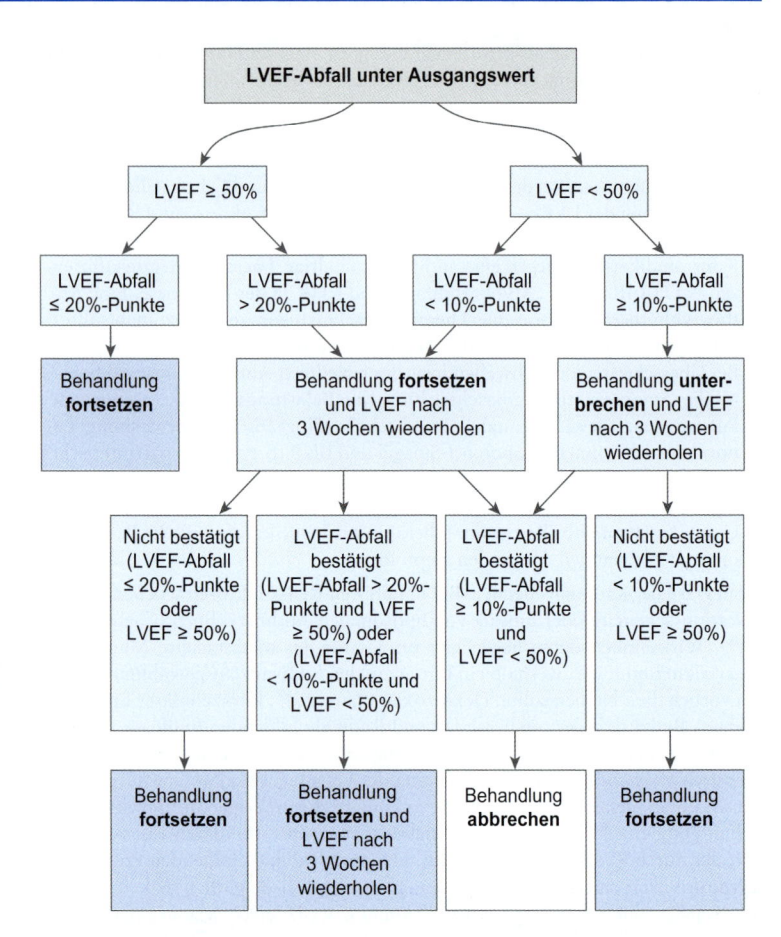

```
                    ┌─────────────────────────────┐
                    │ LVEF-Abfall unter Ausgangswert │
                    └─────────────────────────────┘
                         /                \
                  LVEF ≥ 50%          LVEF < 50%
                  /        \          /         \
        LVEF-Abfall   LVEF-Abfall  LVEF-Abfall  LVEF-Abfall
        ≤ 20%-Punkte  > 20%-Punkte < 10%-Punkte ≥ 10%-Punkte
```

Abb. 9.6 Vorgehen bei asymptomatischem LVEF-Abfall unter Trastuzumab/Pertuzumab (Kommission Mamma 2015)

9.4.15 Körperliche Aktivität und Ernährung bei Tumorpatientinnen

Die Einschränkung der körperlichen Leistungsfähigkeit onkologischer Patientinnen hat zahlreiche Ursachen: anatomische und funktionelle Veränderungen nach Operation und Strahlentherapie sowie Chemotherapiefolgen mit Anämie, Myopathie, Neuropathie, eingeschränkter LV-Funktion und Fatigue. Infolgedessen wird die gewohnte körperliche Aktivität reduziert, der sich daraus ergebende Muskelabbau führt zu weiterer Abnahme der Leistungsfähigkeit. Eng damit verbunden sind negative psychische und psychosoziale Auswirkungen.

Vorteile durch körperliche Aktivität Zahlreiche Studien belegen körperliche und psychische Vorteile sportlicher Aktivität während und nach konservativer Krebstherapie. Dokumentierte sind:

9.4 Supportive Therapie in der gynäkologischen Onkologie

- Verbesserung von Herz-Kreislauf-Funktionen
- Abnahme von Fettgewebe
- Zunahme von Muskelmasse, Kraft und Ausdauer
- Zunahme der Knochendichte
- Verbesserung der Beweglichkeit
- Positiv zu wertende Veränderungen im Fett- und Zuckerstoffwechsel
- Minderung von Fatigue-Beschwerden
- Verbessertes Körperselbstbild
- Verbesserung der Stimmungslage und einer Steigerung der Lebensfreude

Es gibt Daten, dass das Brustkrebsrisiko bzw. Rezidivrisiko durch körperliche Aktivität beeinflussbar ist, v. a. bei hormonrezeptorpositiven Tumoren.

Ein erhöhter Körpermasseindex (Adipositas) und geringe körperliche Aktivität führen zu einem erhöhten Brustkrebsrisiko. Ursächlich werden hier unter anderem erhöhte Östrogenwerte und erhöhte Insulinwerte diskutiert. Auch nach der Diagnose Brustkrebs gibt es Hinweise dafür, dass Adipositas und erhöhte Insulinwerte mit einem erhöhten Rezidivrisiko und einem verminderten Überleben einhergehen. Wenn in Untersuchungen eine Verbesserung des Überlebens durch körperliche Aktivität festgestellt wird, so lässt das natürlich nicht unmittelbar auf eine verminderte Brustkrebsrezidivrate schließen. Auch andere Erkrankungen werden nachgewiesenermaßen durch körperliche Aktivität positiv beeinflusst, wie Herzerkrankungen, Schlaganfall, Bluthochdruck, Alterszucker, Osteoporose, Depression und Darmkrebs.

Studienlage

In einer zusammenfassenden Bewertung von 34 Studien wurde in 26 eine Assoziation von Adipositas und Rezidivrisiko oder Überleben nach Mammakarzinom festgestellt. Einige Untersuchungen sprechen dafür, dass bereits eine leichte bis mittelgradige körperliche Aktivität mit deutlichen Vorteilen verbunden sein kann. So führte z. B. bereits ein zügiges Gehen von zwei Stunden pro Woche zu einer Verminderung des Brustkrebsrisikos um etwa 20 % bei postmenopausalen Frauen (▶ Tab. 9.38).

Tab. 9.38 Körperliches Training (nach Galvao und Newton 2005)

Übungsmodalität	Intensität	Häufigkeit/Wo.	Umfang	Ergebnis
Kardiovaskuläres Training	60–85 % MHF	3–5	20–60 Min.	Herz-Lungen-Funktion ↑ Insulinsensitivität ↑ Fettmasse ↓ Fatigue ↓
Widerstandstraining	50–80 % MK 6–12 X	1–3	1–4 Durchgänge/Muskelgruppe	Muskelmasse ↑, -kraft ↑ Knochendichte ↑ Fatigue ↓ Fettmasse ↓ Grundumsatz ↑

Tab. 9.38 Körperliches Training (nach Galvao und Newton 2005) *(Forts.)*				
Übungsmodalität	**Intensität**	**Häufigkeit/ Wo.**	**Umfang**	**Ergebnis**
Dehnübungen	10–30 s	2–3	2–4 Durchgänge/ Muskelgruppe	Beweglichkeit ↑

MHF = max. Herzfrequenz, MK = max.

Körperliches Training Die Anforderungen bei Trainingsbeginn (kurze Übungseinheiten, Intervalltraining) und im Trainingsverlauf müssen von der individuellen Belastbarkeit abhängig gemacht werden. Dennoch ist der Rat zur körperlichen Aktivität evidenzbasiert und sollte gegenüber onkologischen Patientinnen integraler Bestandteil des Nachsorgegesprächs sein. Die unterschiedlichen Übungsmodalitäten mit dem jeweilig anzustrebenden Übungseinsatz sind in ▶ Tab. 9.39 zusammengestellt. Zusätzlich können Krankengymnastik, physikalische Maßnahmen und Trainingsbeginn unter professioneller Aufsicht nach ärztlicher Begutachtung (kardiologische, sportmedizinische Abklärung) eingesetzt werden.

Tab. 9.39 Life-style-Empfehlungen für Pat. mit Brustkrebs in der adjuvanten Therapie		
Bereich	**Empfehlung**	**Datengrundlage**
Diät	Hohe Fettzufuhr vermeiden	Verbessertes rezidivfreies Überleben bei Reduktion des Fettanteils der Nahrung auf ca. 20 % (HR 0,76; 95 % CI 0,6–0,98) (Chlebowski et al. 2014)
Körperliche Aktivität	Mind. 2,5 h/Wo. moderate bis intensive körperliche Aktivität	Verbessertes Überleben bei 3–5 h/Wo. moderate körperliche Aktivität (RR 0,5, 95 %CI 0,31–0,82; Holmes et al. 2005)
Gewicht	Gewicht halten bei BMI ‹ 25, Gewicht reduzieren bei BMI › 25	Erhöhtes Rezidiv- und Mortalitätsrisiko bei übergewichtigen Frauen oder bei Gewichtszunahme › 5 kg nach der Diagnose

> ✓ **Einschränkungen für körperliche Aktivität**
> - Kontraindikationen: akute Erkr., fieberhafte Zustände, eine Thrombopenie ‹ 20.000–50.000/μl, ausgeprägte Anämie, neu aufgetretene Schmerzen und der Tag der Chemotherapieapplikation
> - Begleiterkr., wie KHK, chron. Lungenerkr., PAVK, Diabetes mellitus und Arthrosen bedürfen einer besonderen Berücksichtigung.

9.4.16 Fatigue

Fatigue-Symptome sind bei onkologischen Pat. häufig und treten nicht nur während oder unmittelbar nach zytostatischen Therapien oder bei fortgeschrittener Erkr. auf, sondern können die Lebensqualität betroffener Patienten auch nach adjuvanter Therapie über Jahre negativ beeinflussen.

Klinik Fatigue ausschließlich mit Müdigkeit zu übersetzen trifft das umfassende Leid dieses Beschwerdebildes nicht. Hinter diesem unspezifischen Beschwerdebild aus verminderter Leistungsfähigkeit, Antriebslosigkeit, niedergeschlagener Stimmung, Muskelschwäche und Ähnlichem können sich unterschiedliche Mechanismen verbergen, die eine entsprechende Symptomatik auslösen oder verstärken.

Kausale Therapie Diagnostiziert und spezifisch therapiert werden sollten Mangelernährung, Flüssigkeitsdefizit, Anämie, Depression, Schmerzen, umschriebene neuromuskuläre Einschränkungen, pulmonale, kardiale Grunderkr.

Weiterführende Therapien Über die kausale Therapie hinausgehende Therapieansätze sind kaum evaluiert und beruhen auf Einzelerfahrungen zu Symptomkontrolle und emotionaler Unterstützung. Auch Psychostimulanzien, wie Methylphenidat oder ein Glukokortikoid, können bei ausgeprägter Symptomatik erwogen werden. Sinnvoll sind:
- Aufmerksamkeit erfordernde Tätigkeiten, Gedächtnis- und Konzentrationstraining
- Körperliches Training unter Berücksichtigung der aktuellen Leistungsfähigkeit
- Realistische Ziele setzen, vorhandene Leistungsfähigkeit nutzen
- Erkennen, modifizieren und ggf. vermeiden von Fatigue-Auslösern wie spezifische körperliche, psychologische und soziale Belastungen, Aktivität zu individuell ungünstigen Tageszeiten
- Konkrete Zeitplanung betreffend Tag, Woche, Monat …
- Wechsel von Aktivitäts- und Ruhephasen
- Wichtige Aktivitäten/Termine zu Zeiten geringster Fatigue planen

9.4.17 Palliative Versorgung

Ist eine Krebserkr. lebensbedrohlich und nicht mehr heilbar, stehen primär die Verbesserung oder der Erhalt der Lebensqualität sowie letztlich die optimale Begleitung des Sterbeprozesses im Vordergrund. Die Palliativmedizin umfasst alle dazu notwendigen interdisziplinären Angebote bzw. Maßnahmen im Rahmen palliativer ambulanter und stationärer Versorgung.

Konkret bedeutet dies beispielsweise die Linderung typischer Symptome wie Tumorschmerzen, Atemnot, gastrointestinaler Beschwerden (Übelkeit, Erbrechen, Obstruktionen, Obstipation), die Wundpflege sowie Hilfestellung zur Bewältigung psychischer Aspekte der Krankheitssituation.

Auf einige spezifische Aspekte wurde bereits in den vorangehenden Kapiteln eingegangen. Umfassende Handlungsempfehlungen bietet die aktuelle S3-Leitlinie „Palliativmedizin für Patienten mit einer nicht heilbaren Krebserkrankung", die unter der Federführung der Deutschen Gesellschaft für Palliativmedizin erstellt wurde.

Literatur
Aapro MS, Link H. September 2007 update on EORTC guidelines and anemia management with erythropoiesis-stimulating agents. Oncologist 2008; 13: 33–6.
Antoniou A, et al. Average risks of breast and ovarian cancer associated with BRCA1 or BRCA2 mutations detected in case Series unselected for family history: a combined analysis of 22 studies. Am J Hum Genet 2003; 72(5): 1117–30.
Azim HA, Jr, et al. Utility of prognostic genomic tests in breast cancer practice: The IMPAKT 2012 Working Group Consensus Statement. Ann Oncol 2013; 24(3): 647–54.
Banys-Paluchowski M, et al. Circulating tumor cells in breast cancer-current status and perspectives. Crit Rev Oncol Hematol 2016; 97: 22–9.

Bayer CM, et al. Tumortherapie in der Schwangerschaft – Verantwortung für mehrere Betroffene. Frauenheilkunde up2date 2012; 1: 9–19.

Bendell JC, et al. Phase I, dose-escalation study of BKM120, an oral pan-Class I PI3K inhibitor, in patients with advanced solid tumors. J Clin Oncol 2012; 30(3): 282–90.

Cella D, et al. Measuring side effects of taxane therapy in oncology: The Functional Assessment of Cancer Therapy – Taxane (FACT-taxane). Cancer 2003; 98: 822–31.

Chlebowski, et al. Obesity and early-stage breast cancer, J Clin Oncol 2005; 23(7):1345–1347.

Chlebowski RT, Blackburn GL, for the Women's Intervention Nutrition Study Investigators: Final survival analyses from the Women's Intervention Nutrition Study (WINS) evaluating dietary fat reduction as adjuvant breast cancer therapy. San Antonio Breast Cancer Symposium. Abstract S5–08. Presented December 12, 2014.

Clark OAC, et al. Colony-Stimulating Factors for Chemotherapy-Induced Febrile Neutropenia: A Meta-Analysis of Randomized Controlled Trials. JCO 2005; 23(18): 4198–214.

Collaborative Group on Hormonal Factors in Breast, C., Familial breast cancer: collaborative reanalysis of individual data from 52 epidemiological studies including 58,209 women with breast cancer and 101,986 women without the disease. Lancet 2001; 358(9291): 1389–99.

Couch FJ, Nathanson KL, Offit K. Two decades after BRCA: setting paradigms in personalized cancer care and prevention. Science 2014; 343(6178): 1466–70.

Cristofanilli M, et al. Circulating tumor cells, disease progression, and survival in metastatic breast cancer. N Engl J Med 2004; 351(8): 781–91.

Eisenhauer EA, et al. New response evaluation criteria in solid tumours: revised RECIST guideline (version 1.1). Eur J Cancer 2009; 45(2): 228–47.

ESMO/MASCC Guidelines Working Group. Guideline update for MASCC and ESMO in the prevention of chemotherapy- and radiotherapy-induced nausea and vomiting: results of the Perugia consensus conference. Ann Oncol 2010; 21: 232–43.

Ewer MS. Reversibility of Trastuzumab-Related Cardiotoxicity: New Insights Based on Clinical Course and Response to Medical Treatment. JCO 2005; 23: 7820–6.

Fischer C, et al. Evaluating the performance of the breast cancer genetic risk models BOADICEA, IBIS, BRCAPRO and Claus for predicting BRCA1/2 mutation carrier probabilities: a study based on 7352 families from the German Hereditary Breast and Ovarian Cancer Consortium. J Med Genet 2013; 50(6): 360–7.

Fong PC, et al. Poly(ADP)-ribose polymerase inhibition: frequent durable responses in BRCA carrier ovarian cancer correlating with platinum-free interval. J Clin Oncol 2010; 28(15): 2512–9.

Freifeld AG, et al. Infectious Diseases Society of America. Clinical practice guideline for the use of antimicrobial agents in neutropenic patients with cancer: 2010 update by the Infectious Diseases Society of America. Clin Infect Dis 2011; 52(4): e56–93.

Galvao DA, Newton RU. Review of exercise intervention studies in cancer patients. J Clin Oncol 2005; 23(4): 899–909.

Hanahan D, Weinberg RA. Hallmarks of cancer: the next generation. Cell 2011; 144(5): 646–74.

Hensley ML, et al. American Society of Clinical Oncology 2008 clinical practice guideline update: use of chemotherapy and radiation therapy protectants. J Clin Oncol 2009; 27(1): 127–45.

Hershman DL, et al.; American Society of Clinical Oncology. Prevention and management of chemotherapy-induced peripheral neuropathy in survivors of adult cancers: American Society of Clinical Oncology clinical practice guideline. JCO 2014; 32(18): 1941–67.

Hesketh PJ, et al. Antiemetics: American Society of Clinical Oncology Focused Guideline Update. JCO 2016; 34(4): 381–6.

Hodi FS, et al. Improved survival with ipilimumab in patients with metastatic melanoma. N Engl J Med 2010; 363(8): 711–23.

Holmes MD, et al. Physical activity and survival after breast cancer diagnosis. JAMA 2005; 293(20): 2479–86.

Keefe Dl. Trastuzumab-Associated Cardiotoxicity. Cancer 2002; 95:1592–600.

Kobold S, et al. Immunotherapy in Tumors. Dtsch Arztebl Int 2015; 112(48): 809–15.

Kommission Mamma, Arbeitsgemeinschaft Gynäkologische Onkologie e.V. in der Deutschen Gesellschaft für Gynäkologie und Geburtshilfe e.V., Deutsche Krebsgesellschaft e.V. (Hrsg.), Diagnostik und Therapie von Patientinnen mit primärem und metastasiertem Brustkrebs. München: W. Zuckschwerdt Verlag GmbH, 2015.

Lee J, Swain S. Peripheral Neuropathy Induced by Microtubule-Stabilizing Agents. JCO 2006; 24: 1633–42.

Leibovici L, et al. Antibiotic prophylaxis in neutropenic patients: new evidence, practical decisions. Cancer 2006; 107: 1743–51.

Leyland-Jones B, et al. A Randomized, Open-Label, Multicenter, Phase III Study of Epoetin Alfa Versus Best Standard of Care in Anemic Patients With Metastatic Breast Cancer Receiving Standard Chemotherapy. JCO 2016; 34(11): 1197–1207.

Loibl S, et al. Androgen receptor expression in primary breast cancer and its predictive and prognostic value in patients treated with neoadjuvant chemotherapy. Breast Cancer Res Treat 2011; 130(2): 477–87.

Loren AW, et al.; American Society of Clinical Oncology. Fertility preservation for patients with cancer: American Society of Clinical Oncology clinical practice guideline update. JCO 2013; 31(19): 2500–10.

Matsumoto A, et al. Biological markers of invasive breast cancer. Jpn J Clin Oncol 2016; 46(2): 99–105.

Meindl A, et al. Hereditary breast and ovarian cancer: new genes, new treatments, new concepts. Dtsch Arztebl Int 2011; 108(19): 323–30.

Miki Y, et al. A strong candidate for the breast and ovarian cancer susceptibility gene BRCA1. Science 1994; 266(5182): 66–71.

Mucositis Guidelines Leadership Group of the Multinational Association of Supportive Care in Cancer and International Society of Oral Oncology (MASCC/ISOO). MASCC/ISOO clinical practice guidelines for the management of mucositis secondary to cancer therapy. Cancer 2014; 120(10): 1453–61.

Oduncu F. Tumortherapie bei Schwangerschaft. Berlin, Heidelberg, New York: Springer, 2005.

Puglisi F, et al. Current challenges in HER2-positive breast cancer. Crit Rev Oncol Hematol 2016; 98: 211–21.

Rugo HS, et al. Incidence and time course of everolimus-related adverse events in postmenopausal women with hormone receptor-positive advanced breast cancer: insights from BOLERO-2. Ann Oncol 2014; 25(4): 808–15.

Slamon DJ, et al. Human breast cancer: correlation of relapse and survival with amplification of the HER-2/neu oncogene. Science 1987; 235(4785): 177–82.

Smith TJ, et al. American Society of Clinical Oncology. Recommendations for the Use of WBC Growth Factors: American Society of Clinical Oncology Clinical Practice Guideline Update. JCO 2015; 33(28): 3199–212.

Turner NC, et al. Palbociclib in Hormone-Receptor-Positive Advanced Breast Cancer. N Engl J Med 2015; 373(3): 209–19.

Witherby S, et al. Advances in Medical Management of Early Stage and Advanced Breast Cancer: 2015. Semin Radiat Oncol 2016; 26(1): 59–70.

Wooster R, et al. Identification of the breast cancer susceptibility gene BRCA2. Nature 1995; 378(6559): 789–92.

Yardley DA, et al. Everolimus plus exemestane in postmenopausal patients with HR(+) breast cancer: BOLERO-2 final progression-free survival analysis. Adv Ther 2013; 30(10): 870–84.

10 Psychosomatik

Kristin Härtl, Ralph Kästner und Ingrid Kowalcek

10.1 Psychosomatik gynäkologischer Erkrankungen 256
Ralph Kästner
10.1.1 Einleitung 256
10.1.2 Arzt-Patient-Beziehung 256
10.1.3 Psychosomatische Erkrankungen 258
10.1.4 Spezielle gynäkologisch-psychosomatische Syndrome 261

10.2 Psychosomatische Aspekte der gynäkologischen Endokrinologie und Reproduktionsmedizin 268
Ingrid Kowalcek
10.2.1 Gynäkologische Endokrinologie 268
10.2.2 Psychosomatische Aspekte der Reproduktionsmedizin 272

10.3 Psychosomatische Aspekte in der gynäkologischen Onkologie 280
Kristin Härtl
10.3.1 Entwicklung der Psychoonkologie und S3-Leitlinie 280
10.3.2 Psychosomatische Krankheitstheorien:- „Krebspersönlichkeit" und „Stress" 281
10.3.3 Krankheitsspezifische Belastungen 282
10.3.4 Indikatoren für psychoonkologischen Behandlungsbedarf 284
10.3.5 Psychoonkologische Behandlungsansätze 287
10.3.6 Hinweise für die Arzt-Pat.-Kommunikation 291

10.1 Psychosomatik gynäkologischer Erkrankungen
Ralph Kästner

10.1.1 Einleitung

Psychosomatisches Herangehen in der Medizin und speziell in der Gynäkologie ermöglicht ein ganzheitliches Verstehen der betreuten Pat. Es fordert neben theoretischem Wissen auch die Bereitschaft des Arztes zur Selbstreflexion, schützt dafür aber vor langwierigen Missverständnissen und in gewisser Weise auch vor einem Burnout.

Dicke Krankenakten, chron. Verläufe mit häufigen Arztwechseln und zahlreichen wechselnden Diagnosen, Berichte über frustrierte oder hypertrophe Ärzte und Missmut bei den Kostenträgern sind hochwahrscheinliche Indizien auf ein psychosomatisches Geschehen, das durch Nichtwahrnehmung tabuisierter Bereiche zu keiner adäquaten Lösung gelangt. Hierbei ist es möglich, dass die Tabus durch die Biografie der Pat., aber auch durch die Biografie des Arztes zustande kommen, sich letztlich in der Beziehung konstituieren und auch nur dort gelöst werden können.

Psychosomatische Aspekte werden aus vielfachen Gründen häufig abgewehrt oder versachlicht:
- Mediziner behandeln gerne eine objektive Erkr. unabhängig von eigener Wahrnehmung und eigenen Gefühlen.
- Pat. hoffen, dass ihr Leid durch eine einfache Intervention von außen gelindert werden könnte ohne sich in suboptimal gelöste eigene Konfliktbereiche begeben zu müssen.

Dem seltenen Fall, in dem eine Tumorerkr. fälschlicherweise als psychisch verursacht fehlbehandelt wird, steht eine große Anzahl an Fällen gegenüber, in denen psychische Aspekte spät oder unzureichend einbezogen werden. Dennoch werden die wenigen spektakulär berichtet und leisten der Abwehr des Psychischen weiter Vorschub.

Psychosomatik bedeutet nicht nur Psychologisieren, sondern sorgfältige somatische Betreuung unter Einbeziehen der psychischen Aspekte und des Beziehungsgeschehens und darüber hinaus auch der sozialen Lebenssituation der Pat. So lassen sich Fehlbehandlungen in beide Richtungen reduzieren und der psychosomatischen Sorgfaltspflicht genügen.

Nach Stauber, Kentenich und Richter (1999) bedarf das Fach Gynäkologie in besonderer Weise der psychosomatischen Sorgfaltspflicht:
- Zahlreiche Symptome sind psychisch bedingt oder mitbedingt (z. B. Sexualstörungen, Unterbauchbeschwerden ohne Organbefund, Hyperemesis).
- Es gibt besonders vulnerable Phasen im Leben einer Frau, die in eine schwere Krise münden können (z. B. Pubertät, Schwangerschaft, Klimakterium).
- Mehrere Krankheitsbilder in der Gynäkologie machen eine psychosomatische Begleitung erforderlich (z. B. Genitalkarzinome, frustraner Kinderwunsch, HIV-Infektionen, Sucht usw.).

10.1.2 Arzt-Patient-Beziehung

Die Arzt-Pat.-Beziehung beinhaltet mehrere **Ebenen:**
- In der bewussten Ich-Ebene vollzieht sich der Austausch von Informationen (Sachebene).

- In der symbiotischen Ebene, die an die Mutter-Kind-Beziehung erinnert, werden Urvertrauen und Sicherheit vermittelt (Ausdrucksebene).
- Eine dritte Ebene beinhaltet neurotische Übertragung und Gegenübertragung (Beziehungsebene).

Besonders sensible Bereiche innerhalb der Gynäkologie werden psychodynamisch wesentlich von der 3. Ebene bestimmt, sodass ein Grundverständnis und eine Reflexion/Selbsterfahrung darüber zum Schutz der Pat. und auch des Arztes unverzichtbar sind. Intimität und Distanz, Erotik und narzisstische Bedürftigkeit dürfen weder zu Grenzverletzungen im Sinne einer taktlosen Nähe noch zu einer verletzenden Kälte ausagiert werden.

Gynäkologen arbeiten in einem intimen zwischenmenschlichen Bereich, in dem libidinös besetzte Wünsche und sinnlicher Kontakt eine wesentliche Rolle spielen (Falck 1999). Die Pat. will bestätigt haben, dass sie gesund ist oder geheilt werden kann. Nur deshalb gestattet sie ihrem Arzt, sie genital zu untersuchen. Dabei lässt sie passiv zu, dass eine fremde Person und nicht ihr Intimpartner sie entblößt betrachtet und in sie eindringt. Dies wird von emotionalen Reaktionen auf beiden Seiten begleitet, die Scham-, Schuld- und Kränkungsgefühle auslösen können.

Eine fruchtbare erotische Spannung (Frick-Bruder 1993) lebt davon, dass der Therapeut sein Gegenüber als ein erotisches Wesen erkennt, darin anziehend findet, seine Gefühle oder Gedanken akzeptiert, dabei sich selbst freundlich zugewandt **und** abstinent verhält. Seine ethische Verpflichtung lässt nur zu, dass er seine Triebbedürfnisse oder narzisstischen Wünsche nach Nähe außerhalb der Patientenbeziehung befriedigt.

Der psychotherapeutisch tätige Gynäkologe muss für sich und seine Pat. frühzeitig und nachvollziehbar klären, bei welchen neurotischen und psychosomatischen Erkr. er weiterhin als Gynäkologe und Psychotherapeut tätig sein kann und wann möglichst keine gynäkologische Untersuchung erfolgen sollte.

✓
- In analytischen Psychotherapien, in denen durch Übertragung und Widerstand intensive regressive Prozesse in Gang gesetzt werden, muss die Abstinenzregel strikt eingehalten werden und die körperliche Untersuchung unterbleiben.
- Ein besonders sensibler Bereich ist die Behandlung sexueller Störungen in der gynäkologischen Praxis. Stimulierende Handlungen zu deren Behandlung sind inakzeptabel und erfüllen den strafrechtlichen Tatbestand des sexuellen Missbrauchs.

Selbsterfahrung schützt den Gynäkologen auch vor Beziehungsfallen mit seinen Pat. Wenn sich eigene Abwehrmechanismen mit denen der Pat. verbünden, entwickeln sich besonders schwer zu beeinflussende, oft langwierige Verstrickungen zu beiderseitigem Nachteil. Die gemeinsame Abwehr ermöglicht es dann, den eigenen neurotischen Konflikt über den anderen aufrechtzuerhalten bzw. zu befriedigen; dadurch wird aber Gesundung und seelisches Wachstum verhindert.

Anschauliches und bedauerliches Beispiel hierzu ist der narzisstisch bedürftige Arzt, der die Pat. mit somatoformer Störung ein ums andere Mal operiert und ihr zunehmend mehr Organe entfernt.

10.1.3 Psychosomatische Erkrankungen

Häufigkeit Eine exakte Epidemiologie ist schwierig, weil die Definition uneinheitlich, Untersuchungskollektive schwer vergleichbar und vor allem Detektionsraten sehr variabel sind. Man kann in jeder Konsultation psychosomatische Anteile finden oder nahezu immer organische Ursachen annehmen. Die Häufigkeit hängt damit stark von Einstellung und Ausbildung des Untersuchers ab.

> **Studienlage**
> - Neises und Schuth (1999) fanden bei 60 % der gynäkologisch erkrankten Pat. psychosomatische Ursachen oder somatopsychische Reaktionen, 38 % der Pat. gaben Schwierigkeiten im sexuellen Bereich an.
> - Köllner et al. (2003) fanden bei 28,7 % der Pat. einer Universitätsfrauenklinik pathologische Resultate in psychologischen Screeningfragebögen.
> - In der ambulanten Praxis wird die Prävalenz psychischer Störungen in Deutschland mit 20,9–32,8 % angegeben, im stationären Bereich mit 15,5–46,5 % (Übersicht bei Ganderath 2003).
> - Der Anteil an somatoformen Störungen wurde in einer interdisziplinären Schmerzambulanz bei nicht tumorbedingten Schmerzpat. auf 25–30 % geschätzt (Egle et al. 2000).

Die Häufigkeit und Bedeutung psychosomatischer Erkr. steht in starkem Kontrast zu dem eingeschränkten diagnostischen und therapeutischen Angebot in diesem Bereich der Gynäkologie.

Einteilung In der psychosomatischen Gynäkologie lassen sich vier große Untergruppen abgrenzen:
- **Reaktive Störungen** sind die Folge von andauernden oder schwerwiegenden Belastungen, welche die Bewältigungsfähigkeit (Coping) überfordern. Hierzu gehören auch somatopsychische Störungen.
- **Neurotische Störungen** beruhen auf weit in die Vergangenheit zurückreichende neurotische Persönlichkeitsentwicklungen und unbewusst gewordene Erfahrungen. Sie entstehen durch eine äußere auslösende Belastung, die sich destabilisierend auf die seelische Struktur auswirkt.
- **Posttraumatische Störungen** entstehen durch eine schwere seelische Traumatisierung und eine eventuell vorhandene neurotische Disposition. Man unterscheidet kürzere und chronische posttraumatische Reaktionen.
- **Psychosomatosen:** Chron. neurotische Entwicklung und organische Krankheitsfaktoren wirken zusammen und bewirken Organläsionen. Für den Krankheitsprozess spielen oft seelische Krankheitsfaktoren eine maßgebliche Rolle.

Diagnostik (▶ Tab. 10.1)
Erstgespräch: Im Vordergrund der Diagnostik steht das sog. 3. Ohr (Balint 1980). Für die Einleitung einer adäquaten Therapie ist es unabdingbar, aus den Beschwerden die Hinweise auf ein seelisches Leid herauszufiltern. Bereits im Erstgespräch kann die Pat. entscheidende Hinweise auf den psychosomatischen Kontext geben, durch:
- Körpersprache
- Entwertung der bisherigen Behandler (Beziehungsebene)
- Idealisierung des aktuellen Gegenübers (Beziehungsebene)
- Blumige und affekthafte Schilderung der Beschwerden
- Subjektive Krankheitstheorie

10.1 Psychosomatik gynäkologischer Erkrankungen

Tab. 10.1 Häufige F-Diagnosen (nach ICD-10) bei gynäkologisch-psychosomatischen Pat.

ICD-10	Erkrankung
F 43.0	Belastungsreaktion und Anpassungsstörung
F 43.1	Posttraumatische Belastungsstörung
F 32	Depressive Episode
F 41	Angststörung
F 60	Persönlichkeitsstörung
F 45	Somatoforme Störung

Cave: Zur Vergabe dieser Diagnosen soll eine entsprechende Fachkunde vorliegen.

✓ Es geht nicht um Spezialwissen, sondern um die Gestaltung des Kontaktes zur Pat. In einer offenen Gesprächsführung werden gefühlshafte Gesprächsinhalte wahrgenommen und verbalisiert und damit ins Zentrum des Arzt-Pat.-Gespräches gerückt.

Fragebögen werden vor der Konsultation im Wartezimmer ausgefüllt und vor dem Patientengespräch überblickt und ausgewertet.
- Screening-Fragebögen, z. B. Gießener Beschwerdebogen (GBB-24) oder Symptom-Checkliste (SCL-K-9): Werden gehäuft Kopf- und allgemeine Schmerzen, Magen-Darmbeschwerden, Schlafstörungen, Stimmungsschwankungen u. a. angegeben, besteht ein deutlicher Hinweis auf ein psychosomatisches oder depressives Geschehen.
- Angst-, Belastungs- oder Depressivitätsfragebögen bleiben spezielleren Fragestellungen vorbehalten.

Simultandiagnostik: Bei V. a. psychosomatische Zusammenhänge neben sorgfältiger aber maßvoller organischer Diagnostik, die oft schon in ausreichendem Maße durchgeführt wurde (über Einholen der Befunde Vermeidung von Redundanzen) auch psychosomatische Anamnese.

Psychosomatische Anamnese: Erfragen von Biografie, Lebensübergänge, Beziehung zu Eltern und Geschwistern, belastende Ereignisse und Krisen, Sexualentwicklung und Gewalterfahrungen. Letztere so behutsam erfragen, dass der Befragten auch die Möglichkeit zur Nichtbeantwortung oder nur vagen Andeutung bleibt. Von besonderer Bedeutung ist die Auslösesituation, die durch ihre Symbolik und das Erkennen der Scheinlösung des verborgenen Konfliktes durch das Symptom den Schlüssel zur Lösung anbieten kann.

Psychosomatische Anamnese
- Geschwisterfolge
- Beziehung zu Eltern
- Trennungen und Verlusterlebnisse
- Schul- und Berufslaufbahn
- Partnerschaft
- Lebensübergänge
- Krisen
- Sexualentwicklung
- Gewalterfahrung
- Auslösesituation

Weiteres Vorgehen I. d. R. ist an diesem Punkt auch für den Fachgynäkologen die Grenze zur weiteren psychosomatischen Diagnostik erreicht. Weder psychosomatische Grundversorgung noch psychosomatische Sorgfaltspflicht erfordern mehr. Jetzt muss er ein Arbeitsbündnis mit der Pat. erstellen, in der er zur Fachpsychosomatik oder Fachpsychotherapie oder Psychiatrie überweist, ohne dabei die wahrscheinlich abwehrende Pat. zu brüskieren und vor allem ohne die somatische Diagnostik weiter zu eskalieren. Das gelingt umso eher, je deutlicher der Gynäkologe vermitteln kann, dass für ihn psychosomatische Zusammenhänge völlig normal sind und dass nach Abklärung bzw. Weiterbehandlung durch die Fachdisziplin die Pat. jederzeit zu ihm zurückkehren kann und soll. Bisweilen sind für diesen Schritt mehrere Konsultationen nötig, dies ist jedoch weitaus vorteilhafter, als die Pat. durch eilige Überweisung zu verlieren (Beziehungsabbruch) und ihr – so gekränkt – den Gang zum nächsten gynäkologischen Kollegen zu ersparen.

Vor allem soll in dieser Zeit unnötige, teure und in der Regel zunehmend invasivere somatische Diagnostik unterbleiben. Manchmal ist es hilfreich, sich bildlich neben die Pat. zu stellen und gemeinsam mit ihr anzuschauen, welcher Weg wahrscheinlich den größten Nutzen und den geringsten Schaden für die Pat. bringt. Die Aussicht auf unnötige, schmerzhafte und frustrane weitere organische Diagnostik kann mitunter die Angst und Scheu vor der notwendigen Suche nach ungelösten lebensgeschichtlichen Konflikten relativieren.

Therapie Die psychosomatische Therapie in der Gynäkologie kann ambulant oder in stationären Einrichtungen und unter Einbeziehung von Selbsthilfegruppen sowie anderer Fachdisziplinen stattfinden.

Im **stationären Setting** existieren in seltenen Fällen integrierte psychosomatische Abteilungen, häufiger Konsil- oder Liaisondienste (Kentenich und Braun 2001). Fundamental wichtig ist hier der Kontakt mit den vor- und nachbetreuenden niedergelassenen Gynäkologen, da Brüche in der Beziehung die notwendige Kontinuität des seelischen Prozesses stark behindern bis unmöglich machen. Oft geschieht im stationären Setting allenfalls die Anbahnung einer Psychotherapie, die dann ambulant weitergeführt wird, bzw. es erfolgt daraus eine Überweisung zur stationären Fachpsychotherapie oder Psychiatrie.

Im **ambulanten Setting** haben sich zahlreiche Gynäkologen mit psychotherapeutischer Weiterbildung so eingerichtet, dass sie zu ausgewiesenen Zeiten Psychotherapie durchführen und zu den verbleibenden Zeiten traditionelle Sprechstunde, bzw. in einer integrierten Sprechstunde grundsätzlich psychosomatisch arbeiten. Auch im ambulanten Setting geht es öfter darum, die Therapie in die richtige Richtung zu lenken, um dann zu weiterbehandelnden Psychotherapeuten zu überweisen.

Psychotherapieverfahren
- Psychodynamisch orientierte Verfahren (tiefenpsychologisch fundiert/analytisch)
- Verhaltenstherapeutische Verfahren
- Krisenintervention
- Psychoedukation, supportive Verfahren
- Körperorientierte Verfahren
- Kunsttherapie
- Psychodrama
- Entspannungs- und suggestive Verfahren
- Humanistische Therapien
- Einzel- und Gruppentherapie, Paar- und Familientherapie

10.1.4 Spezielle gynäkologisch-psychosomatische Syndrome

Organverlust
In den letzten 20 Jahren ist das Bewusstsein für den Wert und die symbolische Besetzung der Körperorgane erheblich gestiegen und dadurch die Zahl der Organentfernungen drastisch zurückgegangen. Selbst Karzinomoperationen werden zunehmend organerhaltend ausgeführt. Zur Psychoonkologie bei gynäkologischen Karzinomerkr. ▶ 10.3.

In der Gynäkologie betrifft Organverlust die primären und sekundären Geschlechtsorgane, sodass die persönliche Erlebensperspektive mit einfließt. Diese hat mit der Biografie, der Identität und Fraulichkeit sowie der Sicht von Beziehung und natürlich mit der Sexualität zu tun.

Nie vergessen werden sollte, dass auch bei der abgeklärtesten Pat. und dem nachvollziehbarsten Grund für die OP der Organverlust ein Verlust ist, der betrauert werden muss. Versachlichender Umgang ersetzt die Tränen nicht, sondern erschwert nicht selten eine adäquate Trauerreaktion.

✓
- Der Verbleib der Organe muss thematisiert werden, um nicht unangenehmen Phantasien Vorschub zu leisten.
- Trauerarbeit muss möglich sein und deren Förderung ist Bestandteil der psychosomatischen Sorgfaltspflicht (Olbricht 1997).

Hysterektomie
Auswirkungen   Eine Frau mit Gebärmutter erlebt sich, unabhängig ob sie geboren hat oder nicht, weiblich und in potenzieller Fruchtbarkeitsbereitschaft. Darüber hinaus erlebt sie sich nach der Menarche bis zum Sistieren regelmäßiger Blutungen zyklisch, sodass die Entfernung der Gebärmutter zu einem subjektiven Verlust der Weiblichkeit, depressiver Verstimmung, sexueller Selbstwertproblematik und funktionellen Störungen führen kann.

Maßnahmen   (Wijma et al. 2003):
- Bei der präoperativen Besprechung somatische Folgen und Komplikationen sowie mögliche psychische Folgen berücksichtigen.
- Indikation zur Gebärmutterentfernung zurückhaltend stellen, wenn depressive Episoden, Selbstwertproblematik und sexuelle Probleme in der Anamnese bestehen, da diese postoperativ oft verstärkt auftreten.
- Frauen mit Gewalterlebnissen behutsam behandeln, um Retraumatisierungen zu vermeiden.

Auswirkungen der Mastektomie
Kaum jemand käme auf die Idee, einer Frau ohne sehr gravierenden Grund ihre Brust zu entfernen. Da die Brust zu sehen ist, im Alltag wahrgenommen wird und nicht nur in sexuellen sondern auch in sozialen Kontakten bedeutsam ist, ist auch der psychische Gehalt für die Frau offensichtlicher.

✓ Die psychosomatischen Auswirkungen von operativen Eingriffen an der Brust sollten nicht unterschätzt werden, da sie zwar nicht mit komplettem Organverlust, dafür aber mit Einschnitten, Formänderungen und beeinträchtigter Integrität einhergehen.

Miktionsstörungen

Für das psychosomatische Verständnis von Miktionsstörungen sind nach Bitzer (1999) folgende grundlegende Tatsachen von Bedeutung:
- Der Miktionszyklus ist neurophysiologisch ein hierarchisch strukturierter Regelkreis mit kognitiv bewussten, motorischen Anteilen und affektiv unbewussten, vegetativen Anteilen.
- Die Miktion ist ein erlerntes Verhalten, das sozial reguliert wird.
- Die Miktion ist ein emotional hochbesetzter Vorgang mit einem hohen Maß an Intimität und verbunden mit zahlreichen Affekten wie Scham, Lustgefühl, Spannungs- und Erleichterungsaffekten, Stolz und Geltung.

Ätiologie
- Psychiatrische Grunderkr., z. B. einer Anpassungsstörung, Angststörung, somatoformen Störung, Depression oder Persönlichkeitsstörung.
- Erlerntes Fehlverhalten auf unspezifische Stresssituation. Prädisponierend hierfür sind rigide Sauberkeitserziehung mit obligater rascher Blasenentleerung oder Überbetonung der retentiven Kontrolle.
- Larvierte Sexualstörung, z. B. können nicht abgeführte sexuelle Erregung und Spannung zu Vasokongestion und glattmuskulärer Kontraktion im urogenitalen Bereich führen und damit mit der Physiologie der Miktion interferieren.
- Ausdruck eines auf die körperliche Ebene transformierten Affektes können Wut, Trauer, Enttäuschung oder Ärger sein. Wenn diese Affekte so verpönt sind, dass sie vom bewussten Erleben ferngehalten werden müssen, können sie in verzerrter Form auf der körperlichen Ebene wirksam werden. Das dann vorliegende konversionsneurotische Syndrom entsteht z. B. bei Abhängigkeitskonflikten, Nähe- und Distanzkonflikten, Aggressions- und Geltungskonflikten, die anders unlösbar erscheinen.
- Chronifizierte vegetative Dysfunktion. Hier wird die Miktionsstörung von zahlreichen psychosomatischen Symptomen wie Kreuzschmerzen, Migräne, Schlafstörung, Angstzuständen und allgemeiner Reizbarkeit begleitet.
- Ausdruck einer gestörten Kommunikation in Partnerschaft und Familie. Der Rückzug auf die Toilette ist dann ein nicht verbalisierter Appell an die anderen Familienmitglieder z. B. nach mehr Rücksicht, Wärme und Zuwendung.

Symptomatik Mögliche Miktionsbeschwerden sind Schmerzen im Bereich der Blase, häufiger Harndrang und häufiges Wasserlassen, unwillkürlicher Urinverlust sowie Schmerzen beim Wasserlassen.

Diagnostik Neben sorgfältiger Abklärung urogenitaler Strukturdefekte, endokriner Faktoren und neurologischer und internistischer Begleiterkrankungen sollten das Verhalten, die Person sowie die sozialen Stressoren beachtet werden. Folgende Befunde aus der psychosozialen Anamnese deuten auf eine Psychogenese hin:
- Diskrepanz zwischen objektivem Befund und Leidensdruck
- Begleitsymptomatik mit zahlreichen funktionellen Syndromen
- Rückzug aus der Intimität mit dem Partner, Strukturierung von Beziehung mit Hilfe des Symptoms
- Spezifische Auslösesituation

Therapie Das therapeutische Konzept bei Miktionsstörungen zielt darauf, mit der Pat. ein Verständnis für die zugrunde liegende Störung auf physiologischer und psychologischer Ebene zu erreichen.
- Kognitiv-verhaltenstherapeutische Techniken benutzen Miktionsprotokolle, zusätzlich kommen Entspannungstechniken und Beckenbodentraining sowie Bio-

Feedback zum Einsatz. Die neu gemachten Körpererfahrungen werden mit dem Therapeuten besprochen und Erfolge von ihm durch Ermutigung verstärkt.
- Konfliktzentrierte, psychodynamisch orientierte Interventionen suchen nach prädisponierenden Faktoren aus der früheren Lebensgeschichte, vor allem wenn das Erlernen der Miktionskontrolle mit intensiven affektiven Störungen verbunden war. Wenn es in späteren Lebenssituationen wiederum konflikthaft um Abhängigkeit, Autonomie, Kränkung und Scham geht, können Miktionsbeschwerden auftreten. Besonders die enge Verbindung des Miktionszyklus mit Lusterleben und sexueller Reaktion kann von starken Schuld- und Schamgefühlen begleitet sein, die abgewehrt werden müssen. Anhand eines Miktionsplanes entdecken die Pat. in der Psychotherapie diese Belastungen und Konflikte, wodurch der Weg zu einem adäquateren Umgang eröffnet wird.

Blutungsstörungen und prämenstruelles Syndrom

Ätiologie   Auf Basis eines erweiterten Stresskonzeptes, bei dem Belastungen, die aus diskrepanten Anforderungen resultieren und Hilflosigkeit, Neuheit und Unvorhersagbarkeit bedeuten, können Zyklusstörungen als Stressreaktion betrachtet werden. In diesen Situationen werden Konflikte somatisch ausgedrückt, wo dies kognitiv oder emotional allein nicht möglich ist (Springer-Kremser und Lennkin 1999).

Am prämenstruellen Syndrom sind neuroendokrinologische Regulationsstörungen und intrapsychische, psychosoziale und kulturelle Faktoren in engem Zusammenspiel beteiligt:
- Unbewusste Konflikte bezüglich des eigenen Körperbildes, der weiblichen Geschlechterrolle sowie der Sexualität sind als zentral anzunehmen.
- Ungelöste traumatische Ereignisse, emotionale Unreife und Adaptationsprobleme spielen ebenfalls eine wichtige Rolle.
- Pat. mit PMS zeigen sich depressiv, irritabel und ängstlich, in angespannter Stimmungslage und mit Gefühlsschwankungen (Angst et al. 2001).

Bei psychosomatisch Kranken liegt oft eine **Alexithymie** vor, ein Persönlichkeitsmerkmal, das mit Schwierigkeiten bei der Wahrnehmung und Benennung von Gefühlen, einem Mangel an Phantasie und einer starken Fixierung der Gedanken und Sprache auf Äußerlichkeiten einhergeht.

De Berardis et al. (2005) untersuchten Frauen mit PMS in Bezug auf dieses Konzept und fanden neben einer hohen Prävalenz auch hohe Interkorrelationen zur Depression und wiederum zu Körperbildstörungen. Sie verstehen das PMS als körperbezogenes Äquivalent der Alexithymie bzw. als symbolische und somatisierte negative Gefühle und Gedanken und empfehlen neben einer antidepressiven Medikation auch eine Verhaltenstherapie, um wieder zu lernen eigene Gefühle zu erkennen und zu benennen.

Darüber hinaus können auch **Depressionen** regelmäßig prämenstruell exazerbieren, hier erfolgt nach psychiatrischer Abklärung in der Regel eine medikamentöse Therapie mit SSRTIs (Hartlage, Brandenburg und Kravitz 2004).

Schmerzen ohne Organbefund

Bedeutung   Bei Schmerzen ohne Organbefund, einer Erkr. für die es als Ausdruck ihrer Schwierigkeit in Diagnostik und Behandlung unzählige Bezeichnungen gibt (Kasten), liegt oft eine somatoforme Schmerzstörung vor (F 45.4). 25–30 % aller Pat. einer interdisziplinären universitären Schmerzambulanz ohne Tumorerkr. erfüllten diese Diagnose (Egle et al. 2000). Einen tieferen Einblick in das komplexe diagnostische und therapeutische Vorgehen bietet auch eine AWMF-Leitlinie (Schaefert et al. 2012)

> **Synonyma der Schmerzen ohne Organbefund**
> Artner (Richter 1999) berichtete über 150 Synonyma. Die bekanntesten sind:
> - Hysteralgie
> - Krankheit mit den 20 Namen
> - Beckenneuralgie
> - Parametropathia spastica
> - Zervikalsyndrom
> - Pelvic Congestion Syndrome
> - Pelipathia vegetativa
> - Pseudoadnexitis spastica
> - Chronic Pelvic Pain
> - Unterleibsschmerzen ohne Organbefund

Die Interaktion zwischen der Pat. und dem Arzt wird nach einem von hoffnungsvoller Erwartung gefärbtem Beginn bald von hilfloser Ärgerlichkeit geprägt. Dies macht die beidseitige Hoffnung auf eine rasche operative Abhilfe verständlich (Dmoch 2006).

Ätiologie   Es besteht v. a. in Situationen von Trennung, Verlassenheit oder Verlust eine Reaktion auf lebensgeschichtliche Zusammenhänge mit einem schmerzdarstellenden Ausdrucksverhalten.

Gemäß Richter (1993) liegt dem Pelvipathiesyndrom eine verleugnete Depression zugrunde. Die Frauen haben Unterbauchschmerzen und können depressive oder Minderwertigkeitsgefühle nicht zulassen, sodass die Unterbauchschmerzen manchmal eine geradezu stabilisierende Funktion für die depressive Persönlichkeit haben.

Ursächlich ist eine emotionale Vernachlässigung oder Misshandlung in der frühen Kindheit, wodurch eine fehlende Differenzierungsfähigkeit zwischen Schmerz und anderen Affekten entsteht und sich Schmerz als Kommunikationsform etabliert (Egle et al. 2000).

Pathogenese   ▶ Abb. 10.1 zeigt schematisch das pathogenetische Modell der somatoformen Störungen.

Symptomatik   Eine stabile Abwehr verhindert die Annäherung an die leidvollen Erfahrungen und bewirkt, dass die Pat. immer wieder invasive Diagnostik und Therapie fordern bzw. zumindest dieser zustimmen.

Entwertung der bisherigen Behandler und Idealisierung der aktuellen Behandler deuten auf unsichere Bindungserfahrungen und damit die frühe Störung hin; im ungünstigen Fall ergibt sich ein Circulus vitiosus mit narzisstisch bedürftigen Ärzten. Im typischen, chronifizierten Fall wechseln die Pat. dann von Arzt zu Arzt. Um die versteckte Ursache der Beschwerden in immer tieferen Schichten vielleicht doch zu finden eskaliert die organische Diagnostik. Typischerweise werden Bagatellbefunde als Schmerzursache benannt (iatrogene Fixierung). Einer kurzen Phase von verminderten Schmerzen (und vermindertem seelischen Druck) nach einem operativen Eingriff folgt ein neuer Schub, der einen neuerlichen Eingriff mit weitreichenderen Probe- und Organentnahmen nach sich zieht. Fast immer nehmen die Pat. regelmäßig Schmerzmittel ein.

10.1 Psychosomatik gynäkologischer Erkrankungen

Kindheit/Jugend

Eltern
Emotional nicht erreichbar
legalistischer Erziehungsstil, misshandelnd
beide beruflich stark absorbiert, Familienbetrieb
konfliktreiche Ehe (Scheidung/Trennung)
Suchtproblem, chronische Krankheit, chronischer Schmerz

↓

Frühe emotionale Deprivation
Unsicheres Bindungsverhalten
Schmerz als Kommunikationsform
(z.B. Bauchschmerz, „Wachstumsschmerz")

- Lieblingsspielzeug als „Ersatzobjekt"
- Überaktivität und Leistungsorientierung
- Sexueller Missbrauch

Erwachsenenalter

Ängstlich unsichere Grundpersönlichkeit
abgewehrte Abhängigkeitswünsche, aggressionsgehemmt,
überangepasst, leistungsorientiert
Unreife und neurotische Konfliktbewältigungsstrategien
(„Abwehrmechanismen")

← Körperliche Krankheit, Unfalltrauma

← Äußere psychosoziale Belastung (Verlust, Trennung, Beruf)

← Innere Konfliktsituation (Eltern, Partner, Kinder, Vorgesetzte)

↓

Somatoforme Schmerzstörung

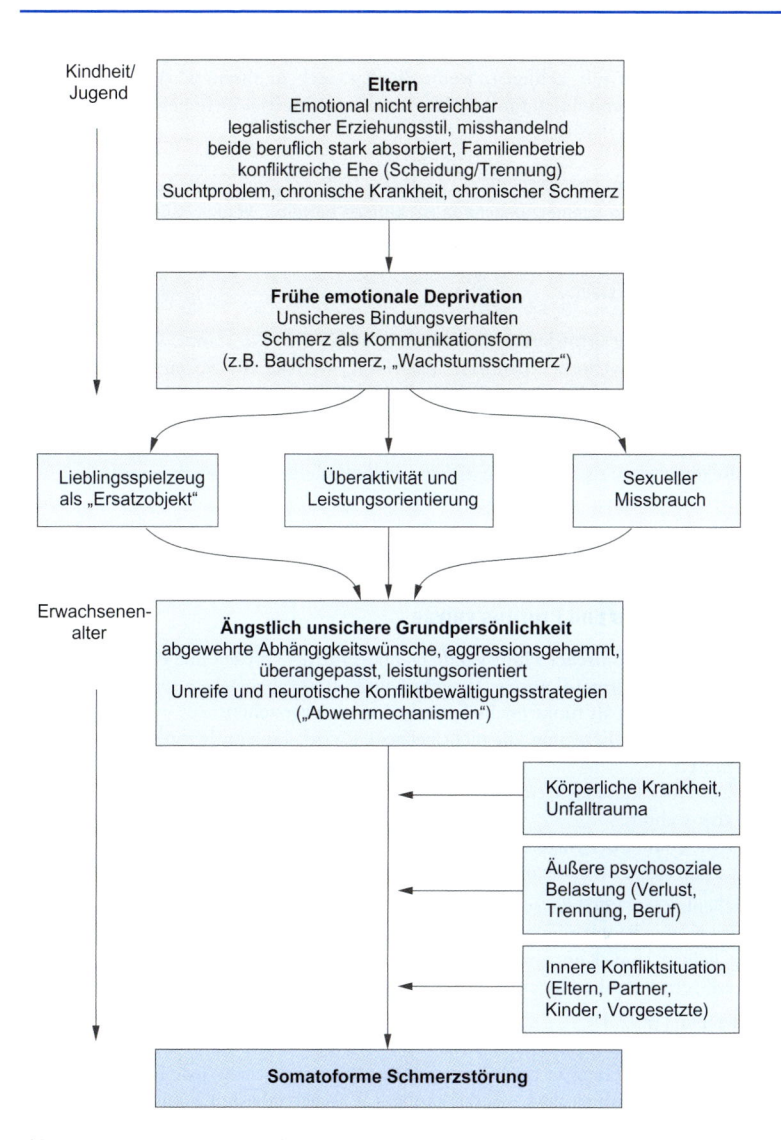

Abb. 10.1 Somatoforme Störung (nach Egle et al. 2000)

Merkmale bei Pat. mit Schmerzen ohne Organbefund
- Häufige Arztwechsel
- Eskalierende Diagnostik
- Häufige Arbeitsunfähigkeiten
- Iatrogene Fixierung
- Analgetikaabusus

Therapie Die psychosomatische Umschaltung hin zur psychotherapeutischen Behandlung kann nur gelingen, wenn die Pat. sich in ihrem körperlich erlebten Schmerz ernst genommen fühlt und im Beziehungsangebot nicht neuerlichen Verletzungen ausgesetzt wird.

> ✓ Die oft empfohlene neuerliche Laparoskopie zum (nochmaligen) Ausschluss einer organischen Schmerzursache muss kritisch bewertet werden. Günstig ist, wenn der Arzt die organische Diagnostik versteht, durchführen könnte und sie mangels pathologischer klinischer Parameter hinter eine psychotherapeutische Behandlung zurückstellt.

Die Behandlung erfordert in besonderem Maße eine konstante, verlässliche und transparente psychotherapeutische Beziehung, weil sie von Seiten der Pat. immer wieder durch die vehement aufkeimende Abwehr strapaziert wird, und vom Therapeuten innere Standfestigkeit aufgrund der negativen Gegenübertragung infolge der beharrlichen Abwertung voraussetzt. Vor allem die unterdrückten aggressiven Impulse und die narzisstische Wut müssen in der Beziehung ausgehalten und vorsichtig gedeutet werden.

Indikationen zur stationären Psychotherapie sind Schmerzmittelabhängigkeit, hohe Arbeitsfehlzeiten und mangelnde Motivierbarkeit zur ambulanten Psychotherapie.

Fluor vaginalis und Pruritus vulvae

Ätiologie Chronischer Fluor vaginalis und Pruritus vulvae ohne erkennbare mikrobielle oder dermatologische Ursachen sind oft als abgewehrte sexuelle Wünsche und damit auch als funktionelle Sexualstörung zu verstehen:
- Eine sexuelle Erregung, die nicht befriedigt wird, kann zu Juckreiz oder Fluor führen.
- Der Fluor kann als Grund genutzt werden, einen nicht gewollten Geschlechtsakt abzuwehren.
- Evtl. erlaubt der chronische Juckreiz den betroffenen Frauen auch das Reiben zur larvierten Onanie ohne Gewissensbisse.

Rechenberger (1993) weist darauf hin, dass die Vulva im Erleben von Frau und Mann einen großen Raum einnimmt und dass Medizin, Religion und auch Pornografie damit befasst sind. Kontroverse Affekte wie sexuelle Erregung, Scham und Abwehr überlagern Vulvabeschwerden und auch deren Diagnostik und Behandlung.

Therapie (▶ 12.1)
- Die Objektivierung des Fluors ist oft schwierig. Frauen mit zwanghafter Persönlichkeit und Hang zu besonderer Reinlichkeit neigen dazu, jede Form von Fluor – auch physiologischen – durch häufiges Waschen oder mit Vaginalspülungen zu bekämpfen. **Cave:** Diese Pat. können durch neu verordnete Vaginaltherapeutika auf ihr Symptom fixiert werden.
- Oft Kreislauf aus vaginaltherapeutischer Polypragmasie, d. h. überwiegend antimikrobielle Behandlung ohne Erregernachweis. Das eigentlich erforderliche Gespräch über die Sexualität wird in der Regel vermieden.
- Somatische und psychosomatische Ursachen für Pruritus oder Fluor beachten: Allmählich lernt dann die Pat. auch andere als nur organische Ursachen für die Entstehung ihres Symptoms anzuerkennen und zu beobachten (z. B. Stress, Belastungen, Sorgen oder sexuelle Schwierigkeiten), um dann adäquatere Lösungen zu suchen.

Vulvodynie/vulvovestibuläres Syndrom

Schmerzen im vulvovaginalen Bereich mit oder ohne Berührung sind nach Ausschluss organischer Ursachen ein differenzialdiagnostisch und therapeutisch weithin ungeklärtes Phänomen (Green und Hetheron 2005). Sie können als somatoforme Störung, als Sexualstörung oder als larvierte Depression gedeutet werden.

Therapie Wie bei Miktionsstörungen Erarbeitung des individuellen psychischen, kommunikativen und sozialen Gehalts des sehr quälenden und eindrucksvollen Symptoms und langsame Lösung der Pat. aus deren somatischer Fixierung.

> ✓ Die oft als Ultima Ratio vorgenommene operative Entfernung schmerzhafter Areale birgt die sehr große Gefahr einer weiteren Verschlechterung und Fixierung und facht die Spirale der Chronifizierung weiter an.

Kosmetik/Körperbild

Bei der Durchsicht der Literatur zur psychischen Befindlichkeit und Komorbidität bei Frauen, die eine kosmetische OP anstreben, fällt eine starke Tendenz zur Normalität auf. Auch wird die hohe Zufriedenheit mit den OP-Ergebnissen beschrieben. Nur wenige Arbeiten zu Körperschemastörungen, Essstörungen, Depressivität und Selbstwertgefühl ziehen eine Verbindung zur Durchführung von kosmetischen OPs.

> **Studienlage**
> - Hodgkinson (2005) beschreibt bei 20 % aller Pat., die eine kosmetische plastische Chirurgie anstreben, das psychiatrische Krankheitsbild der „body dysmorphophobia".
> - Glaser und Kaminer (2005) beschreiben bei 7–15 % der Pat., die eine Liposuktion durchführen lassen, Körperschemastörungen, im Gegensatz zu einer Prävalenz von 1 % in der Gesamtbevölkerung.
> - Die bei Frauen, die Brustimplantate erhalten haben, im Vergleich zur Normalbevölkerung dreimal höhere Suizidrate (Jacobsen et al. 2004, Villeneuve et al. 2006) weist auf die oft nicht erkannte Psychopathologie hin.

Augmentation und Reduktionsplastik der Brüste sind weit verbreitet. Beim Wunsch nach einer Brustvergrößerung sind meist Unzufriedenheit mit dem eigenen Körperbild und vermindertes Selbstbewusstsein die Triebkraft, während bei Pat. mit Makromastie auch orthopädische Probleme vorliegen können. Beiden Gruppen hilft die OP trotz subjektiver Zufriedenheit mit dem Ergebnis nur wenig in Bezug auf Selbstwertgefühl, Ängstlichkeit, Körperempfinden, soziale Kompetenz und Depressivität.

> ✓ Das Annehmen des eigenen Körpers ist eine überwiegend psychische Leistung, die nicht durch eine OP ersetzt werden kann. Ausnahmen sind schwere Abweichungen vom Durchschnitt, die neben seelischen auch mit körperlichen Beschwerden einhergehen.

10.2 Psychosomatische Aspekte der gynäkologischen Endokrinologie und Reproduktionsmedizin

10.2.1 Gynäkologische Endokrinologie

Ingrid Kowalcek

Polyzystisches Ovarsyndrom (PCOS)

Psychosomatische Aspekte finden zum einen Eingang in psychoendokrinologische Hypothesen zur Entstehung des PCOS und zum andern in dem Einbezug der emotionalen Befindlichkeit der PCOS-Pat. in die Betreuung.

Pathogenese Die psychoendokrinologischen Überlegungen zur Pathogenese des PCOS basieren auf den in klinischen Studien an Pat. mit PCOS sowie auf den im Tiermodell gewonnenen Daten, wonach ein vom Sympathikus vermittelter Funktionsablauf bestimmend sei. Die Nebennierenrinde ist Zielorgan der stressvermittelnden Stimulation. Akute und chron. belastende Ereignisse wirken als Stressoren und werden für die klinischen Manifestationen des PCOS verantwortlich gemacht.

Untersuchungen zu den psychischen Aspekten des PCOS konzentrieren sich v. a. auf Folgende Bereiche:
- Die Beziehung zwischen Nebennierenrinde und Ovar unter Einwirkung des Cortisol-Androgen-Stimulation-Hormons (CASH) und Stress.
- Eine mögliche affektive Beeinträchtigung, v. a. einen Zusammenhang zwischen dem freien Testosteronspiegel und psychiatrischen Symptomen wie eine Depression.
- Die assoziierten psychosozialen Auswirkungen aufgrund der klinischen Symptomatik des PCOS wie ein geringeres Selbstwertgefühl, eine depressive Verstimmung, eine Beeinträchtigung der Motivation sowie auch der Fähigkeit zur Umsetzung und Aufrechterhaltung erfolgreicher Lifestyle-Änderungen.

> **Studienlage**
> Veltman-Verhulst et al. (2012) führten eine Metaanalyse zum Vergleich der emotionalen Befindlichkeit bezogen auf Stress, Depression, Angst sowie Lebensqualität zwischen Pat. mit PCOS (n = 2.384) und Frauen einer Kontrollgruppe (n = 2.705) durch. Frauen mit PCOS berichteten über höheren emotionalen Disstress im Vergleich zur Kontrollgruppe. Zwischen den PCOS-Subgruppen mit Hirsutismus, Infertilität oder Adipositas fand sich kein Unterschied im emotionalen Disstress. Podfigurna-Stopa et al. (2015) beschreiben bei Frauen mit PCOS ein höheres Risiko für affektive Störungen und Angststörungen. Frauen mit PCOS erreichen unabhängig vom BMI eine höhere Merkmalsausprägung depressiver Verstimmung und ein erhöhtes Risiko für eine Depression. Da bei 5–12 % aller Frauen im gebärfähigen Alter ein PCOS nachweisbar ist, sollte die Gruppe der PCOS-Frauen mit psychischer Symptomatik als eine Untergruppe angesehen werden, deren Ergebnisse nicht auf alle betroffenen Frauen übertragbar sind.

Therapie Neben den somatischen Parametern (▶ 10.1.3) sollten die emotionalen Aspekte des PCO in der ärztlichen Betreuung von Pat. thematisiert werden, um ggf. im Konsens mit der Pat. begleitende psychotherapeutische Interventionen einzuleiten.

Hyperprolaktinämie

Bei der Hyperprolaktinämie sind v. a. zwei psychologische Aspekte von Bedeutung: die Reaktion auf Stress und affektive Veränderungen, v. a. depressive Verstimmungen und Depressivität.

> **Studienlage**
> Inzwischen ist bekannt, dass akuter Stress oft zu einem kurzfristigen Anstieg der Prolaktinsekretion führt (Capozzi et al. 2015). Wesentlich schwieriger ist zu untersuchen, ob Stress auch zu manifesten Hyperprolaktinämien beiträgt. Zum Zusammenhang zwischen psychischen Auffälligkeiten, v. a. depressiven Verstimmungen, und Hyperprolaktinämien bei gynäkologischen Pat. liegen keine einheitlichen Ergebnisse vor. Untersuchungen aus der Psychiatrie lassen eine Beziehung zwischen depressiven Erkr. und einer Hyperprolaktinämie als wahrscheinlich erscheinen. Die Übertragung der in der psychiatrischen Stichprobe gewonnen Ergebnisse auf alle Frauen auch ohne psychiatrische Symptome ist jedoch gewagt.

Therapie Neben der kausalen Therapie, sollten bei Hinweisen auf eine akute Belastungssituation supportive stressreduzierende Maßnahmen einleitet werden.

Prämenstruelles Syndrom, prämenstruelle dysphorische Störung

Das prämenstruelles Syndrom (PMS) umfasst zyklusabhängige psychische und körperliche Symptome, die sich in der Lutealphase manifestieren und mit der Menstruation enden. Mind. eine zyklusabhängige Beeinträchtigung der Befindlichkeit muss in mehreren Zyklen vorliegen. Vom PMS unterschieden wird die prämenstruelle dysphorische Störung (PMDS), die 3–8 % der Frauen betrifft.

✓
- Das PMS ist eine Befindlichkeitsstörung, das PMDS eine psychiatrische Erkr.
- Die Unterscheidung zwischen PMS und PMDS ist nicht immer klar (Braverman 2007).

Epidemiologie Mehr als 75 % der Frauen berichten über das zeitweise Vorhandensein eines oder mehrerer dieser Symptome im Laufe ihrer reproduktiven Phase. Eine aktuelle Metaanalyse zeigte jedoch, dass nur 7 (14,9 %) der 47 Studien (insgesamt mehr als 4.000 Frauen) eine Verbindung zwischen der neg. Stimmung von Frauen und der prämenstruellen Zyklusphase nachweisen konnten (Romans et al. 2012).

Ätiologie Die Ätiologie von PMS und PMDS ist nicht geklärt. Da beide i. d. R. nach der Ovulation beginnen, wird ein Zusammenhang zwischen Progesteron und einer Dysfunktion der Neurotransmitter, v. a. Serotonin, vermutet. Risikofaktoren sind ein hoher Body-Mass-Index sowie Stress und traumatische Erlebnisse (Yonkers, O'Brien und Eriksson 2008).

Symptomatik Die PMS-Symptome (▶ 10.1.3) müssen bei den meisten Zyklen in den letzten 12 Mon. bestanden haben und zu einer erheblichen Beeinträchtigung im privaten, beruflichen sowie sozialen Umfeld geführt haben:
- Psychische Symptome des PMS: Affektlabilität, Reizbarkeit oder gedrückte Stimmung, Stimmungsschwankungen, Angst oder Spannung, verminderte Interesse, Schwierigkeiten bei der Konzentration, Lethargie, Nervosität, Ärger, Ermüdbarkeit oder das Fehlen von Energie, Veränderungen des Appetits, Schlaflosigkeit.

- Körperliche Symptome des PMS: eher mildere zyklusabhängige Beeinträchtigungen wie Brustspannen, geschwollener Bauch, Schwellungen im Gesicht und Extremitäten durch Wassereinlagerungen Gewichtszunahme, Ödemneigung und Mastodynie.
- Bei der PMDS manifestieren sich in der zweiten Zyklushälfte deutliche Auswirkungen auf die Psyche wie erhöhte Affektlabilität, Gereiztheit oder/und Depressivität und Angstzustände. Sie wird daher zu den depressiven Störungen gezählt (DSM-5; American Psychiatric Association's Diagnostic and Statistical Manual of Mental Disorders).

Diagnostik Empfohlen wird die prospektive Dokumentation (Zyklustagebuch) der Beschwerden über mind. 2 Mon. Psychologisch ist nicht auszuschließen, dass eine zyklusabhängige Attribuierung der Beschwerden vorgenommen wird. Die erwarteten Beschwerden werden antizipiert und treten prämenstruell auch ein („self-fulfilling prophecy").

Therapie Eine Vielzahl von Therapieempfehlungen werden diskutiert.

Prämenstruelles Syndrom:
- **Kombinierte orale Kontrazeptiva** haben den Vorteil, dass hormonelle Schwankungen unterdrückt werden und dass insbesondere bei Einnahme im Longzyklus durch Erzielen einer Amenorrhö die Beschwerden ausbleiben sollten.
- Unterstützende Psychotherapie, insbesondere kognitive Verhaltenstherapie.
- Veränderungen des Lebensstils: Körperliche Aktivität/Sport vermindert die Ausprägung des PMS.
- Heilpflanzen: Vitex agnus castus (Mönchspfeffer,) Gingko biloga und Agni casti fructus (Keuschlammfrüchte) zur Symptomreduktion. Obwohl die Anwendung ergänzender Therapien in der Popularität gewachsen ist, liegen bisher keine randomisierten kontrollierten Studien vor, dennoch finden sich Hinweise in kleineren Studien auf die klinische Wirksamkeit.

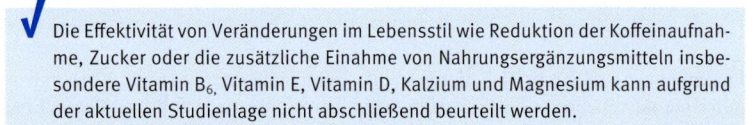

> ✓ Die Effektivität von Veränderungen im Lebensstil wie Reduktion der Koffeinaufnahme, Zucker oder die zusätzliche Einahme von Nahrungsergänzungsmitteln insbesondere Vitamin B_6, Vitamin E, Vitamin D, Kalzium und Magnesium kann aufgrund der aktuellen Studienlage nicht abschließend beurteilt werden.

Prämenstruelle dysphorische Störung: Verordnung von selektiven Serotoninaufnahmehemmern (SSRI) und psychotherapeutische Interventionen. Häufige NW der SSRI sind sexuelle Dysfunktion, Libidoverringerung, Müdigkeit, Kopfschmerzen, Übelkeit oder Schlafstörungen. Im Unterschied zu ihrem Einsatz bei sonstigen depressiven Störungen zeigen SSRIs bei der Behandlung prämenstrueller Symptomatik eine sehr kurze Wirklatenz innerhalb weniger Tage, die auch einen intermittierenden Einsatz in der Lutealphase mit dem Vorteil reduzierter NW ermöglicht (NVL-Programm von BÄK, KBV, AWMF 2015).

Perimenopause und Depression

Epidemiologie Die Lebenszeitprävalenz einer Depression in der weiblichen Bevölkerung wird in der Größenordnung von 10–23 % angegeben und ist doppelt so hoch wie in der männlichen Bevölkerung. Die Perimenopause repräsentiert eine erhöhte Prävalenz depressiver Symptome. Bezogen jedoch auf die Erstmanifestation affektiver Störungen zeigt die Zeit der Perimenopause keine Zunahme affektiver Störungen, allerdings besteht in dieser Lebensphase ein höheres Rückfallrisiko für Frauen mit depressiven Erkrankungen in der Vorgeschichte.

Ätiologie   Die Frage nach dem Zusammenhang zwischen Depression und Perimenopause ist Gegenstand zahlreicher Untersuchungen. Die Ergebnisse sind wegen der verschiedenen zugrunde gelegten Definitionen (Perimenopause, Depression) sowie der angewandten Messinstrumente uneinheitlich.

- Die Geschlechterdifferenz legt für zahlreiche Forscher den Einfluss der weiblichen Hormone auf die Ausprägung einer Depression nahe.
- Frauen mit einer depressiven Erkrankung in der Vorgeschichte sind in der Perimenopause für eine Reaktivierung der Depression disponiert.
- Ein vorbestehendes PMS ist ein Risikofaktor für eine Depression in der Menopause.
- Die mit der Menopause assoziierten Symptome wie Hitzewallungen und Schlaflosigkeit scheinen ein Risikofaktor zu sein.
- Psychosozialen Faktoren, die häufig in der Lebensmitte anzutreffen sind, wie die Frage der eigenen Attraktivität, der Auszug der Kinder, die Neudefinition der Paarbeziehung, pflegebedürftige Angehörige, Sorge um den Arbeitsplatz, wird eine Bedeutung im Sinne eines „life-events" beigemessen. Diese gehäuft in der Lebensmitte anzutreffenden Belastungen erhöhen auch beim Auftreten in jüngerem Lebensalter das Risiko für eine Depression.
- Bei Frauen mit niedrigem sozioökonomischem Status besteht ein höheres Risiko für eine Depression in der Perimenopause.

Studienlage

Es wurden zahlreiche Hypothesen über den möglichen Kausalzusammenhang zwischen Perimenomenopause und Depression formuliert. Abrupte Hormonschwankungen können mit psychischen Symptomen einhergehen. Eine randomisierte placebokontrollierten Studie (Schmidt et al. 2015) zeigte, dass der perimenopausale Östrogenverlust trotz identischer Hormonveränderungen bei manchen Frauen das Zentralnervensystem empfänglicher für eine Depression macht als bei anderen Frauen. Bei Frauen mit behandelter perimenopausaler Depression, die von Estradiol auf Placebo umgesetzt wurden, verstärkte sich die depressive Symptomatik. Demgegenüber fand sich kein Unterschied in der Stimmung in der Gruppe von Frauen ohne perimenopausale Depression, die von Estradiol auf einen Placebo umgestellt wurden. Der Grund für die unterschiedliche Empfindlichkeit gegenüber dem stimmungsdestabilisierenden Effekt eines Estradiolrückgangs ist bislang unklar.

Wenig ist bekannt über genetische Dispositionen und die Manifestation einer Depression in der Menopause, Östrogen-Rezeptorvarianten werden näher untersucht. In aktuellen Untersuchungen (Almeida et al. 2016) konnte kein Zusammenhang zwischen Menopausenstatus und Depression nachgewiesen werden. In den meisten Kulturen ist der Verlust der reproduktiven Funktion neg. besetzt und wird mit Alter, Gewichtszunahme und abnehmender körperlicher Attraktivität gleichgesetzt. So konnte in einer Metaanalyse interkultureller Untersuchungen gezeigt werden, dass ein Zusammenhang zwischen neg. Einstellungen zur Menopause und der Ausprägung von Depression besteht (Ayers, Forshaw und Hunter 2010).

Therapie   Zahlreiche Studien bestätigen die Effektivität von psychotherapeutischen und pharmakologischen Interventionen.

- **Antidepressiva:** Wenn die depressive Symptomatik die Kriterien einer depressiven Episode erfüllt, sollte die Behandlung nach den üblichen Richtlinien der

Therapie depressiver Störungen erfolgen. Bei der Depression steht die Gabe von Antidepressiva im Vordergrund. Bevorzugt werden dual wirksame Serotonin- und Noradrenalin-Wiederaufnahme-Inhibitoren (SNRI), die neben ihrer antidepressiven Wirksamkeit additive anxiolytische und schlaffördernde Effekte bieten. Die Wirkung setzt gewöhnlich nach 6 Wo. ein.
- Bisher liegt keine ausreichende Evidenz zur generellen Empfehlung einer **Hormonersatztherapie** zur Behandlung perimenopausaler Depressionen vor (Schmidt 2012; AMWF-Leitline 2015). Dass ehemals propagierte Vorgehen – bei leichten depressiven Verstimmungen zunächst eine Hormontherapie einzuleiten –, wird nicht mehr empfohlen. Möglicherweise hat die Hormongabe bei einer Untergruppe von Frauen einen stimmungsstabilisierenden Effekt (Schmidt et al. 2015).

10.2.2 Psychosomatische Aspekte der Reproduktionsmedizin

Situation   In der Reproduktionsmedizin sind Diagnostik und Behandlung fast ausschließlich an somatischen Parametern ausgerichtet, auch wenn das subjektive Leiden des ungewollt kinderlosen Paares nicht primär organischer Natur ist. Bislang werden eher zurückhaltend psychologische Konstrukte unmittelbar in die reproduktionsmedizinische Diagnostik und Behandlung einbezogen.

Ursache sind vermutlich die unterschiedlichen Paradigmen:
- Die reproduktionsmedizinische Forschung konzentriert sich auf die Erfassung biologischer und physiologischer Parameter mit dem Ziel der Schwangerschaft.
- Die psychologische Forschung konzentriert sich auf den experimentellen Beweis, dass ein bestimmtes Verfahren die Chancen verbessert, dass eine Person selbst Faktoren optimiert die mittel- oder langfristig das Erleben positiv beeinflussen.

Die medizinischen und psychologischen Zielsetzungen unterscheiden sich nicht nur darin, dass die erste Sicherheiten sucht und die zweite mit Wahrscheinlichkeiten arbeitet, sondern auch hinsichtlich der Quelle der Veränderung:
- External: durch Medikamente und Interventionen (Reproduktionsmedizin)
- Internal: durch kognitive, verhaltensbedingte oder emotionale Veränderungen (Psychologie)

Somit trifft die auf die somatischen Voraussetzungen des Leidens ausgerichtete Reproduktionsmedizin auf die Psychosomatik, welche das subjektive Erleben in den Vordergrund stellt.

Unerfüllter Kinderwunsch

Bedeutung   Von der ehemals schicksalhaften Natur- und Glaubensabhängigkeit der Erfüllung und der Nichterfüllung des Kinderwunsches vollzog sich eine Wandlung zu einem weitgehenden bewussten, planbaren individuellen Lebensziel. Die medizinischen Möglichkeiten und sozioökonomischen Bedingungen erlauben eine Individualisierung des Kinderwunsches. Fast alle Frauen, von der Pubertät bis zu Menopause gehen ganz selbstverständlich davon aus, dass sie Kinder bekommen könnten, wenn sie dies wollten.

Zur Erfüllung des Wunsches nach einem eigenen Kind wird die bewusst vorgenommene Trennung von Sexualität und Fortpflanzung aufgehoben. Mit dem Ziel der Fortpflanzung terminiert das Paar das sexuelle Verhalten auf den optimalen Kon-

10.2 Aspekte der gynäkologischen Endokrinologie und Reproduktionsmedizin

zeptionszeitpunkt „Verkehr zum optimalen Zeitpunkt". Bei den meisten Paaren geschieht dies anfänglich spielerisch. Erst das wiederholte Erleben der Nichterfüllung des zum Plan gewordenen Wunsches bedeutet für die Betroffenen eine große psychische Belastung. Der „Funktionssex" wird dysfunktional erlebt. Der von den Betroffenen erfahrene Kontrollverlust über den eigenen Körper prägt die negativen Erlebensaspekte und beeinträchtigt insbesondere das Selbstwertgefühl. Etwa 25 % der Paare erlebt einen Zeitraum von einem Jahr in dem trotz regelmäßig ungeschützten Geschlechtsverkehrs keine Schwangerschaft eintritt (Slama et al. 2012).

Psychische Ursachen der ungewollten Kinderlosigkeit

Psychoanalytischer Ansatz: In der psychosomatischen Forschung stand zunächst die Frage nach den psychischen Ursachen der Infertilität im Blickpunkt. Vor Einführung der assistierten Reproduktion dominierten zunächst psychodynamische und persönlichkeitspsychologische Ansätze. Frühe Arbeiten gingen davon aus, dass zu 40–50 % emotionale Faktoren für die ungewollte Kinderlosigkeit bestimmend seien. Die Denkansätze bezogen sich fast ausschließlich auf psychodynamische Aspekte der Frau. Die Anwendung psychodynamischer Theorien sowie persönlichkeitstheoretischer Konzepte erlaubte die Ableitung eines individuellen sterilitätsspezifischen Konfliktes, so beispielsweise die Hypothese einer ungelösten ödipalen Vaterbindung bei ungewollt kinderlosen Frauen.

Bisher konnte kein der Sterilität zugrunde liegendes psychodynamisches Bedingungsgefüge aufgezeigt werden. Möglicherweise führten die frühen psychodynamischen Theorien auch zur Stigmatisierung von Kinderwunschpat., was auch heute noch Grund für die zurückhaltende Inanspruchnahme psychosomatischer und psychotherapeutischer Unterstützung sein könnte.

Stresstheorie: Vor mehr als 30 Jahren fand die Stresstheorie Einzug in die psychologische Forschung auf dem Gebiet der Infertilität. Entsprechend dem transaktionalen Stressmodell von Lazarus und Folkman (1984) besteht die Stressbewältigung aus:
- Primärbewertung: Abschätzen des Ausmaßes an Bedrohung durch die Situation
- Sekundärbewertung: Abschätzen der verfügbaren Bewältigungsmöglichkeiten (Copingstrategien)

Die Reaktionen des Individuums auf „Stress" finden auf zellulärer, hormoneller, physiologischer, kognitiver und behavioraler Ebene statt.

Der Zusammenhang zwischen Stress und Eintritt einer Spontanschwangerschaft sowie zwischen Stress und Erfolg einer reproduktionsmedizinischen Behandlung wurde lange kontrovers diskutiert. Inzwischen bestätigen Studien einen Zusammenhang.

> **Studienlage**
> Neuere Ergebnisse legen nahe, dass oxidativer Stress und Entzündungen (du Plessis et al. 2008), die durch psychischen Stress gefördert werden, die Konzeptionswahrscheinlichkeit (Kiecolt-Glaser et al. 2002, Tracey 2002) verringern.
> Erstmals konnten Lynch et al. (2014) in einer prospektiven Studie nachweisen, dass höhere Enzymwerte der Alpha-Amylase (TTP) als Biomarker für Stress mit einer verlängerten „time to pregnancy" einhergingen sowie einem 0,2-fach erhöhtem Risiko einer Infertilität. Im Gegensatz dazu zeigte sich keine Assoziation zwischen Cortisol im Speichel als Biomarker und der Konzeptionswahrscheinlichkeit. In einer Metaanalyse (Matthiesen et al. 2011) von 31 prospektiven Studien im Zeitraum zwischen 1978 und

2009 fand sich eine negative Korrelation zwischen Stress und klinischer Schwangerschaftsrate sowie negative Korrelation zwischen state- und trait-Angst und klinischer Schwangerschaftsrate.

Zu einem anderen Ergebnis kam Boivin, Griffiths und Venetis (2011) in einer Metaanalyse von 15 prospektiven Studien (zwischen 1985 und 2010). Es fand sich kein Zusammenhang zwischen Ängstlichkeit und Depressivität vor einem reproduktionsmedizinischen Behandlungszyklus und dem Eintritt einer Schwangerschaft. Einschränkend ist anzumerken, dass die Erfassung der Ängstlichkeit und der Depressivität in den einzelnen Studien zu unterschiedlichen Zeitpunkten erfolgte. Das längste Zeitintervall lag bei 3 Mon. vor Beginn des Stimulationszyklus, das kürzeste Zeitintervall lag bei der ersten sonografischen Kontrolle im reproduktionsmedizinischen Zyklus.

Prospektive Studien bestätigen jedoch den positiven Einfluss einer psychologischen Begleitung im reproduktionsmedizinischen Behandlungsablauf auf die Etablierung einer Schwangerschaft. Insbesondere die Bedeutung des Einbezuges der Erlebensaspekte für die Bewältigung der Kinderlosigkeit und die Bewältigung der Belastungen aufgrund der reproduktionsmedizinischen Behandlung. Die Metaanalyse von Frederiksen et al. (2015) bezüglich des Zusammenhanges von psychologischen Interventionen und dem Schwangerschaftsoutcome sowie Depression, Angst, Paarbeziehung und Fertilitätsstress umfasste 39 prospektive Studien aus dem Zeitraum von 1978–2014 (insgesamt 2.746 Frauen und Männer). Statistisch signifikante Effekte ergeben sich sowohl für die klinische Schwangerschaftsrate als auch für das positive psychische Befinden. Bei den Frauen zeigen sich im Vergleich zu den Männern nach psychologischer Interventionen größere Effekte hinsichtlich des psychologischen Outcome. Eine Reduktion der Angst ging mit einer höheren Schwangerschaftsrate einher. Die verschiedenen psychologischen Interventionen (Kognitive Verhaltenstherapie, Body-Mind Interventionen, andere Interventionen) unterschieden sich nicht hinsichtlich der Outcome-Parameter. Die Autoren (Frederiksen et al. 2015) folgern, dass die psychosozialen Interventionen die erlebte Belastung der reproduktionsmedizinischen Behandlung reduzieren sowie zu einem Anstieg der klinischen Schwangerschaftsrate führen.

Psychische Auswirkungen der Infertilität

Infertilität stört das individuelle Gleichgewicht und bedroht die Subjekt-Umwelt-Beziehung. Die ungewollte Kinderlosigkeit wird verglichen mit einem traumatischen life-event. Die Betroffenen sind bemüht, ein neues Gleichgewicht zu finden. Bewältigung (Coping) ist der Oberbegriff für alle Versuche, belastende Situationen zu verarbeiten.

Folgende grundlegende Dimensionen des Bewältigungsverhaltens werden unterschieden:
- Aufmerksamkeitsfokus und Realitätstestung: Richten oder Abwenden der Aufmerksamkeit auf die Belastungsquelle
- Soziale Eingebundenheit: sozialer Rückzug oder Kontaktsuche und Mobilisierung sozialer Unterstützung
- Ebene der Reaktion: kognitive vs. aktionale Ebene

Deskriptiv können sechs Reaktionen auf den Nichteintritt der herbeigesehnten Schwangerschaft unterschieden werden:

1. **Schock** Jahrelange Verhütungspraxis zeigt, dass die Paare von einer fertilen Paarbeziehung ausgehen. Die wenigsten Paare haben sich mit der Möglichkeit auseinandergesetzt, dass der Kinderwunsch nicht problemlos erfüllt werden könnte.

10.2 Aspekte der gynäkologischen Endokrinologie und Reproduktionsmedizin

Die unter Anwendung von Kontrazeption von dem Paar erlebte weitgehende Planbarkeit des Zieles „keine Kinder" entfällt und lässt sich nicht direkt in das Machbarkeitsziel „Wunschkind" umsetzen. Die Betroffenen können zunächst nicht fassen, dass ihr geplantes Lebensziel „Wunschkind" nicht in Erfüllung geht.

2. Verleugnung Schutzmechanismus nach dem ersten Schock, indem die Diagnose nicht eingestanden wird. Weiterführende Diagnostik und somatische Therapievorschläge fallen bei den Betroffenen auf fruchtbaren Boden.

3. Wut, Ohnmacht und Kontrollverlust Reaktionen wie Ohnmacht und Kontrollverlust, auch die Kränkung, den scheinbar natürlichen und selbstverständlichen Wunsch nach einem eigenen Kind nicht in angemessenem Zeitraum realisieren zu können. Wut und Ärger über eine erfolglose Behandlung werden häufig direkt gegen die behandelnden Ärzte gerichtet und schützen die Betroffenen davor, die eigene Verzweiflung, den Schmerz und die Trauer wahrzunehmen.

Neue Techniken der Reproduktionsmedizin versprechen eine Rückgewinnung der Kontrolle über ihren Körper und die materielle Erfüllung des idealisierten Wunsches nach einem eigenen Kind.

4. Schuldgefühle Die Pat. gehen häufig von eigener Schuld an der Kinderlosigkeit in ihrer persönlichen Lebensgeschichte aus und geben als Ursachen, für die sie nach ihrer Vorstellung mit Infertilität „bestraft" werden, an:

Unterlassungen, Ausschweifungen, mögliche Verfehlungen in ihrer Lebensgeschichte, möglicherweise ein weit zurückliegenden Schwangerschaftsabbruch. Eine vermeintlich zu egoistische Verfolgung eigener Lebens- und Karriereziele: „Ich habe alles in meinem Leben falsch gemacht." Hier kommt die besondere Bedeutung des „Alters" bei der Frau. Die Hervorhebung des Faktors Alter im Hinblick auf die reproduktiven Fähigkeiten der Frau führt nicht selten zu Versagensängsten, Schuldsuche und depressiven Verstimmungen auf Seiten der ungewollt kinderlosen Frauen. Die Schuldgefühle lassen es der Pat. zum moralischen Imperativ werden, die angebotenen Behandlungstechniken der Reproduktionsmedizin anzunehmen.

5. Isolation Der Rückzug aus dem sozialen Umfeld erfolgt aus Scham, um weitere Kränkungen zu vermeiden, insbesondere durch Schwangerschaften im Freundeskreis, Fragen zur Familienbildung sowie dem geäußerten Wunsch von Oma oder Opa nach einem Enkelkind. Ungewollt kinderlose Frauen klagen häufig darüber, dass sie sich von ihren Partnern in ihrer Betroffenheit nicht genügend verstanden fühlen, wenn die einsetzende Menstruation anzeigt, dass es in diesem Zyklus wieder nicht zu einer Schwangerschaft gekommen ist. Das für die Umwelt unsichtbare Problem der Unfruchtbarkeit wird zu einem an Dringlichkeit zunehmenden Problem für die Betroffenen. Durch sozialen Rückzug verliert sich die Möglichkeit, in der Auseinandersetzung mit anderen eine Relativierung der eigenen Position vorzunehmen und eine Bestätigung in anderen Lebensbereichen zu erfahren.

6. Trauer Die Diagnose „Infertilität", erfolglose Sterilitätsbehandlungen oder erfolglose Teilschritte einer Behandlung, beispielsweise das ungenügende ovarielle Ansprechen oder eine frustrane Follikelpunktion sowie die ausbleibende Fertilisierung, sind Verlustsituationen und können zu Trauerreaktionen führen. Frauen trauern nach einem intrauterinen Transfer nach Ausbleiben einer Schwangerschaft um ihren verlorenen Embryo. Es ist für die Betroffenen nicht einfach, sich dem notwendigen Trauerprozess zu stellen, auch weil von ärztlicher Seite immer wieder neue Hoffnungen mit dem Neubeginn einer Therapie geweckt werden oder von ärztlicher Seite neue Therapiemöglichkeiten aufgezeigt werden, die bereitwillig angenommen werden.

Nicht selten ist es auch Aufgabe einer psychosomatischen Begleitung, einen solchen Trauerprozess aktiv in Gang zu bringen und die Pat. zu ermutigen, um „dieses Kind, das sie nie bekommen wird," zu trauern. Auch der Beginn eines solchen Trauerprozesses parallel zur Behandlung kann sinnvoll sein, um eine zu starke Fokussierung auf die Schwangerschaft als einzige Lösung zu verhindern. Geht die Trauer in einen dauerhaften Zustand der Selbstentwertung über, entsteht eine Depression, ein dauerhafter Zustand der ängstlichen Leere, der Sinn- und Wertlosigkeit.

Die Trauer ist insofern kompliziert, da es sich nicht um den Verlust einer konkreten Person handelt, sondern eines Potenzials, um den Verlust eines phantasierten geliebten Menschen. Der endgültige Abschied von einer Phantasie ist schwieriger als der Abschied von einem konkreten Objekt, da die Phantasie als Imagination immer wieder belebt werden kann, während ein konkretes Objekt nach einem Verlust unwiederbringbar verloren ist.

✓
- Der Partner mit dem Infertilitätsproblem scheint stärker belastet zu sein.
- Für Frauen ist der Druck Kinder zu gebären größer als für den Partner, hinzu kommt die zeitliche Begrenzung der reproduktiven Phase. Die gesellschaftlichen Anforderungen sowie das Rollenbild der Frau sehen neben der körperlichen Attraktivität, dem beruflichen Erfolg, auch heute noch das Gebären sowie die Erziehung von Kindern als Lebensaufgabe vor.
- Die Coping-Strategien der Partner sind unterschiedlich. Frauen sind verbal mitteilsamer und suchen mehr Unterstützung. Männer tendierten eher zu Vermeidungsverhalten, Verleugnung und Verschweigen ihrer emotionalen Erlebnisse.

Studienlage
Prävalenz affektiver Störungen bei ungewollter Kinderlosigkeit

Die Prävalenz affektiver Störungen bei ungewollter Kinderlosigkeit ist Zielparameter neuerer Untersuchungen. In einer Konsekutivstichprobe von Männern und Frauen (n = 1.090), die sich erstmals in einem Kinderwunschzentrum vorstellten, fanden Volgsten et al. (2008) bei 30,8 % der Frauen sowie bei 10,2 % der Männer eine psychiatrische Diagnose. Kriterien für eine Major Depression lagen bei 10,9 % der Frauen und bei 5,1 % der Männer vor, Hinweise auf eine Angststörung fanden sich bei 14,8 % der Frauen und bei 4,9 % der Männer. Überraschenderweise waren Faktoren wie Alter, Dauer des Kinderwunsches, Ursache der Infertilität, Anzahl der vorausgegangenen Behandlungen in dieser Untersuchung weniger bestimmend für die psychiatrischen Diagnosen, sondern andere Faktoren wie Persönlichkeitsmerkmale und Coping-Strategien. Holley et al. (2015) zeigten in einer Längsschnittstudie über 18 Mon., dass bei 39,1 % der Frauen und bei 15,3 % der Männer die Kriterien für eine Major Depression erfüllt waren. Die hohe Prävalenz psychiatrischer Störungen führt zu der Überlegung ein Screening vor Beginn der reproduktionsmedizinischen Behandlung zu implementieren, um Informationen über die Notwendigkeit einer psychologischen oder psychotherapeutischen Unterstützung zu erhalten (Gameiro et al. 2012). Mit dem SREENIVF (Verhaak et al. 2010) und dem Fertility Quality of Life (Boivin, Takefman und Braverman 2011) liegen zwei Messinstrumente zur Identifizierung von psychologischen Risikofaktoren vor.

10.2 Aspekte der gynäkologischen Endokrinologie und Reproduktionsmedizin

Psychische Auswirkungen einer somatischen Sterilitätstherapie

Erlebensaspekte Bei der Anwendung reproduktiver Techniken treten jedoch die Erlebensaspekte der Betroffenen im klinischen Alltag in den Hintergrund:

Die mit der Behandlung verbundenen Belastungen werden zu Beginn oft unterschätzt, da sich der Blick der ungewollt kinderlosen Paare primär auf medizinische Lösungsversuche richtet. Die Entscheidung des Paares, eine reproduktionsmedizinische Behandlung zu beginnen, ist eine Form des Copings. Eine Erfolgslosigkeit der Behandlung wird zu Beginn zwar als theoretische Möglichkeit wahrgenommen, jedoch für sich selbst kaum als realistischer Ausgang in die Überlegungen einbezogen. Das Paar erhält verstärkt Aufmerksamkeit sowie Bestätigung im Rahmen der reproduktionsmedizinischen Diagnostik und Behandlung. Ohnmachtsgefühle des Paares sowie überzogene Erwartungen an die technischen Möglichkeiten liegen dicht beieinander. Dabei wirkt die scheinbar mit Hilfe der Medizin wiedergewonnene Kontrolle zunächst belastungsreduzierend. Der Behandlungsplan und das Stimulationsprotokoll schaffen zunächst Distanz des betroffenen Paares zu seinem subjektiven Leiden. In einer erlösenden Allianz zwischen dem Reproduktionsmediziner und dem betroffenen Paar wird das Leiden an dem unerfüllten Kinderwunsch erlebensferner. Die von der Reproduktionsmedizin angebotene Rationalität im Denken, aufgezeigte Planbarkeit sowie die Professionalität im Handeln lässt große Hoffnung der Betroffenen auf baldige Realisierung des Wunsches nach einem eigenen Kind zu.

Hoffnung und Freude werden am Tag des Embryotransfers im Vergleich zum gesamten Therapieverlauf am häufigsten zum Ausdruck gebracht. Anschaulich wird dies auch durch Äußerungen einer Pat. zum Zeitpunkt des Embryotransfers: „Heute war der Transfer. Ich habe erfahren, dass die Embryonen sehr gut aussahen." „Es ist, trotz starker Schmerzen, ein tolles Gefühl zu wissen, dass Leben in einem herumschwirrt" (Kowalcek et al. 2003).

Emotionale Folgen der reproduktionsmedizinischen Behandlung

Das Projekt „Revitalisierung der Subjektivität" (Kowalcek et al. 2003) zielt darauf ab, die auf Ort und körperliche Funktion ausgerichtete somatische Therapie um das gleichzeitige Zulassen der subjektiven Erlebensqualitäten zu erweitern. Den betroffenen Paaren wird zu Beginn der ovariellen Stimulationsbehandlung angeboten, getrennt ein standardisiertes Tagebuch über den gesamten reproduktionsmedizinischen Zyklus zu bearbeiten. Implementierte behandlungsbegleitende Gespräche mit dem behandelnden Reproduktionsmediziner, in denen die einzelnen Behandlungsabschnitte sowie deren Auswirkungen auf das Stimmungsbild der Partner reflektiert werden, wirken Unsicherheiten und Ängsten der Betroffenen entgegen. Außerdem können die im Therapieverlauf für die Frauen und ihre Partner besonders belastenden oder von positiven Emotionen getragenen Phasen herausgearbeitet werden. Eine prospektive randomisierte Studie bestätigte diese Ergebnisse (Domar et al. 2015). Die Schwangerschaftsraten unterschieden sich nach 12 Monaten zwischen der Gruppe mit zusätzlicher psychologischer Betreuung (cognitive coping and relaxation intervention; CCRI-Gruppe) und der konventionellen IVF Gruppe nicht. Jedoch verfügten Frauen der CCRI-Gruppe über angemessenere Coping-Strategien, eine höhere Lebensqualität, weniger Angst im Vergleich zur konventionellen IVF-Gruppe. Von denjenigen Frauen, die im ersten Behandlungszyklus nicht schwanger wurden, brachen 15,2 % der konventionellen Gruppe und nur 5,5 % der CCRI-Gruppe die Behandlung ab.

Insbesondere zwischen dem Embryotransfer und dem Schwangerschaftstest ist eine psychologische Begleitung dringlich. Sehr anschaulich zeigten dies exemplarisch qualitative Antworten (Kowalcek et al. 2003): „Während der Stimulation ging es mir total gut. Seit Follikelpunktion und Embryotransfer fühle ich mich matt, energielos, habe Schmerzen im Bauch und ein Ziehen in der Gebärmutter! Irgendwie beunruhigt mich das! Das kann ja heiter werden, wenn dieser Zustand noch Wochen anhält!".

„Das anstrengende Auf und Ab i. S. von Hoffnung und Enttäuschung, Vertrauen und Zweifel sowie Angst vor der Hoffnung ist in dieser Zeit präsent: „Heute habe ich erstmals eine negative depressive Stimmung. Ich kann mir nicht vorstellen, dass die Einnistung geklappt hat und fühle mich so ohnmächtig und hilflos bis wertlos". Auch Boivin und Lancastle (2010) empfehlen eine aktive Betreuung der Pat. in der Luetealphase zur Aktivierung angemessener Coping-Strategien.

In einer aktuellen prospektiven Studie (Ockhuijsen et al. 2014) bestätigte der Vergleich zwischen drei Gruppen, dass die Frauen, die an einem zusätzlichen Coping-Interventionspogramm teilnahmen signifikant weniger ängstlich am 10. Tag der Warteperiode sowie 6 Wo. nach Beginn der Warteperiode waren, im Vergleich zur Gruppe von Frauen, die nur eine emotionale Unterstützung im reproduktionsmedizinischen Behandlungszyklus erhielten sowie zur Gruppe von Frauen, die eine konventionelle reproduktionsmedizinische Behandlung erhielten. Die Durchführung eines Coping-Interventionsprogramms führte in der Warteperiode und darüber hinaus zu einer positiven emotionalen Stimmung zu einer im Vergleich zum konventionellen reproduktionsmedizinischen Behandlung. Eine Metaanalyse (Gameiro et al. 2012) bestätigte, dass die mit der reproduktionsmedizinischen Behandlung verbundene psychische Belastung einer der Hauptgründe sei, die Behandlung abzubrechen.

Das „psychische Befinden" wird für die Zukunft neben dem Schwangerschaftseintritt als ein wichtiger Outcomeparameter der reproduktionsmedizinischen Behandlung bewertet (Gameiro, Boivin und Domar 2013). Wesentlich ist zum einen ein Screening auf eine psychische Belastung im Vorfeld, zum anderen auf Seiten der Reproduktionsmediziner sowie der Mitarbeiter mit Patientenkontakt die persönliche Lebenssituation der Betroffenen mit ihren subjektiven Erwartungen, Unsicherheiten und Ängsten aufzugreifen und in einem empathischen Gespräch das Selbstvertrauen zu stärken.

Reproduktionsmediziner-Paar-Beziehung nach erfolgloser Behandlung

Die moderne Reproduktionsmedizin ist dominiert durch invasive somatische Interventionen, die insbesondere auf den Körper der Frau ausgerichtet sind. Trotz beziehungsweise gerade wegen dieses Schwerpunktes im somatischen Bereich ist die erfolgreiche Reproduktionsmedizin auf eine tragfähige Arzt-Pat.-Beziehung angewiesen. Die behandelnden Ärzte sehen sich hohen Erwartungen an ihre Kompetenz und an die Fortschritte der modernen Reproduktionstechniken gegenüber. Das bedeutet einerseits, dass mit einer hohen Bereitschaft zur Verfolgung ärztlicher Anordnungen zu rechnen ist, andererseits ist aber im Falle des ausbleibenden Erfolges der Therapie größte Enttäuschung zu erwarten.

Während einer Stimulationsbehandlung am 9. Zyklustag schätzen 115 Frauen und 115 Männer auf einer Skala von 0–100 % ihre eigenen Chancen ein, dass sich in dem aktuellen Behandlungszyklus eine Schwangerschaft etabliert (Kowalcek, Kasimzade und Huber 2003). Die Gruppe der Frauen erwartete mit einer Wahrscheinlichkeit von 57 % die Etablierung einer Schwangerschaft. Die befragten Männer schätzten die Schwangerschaftschancen auf 61 %. Das Deutsche IVF-Register (D.I.R. 2015, S. 13) führt eine durchschnittliche Schwangerschaftsrate von 31,6 % pro Transfer (IVF und ICSI) auf.

Nach dem Ausbleiben des erwarteten Erfolges wird die Beziehung zwischen Reproduktionsmediziner und dem kinderlosen Paar instabil. Im Extremfall bildet das Paar eine Allianz gegen den Reproduktionsmediziner und sieht ihn als Ursache ihres Problems. Häufig erfolgt ein Wechsel der Behandlungszentren, oder von reproduktionsmedizinischer Seite werden zur Restabilisierung weitere medizinische Behandlungsmöglichkeiten angeboten. Durch Anbieten neuester Therapieoptionen erfolgt wiederum eine Idealisierung der reproduktionsmedizinischen Technik. Den Betroffenen fällt es schwer, sich nach dem erfolglosen Therapiezyklus dem notwendigem Trauerprozess zu stellen, zumal von ärztlicher Seite vielfach neue Hoffnung mit dem Neubeginn einer Therapie geweckt wird und eine neue Therapiemöglichkeit aufgezeigt wird. Bei hoher Kinderwunschmotivation sind die Pat. und auch ihr Partner bei erneuter Frustration äußerst verletzlich. Ein integriertes Behandlungskonzept sollte neben den körperlichen immer auch die psychischen individuellen Besonderheiten jedes Paares und der Arzt-Pat.-Interaktion berücksichtigen (Boivin und Gameiro 2015).

Mehrlingsproblematik

Betrachtet man die Mehrlingsproblematik in der Reproduktionsmedizin unter dem Blickwinkel der Reproduktionsmediziner-Paar-Beziehung wird deutlich:
- Häufig führt der Erfolgsdruck auch aufgrund der überhöhten Erwartungen sowie der hohen Kosten einer assistierten Reproduktion dazu, dass in der Hoffnung auf Erfolg mehr als zwei Embryonen transferiert werden.
- Nach frustranen Behandlungen sind die Pat. trotz der bekannten Risiken oft bereit, Mehrlingsschwangerschaften zu akzeptieren („instant family"; Kowalcek 2007).

Lange Zeit wurden Mehrlingsschwangerschaften nach reproduktionsmedizinischer Behandlung als unvermeidbares Schicksal hingenommen. Mittlerweile werden die Risiken und insbesondere die medizinischen, psychischen und sozialen Probleme der Mehrlingsschwangerschaften differenzierter betrachtet. Auch die betroffenen ungewollt kinderlosen Paare scheinen die Risiken, die mit einer Mehrlingsschwangerschaft einhergehen, nach entsprechender ärztlicher Aufklärung realistischer einzuschätzen. Die in frühen Untersuchungen (Gleicher et al. 1995, Leiblum, Kemman und Taska 1990) beschriebene hohe Akzeptanz der Mehrlingsschwangerschaften scheint v. a. bei ungewollt kinderlosen Frauen einem Risikobewusstsein gewichen zu sein.

Die Kommunikation der Mehrlingsproblematik im reproduktionsmedizinischen Gespräch ist jedoch weiterhin schwierig, da ein Single-Embryo-Transfer zur Vermeidung der Mehrlingsgeburten von den Betroffenen teilweise als inakzeptabler Rückschritt angesehen wird.

Psychologische Betreuungsangebote

Bisher besteht häufig aufgrund der Ausrichtung auf den somatischen Behandlungsablauf erst nach langjähriger erfolgloser reproduktionsmedizinischer Therapie die Bereitschaft zur Wahrnehmung psychologischer Betreuungsangebote, wie beispielsweise von Gesprächsgruppen.

Die positiven Effekte einer Gesprächsgruppe basieren auf folgenden Prozessen:
- Teilnehmerinnen und Teilnehmer besitzen eine hohe intrinsische Motivation, gespeist vom Leidensdruck an der Infertilität, sich individuell, in der Paarbezie-

hung sowie in der Gruppe mit der Infertiltität, deren psychosozialen Folgen und den eigenen, bislang insuffizienten Bewältigungsbemühungen zu konfrontieren.
- Im schützenden Raum der Gruppe akzeptierter Gleichbetroffener können bislang abgewehrte schmerzhafte, kränkende Einstellungen zugelassen und kommuniziert werden.
- Konflikte, insbesondere Partnerkonflike auch aufgrund unterschiedlicher Coping-Strategien, werden in der Gruppe potenziell einer neuen, konstruktiven Konfliktlösung nähergebracht.
- Das hilflose Ausgeliefertsein an die Infertilität und ihre Folgen kann transformiert werden in selbst verantwortete aktive Bewältigungsbemühungen.
- Die offene Kommunikation ist eine notwendige Voraussetzung, um in der Paarbeziehung gemeinsame Lebensziele und Inhalte zu entwickeln.

Ziele der Gesprächsgruppe
- Abwendung der nach einer frustranen reproduktionsmedizinischen Behandlung aufkommenden Isolation.
- Zulassen von Kränkungen durch die Diagnose und Behandlung.
- Einleitung der notwendigen Trauerarbeit über erfahrene Verluste.
- Erschließen neuer Erlebnisqualitäten.

Die Zukunft Bisher ist die psychologische Unterstützung sowie Begleitung kein integraler Bestandteil der reproduktionsmedizinischen Behandlung. Zukunftsweisende integrierte internationale Ansätze in den Kliniken sehen eine „ganzheitliche" Betreuung als wegweisend, unter gleichzeitiger synergistischer Nutzung der externalen reproduktionsmedizinischen und internalen psychologischen Ressourcen. Das gesamte Team mit Patientenkontakt (Empfangspersonal, Krankenschwestern, Embryologen, Ärzte) wird in die psychologische Betreuung vor, während und nach der reproduktionsmedizinischen Behandlung einbezogen.

Ziel einer optimierten Betreuung ist die Entwicklung von aktiven Coping-Strategien zur Vermeidung von Angst und Depression (Boivin und Gameiro 2015). Implementierte Gesprächsgruppen (Frederiksen et al. 2015) führten im Vergleich zu anderen psychologischen Betreuungsangeboten zu einer stärkeren Aktivierung der Coping-Strategien sowie Verbesserung des psychischen Befindens. Die Evaluation psychosomatischer Konzepte der Reproduktionsmedizin ist eine wichtige Grundlage für die weitere Entwicklung der Theorie und Praxis.

10.3 Psychosomatische Aspekte in der gynäkologischen Onkologie
Kristin Härtl

10.3.1 Entwicklung der Psychoonkologie und S3-Leitlinie

In den letzten Jahrzehnten hat sich in der Onkologie ein Paradigmenwechsel vollzogen: Neben der Lebensverlängerung und Reduktion körperlicher Symptome gewannen Lebensqualität und Krankheitsbewältigung an Wichtigkeit. Die Psychoonkologie befasst sich mit den komplexen psychosozialen Aspekten bei der Diagnosestellung, der Behandlung und im Verlauf einer Krebserkrankung (Herschbach und Heußner 2008). Das Fachgebiet der Psychoonkologie hat sich aus den verschiedenen Disziplinen der Psychosomatischen Medizin, Psychologie und Onkologie heraus entwickelt und als interdisziplinäres Fachgebiet etabliert. Hcute gilt die Psychoonkologie als wichtiger Bestandteil der Onkologie in allen Bereichen der Prävention, Diagnostik, Behandlung und Nachsorge. Die Bedeutung der Psychoonkologie kommt auch durch die im Jahre 2014 herausgegebene S3-Leitlinie zum Ausdruck.

> ✓ Unter Psychoonkologie (synonym auch: Psychosoziale Onkologie) versteht man ein interdisziplinäres Arbeitsgebiet innerhalb der Onkologie, welches das Erleben und Verhalten sowie soziale Faktoren und deren Folgen im Kontext einer Krebserkrankung fokussiert (Deutsche Krebsgesellschaft 2014).

S3-Leitlinie

Die S3-Leitlinie „Psychoonkologische Diagnostik, Beratung und Behandlung von erwachsenen Krebspatienten" gibt evidenzbasierte Empfehlungen für psychoonkologische Angebote in verschiedenen Settings (Deutsche Krebsgesellschaft 2014). Ziel ist die Verbesserung der Krankheitsverarbeitung und der Lebensqualität von Krebspatienten und ihren Angehörigen – unter Einbeziehung von medizinischen, psychologischen, soziologischen, ethisch-theologischen Aspekten. Empfohlen wird ein Screening der Betroffenen auf psychosoziale Belastung und individuellen Behandlungsbedarf (▶ 10.3.4). Psychoonkologische Interventionen sollten in allen Phasen der Diagnostik, Therapie, Rehabilitation und Nachsorge sowie palliativer Behandlung angeboten werden (▶ 10.3.5).

10.3.2 Psychosomatische Krankheitstheorien: „Krebspersönlichkeit" und „Stress"

In psychosomatischen Krankheitstheorien wird die Bedeutung von psychosozialen Risikofaktoren für die Karzinogenese untersucht. Zwei weit verbreitete psychosomatische Erklärungsansätze, die „Krebspersönlichkeit" und die Rolle von Stress für die Entstehung der Krebserkrankung, werden dargestellt.

Krebspersönlichkeit Als Krebspersönlichkeit werden angeborene oder lebensgeschichtlich erworbene Muster von Einstellungen und Verhaltensweisen beschrieben, die zu Krebserkrankungen disponieren.

> **Studienlage**
> In zahlreichen, meist retrospektiven Studien wurden Persönlichkeitsdispositionen untersucht, die eine Entwicklung von Karzinomen begünstigen können. Retrospektive Studien sind jedoch in der Ätiologieforschung aus methodischen Problemen höchst problematisch. In prospektiven epidemiologischen Untersuchungen wurden meist keine Zusammenhänge zwischen Persönlichkeitseigenschaften und der Auftretenswahrscheinlichkeit für eine Krebserkrankung gefunden (Jokela et al. 2014, Nakaya 2014). Zusammenfassend liefert das Konzept der Krebspersönlichkeit uneinheitliche und widersprüchliche Befunde und gilt in empirischer Hinsicht als überholt.

Stress und Life Events Zur Rolle von chronischen Stressoren oder punktuellen kritischen Lebensereignissen (Life Events) bei der Entstehung von gynäkologischen Krebserkrankungen ist die Studienlage ähnlich problematisch. Psychoneuroimmunologische Ätiologiemodelle, die eine Beeinflussbarkeit der Lymphozyten durch Stressoren postulieren, wurden zwar tierexperimentell belegt. Retrospektive Studien zum Einfluss von Life Events bei Pat. mit Mamma- oder Genitalkarzinom können jedoch allenfalls korrelative und keine kausalen Zusammenhänge aufzeigen. Verschiedene Metaanalysen und große prospektive Studien konnten keinen signifikanten Einfluss von Stress und belastenden Lebensereignissen auf die Krebserkrankungswahrscheinlichkeit belegen (Garssen 2004, Surtees et al. 2010).

> ✓ Auch wenn es für die psychosomatischen Krankheitstheorien zur Entstehung von Tumoren wenig empirische Grundlage gibt, ist es für den Behandler wichtig, die subjektive Krankheitstheorie der Pat. zu erfragen. So ist die Annahme, dass psychische Ursachen maßgeblich zur Entstehung einer Brustkrebserkr. beitragen, unter den Betroffenen weit verbreitet (Panjari et al. 2012). Wichtig ist es, gemeinsam mit der Pat. eine für sie sinnvolle subjektive Krankheitstheorie zu entwickeln, die keine Schuldzuweisungen enthält, andererseits eine aktive Bewältigung der Krebserkrankung ermöglicht (Köhm et al. 2015).

10.3.3 Krankheitsspezifische Belastungen

Pat. mit gynäkologischen Tumoren und ihre Angehörigen sind durch die Diagnose, Operation und medizinische Behandlung in verschiedenen Bereichen belastet (▶ Abb. 10.2).

Körperliche Symptome Pat. mit Mamma- oder Genitalkarzinom sind einer Vielzahl von körperlichen Symptomen ausgesetzt:
- **Mammakarzinom:** z. B. körperliche Folgen der OP, Übelkeit und Haarausfall durch die Chemotherapie, starke hormonelle Veränderungen durch die endokrine Therapie. Die Chemotherapie kann die Ovarien prämenopausaler Pat. irreversibel schädigen und dadurch zu Fertilitätsverlust und vorzeitiger Menopause führen. Schwerwiegende Therapiefolgen wie Armmorbidität durch ein Lymphödem, periphere Neuropathie nach taxanhaltiger Chemotherapie oder dermatologische Komplikationen nach Radiotherapie können auftreten (Köhm et al. 2015).
- **Genitalkarzinom:** ähnliche körperliche Beeinträchtigungen nach Chemo- und Radiotherapie sowie nach Antikörpertherapie. Abhängig von Diagnose, OP und Behandlung treten Schmerzsymptome, sexuelle Dysfunktionen und Folgen für die Fertilität auf. So sind beispielsweise die Diagnosen Endometriumkarzinom oder Ovarialkarzinom für Frauen mit nicht abgeschlossener Familienplanung häufig

Belastungsbereiche

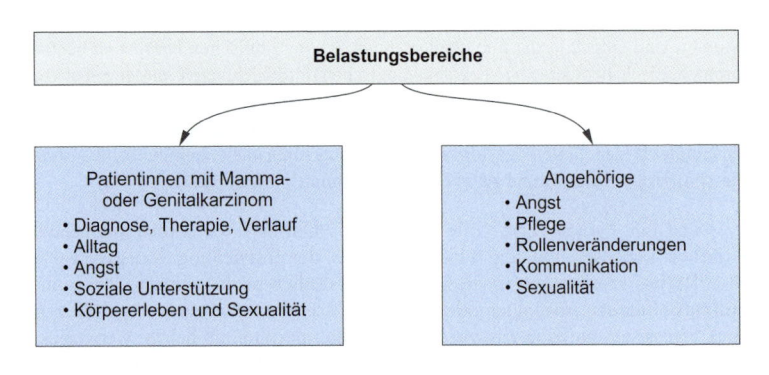

Patientinnen mit Mamma- oder Genitalkarzinom	Angehörige
• Diagnose, Therapie, Verlauf • Alltag • Angst • Soziale Unterstützung • Körpererleben und Sexualität	• Angst • Pflege • Rollenveränderungen • Kommunikation • Sexualität

Abb. 10.2 Belastungsbereiche bei gynäkologischen Krebserkrankungen

10.3 Psychosomatische Aspekte in der gynäkologischen Onkologie

verbunden mit Trauerreaktionen und depressiver Verarbeitung. Schließlich leiden viele Pat. mit Mamma- oder Genitalkarzinom unter dem Fatiguesyndrom.

> ✓ Häufig klagen Pat. während und nach der Chemo- oder Radiotherapie über starke Erschöpfung, Müdigkeit, Energiemangel, Leistungsminderung, Unlust und Antriebslosigkeit. Tumorfatigue bezeichnet dabei sowohl die akute als auch chronische Erschöpfung, die noch Jahre nach Abschluss der primären Tumortherapie auftreten kann (Herschbach und Heußner 2008). Für viele Chemotherapiepat. sind die Symptome des Fatiguesyndroms belastender als die NW von Übelkeit und Erbrechen (Köhm et al. 2015).

Alltag Die sogenannte Lebensqualitätsforschung untersucht die Funktions- und Leistungsfähigkeit von Krebspat. in alltäglichen und beruflichen Lebensbereichen. Dabei wird meist mit Fragebögen zur Lebensqualität untersucht, ob die Betroffenen durch ihre Erkrankung und adjuvante Therapie bei ihren alltäglichen Tätigkeiten eingeschränkt sind.

> ✓ Gesundheitsbezogene Lebensqualität ist die subjektive Einschätzung der gegenwärtigen körperlichen, sozialen, emotionalen und funktionalen Anpassung an die Erkrankung. Sie setzt sich zusammen aus:
> - Merkmalen des psychischen Befindens wie Ängsten, depressiven Stimmungen **(emotionale Anpassung)**
> - Funktions- und Leistungsfähigkeit in privaten und beruflichen Lebensbereichen **(funktionale Anpassung)**
> - Anzahl und Qualität von sozialen Beziehungen **(soziale Anpassung)**
> - körperlichen Symptomen und Beschwerden **(physische Anpassung)**
>
> In der gynäkologischen Onkologie ergänzt die Erfassung der Lebensqualität die medizinischen Outcomevariablen Überlebenszeit und Remissionsrate. Die Forschung wird jedoch durch die Vielzahl von Dimensionen, Definitionen und Messinstrumenten von Lebensqualität erschwert. Ein Beispiel für einen standardisierten Lebensqualitätsfragebogen bei Karzinompatienten ist der **Quality of Life Questionnaire** (QLQ-C30) der EORTC-Studiengruppe (Aaronson et al. 1993).

Angst Ängste und Befürchtungen gehören zu den am häufigsten geäußerten und lang andauernden Problemen von Tumorpatienten. Dabei sind für Krebskranke die Progredienzangst und die Angst vor dem Tod am häufigsten und stärksten ausgeprägt, gefolgt von Ängsten vor NW der medizinischen Therapie und vor Schmerzen. In einer eigenen Untersuchung veränderten sich die Angstwerte von Brustkrebspat. nicht im Follow-up-Zeitraum von einem Jahr nach Primärdiagnose und waren höher als in der weiblichen Allgemeinbevölkerung, vor allem bei jüngeren Frauen (Härtl et al. 2010).

> ✓ „Progredienzangst" umfasst die Ängste und Befürchtungen der Betroffenen, die Krebserkrankung könne fortschreiten oder sich ausbreiten. Es existiert inzwischen ein deutschsprachiges Manual zur Behandlung der Progredienzängste (Waadt et al. 2011).

Soziale Belastungen Von einer Krebserkr. ist meist ein ganzes System aus Partner, Familie und sozialem Umfeld betroffen. Partner von Krebspatienten weisen ähnliche, in einigen Studien sogar höhere psychische Belastungsniveaus auf wie die Pat. selbst (Braun et al. 2007). Am häufigsten werden Ängste um die erkrankte Partnerin angegeben, insbesondere die oft verschwiegene Furcht vor dem Tod der Partnerin. In der palliativen Situation treten für den Angehörigen häufig starke körperliche Anforderungen und psychische Belastungen auf. So kann sich durch Rollenverschiebung eine gleichwertige partnerschaftliche hin zu einer einseitig fürsorglichen Beziehung verändern. Minderjährige Kinder sind durch die Krebserkr. ihrer Mutter in besonderer Weise und je nach Altersstufe unterschiedlich belastet; zu verweisen ist auf die weiterführende Literatur (Möller et al. 2014, Romer und Haagen 2007). Zusammenfassend wird die Unterstützung aus dem sozialen Umfeld von den Pat. als wichtigste nicht medizinische Bewältigungshilfe eingeschätzt. Andererseits schildern Betroffene häufig die Angst vor Stigmatisierung und ziehen sich sozial zurück.

Körpererleben und Sexualität Brust und weibliches Genitale haben eine besondere emotionale Bedeutung, mit einer Fülle von bewussten und unbewussten Vorstellungen, Erwartungen, Ängsten. Pat. mit Mamma- oder Genitalkarzinom sind in ihrem Körpererleben und ihrer Sexualität nicht selten beeinträchtigt. Eine Ablatio oder Hysterektomie kann als „Verstümmelung" und bleibende Körperveränderung erlebt werden und somit zu subjektivem Verlusterleben von Weiblichkeit und Attraktivität und Selbstwertproblemen führen.

✓
- Durch die emotionale Bedeutung der Brust mit Symbolisierung von Mütterlichkeit, Weiblichkeit und sexueller Attraktivität können Brustoperationen mit Körperbildproblemen verbunden sein. Zudem können Chemotherapie und endokrine Therapie zu sexuellen Beeinträchtigungen führen.
- Pat. nach Tumoroperationen im Genitalbereich erleben sich häufig als nicht mehr vollwertige Frau. Sie schildern Ängste vor Abwendung des Partners und vor Empfindungsveränderungen beim Geschlechtsverkehr infolge von Operation, Chemotherapie oder Bestrahlung.
- Insgesamt geben ca. 90 % der Pat. mit einer gynäkologischen Krebsdiagnose negative Auswirkungen der Erkrankung und Therapie auf ihr Sexualleben an (Lammerink et al. 2012). Dazu zählen u. a. auch Störungen der sexuellen Appetenz und Libido, verminderte Lubrikation mit der Folge von Dyspareunien und Schmerzen durch Narben und Bestrahlung.

10.3.4 Indikatoren für psychoonkologischen Behandlungsbedarf

Auf die gleiche medizinische Diagnose und ähnliche Krankheitsprognose reagieren Menschen sehr unterschiedlich. Ob und in welchem Umfang eine gynäkologische Krebspat. psychoonkologische Unterstützung benötigt, ist deshalb interindividuell verschieden. Da der psychoonkologische Behandlungsbedarf in der klinischen Routine oft nicht erkannt wird und sich die ärztliche Einschätzung des Betreuungsbedarfs und die Einschätzung der Pat. selbst häufig deutlich unterscheiden, sollte dieser mittels eines Screenings geprüft werden.

✓ Die S3-Leitlinie fordert explizit für alle Krebspat. ein Screening auf psychosoziale Belastung: „Die Erfassung der psychosozialen Belastung und der individuellen

> psychoonkologischen Behandlungsbedürftigkeit sollte so früh wie möglich und dann wiederholt im Krankheitsverlauf erfolgen." (Deutsche Krebsgesellschaft 2014). Dabei sollte die psychoonkologische Diagnostik die Art der Belastung, den Schweregrad und die Lebensqualität der Pat. erfassen, aber auch individuelle und soziale Ressourcen, die subjektive Behandlungsbedürftigkeit und Behandlungsmotivation.

Beispiele für **Screeningfragen** sind:
- „Wie belastet haben Sie sich in der vergangenen Woche gefühlt?"
- „Wie stark fühlten Sie sich in den letzten beiden Wochen durch Nervosität, Ängstlichkeit oder Anspannung beeinträchtigt?"
- „Wie stark fühlten Sie sich in den letzten beiden Wochen durch Niedergeschlagenheit und/oder Depressivität beeinträchtigt?" (Deutsche Krebsgesellschaft 2014).

Standardisierte Screeninginstrumente

Alternativ zu den Screeningfragen gibt es eine Reihe validierter und standardisierter Screeninginstrumente (Herschbach und Weis 2008). Die S3-Leitlinie Psychoonkologie empfiehlt z. B. das **Distress-Thermometer** und die **Hospital Anxiety and Depression Scale** (HADS-D; Deutsche Krebsgesellschaft 2014).

Belastungsthermometer Validierter Selbstbeurteilungsfragebogen von Holland und Reznik 2005 (deutsche Version: Mehnert et al. 2006):
- Die Pat. gibt den Grad ihrer Belastung in der vergangenen Woche auf einer Skala von 0 (keine Belastung) bis 10 (extreme Belastung) an. Ein Score ≥ 5 gilt als Hinweis für psychoonkologischen Behandlungsbedarf (Mehnert et al. 2006).
- Anhand einer vorgegebenen Problemliste benennt die Pat. anschließend die körperlichen, familiären, praktischen, emotionalen und spirituellen Problembereiche.

Hospital Anxiety and Depression Scale (HADS-D) Fragebogen zur Erfassung von Angst und Depressivität in der somatischen Medizin (deutsche Version: Herrmann, Buss und Snaith 1995):
- Ökonomischer, validierter und in vielen psychoonkologischen Studien eingesetzter Fragebogen
- Ein Cut-off-Wert auf der Gesamtskala für Angst und Depression kombiniert von ≥ 13 wird empfohlen (Singer et al. 2009).

Die beiden genannten Fragebögen und weitere Screeninginstrumente wie der Fragebogen zur Belastung von Krebskranken (FBK), die Psychoonkologische Basisdokumentation (PO-Bado) und das Hornheider Screeninginstrument, das als Interview und als Fragebogen vorliegt, werden bei Herschbach und Weis (2008) ausführlich dargestellt.

Screeningmodelle Es existieren verschiedene Screeningmodelle, um bei allen Pat. routinemäßig den Bedarf für psychoonkologische Unterstützung zu prüfen.
▶ Abb. 10.3 gibt ein Beispiel für ein Screeningmodell (modifiziert nach Holland und Reznik 2005). Derartige Screeningmodelle werden insbesondere bei der Konzeption von interdisziplinären Tumorzentren (Comprehensive Cancer Center) diskutiert.

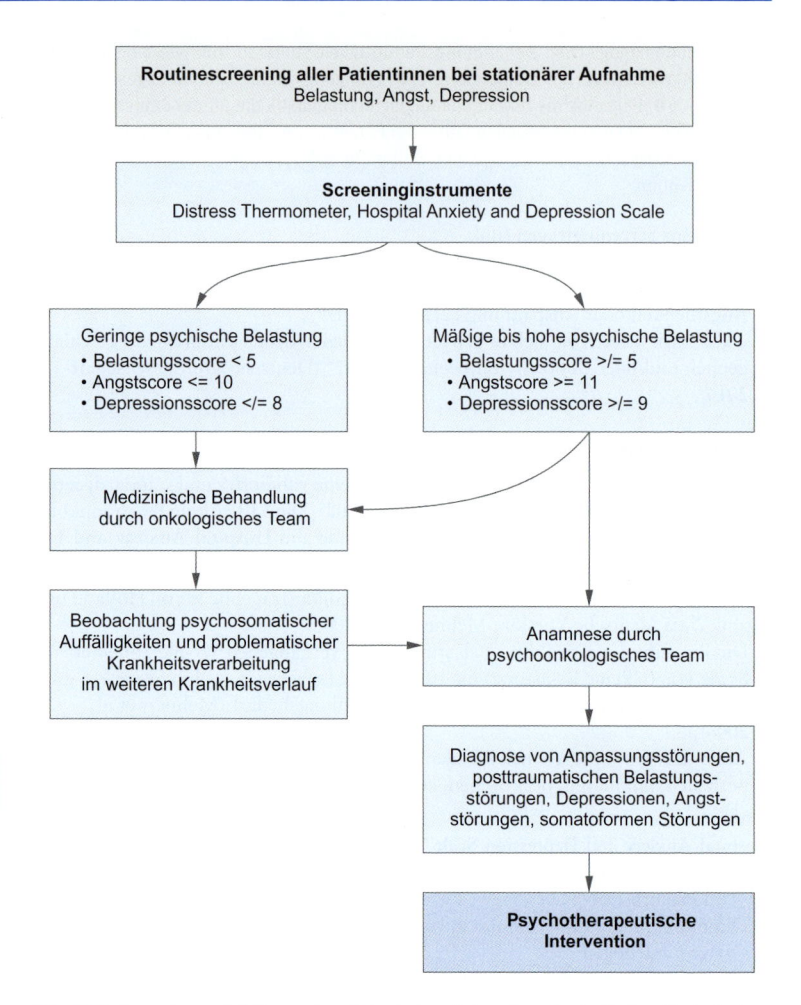

```
┌─────────────────────────────────────────────────┐
│ Routinescreening aller Patientinnen bei stationärer Aufnahme │
│              Belastung, Angst, Depression        │
└─────────────────────────────────────────────────┘
                        ↓
┌─────────────────────────────────────────────────┐
│              Screeninginstrumente                │
│ Distress Thermometer, Hospital Anxiety and Depression Scale │
└─────────────────────────────────────────────────┘
           ↙                            ↘
┌──────────────────────────┐   ┌──────────────────────────┐
│ Geringe psychische        │   │ Mäßige bis hohe psychische│
│ Belastung                 │   │ Belastung                 │
│ • Belastungsscore < 5     │   │ • Belastungsscore >/= 5   │
│ • Angstscore <= 10        │   │ • Angstscore >= 11        │
│ • Depressionsscore </= 8  │   │ • Depressionsscore >/= 9  │
└──────────────────────────┘   └──────────────────────────┘
           ↓                              │
┌──────────────────────────┐              │
│  Medizinische Behandlung │ ←────────────┤
│  durch onkologisches Team│              │
└──────────────────────────┘              │
           ↓                              ↓
┌──────────────────────────┐   ┌──────────────────────────┐
│ Beobachtung psychosomatischer│ │   Anamnese durch         │
│ Auffälligkeiten und problematischer│→│ psychoonkologisches Team │
│ Krankheitsverarbeitung    │   │                          │
│ im weiteren Krankheitsverlauf│ └──────────────────────────┘
└──────────────────────────┘              ↓
                                ┌──────────────────────────┐
                                │ Diagnose von Anpassungsstörungen,│
                                │ posttraumatischen Belastungs-│
                                │ störungen, Depressionen, Angst-│
                                │ störungen, somatoformen Störungen│
                                └──────────────────────────┘
                                          ↓
                                ┌──────────────────────────┐
                                │  Psychotherapeutische    │
                                │      Intervention        │
                                └──────────────────────────┘
```

Abb. 10.3 Screeningmodell für psychoonkologischen Behandlungsbedarf bei gynäkologischen Krebspat.

Diagnosen psychischer Störungen und subsyndromale Beeinträchtigungen bei Pat. mit gynäkologischen Tumoren

Studienlage
Eine umfassende Metaanalyse von Mitchell et al. (2011) von 70 Studien mit 10.071 Pat. in onkologischen und hämatologischen Behandlungssettings erbrachte folgende Prävalenzen für psychische Störungen:
- 14,9 % für Major Depression
- 19,2 % für Minor Depression
- 19,4 % für Anpassungsstörungen

- 10,3 % für Angststörungen
- 2,7 % für Dysthymien
Häufig zeigte sich eine Kombination verschiedener Diagnosen:
- Alle Arten von Depression traten bei 20,7 % der Pat. auf,
- Depressionen oder Anpassungsstörungen bei 31,6 %
- und irgendeine der genannten psychischen Störungen bei 38,2 %.

Neben den psychischen Störungen werden im Leitlinienprogramm Onkologie (Deutsche Krebsgesellschaft 2014) explizit auch die sogenannten subsyndromalen Beeinträchtigungen von Tumorpatienten als psychoonkologisch behandlungsbedürftig betrachtet:

Beeinträchtigungen des Befindens Häufige Beeinträchtigungen bei Pat. mit gynäkologischen Tumoren sind Operationsängste, Partnerschaftskonflikte, Körperbildveränderungen, Selbstwertprobleme, soziale Schwierigkeiten und Leistungseinbußen in Alltag und Beruf.

(Psycho-)Somatische Symptome Folgende Symptome wurden in Studien als häufige und psychisch sehr belastende Folgen des Tumors oder der Therapie bei Pat. mit gynäkologischen Tumoren benannt: Schmerzen, Schlafstörungen, Fatigue, Übelkeit und Erbrechen sowie antizipatorische Übelkeit oder antizipatorisches Erbrechen.

10.3.5 Psychoonkologische Behandlungsansätze

„Eine psychoonkologische Intervention wird definiert als eine nicht pharmakologische Intervention, in welcher psychologische und sozialarbeiterische Methoden wie z. B. Psychosoziale Beratung, Psychoedukation, Stressbewältigungstraining, Psychotherapie, Entspannungsverfahren, allein oder in Kombination, von einem professionellen Therapeuten in einer persönlichen Interaktion mit Krebspatienten durchgeführt werden, um deren psychische und soziale Belastung zu vermindern und die Lebensqualität zu erhöhen." (Deutsche Krebsgesellschaft 2014).

Psychoonkologische Behandlungsansätze bei Brust- oder Genitalkrebs umfassen psychoedukative und supportive Ansätze und psychotherapeutische Interventionen im engeren Sinne. Psychoonkologische Interventionen sind in der Praxis meist methodenübergreifend, d. h. Elemente aus verschiedenen Therapierichtungen werden kombiniert, und sie sind ressourcenorientiert. Es geht darum, die individuellen Ressourcen einer Pat. zu entdecken und zu stärken, damit sie diese bei der Bewältigung ihrer Krebserkr. nutzen kann. Ressourcen sind individuell sehr unterschiedlich: Persönliche Begabungen zählen ebenso dazu wie stabile familiäre Beziehungen, ein gutes soziales Netz, Spiritualität und Religiosität, bereits gemeisterte Krisensituationen, Hobbys u. a.

Psychoedukation und supportive Ansätze

Psychoedukative Interventionen (Patientenschulungen) werden beschrieben als standardisierte, multimodale und interaktive Interventionen mit einem breiten Themenspektrum (Deutsche Krebsgesellschaft 2014).

Ziel ist die Vermittlung von Wissen zu unterschiedlichen Themen:
- Krebserkrankung und medizinische Therapie
- Lebensstilveränderungen wie Ernährung, Bewegung, Stressmanagement
- Krankheitsverarbeitung und Bewältigungsstrategien
- Soziale Kompetenz und Kommunikationstechniken

In der Akutphase findet die Psychoedukation für die Betroffenen meist in Form von Einzelgesprächen statt. In der ambulanten Nachsorge und in der stationären Rehabilitation werden häufig strukturierte Gruppenprogramme angeboten (Herschbach und Heußner 2008, Weis et al. 2006). Neben den psychoedukativen Gruppenprogrammen mit Schwerpunkt auf dem informativen Aspekt gibt es Gruppen mit psychotherapeutischem Schwerpunkt. Die Teilnehmerinnen können sich als Gleichbetroffene in ihrer Krankheitsbewältigung gegenseitig unterstützen. Durch das Gruppensetting wird zudem die Kontakt- und Kommunikationsfähigkeit gestärkt. Unterschieden werden supportiv-expressive und kognitiv-verhaltenstherapeutische Gruppentherapien.

Einen wichtigen Platz der **supportiven Ansätze** für Frauen mit gynäkologischen Krebserkrankungen nehmen auch Selbsthilfegruppen und Patientinnenorganisationen ein. Selbsthilfegruppen werden im Unterschied zur Gruppentherapie ausschließlich von Betroffenen organisiert. Dabei bedeutet „Selbsthilfe" die Auseinandersetzung mit der Karzinomerkrankung und die Unterstützung bei ihrer Bewältigung durch die Betroffenen selbst (Köhm et al. 2015).

Entspannungs- und Visualisierungstechniken

Entspannungsverfahren und Visualisierungstechniken werden bei Krebspatienten angewandt zur Stärkung des körpereigenen Abwehrsystems und zur Reduktion von Fatigue, Schmerzen, Schlafstörungen und anderen (psycho-)somatischen Symptomen. Entspannungsverfahren werden gezielt während der chemotherapeutischen Behandlung durchgeführt, um deren NW wie Übelkeit, Erschöpfung oder Angst zu verringern. Diese können nach Instruktion und Übung unter professioneller Anleitung von der Pat. in Eigenregie durchgeführt werden (Deutsche Krebsgesellschaft 2014). Progressive Muskelrelaxation und autogenes Training zählen dabei zu den häufigsten Entspannungsverfahren in der psychoonkologischen Behandlung (Kögler und Fegg 2009).

- Bei der **progressiven Muskelrelaxation** lernt die Pat., verschiedene Muskelgruppen nach kurzer Anspannungsphase zu entspannen. Dabei wird die Aufmerksamkeit auf den Wechsel von An- und Entspannung gelenkt.
- Das **autogene Training** umfasst Selbstsuggestionen und spezielle Körperwahrnehmungen, insbesondere die Schwere- und Wärmewahrnehmung.
- Mit Hilfe der **Visualisierungstechniken** leitet der Therapeut gezielt innere Bilder auf allen Sinneskanälen der Pat. ein. Neben einem Entspannungseffekt geht es darum, das Krankheitsgeschehen auf nonverbalem Weg zu verarbeiten. Die Pat. trainieren, sich mental und emotional mit ihrer Krebserkrankung auseinanderzusetzen.

Körperliche Bewegung

Regelmäßige körperliche Bewegung und Sport zählen als wichtige supportive Intervention und werden den Betroffenen bereits während der adjuvanten Chemotherapie empfohlen. Die meisten Studien untersuchen die Auswirkung von Bewegungsprogrammen bei Brustkrebs: Eine Reihe von Studien konnten positive Effekte von körperlicher Bewegung hinsichtlich der Reduktion von körperlichen Symptomen und der Verbesserung des Wohlbefindens und der Lebensqualität zeigen (Daley et al. 2007, Duijts et al. 2011, Mehnert et al. 2011). Eine randomisierte Studie eines Walkingprogramms für Brustkrebspat. während Chemotherapie hatte positive Effekte für Fatigue, Selbstsicherheit, Stimmung und körperliche Fitness (Gokal et al. 2016).

Psychotherapeutische Interventionen

Pat. können durch die Diagnose und Operation von Brust- und Genitalkrebs so stark und andauernd belastet sein, dass eine Psychotherapie indiziert ist. Zu den häufigsten psychotherapeutischen Interventionen in der onkologischen Gynäkologie zählen verhaltenstherapeutische, tiefenpsychologisch fundierte und familientherapeutische Ansätze.

✓ Allen Interventionen ist gemeinsam, dass die Pat. in ihrem individuellen Krankheitserleben ernst genommen wird. Aufgabe des Therapeuten ist das aktive, emotionale Zuhören und die Fokussierung der Gespräche auf die emotionale Ebene. Viel Gesprächsraum soll den mit der Krebserkrankung verbundenen Gefühlen von Angst, Unsicherheit, Trauer, Hoffnungslosigkeit gegeben werden.

Verhaltenstherapie

Die Verhaltenstherapie ist wegen ihrer, in vielen kontrollierten Studien nachgewiesenen Wirksamkeit auch bei Krebspatienten eine wichtige Möglichkeit psychotherapeutischer Hilfe. Sie verfügt über eine Vielzahl von Interventionsstrategien (Berking und Rief 2012), die auch bei Pat. mit Mammakarzinom oder gynäkologischen Malignomen angewandt werden (Härtl und Schreiner 2009):

- **Positive Verstärkung und Aktivitätenaufbau** werden bei Krebspat. mit depressiver Rückzugssymptomatik angewandt. Es geht darum, Aktivitäten mit verstärkendem Charakter zu identifizieren, eine individuelle Verstärkerliste zu erstellen und gegebenenfalls die Zusammenhänge zwischen Aktivitäten und Stimmungen durch ein „Stimmungsprotokoll" zu verdeutlichen.
- Mit Hilfe von **Rollenspielen** werden schwierige soziale Situationen im Zusammenhang mit der Krebserkrankung geübt. Beispielsituationen sind: Eine Krebspat. wird in die Rolle der „Bemitleidenswerten" gedrängt oder ungefragt werden Fallgeschichten von anderen Pat. erzählt. Durch Rollenspiele mit Rollentausch wird die Kommunikationsfähigkeit der Pat. mit ihren Ärzten, dem Pflegepersonal und den Angehörigen gefördert.
- Durch **kognitive Techniken** lernt die Pat., ihre belastenden Denkmuster zu analysieren und zu verändern. Über einen längeren Zeitraum protokolliert sie ihre negativen Gedanken, die dazugehörigen Situationen und begleitenden Gefühle. Im Dialog mit dem Therapeuten geht es darum, dysfunktionale Gedanken zu hinterfragen, gegebenenfalls in ihrer biografischen Entstehung zu erklären und dann durch angemessenere zu ersetzen. ▶ Tab. 10.2 enthält Beispielaussagen für dysfunktionale Denkmuster und angemessene Gedanken.
- Schließlich werden in der dritten Welle der Verhaltenstherapie klassische verhaltenstherapeutische Techniken mit **achtsamkeits- und akzeptanzbasierten Strategien** kombiniert, wobei in der Therapie die Klärung von Werten und Lebenszielen einen großen Raum einnimmt (Geuenich 2013).

Tiefenpsychologisch fundierte Therapie

Tiefenpsychologisch fundierte Therapie zählt neben analytischer Psychotherapie und Psychoanalyse zu den psychodynamischen Psychotherapieansätzen, die ihre Ursprünge in Freuds Trieb- und Strukturtheoriemodell haben und in der Zwischenzeit viele Weiterentwicklungen erfuhren. In der tiefenpsychologisch fundierten Therapie steht die durch die Brust- oder Genitalkrebserkrankung ausgelöste Identitätskrise im Mittelpunkt. Diese wird beschrieben als narzisstische Kränkung, Erschüt-

Tab. 10.2 Beispielaussagen von Krebspat.

Dysfunktionale Denkmuster	Angemessenere Gedanken
„Die Übelkeit wird nie wieder aufhören."	„Bei der letzten Chemotherapie war mir am ersten Tag den ganzen Tag lang übel. Am nächsten Tag war es schon besser. Ab dem vierten Tag war die Übelkeit vorbei. Diesmal wird es sicher wieder ähnlich sein."
„Ich habe falsch gelebt, darum habe ich Krebs bekommen."	„Für eine Krebserkrankung gibt es sehr viele unterschiedliche Ursachen, die man gar nicht genau bestimmen kann. Mit der Art, wie ich bisher gelebt habe, hat der Krebs wahrscheinlich nichts zu tun."
„Unsere Freunde rufen nicht mehr an, weil ich Krebs habe."	„Es kann sein, dass sich ein paar Freunde zurückgezogen haben, aber sicher nicht, weil ich Krebs habe. Möglicherweise sind sie unsicher, wie sie mit mir umgehen sollen. Vielleicht ist es hilfreich, wenn ich mit ihnen rede und ihnen von mir und meiner Krankheitssituation erzähle."

terung des „So-Seins" der betroffenen Frau, ihres Vertrauens in den eigenen Körper und ihrer Geschlechtsidentität (Neises und Schuth 1999). Eine auf Deutung, Einsicht und Persönlichkeitsentwicklung abzielende Psychotherapie soll die Pat. in ihrem Krankheitsverarbeitungsprozess unterstützen und ihr ermöglichen, die Erkrankung in ihre Lebensgeschichte und ihr Selbstbild zu integrieren. Der Therapeut bezieht die subjektive Krankheitstheorie der Pat. in den Therapieprozess ein und versucht im Einzelfall Verbindungen zur Lebensgeschichte und prägenden Konflikten herzustellen (Pouget-Schors et al. 2014).

Paar- und Familientherapie

Theoretischer Hintergrund der Paar- und Familientherapie ist, dass Verhalten nur in Wechselwirkung mit relevanten Bezugspersonen wie Partner, Eltern, Kindern zu verstehen ist. Sogenannte lösungsorientierte Modelle stellen positive und gesunde Anteile der Familie in den Vordergrund. Ziel ist, die autonomen Fähigkeiten des Familiensystems zur Selbstregulation zu fördern. Die Krebserkrankung belastet nicht nur die betroffene Person, sondern im hohen Maße auch die wichtigen Bezugspersonen. Paar- und familientherapeutische Ziele sind daher (Rechenberg-Winter und Hüther 2009):
- Psychotherapeutische Unterstützung aller Angehörigen einschließlich der Kinder bei der Verarbeitung der Krebsdiagnose
- Förderung der Kommunikation über belastende Gefühle, aber auch positive Gefühle von Wertschätzung
- Bewältigung familiärer Konfliktsituationen wie Schuldzuweisungen
- Angebot praktischer Hilfen bei der häuslichen Versorgung und Pflege
- Familientherapeutische Trauerbegleitung bei Tod der Pat.

Das Interventionsmanual „Seite an Seite" (Heinrichs und Zimmermann 2008) beschreibt die Durchführung von Paarsitzungen für Frauen mit gynäkologischen Tumoren und deren Partner.

Andere psychotherapeutische Ansätze

Weitere psychotherapeutische Behandlungsansätze wie die humanistischen Therapieverfahren der Klientenzentrierten Gesprächspsychotherapie und der Gestalttherapie, aber auch andere Psychotherapieverfahren wie Hypnotherapie, Psychodrama, Traumatherapie u. a. finden bei Pat. mit gynäkologischen Tumoren Anwendung; hierzu sei auf die weiterführende Literatur verwiesen (Heußner et al. 2009). Zu den psychoonkologischen Interventionen werden in der S3-Leitlinie Psychoonkologie die Künstlerischen Therapien explizit mit angeführt (Deutsche Krebsgesellschaft 2014). Gemäß der Bundesarbeitsgemeinschaft Künstlerische Therapien werden Musik-, Kunst-, Tanztherapie u. a. zusammengefasst. Durch die spezifischen künstlerischen Medien wie Farbe, Klang, Tanz, Bewegung können belastende Emotionen während der Krebserkrankung handlungs- und erlebnisorientiert zum Ausdruck gebracht und therapeutisch genutzt werden.

Studienlage
Ein Review zur Effektivität unterschiedlicher psychosozialer Interventionen bei gynäkologischen Krebspat. ergab, dass ausschließlich informationsbasierte Ansätze wenig effektiv waren, kognitiv-verhaltenstherapeutische Interventionen, aber auch psychologische Beratungsangebote positive Effekte hinsichtlich Belastung, Selbstwertgefühl, Körpererleben zeigten, die Befunde jedoch nicht in allen kontrollierten Studien einheitlich waren (Hersch et al. 2009).
Eine große Metaanalyse basierend auf 198 randomisiert-kontrollierten Studien prüfte die Effekte psychoonkologischer Interventionen bei erwachsenen Krebspatienten: Sowohl Einzelpsychotherapie, Gruppentherapie, Psychoedukation als auch Entspannungstherapie hatten mittel- und langfristige Effekte hinsichtlich emotionaler Belastung, Angst, Depression und gesundheitsbezogener Lebensqualität (Faller et al. 2013). Reine Informationsansätze hatten keine signifikanten Effekte. Die größten Effekte zeigten länger dauernde Interventionen und Interventionen mit stark belasteten Krebspatienten (Faller et al. 2013).

Zugänge zur psychoonkologischen Versorgung
Psychoonkologische Versorgungseinrichtungen für Pat. mit gynäkologischen Krebserkrankungen in Deutschland enthält ▶ Tab. 10.3. Die gesetzlichen Krankenkassen übernehmen die Kosten für eine ambulante Verhaltenstherapie oder tiefenpsychologisch fundierte Therapie/analytische Psychotherapie bei zugelassenen Psychotherapeuten in vollem Umfang.

Adressen von Psychoonkologen und Psychotherapeuten mit Schwerpunkt Psychoonkologie können bei der Deutschen Krebsgesellschaft (Arbeitsgemeinschaft für

Tab. 10.3 Psychoonkologische Versorgungseinrichtungen bei gynäkologischen Tumoren

Stationäre Versorgungseinrichtungen	Ambulante Versorgungseinrichtungen
Gynäkologische Kliniken	Klinikambulanzen
Zertifizierte Organzentren (Comprehensive Cancer Centre, Brustzentrum, Gynäkologisches Krebszentrum)	Psychosoziale Krebsberatungsstellen
Onkologische Rehabilitationskliniken	Psychotherapeutische Praxen (mit Schwerpunkt Psychoonkologie)
Palliativstationen, stationäre palliative Einrichtungen	Ambulante Angebote der palliativen Versorgung
	Selbsthilfe

Psychoonkologie, PSO), der Deutschen Arbeitsgemeinschaft für Psychosoziale Onkologie (dapo), dem Krebsinformationsdienst des Deutschen Krebsforschungszentrums (www.krebsinformationsdienst.de), regionalen psychoonkologischen Netzwerken (z. B. Netzwerk PsychoSozialeOnkologie München) oder der Kassenärztlichen Vereinigung, Koordinationsstelle Psychotherapie, erfragt werden.

10.3.6 Hinweise für die Arzt-Pat.-Kommunikation

Bei der Diagnosemitteilung und Aufklärung der Pat. sind folgende Regeln sinnvoll (Pouget-Schors et al. 2014):
- Gespräche möglichst in Begleitung des Partners oder anderer wichtiger Bezugspersonen
- Einbeziehen des Vorwissens der Pat.
- Gezielte Informationen zur Diagnose und Prognose, zu operativen Eingriffen, Wirkungen und NW der adjuvanten Therapie
- Motivieren der Pat. zum Fragenstellen, Nachfragen und wiederholtes Erklären (In emotional belastenden Situationen wie der Diagnosemitteilung sind Gedächtnisleistungen nachweislich reduziert!)
- Eingehen auf die Gefühle der Pat. z. B. dem Gefühl von Ohnmacht und Angst
- Bei Pat. mit Genitalkarzinom: Ansprechen möglicher sexueller Probleme
- Bei Pat. in der palliativen Situation und bei der Sterbebegleitung wird eine offene Kommunikation innerhalb der Familie und des Behandlungsteams empfohlen:
  - Klären von Fragen wie „Wie werde ich sterben, werde ich Schmerzen haben?"
  - Information über wirksame medikamentöse Therapie der Schmerzen, Psychopharmaka
  - Information über Patientenverfügung
  - Einbeziehen von Angehörigen, Psychoonkologen, Seelsorgern
  - Offene Kommunikation über Gefühle von Angst, Hilflosigkeit, Trauer, Wut. Ansprechen der Gefühlsambivalenz zwischen Sterbenwollen und Überlebenswillen

✓ Zu empfehlen sind Fortbildungen zur ärztlichen Gesprächsführung in Form von Balintgruppen und Teamsupervisionen.

Literatur

Aaronson NKS, et al. The European Organization for Research and Treatment of Cancer QLQ-C30: a quality-of-life instrument for use in international clinical trials in oncology. J Natl Cancer Inst 1993; 85: 365–376.

Almeida OP, et al. Depressive symptoms in midlife: the role of reproductive stage. Menopause. 2016; 23(6): 669–675.

American Psychiatric Association's Diagnostic and Statistical Manual of Mental Disorders (5th ed.). Washington, D. C.: American Psychiatric Association, 2013.

Angst J, et al. The epidemiology of perimenstrual psychological symptoms. Acta Psychiatr Scand 2001; 104: 110–116.

Ayers B, Forshaw M, Hunter MS. The impact of attitudes towards the menopause on women's symptom experience: a systematic review. Maturitas 2010; S65(1): 28–36.

Balint M. Der Arzt, sein Pat. und die Krankheit, Klett-Cotta, Stuttgart 1980.

Berking M, Rief W (Hrsg.): Klinische Psychologie und Psychotherapie. Band II: Therapieverfahren. Berlin: Springer, 2012.

Bitzer J. Psychosomatik der Miktionsstörung der Frau. In: Stauber (Hrsg.): Psychosomatische Gynäkologie und Geburtshilfe. Springer-Verlag, 1999.
Boivin J, Lancastle D. Medical waiting periods: Imminence, emotions and coping. Women's Health 2010; 6: 59–69.
Boivin J, Gameiro S. Evolution of psychology and counseling in infertility. Fertil Steril. 2015; 104 (2): 251–9.
Boivin J, Griffiths E, Venetis CA. Emotional distress in infertile women and failure of assisted reproductive technologies: metaanalysis of prospective psychosocial studies. BMJ 2011; 342:d223.
Boivin J, Takefman J, Braverman A. The Fertility Quality of Life (FertiQoL) tool: development and general psychometric properties. Hum Reprod 2011; 26:2084–91.
Braun M, et al. Hidden morbidity in cancer: spouse caregivers. J Clin Oncol 2007; 26: 4829–34.
Braverman PK. Premenstrual syndrome and premenstrual dysphoric disorder. J Pediatr Adolesc Gynecol 2007; 20:3–12.
Capozzi A, et al. Hyperprolactinemia: pathophysiology and therapeutic approach. Gynecol Endocrinol 2015; 31(7): 506–10.
Daley AJ, et al. Randomized Trial of Exercise Therapy in Women Treated for Breast Cancer. J Clin Oncol 2007; 25: 1713–21.
De Berardis D, et al. Alexithymia and body image disturbances in women with Premenstrual Dysphoric Disorder. J Psychosom Obstet Gynaecol 2005; 26(4): 257–64.
Deutsche Krebsgesellschaft (DKG). Psychoonkologische Diagnostik, Beratung und Behandlung von erwachsenen Krebspatienten. AWMF-Registernr. 032/051OL. Stand 2014.
Deutsches IVF Register (D. I. R.). Modifizierter Nachdruck aus J Reproduktionsmed Endokrinol 2015; 12 (6)
Dmoch W. Somatoforme Störungen. Gynäkologe 2006; 39: 471–483.
Domar AD, et al. Exploratory randomized trial on the effect of a brief psychological intervention on emotions, quality of life, discontinuation, and pregnancy rates in in vitro fertilization patients. Fertil Steril 2015; 440–51.
Domar AD, et al. Impact of a group mind/body intervention on pregnancy rates in IVF patients. Fertil Steril 2011; 95: 2269–73.
du Plessis SS, et al. Impact of oxidative stress on IVF. Expert Rev Obstet Gynecol 2008; 3: 539–54.
Duijts SFA, et al. Effectiveness of behavioral techniques and physical exercise on psychosocial functioning and health-related quality of life in breast cancer patients and survivors – a meta analysis. Psycho-Oncology 2011; 20: 115–26.
Egle UT, et al. Die Somatoforme Schmerzstörung. Dtsch Arztebl 2000: 97; A 1469–73.
Falck HR. Besonderheiten in der gynäkologisch-psychosomatischen Arzt-Pat.-Beziehung. In Stauber (Hrsg.): Psychosomatische Gynäkologie und Geburtshilfe. Springer-Verlag 1999.
Faller H, et al. Effects of Psycho-Oncologic Interventions on Emotional Distress and Quality of Life in Adult Patients With Cancer: Systematic Review and Meta-Analysis. J Clin Oncol 2013; 31: 782–93.
Frederiksen Y, et al. Efficacy of psychosocial interventions for psychological and pregnancy outcomes in infertile women and men: a systematic review and meta-analysis. BMJ Open 2015; 5: e006592
Frick-Bruder V. Erotische Aspekte in der Arzt-Pat.-Beziehung in der Gynäkologie. Der Gynäkologe 1993; 26: 189–192.
Gameiro S, et al. Why do patients discontinue fertility treatment? A systematic review of reasons and predictors of discontinuation in fertility treatment. Hum Reprod Update 2012; 18: 652–69.
Gameiro S, Boivin J, Domar A. Optimal in vitro fertilization in 2020 should reduce treatment burden and enhance care delivery for patients and staff. Fertil Steril 2013; 100(2): 302–9.
Ganderath D. Epidemiologie psychischer Störungen im Allgemeinkrankenhaus. Diss 2003.

Garssen B. Psychological factors and cancer development: evidence after 30 years of research. Clin Psychol Rev 2004; 24: 315–38.

Geuenich K. Achtsamkeit und Krebs: Hilfen zur emotionalen und mentalen Bewältigung von Krebs. Stuttgart: Schattauer, 2013.

Glaser DA, Kaminer MS. Body dysmorphic disorder and the liposuction patient. Dermatol Surg 2005; 31 (5): 559–560.

Gleicher N, et al. The desire for multiple births in couples with infertility problems contradicts present practice patterns. Hum Reprod 1995; 10(5): 1079–84.

Gokal K, et al. Effects of a self-managed home-based walking intervention on psychosocial health outcomes for breast cancer patients receiving chemotherapy: a randomized controlled trial. Support Care Cancer 2016; 24: 1139–66.

Green J, Hetherton J. Psychological aspects of vulvar vestibulitis syndrome. J Psychosom Obstet Gynaecol 2005; 26 (2): 101–106.

Härtl K, Schreiner M. Verhaltenstherapie. In: Heußner P, et al. (Hrsg.): Manual Psychoonkologie: Empfehlungen zur Diagnostik, Therapie und Nachsorge. 3. Aufl. Mümnchen: Zuckschwerdt, 2009, 194–99

Härtl K, et al. Quality of life, anxiety and oncological factors: A follow-up study of breast cancer patients. Psychosomatics 2010; 51: 112–23.

Hartlage SA, Brandenburg DL, Kravitz HM. Premenstrual exacerbation of depressive disorders in a community-based sample in the United States. Psychosom Med 2004; 66: 698–706.

Heinrichs N, Zimmermann T. Bewältigung einer gynäkologischen Krebserkrankung in der Partnerschaft. Ein psychoonkologisches Behandlungsprogramm für Paare. Göttingen: Hogrefe, 2008.

Herrmann C, Buss U, Snaith RP. Hospital Anxiety and Depression Scale – Deutsche Version HADS-D: Ein Fragebogen zur Erfassung von Angst und Depressivität in der somatischen Medizin – Testdokumentation und Handanweisung. Göttingen: Hans Huber, 1995.

Hersch J, et al. Psychosocial interventions and quality of life in gynecological cancer patients: a systematic review. Psycho-Oncology 2009; 18: 795–810.

Herschbach P, Heußner P. Einführung in die psychoonkologische Behandlungspraxis. Stuttgart: Klett-Cotta, 2008.

Herschbach P, Weis J. Screeningverfahren in der Psychoonkologie. Deutsche Krebsgesellschaft 2008.

Heußner P, et al. (Hrsg.): Manual Psychoonkologie: Empfehlungen zur Diagnostik, Therapie und Nachsorge. 3. Aufl., München: Zuckschwerdt, 2009.

Hodgkinson DJ. Identifying the body-dysmorphic patient in aesthetic surgery. Aesthetic Plast Surg 2005; 29 (6): 503–509.

Holland JC, Reznik I. Pathways for psychosocial care of cancer survivors. Cancer Suppl 2005; 104: 2624–37.

Holley SR, et al. Prevalence and predictors of major depressive disorder for fertility treatment patients and their partners. Fertil Steril 2015; 103(5): 1332–9.

Jacobsen PH, et al. Mortality and suicide among Danish women with cosmetic breast implants. Arch Intern Med 2004; 164 (22): 2450–2455.

Jokela M, et al. Is personality associated with cancer incidence and mortality? An individual-participant meta-analysis of 2156 incident cancer cases among 42,843 men and women. Br J Cancer 2014; 110: 1820–4.

Kentenich H, Braun M. Integrierte Psychosomatik in einer gynäkologisch/geburtshilflichen Abteilung. Gynäkologe 2001; 34: 194–9.

Kiecolt-Glaser JK, et al. Emotions, morbidity, and mortality: new perspectives from psychoneuroimmunology. Annu Rev Psychol 2002; 53: 83–107.

Kögler M, Fegg M. Entspannungsverfahren. In: Heußner P, et al. (Hrsg.): Manual Psychoonkologie: Empfehlungen zur Diagnostik, Therapie und Nachsorge. 3. Aufl., München: Zuckschwerdt, 2009, 206–10.

Köhm J, et al. Psychoonkologie in der Therapie des Mammakarzinoms. In: Bauerfeind I (Hrsg.): Manual Mammakarzinome: Empfehlungen zur Diagnostik, Therapie und Nachsorge. 15. Aufl., München: Zuckschwerdt, 2015, 241–63.

Köllner V, et al. Psychosomatische Beschwerden und Anforderung psychosomatischer Konsile in der Frauenheilkunde. Psychother Psychosom Med Psychol 2003; 53: 485–493.

Kowalcek I, et al. Aktuelle Beanspruchung und geschlechtsspezifische Verarbeitung eines reproduktionsmedizinischen Behandlungszyklus bei männlicher Subfertilität. Gynäkol Praxis 2003; 27: 55–69.

Kowalcek I, Kasimzade T, Huber G. Expectations of success fertility treatment using in-vitro fertilization. Arch Gynecol Obst 2003; 268: 78–81.

Kowalcek I. Kinderwunsch und Mehrlingswunsch im reproduktionsmedizinischen Behandlungszklus. Geburtsh Frauenheilk 2007; 67: 743–7.

Lammerink EA, et al. Sexual functioning of cervical cancer survivors: a review with a female perspective. Maturitas 2012; 72: 296–304.

Lazarus RS, Folkman S. Stress, appraisal and coping. Springer, Berlin 1984.

Leiblum SR, Kemman E, Taska L. Attitudes toward multiple birth and pregnancy concerns in infertile non-infertile women. J Psychosom Obstet Gynecol 1990; 11: 197–210.

Lynch CD, et al. Preconception stress increases the risk of infertility: results from a couple-based prospective cohort study--the LIFE study. Hum Reprod 2014; 29(5):1067–75.

Matthiesen SM, et al. Stress, distress and outcome of assisted reproductive technology (ART): a meta-analysis. Hum Reprod 2011; 26(10):2763–76.

Mehnert A, et al. Die deutsche Version des NCCN Distress-Thermometers. Empirische Prüfung eines Screening-Instruments zur Erfassung psychosozialer Belastung bei Krebspatienten. Zeitschrift für Psychiatrie, Psychologie und Psychotherapie 2006; 54: 213–23.

Mehnert A, et al. Effects of a Physical Exercise Rehabilitation Group Program on Anxiety, Depression, Body Image, and Health-Related Quality of Life among Breast Cancer Patients. Onkologie 2011; 34: 248–53.

Mitchell AJ, et al. Prevalence of depression, anxiety, and adjustment disorder in oncological, haematological, and palliative-care settings: a meta-analysis of 94 interview-based studies. Lancet 2011; 12: 160–74.

Möller B, et al. Children of cancer patients: prevalence and predictors of emotional and behavioral problems. Cancer 2014; 120: 2361–70.

Nakaya N. Effect of psychosocial factors on cancer risk and survival. J Epidemiol 2014; 24: 1–6.

Neises M, Schuth W. Psychoonkologie. In: Stauber M, Kentenich H, Richter D (Hrsg.): Psychosomatische Geburtshilfe und Gynäkologie. Berlin – Heidelberg – New York: Springer, 1999, 549–79.

NVL-Programm von BÄK, KBV, AWMF. Nationale VersorgungsLeitlinie Unipolare Depression. AWMF-Registernr.: nvl-005. Stand 2015.

Ockhuijsen H, et al. Clarifying the benefits of the positive reappraisal coping intervention for women waiting for the outcome of IVF. Hum Reprod 2014: 29 (12): 2712–18.

Olbricht I. Die Brust – Organ und Symbol weiblicher Identität. In: Bauer, et al.: Psychosomatische Gynäkologie und Geburtshilfe. Edition Psychosozial 1997: 129–135.

Panjari M, et al. Breast cancer survivors' beliefs about the causes of breast cancer. Psycho-Oncology 2012; 21: 724–9.

Podfigurna-Stopa A, et al. Mood disorders and quality of life in polycystic ovary syndrome. Gynecol Endocrinol 2015; 31(6): 431–4.

Pouget-Schors D, et al. Supportive Maßnahmen und symptomorientierte Therapie. In Ostermann H (Hrsg.): Manual Supportive Maßnahmen und symptomorientierte Therapie. 2. Aufl. München: Zuckschwerdt, 2014, 150–66.

Rechenberger I. Psychosomatische Aspekte von Vulvabeschwerden. Gynäkologe 1993 (26): 287–292.

Rechenberg-Winter P, Hüther C. Systemische Familientherapie in der Psychoonkologie. In: Heußner P, et al. (Hrsg.): Manual Psychoonkologie: Empfehlungen zur Diagnostik, Therapie und Nachsorge. 3. Aufl., München: Zuckschwerdt, 2009, 223–7.

Richter D. Pelvipathiesyndrom. In: Petersen P, Fervers-Schorre B, Schwerdtfeger J (Hrsg.) Psychosomatische Gynäkologie und Geburtshilfe. Berlin: Springer-Verlag; 1993, 146–55.

Richter D. Unterbauchschmerz. In: Stauber M, Kentenich H, Richter D (Hrsg.). Psychosomatische Geburtshilfe und Gynäkologie. Berlin Heidelberg: Springer-Verlag, 1999: 511–513.

Romans S, et al. Mood and the menstrual cycle: a review of prospective data studies. Gend Med 2012; 9(5): 361–84.

Romer G, Haagen M. Kinder körperlich kranker Eltern. Göttingen: Hogrefe, 2007.

Schaefert R, et al. Clinical Practice Guideline: Non-specific, functional and somatoform bodily complaints. Dtsch Arztebl Int 2012; 109(47): 803–13.

Schmidt P. The 2012 hormone therapy position statement of: The North American Menopause Society. Menopause 2012. 19(3): 257–71.

Schmidt PJ, et al. Effects of Estradiol Withdrawal on Mood in Women With Past Perimenopausal Depression A Randomized Clinical Trial. JAMA Psychiatry 2015; 72(7): 714–26.

Singer S, et al. Hospital anxiety and depression scale cutoff scores for cancer patients in acute care. Br J Cancer 2009; 100: 908–12.

Springer-Kremser M, Lennkh C. Der Monatszyklus und das Erleben der Menstruation. In Stauber (Hrsg.): Psychosomatische Gynäkologie und Geburtshilfe. Springer-Verlag 1999.

Stauber M, Kentenich H, Richter D. Psychosomatische Gynäkologie und Geburtshilfe. Springer-Verlag, Berlin 1999.

Surtees PG, et al. No evidence that social stress is associated with breast cancer incidence. Breast Cancer Res Treat 2010; 120: 169–74.

Tracey KJ. The inflammatory reflex. Nature 2002; 420: 853–9.

Veltman-Verhulst SM, et al. Emotional distress is a common risk in women with polycystic ovarysyndrome: a systematic review and meta-analysis of 28 studies. Hum Reprod Update 2012;18: 638–651.

Verhaak CM, et al. Who is at risk of emotional problems and how do you know? Screening of women going for IVF treatment. Hum Reprod 2010; 25(5): 1234–40.

Villeneuve PJ, et al. Mortality among Canadian Women with Cosmetic Breast Implants. American Journal of Epidemiology 2006; 164 (4): 334–341.

Volgsten H, et al. Prevalence of psychiatric disorders in infertile women and men undergoing in vitro fertilization treatment. Hum Reprod 2008;23:2056–63.

Waadt S, et al. Progredienzangst: Manual zur Behandlung von Zukunftsängsten bei chronisch Kranken. Stuttgart: Schattauer, 2011.

Weis J, et al. Psychoedukation mit Krebspatienten: Therapiemanual für eine strukturierte Gruppenintervention. Stuttgart: Schattauer, 2006.

Wijma B, et al. Emotional, physical, and sexual abuse in patients visiting gynaecology clinics: a Nordic cross-sectional study. Lancet 2003; 361(9375): 2107–13.

Yonkers KA, O'Brien PM, Eriksson E. Premenstrual syndrome. Lancet 2008; 371: 1200–10.

11 Mammaerkrankungen

Wolfgang Janni und Brigitte Rack

11.1	**Anatomie der Brust**	**298**	11.3.3	Prävention	**316**
	Wolfgang Janni		11.3.4	Präkanzerosen	**319**
11.2	**Gutartige Mamma-**		11.3.5	Pathomorphologie	
	erkrankungen	**300**		des Mammakarzinoms	**321**
	Wolfgang Janni		11.3.6	Stadieneinteilung	**324**
11.2.1	Infektionen der Brust	300	11.3.7	Diagnostik	**328**
11.2.2	Dermatosen der Mamma	302	11.3.8	Grundlagen der Therapie-	
11.2.3	Mastodynie	303		entscheidung	**331**
11.2.4	Mastopathie	304	11.3.9	Primär systemische	
11.2.5	Gutartige			Therapie	**331**
	Mammatumoren	306	11.3.10	Operative Therapie	**333**
11.2.6	Mamillensekretion	310	11.3.11	Adjuvante	
11.2.7	Anlagestörungen			Systemtherapie	**337**
	der Brust	311	11.3.12	Adjuvante	
11.3	**Primär invasives**			Strahlentherapie	**343**
	Mammakarzinom	**313**	11.3.13	Nachsorge	**346**
	Brigitte Rack		11.3.14	Lokoregionäres Rezidiv	**347**
11.3.1	Epidemiologie und		11.3.15	Metastasiertes	
	Ätiologie	313		Mammakarzinom	**349**
11.3.2	Genetische Beratung	315			

11.1 Anatomie der Brust

Wolfgang Janni

Das durchschnittliche Gewicht der Brustdrüse liegt bei 150–250 g. Es nimmt während der Schwangerschaft und v. a. in der Laktationsphase deutlich zu und in der Postmenopause ab, wodurch die ptotische Form resultiert.

Brustdrüse Der Drüsenkörper besteht aus 15–20 lobulären Untereinheiten, die wie folgt aufgebaut sind (▶ Abb. 11.1):

- Azini: von einer Schicht kubischen Epithels ausgekleidet, das auf einem Korbgeflecht glatter Muskelfasern liegt.
- Milchgänge: Nach Vereinigung der Milchgänge aus den einzelnen Untereinheiten münden 8–15 Ausführungsgänge (Ductus lactiferi) an der Brustwarzenoberfläche. Unterhalb der Milchgangsöffnung wird das Epithel flacher und geht in Plattenepithel über. Ausführungsgänge zweier oder mehrerer Talgdrüsen können in den Sinus eines Milchgangs münden.
- Kontraktile Elemente (Myoepithelien): umhüllen Azini und Milchgänge und dienen funktionell der Milchejektion.
- Intralobuläres Bindegewebe: hüllt das Drüsen- und Mantelgewebe ein.

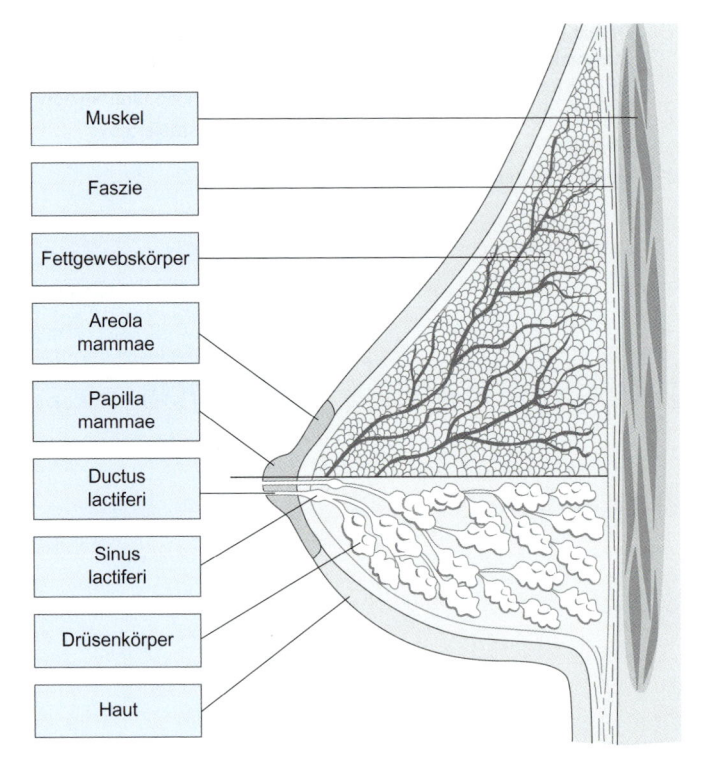

Abb. 11.1 Anatomie der weiblichen Brust

11.1 Anatomie der Brust

- Cooper-Ligamente: Verlaufen senkrecht zur Thoraxwand durch das intralobuläre Bindegewebe und bilden den Stützapparat des Drüsenkörpers.

Blutversorgung Die arterielle Blutversorgung der Brustdrüse erfolgt medial über Äste der A. thoracica interna und lateral über Äste der A. thoracica lateralis sowie zusätzlich über Äste der Aa. intercostales, die den M. pectoralis major perforieren. Der venöse Abfluss erfolgt vornehmlich über die V. axillaris.

Lymphabfluss Der Lymphabfluss erfolgt zu 75 % über die axillären Lymphknotenstationen. Von besonderer Bedeutung ist heute der erste drainierende Wächterlymphknoten (Sentinel Lymph Node), der durch radioaktiv markierte Kolloide und/oder Farbstofflösungen identifiziert werden kann (▶ Abb. 11.2).

Die axillären Lymphknoten werden in Bezug auf den M. pectoralis minor in Level I–III eingeteilt, wodurch eine weitere differenzierte Beurteilung möglich wird (▶ Abb. 11.3). Die medialen Anteile der Brust werden über Lymphbahnen drainiert, die parallel zu den interkostalen Perforatoren (Perforansvenen) zur Lymphknotengruppe der A. mammaria interna ziehen.

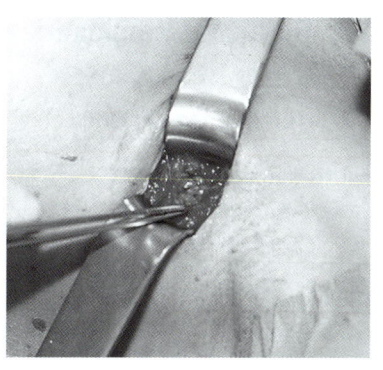

Abb. 11.2 Darstellung des Wächterlymphknotens in der Axilla durch Anfärbung mit Methylenblau

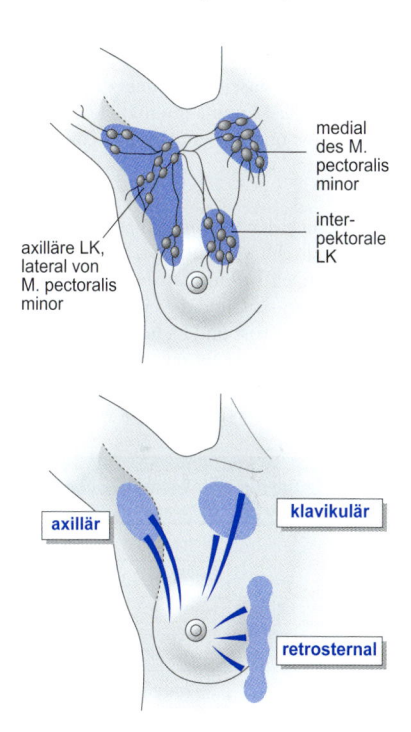

Abb. 11.3 Schematische Darstellung der Lymphabflusswege der Mamma

11.2 Gutartige Mammaerkrankungen
Wolfgang Janni

11.2.1 Infektionen der Brust

Mastitis puerperalis
Meist einseitige Entzündung des Brustdrüsenkörpers mit Rötung, Induration, Schmerzen und Fieber während der Laktationsphase. Die Mastitis puerperalis betrifft etwa 1 % aller stillenden Frauen.

Erreger In 95 % der Fälle ist *Staphylococcus aureus* nachweisbar. Seltener sind *Staphylococcus epidermidis*, Streptokokkenarten, Proteusarten, *Escherichia coli*, Klebsiellen, *Pseudomonas aeruginosa* und Anaerobier.

Pathogenese Meistens erfolgt die Übertragung durch Bakterien aus dem Mund des Kindes, die über Rhagaden im Bereich der Brustwarze in das Parenchym der Mamma eindringen. Begünstigt werden die Infektion und die stärkere Vermehrung der Keime durch einen Milchstau. Eine hämatogene Infektion ist extrem selten.

Klinik Meist einseitige, schmerzhafte Rötung mit Überwärmung, Schwellung und Induration der Mamma mit mäßigem bis starkem Krankheitsgefühl. Häufig werden Schüttelfrost und Fieber über 39 °C beobachtet. Nur selten sind beide Mammae betroffen.

Therapie
- Entleerung der Mammae (manuell Ausstreichen oder mit Milchpumpe).
- Physikalische Maßnahmen, wie Hochbinden und Kühlung.
- Frühzeitige Antibiotikagabe (Penicillinase-feste Penicilline, Cephalosporin der 2. Generation, Clindamycin oder Makrolide ▶ Tab. 11.1).
- Bei Schüttelfrost und Fieber Antiphlogistika.
- Prolaktinhemmer führen zur raschen Entspannung (Behebung) des Milchstaus. **Cave:** Da viele Frauen weiter stillen wollen, sollte man eine geringe Dosis und Dauer des Prolaktinhemmers wählen.

Tab. 11.1 Medikamentöse Therapie der Mastitis puerperalis

Substanzgruppe	Substanz	Dosierung	Dauer
Antibiotika	Dicloxacillin	2–4 g/d (4–6 ED)	5–7 d
	Flucloxacillin	3 × 1 g/d p.o.	5–7 d
	Cefuroximaxetil	2 × 500 mg/d	5–7 d
Antiphlogistika	Paracetamol	3 × 500 mg/d	
Allergie	Erythromycin	2 × 500 mg/d p.o.	5–7 d
Prolaktinhemmer	Lysuridhydrogenmaleat	0,2 mg/d p.o.	Bis Abheilung

Abszedierende Mastitis
- Bei zu später oder unzureichender Therapie.
- Durch Rotlichtbehandlung Ausheilung oder Einschmelzen der Abszesshöhle möglich.

11.2 Gutartige Mammaerkrankungen

- Bei ausbleibender Symptombesserung trotz Antibiotikatherapie und konservativer Behandlung Sanierung des Infektionsherdes anstreben. Abhängig vom Befund sind folgende Prozeduren möglich:
  - Ultraschallgestützte Punktion der Abszesshöhle (kann wiederholt werden).
  - Operative Inzision der Abszesshöhle.
  - Ggf. operative Inzision und Gegeninzision der Abszesshöhle mit Drainage.

✓ **Mastitis und Stillen**
Häufig besteht bei Mastitis puerperalis eine bakterielle Kontamination der Milch, wobei die Menge der nachgewiesenen Keime gering ist. Nach 1 Woche lässt sich bei etwa 80 % aller gestillten Kinder *Staphylococcus aureus* in der Mundhöhle nachweisen. Allerdings kommt es nur sehr selten zur Erkrankung des Kindes. Ein generelles Stillverbot ist demzufolge nicht gegeben. Prophylaktisch sollte eine orale antimykotische Prophylaxe des Säuglings bei Antibiotikatherapie der Mutter erwogen werden. Allerdings sollte das Stillen an der erkrankten Brust während der akuten Infektionsphase vermieden werden.

Mastitis non-puerperalis

Meist einseitige Entzündung des Brustdrüsenkörpers mit Rötung, Induration, Schmerzen und Fieber außerhalb der Schwangerschaft. Sie ist meist lokal begrenzt und betrifft 0,1–2 % der gynäkologischen Pat. Allerdings kann sie sehr langwierig sein und sogar chronisch rezidivierend auftreten. Meist besteht ein Sekretstau der mamillennahen Drüsenausführungsgänge. Eine Hyperprolaktinämie ist ebenfalls möglich.

Erreger Oft sind mehrere Keime nachweisbar. Die häufigsten Erreger sind *Staphylococcus aureus* (40–50 %), Koagulase-negative Staphylokokken (40 %), Anaerobier (10–20 %), *Escherichia coli* (< 5 %), Streptokokkenarten (< 5 %) und *Proteus mirabilis* (< 5 %). Die genaue Bedeutung und Rolle dieser Keime bei der Mastitis non-puerperalis ist noch unklar.

Klinik Entzündlicher Prozess, meist in der Nähe der Mamille gelegen, teilweise mit Einschmelzung einer Abszesshöhle oder einer Fistelgangbildung mit Entleerung nach außen. Geringes bis mäßiges Krankheitsgefühl mit subfebrilen Temperaturen kann ebenfalls auftreten.

Differenzialdiagnosen Granulomatöse Mastitis, Mammakarzinom (v. a. inflammatorisches).

Therapie (▶ Tab. 11.2)
- Prolaktinhemmer (Dauereinnahme für Wochen und Monate).
- Systemische Antibiotikagabe abhängig vom Erreger (▶ Abb. 11.2).
- Chirurgisches Vorgehen:
  - Punktion oder operative Inzision bei Abszess ggf. mit Drainage.
  - Ggf. operative Abszessentfernung mit Mastopexie, Lappenplastik oder Reduktionsplastik.

✓ Rezidive sind trotz entsprechender Therapie v. a. bei starken Raucherinnen häufig.

Tab. 11.2 Medikamentöse Therapie der Mastitis non-puerperalis

Substanzgruppe	Substanz	Dosis	Dauer
Antibiotika	Ofloxacin	2 × 200 mg/d	5–7 d
	Clarithromycin	2 × 250 mg/d	5–7 d
	Clindamycin	2–3 × 600 mg/d i. v oder p. o.	5–7 d
Antiphlogistika	Paracetamol	Jeweils 3 × 500 mg/d	
Prolaktinhemmer	Lysuridhydrogenmaleat	0,2 mg/d p. o.	Wochen

Mastitis granulomatosa

Seltene Erkr., die im Gefolge einer Biopsie entsteht. Wiederholte Biopsien zeigen histologisch keine Malignität, sondern nur Zeichen einer Entzündung. Charakteristisch ist, dass eine Antibiotikabehandlung nicht zur Heilung führt.

Therapie Hoch dosierte systemische Glukokortikoide empfohlen, z. B. Methylprednisolon 250 mg/d i. v. gefolgt von 8 mg/d p. o. über 4 d.

Mastitis tuberculosa

Bei Pat. aus Asien und Afrika mit höherer Tuberkuloseinzidenz ist die Mastitis tuberculosa ein häufigeres Ereignis als in unseren Breiten. Bei Verdacht sollten eine Histologie und ein Tuberkulintest erfolgen. Die Behandlung erfolgt analog der Tuberkulose.

Mastitis syphilitica

Seltene Komplikation einer unbehandelten Syphiliserkrankung. Bei Verdacht sollten eine Serologie oder ggf. ein Erregernachweis erfolgen. Die Behandlung erfolgt analog der Syphilis.

11.2.2 Dermatosen der Mamma

Erythem der Mamma

Seltene Störung, die bevorzugt in der Schwangerschaft auftritt und an eine Mastitis erinnert

Diagnostik Palpation, Sonografie und klinisch-chemische Parameter (Leukozyten und CRP zur Ausschlussdiagnose).

Therapie Nicht notwendig.

Erysipel der Mamma

Erreger Streptokokken der Gruppe A.

Klinik Scharf begrenzte, schmerzhafte Rötung und Überwärmung der Haut der Mamma.

Diagnostik Erregernachweise sind bei Erysipelen nicht möglich. Die Diagnose wird klinisch gestellt.

Therapie Antibiotika über 10–14 d.

Furunkel der Mamma

Seltene Lokalisation eines von Talgdrüse oder Haarfollikel ausgehenden Abszesses.
Erreger   Staphylococcus aureus.
Diagnostik   Klinische Diagnose.
Therapie   Antibiotika über 10–14 d.

Dermatitis der Mamillen

Pathogenese   Bei Hautbeschädigungen kann *Staphylococcus aureus* in die Mamille eindringen und eine schmerzhafte Entzündung auslösen. Diese erfolgt meist beidseits und kann bei nicht rechtzeitiger Behandlung chronifizieren.
Diagnostik   Abstrich mit feuchtem Watteträger für mikrobiologische Kulturen.
Therapie   Antiseptische Behandlung (z. B. PVP-Jodsalbe). Bei therapieresistenter Dermatitis Antibiotikatherapie über 7–10 d z. B. mit Cefuroximaxetil 2 × 500 mg/d (z. B. Elobact®), ggf. mit einer Cortisonsalbe/-creme für einige Tage.

Candidose der Mamille

✓ Eine Candidainfektion der Mamille während der Stillperiode ist eher ein seltenes Ereignis.

Klinik   Charakteristisch sind Rötung mit trockener Schuppung und Schmerzen, Brennen sowie Jucken an den Brustwarzen.
Diagnostik   Abklatschpräparat sowie Abstrich mit feuchtem Watteträger für Pilzkulturen.
Therapie   Lokal z. B. mit Clotrimazol-Creme.

11.2.3 Mastodynie

Einteilung   Die Mastodynie (Schmerzen in der Brust) wird in die zyklusabhängige und zyklusunabhängige Form unterteilt.
- **Zyklusabhängige Mastodynie:** besitzt keine spezifische Morphologie und tritt v. a. in der 2. Zyklushälfte prämenstruell auf.
- **Zyklusunabhängige Mastodynie:** in der überwiegenden Mehrzahl Milchgangektasie. Diskutiert wird als Ursache meist eine Ödembildung, die durch hormonelle Störungen im Östrogen-Gestagen-Gleichgewicht bedingt ist.

Diagnostik   Die bildgebende Diagnostik hat zum Ziel, ein Mammakarzinom auszuschließen.
- **Mammasonografie:** auf jeden Fall durchführen. Im Vergleich zu asymptomatischen Frauen können ggf. erweiterte Milchgänge und teilweise eine schleierartige Echogebung mit erweiterten Lymphspalten gesehen werden, die man im akuten Stadium einem Ödem zuordnen kann.
- **Mammografie:** bei Frauen < 30 J. erwägen.
- **Endokrinologische Diagnostik:** meist nicht erforderlich. Sofern die Mastodynie Begleitsymptom einer anderen Störung ist, im Rahmen der entsprechenden Diagnostik auch Prolaktin messen.
- **MRT:** bei unklaren Sonografie- und Mammografiebefunden, sofern eine histologische Abklärung mittels Stanze nicht möglich ist.

Therapie Viele der häufig verwendeten Therapieformen der zyklusabhängigen Mastodynie basieren auf Empirie und sind wenig evidenzbasiert. Die Behandlung der Mastodynie nicht vor der eingehenden Aufklärung über die Dignität und Beratung über den Verlauf der Störung aufnehmen, da ein Teil der Pat. die Schmerzen als Risiko für ein Mammakarzinom und die verordnete Behandlung als Versicherung dagegen ansieht.

Eine vielfach schon ausreichende Maßnahme ist die Aufklärung über die Gutartigkeit der Schmerzen oder bei V. a. eine psychosomatische Genese eine entsprechende psychologische Betreuung. Es sollten evtl. auch orthopädische (Skoliose/Schulter) oder internistische Ursachen (Myokardinfarkt) ausgeschlossen werden. Zu den diversen, oft jedoch frustranen Therapiemöglichkeiten gehören:

- Gut sitzender BH
- Gestagene/niedrig dosiertes orales Kontrazeptivum (zyklusabhängige Mastodynie)
- Lokale hormonelle Therapie mit Progesteron (Progestogel®)
- Diätetische Reduzierung des Nahrungsfettes
- Dopaminerge Substanzen (auch Agnus castus)
- Abgeschwächte Androgene, wie Danazol oder Gestrinon
- Prolaktinhemmer (wie Bromocriptin)
- Injektion mit Gemisch aus Lidocain und Prednisolon (bei umschriebenen schmerzhaften Bezirken)

✓ Ein chirurgisches Vorgehen i. S. einer Quadrantenresektion vermeiden.

11.2.4 Mastopathie

Als Mastopathie wird die proliferative und regressive Veränderung des Brustparenchyms bezeichnet, die typischerweise während der hormonaktiven Phase der Frau auftritt.

Der Begriff fasst unterschiedliche Diagnosen zusammen wie fibrozystische Veränderungen, Hyalinose, Fibrose, Adenose, sklerosierende Adenose, großzystische Mastopathie und andere Veränderungen. Im englischsprachigen Schrifttum wird häufig auch von ANDI (Aberrations of Normal Development and Involution) gesprochen.

Ätiologie Diskutiert wird ein inadäquater Östrogenstimulus bei insuffizienter Gestagenwirkung. Frauen mit fehlender oder geringerer Östrogenproduktion weisen signifikant seltener Mastopathien auf.

Morphologie Regressive Veränderungen mit Einlagerung fibrosierten Bindegewebes, Zystenbildungen (erweiterte Milchgänge/Azini) sowie proliferative Veränderungen ausgehend vom Drüsenepithel (Adenose) und den Milchgängen (duktale Hyperplasie) sowie vermehrter Sekretion (Milchgangsektasie, sekretbedingte Veränderungen).

Fibrozystische Mastopathie

Klassifikation Die klinisch häufig übliche Klassifikation nach Prechtel dient im klinischen Alltag hauptsächlich zur Bestimmung der Prognose und umfasst 3 Grade. Bewertet werden das Milchgangsepithel, die Endstücke der Milchdrüsen sowie das umgebende Gewebe (▶ Tab. 11.3).

11.2 Gutartige Mammaerkrankungen

Tab. 11.3 Einteilung der fibrozystischen Mastopathie nach Prechtel

Grad	Häufigkeit aller Mastopathien	Epithelproliferation	Atypien	Karzinomrisiko
I	70 %	–	–	Nicht erhöht
II	20 %	+	–	Gering erhöht
III	10 %	+	+	2,5- bis 4fach erhöht

Klinik Klinisch imponiert die fibrozystische Mastopathie als Mammaparenchym mit vermehrter Zystenbildung im Brustparenchym und teils homogener, teils inhomogener Konsistenzveränderung des Drüsengewebes.

Diagnostik Eine histologische Untersuchung ist nur indiziert, wenn ein umschriebener Tumor vorliegt und die Abgrenzung gegenüber einem Malignom nicht sicher möglich ist.

Differenzialdiagnosen Abzugrenzen von der fibrozystischen Mastopathie sind lobuläre Neoplasien (▶ 11.3.4) und das duktale Carcinoma in situ (▶ 11.3.4).

Therapie Abgestuft eingesetzt werden – wenn überhaupt eine Therapiebedürftigkeit besteht – Gestagene zur Balancierung des Östrogenstimulus (Norethisteronacetat, Medroxyprogesteronacetat), Danazol, Bromocriptin, Tamoxifen und Methylxanthin (kontrovers diskutierte Wirksamkeit).

Andere Formen der Mastopathie

Sklerosierende Adenose

Die sklerosierende Adenose (fibrosierende Adenose) ist eine Hyperplasie der Lobuli mit Vermehrung azinärer Strukturen. Die normale zweizellige Auskleidung ist vorhanden, verbunden mit myoepithelialen und/oder Stromahyperplasien. Sklerosierende Adenosen sind im Frühstadium eher zellreich, spätere sklerotische Kalzifikationen können vorkommen. Sie hat ausnahmslos eine gute Prognose.

Diabetische Mastopathie

Die diabetische Mastopathie betrifft v. a. prämenopausale Frauen mit lange bestehendem Diabetes mellitus. Die Pat. haben meist bereits eine diabetische Retino- und Nephropathie Typ I.

Klinik Harte, schmerzlose, unregelmäßig begrenzte, nur wenig frei bewegliche Knoten, die meist beidseitig vorhanden sind, gelegentlich aber nur einseitig auftreten.

Diagnostik In Mammografie bzw. Ultraschall erscheint das Drüsengewebe strahlendicht, homogen und konfluierend. Beide Mammae zeigen zumeist symmetrische Strukturen. Sonografisch zeigen sich des Öfteren deutliche Schallinhomogenitäten aufgrund des dichten Parenchyms.

> ✓ Diabetes gilt als Risikofaktor für das Auftreten eines Mammakarzinoms, möglicherweise vermittelt durch Kofaktoren wie Adipositas, verminderte körperliche Aktivität und einen gestörten Insulinstoffwechsel.

11.2.5 Gutartige Mammatumoren

Mammazysten

Pathogenese Gutartige Zysten entstehen durch Sekretretention, häufig in Zusammenhang mit einer fibrozystischen Mastopathie (▶11.2.4), und können von wenigen Millimetern (Mikrozysten) bis mehrere Zentimeter (Makrozysten) messen. Die Retention des Sekrets wird wohl durch Torsion des Azinusabflusses verursacht.

Diagnostik
- **Sonografie:** Unkomplizierte Zysten imponieren als echoleere, glatt begrenzte Raumforderungen ohne randständig papilläre Strukturen (▶ Abb. 11.4a).

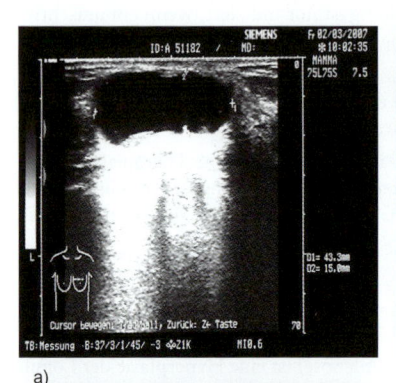

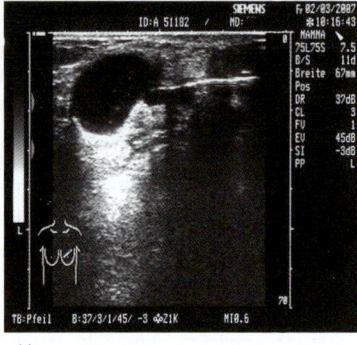

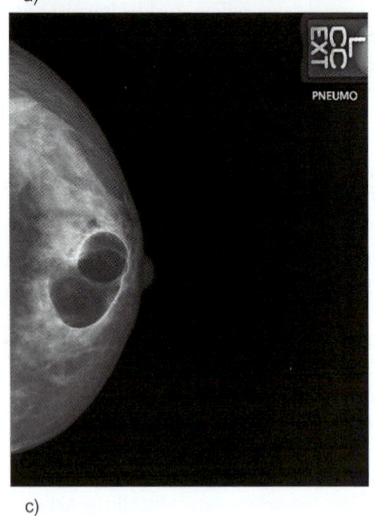

Abb. 11.4 Benigne Zyste
a) Typisches Ultraschallbild einer Zyste, quer oval, glatt begrenzt, echoleer, dorsale Schallverstärkung, keine randständigen Strukturen
b) Sonografisch geführte Zystenpunktion, Punktionsnadel erkennbar
c) Pneumozystografische Bestätigung der blanden Zyste

- **Punktion** (▶ Abb. 11.4b): bei Beschwerden und/oder zur Diagnosesicherung unter sonografischer Kontrolle, wobei das aspirierte Sekret zytologisch untersucht werden kann.
- **Pneumozystografie** (▶ Abb. 11.4c): wird heute vor dem Hintergrund moderner und sensitiver Ultraschallmöglichkeiten nur noch in Ausnahmefällen durchgeführt und lässt vor allem die Beurteilung der Wandbegrenzung zu.
- **Mammografie:** Eine blande Zyste ist mammografisch scharf begrenzt mit angedeutetem Halo-Phänomen (▶ Abb. 11.5). Oft Überlagerung vom dichten Parenchym, sodass die Grenzen nicht überall beurteilbar sind (▶ Tab. 11.4). In einer reinen Involutionsbrust ist sie in allen Ebenen scharf begrenzt darstellbar.

Therapie   Exstirpation der Zyste mit Zystenwand bei unklaren oder suspekten zytologischen Befunden oder unklaren Randstrukturen. Die Rezidivkontrolle erfolgt i. d. R. sonografisch. Nur bei rezidivierender, multipler Zystenbildung ist eine medikamentöse Therapie mit Danazol, Tamoxifen oder GnRH-Analoga zu erwägen.

Tab. 11.4 Beurteilung der Dichte der Mammografie gemäß ACR (American College of Radiology)

ACR 1	Fetttransparent (gut durchsichtig, gut beurteilbar)
ACR 2	Mit fibroglandulären Strukturen (mäßig durchsichtig)
ACR 3	Heterogen dicht (verringerte Sensitivität der Mammografie)
ACR 4	Extrem dicht Läsionen nicht immer abgrenzbar

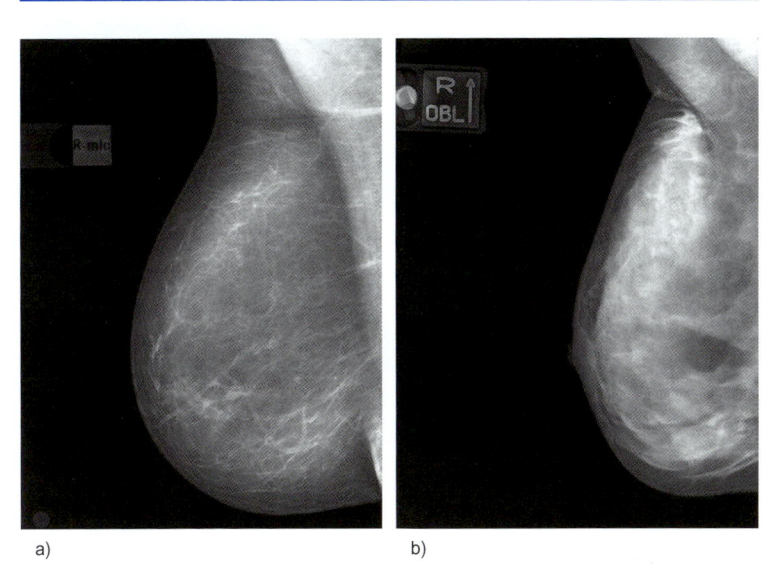

a)   b)

Abb. 11.5
a) Gut beurteilbare Mammografie einer vollständig involutierten Mamma (ACR 1)
b) Nur eingeschränkt beurteilbares, dichtes Parenchym (ACR 4)

Fibroadenom

Definition Gemischter Brusttumor aus mesenchymalen und epithelialen (Azini und Milchgänge) Bestandteilen.

Epidemiologie Vorwiegend junge Frauen betroffen, erstmaliges Auftreten während oder nach der Pubertät. Altersgipfel 20–24 Jahre.

Morphologie Intra- und perikanalikuläres Wachstum möglich, meistens solitär. Nur in etwa 7 % multiple Fibroadenome. Die drüsigen Anteile des Fibroadenoms zeigen analoge Proliferations- und Sekretionsmuster zu den hormonalen Veränderungen der Brustdrüse im Zyklus, in der Gravidität und Laktation.

Klinik Während der Schwangerschaft kann es zu einer nutritiven Störung eines Fibroadenoms kommen, was zu Schmerzen und klinischen Zeichen einer Entzündung führen kann.

Diagnostik Das Fibroadenom der reifen Frau imponiert als leicht beweglicher, isolierter, nicht schmerzhafter Tumor von elastischer oder fester Beschaffenheit. Die Abgrenzbarkeit zum übrigen Brustgewebe ist unterschiedlich scharf (▶ Abb. 11.6).

Therapie
- Bei V. a. Fibroadenom sonografische Verlaufskontrolle nach 3 Monaten und Aufklärung der Pat. über die Möglichkeit einer histologischen Sicherung. Die Entartungsfrequenz eines Fibroadenoms wird mit einer Häufigkeit von 0,2 % im Alter von 40–60 J. angegeben.
- Exzision: bei sonografisch nachgewiesenem Größenwachstum, häufig auf Wunsch der Pat., die der Tastbefund stört.

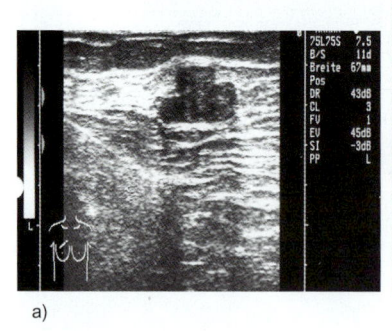

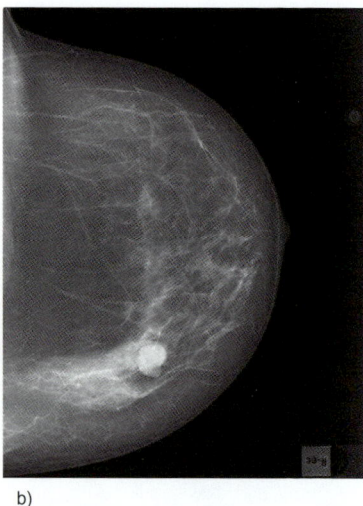

Abb. 11.6 Fibroadenom
a) Mammasonografie: polyzyklisch, glatt begrenzt, homogen echoarme Raumforderung
b) Mammografie: strahlendichte, glatt begrenzte, polyzyklische Raumforderung mit angedeutetem HALO-Phänomen

Milchgangspapillom

Milchgangspapillome entstehen durch die papilläre Proliferation des Drüsenepithels meist in den mamillennahen Milchgängen. Treten die Papillome multipel auf, spricht man von einer Milchgangspapillomatose.

Diagnostik Die i. d. R. nur wenige Millimeter messenden Milchgangspapillome sind meist nicht palpabel. Oft spontane seröse oder blutige Mamillensekretion, die sich bei der Untersuchung durch digitalen Druck provozieren lässt. Das so gewonnene Sekret sollte zytologisch untersucht werden. Cave: Nur die Spontansekretion gilt als pathologisch.

- **Galaktografie:** Injektion von Kontrastmittel in den betroffenen Drüsenausführungsgang zur mammografischen Darstellung des Reliefs der Duktuswand (▶ Abb. 11.7).

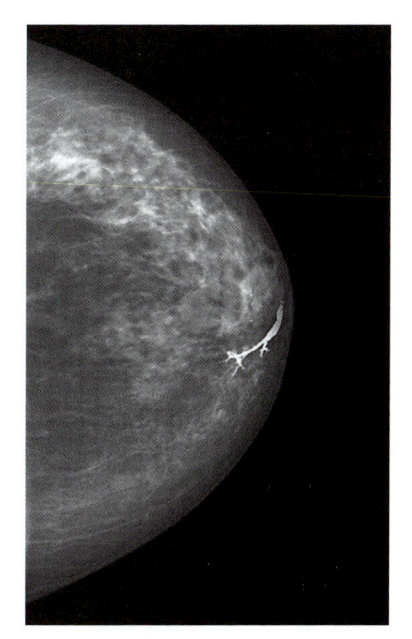

Abb. 11.7 Galaktografie eines intraduktalen Papilloms, Kaliberschwankungen des dargestellten Milchganges mit endständigem Kontrastmittelabbruch

- **Histologische Abklärung:** bei starken Kaliberschwankungen oder Kontrastmittelabbrüchen sowie suspekten zytologischen Befunden.
- **Milchgangsexstirpation:** Durch eine Sonde und/oder blaugefärbten Milchgang wird vom Periareolärschnitt unter Erhalt der Mamille und der restlichen Milchgänge gezielt reseziert.

✓ Erhöhtes Mammakarzinomrisiko bei ausgeprägter Papillomatose und bei atypischer Hyperplasie der Duktusepithelverbände.

Phylloidestumor (Cystosarcoma phylloides)

Epidemiologie Mit 0,3 % Anteil unter allen Mammatumoren ist der Phylloidestumor (Phyllon, griech.: Blatt) selten.

Morphologie Meist benigner, selten maligner Tumor, der ähnlich wie das Fibroadenom aus Bindegewebe und Drüsenparenchym entsteht, aber im Vergleich zum Fibroadenom einen höheren Bindegewebsanteil hat. Die Unterscheidung zwischen der gut- und der bösartigen Form erfolgt anhand der Mitoserate (< 3/HPF benigne, 3–10/HPF unklar, >10/HPF maligne). Phylloidestumoren wachsen oft sehr schnell, sodass monströse Tumoren entstehen.

Diagnostik Palpatorisch findet sich i. d. R. ein teils derber, teils ödematös oder zystisch weicher Tumor.

Therapie
- Im Vordergrund steht die lokale Kontrolle.
- Phylloidestumor mit einem ausreichenden Sicherheitsabstand exzidieren. **Cave:** häufig Rezidive. Rezidive von gutartigen Phylloidestumoren können sekundär ihre Dignität ändern.
- Die Systemtherapie von malignen Phylloidestumoren besitzt leider keine ausreichende Evidenzbasis und verläuft im Fall der Metastasierung meist frustran.

Andere gutartige Tumoren

Hamartom
(Auch Adenolipom, Mastom). Gutartiger Tumor aus Mantel-, Stütz- und Fettgewebe, meist von einer Kapsel umgeben und einfach zu exstirpieren.

Lipom
Gutartiger, weicher, abgekapselter Tumor aus reifen Fettgewebszellen mit langsamem Wachstum ohne erhöhtes Mammakarzinomrisiko.

Fettnekrose
Degeneration von Fettgewebe, entweder posttraumatisch oder postoperativ, die durch Narbenbildung aus kollagenem Gewebe klinisch und bildgebend wie ein Mammakarzinom imponieren kann. Bei Ausbildung einer Ölzyste (avitales Fett) ggf. Punktion und zytologische Untersuchung. Häufig auch verkalkend.

11.2.6 Mamillensekretion

Definition Spontane, persistierende Sekretion aus der Brustwarze außerhalb der Stillphase.

Morphologie Abhängig vom Ausmaß des Sekretionsprozesses und des Abtransports verändern sich die Farbe des Sekrets und die lokale Struktur der Drüse.
- **Galaktorrhö:** milchiges Sekret, das in mehr oder weniger regelmäßigen Abständen aus der Brust austritt.
- **Pathologische Sekretion:** tritt nur intermittierend auf. Das Sekret staut sich in den Milchgängen, wird eingedickt, dunkelt deshalb (gelblich, gelbgrau) und führt lokal zu entzündlichen Veränderungen der Gangstrukturen, sodass die Farbe ins Grünliche wechseln kann. Bei Blutbeimengungen wird sie bräunlich oder schwärzlich. Eigenständige proliferative Prozesse äußern sich darüber hinaus vielfach durch seröse, wässrige oder blutige Sekretion.

Diagnostik Sekretzytologie als erste orientierende Untersuchung und Galaktografie. Zur Identifizierung des befallenen Ganges müssen die nicht milchigen Formen i. d. R. operativ abgeklärt werden.

Ursachen der Sekretion sind häufig intraduktale Papillome oder fibrozystische Veränderungen, jedoch selten auch Mammakarzinome.

Galaktorrhö

Definition Jede milchige Absonderung aus mehr als einem Milchgang einer oder beider Mamillen.

Einteilung Entsprechend der Quantität Einteilung in 3 Grade (I = ein Tropfen, II = spontaner Abgang mehrerer Tropfen, III = spontaner Milchfluss).

11.2 Gutartige Mammaerkrankungen

Epidemiologie Betroffen sind 0,5–1 % der prämenopausalen Frauen, wobei Frauen, die geboren haben, häufiger betroffen sind. Bei Hyperprolaktinämie findet sich in mehr als 80 % der Fälle eine begleitende Galaktorrhö.

Pathogenese Die Galaktorrhö entwickelt sich analog zu den physiologischen Veränderungen der Laktopoese. In Anwesenheit von Östrogenen und Progesteron proliferiert das Epithel. Prolaktin und eine Reihe anderer permissiv wirkender Hormone induzieren den Differenzierungsvorgang. Die Sekretion ist nur möglich, wenn Estradiol und Progesteron eine kritische Schwelle unterschreiten. Entsprechend findet man den stärksten Ausprägungsgrad der Galaktorrhö auch zum Zeitpunkt der Menstruation. Prolaktin ist sicher das eigentlich verantwortliche Hormon, obwohl es in dieser Situation nur selten erhöht gemessen wird. Allerdings ist die Stimulierbarkeit (hypophysäre Reserve) bei Galaktorrhö signifikant erhöht. Ein nicht unwesentlicher Anteil der Hyperprolaktinämie ist einer Medikamenteneinnahme zuzuschreiben.

Diagnostik
- Ausführliche Anamnese, einschließlich Medikamenteneinnahme und Zyklus
- Labor: Prolaktinspiegel und Schilddrüsenhormonstatus
- Sekretzytologie: bei eindeutig milchigem Sekret nicht erforderlich
- Galaktografie: nur bei einseitiger Spontansekretion aus einem Milchgang und unabhängig von etwaigen Blutbeimengungen im Sekret. **Cave:** bei Sekretion aus mehreren Milchgängen nicht möglich!

Therapie
- Hyperprolaktinämie: Behandlung entsprechend Ursachen (Adenom, Medikamente). Kann die Hyperprolaktinämie behoben werden, sistiert i. d. R. auch die Galaktorrhö. Bei Leidensdruck Dopaminagonisten (Bromocriptin).
- Schwieriger und oft frustran ist die Behandlung bei normalen Prolaktinwerten. Hier kann eine Therapie mit Danazol versucht werden.

11.2.7 Anlagestörungen der Brust

Polymastie

Mehrfache Anlage einer Brust entlang der Milchleiste aufgrund einer embryonalen Rückbildungsstörung. Die Ursachen sind unbekannt. Häufigkeit 0,1–1 %. Auffällig ist die erhöhte Koinzidenz mit renalen Fehlbildungen oder anderen Erkrankungen der Nieren.

Polythelie

Akzessorische Anlage von Brustwarzen. Häufigkeit 0,1–1 %. Meist akzessorische Brustwarzen entlang der Milchleiste, häufig kaudal der normalen Brust. Die Diagnose der Polythelie beim Neugeborenen ist vor allem im Hinblick auf die Assoziation mit anderen Entwicklungsstörungen wie der ableitenden Harnwege, der Nieren, des Gastrointestinaltraktes oder von Epilepsien bedeutsam.

Mikromastie

Bilaterale Mammahypoplasie. Die echte Mikromastie kommt gehäuft vor bei Turner-Syndrom, Pseudohermaphroditismus femininus, adrenogenitalem Syndrom und Anorexia nervosa.

Makromastie

Uni- oder bilaterale Hypertrophie des Drüsenkörpers außerhalb der Stillphase > 400 ml Mammavolumen. Die juvenile oder adoleszente Mammahypertrophie resultiert aus einem fortgesetzten Wachstum, das meist symmetrisch stattfindet. Bei der Makromastie werden häufig erniedrigte Plasmaspiegel nachgewiesen oder eine gesteigerte Hormonrezeptorsensibilität am Parenchym. Iatrogen kann eine Makromastie durch eine lange dauernde D-Penicillaminbehandlung verursacht werden.

> ✓ Sowohl die Mikro-, als auch die Makromastie können heute i. d. R. mit hervorragendem kosmetischen Ergebnis operativ behandelt werden.

Amastie

Bilateral oder häufiger unilateral völlig fehlende Brustanlage, die als sehr seltene Anlagestörung kombiniert auftreten kann mit anderen Fehlbildungen (Gaumenspalte, Hypertelorismus, Sattelnase u. a.). Im Rahmen des Aredyld-Syndroms in Kombination mit ektodermaler Dysplasie, Lipoatrophie und Diabetes mellitus.

Poland-Syndrom

Rudimentäre oder fehlende Brustanlage meist unilateral, rechts häufiger als links, assoziiert mit ipsilateralen Veränderungen von Thorax und Extremität.

Mammaasymmetrie

- Grad 1: einseitige Brusthypoplasie oder Amastie
- Grad 2: zusätzlich Mamille, Hautanhangsgebilde und Unterhautfettgewebe hypoplastisch
- Grad 3: zusätzlich Fehlbildungen der Thoraxmuskulatur
- Grad 4: zusätzlich Skelettanomalien

Tubuläre Brust

Substanzdefekt der unteren Quadranten sowie schmale, kleine Basis und prominenter Areolakomplex:
- Typ I: Hypoplasie des unteren inneren Quadranten
- Typ II: Hypoplasie des unteren inneren und lateralen Quadranten
- Typ III: wie Typ II, zusätzlich Hautmangel in der subareolären Region
- Typ IV: ausgeprägte Brustverformung, minimale Brustbasis

Symmastie

Medianes Konfluieren der beiden Mammae.

11.3 Primär invasives Mammakarzinom
Brigitte Rack

11.3.1 Epidemiologie und Ätiologie

Epidemiologie Das Mammakarzinom ist die weltweit häufigste maligne Erkr. der Frau. Dabei sind vor allem Industrienationen von einer hohen Inzidenz betroffen (▶ Abb. 11.8, ▶ Abb. 11.9).
- In Deutschland 24 % aller Krebsneuerkrankungen bei Frauen
- Inzidenz: ca. 70.000 Erstdiagnosen pro Jahr
- Mortalität: ca. 17.000 Todesfälle pro Jahr
- Erkrankungsgipfel: 45–75 J.
- Heilung in etwa 80 % der Fälle

✓ Durch die verbesserte Früherkennung und optimierte systemische Therapie wurde ein Rückgang der Mortalität trotz steigender Inzidenz beobachtet (▶ Abb. 11.9). Dennoch können minimale Tumorresiduen auch nach langer Latenzzeit noch zu Rezidiven führen.

Ätiologie Den meisten Brustkrebserkrankungen liegen zahlreiche, teilweise unbekannte und in ihrer Wichtung unklare Risikofaktoren zugrunde. Bekannte Risikofaktoren ▶ Tab. 11.5.

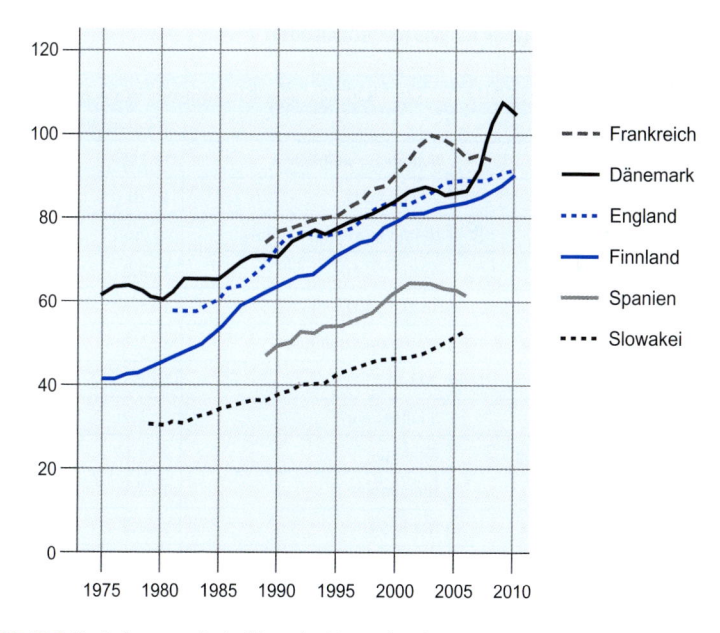

Abb. 11.8 Veränderungen der Inzidenz des Mammakarzinoms in ausgewählten Ländern: altersstandardisierte Rate (W) je 100.000 (GLOBOCAN 2012)

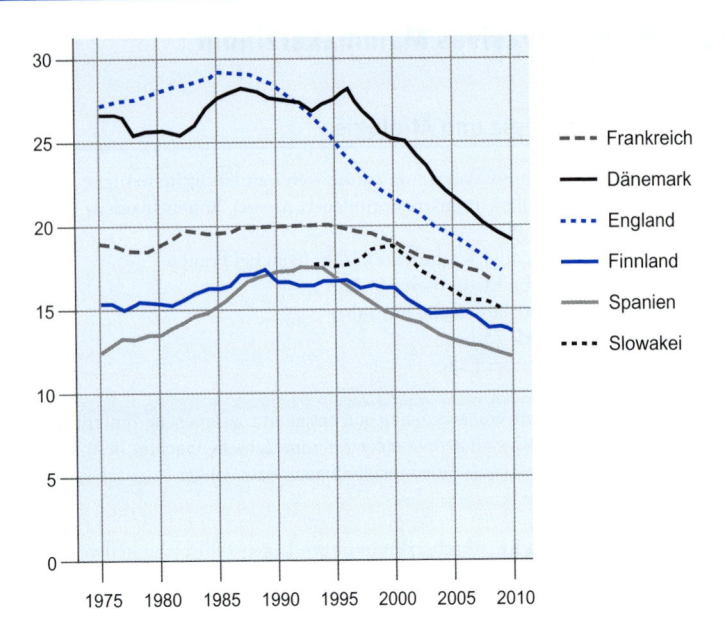

Abb. 11.9 Veränderungen der Mortalität des Mammakarzinoms in ausgewählten Ländern: altersstandardisierte Rate (W) je 100.000 (GLOBOCAN 2012)

Tab. 11.5 Risikofaktoren für die Entwicklung eines Mammakarzinoms (nach Kuhl 2005)		
Risikofaktoren		**Relatives Risiko**
Geschlecht	Männlich : weiblich	1 : 100
Alter	25 Lj. : 45 Lj.	1 : 20
Körpergewicht	Normalgewichtig : adipös	1 : 2,5
Alter bei Menopause	42 Lj. : 52 Lj.	1 : 2,0
Alter bei Menarche	14 Lj. : 11 Lj.	1 : 1,3
Parität	Multipara : Nullipara	1 : 1,3
Alter bei erster Geburt	20 Lj. : 35 Lj.	1 : 1,4
Laktationsperiode	5 Jahre : nie	1 : 1,2
Gutartige Brusterkrankung	Nein : ja	1 : 1,57
Orale Kontrazeption	Nie : immer	1 : 1,1
HRT	Nie : > 5 J.	1 : 1,3
Alkoholgebrauch	Kein : > 20 g/d	1 : 1,3
Serumlipide	Normal : erhöht	1 : 1,6
Sportliche Aktivität	Aktiv : nicht aktiv	1 : 1,2
Schichtarbeit	Nie : > 30 J.	1 : 1,36
Antibiotikatherapie	Nie : 50 d insgesamt	1 : 1,5

✓ Etwa 5–10% aller Mammakarzinome erfüllen die Kriterien eines „hereditären Mammakarzinoms".

Lokalisation ▶ Abb. 11.10

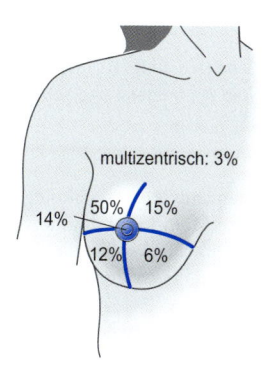

Abb. 11.10 Häufigkeit der Karzinomentwicklung in einzelnen Brustabschnitten

11.3.2 Genetische Beratung

Indikationen Frauen, bei denen eines der folgenden Kriterien vorliegt, sollte nach den Kriterien des Deutschen Konsortiums für erblichen Brust- und Eierstockkrebs (GCHBOC) eine genetische Beratung angeboten werden:
- In der Familie mind. drei an Brustkrebs erkrankte Frauen unabhängig vom Alter
- In der Familie mind. zwei an Brustkrebs erkrankte Frauen, von denen eine vor dem 51. Lj. erkrankt ist
- In der Familie mind. eine an Brust- und eine an Eierstockkrebs erkrankte Frau
- In der Familie mind. eine an Brust- und Eierstockkrebs erkrankte Frau
- In der Familie mind. zwei an Eierstockkrebs erkrankte Frauen
- In der Familie mind. eine an beidseitigem Brustkrebs erkrankte Frau mit einem Ersterkrankungsalter vor dem 51. Lj.
- In der Familie mind. eine vor dem 36. Lj. an Brustkrebs erkrankte Frau
- In der Familie mind. ein an Brustkrebs erkrankter Mann und mind. ein/e weitere/r Erkrankte/r an Brust- oder Eierstockkrebs
- Bei Pat. mit triple-neg. Mammakarzinom (TNBC) sollte eine Mutationstestung unabhängig vom Alter erfolgen, falls das Ergebnis Einfluss auf die Therapieentscheidung hat. Dabei ist zu berücksichtigen, dass die Mutationsrate mit steigendem Alter deutlich sinkt.

Mutationen
BRCA-Mutationen
Der größte Teil der hereditären Brustkrebserkrankungen ist auf eine Mutation in den Brustkrebsgenen BRCA1 und BRCA2 zurückzuführen:
- Das kumulative Risiko einer BRCA-Mutationsträgerin, bis zum 80. Lj. am Mammakarzinom zu erkranken, beträgt 80–90%.

- Erkrankungsrisiko für Ovarialkarzinom liegt bei 60 % für BRCA1-Mutationen und 30 % für BRCA2-Mutationen.
- Bei Frauen mit Brustkrebs, die nicht mit Chemotherapie behandelt wurden, ist BRCA1 im Gegensatz zu BRCA2 ein unabhängiger Prädiktor für ein schlechteres Überleben.

Andere Mutationen
Weitere moderat penetrante Gene (z. B. RAD51C, CHEK2, PALB2 usw.) und Niedrig-Risiko-Varianten erhöhen das Risiko nur moderat und sollten daher nur unter Studienbedingungen analysiert werden.

Durchführung
- Interdisziplinär durch Humangenetiker, Gynäkologen und Psychoonkologen an einem Zentrum für hereditäre Mammakarzinome.
- Entscheidung über die Durchführung einer molekulargenetischen Analyse und möglicher Früherkennungs- und Präventionsstrategien im Konsens mit der Pat. treffen.
- Ausreichend Bedenkzeit gewähren. Entscheidung ausschließlich aus freiem Willen der Ratsuchenden.

11.3.3 Prävention

Lebensführung
- Meiden von Risikofaktoren durch eine gesunde kalorienarme Ernährung und sportliche Aktivität. Zu den evaluierten Risikofaktoren gehören Adipositas, Hyperinsulinämie und Alkohol.
- **Protektiv** wirken eine frühe Gravidität, Stillen > 12 Mon. und mehrere Geburten.

Prophylaktische Operation

Nutzen Derzeit die einzige evidenzbasierte Maßnahme zur Risikoreduktion beim hereditären Mammakarzinom. Durch eine bilaterale Mastektomie kann das Risiko des Mammakarzinoms um 90 % gesenkt werden. Die Risikoreduktion für das Auftreten eines kontralateralen Mammakarzinoms beträgt etwa 40 %. Mehrere Studien belegen zudem durch eine prophylaktische Adnektomie eine Risikoreduktion für das Ovarialkarzinom um > 90 % und ein um bis zu 50 % vermindertes Brustkrebsrisiko.

Indikationen
Prophylaktische bilaterale Mastektomie: erwägen bei Frauen
- > 25 Lj. oder 5 J. vor Lebensalter bei Diagnose des jüngsten Familienmitglieds.
- nach interdisziplinärer Beratung.
- bei nachgewiesener BRCA1/2-Mutation oder heterozygotem Risiko > 20 % oder Lebenszeitrisiko > 30 %.

Prophylaktische Salpingoooophorektomie: erwägen bei Frauen
- mit abgeschlossenem Kinderwunsch.
- > 35 Lj. oder 5 Jahre vor Lebensalter bei Diagnose des jüngsten Familienmitglieds.
- nach interdisziplinärer Beratung.

- bei nachgewiesener BRCA1/2-Mutation oder heterozygotem Risiko > 20 % oder Lebenszeitrisiko > 30 %.

> ✓ Das operative Vorgehen und die systemische Therapie des frühen Mammakarzinoms unterscheiden sich beim hereditären Mammakarzinom nicht von den Therapiestandards beim sporadischen Mammakarzinom. Beim fortgeschrittenen Mammakarzinom kann eine Therapie mit Platinderivaten und PARP-Inhibitoren das Outcome verbessern. Durch Früherkennungs- und Präventionsstrategien kann das Erkrankungsrisiko für Mamma- und Ovarialkarzinom deutlich gesenkt werden.

Medikamentöse Prävention

Indikationen Zielgruppen für eine medikamentöse Prävention sind Frauen mit einem erhöhten Mammakarzinomrisiko:
- Frauen nach bereits aufgetretenen Brusterkr. und Präkanzerosen
- Frauen mit erhöhtem Risiko durch familiäre Belastung

Substanzwahl Es liegen Daten zu Tamoxifen, Raloxifen und Aromatasehemmern vor.

Tamoxifen senkt das relative Risiko für das Auftreten eines hormonrezeptorpositiven Mammakarzinoms unabhängig von Alter, Risikoprofil und Hormonersatztherapie um 38 % (17 vs. 26 invasive Mammakarzinomerkrankungen/1.000 Frauen; NSABP P-1, IBIS-I-Studie). Eine Risikoreduktion für hormonrezeptornegative Karzinome konnte nicht erreicht werden. Der größte Therapienutzen zeigt sich bei prämenopausalen, hysterektomierten Frauen. Während in den USA für Tamoxifen die Zulassung bei einem Brustkrebsrisiko von > 1,66 % besteht, ist in Deutschland bei fehlender Zulassung eine Therapie nur innerhalb von Studien zu empfehlen.

> ❗ Unter Tamoxifen signifikant erhöhte Rate an vaskulären Komplikationen (Thrombose, Embolie; RR 1,9) und Endometriumkarzinomen (RR 2,4; Cuzick et al. 2003).

Raloxifen zeigte bei osteoporotischen postmenopausalen Frauen eine Inzidenzabsenkung von 72 %, ohne das Risiko für das Auftreten eines Endometriumkarzinoms zu erhöhen (MORE-Studie).

> **Studienlage**
> Die STAR-Studie untersucht derzeit Raloxifen im direkten Vergleich zu Tamoxifen an fast 20.000 postmenopausalen Frauen bei einer Therapiedauer von 5 Jahren. Bei gleicher Effektivität beider Substanzen bezüglich invasiver Karzinome zeigte Tamoxifen eine bessere Prävention bei nicht invasiven Läsionen (57 vs. 80 Fälle). Allerdings zeigte Raloxifen ein günstigeres Nebenwirkungsprofil mit weniger thromboembolischen Ereignissen und einer niedrigeren Rate an Endometriumkarzinomen.

Aromatasewirkstoffe: Hier liegen Daten für Exemestan und Anastrozol vor (IBIS II, MAP.3), die eine Option für postmenopausale Frauen darstellen.
- Durch **Exemestan** konnte im Vergleich zu Placebo die jährliche Inzidenz von invasiven Mammakarzinomen um 65 % reduziert werden (0,19 % vs. 0,55 %; P = 0,002), das Risiko von invasiven und nicht invasiven Mammakarzinomen um 53 % (0,35 % vs. 0,77 %; p = 0,004).

- Unter **Anastrozol** konnte eine vergleichbare Risikorektion beobachtet werden (HR 0,47, p < 0,0001). Zudem konnte eine signifikante Risikoreduktion unter Anastrozol für Endometriumkarzinome sowie Haut-, Kolorektal-, Schilddrüsen- und Harnwegskarzinome gezeigt werden.

Aufgrund der erhöhten Nebenwirkungsrate und des bisher nicht nachgewiesenen Überlebensvorteils sollte eine sorgfältige Nutzen-Risiko-Abwägung erfolgen. Da in Deutschland bisher keine Zulassung besteht, wird die Therapie im Rahmen von Studien empfohlen. In den vorliegenden Studien wurden Pat. mit erhöhtem Mammakarzinomrisiko eingeschlossen:
- Mammakarzinomrisiko > 1,66 % innerhalb der nächsten 5 J. anhand von Risikoberechnungsmodellen
- Alter > 60 J.
- LCIS

✓ Der Nutzen einer chemoendokrinen Prophylaxe konnte bisher für Nichterkrankte nicht nachgewiesen werden.

Früherkennung

Die Screening-Mammografie ermöglicht die Detektion von Brustkrebs und Krebsvorstufen in prognostisch günstigeren Stadien mit besseren Behandlungsmöglichkeiten, wodurch weniger radikale und belastende Therapiemöglichkeiten angewendet werden können. Während für die klinische Untersuchung bislang kein genereller Effekt auf die Früherkennung gezeigt werden konnte, können mammografisch okkulte Läsionen (10–15 %) erkannt werden. Für das Mammografie-Screening konnte eine Mortalitatsreduktion in Bezug auf das Mammakarzinom um 15–30 % gezeigt werden (Gøtzsche und Nielsen 2009).

Gemäß der S3-Leitlinie zur Brustkrebsfrüherkennung in Deutschland folgenden Algorithmus durchführen:
- > 20. Lj.: Anamnese und Aufklärungsgespräch über Risikofaktoren. Bei Vorliegen spezieller Risikofaktoren eine individuelle Früherkennungsstrategie besprechen.
- > 30. Lj.: Anleitung zur regelmäßigen Selbstuntersuchung sowie ärztlich-klinische Untersuchung der Brust und regionären Lymphabflussgebiete.
- 50.–70. Lj.: Durchführung einer Mammografie in zwei Ebenen in Kombination mit einer ärztlich-klinischen Untersuchung in maximal zweijährigen Abständen.

Die Mammasonografie ist nicht Bestandteil des Screeningprogramme, kann in den Händen eines erfahrenen Untersuchers jedoch wichtige Zusatzinformationen liefern.

✓
- Kontrovers diskutiert wird derzeit der individuelle Nutzen der Mammografie für Frauen ‹ 50. Lj. und › 70. Lj. ohne Brustkrebsrisiko. Zwischen 40. und 50. Lj. überwiegt der Vorteil der Untersuchung erst nach 10 J. die sich aus der Strahlenexposition ergebenden Risiken.
- Bei Vorliegen von Risikofaktoren oder schwer beurteilbaren Mammografien können Untersuchungen ab dem 40. Lj. in jährlichen Abständen erfolgen.

- Bei Frauen mit hohem Erkrankungsrisiko ab dem 25. Lj. ein intensives Früherkennungsprogramm durchführen:
  - Klinische Tastuntersuchung der Brust und Eierstöcke alle 6 Mon.
  - Ultraschalluntersuchung der Brust und Eierstöcke alle 6 Mon.
  - Mammografie ab dem 30. Lj. jährlich
  - MRT der Brust ab dem 30. Lj. jährlich

11.3.4 Präkanzerosen

Duktales Carcinoma in situ (DCIS)

Maligne, nicht invasive Läsion, die aus dem Epithel der Brustdrüsengänge hervorgeht, meist als polymorphe Mikroverkalkungen in der Mammografie diagnostiziert. Pathomorphologisch und genetisch heterogene Gruppe neoplastischer intraduktaler Proliferationen. Nach WHO sind sie durch folgende Eigenschaften definiert:
- Erhöhte Proliferation duktaler Epithelien
- Geringe bis hochgradige zytologische Atypien
- Inhärente, nicht obligate Tendenz zur Progression in ein invasives Karzinom (fakultative Präkanzerose invasiver Mammakarzinome)

Epidemiologie
- Seit Einführung des Mammografie-Screenings steigt die Rate an DCIS bis auf 30 %.
- Das DCIS macht ca. 95 % aller nicht invasiven Karzinome aus.
- Die brustkrebsspezifische Mortalität beträgt 3,3 %.

Therapeutische Strategie Entscheidend für den Therapieerfolg ist eine komplette operative Entfernung der Läsion, da eine okkulte Stromainvasion, v. a. bei ausgedehnten Befunden, nicht ausgeschlossen werden kann (▶ Tab. 11.6). Das Rezidivrisiko hängt von der Größe, dem histologischen Grad und dem Abstand zum Resektionsrand ab.

Tab. 11.6 Van Nuys Prognostic Index als Orientierungshilfe für die Therapie (Silverstein 2003)

Scorewert	1	2	3
Größe (mm)	‹ 15	16–40	› 41
Abstand vom Resektionsrand (mm)	› 10	1–9	‹ 1
Pathomorphologische Klassifikation	Non-High-Grade ohne Nekrosen	Non-High-Grade mit Nekrosen	High-Grade ohne/mit Nekrosen
Alter (Jahre)	› 60	40–60	‹ 40

VNPI (Summenscore)	Rezidivrisiko	Therapieempfehlung
4–6	Niedrig	Exzision
7–9	Intermediär	Exzision und Bestrahlung
10–12	Hoch	Mastektomie

VNPI = Scorewert (Größe + Resektionsrand + pathologische Klassifikation + Alter)

Operative Therapie Eine brusterhaltende Therapie ist bei sinnvollem Tumor-/Brustgrößenverhältnis möglich, solange eine R0-Resektion gewährleistet ist und heute unabhängig vom VNPI-Standard der Therapie.
- Resektionsrand: < 1 mm hohe Lokalrezidivraten von ca. 38 % innerhalb von 4 J., bei größerem Resektionsrand nur ca. 5 % (Chan et al. 2001, Fisher et al. 1999). Deshalb einen möglichst breiten tumorfreien Resektionsrand von mind. 2 mm anstreben. Bei tumorfreiem Resektionsrand ≤ 2 mm Nachresektion. Bereits intraoperativ kann durch eine Präparatradiografie die komplette Entfernung des bildgebenden Befundes überprüft werden.
- Eine axilläre Lymphonodektomie ist obsolet, da Lymphknotenmetastasen nur in 1–2 % der Fälle vorkommen. Bei großen Tumoren (> 4–5 cm) und Mastektomie soll eine Sentinel-Lymphknoten-Biopsie (SLNB) durchgeführt werden, da hier in > 50 % mit einer okkulten Invasion zu rechnen ist.

Bestrahlung Nach brusterhaltender Therapie wird durch eine Strahlentherapie die Lokalrezidivrate halbiert, sodass nur bei sehr geringem Rückfallrisiko (Tumor < 2 cm, breiter Resektionsrand, günstige Histologie) oder individuellen Faktoren (hohes Alter, Komorbiditäten) ein Verzicht gerechtfertigt erscheint. Durch die Radiatio kann lediglich das Risiko für das Auftreten invasiver und nicht inasiver Lokalrezidive vermindert werden, während ein Einfluss auf das Überleben nicht nachgewiesen ist.

Medikamentöse Therapie Es wurde gezeigt, dass die Inzidenz von ipsi- und kontralateralen nicht invasiven und invasiven Karzinomen durch eine Tamoxifentherapie über 5 J. reduziert werden kann. Ein Gesamtüberlebensvorteil konnte jedoch bisher nicht gezeigt werden (Staley, McCallum und Bruce 2014). Dabei profitierten v. a. Pat. mit Nachweis von Komedonekrosen und unklarem Resektionsrand.

> ✓ Aufgrund der guten Prognose des DCIS bei Hormonrezeptor-positiven Pat. eine individuelle Therapieentscheidung unter Berücksichtigung der therapeutischen Risiken, wie klimakterischer Beschwerden, Thrombembolien und Endometriumkarzinom, treffen.

Lobuläre intraepitheliale Neoplasie (LIN)
Die Bezeichnung LIN ersetzt die alten Bezeichnungen atypische lobuläre Hyperplasie (ALH) und lobuläres Carcinoma in situ (LCIS).
- Unter dem Begriff lobuläre Neoplasie wird das gesamte Spektrum lobulärer – E-Cadherin-negativer – Epithelproliferationen zusammengefasst. Sie sind typischerweise auf die terminalen ductulolobulären Einheiten (TDLU) begrenzt.
- Risikofaktor und nicht obligatorische Vorläuferläsion für invasive lobuläre oder duktale Mammakarzinome, vermutlich direkte Vorläuferläsion der invasiven lobulären Karzinome.
- Die LIN sind differenzialdiagnostisch abzugrenzen von den Hybridläsionen und von der atypischen duktalen Hyperplasie (ADH) bzw. den DCIS von niedrigem (selten intermediärem) Malignitätsgrad.

Epidemiologie
- Etwa 5 % aller nicht invasiven Karzinome
- Risiko in der Folge ein invasives Mammakarzinom zu entwickeln 7-fach erhöht
- Erhöhtes Risiko bei pleomorphen, floriden oder LIN mit Nekrosen

Operative Therapie Lokale Befundexision.

- Bei Nachweis von LIN in der Biopsie sollte eine offene Exzision bei pleomorphen, floriden oder LIN mit Nekrosen erfolgen, bzw. bei zur Bildgebung diskordanten Befunden.
- Ist nach offener Exzision eine LIN am Präparatrand nachweisbar sollte eine Nachresektion mit kompletter Befundresektion nur bei pleomorphen, floriden oder LIN mit Nekrosen oder bei nicht komplett entferntem bildgebenden Korrelat erfolgen.

Bestrahlung Geringe Strahlensensibilität → Radiatio nicht sinnvoll.

Medikamentöse Therapie Bei Tumoren mit Grad 2–3 kann eine Tamoxifentherapie das Risiko für das Auftreten eines invasiven Karzinoms um 50 % reduzieren (Sasson et al. 2001). Der SERM Raloxifen hat eine ebenbürtige Effektivität zur Prävention invasiver Karzinome gezeigt, während nicht invasive Läsionen nach Raloxifentherapie etwas häufiger auftraten als unter Tamoxifen (Vogel et al. 2006). Nach ausführlicher Beratung kann eine präventive Therapie mit Tamoxifen, Aromataseinhibitoren oder Raloxifen in sorgfältiger Abwägung des Nutzen-Risiko-Verhältnisses erfolgen.

Nachsorge Allen Pat. eine intensivierte Nachbeobachtung mit jährlicher Mammografie empfehlen.

11.3.5 Pathomorphologie des Mammakarzinoms

Die pathomorphologische Begutachtung der Tumorgewebeprobe ist die wichtigste Entscheidungsgrundlage für die operative, strahlentherapeutische und vor allem für die nachfolgende systemische Therapie. Berücksichtigt werden:
- Histologischer Typ
- Grading
- Ki67
- Tumorgröße
- Vorliegen und Ausdehnung einer intraduktalen Tumorkomponente
- Multifokalität (mehrere Karzinomherde innerhalb eines Quadranten) und Multizentrizität (mehrere Tumorherde in unterschiedlichen Quadranten)
- Sicherheitsabstand
- Peritumorale Gefäßinvasion
- Hormonrezeptorstatus
- Her2/neu-Status

✓ Eine extensive intraduktale Komponente (EIC) und das Vorliegen peritumoraler Gefäßinvasion sind mit einer erhöhten Lokalrezidivrate vergesellschaftet.

Histologische Klassifikation ▶ Tab. 11.7

Tab. 11.7 Histologische Klassifikation (Sloane et al. 1997)

Typ	Häufigkeit
Invasiv duktales Karzinom	65–80 %
Invasiv lobuläres Karzinom	6–15 %
Medulläres Karzinom	3 %
Tubuläres Karzinom	1–15 %
Muzinöses Karzinom	1–2 %
Papilläres Karzinom	1–7 %

Sonderformen
- **M. Paget:** intraepidermale Form eines duktalen Karzinoms mit Nachweis von Paget-Zellen. Manifestiert sich als Ekzem und Erosion von Mamille und Areola.
- **Inflammatorisches Karzinom:** diffuse Ausbreitung eines invasiven Karzinoms innerhalb dermaler Lymphgefäße. Stellt sich als Erythem dar → oft Verwechslung mit Mastitis.
- **Sarkome und maligne Lymphome** (selten): Im Anschluss an die Tumorexstirpation richtet sich die Radiatio bzw. systemische Therapie nach der jeweiligen Tumorentität.

Tumorgröße   Einer der wichtigsten Prognosefaktoren, korreliert mit dem axillären Lymphknotenbefall und beeinflusst v. a. das operative Vorgehen und die systemische Therapieentscheidung.

Die Tumorgröße wird nach der Messung der invasiven Komponente bestimmt. Bei multiplen Tumorknoten in einer Brust bestimmt der größte Tumor die pT-Klassifikation; das Vorliegen der Multiplizität wird in Parenthese angeführt, z. B. pT2(m).

Grading   Das histologische Grading eines Tumors erfolgt anhand der semiquantitativen Beurteilung von Tubulusausbildung, Kernpolymorphie und Mitoserate (▶ Tab. 11.8).

✓ Das Grading korreliert mit Lymphknoten- und Hormonrezeptorstatus sowie dem Auftreten von Rezidiven und der Mortalität.

Tab. 11.8 Kriterien des Gradings nach Elston und Ellis

Kriterien		Score
Tubulusausbildung	> 75 %	1
	10–75 %	2
	< 10 %	3
Kernpolymorphie	Gering	1
	Mittelgradig	2
	Stark	3
Mitoserate	0–5/10 HPF*	1
	6–11/10 HPF*	2
	> 12/10 HPF*	3
Einstufung			
Summenscore	Malignitätsgrad	Grading	Definition
3–5	Gering	G1	Gut differenziert
6–7	Mäßig	G2	Mäßig differenziert
8–9	Hoch	G3	Schlecht differenziert

* HPF: High power field = 400-fache Vergrößerung

Hormonrezeptorstatus   Die überwiegend immunhistochemische Bestimmung ist beim primären Mammakarzinom obligat. Angabe des Prozentsatzes positiver Zellen und der Färbeintensität für den Östrogen- und Progesteronrezeptor.

- **Positiver Hormonrezeptorstatus:** prädiktiv für das Ansprechen auf eine endokrine Therapie. Aufgrund empirischer Überlegungen wird derzeit eine positive Färbereaktion für den Östrogen- und/oder den Progesteronrezeptor bei > 1 % der Zellen als Grenzwert für ein endokrines Ansprechen angesehen. 1–9 % positive Zellen werden als niedrig sensitiv eingestuft, ≥ 10 % als endokrin sensitiv.
- **Weitere Klassifikation:** immunreaktiver Score nach Remmele und Stegner (▶ Tab. 11.9).

Tab. 11.9 Immunreaktiver Score (IRS) nach Remmele und Stegner

Prozentsatz positiver Tumorzellkerne	Punkte	Färbeintensität	Punkte
Keine positiven Kerne	0	Keine Färbereaktion	0
‹ 10 % positive Kerne	1	Schwache Färbereaktion	1
10–50 % positive Kerne	2	Mäßige Färbereaktion	2
51–80 % positive Kerne	3	Starke Färbereaktion	3
› 80 % positive Kerne	4		

Summenscore IRS: 0–12 Punkte

Her2-Onkoprotein Transmembranärer Wachstumsfaktor vom Tyrosinkinase-Typ. Als her2-positiv gelten Tumoren, wenn eine stark positive immunhistochemische Färbereaktion (3+) auftritt oder eine mit Fluoreszenz-in-situ-Hybridisierung nachgewiesene Genamplifikation vorliegt. Etwa 25 % der Primärtumoren zeigen eine Überexpression für her2/neu, die vermutlich mit einem aggressiveren Krankheitsverlauf und einer Herunterregulierung des Hormonrezeptorstatus einhergeht. Zudem gibt es Hinweise auf einen Einfluss des Her2-Status auf Resistenz und Ansprechen gegenüber systemischen zytostatischen Therapien.

Ein positiver Her2-Status ist assoziiert mit:
- einem schlechten Ansprechen des Tumors auf eine CMF-Therapie.
- einer guten Wirksamkeit von anthrazyklin- und taxanhaltigen Therapien.
- einem geringen Benefit einer endokrinen Therapie mit Tamoxifen.

Tumorassoziierte Proteolysefaktoren uPA und PAI-1 uPA und PAI-1 sind am Abbau von Tumorstroma und Basalmembran beteiligt und deshalb wichtig bei der Adhäsion und Invasion von Tumorzellen. Eine erhöhte Konzentration der Faktoren im Primärtumor geht mit einem erhöhten Metastasierungsrisiko und einem verkürztem Gesamtüberleben einher (Look et al. 2002). uPA/PAI kann bei nodalnegativen Pat. mit Hormonrezeptor-positivem primärem Mammakarzinom als Entscheidungshilfe über eine Chemotherapie herangezogen werden.

Disseminierte Tumorzellen im Knochenmark und zirkulierende Tumorzellen im Blut Der Nachweis disseminierter Tumorzellen im Knochenmark und zirkulierender Tumorzellen im Blut (CTCs) korreliert mit einem verkürzten rezidivfreien und Gesamtüberleben sowohl zum Zeitpunkt der Primärdiagnose als auch in der rezidivfreien Nachbeobachtung (Braun et al. 2003, Janni et al. 2005, Rack et al. 2014). CTCs sind auch beim metastasierten Mammakarzinom mit einer schlechteren Prognose assoziiert (Bidard et al. 2014). In Einzelfällen können CTCs bei Pat. mit metastasiertem Mammakarzinom zur Phänotypisierung der Erkrankung oder zum frühzeitigen Abschätzen der Therapieeffektivität sinnvoll sein.

› Die Etablierung neuer Prognosefaktoren (▶ Tab. 11.10) ermöglicht eine individualisierte Therapiestrategie, wodurch unnötige Nebenwirkungen vermieden und das wirksamste Therapieregime empfohlen werden kann.

Tab. 11.10 Übersicht über die wichtigsten Prognose- und prädiktiven Faktoren beim Mammakarzinom

Prognosefaktoren	Prädiktive Faktoren
Etablierte (Bestimmung obligat): • Alter (< 35 J. ungünstige Prognose) • Tumorgröße • Nodalstatus • Hormonrezeptorstatus • Histologischer Tumortyp • Grading	• Hormonrezeptorstatus für Ansprechen einer endokrinen Therapie • Her2 für das Ansprechen einer AK-Therapie mit Trastuzumab (Herceptin) • Menopausenstatus: Hormonentzug bei hormonsensitivem prämenopausalen Mammakarzinom • uPA, PAI-1 • Multigensignaturen (Endopredict, Mammaprint, Oncotype DX, Prosigna) • Tumorinfiltrierende Lymphozyten (TILs) • PIK3CA-Mutation • BRCA1, BRCA 2
Neuere (Bestimmung nicht obligat): • LI, VI • Ki-67 • uPA/PAI • Multigensignaturen (Endopredict, Mammaprint, Oncotype DX, Prosigna) • Immunhistologischer Tumorzellnachweis in KM, Lk und Blut	

11.3.6 Stadieneinteilung

TNM-Formel: Primärtumor (T), Lymphknoten (N) sowie das Vorliegen einer Fernmetastasierung (M) werden nach Größe oder Ausmaß des Befalls klassifiziert. Die TNM-Einteilung (▶ Tab. 11.11) wird laufend nach dem neuesten Forschungsstand modifiziert und ist in der 7. Auflage für das Mammakarzinom gültig. Durch die Änderungen der TNM-Klassifikation haben sich auch die Zuordnungen zur UICC-Klassifikation geändert (▶ Tab. 11.12).

Tab. 11.11 TNM-Klassifikation

Klinische T-Klassifikation	
T0	Kein Tumor nachweisbar
Tis	Carcinoma in situ
Tis (DCIS)	Duktales Carcinoma in situ
Tis (LCIS)	Lobuläres Carcinoma in situ
Tis (Paget)	M. Paget der Mamille ohne nachweisbaren Tumor
T1	≤ 2 cm in größter Ausdehnung
T1mi	Mikroinvasion ≤ 0,1 cm in größter Ausdehnung
T1a	> 0,1 cm und ≤ 0,5 cm in größter Ausdehnung
T1b	> 0,5 cm und ≤ 1,0 cm in größter Ausdehnung
T1c	> 1,0 cm und ≤ 2 cm in größter Ausdehnung

Tab. 11.11 TNM-Klassifikation *(Forts.)*

T2	> 2 cm und ≤ 5 cm in größter Ausdehnung
T3	> 5 cm in größter Ausdehnung
T4	Tumor jeder Größe mit direkter Ausdehnung auf Brustwand oder Haut, soweit unter T4a bis T4d beschrieben
T4a	Ausdehnung auf die Brustwand
T4b	Ödem (inkl. Apfelsinenhaut) oder Ulzeration der Brusthaut oder Satellitenknötchen der Haut derselben Brust
T4c	Kriterien T4a+T4b gemeinsam
T4d	Entzündliches (inflammatorisches) Karzinom
Tx	Primärtumor kann nicht beurteilt werden
Pathologische T-Klassifikation	
Die pT-Kategorien entsprechen den T-Kategorien. Maßgeblich ist jedoch nur die invasive Komponente.	
Klinische N-Klassifikation	
Nx	Regionäre Lymphknoten (LK) können nicht beurteilt werden (z. B. vor klinischer Klassifikation bioptisch entfernt)
N0	Keine regionären LK-Metastasen
N1	Metastase(n) in beweglichen ipsilateralen axillären LK der Level I und II
N2	N2a oder N2b
N2a	Metastase(n) in ipsilateralen axillären LK der Level I und II, untereinander oder an andere Strukturen fixiert
N2b	Metastase(n) in klinisch erkennbaren ipsilateralen LK entlang der Arteria mammaria interna in Abwesenheit klinisch erkennbarer axillärer LK-Metastasen
N3	N3a oder N3b oder N3c
N3a	Metastase(n) in ipsilateralen infraklavikulären LK (Level III) mit oder ohne Beteiligung der axillären LK der Level I und II
N3b	Metastasen in klinisch erkennbaren ipsilateralen LK entlang der Arteria mammaria interna in Anwesenheit klinisch erkennbarer axillärer LK-Metastasen der Level I und II
N3c	Metastase(n) in ipsilateralen supraklavikulären LK mit oder ohne Beteiligung der axillären LK oder der LK entlang der Arteria mammaria interna
Pathologische N-Klassifikation	
pNx	Regionäre LK können nicht beurteilt werden (nicht entnommen oder bereits früher entfernt)
pNx (sn)	Schildwächter-LK (Sentinel node) kann histologisch nicht beurteilt werden
pN0	Keine regionären LK-Metastasen
pN0 (sn)	Histologisch keine Metastase(n) im Schildwächter-LK
pN1	pN1a oder pN1b oder pN1c
pN1mi	Mikrometastase(n) (> 0,2 mm [und/oder mehr als 200 Tumorzellen] und ≤ 0,2 cm)
pN1a	Metastase(n) in 1–3 ipsilateralen axillären LK, mindestens eine > 0,2 cm

Tab. 11.11 TNM-Klassifikation *(Forts.)*

pN1b	Mikroskopische Metastase(n) in LK entlang der Arteria mammaria interna, nachgewiesen durch Untersuchung des Schildwächter-LKs, aber nicht klinisch erkennbar
pN1c	pN1a und pN1b
pN2	pN2a oder pN2b
pN2a	Metastase(n) in 4–9 axillären LK, mindestens eine > 0,2 cm
pN2b	Metastase(n) in klinisch erkennbaren LK entlang der Arteria mammaria interna ohne axilläre LK-Metastasen
pN3	pN3a oder pN3b oder pN3c
pN3a	Metastase(n) in 10 oder mehr ipsilateralen axillären LK, mindestens eine > 0,2 cm, **oder** in ipsilateralen infraklavikulären LK
pN3b	Metastase(n) in klinisch erkennbaren LK entlang der Arteria mammaria interna mit mindestens einer axillären LK-Metastase **oder** LK-Metastasen im mehr als 3 axillären LK und in LK entlang der Arteria mammaria interna, nachgewiesen durch Untersuchung des/der Schildwächter-LK(s), aber nicht klinisch erkennbar
pN3c	Metastase(n) in ipsilateralen supraklavikulären LK
Klinische und pathologische M-Klassifikation	
M0	Keine Fernmetastasen
M1, pM1	Fernmetastasen

Tab. 11.12 UICC-Stadium des Mammakarzinoms

Stadium 0	Tis	N0	M0
Stadium IA	T1, T1mi	N0	M0
Stadium IB	T0*, T1	N1mi	M0
Stadium IIA	T0*, T1, T1mi T2	N1 N0	M0 M0
Stadium IIB	T2 T3	N1 N0	M0 M0
Stadium IIIA	T0*, T1, T1mi T2 T3	N2 N2 N1, N2	M0 M0 M0
Stadium IIIB	T4	N0, N1, N2	M0
Stadium IIIC	Jedes T	N3	M0
Stadium IV	Jedes T	Jedes N	M1

Ausdehnung des Primärtumors

- Klinische TNM-Klassifikation mit „c" vor der TNM-Formel (z. B. cT1).
- Pathologische, also postoperative Klassifikation mit „p" vor der TNM-Klassifikation (z. B. pT1).
- Die Einteilungen differieren aufgrund der unterschiedlichen Beurteilungsmöglichkeiten.
- Nach vorausgegangener neoadjuvanter Therapie wird durch das Präfix „yc" oder „yp" kenntlich gemacht.

Nodalstatus

> ### ✓ Axillärer Lymphknotenstatus
> - Stärkster Prognosefaktor für rezidivfreies und Gesamtüberleben beim Mammakarzinom.
> - Starke Korrelation der Anzahl der metastatisch befallenen Lymphknoten mit dem Risiko für Rezidiv oder tumorassoziierten Tod.
> - Mitentscheidend für die Wahl der chemo-endokrinen systemischen Therapie sowie die Notwendigkeit einer Radiotherapie (bei nodal-negativen Pat. gelten andere Prognosefaktoren).

Das operative Vorgehen wird ebenfalls vom axillären Lymphknotenstatus beeinflusst, da bei negativem Sentinel-Lymphknoten (SLN) auf die axilläre Dissektion verzichtet und somit die operative Morbidität (Lymphödem, Sensibilitätsstörungen) deutlich reduziert werden kann. Bei Pat. mit cT1/2 cN0 Tumoren, bei denen < 3 SLN befallen sind, und die eine BET mit tangentialer Radiatio sowie eine Radiatio erhalten, kann auf eine komplette axilläre Dissektion verzichtet werden und somit die operative Morbidität (Lymphödem, Sensibilitätsstörungen) deutlich reduziert werden (entsprechend ACOSOG Z0011).

Bei neoadjuvanter Therapieführung kann eine SLNB bei cN0-Pat. auch nach neoadjuvanter Chemotherapie durchgeführt werden. Hintergrund ist die gute Wirksamkeit der neoadjuvanten Therapie, die die Anzahl der befallenen Lymphknoten um 20–50 % reduzieren kann, sodass die komplette Axilladissektion in diesen Fällen eine Übertherapie darstellt. Die Falschnegativrate kann dabei durch ein Vorgehen analog der ACOSOG Z1071-Studie reduziert werden, nämlich durch die Entfernung von mehr als 2 SLN und dem gleichzeitigen Einsatz von Radiocolloid und Patentblau. Zusätzlich kann eine Clipmarkierung von klinisch auffälligen Lymphknoten vor Therapie sowie eine IHC-Aufarbeitung des SLN erwogen werden. Weitere Ergebnisse wird auch die INSEMA-Studie liefern, die bei cN0-Pat. mit T1–2 Tumoren zwischen einer SLNB und keiner operativen Intervention in der Axilla randomisiert.

Intramammäre Lymphknoten werden ebenso wie Lymphknoten entlang der endothorakalen Faszie als regionale Lymphknoten klassifiziert. Auch wenn die HE-Färbung weiterhin als Standardmethode zum Nachweis von Lymphknotenmetastasen gilt, können auch immunhistochemische (i) und molekulare (mol) Methoden eingesetzt werden. Entscheidend für die Klassifikation ist ausschließlich die Größe der Metastase. Während Lymphknoten mit dem Nachweis von isolierten Tumorzellen, deren größter Herd 0,2 mm nicht überschreiten darf, als Sn (i+) klassifiziert werden, erhalten Mikrometastasen größer als 0,2 mm und nicht größer als 2,0 mm die Bezeichnung Sn (mic).

Fernmetastasen   Ein generelles Screening auf Fernmetastasen durch bildgebende Verfahren wird wegen der niedrigen Prävalenz einer primären Filialisierung sowie den psychischen und finanziellen Folgen falsch-positiver Bildgebungsbefunde nicht mehr generell empfohlen und sollte auf primär fortgeschrittene Tumorstadien (T > 2 oder N > 2) beschränkt bleiben.

Die häufigsten Lokalisationen von Fernmetastasen beim Mammakarzinom sind das Skelettsystem, gefolgt von Leber und Lunge. Daher stehen diese Organsysteme auch im Mittelpunkt der Staging-Diagnostik. Allerdings gibt es bei Pat. mit frühem

Brustkrebs (klinisch T1, N0) und fehlenden klinischen Zeichen für eine Metastasierung keinen Hinweis auf den Nutzen eines apparativen Stagings. Falls indiziert, empfiehlt sich eine prätherapeutische Durchführung der Diagnostik, um eine stadiengerechte Therapie zu gewährleisten.

11.3.7 Diagnostik

✓ Die derzeit gültige S3-Leitlinie zur Brustkrebsfrüherkennung fasst die Kriterien einer möglichst effizienten und qualitätsgesicherten Brustkrebsvorsorge zusammen.

Körperliche Untersuchung ▶ Tab. 11.13

Tab. 11.13 Untersuchungsbefunde bei Mammakarzinom

Klinischer Befund	Häufigkeit
Tastbarer Knoten	70 %
Schmerzen	5–10 %
Mamillensekretion	5–10 %
Mamillenretraktion, Hauteinziehungen	3 %
Apfelsinenhaut	2 %
Brustverformung, Asymmetrie	2 %
Brustentzündung, -rötung	1 %
Mamillenekzem	1 %

!
- Bei therapieresistenter Mastitis ein inflammatorisches Mammakarzinom ausschließen.
- Ein Paget-Karzinom wird häufig als Mamillenekzem fehldiagnostiziert.
- Ergeben sich Auffälligkeiten bei der ärztlich-klinischen Untersuchung, unverzüglich eine weitere Abklärung einleiten.

Apparative Diagnostik ▶ Tab. 11.14

Tab. 11.14 Übersicht der apparativen diagnostischen Möglichkeiten bei Verdacht auf Mammakarzinom

Verfahren	Indikationen	Vorteile	Nachteile
Mammografie	• Screening/Vorsorge • Bei klinischem Verdacht • Nachsorge	• Echte Früherkennung • Treffsicherheit ca. 77 %	• Interpretation schwierig, v. a. bei dichtem Drüsengewebe • Zyklusabhängig

Tab. 11.14 Übersicht der apparativen diagnostischen Möglichkeiten bei Verdacht auf Mammakarzinom *(Forts.)*

Verfahren	Indikationen	Vorteile	Nachteile
Mammasonografie	• Additiv zur Mammografie • Differenzierung zwischen Zyste und solider Raumforderung	• Einfach durchführbar • Kostengünstig	Nicht nachweisbar: • Tumoren von ‹ 5 mm • Präkanzerosen • Mikrokalk
MRT	• Additiv zur Mammografie • Differenzierung zwischen Narbe und Karzinom • BRCA 1/2-Mutationsträgerinnen Sonderformen wie CUP, Sarkome, • M. Paget bei fehlendem Nachweis in Mammografie und Ultraschall.	• Keine Strahlenbelastung	• Kostenintensiv
PET	• Gute Detektion von Lymphknotenmetastasen. Bisher keine Routine	• Hohe Spezifität Detektion aller Metastasen möglich	• Niedrige Sensitivität, da erst Tumoren einer Größe von › 1 cm nachweisbar sind • Sehr kostenintensiv
Galaktografie	• Bei pathologischer Mamillensekretion	• Läsionen schon ab wenigen mm nachweisbar	• Keine sichere Differenzierung der Dignität

Mammografie Bildgebende Basisdiagnostik für die Brust. Bei jedem auffälligen klinischen Befund sowie regelmäßig in der Nachsorge von Brustkrebspat. durchführen.
- Sensitivität: hoch (85–90 %).
- Beurteilbarkeit bei dichtem Drüsenkörper und somit v. a. bei jungen Pat. erschwert → Mammografie in der 1. Zyklushälfte durchführen, da in der gestagenbetonten 2. Zyklushälfte eine höhere Gewebsdichte vorliegt.
- Strahlenbelastung: auch bei wiederholten Untersuchungen mit 1–2 mGy pro Ebene insgesamt niedrig, sodass zumindest in der Altersgruppe der 50- bis 70-jährigen Frauen der individuelle Nutzen eindeutig die strahlenassoziierten Risiken überwiegt.
- Befundauswertung: standardisiert nach dem amerikanischen Breast Imaging and Reporting Data System (BIRADS-Klassifikation, ▶ Tab. 11.15).

Mammasonografie Wichtigste komplementäre Untersuchung zur Mammografie zur Abklärung unklarer mammografischer Verdichtungen. V. a. zur Differenzierung von solider Raumforderung und Zyste und deren Beurteilung entscheidend.

✓ Eine sichere Erfassung und Beurteilung von Tumoren ‹ 5 mm, Präkanzerosen und Mikrokalk ist mittels Ultraschall nicht möglich → als alleinige Untersuchung im Brustkrebsscreening nicht geeignet.

Magnetresonanztomografie Kontrastmittelanreicherung in Arealen mit vermehrter Vaskularisation, Gefäßpermeabilität und vermehrtem interstitiellem Raum. Durch

Tab. 11.15 BIRADS-Klassifikation

BIRADS-Kategorie	Beurteilung	Karzinomwahrscheinlichkeit	Procedere
0	Unvollständig	Unklar	Weitere Bildgebung erforderlich
1	Unauffällig	0 %	Altersspezifisches Vorgehen
2	Gutartig	0 %	Altersspezifisches Vorgehen
3	Wahrscheinlich gutartig	< 2 %	Kontrolle in 6 Monaten
4	Suspekt	2–95 %	Histologische Sicherung
5	Hoch malignitätsverdächtig	> 95 %	Histologische Sicherung, Planung der operativen oder medikamentösen Therapie

Anreicherungsdynamik und Morphologie sind weitere Aussagen über die Dignität des Befundes möglich. Sensitivität 85–90 %, Spezifität 70–85 %. Durchführung in der ersten Zyklushälfte (7.–17. Zyklustag):

- Lokales Staging zur Ausschluss von Multizentrizität bei histologisch gesichertem Mammakarzinom, wenn mammografisch und sonografisch nicht ausreichend beurteilbar
- Differenzierung zwischen Narbe und Karzinom bei voroperierten Frauen
- Abklärung verdächtiger Befunde nach Prothesenimplantation, BET und Brustrekonstruktion
- Primärtumorsuche bei axillärem Lymphknotenbefall ohne Nachweis eines Primärtumors
- Neben der Mammasonografie Möglichkeit zum Monitoring bei neoadjuvanter Therapie
- Bei BRCA 1/2-Mutationsträgerinnen
- Bei mammografisch nicht darstellbaren Karzinomen in der Nachsorge

✓ Der Wert der MRT in der Brustkrebsdiagnostik ist bisher in prospektiv randomisierten Studien nicht ausreichend evaluiert und damit speziellen Indikationsstellungen vorbehalten.

Galaktografie Darstellung intraduktaler Prozesse. Indiziert bei pathologischer Mamillensekretion (einseitig und spontan, beidseitig ohne hormonelle Ursache).

Interventionelle Techniken zur Gewebegewinnung Bei Karzinomverdacht histologische Abklärung unbedingt erforderlich mittels stereotaktisch oder sonografisch gesteuerter Punktionsverfahren, die ambulant in Lokalanästhesie durchgeführt werden.

- **Hochgeschwindigkeits-Stanzbiopsie:** Methode der Wahl zur Diagnosesicherung bei suspekten Läsionen.
- **Vakuumbiopsie:** bei suspektem Mikrokalk und sonografisch nicht darstellbaren Herdbefunden. Durch größere Gewebemenge höhere pathohistologische Sicherheit. Entnahme von bis zu 24 Proben möglich.
- **Feinnadelbiopsie:** zur Abklärung von symptomatischen Zysten. Da mittels Feinnadelpunktion keine histologische Sicherung erfolgen kann, sollte diese Methode Ausnahmesituationen vorbehalten bleiben!
- **Sekretzytologie:** bei pathologischer Mamillensekretion. Geringe Sensitivität.

11.3.8 Grundlagen der Therapieentscheidung

Die individuelle Therapieentscheidung (▶ Tab. 11.16) gründet sich v. a. auf die Ausprägung von prognostischen Parametern, die eng mit dem Krankheitsverlauf und der zu erwartenden brustkrebsbezogenen Mortalität korrelieren: Tumorgröße, Nodalstatus, Nachweis einer Fernmetastasierung, Grading, Hormonrezeptorstatus, HER2/neu-Status, Alter und Menopausenstatus.

Prognosefaktoren erlauben eine individuelle Vorhersage für den von einer Therapie unbeeinflussten Krankheitsverlauf (Rezidiv-, Todesrisiko). Dabei ist in den letzten Jahren der Einfluss der Tumorbiologie im Vergleich zur Ausdehnung des Befundes zunehmend in den Vordergrund gerückt.

Neben der Prognoseeinschätzung sind vorbestehende Komorbiditäten von entscheidender Bedeutung. Unter Abwägung von therapieassoziierter Toxizität und dem Rezidivrisiko ist ein individuelles Therapiekonzept auf der Grundlage aktueller Leitlinien zu erstellen.

Tab. 11.16 Therapieempfehlungen zur Systemtherapie des Mammakarzinoms (nach Konsensusempfehlungen St. Gallen 2015)

Subgruppe	Therapieempfehlung
Triple-negativ	
	• Anthracyclin- und taxanhaltige Chemotherapie, ggf. unter Verwendung von Platinderivaten
HER2-positiv	
• T1aN0 • Höhere Stadien	• Keine Systemtherapie • Chemotherapie mit Trastuzumab über 12 Monate. Bei geringem Risiko Paclitaxelmonotherapie erwägen, ansonsten anthracylin- und taxanhaltige Chemotherapie • Bei HR-Positivität in Kombination mit endokriner Therapie
HR-positiv	
• Luminal A (hohe Rezeptorexpression, niedrige Proliferationsmarker)	• Alleinige endokrine Therapie
• Luminal B (niedrigere Rezeptorexpression, hohe Proliferationsmarker) Ggf. Einsatz von molekularen Assays bei unklaren Fällen (G2)	• Chemotherapie und endokrine Therapie

11.3.9 Primär systemische Therapie

✓ Die Überlebensraten von Pat. nach primär systemischer und adjuvanter Behandlung sind vergleichbar (Fisher et al. 1998).

Die präoperative Systemtherapie (▶ Abb. 11.11) erfolgt durch eine zytostatische Therapie oder, in ausgewählten Fällen, durch eine Antihormontherapie.

Noch vor einigen Jahren war die primäre Systemtherapie nur bei Pat. indiziert, um die Rate an brusterhaltenden Operationen zu erhöhen. Zunehmend wird sie einge-

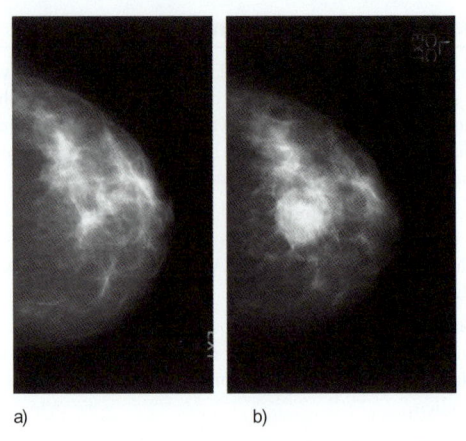

Abb. 11.11 Mammografiebild eines invasiven Mammakarzinoms. a) vor und b) nach primär systemischer Chemotherapie

setzt, um die Tumorbiologie und das Ansprechen auf die Systemtherapie besser abschätzen zu können und für Hochrisikopat. eine erweiterte adjuvante Therapiestrategie zu entwickeln.

Indikationen Einzige absolute Indikation ist das primär inoperable sowie das inflammatorische Mammakarzinom, da nach wie vor zahlreiche Fragen im Zusammenhang mit der primären Systemtherapie ungeklärt sind, z. B. die Wahl der systemischen Therapie nach fehlender Remission. Bisher konnte in diesem Fall auch durch Umstellen der Chemotherapie keine Verbesserung des Ansprechens gezeigt werden (von Minckwitz et al. 2005). Optionale Indikationen sind die chirurgische Notwendigkeit zur Mastektomie bei Wunsch der Pat. nach Brusterhalt sowie Hormonrezeptor-negative Karzinome.

Vorteile Der zunehmende Einsatz der primär systemischen Therapie auch außerhalb der absoluten Indikationen ergibt sich aus folgenden potenziellen Vorteilen gegenüber der postoperativen systemischen Therapie:
- Überführung eines inoperablen Stadiums in ein operables Stadium.
- Erhöhung der Rate brusterhaltender OPs.
- Visualisierung des Therapieeffekts bei nachweisbarer Tumormasse.
- Erhöhung der Rate pathohistologischer Komplett-Remissionen (pCR), die pCR-Rate ist als Surrogatkriterium für ein verlängertes Überleben zu werten.
- Deutlich schnellere Beurteilbarkeit des Therapieerfolges als in der adjuvanten Situation → hervorragende Eignung zum Vergleich verschiedener Therapieprinzipien und zur Evaluation prädiktiver Faktoren im Rahmen prospektiv randomisierter Studien.

Primäre Chemotherapie

In zahlreichen Studien wurde die Wirksamkeit einer präoperativen Chemotherapie mit nachfolgender OP vs. OP mit adjuvanter Chemotherapie als äquivalent bestätigt. In den randomisierten Studien mit verschiedenen Zytostatika-Kombinationen wurden klinische Response-Raten der Chemotherapie von mehr als 80 % berichtet. Die pathologischen Remissionsraten reichten je nach verwendeter Chemotherapie-Kombination von 50–70 %.

Die beste Prognose haben Pat., bei denen es nach einem klinisch nachweisbaren Lymphknotenbefall zu einer kompletten pathologischen Remission des Primärtumors und auch der befallenen Lymphknoten kommt. Zunehmend stehen für non-PCR-Pat. im Rahmen von Studien anschließende Therapiekonzepte zur Verfügung.

Mögliche Chemotherapieschemata für eine primäre Systemtherapie Mind. 18 Wochen einer Standardchemotherapie mit Anthracyclin und Taxan (▶ 18.1.1):
- AC oder EC, gefolgt von Docetaxel alle 3 Wo. oder Paclitaxel wöchentlich
- TAC
- Dosisdichte Protokolle (E-P-CMF, E-P-C)
- Einsatz von Platinsalzen beim TNBC (unabhängig vom BRCA-Status)
- Bei HER2-positiven Tumoren in Kombination mit Trastuzumab oder einer dualen Blockade mit Trastuzumab und Pertuzumab

Primäre endokrine Therapie

Nebenwirkungsarme Behandlungsoption bei Hormonrezeptor-positiven, älteren und multimorbiden Pat. Im Einzelfall kann bei entsprechendem Ansprechen völlig auf die OP verzichtet werden, oder diese zu einem späteren Zeitpunkt, nach internistischer Vorbereitung, durchgeführt werden.

Die wenigen vorliegenden Daten deuten auf eine bessere Wirksamkeit und Verträglichkeit von Antiaromatasewirkstoffen im Vergleich zu Tamoxifen hin.

11.3.10 Operative Therapie

Präoperative Diagnostik Mit zunehmender Anwendung von Mammografie und Sonografie werden auch kleinere und damit prognostisch günstigere Tumorstadien entdeckt. Damit verbunden ist ein Anstieg der Rate an brusterhaltenden OPs. Derzeit lassen sich 60–70 % aller Mammakarzinome brusterhaltend operieren. Im Vorfeld ist im Normalfall eine histologische Diagnosesicherung durch Stanzbiopsie zu fordern.

Die **Vorteile** der präoperativen Diagnosesicherung sind:
- Möglichkeit zur Sentinel-Lymphknotenbiopsie bei cN0
- Möglichkeit zur präoperativen Chemotherapie
- Verkürzung der OP-Zeit durch Vermeidung von Wartezeiten (z. B. Schnellschnitt)
- Bessere Planbarkeit der OP, z. B. durch adäquate Schnittführung und entsprechende Größe der Resektion
- Individuellere präoperative Patientenaufklärung

Bei nicht palpablen Läsionen ist eine präoperative Nadelmarkierung unter sonografischer, mammografischer oder MRT-Sicht erforderlich. Die vollständige Entfernung der Läsion sollte durch ein entsprechendes bildgebendes Verfahren kontrolliert werden, z. B. eine intraoperative Präparatradiografie. Unabhängig davon ist 6 Mon. nach OP eine Mammografie, Sonografie, ggf. MRT-Kontrolle der Brust durchzuführen.

> ✓ **Grundlagen der Tumorentfernung**
> - Sichere Entfernung im Gesunden, ohne unnötig viel gesundes Gewebe zu resezieren. Ein tumorfreier Resektionsrand ist ausreichend.
> - Exzidierten Tumor zur Orientierung für die pathologische Untersuchung und ggf. notwendig werdende Nachresektion mit einer Fadenmarkierung versehen.

> - Fassen des Tumorpräparates mit einer scharfen Fasszange vermeiden, da dadurch bei der üblichen Tusche-Markierung des Präparates blaue Farbe in die Greifstellen eindringt und so der Eindruck der Resectio non in sano für den Pathologen resultieren kann.

Brusterhaltende Therapie (BET)
- Standard-OP-Verfahren bei frühem Brustkrebs: Etwa 60–70 % der Mammakarzinome werden brusterhaltend operiert.
- Lokalrezidivrate sollte innerhalb von 10 J. < 10 % sein.
- Defektdeckung des Tumorbettes:
  - Bei kleinen thoraxwandnahen Defekten nicht erforderlich.
  - Bei größeren und oberflächlichen Defekten mit Einfallen der Haut Defektdeckung durch eine intramammäre Gewebeverschiebung.
- Die häufig propagierte Vorgehensweise des Verzichts auf eine Rekonstruktion von Defekten und Einbluten lassen liefert zwar vorübergehend kosmetisch akzeptable Ergebnisse, kann aber ein hohes Infektionsrisiko (durch infizierte Hämatome) und ein kosmetisch unschönen Ergebnis durch Hauteinziehung nach Bestrahlung zur Folge haben.
- Größere Gewebedefekte bzw. Defekte, die unmittelbar unter der Haut liegen, durch ortständiges autologes Gewebe (thorako-epigastrischer Verschiebelappen) plastisch decken. Diese Eingriffe liefern langfristig stabile kosmetische Ergebnisse und erlauben die sichere Resektion im Gesunden.

Bei Kontraindikationen gegen eine BET ist eine Mastektomie indiziert. Hier kann jedoch durch plastisch-rekonstruktive Verfahren ebenfalls ein zufriedenstellendes kosmetisches Ergebnis erzielt werden.

Mastektomie

Modifizierte radikale Mastektomie (mit oder ohne Wiederaufbau)
Indikationen
- Ungünstiges Verhältnis Tumor-/Brustvolumen
- Fehlende Tumorfreiheit trotz mehrfacher Nachresektion
- Wunsch der Pat., z. B. zur Vermeidung einer Strahlentherapie
- Ausgedehnter Hautbefall/inflammatorische Komponente

Liegt keines dieser Kriterien vor, kann eine brusterhaltende Therapie angeboten werden.

Tumoradaptierte Reduktionsplastik
Bei Mammakarzinom und Makromastie die Option der tumoradaptierten Reduktionsplastik erwägen, wobei die tumortragenden Bereiche großzügig und weit im Gesunden entfernt werden können. Durch Belassung der deepithelialisierten Chorion-Subkutanen-Fettgewebslappen wird der Drüsenkörper nicht vollständig, aber in einem erheblichen Ausmaß entfernt.

Bei einseitiger großvolumiger Exzision können statische Probleme (Rückenschmerzen) als Folge der OP auftreten. In diesen Fällen kann eine kontralaterale Mammareduktion sowohl aus kosmetischer als auch aus orthopädischer Sicht sinnvoll sein.

Skin-sparing-Mastektomie (SSM)

Indikationen Im Wesentlichen wie für die modifiziert radikale Mastektomie.

Vorteile
- Erhalt des Hautmantels
- Vermeiden von Farbunterschieden der Haut
- Erhalt der unteren Umschlagsfalte
- Bessere kosmetische Ergebnisse als nach sekundärer Brustrekonstruktion bei gleicher onkologischer Sicherheit
- Ggf. möglicher Erhalt von Mamillenareolakomplex (MAC)

Durchführung Zu bevorzugen ist eine (semi-)zirkuläre periareoläre Schnittführung mit bogenförmiger Verlängerung in Richtung Axilla. Dies ermöglicht einen optimalen Zugang für die Mastektomie und gleichzeitig für die Axilladissektion bzw. Mobilisation des Latissimus-Lappens. Geweberekonstruktion nach Möglichkeit mit autologem Gewebe (z.B. Latissimus-dorsi-Lappen, TRAM-Lappen) oder, wenn nötig, heterologem Gewebe (Prothesenrekonstruktion).

> ✓ Derzeitiges operatives Standardverfahren ist die BET, die für 60–70% eine adäquate Therapie darstellt. Bei Kontraindikationen kann durch plastisch-rekonstruktive Verfahren ein kosmetisch zufriedenstellendes Ergebnis erzielt werden.

Sentinel-Lymphknoten-Exzision

Die selektive Entfernung des ersten vom Tumor drainierten axillären Lymphknotens (Wächterlymphknoten, SLN) ist zur Beurteilung des Lymphknotenstatus ausreichend.

Indikationen
- Fehlender klinischer axillärer Lymphknotenbefall.
- Vor oder nach neoadjuvanter Chemotherapie. Nach neoadjuvanter Chemotherapie sollten mehr als 2 SLN entfernt und gleichzeitig Radiocolloid und Patentblau eingesetzt werden. Zusätzlich kann eine Clipmarkierung von klinisch auffälligen Lymphknoten vor Therapie sowie eine IHC-Aufarbeitung des SLN erwogen werden, um die Falschnegativrate zu reduzieren.
- DCIS mit Indikation zur Mastektomie.

Vorteile Vermeiden der Morbidität einer axillären Dissektion, hohe Sicherheit.

Durchführung
- Markierung des SLN durch Farbstoffinjektion (▶ Abb. 11.12)

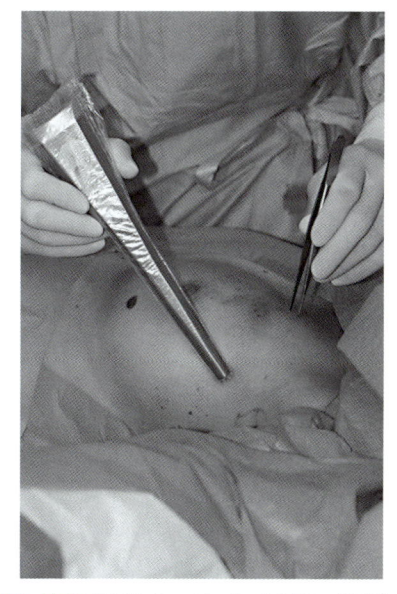

Abb. 11.12 Wächterlymphknotendetektion (SLNE) beim frühen Mammakarzinom

oder Nanocolloid (Technetium-markiertes Albumin) oder durch Kombination von beidem (führt zu den besten Detektionsresultaten).
- Nanocolloid-Injektion am Vortag oder am Morgen der OP. Injektion vorzugsweise peritumoral oder periareolär. Detektion mittels Gamma-Counter.
- Farbstoff(Toluidin-Blau)-Injektion mit Narkosebeginn periareolär oder peritumoral. Nach ca. 10–20 Min. ist eine Blaufärbung des Lymphknotens erkennbar.

- Zwischen 1 und max. 3 Lymphknoten biopsieren.
- Histologische Aufarbeitung durch den Pathologen mittels i.d.R. sehr aufwändigen, oft immunhistologischen Untersuchungsverfahren. Die routinemäßige Aufarbeitung des SLN umfasst mind. 3 Schnittstufen mit einem Abstand von 200–500 μm in konventioneller HE-Färbung.

Vorteile In der Hand des erfahrenen Operateurs ist die Sentinel-Lymphknoten-Biopsie ein sicheres Verfahren mit Detektionsraten > 95 %.

✓ Die Sentinel-Lymphknoten-Biopsie bietet ausreichend onkologische Sicherheit und vermeidet die Morbidität der axillären Dissektion. Bei cT1/2 cN0 und < 3 befallenen SLN kann auf eine komplette Axilladissektion verzichtet werden, wenn eine BET mit tangentialer Radiatio sowie eine adäquate Systemtherapie durchgeführt werden. Ab 3 befallenen Lymphknoten ist eine axilläre Dissektion obligat.

Systematische axilläre Lymphknotendissektion
▶ Abb. 11.13

Indikationen Bei Nachweis von axillären Lymphknotenmetastasen durch SLN-Exzision (s.o.), oder bei Kontraindikationen gegen eine SLN-Exzision, muss eine systematische axilläre Dissektion durchgeführt werden.

Durchführung Notwendig für die zuverlässige Beurteilung der axillären Lymphknoten ist die Entfernung von mindestens 10 Lymphknoten aus Level I (lateral des

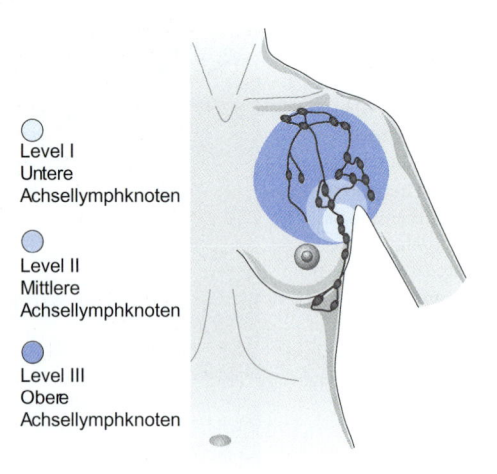

○ Level I
Untere
Achsellymphknoten

○ Level II
Mittlere
Achsellymphknoten

○ Level III
Obere
Achsellymphknoten

Abb. 11.13 Lymphknotenbereiche Level I–III

lateralen Randes des M. pectoralis minor) und Level II (zwischen lateralem und medialem Rand des M. pectoralis minor). Die Entfernung von Lymphknoten des Level III bei makroskopischem und/oder histologischem Befall von Lymphknoten im Level II führt zu keiner Verbesserung der Gesamtprognose, erhöht aber das Risiko eines Lymphödems deutlich.

11.3.11 Adjuvante Systemtherapie

Im neuen tumorbiologischen Verständnis des Mammakarzinoms wird die Erkr. zunehmend als eine Vielzahl verschiedener Untergruppen mit sehr divergierender Prognose und differentem Therapiebedarf wahrgenommen. Während die Bestimmung von Östrogen-, Progesteron- und HER2-Rezeptoren weiterhin eine essenzielle Rolle bei der Wahl zielgerichteter Therapeutika spielt, können neue Methoden wie uPA/PAI-1 und Genexpressionsanalysen helfen, den weiteren Verlauf besser abzuschätzen. Insbesondere bei Hormonrezeptor-positiven, nodalnegativen G2-Karzinomen können diese Marker zur Entscheidung bzgl. einer adjuvanten Chemotherapie herangezogen werden.

Indikationen   Die adjuvante Systemtherapie wird aufgrund überragender Evidenz allgemein als integraler Primärtherapiebestandteil akzeptiert.

> **Studienlage**
> 2005 führte die Early Breast Cancer Trialists Collaborative Group (EBCTCG) eine umfangreiche Metaanalyse von 194 randomisierten Studien durch, die eine relative Reduktion des Sterberisikos durch Polychemotherapie um 38 % für Frauen < 50 J. und um 20 % für Frauen im Alter von 50–69 J. sowie durch Tamoxifen um 31 % demonstrierte (EBCTCG 2005). Der signifikante Überlebensvorteil adjuvanter Therapien bestätigte sich unabhängig vom axillären Lymphknotenstatus, sowohl für das rezidivfreie, als auch das Gesamtüberleben.

Aufgrund dieser Daten empfehlen die Konsensusempfehlungen von St. Gallen für die Mehrzahl der Pat. eine systemische Therapie. Bei nodalnegativen Pat. ist der absolute Überlebensvorteil vor dem Hintergrund des niedrigen Rezidivrisikos jedoch geringer. Daher ist aktuell eine der größten Herausforderungen der Systemtherapie, für Pat. mit intermediärem Risiko (HR+ N0–1 G2) die optimale Therapiestrategie festzulegen. Hierfür können molekulare Analysen zur detaillierteren Risikoeinschätzung herangezogen werden, falls die in der Routine bestimmten Marker nicht ausreichend Informationen zur Entscheidungsfindung für oder gegen eine Chemotherapie liefern (z.B. MammaPrint®, Oncotype DX®, Endopredict®).

> **Studienlage**
> Eine aktuelle Auswertung der Mindact-Studie belegt erstmals prospektiv randomisiert, dass Pat. mit einem hohen klinischen, aber geringem molekularen Risiko anhand des MammaPrint®-Tests nur in minimalem Umfang von einer Chemotherapie profitieren (5-Jahres-Fernmetastasen-freies Überleben von 94,7 %, 1,5 % niedriger als mit Chemotherapie).

Pat. mit einem positiven Hormonrezeptorstatus sollten generell eine endokrine Therapie erhalten.

> ✓ Durch adjuvante taxanhaltige Polychemotherapien (s. u.) kann das absolute Risiko nach 5 Jahren um 5 % für das rezidivfreie und um 3 % für das Gesamtüberleben reduziert werden. Bei Pat. mit Hormonrezeptor-positiven Tumoren liegt die Reduktion der Mortalitätsrate durch eine Therapie mit Tamoxifen nach 15 Jahren bei 9 %. Durch eine Kombination von Chemotherapie und endokriner Therapie ergibt sich daher bei Hormonrezeptor-positiven Frauen relativ sogar eine Halbierung des Mortalitätsrisikos (EBCTCG 2005).

Adjuvante Chemotherapie

Zusammenfassung ▶ Tab. 18.1. Entscheidend für die maximale Effektivität der adjuvanten Chemotherapie ist eine ausreichende Dosisdichte. Deshalb bei der Therapiedurchführung folgendes beachten:
- Beginn der Chemotherapie möglichst frühzeitig nach OP, max. nach 4–6 Wo.
- Applikation der Solldosis
- Möglichst keine Intervallverlängerung

CMF-Schema Eine der ersten Kombinationstherapien, die bei lokoregionär fortgeschrittener Erkr. einen Vorteil sowohl bezüglich des rezidivfreien, als des Gesamtüberlebens zeigte (Bonadonna et al. 1995). Das CMF-Schema nach Bonadonna entspricht in der Wirksamkeit 4 Zyklen A60C. Sollte nur noch bei Pat. gegeben werden, die Kontraindikationen gegen eine anthrazyklin- auch taxanbasierte Chemotherapie haben, da dieses Schema deutlich geringere Effektivität zeigt.

Anthrazyklinhaltige Therapieschemata Anthrazykline sind beim frühen Mammakarzinom nur mehr im Rahmen anthryzyklin/taxanhaltiger Kombinationstherapien indiziert, weshalb ein kardiales Monitoring erfolgen sollte.

Studienlage
Bei Pat. mit hohem Rezidivrisiko, v. a. mit axillärer Lymphknotenmetastasierung, zeigten mehrere randomisierte Studien und auch der Oxford Overview einen signifikanten Überlebensvorteil durch Einsatz anthrazyklinhaltiger Mehrfachkombinationen im Vergleich zu CMF. Der systematische Review der Cochrane Database 2002 bestätigte, dass der direkte Vergleich im Rahmen von randomisierten Studien einen Vorteil der anthrazyklinhaltigen Schemata für rezidivfreies (p = 0,006) und Gesamtüberleben nachweist (69 % vs. 72 % 5-Jahresüberleben; P = 0,02; Early Breast Cancer Trialists' Collaborative Group 2002). Die gesteigerte Effektivität der anthrazyklinhaltigen Regime geht mit einer erhöhten Kardiotoxizität einher.

Taxanhaltige Therapieschemata Der aktuelle Therapiestandard beim frühen Mammakarzinom ist eine anthrazyklin-taxanhaltige Kombinationstherapie, entweder als Sequenz oder als Kombination. In einer großen Metaanalyse der EBCTCG konnte durch taxanhaltige Therapieschemata eine Verbesserung des 10-Jahres-Überlebens um ein Drittel gezeigt werden (EBCTCG 2012). Während sequentielle und Kombinationsregime sich bezüglich der Effektivität nicht unterscheiden, sind die Toxizitäten unterschiedlich gewichtet. So erfordert die höhere febrile Neutropenierate mit TAC einen G-CSF-Support, während periphere Neuropathien unter den sequentiellen Regimen aufgrund der höheren Taxandosis häufiger sind. Die Hinzunahme von 5-Fluorouracil oder anderen Substanzen wie Gemcitabin oder Capecitabin scheinen nicht zu einer Verbesserung der therapeutischen Effektivität beizutragen.

Anthrazyklinfreie Regime wie TC, können für Pat. mit kardialen Vorerkr. eingesetzt werden. Allerdings haben 6 Zyklen TC im Vergleich zu einem sequentiellen Anthrazyklin-Taxan-Regime ein geringfügig schlechteres invasives rezidivfreies Überleben (IDFS; 2,5 %) gezeigt bei fehlendem Unterschied im Gesamtüberleben (4242 Pat.; HR 1·202; 0·97–1·49).

Erhöhung der Dosisdichte: Pat. mit einer nodalpositiven Erkr. mit hohem Rezidivrisiko profitieren von einer dosisdichten Chemotherapie.

> **Studienlage**
> Mehrere Studien mit dosisdichten, 14-tägigen Regimen haben einen Vorteil sowohl im rezidivfreien als auch im Gesamtüberleben gezeigt. So konnte mit einer 14-tägigen Gabe von Epirubicin, Paclitaxel und Cyclophosphamid eine signifikante geringere Rate an Rezidiven (28 %, P < 0,001) und ein verbessertes Überleben (24 %, p = 0,0285) erreicht werden (Möbus 2010). Ebenso konnte in der GIM-Studie bei nodalpositiven Pat. durch eine 14-tägige anthrazyklin- und taxanhaltige Sequenz eine Verbesserung des DFS (81 % vs. 76 %; HR 0,77; 0,65–0,92; P = 0,004) und des Gesamtüberlebens (94 % vs. 89 %; HR 0,65, 0,51–0,84; P = 0,001) im Vergleich zu einer 21-tägigen Therapie erreicht werden (Del Mastro 2015). Allerdings geht diese gesteigerte Effektivität mit einer höheren Rate an hämatologischen und nicht hämatologischen Toxizitäten einher, und sollte in erfahrenen Zentren durchgeführt werden.

Platinhaltige Chemotherapieregime Neuere Daten belegen, dass durch die Hinzunahme eines Platinderivates zu einer anthrazyklin- und taxanhaltigen Chemotherapie die pathologische Komplettremissionsrate (pCR) verbessert werden kann. Allerdings ist die Datenlage bezüglich der Verbesserung des Überlebens bisher unklar. Da der Vorteil durch die Hinzunahme der Platinderivate quoad vitam bisher nicht letztlich geklärt ist, die Therapie aber zu einer Zunahme der Toxizität führt, sollte der Einsatz bei Pat. mit TNBC kritisch diskutiert werden. Wenn indiziert, kann Carboplatin als AUC 5 oder 6 alle 3 Wo. oder als AUC2 wöchentlich zu Paclitaxel in einem sequentiellen Anthrazyklin-Taxan-Regime gegeben werden.

> **Studienlage**
> Während die GeparSixto-Studie eine Verbesserung des DFS durch die Hinzunahme von Carboplatin wöchentlich bei allen Pat. mit TNBC unabhängig vom BRCA-Mutationsstatus zeigte (von Minckwitz, SABCS 2015), konnte in der CALGB40603 durch die Hinzunahme von 3-wöchentlichem Carboplatin zu einer dosisdichten Therapie nur eine Verbesserung der pCR, nicht aber des Überlebens, gezeigt werden (Sikov SABCS 2015).

Adjuvante endokrine Therapie

Derzeit stehen drei Substanzgruppen zur evidenzbasierten endokrinen Therapie im adjuvanten Setting des Hormonrezeptor-positiven Mammakarzinoms zur Verfügung:
- GnRH-Analoga oder andere Formen der Ovarsuppression (Prämenopause).
- Tamoxifen (Prä- und Postmenopause).
- Aromatasewirkstoffe (Postmenopause).

Grundvoraussetzung für die Effektivität jeder endokrinen Therapie ist ein hormonsensitiver Tumor.

11 Mammaerkrankungen

> ✓ Bei allen hormonsensitiven Tumoren sollte eine endokrine Therapie erfolgen.

Endokrine Therapie prämenopausal
Standard der endokrinen Therapie der prämenopausalen Pat. ist Tamoxifen für die Dauer von 5–10 J.
- Bei Pat. mit Kontraindikationen gegen Tamoxifen kann eine Monotherapie mit GnRH-Agonisten erfolgen.
- Bei Pat., die ihre ovarielle Funktion innerhalb von 8 Mon. nach Chemotherapie wiedererhalten, kann die endokrine Therapie mit Tamoxifen oder einem Aromatasehemmer in Kombination mit einem GnRH-Analogon über 5 J. durchgeführt werden. Den größten Benefit haben hier jüngere Pat.
- Initial prämenopausale Pat., die unter der Therapie sicher postmenopausal geworden sind, profitieren von einer erweiterten adjuvanten Therapie mit einem Aromatasehemmer.

Ovarektomie Sichere Therapieoption bei prämenopausalen Pat. Eine randomisierte Studie zeigte, dass die chirurgische Ovarektomie bereits nach einer Nachbeobachtungszeit von 3,6 Jahren zu einer signifikanten Verbesserung des rezidivfreien Überlebens (5 J.: 75 % vs. 58 %; p = 0,0003) und auch des Gesamtüberlebens (78 % vs. 70 %; p = 0,04) führte (Love et al. 2002).

GnRH-Agonisten Mit GnRH-Agonisten (wie Goserelin, Leuprorelin) besteht die Möglichkeit der zeitlich begrenzten Suppression der Ovarialfunktion (mind. 2 J.), die einer Chemotherapie mit CMF äquivalent ist. Das Wiedereinsetzen der Menstruation nach > 2 J. hat keine Nachteile für den Krankheitsverlauf. Mit dem Wiedereinsetzen der Menstruation wird eine vorzeitige Ovarialinsuffizienz mit den negativen Folgen für Knochen, Herz-Kreislauf, vegetatives Nervensystem usw. vermieden.

Die Applikation von GnRH-Agonisten als Ovarschutz stellt ein derzeit optionales Einsatzgebiet dar. Diese Behandlung ist bei jungen Pat. und bei bestehendem Kinderwunsch dennoch eine erwägenswerte Option und sollte mind. 2 Wo. vor und 4 Wo. nach der zytostatischen Behandlung erfolgen. Allerdings muss die Pat. vor der Durchführung einer Ovarprotektion darüber aufgeklärt werden, dass durch die Gabe der GnRH-Analoga simultan zur Chemotherapie möglicherweise die Effektivität der zytostatischen Therapie, v. a. bei Hormonrezeptor-positiven Tumoren, eingeschränkt sein kann. Auf jeden Fall sollte jungen Pat. mit bestehendem Kinderwunsch eine Beratung im Rahmen des Fertiprotect-Programms vor Therapiebeginn angeboten werden.

> ✓ Endokrine Therapie prämenopausal mit Tamoxifen 20 mg/d über 5–10 J.

Aromataseinhibitoren Nicht für prämenopausale Pat. zugelassen. Einsatz nur innerhalb kontrollierter klinischer Studien zusammen mit GnRH.

Endokrine Therapie postmenopausal
Der sehr große Überlebensvorteil durch den Einsatz von **Tamoxifen** bietet die Grundlage für die wohl am meisten evidenzbasierte systemische Therapieoption beim Mammakarzinom und führt zu Verringerung der 10-Jahres-Gesamtmortalität um mehr als 10 % (absolut; EBCTG 2001). Die Therapie aller Pat. mit einem Hormonrezeptor-positiven Mammakarzinom, die nicht die Kriterien für ein niedriges

Rezidivrisiko aufweisen, werden deshalb obligat über 5–10 J. mit Tamoxifen oder einem Aromatasewirkstoff behandelt. In einer großen Metaanalyse verbesserte die Therapie mit Aromatasehemmern im Vergleich zu Tamoxifen das 10-Jahres-Überleben um 15 % (EBCTCG 2015). Zur Applikation der Aromatasehemmer stehen entsprechend der Studienlage verschiedene Möglichkeiten zur Verfügung.

Studienlage
Derzeit (▶ Abb. 11.14) weisen mehrere große randomisierte Studien auf einen Vorteil von Aromatasewirkstoffen anstatt oder in Sequenz zu Tamoxifen hin. Im Folgenden sind nur einige exemplarisch genannt:
- ATAC-Trial: bisher größte adjuvante Studie mit Therapie von 9.366 postmenopausalen Pat. mit Anastrozol, Tamoxifen oder deren Kombination. Nach 120 Mon. Nachbeobachtung Vorteil für das DFS und die Zeit bis zum Auftreten eines (invasiven) Rezidivs für die Anastrozoltherapie. Weiterhin kein Gesamtüberlebensvorteil (Cuzick et al. 2010).
- BIG/IES 031-Studie: > 4.700 Pat. nach 2–3 J. Tamoxifen entweder weiterhin mit Tamoxifen oder mit Exemestan bis zu einer Gesamtdauer von insges. 5 J. behandelt. Signifikanter Vorteil für das rezidivfreie (HR 0,81; 95 % KI 0,71–0,92; P = 0,001) und Gesamtüberleben (HR 0,86; 95 % KI 0,75–0,99; P = 0,04; Bliss et al. 2012).
- MA-17: Nach 5 J. Tamoxifen wurden 5.162 Frauen randomisiert zu Placebo oder Letrozol. Nach 64 Mon. Follow-up zeigte sich für Letrozol ein signifikanter Vorteil für das krankheitsfreie Überleben (HR 0,52; 95 % KI 0,45–0,61; p < 0,001) und für das Gesamtüberleben (HR 0,61; 95 % KI 0,52–0,71; p < 0,001). Insbesondere initial prämenopausale und unter Therapie postmenopausal gewordene Pat. profitierten von der verlängerten Therapie (Jin et al. 2012).
- BIG-FEMTA 1–98: Für diese vierarmige Studie (Tamoxifen vs. Letrozol up-front vs. Letrozol nach initialer Tamoxifentherapie vs. Tamoxifen nach initialer Letrozoltherapie) konnte nach 8,1 Jahren ein signifikant besseres Überleben für die Letrozolmonotherapie im Vergleich zur Tamoxifenmonotherapie gezeigt werden (HR 0,79; KI 0,69–0,90). Die sequentiellen Arme unterschieden sich nicht signifikant von der 5-jährigen Letrozoltherapie upfront (Regan et al. 2011).
- Allen Aromatasewirkstoffen gemeinsam war eine Reduktion der Knochendichte und Zunahme von Muskel- und Gelenkbeschwerden.

√ Die optimale Therapie bei postmenopausalen Hormonrezeptor-positiven Pat. enthält einen Aromatasewirkstoff, entweder als initiale Therapie oder als sequentielle Therapie vor oder nach Tamoxifen. Lobuläre Karzinome scheinen von einer Upfront-Therapie mit einem Aromatasewirkstoff für 5 J. zu profitieren.

HER2-zielgerichtete Substanzen in der adjuvanten Therapie
Das HER2/neu-Onkoprotein ist ein transmembranöser Wachstumsfaktorrezeptor mit Tyrosinkinase-Aktivität. Etwa 20 % der Mammakarzinome weisen eine HER2/neu-Überexpression auf, die meist auf eine Amplifikation des HER2/neu-Gens zurückzuführen ist. Eine HER2/neu-Überexpression ist sowohl mit der Tumorentstehung als auch mit einem aggressiveren Verlauf der Tumorerkrankung assoziiert. Daher stellt die extrazelluläre Komponente des durch das HER2/neu-Gen kodierten Proteins ein interessantes Target für eine zytostatische Therapie dar, da durch spezifische Antikörper das Wachstum HER2/neu-positiver Tumoren gehemmt werden kann.

11 Mammaerkrankungen

AI-Studien-Übersicht (Randomisation)

Studie	Arm 1	Arm 2
BIG 1–98		Tamoxifen 5 Jahre
		Letrozol 5 Jahre
		Tamoxifen 2 Jahre → Letrozol 3 Jahre
		Letrozol 2 Jahre → Tamoxifen 3 Jahre
ATAC		Tamoxifen 5 Jahre
		Anastrozol 5 Jahre
IES	Tamoxifen 2–3 Jahre	Tamoxifen 2–3 Jahre
		Exemestan 2–3 Jahre
ARNO	Tamoxifen 2 Jahre	Tamoxifen 3 Jahre
		Anastrozol 3 Jahre
ABCSG-8		Tamoxifen 2 Jahre → Tamoxifen 3 Jahre
		Tamoxifen 2 Jahre → Anastrozol 3 Jahre
ITA	Tamoxifen 2–3 Jahre	Tamoxifen 2–3 Jahre
		Anastrozol 2–3 Jahre
TEAM**		Tamoxifen 2 Jahre → Exemestan 3 Jahre
		Exemestan 5 Jahre
MA. 17	Tamoxifen 5 Jahre	Placebo 5 Jahre
		Letrozol 5 Jahre
B-33	Exemestan 5 Jahre	Placebo 5 Jahre
		Exemestan 5 Jahre
ABCSG-6a	Tamoxifen 5 Jahre	NIL
		Anastrozol 3 Jahre

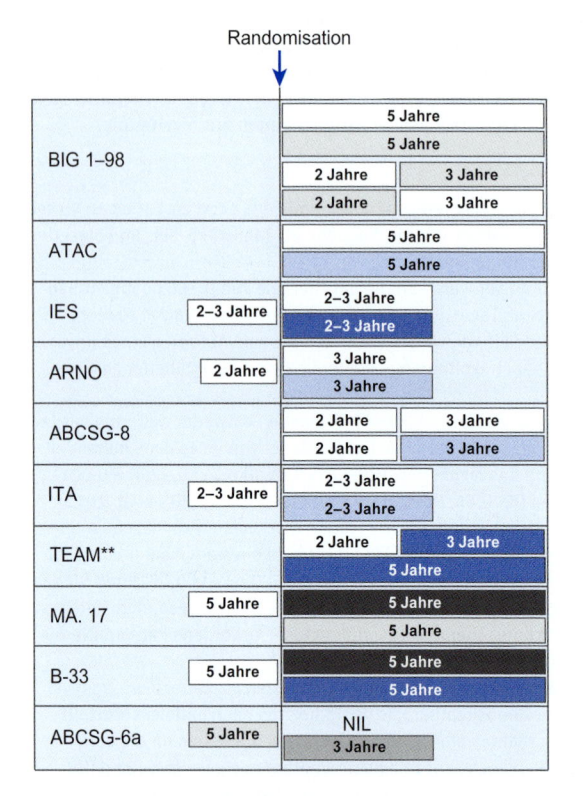

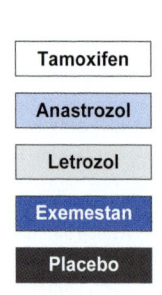

Abb. 11.14 AI-Studien-Übersicht

Studienlage

- Die kombinierte Analyse der NSABP-B31- und der NCCTG-N9831-Studie untersuchte, ob Pat. von der Gabe von Trastuzumab im Anschluss an eine sequentielle Chemotherapie mit Doxorubicin und Cyclophosphamid gefolgt von Paclitaxel profitieren. Die Analyse an > 3.300 nodalpositiven Pat. zeigte, dass durch die Hinzunahme von Trastuzumab die Inzidenz von Metastasen nach 3 J. um 53 % gesenkt wurde. Nach einer medianen Nachbeobachtungszeit von 2 J. wurde auch das Gesamtüberleben signifikant verbessert mit einer rel. Risikoreduktion um 33 %. Der Therapievorteil zeigte sich bei allen analysierten Untergruppen. Allerdings geht die Kombination von Trastuzumab und Chemotherapie mit einer Steigerung der relevanten Kardiotoxizität um 3 % im Vergleich zum Kontrollarm einher (Romond et al. 2012) → immer kardiale Überwachung bei Gabe von Trastuzumab.
- Die HERA-Studie bestätigte die o. g. Ergebnisse mit einem Vergleich der Therapie mit Trastuzumab über 1 J. und über 2 J. mit einem Trastuzumab-freien Kontrollarm an HER2-positiven Pat. nach Abschluss der adjuvanten Chemotherapie und Strahlentherapie.
Nach einer medianen Nachbeobachtungszeit von 2 J. konnte durch die 3-wöchentliche Gabe von Trastuzumab ein signifikant verlängertes rezidivfreies Überleben

erreicht werden (HR 0,64; P < 0,0001). Diese Ergebnisse waren unabhängig von Charakteristika wie Nodalstatus, Hormonrezeptorstatus usw. sowie der adjuvanten Chemotherapie. Bereits nach dieser kurzen Nachbeobachtungszeit waren auch die Ergebnisse für das Gesamtüberleben signifikant (HR 0,66; P = 0,0115; Smith et al. 2007). Die Verlängerung der Therapiedauer über 2 Jahre erbrachte keinen zusätzlichen Vorteil, sodass damit der Standard der Therapiedauer 1 Jahr ist.
- Aktuelle Daten zeigen einen darüber hinausgehenden Vorteil für die duale Blockade von HER2 durch Trastuzumab und Pertuzumab. Aufgrund der Daten der NEOSPHERE und TRYPHAENA-Studien wurde diese Kombination 2015 zugelassen. In der randomisierten Phase-II-Studie NEOSPHERE erreichten Pat. mit HER2-positivem, lokal fortgeschrittenem, inflammatorischem oder frühem Mammakarzinom signifikant häufiger eine pathologische Komplettremission, wenn sie Pertuzumab zusätzlich zu Trastuzumab plus Docetaxel erhielten (45,8 % vs. 29 %, p=0.0141). Aktuell wurden die Überlebensdaten der Studie publiziert, die weiterhin einen Vorteil für die duale Blockade mit Docetaxel zeigen, und die pCR als Surrogatmarker für das klinische Outcome bestätigen.

✓ Trastuzumab hat in der adjuvanten Therapie des HER2-überexprimierenden Mammakarzinoms eine hohe Effektivität mit einer Halbierung des Risikos für das Auftreten von Lokalrezidiven und Fernmetastasen sowie eine klaren Überlebensvorteil gezeigt. Aufgrund der kardialen Toxizität sollte vor und während der Therapie ein engmaschiges kardiales Monitoring mittels Echokardiogramm erfolgen. Die Therapie ist bei HER2-positiven Tumoren in Kombination mit einer Chemotherapie indiziert und kann auch bei N0-Pat. ab einer Tumorgröße von 5 mm erwogen werden. Die Therapie sollte simultan zur Taxantherapie beginnen und über ein Jahr fortgeführt werden.

11.3.12 Adjuvante Strahlentherapie

Bedeutung Die Strahlentherapie trägt übereinstimmend zur lokalen Tumorkontrolle bei. Zudem konnten aktuelle Analysen auch eine Verbesserung des Gesamtüberlebens durch eine verminderte Rate an lokoregionären Rezidiven und daraus hervorgehenden sekundären Fernmetastasen zeigen.

Neben der konventionellen Radiotherapie mit 50 Gy in Fraktionen von 5 × 1,8–2 Gy/Wo stehen hypofraktionierte Konzepte (z. B. 15 × 2,6 Gy) und die alleinige Teilbrustbestrahlung für ausgewählte Pat. zur Verfügung. Hypofraktionierte Konzepte können bei Pat. in der Niedrigrisikosituation ab 45 J. sowie für ältere Pat. ab 65 J. eingesetzt werden. Hierdurch kann die Bestrahlungszeit für die Pat. auf 3 Wo. verkürzt werden.

Studienlage
- Die Auswertung einer dänischen Studie an 3.083 Hochrisikopat. untersuchte das Auftreten von Fernmetastasen nach Mastektomie in Abhängigkeit von der Bestrahlung. Die Rate an Fernmetastasen nach einer Nachbeobachtungszeit von 18 Jahren lag dabei mit 53 % in der bestrahlten Gruppe deutlich niedriger als in der Gruppe mit alleiniger Chemotherapie (64 %, P < 0,001; Nielsen et al. 2006).
- Daten der EBCTCG zeigen, dass durch die Ganzbrustbestrahlung das lokale Rückfallrisiko von 25,1 % auf 7,7 % gesenkt und damit eine Reduktion der brustkrebsspezifischen 15-Jahres-Sterblichkeitsrate um 3,8 % (pN0: 3,3 %; pN+: 8,5 %) erreicht wird.

Strahlentherapie bei brusterhaltender Therapie

> ✓ Die Bestrahlung der Brust ist obligater Teil der BET.

Studienlage
Isolierte Lokalrezidive können durch Strahlentherapie um zwei Drittel vermindert und das brustkrebsspezifische Gesamtüberleben um etwa 5 % (absolut) verbessert werden (EBCTG 2002).
In einer Metaanalyse von 15 Studien mit 9.422 Pat. zeigte sich eine relative Reduktion der Mortalität um 8,6 % durch adjuvante Bestrahlung (Vinh-Hung und Verscraegen 2004).

Bisher konnte keine Subgruppe („low risk") definiert werden, bei der auf eine Bestrahlung nach BET verzichtet werden kann. Dennoch sind Nutzen, Risiken und Lebensqualität bei „älteren" Pat. mit günstigen Kriterien (kleiner Tumor, weiter Exzisionsrand, Hormonrezeptorpositivität) gegeneinander abzuwägen. In Einzelfällen scheint der Verzicht auf eine Radiatio durchaus gerechtfertigt.

Strahlentherapie nach Mastektomie

Beste Prädiktoren für den Nutzen einer adjuvanten Strahlentherapie nach Mastektomie sind Tumorgröße und Lymphknotenbefall. Die Radiotherapie nach Mastektomie vermindert die Rate lokoregionärer Rezidive und führt als unabhängiger prognostischer Faktor zu einer Verbesserung sowohl des rezidivfreien als auch des Gesamtüberlebens.

Studienlage
In einer aktuellen Auswertung der EBCTCG konnte bei N1-Tumoren durch die Bestrahlung das brustkrebsspezifische Überleben (BCSS) um 7,9 % (P = 0,01) und bei N2-Tumoren um 9,3 % (p = 0,04) verbessert werden. Auch bei N0-Tumoren konnte durch die Thoraxwandbestrahlung, die ohne Bestrahlung 5 % beträgt signifikant um relative 83 % reduziert werden. Risikofaktoren für ein Lokalrezidiv waren außer den bereits genannten L1, G3-Tumor, „Close-Margin"-Resektion, prämenopausale Pat. oder Alter < 50 J.

Indikationen Nach den aktuellen Empfehlungen der gelten als gesicherte Indikationen für eine Strahlentherapie der Thoraxwand und der Lymphabflusswege (außer der Axilla) nach Mastektomie:
- T3/T4-Tumore
- > 3 befallene axilläre Lymphknoten
- 1–3 befallene Lymphknoten bei hohem Rezidivrisiko
- Resectio in sano nicht erreichbar
- Junge Pat. mit hohem Rückfallrisiko

Bei Pat. mit neoadjuvanter Chemotherapie erfolgt die Indikation zur Strahlentherapie in Abhängigkeit vom Befund vor Beginn der systemischen Therapie.

Bestrahlung der lokoregionären Lymphabflussgebiete

> ✓ Eine Bestrahlung der Axilla nach axillärer Dissektion oder nach Entfernung eines nicht metastatisch befallenen Sentinellymphknoten aufgrund des fehlenden Nachweises eines Überlebensvorteils und der wesentlichen Nebenwirkungen

nicht durchführen! Lediglich beim Nachweis von Tumorresiduen nach axillärer Dissektion sollte eine axilläre Bestrahlung erfolgen.

Kann aufgrund von Kontraindikationen oder einer Ablehnung der Pat. keine Axilladissektion durchgeführt werden, sollte eine Bestrahlung der Axilla durchgeführt werden.

Das Risiko supraklavikulärer Lymphknotenrezidive kann durch eine infra-/supraklavikuläre Strahlentherapie bei Pat. mit wenigstens 4 axillären Lymphknotenmetastasen bzw. bei Nachweis von Tumorbefall im Level III signifikant gesenkt werden. Auch ab Tumorstadium pT1 kann bei hohem Risiko eine Bestrahlung der supra-/infraklavikulären Abflusswege diskutiert werden. Risikofaktoren sind hierbei Grading G2–3 und ein negativer Hormonrezeptorstatus.

Sehr kontrovers diskutiert wird die Indikation zur Bestrahlung der Lymphknoten entlang der A. mammaria interna.
- Prävalenz von Lymphknotenmetastasen entlang der A. mammaria interna 10–25 %.
- Lymphknotenrezidive in diesem Bereich sehr selten (Fisher et al. 1985).
- Die Bestrahlung der M. interna-Lymphknoten wurde an einem großen Kollektiv von 4.004 Pat. untersucht und war mit einem signifikant verbesserten DFS (HR = 0.86; 95 % CI, 0,76–0,98; P = 0,02) und BCSS (HR = 0,82; 95 % CI, 0,70–0,97; P = 0,02) assoziiert.

Die aktuellen Empfehlungen sprechen sich daher für eine risikoadaptierte Indikation zur Bestrahlung der A. mammaria interna-Lymphknoten (pN+, G2–3, Hormonrezeptor-negativ) aus. Allerdings sollten vorbestehende kardiale Risiken sowie Gabe von Tamoxifen simultan ausgeschlossen werden.

✓ Die AGO kam in ihren aktuellen Empfehlungen zu dem Konsens, dass eine infra-/supraklavikuläre Strahlentherapie nur bei Pat. mit höhergradigem Lymphknotenbefall bzw. bei nodalpositiven Pat. mit weiteren Risikofaktoren durchgeführt werden sollte.

Boost-Bestrahlung

Intramammäre Rezidive treten in etwa 70–80 % der Fälle im Bereich des ursprünglichen Tumorbettes auf. Durch eine Boost-Bestrahlung (Aufsättigung der Strahlentherapie im Tumorbereich der Brust) kann in allen Altersgruppen eine Reduktion der Lokalrezidivrate von 16,4 % auf 12 % erreicht werden. Ein Einfluss auf das Überleben besteht nicht (Bartelink et al. 2015). Da die Rezidivrate aber in höherem Alter gering ist, profitieren insbesondere jüngere Pat. von der Boostbestrahlung. Zudem steigt die Fibroserate mit zunehmendem Alter.

Von den AGO-Leitlinien wird daher die zusätzliche Boost-Bestrahlung bis zum Alter von 60 J. empfohlen.

✓ Die Boost-Bestrahlung reduziert das Lokalrezidivrisiko v. a. bei jungen Pat. und wird daher bis zum Alter von 60 Jahren empfohlen.

Teilbrustbestrahlung

Eine aktuelle Möglichkeit der Deeskalation der Strahlentherapie stellt die (intraoperative) Teilbrustbestrahlung dar. Durch die intensive Bestrahlung des Tumorbettes ohne radiogene NW an Haut oder umliegendem Gewebe erscheint die Teilbrustbestrahlung als attraktive Option, v. a. bei günstigem Risikoprofil. Eine Verkürzung der Therapiedauer könnte zusätzlich die Lebensqualität verbessern.

Die intraoperative Teilbrustbestrahlung (IORT) kann die Boost-Bestrahlung ersetzen. In ausgewählten Fällen kann die IORT auch als alleiniger Bestrahlung nach BET durchgeführt werden. Die Auswertung des TARGIT-Trials hat bisher keine Erhöhung der Lokalrezidivrate ergeben, bei allerdings bisher kurzer medianer Nachbeobachtungszeit von bis zu 5 J. Damit kann die IORT Frauen ab 70 J. mit kleinen Tumoren und niedrigem Risikoprofil angeboten werden (pT1 pN0 R0 G1–2, HR+, nichtlobulär).

11.3.13 Nachsorge

Ziel der Nachsorge ist eine Früherkennung von behandelbaren und symptomatischen Rezidiven sowie eine Reduktion therapiebedingter NW. Die Nachsorge erfolgt symptomorientiert. Eine apparative Diagnostik bzw. Laboruntersuchungen hat für die Pat. derzeit keine Vorteile hinsichtlich des Gesamtüberlebens erbracht. Mit allen verfügbaren Untersuchungsverfahren kann lediglich eine „Früherkennung des fortgeschrittenen Krebsleidens" erreicht werden. Eine frühzeitige Erkennung von Metastasen bei beschwerdefreien Pat. resultiert bislang in einer Verkürzung der rezidivfreien Zeit, in einer Vorverlagerung des Therapiebeginns und einer Minderung der Lebensqualität.

Selbstuntersuchung Die Pat. sollen sich einmal im Monat selbst untersuchen und bei Veränderungen, die neu und ungewöhnlich sind oder über längere Zeit bestehen, umgehend ihren Arzt aufsuchen. Zu achten ist v. a. auf
- Tast-/sichtbare Veränderungen im Bereich des Operationsgebietes, der Restbrust, der Achseln oder der Brust der Gegenseite
- Beschwerden des Skelettsystems
- Luftnot, Husten
- Kopfschmerzen
- Bauchumfangsveränderungen
- Abgeschlagenheit, Müdigkeit, Leistungsschwäche, Gewichtsverlust

Nachsorgeuntersuchungen Wesentliche Inhalte von Nachsorgeuntersuchungen (▶ Tab. 11.17) sind
- Erhebung des Rezidivstatus
- Psychosoziale und psychoonkologische Betreuung

Tab. 11.17 Synopsis der Nachsorgeuntersuchungen beim Mammakarzinom (Sauer 2003)					
Jahre nach Primärtherapie	1	2	3	4	5	6 und weitere
Anamnese, körperliche Untersuchung, Aufklärung, Information, Beratung	Vierteljährlich		Halbjährlich		Jährlich
Labor, apparative Diagnostik (Ausnahme: Mammografie)	Nur bei klinischem V. a. Rezidiv/Metastasen				
Mammografie	Jährlich				
Gynäkologische Untersuchung	Mind. jährlich				

- Beratung über Rehabilitation
- Behandlung von Therapienebenwirkungen
- Rekonstruktive Beratung

11.3.14 Lokoregionäres Rezidiv

Wiederauftreten des Tumors in ipsilateralen, dem ursprünglichen Primärtumor nahen Bereichen:
- Brust nach brusterhaltender Therapie
- Thoraxwand nach Mastektomie
- Axilläre, supra-/infraklavikuläre Lymphknoten sowie Lymphknoten entlang der A. mammaria interna

Risiko und Prognose Das Risiko für das Auftreten eines lokoregionären Rezidivs liegt bei ca. 1 %/Jahr. Prognostisch (▶ Tab. 11.18) nimmt das lokoregionäre Rezidiv eine Zwischenstellung zwischen dem frühen Mammakarzinom und dem metastasierten Stadium ein. Je weiter das Rezidiv vom ehemaligen Tumorsitz entfernt ist, desto eher ist mit einer Tumorzelldisseminierung und damit einer schlechteren Prognose quoad vitam zu rechnen.

Risikofaktoren
- Junges Alter
- Insuffiziente adjuvante Therapie (R1-Resektion, fehlend Radiatio nach BET, keine endokrine Therapie bei HR+)
- Und v. a. tumorbiologische Kriterien Lymph-/Hamängiosis, ungünstiges Grading, Tumorgröße, positiver Nodalstatus, Multifokalität, ausgedehnte intraduktale Komponente, lobuläres Mammakarzinom, Hormonrezeptornegativität

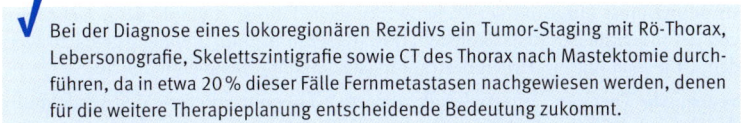

√ Bei der Diagnose eines lokoregionären Rezidivs ein Tumor-Staging mit Rö-Thorax, Lebersonografie, Skelettszintigrafie sowie CT des Thorax nach Mastektomie durchführen, da in etwa 20 % dieser Fälle Fernmetastasen nachgewiesen werden, denen für die weitere Therapieplanung entscheidende Bedeutung zukommt.

Intramammäres Rezidiv

Tab. 11.18 Inzidenz und Überleben nach dem Auftreten lokoregionärer Rezidive (Lannin und Haffty 2004)

Lokalisation	Inzidenz [%]	5-J.-Überleben [%]
Intramammäres Rezidiv (nach BET u. Radiatio)	8 (2–20)	65 (45–79)
Thoraxwandrezidiv (nach Mastektomie)	4 (2–20)	50 (24–78)
Axilla	1 (0,1–8)	55 (31–77)
Multiple	16 (8–19)	21 (18–23)

Mastektomie Klassische und mit der größten onkologischen Sicherheit verknüpfte Therapie. Ziel ist die R0-Resektion. In Einzelfällen, bei denen auch mittels Exzision im Gesunden eine R0-Resektion mit ausreichendem Sicherheitsabstand gewährleistet ist und günstige tumorbiologische Kriterien vorliegen (langes rezidivfreies Intervall, großer Abstand zur primären Tumorlokalisation) eine brusterhaltende Operation mit nachfolgender Lappenplastik und evtl. erneuter Radiotherapie durchführen. Auch wenn diese Therapieoption kein schlechteres Gesamtüberleben aufweist, ist das Risiko für das erneute Auftreten eines Lokalrezidivs um den Faktor 2–3 erhöht.

> ✓ Die Durchführung einer Sentinellymphknotenexzision bei primär negativem Axillastatus muss ebenso individuell diskutiert werden wie die Re-Bestrahlung der Brust nach erneutem brusterhaltendem Vorgehen bzw. die Bestrahlung der Thoraxwand sowie der supraklavikulären Lymphabflussgebiete nach Mastektomie.

Systemische Therapie   Es sollte eine Reevaluation des Hormonrezeptorstatus und HER2/neu-Status erfolgen. Bei positivem Hormonrezeptorstatus wird die Gabe einer endokrinen Therapie empfohlen. V. a. Hormonrezeptor-negative Pat. profitieren von einer Chemotherapie. Bei positivem HER2-Status sollte eine Anti-HER2-Therapie erfolgen.

Thoraxwandrezidiv

Operative Therapie   Wenn möglich, sollte eine lokale Exzision kleiner Befunde erfolgen. Muss die Thoraxwand mitreseziert werden, um eine R0-Resektion zu erreichen, diesen radikalen Eingriff in jedem Fall nur bei fehlendem Nachweis von Fernmetastasen im apparativen Staging durchführen.

Bestrahlung   Ist die Thoraxwand noch nicht bestrahlt, eine anschließende Bestrahlung mit 50 Gy durchführen, da die kombinierte Behandlung der alleinigen Operation oder Radiotherapie deutlich überlegen ist (Rezidivraten von 25 % vs. 62 % bzw. 83 %). Eine erneute Bestrahlung bei bereits durchgeführter adjuvanter Bestrahlung muss aufgrund der Nebenwirkungen (Fibrose, Lymphödem, Nekrosen) von der individuellen Risikokonstellation (Resektionsrand) abhängig gemacht werden, ist jedoch mit modernen Bestrahlungstechniken prinzipiell möglich.

Systemische Therapie   Ist eine lokale operative Therapie aufgrund der Ausdehnung des Befundes oder dem Allgemeinzustand der Pat. nicht durchführbar, kann ein Down-Staging mittels Chemotherapie oder endokriner Therapie versucht werden. Sonst bei Hormonrezeptor-positiven Pat. eine endokrine Therapie durchführen, in Abhängigkeit von der Vortherapie. Insbesondere Pat. mit nicht resektablem Tumor und aggressivem Tumortyp (Hormonrezeptor-negativ, prämenopausal, multifokales Rezidiv, kurzes rezidivfreies Intervall) können von einer systemischen Chemotherapie sowohl bezüglich der lokalen Tumorkontrolle als auch des Überlebens profitieren.

Regionäres Rezidiv

Axilläre Rezidive sind selten. Durch die Komprimierung des umliegenden Gewebes können sie jedoch zu einer massiven Beeinträchtigung der Pat. durch Elephantiasis, neurogene Schmerzen und Thrombosierung der V. axillaris führen.

Therapeutisch kann ein multimodaler Ansatz mit Operation, systemischer Therapie und evtl. Bestrahlung der Axilla erfolgen. Zu berücksichtigen ist allerdings die hohe Morbidität durch die axilläre Bestrahlung, v. a. bei vorangegangener Axilladissektion. Durchführung der systemischen Therapie entsprechend dem Vorgehen beim Thoraxwandrezidiv.

11.3.15 Metastasiertes Mammakarzinom

Obwohl das metastasierte Mammakarzinom als chronische, nicht heilbare Erkrankung zu sehen ist, sind dennoch aufgrund verbesserter Therapiemöglichkeiten Langzeitverläufe bei den meisten Pat. zu erwarten. Gleichberechtigte Ziele der Therapie sollten daher sowohl die Lebensverlängerung als auch der Erhalt einer guten Lebensqualität sein. Da in diesem Stadium immer von einer Disseminierung auszugehen ist, stehen systemische Therapieansätze im Vordergrund. Zusätzlich können lokale radiotherapeutische und operative Maßnahmen eingesetzt werden.

Lokalisation der Metastasen   Häufig sind mehrere Organsysteme gleichzeitig von der Metastasierung betroffen. Im Rahmen von Autopsiestudien wurde die Metastasenverteilung und damit das Metastasierungsmuster des Mammakarzinoms näher untersucht (Lee 1983): Lunge 55–77 %, Leber 50–71 %, Knochen 49–74 %, Pleura 36–65 % und Lymphknoten 50–76 %.

> ✓
> Das mediane Überleben nach Metastasierung beträgt ca. 2 Jahre, ist jedoch stark von der Lokalisation der Metastasierung abhängig:
> - Ossär: 14–34 Mon. (3-JÜR 45 %).
> - Pulmonal: 17–20 Mon. (3-JÜR 20 %).
> - Hepatisch: 6–12 Mon. (3-JÜR ‹ 10 %).
> - Zerebral: 1–8 Mon.

Therapeutisches Vorgehen

Die Therapie in der metastasierten Situation ist vom Metastasierungsmuster abhängig und wird aufgrund der Diversität der Krankheitsverläufe möglichst individualisiert und krankheitsadaptiert gewählt.

Wenn möglich, sollte zur besseren Therapieplanung eine histologische Evaluation der Metastase erfolgen, da durchaus histologische Veränderungen (Hormonrezeptorstatus, HER2/neu-Status) im Vergleich zum Primärtumor möglich sind. Eine Überlebensverlängerung durch eine systemische Therapie in der metastasierten Situation konnte bisher nicht abschließend belegt werden. Daher ist zur Therapieentscheidung die Beeinträchtigung durch Symptome der Erkrankung und der erwartete Therapieerfolg gegen die therapieassoziierten Nebenwirkungen abzuwiegen.

- **Kriterien zur individualisierten Therapieentscheidung sind patienten- und tumorbezogen:** Allgemeinzustand/Karnofsky-Index, Beschwerdebild, Metastasierungsmuster und Progredienz der Erkrankung (krankheitsfreies Intervall), Patientenpräferenz (z. B. Haarverlust), Hormonrezeptorstatus, Menopausenstatus, HER2/neu-Status, vorausgegangene Therapien.
- **Von einem niedrigen Risiko für eine rasche Progredienz ist auszugehen bei** Knochen- und Weichteilmetastasen, langem krankheitsfreien Intervall (> 2 J.), Hormonrezeptor-positiver Erkr.
- **Ein mittleres und hohes Progressionsrisiko liegt vor bei** viszeraler und ausgedehnter Metastasierung, krankheitsfreiem Intervall < 2 J., negativem Hormonrezeptorstatus, rascher Progredienz.

Obwohl eine endokrine Therapie nur ein langsames Ansprechen der Erkr. erzielen kann, ist ihre Wirksamkeit mit einer Monochemotherapie vergleichbar und weist nur eine geringe Toxizität auf. Ein rascheres Ansprechen mit jedoch weit höherer

Toxizität kann durch eine Mono- oder gar Polychemotherapie erzielt werden. Bei Hormonrezeptor-positiven Pat. mit niedrigem Progressionsrisiko daher immer eine initiale Hormontherapie erwägen.

> ✓
> - Bei Hormonrezeptor-positiven Pat. mit niedrigem Progressionsrisiko ist eine endokrine Therapie die 1. Wahl.
> - Indikationen für eine palliative Chemotherapie sind Hormonrezeptornegativität, rasche Tumorprogression, viszerale Metastasierung, ausgeprägte Beschwerden sowie ein Versagen der endokrinen Therapie.

Dagegen ist v. a. bei symptomatischen Pat. mit mittlerem und hohem Progressionsrisiko die Chemotherapie eine sinnvolle Option. Die Entscheidung zur Mono- oder Polychemotherapie ist von der Progressionsgeschwindigkeit, dem Beschwerdebild sowie dem Allgemeinzustand abhängig.

Da durch eine kombinierte Chemo-Hormon-Therapie höhere Remissionsraten, aber keine Verlängerung des progressionsfreien oder Gesamtüberlebens, erzielt werden, während sie mit einer deutlich gesteigerten Toxizität einhergeht, sollte die Gabe immer sequentiell erfolgen. Eine Behandlung HER2/neu-positiver Pat. mit einer HER2-zielgerichteten Therapie aufgrund der guten Wirksamkeit und geringen Toxizität möglichst frühzeitig beginnen.

Zur Überwachung der Therapieeffektivität sind bildgebende Verfahren und Tumormarker (Ca15–3, Ca27.29, CEA) geeignet, sofern sie zu Therapiebeginn erhöht sind.

Endokrine Therapie

Therapie der Wahl (▶ Tab. 11.19) beim Hormonrezeptor-positiven metastasierten Mammakarzinom aufgrund ihrer guten Wirksamkeit und geringen Toxizität. Dabei stehen mehrere Therapeutika zur Auswahl. Die therapeutische Sequenz sollte unter Berücksichtigung der Vortherapien erfolgen.

Tamoxifen In der Prämenopause Überlegenheit der Kombination aus Tamoxifen und ovarieller Suppression bezüglich Ansprechraten und Überleben gegenüber der Monotherapie.

Aromatasewirkstoffe der 3. Generation Haben in der Erstlinientherapie postmenopausal im Vergleich zu Tamoxifen in allen derzeit verfügbaren Phase-III-Studien Gleichwertigkeit, bzw. Überlegenheit in mind. einem Endpunkt gezeigt. Die bessere Effektivität der Aromatasewirkstoffe beschränkt sich v. a. auf Ansprechraten und progressionsfreies Überleben, nur in einer Studie wurde eine Verbesserung des Überlebens gezeigt (Milla-Santos et al. 2003). Klinisch relevante Unterschiede zwischen den 3 Wirkstoffen Anastrozol und Letrozol (steroidal) und Exemestan (nicht steroidal) sind nicht bekannt. Jedoch kann durch Umstellung eines nicht steroidalen auf einen steroidalen Aromatasewirkstoff noch ein Ansprechen in 10–20 % erreicht werden, was für eine unvollständige Kreuzresistenz der Substanzen spricht.

> **Studienlage**
> Aktuelle Daten der FIRST und FALCON-Studie zeigen zumindest im progressionsfreien Überleben eine Überlegenheit des Antiöstrogens Fulvestrant 500 mg gegenüber Anastrozol. Damit is Fulvestrant eine wichtige Option für die Erstlinientherapie.

Tab. 11.19 Endokrine Therapie des metastasierten Mammakarzinoms

Prämenopausal	Postmenopausal
Tamoxifen + Ovarialsuppression ↓	Fulvestrant 500 mg oder Aromatasewirkstoff oder Tamoxifen** ↓
Aromatasewirkstoff + Ovarialsuppression ↓	Tamoxifen* oder Aromatasewirkstoff** ↓
GnRH+ Fulvestrant + Palbociclib	Exemestan + Everolimus oder Fulvestrant + Palbociclib

* Falls kein vorhergehender Progress unter Tamoxifen oder < 1 Jahr nach Tamoxifen
** In Abhängigkeit von der adjuvanten Therapie auf den jeweils anderen Wirkstoff wechseln

Endokrine Therapie in Kombination mit zielgerichteten Agenzien Eine neue Option für Frauen mit endokriner Resistenz sind endokrine Therapien in Kombination mit zielgerichteten Agenzien. Diese Kombinationen sind v. a. für Frauen mit kurzem therapiefreien Intervall ≤ 12 Mon. oder nach Versagen einer endokrinen Therapie in der metastasierten Situation indiziert und können hier den Einsatz einer palliativen Chemotherapie weiter hinausschieben.

- **Everolimus:** Der mTor-Inhibitor verlängert bei postmenopausalen Frauen mit Progress nach einem nicht steroidalen AI das progressionsfreie Überleben in Kombination mit Exemestan signifikant um 4,6 Monate (HR 0,45; 0,38–0,54; P < 0,0001). Eine Verlängerung konnte nicht gezeigt werden. Relevante NW: Stomatitis, Fatigue, nicht infektiöse Pneumonitis (selten) und Hyperglykämie.
- **Palbociclib:** Der CDK5/6-Inhibitor führt in Kombination mit Letrozol bei postmenopausalen Pat. in der Erstlinientherapie ebenfalls zu einer Verbesserung des progressionsfreien Überlebens (20,2 Mon. vs. 10,2 Mon.; HR 0,488; 95 % KI 0,319–0,748; P = 0,0004; PALOMA-1-Studie). Nach Progress unter einer endokrinen Therapie zeigte die Kombination von Palbociclib mit Fulvestrant ebenfalls ein signifikant besseres PFS (9,2 vs. 3,8 Monate; HR 0,42; 95 % KI 0,32–0,56; p<0,001; PALOMA-3-Studie). Häufigste NW: hämatologische NW wie Neutropenie, Leukopenie und Anämie. Grad 3/4 Neutropenien traten bei 62 % der Pat. auf, während febrile Neutropenien selten sind. Mit Palbociclib wurde der erste CDK5/6-Inhibitor beim fortgeschrittenen HR+HER2- Mammakarzinom in Kombination mit einem Aromatasehemmer oder mit Fulvestrant bei Frauen, die zuvor eine endokrine Therapie erhielten, zugelassen.

Chemotherapie

Indikationen
- Situationen, in denen ein schnelles Tumoransprechen gewünscht ist wie Beschwerden der Pat., rasche Tumorprogredienz, vital bedrohliche Metastasierung
- Hormonrezeptor-negative Pat.
- Ein Versagen der endokrinen Therapie.

✓ Die Indikation zur Chemotherapie sollte bei Metastasen immer streng erwogen werden, um nicht die Lebensqualität der Pat. unnötig durch iatrogene Toxizität zu beeinträchtigen.

Substanzwahl Während durch die Polychemotherapie im Vergleich zur Monotherapie höhere Ansprechraten und ein etwas verlängertes progressionsfreies Intervall erzielt werden kann, geht die Kombinationstherapie auch mit einer gesteigerten Toxizität und einer dadurch verminderten Lebensqualität einher. Neuere Studien, in denen moderne Zytostatika wie Taxane und Anthrazykline eingesetzt wurden, konnten ein identisches Gesamtüberleben für die Sequenz im Vergleich zur Kombination zeigen.

Entscheidend für die Wirksamkeit der Chemotherapie ist die Applikation einer ausreichenden Dosierung. Während der Therapie müssen alle 2–3 Mon. eine regelmäßige Toxizitätsbeurteilung sowie eine Erfolgskontrolle erfolgen. Dazu sind sowohl bildgebende Verfahren als auch Tumormarker-Kontrollen geeignet.

Die Therapie ist bei Progress oder beim Auftreten von Toxizität zu beenden. V. a. die Polychemotherapie sollte als Intervalltherapie gegeben und nach Erreichen des max. Ansprechens beendet werden, um die Toxizität zu minimieren.

✓ Während die Monochemotherapie bei langsamer Progression und fehlender Wirksamkeit einer endokrinen Therapie indiziert ist, sollte die Polychemotherapie Situationen mit hohem Remissionsdruck vorbehalten bleiben.

Entscheidend für die Substanzwahl:
- Allgemeinzustand und Präferenz der Pat. (Haarverlust usw.)
- Vortherapie (z. B. Anthrazyklin-Höchstdosis)
- Länge des rezidivfreien Intervalls (Vermeiden kreuzresistenter Zytostatika)
- HER2/neu-Status

Chemotherapie in der 1st-line Entscheidend in der Erstlinientherapie ist die Wahl einer möglichst wirksamen Substanz (▶ Tab. 11.20), da das Ansprechen mit einem verbesserten Gesamtüberleben korreliert. Wirksame Substanzen für einen späteren Zeitpunkt „aufzusparen" erscheint daher nicht sinnvoll.

Eine wichtige Rolle bei der Substanzwahl spielt die Vortherapie:
- Bei Anthrazyklinvorbehandlung ist eine kumulative Anthrazyklinhöchstdosis zu beachten, bei deren Überschreiten mit einer gravierenden Zunahme der Kardiotoxizität zu rechnen ist. Daher stehen Taxane in der Erstlinientherapie im Vordergrund (Ghersi et al. 2015).

Tab. 11.20 Mögliche Zytostatika in der Erstlinientherapie des metastasierten Mammakarzinoms
Taxan (Paclitaxel wöchentlich, Docetaxel alle 3 Wo., Nab-Paclitaxel)
Capecitabin
Peg-liposomales Doxorubicin
Eribulin
Vinorelbin
Metronomische Therapie (z. B. Cyclophosphamid und MTX)
Carboplatin bei BRCA-Mutation/TNBC
Anthrazyklin + Taxan
Taxan + Gemcitabin

- Bei Anthrazyklin- und Taxanvorbehandlung (am häufigsten) erscheinen neuere Substanzen sinnvoll, um etwaige Kreuzresistenzen zu vermeiden. Hier sind Capecitabin, Eribulin und Vinorelbin die Mittel der ersten Wahl dar. Durch diese Monotherapien mit akzeptablem Toxizitätsprofil können noch Ansprechraten von 20–30 % bei einer mittleren Überlebenszeit von 6–12 Mon. erreicht werden. In Abhängigkeit vom rezidivfreien Intervall ist aber auch ein Taxan- oder Anthrazyklin-Rechallenge möglich.
- Eine besondere Situation hat das triple-negative Mammakarzinom (TNBC). Dieser Subtyp ist insgesamt mit einer schlechten Prognose assoziiert, hat aber in kleineren Serien Vorteile für die Therapie mit einem Platinderivat gezeigt.

Neue, zielgerichtete Agenzien

Antikörpertherapien und sogenannte small molecules haben in den letzten Jahren aufgrund ihrer guten Wirksamkeit bei in der Regel überschaubarem Nebenwirkungsprofil rasch an Bedeutung gewonnen. Voraussetzung für ihre Wirksamkeit ist jedoch oft das Vorhandensein eines spezifischen Targets, dessen Nachweis einer Therapie vorangehen sollte. Bei anderen Substanzen ist die Wirkung nur in einzelnen Subgruppen beschränkt. Insbesondere bei HER2-positiven Mammakarzinom konnten sich in den letzten Jahren eine Vielzahl von zielgerichteten Therapieansätzen etablieren. Folge der neuen Wirkungsmechanismen ist jedoch auch ein in der gynäkologischen Onkologie bisher unbekanntes Spektrum an Nebenwirkungen, die beachtet werden müssen.

Die Substanzen, die im Zusammenhang mit endokrinen Therapien eingesetzt werden (mTor-Inhibitoren, CDK4/6-Inhibitoren) werden im zugehörigen Kapitel beschrieben.

HER2-zielgerichtete Therapien

Bei HER2/neu-Überexpression oder -Amplifikation (immunhistochemisch 3+ oder FISH positiv) ist der Einsatz von HER2-zielgerichteten Substanzen fester Bestandteil der systemischen Therapie. Hier stehen eine Reihe an hocheffektiven Substanzen mit sehr überschaubarem Nebenwirkungsprofil zur Verfügung. Auch wenn es Daten für eine gute Wirksamkeit für Trastuzumab oder Lapatinib mit endokriner Therapie gibt, wird aktuell aufgrund des nachgewiesenen Überlebensvorteils eine Kombination mit Chemotherapie in den frühen Threrapielinien empfohlen.

Erstlinientherapie Aktueller Standard ist die Kombination eines Taxans mit der dualen HER2-Blockade mit Trastuzumab (Herceptin®) und Pertuzumab (Perjeta®), einem HER2-Dimerisierungsinhibitor. Die Daten der CLEOPATRA-Studie führten zur Zulassung der Kombination mit Docetaxel, da sie einen eindrucksvollen Überlebensvorteil von 15,7 Mon. im Vergleich zum Standardarm mit Docetaxel und Trastuzumab zeigten. Das mediane Überleben mit der dualen Blockade betrug 56,5 Mon. vs. 40,8 Mon. unter Standardtherapie (HR 0·68; 95 % CI 0,56–0,84; P < 0,001; Swain et al. 2015).

Zweitlinientherapie Die Daten der EMILIA-Studie haben zur Zulassung von T-DM1 (Kadcyla®) geführt. Dieses Konjugat aus Trastuzumab und einer Chemotherapie DM1, die ihre Wirkung intrazellulär in HER2-positiven Zellen entfaltet, hat eine deutliche Überlegenheit gegenüber dem Standard Lapatinib und Capecitabin. Mit 30,9 Mon. vs. 25,1 Mon. zeigte auch diese Kombination einen Überlebensvorteil im Vergleich zur Standardtherapie (HR 0,68; 95 % KI 0,55–0,85; P < 0,001; Verma et al. 2012). Aufgrund dieser Daten etablierte sich T-DM1 als Standard in der Zweitlinientherapie. Bei der insgesamt gut verträglichen Substanz kann es vorübergehend zu Thrombopenien und Leberwerterhöhungen kommen.

Weitere Therapielinien Hier stehen z. B. Lapatinib und Capecitabin bzw. Trastuzumab und verschiedene Chemotherapeutika in Abhängigkeit von der Vortherapie und den individuellen Wünschen der Pat. zur Verfügung.

Lapatinib Der Tyrosinkinaseinhibitor Lapatinib (Tyverb®) greift sowohl an der Bindungsstelle von EGFR1 als auch HER2 an und kann dadurch auch bei Pat. mit Trastuzumabversagen noch wirksam sein. In einer Phase-III-Studie wurden Pat. mit Progress unter einer Therapie, die Anthrazykline, Taxane und Trastuzumab inkludierte, mit Capecitabin ohne oder in Kombination mit Lapatinib behandelt. Durch die Hinzunahme von Lapatinib konnte eine Verbesserung des progressionsfreien Überlebens von 4,4 auf 8,4 Mon. erreicht werden ($P < 0,001$), ohne dass eine höhere Rate an Grad-III-/-IV-Toxizitäten oder an symptomatischer Kardiotoxizität beobachtet wurde (Geyer et al. 2006). Bemerkenswert erscheint auch eine deutlich verringerte Rate an ZNS-Metastasen unter Lapatinib, die auf eine ZNS-Wirksamkeit des Medikaments hinweisen könnte. Wichtigste NW: Diarrhö, Exantheme, Übelkeit und Fatigue.

Trastuzumab Bei insgesamt sehr mildem Nebenwirkungsspektrum ist die bedeutendste Nebenwirkung der Trastuzumabtherapie eine reversible Herzinsuffizienz, die durch eine Besetzung myokardialer HER2-Rezeptoren entsteht und bei etwa 8 % der Pat. symptomatisch wird. Eine Kombination von Trastuzumab mit Anthrazyklinen kann jedoch zu einer deutlichen Steigerung der Kardiotoxizität führen. Daher sollte vor und unter jeder Trastuzumabtherapie eine kardiale Diagnostik mittels Echokardiografie erfolgen.

Weitere Risikofaktoren für das Auftreten einer Kardiotoxizität sind ein Alter > 60 J., eine Anthrazyklinvorbehandlung, eine Thoraxwandbestrahlung sowie kardiovaskuläre Vorerkr. wie Belastungsdyspnö, arterieller Hypertonie, KHK. Bei Abfall der LVEF < 45 % über > 2 Wochen, bzw. bei einmaligem Abfall der LVEF < 30 % die Trastuzumabtherapie beenden und einen Kardiologen konsultieren.

> ✓ Bei der HER2-positiven Pat. sollte außer bei klaren Kontraindikationen auch über den Progress hinaus immer eine Anti-HER2-zielgerichtete Therapie fortgesetzt werden.

Bevacizumab (Avastin®)

Die Neoangiogenese spielt beim Tumorwachstum eine entscheidende Rolle, und bereits früh in der Tumorgenese werden angiogenetische Proteine wie z. B. vascular endothelial growth factor (VEGF) vom Tumor sezerniert. Da VEGF-Rezeptoren lediglich auf Endothelzellen nachweisbar sind, in Tumorgewebe jedoch im Vergleich zu benignem Endothel deutlich hochreguliert sind, stellt VEGF ein interessantes Target für antiangiogenetische Therapieansätze dar.

Wirkmechanismus Bevacizumab ist ein rekombinanter humanisierter monoklonaler Antikörper, der an VEGF bindet und dadurch die Bindung von VEGF an seine Rezeptoren verhindert. Infolgedessen wird die Neubildung von Blut- und Lymphgefäßen, das Tumorwachstum und die Metastasierung inhibiert.

Studienlage
Bisher wurde Bevacizumab in einer Phase-III-Studie bei intensiv vorbehandelten Pat. in Kombination mit Capecitabin untersucht. Zwar konnte in diesem Kollektiv durch die Hinzunahme von Bevacizumab im Vergleich zur Monotherapie eine Steigerung der Remissionsrate erreicht werden, eine Verbesserung des progressionsfreien oder Gesamtüberlebens resultierte daraus jedoch nicht (Miller et al. 2005a).
Hingegen zeigte die Kombination von Bevacizumab mit Paclitaxel in der Erstlinientherapie eine deutlich höhere Ansprechrate mit 30 vs. 14 % und auch eine signifikante Verlängerung des progressionsfreien Überlebens von 6,7 auf 13,3 Monate (P < 0,0001; Miller et al. 2005b). In einer Metaanalyse an 2.447 Pat. erreichte Bevacizumab eine Verbesserung des PFS von 6,7 Monaten auf 9,2 Monate (HR 0,64; 95 % KI 0,57–0,71), eine Verbesserung des Gesamtüberlebens konnten nicht gezeigt werden (Miles at al. 2013).

Indikationen   Die vorliegenden Daten führten zur Zulassung von Bevacizumab in der Erstlinientherapie des metastasierten Mammakarzinoms in Kombination mit Paclitaxel oder Capecitabin. Da am meisten wenig vorbehandelte Pat. profitieren, liegt der Stellenwert der Substanz bei HER2-negativen Pat. v. a. in der Erstlinientherapie.

Nebenwirkungen   Die häufigsten NW sind Hypertonie, Proteinurie, Nasen- und Schleimhautblutungen sowie arterielle thromboembolische Ereignisse, selten aber auch lebensbedrohliche gastrointestinale Blutungen.

Osteoprotektive Substanzen
Beim Nachweis einer ossären Metastasierung ergänzen knochenwirksame Substanzen wie Bisphosphonate oder Denosumab die systemische Therapie und sollten bis zum Eintreten von intolerablen Toxizitäten fortgeführt werden. Beide Substanzklassen verzögern das Fortschreiten der ossären Metastasen und verringern die Frakturgefahr.

Wirkmechanismus
- **Bisphosphonate** werden in Osteoklasten phagozytiert und wirken über eine direkte Osteoklastenhemmung.
- Der RANKL-Antikörper **Denosumab** hingegen blockieren den Signalweg RANK/RANKL durch eine Bindung an den RANKL-Rezeptor und hemmen dadurch die Osteoklastenaktivität und den Knochenabbau.

Bewertung   Während Denosumab Überlegenheit gegenüber Zoledronat bzgl. des Auftretens ossärer Ereignisse gezeigt hat, konnte kein Vorteil für das Überleben nachgewiesen werden. Kieferosteonekrosen treten sowohl unter Bisphosphonaten als auch unter Denosumab bei 6 % der Pat. mit gleichzeitiger Chemotherapie auf. Die Pat. sind auf eine gute Mundhygiene hinzuweisen und gleichzeitige kieferothopädische Maßnahmen möglichst zu vermeiden. Zusätzlich treten unter Bisphosphonaten infusionsasoziiert grippeartige Symptome und Nierenfunktionseinschränkungen auf. Unter Denosumab ist auf Hypokalziämien zu achten (Substitution!).

Indikationen   Hyperkalzämie, Knochenschmerzen, Frakturgefahr, therapiebedingte Osteoporose.

> ✓
> - Durch Einsatz von Bisphosphonaten oder Denosumab beim Nachweis von Knochenmetastasen können sowohl das Fortschreiten ossärer Metastasen verhindert, als auch Knochenschmerzen gelindert werden.
> - Therapie auch bei fortschreitender ossärer Metastasierung fortsetzen.

Literatur

Bartelink H, et al; European Organisation for Research and Treatment of Cancer Radiation Oncology and Breast Cancer Groups. Whole-breast irradiation with or without a boost for patients treated with breast-conserving surgery for early breast cancer: 20-year follow-up of a randomized phase 3 trial. Lancet Oncol 2015; 16(1): 47–56.

Bauernfeind I. Mammakarzinome, 10. Auflage München: Zuckschwerdt Verlag, 2005.

Bidard FC, et al. Clinical validity of circulating tumour cells in patients with metastatic breast cancer: a pooled analysis of individual patient data. Lancet Oncol 2014; 15(4): 406–14.

Bliss JM, et al. Disease-related outcomes with long-term follow-up: an updated analysis of the intergroup exemestane study. J Clin Oncol 2012; 30(7): 709–17.

Bonadonna G, et al. Adjuvant cyclophosphamide, methotrexate, and fluorouracil in node-positive breast cancer: the results of 20 years of follow-up [see comments]. N Engl J Med 1995; 14: 901–6.

Braun S, et al. Pooled analysis of prognostic impact of bone marrow micrometastases: 10 year survival 4199 breast cancer patients. Breast Cancer Res Treat 2003; 82(Suppl 1): S8.

Chan KC, et al. Extent of excision margin width required in breast conserving surgery for ductal carcinoma in situ. Cancer 2001; 1: 9–16.

Clarke M, et al. Effects of radiotherapy and of differences in the extent of surgery for early breast cancer on local recurrence and 15-year survival: an overview of the randomized trials. Lancet 2005; 366: 2087–106.

Cuzick J, et al. Overview of the main outcomes in breast-cancer prevention trials. Lancet 2003; 361: 296–300.

Cuzick J, et al.; ATAC/LATTE investigators. Effect of anastrozole and tamoxifen as adjuvant treatment for early-stage breast cancer: 10-year analysis of the ATAC trial. Lancet Oncol 2010; 11(12): 1135–41.

Del Mastro L, et al.; Gruppo Italiano Mammella (GIM) investigators. Fluorouracil and dose-dense chemotherapy in adjuvant treatment of patients with early-stage breast cancer: an open-label, 2 × 2 factorial, randomized phase 3 trial. Lancet 2015; 385(9980): 1863–72.

Early Breast Cancer Trialists' Collaborative Group (EBCTCG). Polychemotherapy for early breast cancer: an overview of the randomized trials. Early Breast Cancer Trialists' Collaborative Group. Lancet 1998; 9132: 930–42.

Early Breast Cancer Trialists' Collaborative Group (EBCTCG). Ovarian ablation for early breast cancer. Cochrane Database Syst Rev 2000; 3: CD000485.

Early Breast Cancer Trialists' Collaborative Group (EBCTCG). Tamoxifen for early breast cancer. Cochrane Database Syst Rev 2001; 1: CD000486.

Early Breast Cancer Trialists' Collaborative Group (EBCTCG). Multi-agent chemotherapy for early breast cancer. Cochrane Database Syst Rev 2002; 1: CD000487.

Early Breast Cancer Trialists' Collaborative Group (EBCTCG). Radiotherapy for early breast cancer. Cochrane Database Syst Rev 2002; 2: CD003647.

Early Breast Cancer Trialists' Collaborative Group (EBCTCG). Effects of chemotherapy and hormonal therapy for early breast cancer on recurrence and 15-year survival: an overview of the randomized trials. Lancet 2005; 365: 1687–717.

Early Breast Cancer Trialists' Collaborative Group (EBCTCG). Comparisons between different polychemotherapy regimens for early breast cancer: meta-analyses of long-term outcome among 100,000 women in 123 randomized trials. Lancet 2012; 379(9814): 432–44.

Early Breast Cancer Trialists' Collaborative Group (EBCTCG). Aromatase inhibitors versus tamoxifen in early breast cancer: patient-level meta-analysis of the randomized trials. Lancet 2015; 386(10001): 1341–52.

Fisher B, et al. Ten-year results of a randomized clinical trial comparing radical mastectomy and total mastectomy with or without radiation. N Engl J Med 1985; 11: 674–81.

Fisher B, et al. Effect of preoperative chemotherapy on the outcome of women with operable breast cancer. J Clin Oncol 1998; 8: 2672–85.

Fisher ER, et al. Pathologic findings from the National Surgical Adjuvant Breast Project (NSABP) eight-year update of Protocol B-17: intraductal carcinoma. Cancer 1999; 3: 429–38.

Geyer CE, et al. Lapatinib plus capecitabine for HER2-positive advanced breast cancer. N Engl J Med 2006; 355: 2733–43.

Ghersi D, et al. Taxane-containing regimens for metastatic breast cancer. Cochrane Database Syst Rev 2015; (6): CD003366.

GLOBOCAN 2012 v1.0, Cancer Incidence and Mortality Worldwide: IARC Cancer-Base No. 11 [Internet]. International Agency for Research on Cancer, 2016. (http://globocan.iarc.fr).

Gøtzsche PC, Nielsen M. Screening for breast cancer with mammography. Cochrane Database Syst Rev 2006; (4): CD001877. Review. Update in: Cochrane Database Syst Rev 2009; (4): CD001877. PubMed PMID: 17054145.

Janni W, et al. The persistence of isolated tumor cells in bone marrow from patients with breast carcinoma predicts an increased risk for recurrence. Cancer 2005; 5: 884–91.

Jin H, et al. Longer-term outcomes of letrozole versus placebo after 5 years of tamoxifen in the NCIC CTG MA.17 trial: analyses adjusting for treatment crossover. J Clin Oncol 2012; 30(7): 718–21.

Kuhl H. Breast cancer risk in the WHI study: the problem of obesity. Maturitas 2005; 51: 83–97.

Lannin DR, Haffty BG. End results of salvage therapy after failure of breast-conservation surgery. Oncology (Huntingt). 2004; 3: 272–9.

Lee YT. Breast carcinoma: pattern of metastasis at autopsy. J Surg Oncol 1983; 3: 175–80.

Look MP, et al. Pooled analysis of prognostic impact of urokinase-type plasminogen activator and its inhibitor PAI-1 in 8377 breast cancer patients. J Natl Cancer Inst 2002; 2: 116–28.

Love RR, et al. Oophorectomy and tamoxifen adjuvant therapy in premenopausal Vietnamese and Chinese women with operable breast cancer. J Clin Oncol 2002; 10: 2559–66.

Miles DW, et al. First-line bevacizumab in combination with chemotherapy for HER2-negative metastatic breast cancer: pooled and subgroup analyses of data from 2447 patients. Ann Oncol 2013; 24(11): 2773–80.

Milla-Santos A, et al. Anastrozole versus tamoxifen as first-line therapy in postmenopausal patients with hormone-dependent advanced breast cancer: a prospective, randomized, phase III study. Am J Clin Oncol 2003; 3: 317–22.

Miller KD, et al. Randomized phase III trial of capecitabine compared with bevacizumab plus capecitabine in patients with previously treated metastatic breast cancer. J Clin Oncol 2005a; 23: 792–9.

Miller KD, et al. A randomized phase III trial of paclitaxel versus paclitaxel plus bevacizumab as first-line therapy for locally recurrent or metastatic breast cancer: A trial coordinated by the Eastern Cooperative Oncology Group (E2100). Breast Cancer Res Treat 2005b; 94: 279.

Moebus V, et al. Dose-dense sequential chemotherapy with epirubicin(E), paclitaxel (T) and cyclophosphamide (C) (ETC) is superior to conventional dosed chemotherapy in high-risk breast cancer patients ($\geq 4 + LN$). First results of an AGO-trial. Proc ASCO. 2004.

Moebus V, et al. Intense dose-dense sequential chemotherapy with epirubicin, paclitaxel, and cyclophosphamide compared with conventionally scheduled chemotherapy in high-risk primary breast cancer: mature results of an AGO phase III study. J Clin Oncol 2010; 28(17): 2874–80.

Nielsen HM, et al. Study of failure pattern among high-risk breast cancer patients with or without postmastectomy radiotherapy in addition to adjuvant systemic therapy: long-term results from the Danish Breast Cancer Cooperative Group DBCG 82 b and c randomized studies. J Clin Oncol 2006; 24: 2268–75.

Peto R, Davies C on Behalf of the ATLAS Collaboration. ATLAS (Adjuvant Tamoxifen, Longer Against Shorter): international randomized trial of 10 versus 5 years of adjuvant tamoxifen among 11 500 women preliminary results. Breast Cancer Res Treat 2007; 106(Suppl 1).

Rack B, et al.; SUCCESS Study Group. Circulating tumor cells predict survival in early average-to-high risk breast cancer patients. J Natl Cancer Inst 2014; 106(5).

Regan MM, et al.; BIG 1–98 Collaborative Group.; International Breast Cancer Study Group (IBCSG). Assessment of letrozole and tamoxifen alone and in sequence for postmenopausal women with steroid hormone receptor-positive breast cancer: the BIG 1–98 randomized clinical trial at 8·1 years median follow-up. Lancet Oncol 2011; 12(12): 1101–8.

Romond EH, et al. Seven-year follow-up assessment of cardiac function in NSABP B-31, a randomized trial comparing doxorubicin and cyclophosphamide followed by paclitaxel (ACP) with ACP plus trastuzumab as adjuvant therapy for patients with node-positive, human epidermal growth factor receptor 2-positive breast cancer. J Clin Oncol 2012; 30(31): 3792–9.

Sasson AR, et al. Lobular carcinoma in situ increases the risk of local recurrence in selected patients with stages I and II breast carcinoma treated with conservative surgery and radiation. Cancer 2001; 10: 1862–9.

Sauer H. Empfehlungen zur Diagnostik, Therapie und Nachsorge – Mammakarzinome. Tumormanual. 2003.

Sikov WM, et al. Event-free and overall survival following neoadjuvant weekly paclitaxel and dose-dense AC +/− carboplatin and/or bevacizumab in triple-negative breast cancer: Outcomes from CALGB 40603 (Alliance). SABCS 2015, Abstr. S2–05.

Silverstein MJ. The University of Southern California/Van Nuys prognostic index for ductal carcinoma in situ of the breast. Am J Surg 2003; 186: 337–43.

Sloane JP, et al. [Guidelines for pathology – supplement to European guidelines for quality assurance in mammography screening. Report by the Pathology Working Group of the European Community]. Pathologe 1997; 1: 71–88.

Smith I, et al. 2-year follow-up of trastuzumab after adjuvant chemotherapy in HER2-positive breast cancer: a randomized controlled trial. Lancet 2007; 369: 29–36.

Staley H, McCallum I, Bruce J. Postoperative Tamoxifen for ductal carcinoma in situ: Cochrane systematic review and meta-analysis. Breast 2014; 23(5): 546–51.

Swain SM, et al.; CLEOPATRA Study Group. Pertuzumab, trastuzumab, and docetaxel in HER2-positive metastatic breast cancer. N Engl J Med 2015; 372(8): 724–34.

Verma S, et al.; EMILIA Study Group. Trastuzumab emtansine for HER2-positive advanced breast cancer. N Engl J Med 2012; 367(19): 1783–91.

Vinh-Hung V, Verschraegen C. Breast-conserving surgery with or without radiotherapy: pooled-analysis for risks of ipsilateral breast tumor recurrence and mortality. J Natl Cancer Inst 2004; 2: 115–21.

Vogel VG, et al. Effects of tamoxifen vs raloxifene on the risk of developing invasive breast cancer and other disease outcomes: the NSABP Study of Tamoxifen and Raloxifene (STAR) P-2 trial. JAMA 2006; 295: 2727–41.

von Minckwitz G, et al. Comparison of docetaxel/doxorubicin/cyclophosphamide (TAC) versus vinorelbine/capecitabine (NX) in patients non-responding to 2 cycles of neoadjuvant TAC chemotherapy – first results of the phase III GEPARTRIO-Study by the German Breast Group. Breast Cancer Res Treat 2005; 94 (Suppl. 1; Abstract 38).

von Minckwitz G, et al. Early survival analysis of the randomized phase II trial investigating the addition of carboplatin to neoadjuvant therapy for triple-negative and HER2-positive early breast cancer (GeparSixto). SABCS 2015, Abstr. S204.

12 Erkrankungen von Vulva und Vagina

Bernd Gerber, Nikolaus de Gregorio und Lukas Schwentner

12.1	**Gutartige Erkrankungen von Vulva und Vagina**	**360**	12.1.8	Hyperplasie von Klitoris und Labien	**364**
	Nikolaus de Gregorio und Lukas Schwentner		**12.2**	**Neoplastische Veränderungen der Vulva und Vagina**	**365**
12.1.1	Hautwarzen und Kondylome	**360**		*Bernd Gerber*	
12.1.2	Polypen	**360**	12.2.1	Präkanzerosen der Vulva (vulväre intraepitheliale Neoplasien; VIN)	**365**
12.1.3	Mesenchymale Tumoren	**361**			
12.1.4	Zysten	**361**	12.2.2	Plattenepithelkarzinom der Vulva	**369**
12.1.5	Pigmentierte Hautveränderungen	**362**			
12.1.6	Lichen sclerosus	**363**	12.2.3	Malignes Melanom	**375**
12.1.7	Behçet-Krankheit	**364**	12.2.4	Weitere bösartige Tumoren	**376**
			12.2.5	Neoplastische Veränderungen der Vagina	**376**

12.1 Gutartige Erkrankungen von Vulva und Vagina

Nikolaus de Gregorio und Lukas Schwentner

Gutartige Erkr. der Vulva betreffen das äußere weibliche Genitale (Pudendum femininum) mit Mons pubis, Labia pudendi, Clitoris, Vestibulum vaginae, Glandulae vestibulares, Ostium vaginae und urethrae externum. Aufgrund der Lage werden Veränderungen in dieser Region in vielen Fällen von der Pat. selbst bemerkt. Neben rein benignen finden sich auch Befunde mit relevantem Entartungsrisiko und Präkanzerosen.

Bei der Diagnostik sind hilfreich:
- Anamnese.
- Inspektion, Palpation inklusive der inguinalen Lymphabflussgebiete
- Vulvo- und Vaginoskopie mit Mikroskop
- Kontaktmikroskopie (Dermatoskopie)
- Zytologischer und mikrobiologischer Abstrich
- Anfärbung mit Essigsäure
- HPV-Testung (Typisierung)
- Biopsie

12.1.1 Hautwarzen und Kondylome

Ätiologie Hautwarzen entstehen zumeist durch eine HPV-Infektion, insbesondere durch die Serotypen 6 und 11, die nur ein geringes onkogenes Potenzial haben. Die Infektion mit sog. High-risk-HPV-Viren (überwiegend Serotypen 16, 18 und 31) ist bei Persistenz Auslöser von vulvären, vaginalen und zervikalen Dysplasien und Karzinomen (▶ 8.1.3).

Symptomatik Hautwarzen können im der gesamten Vulva auftreten. Sie sind scharf begrenzte und in der Regel benigne Hautwucherungen unterschiedlicher Form mit rauer, evtl. schuppiger Oberfläche. Die Klassifizierung von Hautwarzen erfolgt nach dem äußeren Erscheinungsbild. Sie können einzeln oder in Gruppen wachsen, flach, glatt, gestielt, blumenkohlartig oder erhaben in Erscheinung treten und pigmentiert oder unpigmentiert sein.

> ✓ Von der Ansteckung bis zur Ausbildung der Warzen können Wochen oder sogar Monate vergehen. Hautwarzen verursachen meist keine Beschwerden und Schmerzen.

Therapie Da Hautwarzen optisch und mechanisch störend sein können und zusätzlich eine Ansteckungsgefahr für den Sexualpartner besteht, ist die Entfernung ratsam. Die Verödung der Warzen bis zur Basis mittels Laser- oder Kryotherapie zeigt gute Erfolgsquoten, allerdings besteht auch eine hohe Spontanheilungsrate. Häufige Rezidive sollten frühzeitig therapiert werden. Bei klinisch nicht eindeutig zu identifizierenden Befunden ist eine histologische Untersuchung notwendig.

> ! Die Exzision mit dem Skalpell ist zur histologischen Sicherung geeignet, hinterlässt jedoch insbesondere bei ausgedehnten Befunden deutliche Narben.

12.1.2 Polypen

Polypen finden sich am häufigsten im Bereich der Urethralmündung (Urethralkarunkel). Durch Verengung des Ostium urethrae kann es zu Dysurie, Schmerzen und

Blutungen kommen. Klinisch ist die Dignitätsbeurteilung häufig nicht eindeutig zu leisten. Daher ist oft die Exzision und histologische Untersuchung indiziert.

12.1.3 Mesenchymale Tumoren

Neben typischeren Lokalisationen können sämtliche mesenchymale Tumoren, wie Lipome, Fibrome, Myome, Hämangiome, Lymphangiome und Myxome, auch im Bereich der Vulva auftreten. Abhängig von Ausdehnung und Lokalisation können Beschwerden wie Dysurie, Dyspareunie etc. auftreten.

Klinisch ist in der Regel keine klare Diagnose der Befunde möglich. Daher ist insbesondere bei raschem Wachstum eine histologische Sicherung indiziert. Die Exzision sollte nach Möglichkeit in toto erfolgen.

✓ Bei der Untersuchung ist eine Leistenhernie auszuschließen.

12.1.4 Zysten

Ätiologie Zystische Tumoren im Vulvabereich können unterschiedlicher Genese sein. Am häufigsten finden sich Retentionszysten der dort angesiedelten Drüsen: Schweiß-, Talg- und Bartholin-Zysten.

Talg- und Schweisszysten

Talg- und Schweißzysten finden sich insbesondere in den behaarten Regionen. Die lokale Inzision mit Sekretexpression ist in vielen Fällen ausreichend. Bei größeren Befunden und Rezidiven kann eine Exzision des Zystenbalgs notwendig werden. Bei entzündlich veränderten und abszedierten Befunden ist eine Marsupialisation indiziert (s. u.).

Bartholin-Zysten

Lokalisation Bartholin-Zysten liegen lateral im kaudalen Anteil der Vulva.

Sympötomatik Die Pat. stellen sich mit einer extrem druckschmerzhaften, geröteten Schwellung vor. Klinisch findet sich eine kugelige pralle Schwellung. Häufig kommt es zur sekundären Infektion und Abszedierung. Bei Rezidivierenden Abszessen sollte auf Nikotinkarenz geachtet werden, zudem sollte ein Diabetes bzw. eine Immunsystem kompromittierende Erkrankung (z. B. HIV) ausgeschlossen werden

Therapie Bei dieser Form der Bartholinitis bzw. des Bartholini-Abszesses ist eine **Marsupialisation** indiziert:
- Spinal- oder Vollnarkose.
- Spannung des zystischen Befundes unter digitaler Palpation.
- Längsinzision an der medialen (Labieninnen-)Seite. Die Inzision sollte groß genug sein, um eine ausreichende Ausleitung des Sekrets und anschließende Versorgung der Wundränder zuzulassen. In der Praxis empfiehlt sich je nach Größe des Befundes eine Strecke von ca. 2 cm.
- Nach Entleerung der Zyste palpatorische Abklärung, ob weitere Zystenkammern vorhanden sind.
- Anschließend Zystenwand mit Klammern fassen und mit Einzelknopfnähten mit dem äußeren Wundrand vernähen. Es empfiehlt sich die Einlage einer Lasche, eines Iodoform®-Streifens oder einer Drainage.

- Bei tief reichenden abszedierenden Befunden ist in der Folge eine Spülung mit einem lokalen Antiseptikum zu empfehlen.

Dysontogenetische Zysten

Ätiologie Das äußere weibliche Genitale entwickelt sich aus dem Sinus urogenitalis, dem Genitalhöcker, den Genitalfalten und Genitalwülsten. Die Wolff-Gänge degenerieren beim weiblichen Embryo. Reste können sowohl in seinem distalen als auch seinem kranialen Abschnitt erhalten bleiben. Distal in der Vaginalwand werden sie als Gartner-Gang bezeichnet, kranial als Paroophoron und Epoophoron. In diesen Resten können sich während der Geschlechtsreife unter hormonellem Einfluss Zysten entwickeln.

Zysten des Gartner-Gangs

✓ Bei Pat. mit Gartner-Gangs-Zysten liegen überproportional häufig auch andere Entwicklungsfehlbildungen vor, wie eine ektope Uretermündung und ipsilaterale Nierenagenesien und -dysgenesien.

Klinik Die häufigsten sog. dysontogenetischen Zysten, die Zysten des Gartner-Gangs liegen an der lateralen Vulva und setzen sich introitus- bzw. scheidenwärts fort. Klinisch imponieren sie prall-elastisch. Die Pat. sind abhängig von der Ausdehnung des Befundes meist beschwerdefrei. Bei größeren Befunden können eine Dyspareunie oder ein Fremdkörpergefühl vorliegen. Eine sekundäre Infektion ist seltener.

Therapie Liegt keine Infektion vor, kann eine Gartner-Gangs-Zyste ausgeschält werden. Bei ausgedehnten Befunden kann neben einer vaginalsonografischen Untersuchung eine Magnetresonanztomografie hilfreich sein. In Einzelfällen wurde eine maligne Entartung von Gartner-Gangs-Zysten beschrieben

12.1.5 Pigmentierte Hautveränderungen

Pigmentierte Hautveränderungen finden sich häufig an der Vulva, treten aber auch in der Vagina auf. Bei klinisch nicht eindeutig zu beurteilenden Befunden ist die Vorstellung beim Dermatologen indiziert.

Nävuszellnävus

Nävuszellnävi sind benigne Hautveränderungen, die sich durch eine dunkle Pigmentierung bei weitgehend erhaltener Oberflächenstruktur der Haut definieren. Eine Entfernung ist bei klarer Diagnose nicht notwendig.

Lentigo

Klinik und Therapie Als Lentigo werden braune Flecken in der Vulvaregion bezeichnet. Neben einzelnen Veränderungen finden sich häufig auch ausgedehnte Befunde. Histologisch finden sich eine Hyperpigmentation der basalen Zellschicht, eine leichte melanozytische und epitheliale Hyperplasie sowie stromale Melanophagen. Die Veränderungen sind ausschließlich benigner Natur, eine chirurgische Resektion ist bei klinisch sicherer Diagnose nicht indiziert.

Differenzialdiagnostik Die Abgrenzung von Nävuszellnävus und Lentigo zum malignen Melanom der Vulva macht in manchen Fällen eine dermatoskopische Beurteilung notwendig. Auch dem Gynäkologen sollten jedoch grundsätzliche Hinweise auf ein malignes Melanom bekannt sein. Diese sind in der sog. **ABCDE-Regel** zusammengefasst:

- **A**symmetrie des Pigmentflecks
- Unregelmäßige oder unscharfe **B**egrenzung
- Unterschiedlich starke Pigmentierung und Mehrfarbigkeit (**C**olour)
- **E**rhöhter Hautdurchmesser und Niveauunterschied zur Haut
- Neue **E**ntstehung auf sonst flacher Haut
- Rasches Wachstum

Vitiligo

Die Vitiligo ist eine Pigmentierungsstörung der Haut. Sie tritt häufig auch an anderen Körperstellen auf. Es finden sich in vielen Fällen seitengleich verteilte, zentral weiße, im Randbereich hyperpigmentierte Flecken. Ein chronisches, progredientes Auftreten der Flecken ist typisch. Die Ätiologie dieser Hauterkrankung ist bisher nicht eindeutig geklärt, vermutet wird eine autoimmune Genese. Eine suffiziente Behandlungsmöglichkeit ist bisher nicht bekannt.

12.1.6 Lichen sclerosus

Synonyme   Der Lichen sclerosus wurde früher auch als Kraurosis vulvae bezeichnet und mit dem Zusatz et atrophicus versehen. Die International Society for the Study of Vulval Disease hat den kürzeren Begriff Lichen sclerosus festgelegt. Gelegentlich wird der Lichen sclerosus auch als White Spot Disease oder Balanitis xerotica obliterans (BXO) bezeichnet.

Formen   Neben der atrophischen Form findet sich beim Lichen sclerosus auch eine hyperplastische Form. Die hyperplastische Form hat mit 5–20 % ein erhöhtes Risiko für die Entwicklung eines Karzinoms im betroffenen Bereich. Sie wird deshalb als fakultative Präkanzerose eingestuft. Ob ein bösartiger Tumor aus der Läsion selbst entstehen kann oder ob die Erkr. die Entstehung eines solchen begünstigt ist umstritten.

Klinik   Der Lichen sclerosus ist eine chronische, unheilbare Erkrankung. Er verläuft in Schüben unterbrochen von kürzeren oder längeren Ruhephasen.

- Degenerative Vulvaveränderungen, die neben den Labien auch Klitoris und Analregion betreffen. Die Ausbreitung in Vulva und Analregion verläuft häufig in sog. 8-Form. Die extragenitale Form mit Befall der oberen Extremitäten und des Rückens ist mit etwa 10–15 % deutlich seltener.
- Schrumpfung der Vulva mit Sklerosierung des subkutanen Fettgewebes durch eine Atrophie und Hyperplasie der Dermis. Die Haut hat eine pergamentartige Konsistenz, die Labien schrumpfen und verwachsen. An der Klitoris kann es zur sog. Klitorisphimose kommen.
- Symptomatisch stehen der starke Pruritus und ein brennender Schmerz im Vordergrund. Begleitend kommt es bei sexuell aktiven Frauen zu Kohabitationsbeschwerden. Bei Sexualkontakt und Stuhlgang können in der Vulva und Analregion schmerzhafte Risse auftreten. Durch den Pruritus ausgelöste Kratzdefekte begünstigen die Ausbreitung bakterieller und mykotischer Infektionen. Bei Befall der Urethra und v. a. des Ostiums kommt es zu dysurischen Beschwerden.
- Bei den seltener betroffenen prämenopausalen Pat. stehen Kohabitationsbeschwerden im Vordergrund. Kinder können die gleichen Symptome zeigen.

Diagnostik
- In vielen Fällen Blickdiagnose, die bei der Inspektion und Vulvoskopie gestellt wird.
- **Histologie:** oft zum Ausschluss maligner und dysplastischer Veränderungen. Es finden sich ein Korionödem mit entzündlichen Infiltraten, eine Epidermishyperplasie, eine Leukoplakie, eine Abnahme der elastischen Fasern sowie Schrumpfung, Hyperkeratose und reduzierte Pigmentierung.

Therapie Nur in wenigen Einzelfällen wurde über eine Spontanheilung im Erwachsenenalter berichtet. Bei Auftreten der Krankheit im Kindesalter ist eher eine Spontanheilung zu erwarten, meist bei Übergang in die Pubertät. Dies entbindet jedoch nicht von einer angemessenen Therapie.

Da es bei einem unbehandelten Lichen neben dem Entartungsrisiko zu Funktionseinschränkungen bis hin zum Funktionsverlust sowie zur anatomischen Verkümmerung des äußeren Genitals kommen kann, sollte jeder Lichen behandelt werden. Hierzu empfiehlt sich die Gabe eines hoch dosierten lokalen Glukokortikoids (z. B Clobetasol) initial täglich für 4 Wo., danach schrittweise Reduktion bis zu einer einmal wöchentlichen Erhaltungstherapie.

12.1.7 Behçet-Krankheit

Die Behçet-Krankheit oder „Silk Route Disease" (wegen des gehäuften Auftretens entlang der alten Seidenstraße) ist eine in Europa äußerst seltene Erkr. des jungen Erwachsenenalters. Die Systemerkr. mit unterschiedlichen Manifestationsorten und variabler Ausprägung ist in östlichen mediterranen Ländern und in Japan häufiger anzutreffen. In der Türkei wurde eine Prävalenz von bis zu 19/5.131 Einwohner > 10 Jahre gefunden. Die Erkr. tritt bei Männern etwas häufiger auf.

Klinik Typisch sind eine generalisierte Uveitis, Aphthen der Mundschleimhaut, Erythema nodosum, Pyodermie, Dermatographismus, seronegative Arthritis, neurologische sowie kardiovaskuläre Symptome. Vulvovaginal finden sich ulzeröse-aphthöse Veränderungen, Fluor und Juckreiz. In seltenen Fällen wurden Fistelbildungen zur Blase beschrieben.

Diagnostik Die Diagnose wird klinisch anhand des typischen Symptomkomplexes gestellt.

Therapie Die Therapie richtet sich nach Intensität und Ausbreitung der Symptome. In jedem Fall sollte die Therapie interdisziplinär durchgeführt werden. Aufgrund der vermuteten autoimmunen Genese basieren die verschiedenen Therapieansätze auf immunsuppressiven Ansätzen.

Die Therapie erfolgt mit Glukokortikoiden. Besonders die aphthösen Ulzerationen sprechen gut auf Thalidomid an. Ferner werden in der Therapie Colchizin, Ciclosporin A, Cyclophosphamid, Azathioprin, Chlorambucil, IFN-α und Plasmapherese angewandt. Eine chirurgische Therapie der Hauterscheinungen ist kontraindiziert.

12.1.8 Hyperplasie von Klitoris und Labien

Die klinisch auffällige **Klitorishyperplasie** ist i. d. R. durch eine Hyperandrogenämie bedingt. Ursächlich können Androgen-produzierende Tumoren oder ein AGS sein. Andere seltene Ursachen der Hyperandrogenämie ▶ 1.8. Die Therapie besteht i. d. R. in der Behandlung der endokrinen Ursache. Selten finden sich auch maligne Veränderungen der Klitoris.

Bei der **Labienhyperplasie** ist häufig neben einer Dyspareunie und Beschwerden beim Tragen von engen Hosen, beim Sitzen oder Fahrradfahren der kosmetische Aspekt führend. Insbesondere da sich in der letzten Dekade durch häufigere Intimrasur und der Verfügbarkeit von pornografischem Material das propagierte Schönheitsideal hin zur kindartigen Vulva mit lediglich kleinen Labiae minorae, die wenig das übrige Genital überragen, gewandelt hat.

Therapie   Die Indikation zu chirurgischen Verkleinerung sollte hier sehr streng und nur in Ausnahmefällen vor dem 18 Lebensjahr gestellt werden, häufig wird hier eine sogenannte Keilexzision durchgeführt.

12.2 Neoplastische Veränderungen der Vulva und Vagina
Bernd Gerber

> **Malignome der Vulva**
> Es werden unterschieden:
> - Plattenepithelkarzinome (ca. 90 % aller Vulvamalignome). Sonderformen:
>   - Verruköses Karzinom: gut differenziert, scharfe Tumor-Stroma-Grenze, selten metastasierend
>   - Kondylomatöses Karzinom: entsteht auf Boden VIN III, häufig HPV positiv
>   - Basaloides Karzinom: entsteht auf Boden VIN III, häufig HPV positiv
> - Maligne Melanome (ca. 5 %)
> - Sarkome (ca. 1 %)
> - Seltene Malignome (ca. 3 %): Basalzellkarzinom, Adenokarzinom, Schweißdrüsenkarzinom
> - Metastasen (ca. 1 %)

12.2.1 Präkanzerosen der Vulva (vulväre intraepitheliale Neoplasien; VIN)

Einteilung   Dysplasien des Plattenepithels werden als mögliche Vorläufer des Vulvakarzinoms (Präkanzerosen) betrachtet. Diese auch als vulväre intraepitheliale Neoplasien (VIN) bezeichneten Veränderungen beinhalten heute auch die früher getrennt betrachteten prämalignen Veränderungen wie Bowen-Krankheit, Erythroplakie, Carcinoma simplex und Paget-Krankheit. Letztere wird am Ende des Kapitels separat erwähnt.

Diese Veränderungen werden abhängig vom Ausmaß der VIN in drei Schweregrade unterteilt (▶ Tab. 12.1, ▶ Tab. 12.2, ▶ Abb. 12.1, ▶ Abb. 12.2). Diese Graduierung der vulvären intraepithelialen Neoplasie wird kritisch hinterfragt, da die VIN I offensichtlich eine seltene Läsion ist und allenfalls im Zusammenhang mit anderen Läsionen vorkommt.

Progression   VIN I und II bilden sich in den meisten Fällen, VIN III mit einer Wahrscheinlichkeit von 30–40 % zurück. Eine Progression findet nur in einem geringen Prozentsatz (5–10 %) statt. Diese betrifft vorwiegend Frauen mit VIN III, postmenopausale Frauen, HPV (11, 16, 31, 35) Positivität oder unter Immunsuppression.

12 Erkrankungen von Vulva und Vagina

Tab. 12.1 Schweregradeinteilung der VIN

Schweregrad	Merkmale	
VIN I	(leichte) Dysplasie	Atypien nur im unteren Drittel des Epithels
VIN II	(mittelschwere) Dysplasie	Atypien im unteren und mittleren Drittel des Epithels
VIN III	(schwere) Dysplasie	Atypien durchsetzen gesamtes Epithel Weitere Unterscheidung in kondylomatösen, basaloiden und differenzierten Typ (▶ Tab. 12.2).

Tab. 12.2 Unterschiede zwischen kondylomatösem/basaloidem und differenziertem Typ

Kondylomatöser/basaloider Typ	Differenzierter (simplex) Typ (2–10 %)
‹ 50 Jahre	› 50 Jahre
HPV positiv 80–90 %	HPV negativ
Keine p53-Mutation	p53-Mutation
Multifokal	Unifokal
Multizentrisch	Unizentrisch
Häufig Rezidive	Seltener Rezidive
Selten Entartung, häufig bei basaloiden/kondylomatösem Ca	Häufig bei klassischem Plattenepithelkarzinom

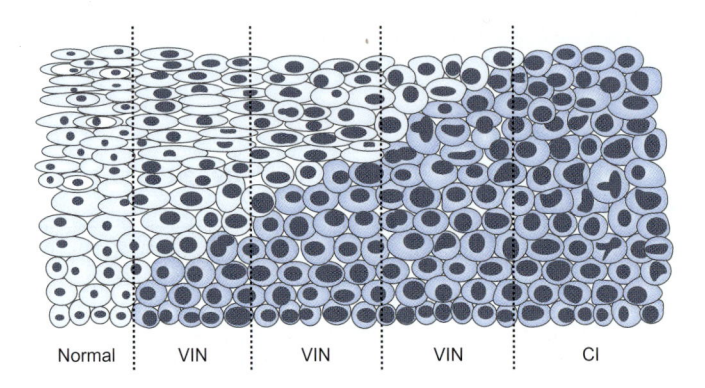

Abb. 12.1 Schematische Darstellung der Graduierung neoplastischer Veränderungen

Prävalenz In den letzten 20 J. zeigte sich eine Zunahme der VIN um den Faktor 2–3, vorzugsweise in der Altersgruppe der prämenopausalen Frauen. Inwieweit dies auf eine höhere Diagnoserate oder einen echten Inzidenzanstieg zurückzuführen ist, bleibt unklar. Andererseits zeigt sich in den letzten Jahren eine Zunahme der invasiven Vulvakarzinome bei jüngeren Frauen.

> **!** Zwischen VIN sowie zervikaler (CIN), vaginaler (VaIN) und perianaler intraepithelialer Neoplasie (PAIN) besteht eine hohe Koinzidenz (5–50 %).

Klinik Leitsymptom „Pruritus", seltener Brennen im Vulvabereich. Etwa die Hälfte aller Pat. hat keinerlei Beschwerden

Diagnostik
- Inspektion der Vulva: suspekte Hautveränderungen (Relief, Farbe, Leukoplakie, Papillome usw.) erkennbar. Suspekte Bereiche nach vorherigem Betupfen mit 3- bis 5%iger Essigsäure und/oder Toluidinblau mittels Vulvoskopie weiter abklären.
- Zytologie: bei der Abklärung von Vulvadysplasien heute ohne Bedeutung. Der Nachweis von HPV-Viren kann zur Abschätzung des weiteren Krankheitsverlaufes dienlich sein.
- Diagnosesicherung: histologisch mittels Punch-Biopsie in Lokalanästhesie zwingend erforderlich. Diese auch ausreichend tief durchführen, um eine beginnende Invasion oder ein Adenokarzinom bei einem M. Paget auszuschließen.

Therapie Im Hinblick auf die Lebensqualität erfolgt die Therapie heute zunehmend konservativer. Obwohl es keine randomisierten Studien zum Vergleich von radikaler Vulvektomie und Entfernung im „Gesunden" gibt, hat sich gezeigt, dass die lokale Exzision im Gesunden sicher und praktikabel ist. Abhängig vom Alter der Pat. und Ausdehnung der Dysplasie stehen verschiedene Verfahren zur Verfügung. In jedem Fall zuvor histologische Diagnosesicherung durchführen.

- Schonende lokale Exzision im Gesunden. Eine Empfehlung für die Breite eines evidenzbasierten Resektionsrandes gibt es nicht.
- **Skinning Vulvektomie:** Bei größeren Arealen oder multiplen Herden kann der entsprechende Vulvabereich deepithelialisiert werden. Dazu die Haut 3–5 mm stark mittels Laser oder Hochfrequenz-Chirurgie resezieren und mit Spalthaut- oder Verschiebelappenplastik

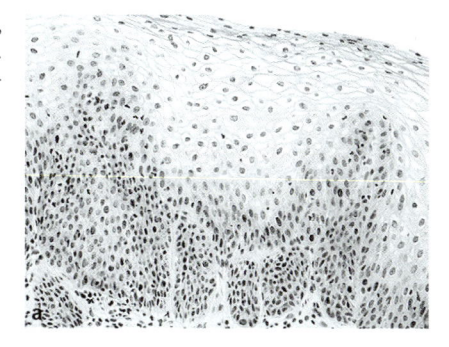

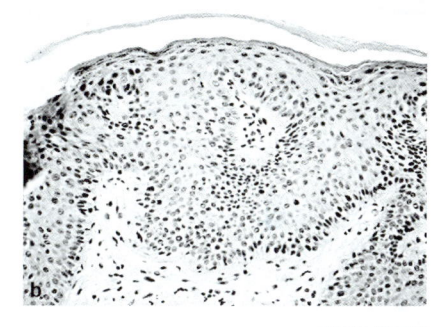

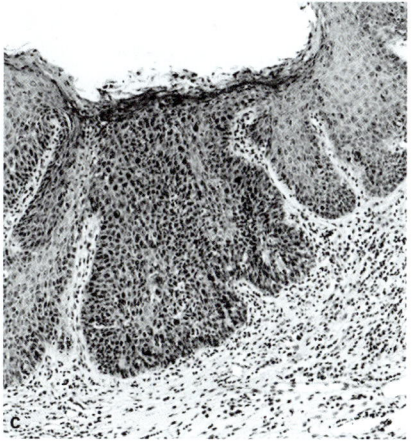

Abb. 12.2a Histologische Befundbeispiele
a) VIN I
b) VIN II
c) VIN III

decken. Bei kleineren Läsionen reepithelialisiert sich der Bereich von selbst (▶ Abb. 12.3), bei größeren Bereichen Defektdeckung mit Spalthauttransplantat vornehmen.

- Die einfache **Vulvektomie** kann bei älteren Frauen langfristig Heilung schaffen.
- **Laserdestruktion/HF-Beamer-Destruktion:** Beide Verfahren destruieren die dysplastischen Epithelien. Als Vorteile dieser destruierenden Verfahren sind v. a. die guten kosmetischen Ergebnisse, die Wiederholbarkeit und die Anwendung an kritischen Regionen (Klitoris, Urethra, perianal) zu nennen. Bei den destruktiven Verfahren ist das 10%ige Risiko einer okkulten Invasion zu beachten.
- **Imiquimod:** keine eindeutigen Effektivitätsdaten, Off Label-use

! Aufgrund der hohen Rezidivrate (bis zu 30% nach R0-Resektion) auch Jahre nach der Primärdiagnose müssen VIN-Pat. regelmäßig klinisch überwacht werden.

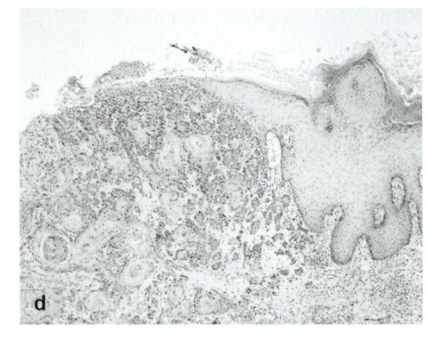

Abb. 12.2b Histologische Befundbeispiele
d) Vulvakarzinom

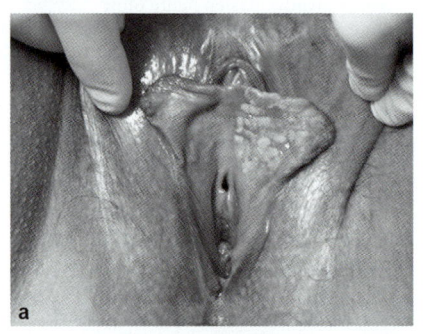

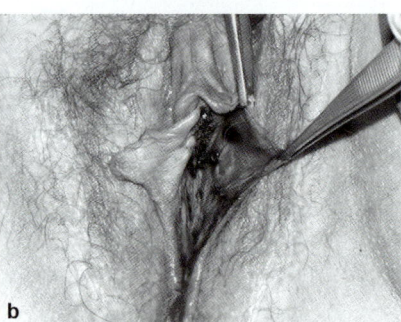

Abb. 12.3 VIN III vor **a)** und nach **b)** Skinektomie mit 1-cm-R0-Resektion

Paget-Krankheit

Die sehr seltene Paget-Krankheit der Vulva ist eine Sonderform der VIN, da sie nicht vom Plattenepithel sondern von den Hautanhangsdrüsen der Vulva ausgeht.

Klinik Häufig rote, gut begrenzte und häufig schuppig belegte Zone im Bereich der großen Labien.

Diagnostik und Therapie Wie bei anderen VIN.

Histologie In Nestern oder verstreut im Epithel und in Hautanhangsdrüsen liegende Paget-Zellen mit typischen bläschenförmigen Zellkernen und vakuolisiertem Zytoplasma.

> **!** In etwa 30 % der Fälle findet sich ein begleitendes invasives Adenokarzinom (▶ Abb. 12.4), das analog dem Vulvakarzinom behandelt wird. Da Adenokarzinome häufig simultan in anderen Organen (Zervix, Gastroenteron, Mamma) vorkommen, sollte eine entsprechende Diagnostik erfolgen.

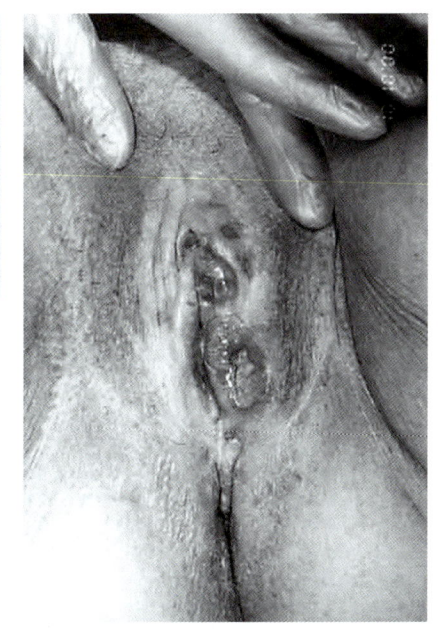

Abb. 12.4 Vulvakarzinom auf dem Boden einer Paget-Krankheit

12.2.2 Plattenepithelkarzinom der Vulva

Epidemiologie Das Vulvakarzinom ist mit 4 % aller weiblichen Genitalkarzinome selten. Die Inzidenz beträgt 2/100.000 Frauen und Jahr. Sie steigt von 0,4 bei 30-jährigen auf 20 bei über 70-jährigen Frauen. Für 2016 erwartet das Robert-Koch-Institut einen Anstieg der Neuerkr. auf 4.400 Fälle in Deutschland. Es handelt sich vorzugsweise um eine Erkrankung der „älteren" Frau, wobei in den letzten Jahren eine Verringerung des durchschnittlichen Erkrankungsalters mit zweigipfligem Verlauf erkennbar ist (▶ Abb. 12.5):

- 30–50 J.: In dieser Altersgruppe lassen sich in > 60 % HPV (Typ 16)-Viren nachweisen.
- \> 70 J.: Tumoren häufig auf dem Boden eines Lichen sclerosus und gut differenziert.

Risikofaktoren Bekannte Risikofaktoren für ein Vulvakarzinom sind Rauchen, Immunsuppression (HIV), HPV (v. a. HPV 16), mangelnde Genitalhygiene, Kontakte mit Karzinogenen.

> **Leukoplakie**
> Bei der Leukoplakie handelt es sich um ein makroskopisch sichtbares weißes Areal vor Durchführung der Essigprobe. Dieses wird heute auch als Keratose bezeichnet. Typisch ist ein scharf begrenztes weißliches Mosaik der Haut. Ursächlich wird eine gestörte Verhornungstendenz und gleichzeitige Atrophie des Plattenepithels diskutiert. Die Keratose wurde früher als Präkanzerose angesehen. Da aber nur selten eine zelluläre Atypie nachweisbar ist, gilt sie heute nicht mehr als echte Präkanzerose. Andererseits findet sich aber neben Vulvakarzinomen häufig auch eine Keratose.

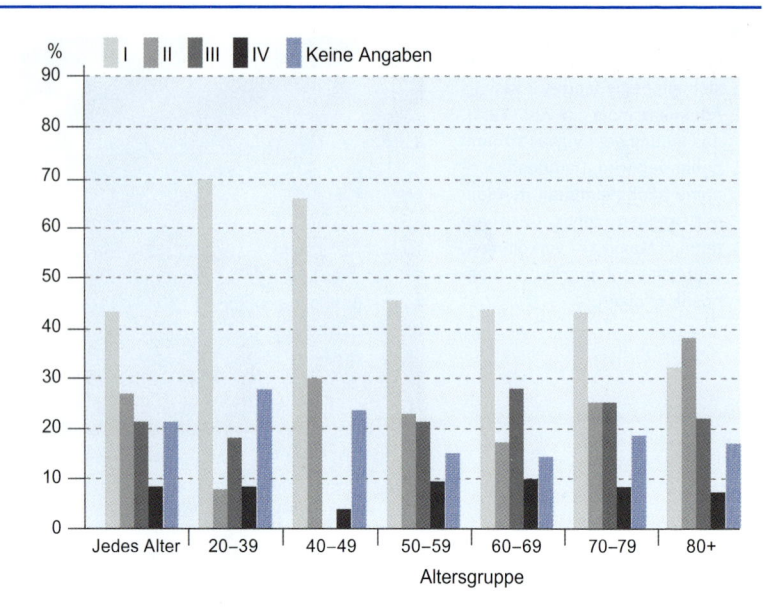

Abb. 12.5 Krebserkrankungen der Vulva (außer Basalzellkarzinome, MelaNOME UND Paget-Krankheit) mit Diagnosestellung zwischen 2005 und 2009 nach Altersgruppe im Einzugsbereich des Eastern Cancer Registry and Information Centre (ECRIC) (TNM-2000-Stadium) (aus: Lai et al. 2013)

Klinik Pathognomonisch für ein Vulvakarzinom sind Pruritus (71 %), Ulzeration (28 %), Blutung (26 %), Schmerzen (23 %), Miktionsprobleme (14 %), Fluor (13 %).

> **!** Bei regelmäßiger Teilnahme an gynäkologischen Krebsfrüherkennungsuntersuchungen müssten alle Vulvakarzinome in einem prognostisch günstigen Frühstadium gefunden werden. Wegen fehlender Beschwerden und „falschem Schamgefühl" besonders von älteren Frauen werden Vulvakarzinome von den betroffenen Frauen auch heute noch verschleppt.
> Noch heute kommen immer wieder iatrogen massiv diagnoseverzögerte Fälle vor, weil die Symptome und Befunde verkannt werden.

- **Lokales Wachstum:** Makroskopisch kann das Vulvakarzinom sehr polymorph erscheinen. Dies reicht von der kleinen Papel, warzenähnlicher Proliferation oder Erosion im Frühstadium bis hin zur Ulzeration oder einem blumenkohlartig wachsenden Exophyten (▶ Abb. 12.6) im fortgeschrittenen Stadium. Typisch sind auch Blutung bei Berührung, entzündlicher Randwall und schmierige z. T. übel riechende Beläge infolge Super-

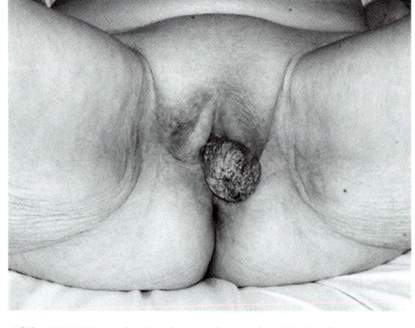

Abb. 12.6 Exophytisch wachsendes Vulvakarzinom

infektion. Häufig finden sich Abklatschmetastasen, d. h. auf der dem Tumor gegenüberliegenden Labie wächst ebenfalls ein Tumor (▶ Abb. 12.7).

- **Metastasierung:** Vulvakarzinome metastasieren anfänglich lymphogen, erst im fortgeschrittenen Stadium auch hämatogen. Die lymphogene Metastasierung erfolgt kontinuierlich „Step by Step" entlang der inguinalen, pelvinen und paraaortalen Lymphknotenstationen. Mit der Infiltrationstiefe des Primärtumors (▶ Abb. 12.8) steigt auch die Häufigkeit inguinaler Lymphknotenmetastasen (▶ Tab. 12.3). In lokal fortgeschrittenen Fällen werden auch Urethra, Blase, Anus und Rektum infiltriert.

Diagnostik
- Die histologische Sicherung der Diagnose durch Biopsie ist obligat. In Ausnahmefällen und bei pigmentierten Läsionen ist eine Exzisionsbiopsie vorzuziehen. Cave: Bei V. a. malignes Melanom darf keine Biopsie erfolgen. Multiple Veränderungen erfordern multiple Biopsien.
- Bei ausgedehnten Tumoren kann eine Zysto- bzw. Rektoskopie oder ein CT zur Beurteilung des Übergreifens auf Nachbarorgane sinnvoll sein.
- Inguinale Lymphonodektomie bzw. Entfernung des Wächterlymphknotens, da der pathologische Nodalstatus für die weitere Therapie und Verlaufsbeurteilung bedeutsam ist sollte die (ein-/beidseitige) erfolgen (▶ Tab. 12.4). Die Darstellung und alleinige Biopsie des Wächterlymphknotens (mit Nanocolloid und Blau) kann die häufigen Komplikationen nach kompletter inguinaler Lymphknotenexstirpation vermeiden. Bei Tumoren ≤ 40 mm und klinisch nicht befallenen inguinofemoralen Lymphknoten ist die Sentinel-Node-Biopsie sicher und gilt als Standard. Inguinale Lymphknotenschwellungen können auch Folge der Superinfektion sein.

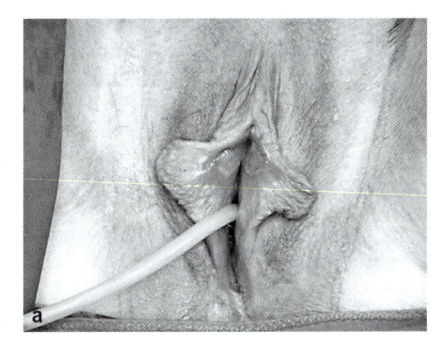

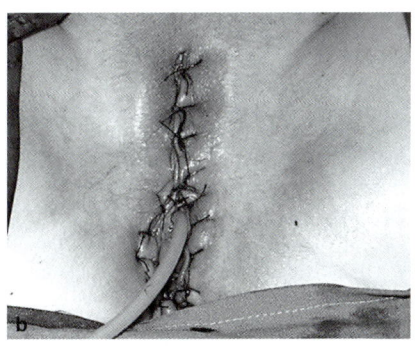

Abb. 12.7 Flach ulzeriertes Vulvakarzinom mit Abklatschmetastase im Bereich der kleinen Labien und VIN III im Bereich der hinteren Kommissur. Vor a) und nach b) radikaler Vulvektomie

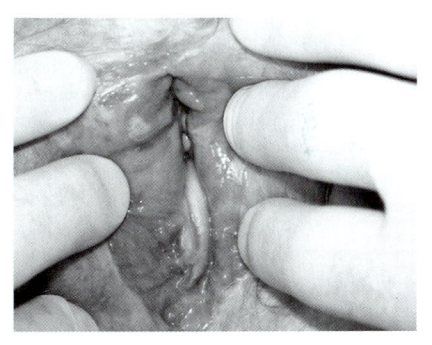

Abb. 12.8 Atrophe Dystrophie der Vulva (Lichen sclerosus). VIN I-III mit mehrherdigem invasivem Vulvakarzinom

12 Erkrankungen von Vulva und Vagina

Tab. 12.3 Häufigkeit von Lymphknotenmetastasen in Abhängigkeit von der Infiltrationstiefe

Infiltrationstiefe	Befall inguinaler Lymphknoten
≤ 1 mm	0 %
1,1–5 mm	15 %
› 5 mm	35 %

Tab. 12.4 Regionale Lymphknoten und Fernmetastasen beim Vulvakarzinom nach UICC

Nx	Nicht überprüft
N0	Lymphknoten nicht befallen
N1	Inguinofemorale Lymphknoten einseitig befallen
N2	Inguinofemorale Lymphknoten beidseitig befallen
Mx	Nicht überprüft
M0	Keine Fernmetastasen
M1	Fernmetastasen, inkl. pelviner Lymphknoten

Operative Therapie Im Vordergrund der Therapie des Vulvakarzinoms steht die OP. Im Vorfeld bzw. für die OP ist zu beachten:
- OP individualisieren und stadienadaptiert durchführen.
- Übermäßig mutilierende Eingriffe vermeiden.
- Obligat perioperative Antibiotikaprophylaxe: Da es sich häufig um ältere Patientinnen mit hoher Komorbidität handelt und das OP-Gebiet infektiös ist, kommt es häufiger zu Wundheilungsstörungen mit langwieriger Sekundärheilung.
- Operationspräparat durch Fadenmarkierungen kennzeichnen.
- **Operationsverfahren:** Bei der Auswahl der Operationsverfahren sind eine Multifokalität der Erkr. und begleitende Epithelpathologien (z. B. VIN) zu beachten. Unter Umständen kann auch die Kombination von Operation mit einer Lasertherapie der assoziierten VIN sinnvoll sein. Tumorstadien und Therapieempfehlung sind in ▶ Tab. 12.5 zusammengefasst.
    - **Radikale Vulvektomie:** Lange Zeit Standard für alle Stadien, heute erst ab FIGO-Stadium-Ib als Standard angesehen.
    - „**Kleinere**" **Tumoren:** ausreichend im Gesunden entfernen, wobei ein Sicherheitsabstand von 10 mm als ausreichend gilt. In Einzelfällen kann auch bei größeren Tumoren oder ungünstiger Lokalisation (z. B. klitorisnaher Sitz) die lokale radikale Exzision mit einem ausreichenden Sicherheitsabstand und inguinaler Lymphonodektomie erfolgen. Bei nachgewiesener Lymphbahninvasion ist das lokale Rezidivrisiko erhöht.
    - **Streng einseitige Tumoren:** einseitige Hemivulvektomie ausreichend. Ebenso sind bei extremer ventraler oder dorsaler Lage eine vordere oder hintere Hemivulvektomie ausreichend.
    - Bei Erfordernis (R1-Resektion, befallene Lymphknoten etc.) auch eine Zweitoperation indizieren.
    - „**Größere**" **Tumoren** können auch durch lokale Verschiebelappen im Gesunden reseziert werden. **Cave:** hohe Rate an Wundheilungsstörungen!
    - **Weiter fortgeschrittene Tumoren mit Übergang auf Nachbarorgane:** nur bei einer OP-Ebene eine ausgedehnte Resektion bis hin zur Exenteration erwä-

gen. So können von der distalen Urethra 1–1,5 cm reseziert werden, ohne dass dies zu einer Urethralinkontinenz führt. Zur Erreichung von Tumorfreiheit kann auch die gesamte Urethra reseziert werden. Die Anlage einer suprapubischen Harnableitung ist dann obligat.
- **Palliativeingriffe:** zur Vermeidung einer Kloake möglich. In dieser Situation sind auch Kombinationen von Tumorresektion mit Radio(-chemo)-therapie (bis 60 Gy Gesamtdosis) möglich.
- Die **vulvar field resection** (VFR) nach Höckel basiert auf den ontogenetisch entstanden Kompartimenten und dass die lokale Tumorausbreitung entlang dieser vorgegebenen Kompartimente erfolgt. In Kombination mit lokalen Lappenplastiken zeigte die VFR in einer kleineren Studie mit relativ kurzem follow-up ermutigende Ergebnisse hinsichtlich lokaler Tumorkontrolle und Funktionalität.

Tab. 12.5 Stadieneinteilung des Vulvakarzinoms entsprechend der FIGO- und TNM-Klassifikation sowie Therapieempfehlung FIGO-Stadium

FIGO	UICC	Definition	Therapie
0	Tis	Carcinoma in situ	Lokale Exzision im Gesunden[2]
I	T1 N0 M0	Tumor auf Vulva/Perineum beschränkt, Tumoroberfläche ≤ 20 mm	
• Ia	T1a	Invasionstiefe < 1 mm[1]	Lokale Exzision im Gesunden[2]
• Ib	T1b	Invasionstiefe > 1 mm[1]	Individualisiert: Radikale Vulvektomie oder lokale radikale Exzision im Gesunden[2] jeweils mit SLNB/Lymphonodektomie[3]; bei klitorisnaher Lokalisation individualisiertes Vorgehen
II	T2 N0 M0	Tumor auf Vulva/Perineum beschränkt, Tumoroberfläche > 20 mm	Radikale Vulvektomie (nur in ausgewählten Fällen lokale radikale Exzision im Gesunden[2]), SLNB/Lymphonodektomie[3]
III	T3 N0/1 M0 T1–3 N1 M0	Tumor jeder Größe mit Ausdehnung auf distale Urethra, Vagina und/oder Anus ± inguinalen Lymphknotenmetastasen	Radikale Vulvektomie unter Mitnahme von Teilen der Vagina und/oder Urethra (distal 1 cm Urethra ohne Inkontinenzrisiko resezierbar); evtl. Exenteration
IV	T1–4 N1–2 M0	Tumor jeder Größe mit Ausdehnung auf Nachbarorgane	Vulvektomie unter Mitnahme befallener Organe, evtl. Exenteration Palliativ: Operation und Radiatio evtl. in Kombination mit Chemotherapie (5-FU, Cisplatin; experimentell)
• IVa	T1–4 N0–2 M0	Infiltration der proximalen Urethra, oder Blasen- oder Rektummukosa oder des Beckenknochens	
• IVb	T1–4 N0–2 M1	Fernmetastasen oder/und pelvine Lymphknotenmetastasen	

[1] Abstand tiefster Punkt der Infiltration zur oberflächlichsten dermalen Papille
[2] Sicherheitsabstand 10 mm empfehlenswert
[3] bei strenger Einseitigkeit reicht ipsilaterale Lymphonodektomie

- **Empfehlungen für die inguinale (inguinofemorale) Lymphonodektomie:**
  - Bei einem pT1a (Infiltrationstiefe < 1 mm) ist keine Lymphonodektomie indiziert.
  - Separate Hautschnitte, i.d.R. oberhalb und parallel zum Leistenband.
  - Die Sentinel-Lymph-Node-Biopsie (SLNB; Kombination von Nanocolloid und Patentblau) ist bei Tumoren ≤ 4 cm und klinisch (palpatorisch, sonografisch) unauffälligen Lymphknoten die Standardtherapie. Bei größeren Tumoren ist die SLNB zwar möglich, aber nicht etabliert.
  - Bei befallenen Lymphknoten (klinisch, SLN im Schnellschnitt positiv): beidseitige Entfernung der Lymphknoten in der Leiste bis etwa 2 cm oberhalb des Leistenbandes und medial der A. femoralis. Pro Seite sollten mindestens 6 Lymphknoten entfernt und untersucht werden.
  - Erhaltung der Fascia lata und der Vena saphena reduziert postoperative Morbidität.
  - Bei streng unilateralen Tumoren ≤ 20 mm und tumorfreien inguinalen Lymphknoten auf der ipsilateralen Seite kann auf die kontralaterale Lymphonodektomie verzichtet werden.
  - Bei > 3 Lymphknotenmetastasen, Kapseldurchbruch oder Makrometastase > 10 mm ist eine pelvine Lymphonodektomie indiziert. Diese kann extraperitoneal, transperitoneal laparoskopisch oder offen erfolgen. Sollte die operative Lymphonodektomie nicht erfolgen, dann wäre neben der Radiatio der Leistenregionen auch die pelvine Radiotherapie indiziert.

> **Vom Pathologen abzufordernde Parameter**
> - Lokalisation des Tumors im Präparat
> - Tumorgröße
> - Tumortyp und histologischer Subtyp
> - Differenzierungsgrad
> - Entfernung im Gesunden (Angabe der Resektionsränder in Millimeter)
> - Lymph-/Hämangiosis
> - Infiltrationstiefe gemessen in mm von der oberflächlichsten dermalen Papille zum tiefsten Punkt der Infiltration
> - Uni-, Multizentrizität
> - Nodalstatus: Zahl der entfernten und befallenen Lymphknoten, Kapseldurchbruch, Metastasengröße
> - pTNM

- **Perioperatives Staging:** Die lokale Tumorausdehnung wird klinisch beurteilt. In den Frühstadien sind bei klinisch fehlendem Verdacht auf Metastasierung keine apparativen Untersuchungen indiziert. Ab Stadium III kann eine Lebersonografie und ein Röntgen-Thorax – meist schon aus Altersgründen vorliegend – erfolgen.

Vorgehen bei eingeschränkter Operabilität   Mit den modernen Anästhesieverfahren und internistischer Mitbehandlung kann bei den meisten Patientinnen OP-Fähigkeit hergestellt werden.
- **Strahlentherapie:** NW, v.a. der Vulvitis, sind häufig therapielimitierend. Die Dosis im Bereich des Primärtumors sollte 60–70 Gy und im Bereich der Leistenlymphknoten 50 Gy betragen. Indikationen der adjuvanten Strahlentherapie:
  - Vulva bei R1/2-OP und nicht möglicher (!) Nachresektion

- Inguinal: ≥ 3 Lymphknotenmetastasen, kapselüberschreitendes Wachstum, Makrometastase > 10 mm, Verzicht auf inguinale Lymphonodektomie und Tumorstadium > Ib
- Pelvine Lymphknotenstationen: Verzicht auf eine pelvine Lymphonodektomie (Indikationen s. o.), pelviner Lymphknotenmetastasierung (paraaortale Radiatio)

> **!** Auch eine noch so gute Strahlentherapie kann eine schlechte Operation nicht ersetzen.

- **Systemische Therapie:** Die primäre oder alleinige Chemotherapie hat mit den bisherigen Substanzen nicht überzeugen können. Hoffnungsvoller sind die Daten einer kombinierten Radiochemotherapie, die möglicherweise eine zukünftige Therapieoption darstellen könnte. Kombinationen von 5-FU und Cisplatin scheinen hier am wirksamsten. Zu beachten ist jedoch die chemotherapiebedingte Toxizität, die bei älteren polymorbiden Pat. nicht zu unterschätzen ist. **Cave:** Plattenepithelkarzinome sprechen sehr schlecht auf eine Chemotherapie an:
  - Eine adjuvante Chemotherapie ist nicht indiziert.
  - Bei Fernmetastasen kann eine Chemotherapie erwogen werden. Erfahrungen liegen für den Einsatz von Adriamycin, Bleomycin, Methotrexat, Mitomyin C und platinhaltigen Präparaten vor. Die Ansprechraten liegen bei 30 %, die Remissionsdauer ist jedoch kurz.
  - Eine kombinierte Radiochemotherapie mit 5-FU, Cisplatin oder Mitomycin kann wohl die Effektivität einer Radiotherapie erhöhen.

Nachsorge Der größte Teil der Rezidive tritt innerhalb der ersten 2 J. auf.
- Beratung
- Z. n. Vulvakarzinom keine Kontraindikation für Hormonsubstitution
- Inspektion und gynäkologische Untersuchung, Vulvoskopie unter Essigsäureanwendung
- Palpation Leistenregionen
- Ggf. Biopsie
- Bildgebende Diagnostik nur bei V. a. Metastasen
- Übliche Abstände (keine wissenschaftliche Grundlage): 1.–3. J. alle 3 Mon., 4.–5. J. alle 6 Mon.

Prognose Die Lebenserwartung hängt von der Größe des Tumors und dem Lymphknotenstatus zum Zeitpunkt der Primärtherapie ab. Trotz des langsamen Wachstums von Vulvakarzinomen ist die alterskorrigierte 5-J.-Überlebensrate mit 70 % schlecht. Waren inguinale Lymphknoten befallen, so verringert sich das Gesamtüberleben auf 40 % und bei Befall der pelvinen Lymphknoten auf unter 20 %. Die Therapie von Rezidiven bzw. Metastasen ist problematisch und häufig frustran.
- Lokalrezidive werden bei Operabilität reseziert.
- Exenteration.
- Radiatio evtl. in Kombination mit Chemotherapie.

12.2.3 Malignes Melanom

Epidemiologie Maligne Melanome machen etwa 5 % der Vulvakarzinome aus. Das mittlere Erkrankungsalter liegt bei 55 Jahren. Maligne Melanome machen nur selten Beschwerden.

Formen
- Oberflächlich spreitendes Melanom: erhabener pigmentierter Tumor, scharf begrenzt
- Noduläre Form: exophytisch wachsender, häufig exulzerierter pigmentierter Tumor

Therapie
- Vor Therapie unbedingt Ausschluss von hämatogenen Fernmetastasen.
- OP: radikale Vulvektomie mit inguinaler Lymphonodektomie. Bei sehr kleinen Melanomen (Tumordicke < 1–4 mm) kann auch die lokale Exzision mit 2–3 cm Sicherheitsabstand erfolgen.
- Systemtherapie bei Fernmetastasen interdisziplinär diskutieren.

Prognose Schlecht. 60 % aller Pat. versterben innerhalb der ersten 2 J. Das 5-J.-Gesamtüberleben beträgt bei N0 35 %, bei N1 10 % und bei M1 0 %.

12.2.4 Weitere bösartige Tumoren

Sarkome
- Ungefähr 1 % der Vulvamalignome
- Junge Frauen (30–40 J.)
- Tief liegender Knoten, frühe hämatogene Metastasierung
- **Therapie:**
  - Vor Therapie unbedingt Ausschluss von hämatogenen Fernmetastasen
  - OP: radikale Vulvektomie; bei klinisch unauffälligen inguinalen Lymphknoten ist keine Lymphonodektomie indiziert. Systemtherapie, bei Fernmetastasen interdisziplinär diskutieren

Seltene Malignome
- Ungefähr 3 % der Vulvamalignome sind Basalzellkarzinome, Adenokarzinome und Schweißdrüsenkarzinome
- Meist späte Diagnosestellung
- **Therapie** wie beim Plattenepithelkarzinom
- Sehr häufig Lokalrezidive

Metastasen
- Ungefähr 1 % der Vulvamalignome
- **Therapie:** richtet sich nach Primärtumor und sonstiger Tumormetastasierung und erfolgt als Exzision (aus psychologischen Gründen)

12.2.5 Neoplastische Veränderungen der Vagina

Präkanzerosen (vaginale intraepitheliale Neoplasie VaIN)

Epidemiologie Das durchschnittliche Erkrankungsalter liegt bei der VaIN 1–2 mit 33–34 Jahren und bei der VaIN 3 mit 40 Jahren niedriger als beim Vulvakarzinom. Die vaginale intraepitheliale Neoplasie (VaIN) wird in VaIN 1–3 graduiert.
- VaIN 1: leichte Atypien.
- VaIN 2: mittelschwere Atypien.
- VaIN 3: schwere Atypien. Bei der klinischen VaIN 3 ist bereits eine okkulte Invasion möglich, die in der Biopsie nicht unbedingt erkannt wird.

12.2 Neoplastische Veränderungen der Vulva und Vagina

Klinik und Diagnostik VaIN zeigen keine klinischen Symptome. Diese werden nur durch Inspektion, Kolposkopie und Zytologie entdeckt. Bei auffälliger Zytologie und kolposkopisch unauffälliger Cervix uteri sollte die Vagina unbedingt kolposkopisch untersucht und ggf. gezielt durch Biopsien abgeklärt werden. In 78 % ist das obere Vaginaldrittel betroffen.

Therapie Die VaIN 3 therapieren, um die Wahrscheinlichkeit der Entwicklung eines invasiven Plattenepithelkarzinoms zu reduzieren. Die Effektivität dieser Therapie ist allerdings aufgrund der Seltenheit der Erkrankung nicht eindeutig belegt.
- Lokale Exzision im Gesunden.
- (Partielle) Kolpektomie.
- Laserdestruktion/HF-Beamer-Destruktion: Beide Verfahren destruieren die dysplastischen Epithelien. Vorteile dieser destruierenden Verfahren sind v. a. die guten kosmetischen Ergebnisse, die Wiederholbarkeit und die Anwendbarkeit in der Tiefe der Vagina.

! Wegen der hohen Rezidivrate – bis zu 30 % nach R0-Resektion – auch Jahre nach der Primärdiagnose sind VaIN-Pat. regelmäßig klinisch zu überwachen.

Vaginalkarzinom

Epidemiologie Primäre Vaginalkarzinome sind sehr selten, häufiger ist der sekundäre Befall der Vagina. Die Inzidenz beträgt 0,4/100.000 Frauen und Jahr, das mittlere Erkrankungsalter liegt bei 65 Jahren.

Ätiologie Ursache ist meist die kontinuierliche Ausbreitung anderer Tumoren (Zervix, Vulva, Urethra, Harnblase). In einem Drittel der Fälle besteht ein vorausgegangenes Plattenepithelkarzinom der Zervix.

Risikofaktoren VaIN 3, HPV (insb. HPV 16), Langzeitanwendung von Vaginalpessaren (▶ Abb. 12.9), vorausgegangene Beckenbestrahlung.

Klinik Blutungen (Zusatzblutungen, Kontaktblutungen, postmenopausale Blutung), fleischwasserfarbener Fluor, Schmerzen und Druckgefühl sind Spätsymptome.

Diagnostik Spekulum-Einstellung, Inspektion, Kolposkopie, Zytologie, Histologie.

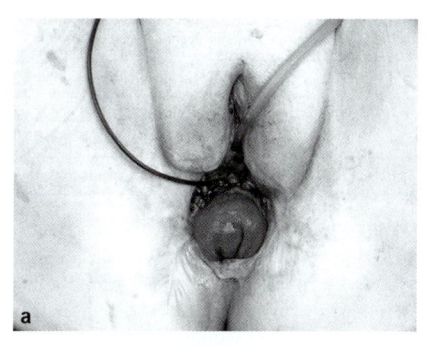

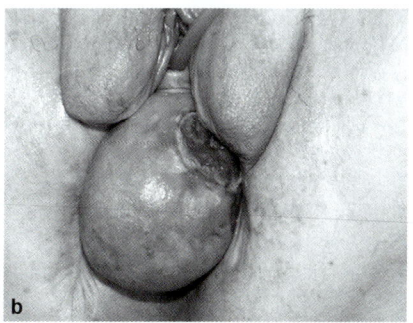

Abb. 12.9 73-jährige Patientin mit Vaginalkarzinom auf großer Zystozele und langjähriger Pessaranwendung. Z. n. Analkarzinom 1981, Operation, Radiatio und Kontinenz-OP. Vor **a)** und nach **b)** Kolpektomie, Desinfektion mit Octenisept blau gefärbt

> - Bei Infiltration der Portio definitionsgemäß Zervixkarzinom.
> - Bei Vulvabefall definitionsgemäß Vulvakarzinom.

- **Prätherapeutische Diagnostik:** rektovaginale Untersuchung, Umgebungsuntersuchung (Multizentrizität), ggf. Urethrozystoskopie, Rektoskopie, Becken-CT. Bei V. a. Fernmetastasen/fortgeschrittenen Tumor Rö.-Thorax, Lebersonografie, Sonografie der ableitenden Harnwege.
- **Histologie:** 90 % Plattenepithelkarzinome, selten Adenokarzinome (**Cave:** Metastase eines Endometriumkarzinoms), Melanome, Sarkome.

Operative Therapie   Die Therapie des Vaginalkarzinoms muss individualisiert und stadienadaptiert (▶ Tab. 12.6) erfolgen.

Tab. 12.6 Stadieneinteilung des Vaginalkarzinoms

FIGO	UICC	Definition
0	T0, Tis	Carcinoma in situ
I	T1	Tumor begrenzt auf die Vagina
II	T2	Tumor infiltriert paravaginales Gewebe, Ausdehnung nicht bis zur Beckenwand
III	T3	Tumor erreicht die Beckenwand und/oder Lymphknotenmetastasen
IVA	T4	Tumor infiltriert die Mukosa von Blase/Rektum und/oder überschreitet das kleine Becken
IVB	T1–4 N0–2 M1	Jegliche Fernmetastasen

Stadium I
- Kleine umschriebene Läsion: Exzision im Gesunden (10 mm Sicherheitssaum).
- Lokalisation oberes Vaginaldrittel: Radikale Hysterektomie mit oberer Kolpektomie mit Parakolpien (2 cm Sicherheitssaum) mit pelviner und ggf. paraaortaler Lymphonodektomie.
- Lokalisation mittleres Vaginaldrittel: Radikale Kolpohysterektomie mit Parakolpien (2 cm Sicherheitssaum) und pelviner (ggf. paraaortaler) sowie inguinaler Lymphonodektomie.
- Lokalisation unteres Vaginaldrittel: Untere Kolpektomie mit eingeschränkter Vulvektomie (2 cm Sicherheitssaum), ggf. Kolpohysterektomie; inguinale Lymphonodektomie.
- Neovaginaanlage bei Wunsch der Patientin.

Stadium II, III, IV
- Primäre Radiotherapie, deren Effektivität nach ersten Untersuchungen durch die Kombination mit einer Chemotherapie erhöht werden kann.
- Strahlentherapie evtl. in Kombination mit vorheriger Tumorresektion.
- Exenteration in Einzelfällen sinnvoll.
- ! Strahlenresistente Melanome.

Das Operationspräparat ist durch Fadenmarkierungen gekennzeichnet an die Pathologie weiterzuleiten.

Vom Pathologen abzufordernde Parameter
- Lokalisation des Tumors im Präparat
- Tumorgröße
- Tumortyp und histologischer Subtyp
- Differenzierungsgrad
- Entfernung im Gesunden (Angabe der Resektionsränder in Millimeter)
- Lymph-/Hämangiosis
- Uni-, Multizentrizität
- Nodalstatus (Zahl der entfernten und befallenen Lymphknoten, Kapseldurchbruch, Metastasengröße)
- pTNM

Strahlentherapie Bis auf das lokal begrenzte Vaginalkarzinom ist die primäre Strahlentherapie häufig das Verfahren der Wahl. Eine Lymphknotendiagnostik und die Verlagerung der Ovarien aus dem kleinen Becken bei jungen Frauen sowie die Distanzierung des Darmes vom Vaginalabschluss nach vorausgegangener Hysterektomie können zuvor sinnvoll sein. Die Strahlentherapie erfolgt dabei als eine Kombination aus Brachy- und perkutaner Radiotherapie. Die maximale Belastungsgrenze liegt bei etwa 60 Gy. Allerdings kommt es auch bei Einhaltung dieser Dosis zu Rektumscheidenfisteln.

Chemotherapie Eine adjuvante Chemotherapie ist nicht indiziert, palliative Anwendung evtl. als Radiochemotherapie. Bei Fernmetastasen kann eine Chemotherapie erwogen werden, wobei hier für Cisplatin- und taxanhaltige Schemata empfohlen werden sollten.

Nachsorge Die Nachsorge erfolgt identisch zum Vulvakarzinom.

Prognose In den ersten 2 Jahren nach Diagnosestellung treten die meisten Lokalrezidive auf. Die 5-Jahres-Überlebensrate beträgt für alle Stadien 40 %.

Literatur
Baiocchi G, et al. How important is the pathological margin distance in vulvar cancer? Eur J Surg Oncol 2015; 41: 1653–8.
Baltzer J, et al. Klassifikation maligner Tumoren der weiblichen Genitalorgane. Heidelberg: Springer, 2006.
Bang D. Treatment of Behçet's disease. Yonsei Med J 1997; 38(6): 401–10.
Barnhill RL, et al. Genital lentiginosis: a clinical and histopathologic study. J Am Acad Dermatol 1990; 22(3): 453–60.
Binsaleh S, et al. Gartner duct cyst simplified treatment approach Urol Nephrol 2007; 39: 485–7.
Castle PE, Maza M. Prophylactic HPV vaccination: past, present, and future. Epidemiol Infect 2016; 144: 449–68.
Covens A, et al. Sentinel lymph node biopsy in vulvar cancer: Systematic review, meta-analysis and guideline recommendations. Gynecol Oncol 2015; 137: 351–61.
Geraint JD. 'Silk Route Disease' (Behcet's Disease). West J Med 1988; 148(4): 433–7.
Gill BS, et al. Impact of adjuvant chemotherapy with radiation for node-positive vulvar cancer: A National Cancer Data Base (NCDB) analysis. Gynecol Oncol 2015; 137: 365–72.
Hantschmann P. Präneoplastische Läsionen der Vulva und Vagina. Geburtshilfe und Frauenheilkunde 2003; 63: 380–1.
Höckel M, et al. Vulvar field resection: Novel approach to the surgical treatment of vulvar cancer based on ontogenetic anatomy. Gynecol Oncol 2010; 119: 106–13.

Hoskins WJ, Perez CA, Young RC. Principles and Practice of Gynecologic Oncology. Philadelphia: Lippincott Williams & Wilkins, 2005, 665–707.

Ignatov T, et al: Adjuvant radiotherapy for vulvar cancer with close or positive surgical margins. J Cancer Res Clin Oncol 2016; 142(2): 489–95.

Janni W, et al. Vulvakarzinom und benigne Erkrankungen der Vulva. deGruyter 2016.

Jones RW, et al. Guidelines for the follow-up of women with vulvar lichen sclerosus in specialist clinics. Am J Obstet Gynecol 2008; 198(5): 496.

Khanna N, et al. Margins for cervical and vulvar cancer. J Surg Oncol 2016; 113(3): 304–9.

Kimmig R, Kürzl R. (Hrsg.). Manual Vulvakarzinom, Empfehlungen zur Diagnostik, Therapie und Nachsorge München: W. Zuckschwerdt Verlag, 2008.

Lai J, et al. Vulval cancer incidence, mortality and survival in England: age-related trends. BJOG 2014; 121(6): 728–38; discussion 739.

Micheletti L, Preti M. Surgery of the vulva in vulvar cancer. Best Pract Res Clin Obstet Gynaecol 2014; 28: 1074–87.

Ostergard DR, Berman ML, Yee B. Atlas of Gynecological Surgery. Philadelphia: WB Saunders, 2000, 48–210.

Preti M, et al. VIN usual type-from the past to the future. Ecancermedicalscience 2015, 9: 531.

Sheih CP, et al. Diagnosing the combination of renal dysgenesis, Gartner's duct cyst and ipsilateral Müllerian duct obstruction. J Urol 1998; 159: 217–21.

Slomovitz BM, et al. Update on sentinel lymph node biopsy for early-stage vulvar cancer. Gynecol Oncol 2015; 138: 472–7.

Te Grootenhuis NC, et al. Sentinel nodes in vulvar cancer: Long-term follow-up of the GROningen INternational Study on Sentinel nodes in Vulvar cancer (GROINSS-V) I. Gynecol Oncol 2016; 140: 8–14.

van Poelgeest MI, et al. Vaccination against oncoproteins of HPV16 for non-invasive vulvar/vaginal lesions: lesion clearance is related to the strength of the T-cell response. Clin Cancer Res 2016; 22(10): 2342–50.

Vidal-Sicart S, et al. Validation and application of the sentinel lymph node concept in malignant vulvar tumors. Eur J Nucl Med Mol Imaging 2007; 34(3): 384–91.

13 Erkrankungen des Uterus

Christian Dannecker, Isabelle Himsl, Franz Edler von Koch und Karl-Werner Schweppe

13.1	**Endometriose** *Karl-Werner Schweppe*	**382**	13.2.1	Tumorähnliche Veränderungen	**408**
13.1.1	Einleitung	382	13.2.2	Verletzungen und Narben	**410**
13.1.2	Epidemiologie	383	13.2.3	Fehlbildungen des Uterus	**411**
13.1.3	Ätiologie und Pathogenese	384	13.2.4	Uterus myomatosus	**412**
13.1.4	Diagnostik	385	13.2.5	Polypen	**415**
13.1.5	Operative Therapie	390	13.2.6	Entzündliche Veränderungen	**416**
13.1.6	Arzneimitteltherapie	394	**13.3**	**Bösartige neoplastische Veränderungen des Uterus** *Christian Dannecker*	**417**
13.1.7	Endometriose und Sterilität	402			
13.2	**Gutartige neoplastische Veränderungen es Uterus** *Isabelle Himsl und Franz Edler von Koch*	**408**	13.3.1	Zervixkarzinom	**417**
			13.3.2	Endometriumkarzinom	**434**
			13.3.3	Uterine Sarkome	**443**

13.1 Endometriose
Karl-Werner Schweppe

13.1.1 Einleitung

- **Endometriose:** Vorkommen von endometrialem Stroma und Drüsen (u. U. auch mit Muskulatur) außerhalb der physiologischen Lokalisation des Cavum uteri. Die Drüsen können alle Enddifferenzierungsstufen des Müller-Epithels imitieren (tuboide, isthmus-ähnliche, endometroide und zervikoide Erscheinungsformen).
- **Stromatose:** Alleiniges Vorkommen von zytogenem Stroma.
- **Endosalpingeose:** Nur tuboides (Flimmer-)Epithel ohne Stroma.

> **Beschwerdebild der Endometriose**
> Folgende Symptome treten mit abnehmender Häufigkeit auf (nach Ballweg 2004):
> - Dysmenorrhö (bei ca. 95 %)
> - Unterbauchschmerzen (bei ca. 85 %)
> - Übelkeit (bei ca. 82 %)
> - Darmsymptome (bei ca. 78 %)
> - Meno-Metrorrhagien (bei ca. 65 %)
> - Dyspareunie (bei ca. 60 %)
> - Kopfschmerz, Schwindel
> - Magenbeschwerden
> - Kinderlosigkeit
> - Häufige Infekte
> - Subfebrile Temperatur

Die Endometriose ist während der Reproduktionsphase als chron. Erkr. anzusehen. Unabhängig von der Art der Primärtherapie (operative Sanierung, medikamentöse Suppression der Ovarfunktion oder eine Kombination von chirurgischen und medikamentösen Maßnahmen) sind die Langzeitergebnisse unbefriedigend. Folgende Probleme sind praxisrelevant:

- Rezidivrate stadienabhängig 5 J. nach der Behandlung 20–80 %.
- Beeinträchtigung von Lebensqualität, Leistungs- und Arbeitsfähigkeit sowie des Sexuallebens durch die variationsreiche Schmerzsymptomatik.
- Stadienabhängige funktionelle oder mechanische Reduktion der Fruchtbarkeit.
- Operative Behandlungen (oft mehrfach durchgeführt) können neben Organverlust auch zu zusätzlichen Beschwerden führen, etwa durch iatrogene Schäden (Narben, Fibrosierungen, Verwachsungen) oder durch Traumatisierung der Patientin.
- Wiederholte medikamentöse Therapieversuche (oft nur kurzzeitig erfolgreich) chronifizieren die Beschwerden und führen zu einer autonomen Schmerzkrankheit.

Einerseits ist die Entwicklung eines Langzeitbehandlungskonzeptes nach primär chirurgischer Therapie zur Beseitigung der Symptomatik und Reduktion der Rezidivraten von zentraler Bedeutung, andererseits muss analog zur Onkologie eine verbesserte und frühzeitigere Diagnostik der Endometriose erreicht werden.

> ✓ Eine Endometriose kann operativ beseitigt oder medikamentös supprimiert werden, auch eine Rezidivprophylaxe durch Unterdrückung zyklischer Östrogenproduktion und Verminderung der Menstruationen ist möglich. Geheilt werden kann eine Endometriose nicht!

13.1.2 Epidemiologie

Die Endometriose ist neben den Myomen die häufigste benigne proliferative Erkr. der geschlechtsreifen Frau. Epidemiologische Daten zur Relevanz ergaben etwa 0,25 Neuerkrankungen pro 1.000 Frauenjahre, was einer Häufigkeit von 7,5 % der weiblichen Bevölkerung entspricht und für Deutschland etwa 1,5 Mio. Endometriosepatientinnen bedeutet.

Bei Antikonzeption durch Ovulationshemmer werden zwar endometriosebedingte Symptome maskiert, aber offensichtlich nicht die Entwicklung einer Endometriose verhindert. So fanden Balasch und Mitarbeiter (1996) eine erhöhte Prävalenz nach ehemaliger Anwendung oraler Kontrazeptiva. Da exakte Daten zur Häufigkeit in der Bevölkerung fehlen, schätzen wir aufgrund der Prävalenzen (▶ Abb. 13.1), dass etwa 10 % der Frauen zwischen 15 und 50 Jahren eine Endometriose aufweisen.

Im Gegensatz zu früheren Daten weist die Endometriose keinen eindeutigen Gipfel im 3. und 4. Lebensjahrzehnt auf. Fast 10 % aller Endometrioseerkr. sind bei jungen Frauen vor dem 20. Lebensjahr nachweisbar (▶ Abb. 13.2).

Obwohl die Endometriose Organe invasiv befallen kann und eine tumoröse Myohyperplasie und Fibrose verursacht, ist die maligne Entartung selten. Epidemiologische Studien lassen allerdings vermuten, dass Endometriosepatientinnen ein höheres Erkrankungsrisiko für andere Karzinome haben. Bestimmte Formen des Ovarialkarzinoms (endometroide, klarzellige und low grade seröse Karzinome) sind 2–3 mal so häufig (Krawczyk et al. 2016).

✓ Die Endometriose ist eine Hauptursache von Unterbauchschmerzen und Unfruchtbarkeit.

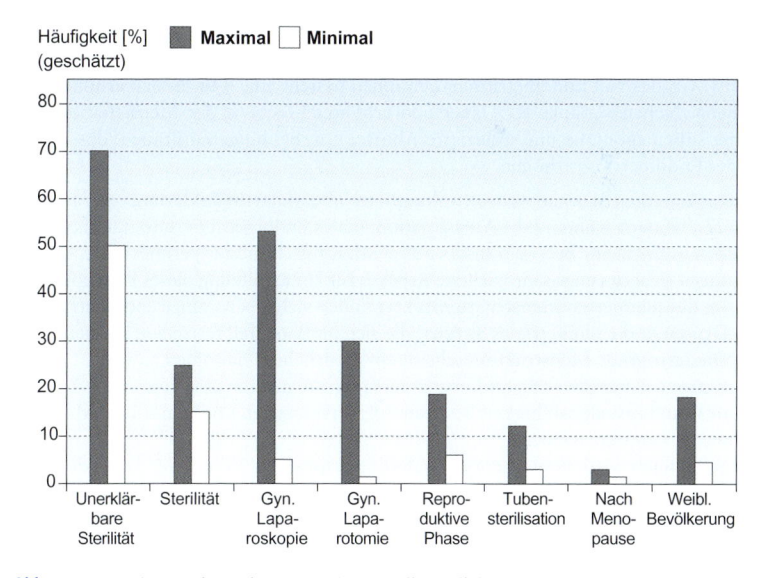

Abb. 13.1 Prävalenzen der Endometriose in speziellen Kollektiven

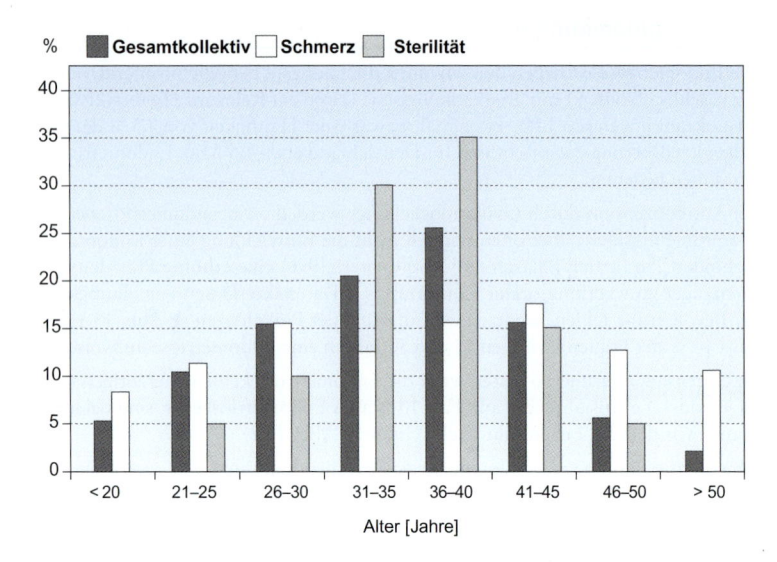

Abb. 13.2 Altersverteilung der Endometriose

13.1.3 Ätiologie und Pathogenese

Die Ursachen der Endometriose sind ungeklärt und ihre Entstehung nur teilweise geklärt. Verlauf und Symptome sind umfangreich untersucht worden, warum aber manche Frauen trotz einer Endometriose keinerlei Beschwerden haben, ist ebenfalls unklar.

Das Erkrankungsrisiko wird durch genetische Faktoren beeinflusst. Bei Verwandten 1. Grades von Endometriosepatientinnen besteht eine 4- bis 6-fach erhöhte Prävalenz. Neben verlängerter Dauer und erhöhter Frequenz der Menstruationsblutung sollen spontane und induzierte Aborte, v. a. bei jüngeren Frauen, das Risiko einer Endometriose erhöhen.

Transplantation Die am weitesten akzeptierte Theorie ist die Erklärung von Sampson (1927), wonach während der Menstruation vitales Endometrium retrograd durch die Tuben in das kleine Becken transportiert wird. Klinische und experimentelle Untersuchungen sichern einige sehr wichtige Aspekte zur Unterstützung dieses Konzeptes:
- Im desquamierten Menstruationssekret finden sich lebensfähige endometriale Drüsen und endometriales Stroma, die sich im Bauchfell festsetzen können.
- Die retrograde Menstruation scheint ein natürliches Phänomen zu sein.
- Retrograd menstruierte Endometriumfragmente müssen eine vermehrte Adhäsions- und Invasionsfähigkeit besitzen. In Tierversuchen konnten solche Mechanismen imitiert werden.
- Schließlich wird diese Theorie durch die anatomische Verteilung der Endometrioseimplantate im Becken in Korrelation zur Lage der Gebärmutter unterstützt.

Metaplasie Das Konzept der „retrograden Menstruation" erklärt jedoch nicht das Vorkommen von Endometrioseherden außerhalb des Bauchraumes. Die zweite wichtige Gruppe zur Erklärung der Endometrioseentstehung sind die Metaplasietheorien. Hierunter versteht man die Entwicklung und Differenzierung von Zellen zu speziellen Gewebestrukturen, basierend auf den komplexen und vollständigen Informationen, die im Chromosomensatz jeder Zelle enthalten sind. Diese Entstehungsmöglichkeit einer Endometriose wurde zuerst von Meyer (1919) postuliert. Infektiöse Einflüsse, hormonelle Ungleichgewichte oder immunologische Störungen können metaplastische Veränderungen verursachen.

TIAR-Konzept Aktuelle Untersuchungen aus der Arbeitsgruppe von Leyendecker liefern Hinweise, dass Dysrhythmie und Hyperperistaltik sowie menstruationsbedingte Gewebeverletzungen (Tissue injury and repair [TIAR]) Ursache der Verschleppung von Basalis des Endometriums in die Peritonealhöhle sind. Störungen der Architektur der Basalis und der inneren Schicht des Myometriums sind additive Faktoren. So können Endometriose und ungünstige Nidationsbedingungen, welche die Fertilität beeinträchtigen, gemeinsam aus pathologischen Veränderungen des Uterus entstehen (Leyendecker et al. 2004).

> **!** Jeder Gynäkologe muss bei unklaren Schmerzzuständen oder therapieresistenten Beschwerden im Unterleib unabhängig vom Alter der Pat. immer auch an eine Endometriose denken.

13.1.4 Diagnostik

Endometriosebedingte Symptome haben ein großes Spektrum an Differenzialdiagnosen und zyklusabhängige Beschwerden sind häufig. Zur Vermeidung einer „Überdiagnostik" und zur Verbesserung der oben beschriebenen Diagnoseverzögerung ist folgendes Vorgehen praxisgerecht. Trotz der Häufigkeit der Dysmenorrhö v. a. bei jungen Frauen ist es nicht sinnvoll, jede Pat. mit sekundärer Dysmenorrhö oder unklaren Unterbauchschmerzen primär einer invasiven Differenzialdiagnostik zuzuführen (▶ Abb. 13.3).

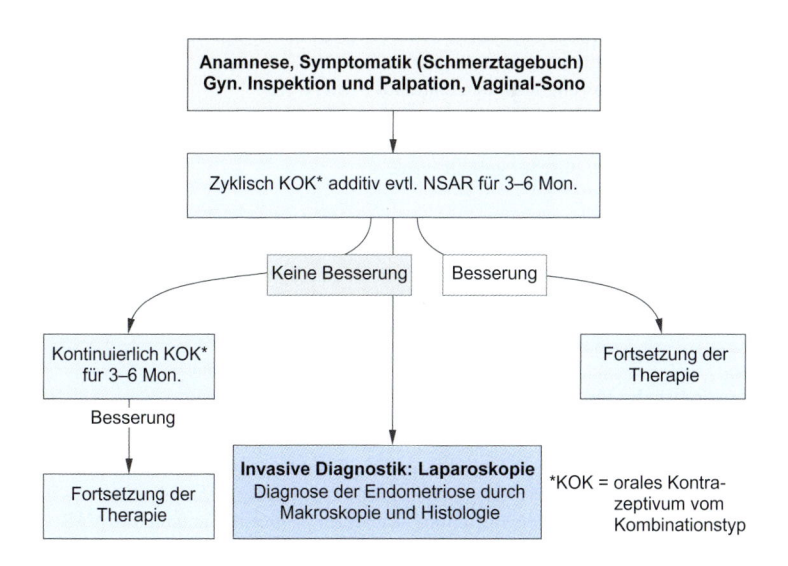

Abb. 13.3 Flussdiagramm zum diagnostischen Vorgehen bei Dysmenorrhö

Voraussetzung für eine suffiziente Behandlung der Endometriose ist nicht nur die differenzialdiagnostische Abklärung der Schmerzsymptomatik, sondern die Beachtung verschiedener Krankheitscharakteristika im Rahmen des diagnostischen Prozesses.

Diagnostische Kriterien zur Festlegung eines individuellen Therapiekonzeptes sind:
- Lokalisation der Erkr.: Endometriosis genitalis interna, externa und extragenitalis.
- Schweregrad der Erkr.: Am weitesten verbreitet ist die Klassifikation der American Society of Reoproductive Medicine (rASRM), wobei die tief infiltrierende, extraperitoneale Endometriose nicht berücksichtigt wird, dies wird durch die ENZIAN-Klassifikation ergänzt. Alle Stadieneinteilungen sind letztlich klinisch unzureichend!
- Aktivität und endokrine Abhängigkeit der Implantate.
- Wachstumstyp der Endometriose (peritoneal, ovariell, tief infiltrierend).

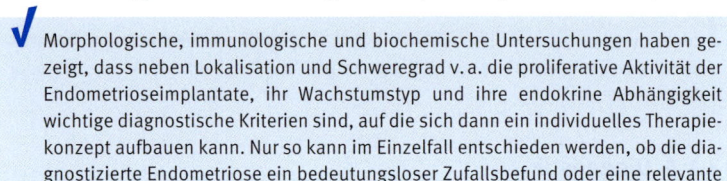

> ✓ Morphologische, immunologische und biochemische Untersuchungen haben gezeigt, dass neben Lokalisation und Schweregrad v. a. die proliferative Aktivität der Endometrioseimplantate, ihr Wachstumstyp und ihre endokrine Abhängigkeit wichtige diagnostische Kriterien sind, auf die sich dann ein individuelles Therapiekonzept aufbauen kann. Nur so kann im Einzelfall entschieden werden, ob die diagnostizierte Endometriose ein bedeutungsloser Zufallsbefund oder eine relevante aktive Erkrankung ist; ob ein organerhaltendes eher konservatives Therapiekonzept oder aggressive medikamentöse und/oder operative Behandlungen anzeigt sind.

Diagnoseverzögerung Das Hauptproblem für eine Frau mit Unterbauchschmerzen, Dysmenorrhö, Dyspareunie oder anderen uncharakteristischen Bauch- und Rückenbeschwerden besteht darin, eine gründliche differenzialdiagnostische Abklärung und gesicherte Diagnose zu bekommen. Weil die Symptome so variabel sind und andere Krankheiten ähnliche Beschwerden verursachen, kommt es oft zu erheblichen Verzögerungen zwischen dem Auftreten der Symptome und dem Stellen der korrekten Endometriosediagnose:
- Diagnoseverzögerung in Deutschland im Mittel 6 J.!
- Diagnoseverzögerung in England 8–10 J. und in den USA 6–9 J.
- Bei Sterilitätspatientinnen Diagnoseverzögerung von „nur" 3 J., da die Indikation zur Laparoskopie eher gestellt wird.

> ✓ Frühe Endometriosestadien besitzen eine höhere Stoffwechselaktivität, eine höhere Mitoserate, verstärkte immunologische Reaktionen mit Prostaglandin- und Zytokinexpression als fortgeschrittene Stadien und reagieren besser auf Hormonentzug. Die Rezidivraten sind niedriger und das rezidivfreie Intervall ist länger im Vergleich zu den Therapieergebnissen bei fortgeschrittener Erkrankung.

Diagnostische Verfahren

Bewertung
- Gründliche **Anamnese** und Beachtung der Symptome: obligatorisch, können aber nur den V. a. das Vorliegen einer Endometrioseerkrankung lenken.
- **Schmerztagebuch** und die Burteilung der Schmerzintensität anhand des VAS-Scores (Visual-Analog-Skala): hilfreich bei Objektivierung der Beschwerden und Beurteilung des Therapieerfolges v. a. bei chronischen Verläufen.

- **Gynäkologische Untersuchung:**
  - Bei sichtbaren Lokalisationen (Hautnarbe, Vulva, Portio, Fornix vaginae) oft Diagnose möglich.
  - Palpationsbefund (rektal!) liefert bei tumorösen Befunden im Septum rektovaginale oder Douglas-Raum klare Hinweise.
- ! Beweisend ist erst die histologische Bestätigung.
- **Laborparameter:** wenig hilfreich, CA-125 weder zur Diagnostik noch zur Verlaufskontrolle geeignet.
- **Bildgebende Verfahren:** Verifizierung und genaue Vermessung des Tastbefundes möglich, jedoch keine differenzialdiagnostische Abgrenzung. Bei peritonealer Endometriose wertlos. Bei ovarieller Endometriose hat die vaginale Sonografie in der Routine einen nicht ausreichenden positiven Prädiktionswert von nur 75 %:
  - MRT bei tief infiltrierender Endometriose, um Befall von Blase, Rektum, Beckenwand und Ureterkompression zu erkennen.
  - Rektalsonografie liefert exakte Informationen über Ausmaß und Infiltrationstiefe der Darmendometriose bis ca. 15 cm abanal.

> **Ultraschallbild von Endometriomen**
> (nach Kupfer, Schwimmer und Lebonic 1992)
> - Heterogenes Erscheinungsbild
> - Größe bis zu 15 cm
> - Begrenzung: glatt
> - Wanddicke: unterschiedlich verdickt
> - Echogenität: nicht echoleer, echoarm bis echoreich
> - Binnenechos: fein, meliert, gleichmäßig verteilt
> - Ein- oder auch mehrkammerig
> - Ein- und beidseitiges Auftreten

KOK-Test
Bei unauffälligem Untersuchungsbefund primär KOK-Test (kombiniertes orales Kontazeptivum für 3–6 Mon.) als symptomatische Maßnahme durchführen. Sofern die Behandlung auch nach Dosiserhöhung oder Wechsel des Gestagens keine Beschwerdebesserung bringt, kann die Langzyklusapplikation versucht werden.

Laparoskopie
Führt der KOK-Test auch bei Langzeitgabe nicht innerhalb von 6–12 Mon. zum gewünschten Erfolg, muss zur weiteren Abklärung eine Laparoskopie durchgeführt werden (▶ Abb. 13.3). In einem so selektierten Patientinnengut beträgt die Häufigkeit einer laparoskopisch und histologisch nachweisbaren Endometriose altersunabhängig über 50 % → Vermeidung unnötiger Laparoskopien und Reduzierung der Diagnoseverzögerung auf max. 1–2 J.

Auch therapieresistente oder rezid. „entzündliche Adnexerkr." laparoskopisch abklären, da bei ⅓ der Fälle eine Endometriose zugrunde liegt, die natürlich nicht durch rezidivierende Antibiotikagaben und symptomatische antientzündliche Maßnahmen zu behandeln ist.

Argumente für den Einsatz der Laparoskopie und Biopsie zur Abklärung des V. a. Endometriose:

- Keine pathognomonischen Symptome bei Endometriose. Das Beschwerdebild ist variationsreich und die Symptome sind zyklusabhängig aber auch zyklusunabhängig.
- Schweregrad von Erkrankung und subjektiver Symptomatik korrelieren nicht.
- Verzicht auf invasive diagnostische Maßnahmen (= Laparoskopie) führt oft zu Fehldiagnosen.

Es ist wichtig, die Pat. auf Notwendigkeit dieses inzwischen risikoarmen Routineeingriffes hinzuweisen. Alle Bemühungen, die Endometriose weniger invasiv anhand biochemischer Parameter, durch Tumormarker oder Autoantikörpern im peripheren Plasma zu diagnostizieren, sind klinisch bisher nicht brauchbar, da der Laboraufwand teilweise erheblich und die Sensitivität und Spezifität zu gering sind.

✓ Die Laparoskopie mit histologischer Sicherung des makroskopisch auffälligen Befundes ist die einzige sichere diagnostische Methode und muss vor jeder sinnvollen Endometriosebehandlung durchgeführt werden.

Studienlage
Fassbender et al. (2013) kommen zu dem Ergebnis, dass unter der Vielzahl der geprüften Substanzen im peripheren Blut einschließlich Proteomics und miRNA zwar einige eine akzeptable Spezifität und Sensitivität aufweisen und erfolgversprechend scheinen, aber eine Validierung an größeren und unabhängigen Populationen fehlt. Nach heutigem Urteil sind Biomarker für die Diagnostik der Endometriose in der Praxis noch wertlos.

Anforderung an die Laparoskopie Eine suffiziente diagnostische Laparoskopie erfordert die exakte Beschreibung von Lokalisation und Schweregrad der Endometriose, was nur mit mindestens zwei Arbeitstrokaren möglich ist. Eine Beurteilung des Wachstumstyps, eine Stellungnahme zum Aktivitätsgrad und eine histologische Sicherung werden gefordert. Fehlermöglichkeiten bei Endoskopie:
- Diagnostischer Blick zeigt einige braunschwarze Implantate: Diagnose Endometriose wird gestellt, die histologische Sicherung unterbleibt; die Herde werden koaguliert.
- Diagnostischer Blick zeigt subtile und atypische peritoneale Veränderungen: Diese sind dem Operateur nicht als endometrioseverdächtig bekannt, werden deshalb übersehen; die Patientin wird mit der Diagnose „organisch unauffälliger Befund", dem einweisenden Kollegen zurückgeschickt.

Studienlage
Umfangreiche Untersuchungen in den USA (Redwine 1987) und Australien (Jansen und Russell 1986) haben bestätigt, dass peritonealen Veränderungen (weißliche Verdickung, farblose Bläschen, flammenartige Veränderungen, Hypervaskularisation, Closure peritoneale, Fibrosierung) in einem hohen Prozentsatz aktive proliferierende Endometrioseherde zugrunde liegen. Eine histologische Abklärung unterbleibt, was zur Folge hat, dass die invasive, die Patientin belastende Diagnostik insuffizient und damit vergeblich ist.

Spezielle Diagnostik
Während die peritoneale Endometriose nur durch laparoskopische Visualisierung und Biopsie zu erkennen ist, kann die vaginale Sonografie bei Endometriomen Größe und Lage darstellen. Bei tief infiltrierender, retroperitonealer Wachstumsform

sind die vaginale und rektale Palpation kombiniert mit der Endosonografie die wichtigsten Untersuchungsmethoden.

Bei Befall der Nachbarorgane (Blase, Darm, Ureter):
- Oft komplette operative Sanierung notwendig (interdisziplinäre Kooperation und Abstimmung!).
- Zur Operationsplanung möglichst genaue Kenntnis des Ausmaßes der Erkrankung.
- Auch wenn erst intraoperativ der genaue Situs erkennbar ist, liefern die in ▶ Tab. 13.1 gelisteten Zusatzuntersuchungen sinnvolle präoperative Informationen.

Tab. 13.1 Sinnvolle Zusatzdiagnostik bei tief infiltrierender Endometriose (Empfehlung gemäß den Leitlinien der Dt. Ges. f. Gynäkologie u. Geburtshilfe, Ulrich 2013)

Untersuchungsmethode	Aussage
Kolorektoskopie	Impression von außen, Mukosabefall selten, Ausschluss primärer Darmerkrankungen
Magnetresonanztomografie (MRT)	Befall der Darmwand? Befall der Blase? Ureterummauerung?
Rektale Endosonografie	Befall der Darmwand, Infiltrationstiefe und -breite
Kolonkontrasteinlauf	Darmbefall in höheren Abschnitten
i. v. Pyelogramm	Harnleiterbefall, Harnleiterstenose
Zystoskopie	Blasenbefall

Abklärung der hormonellen Aktivität

Durch elektronenmikroskopische Untersuchungen an Endometrioseherden lassen sich Proliferationsgrad, Differenzierungsgrad und hormonelle Modulation beurteilen. Da diese aufwändigen Untersuchungsmethoden für die klinische Routine zu kostspielig sind, wurden einfache makroskopische Kriterien, wie Wachstumstyp und Farbe des Implantats, in die revidierte Klassifikation der American Society of Reproductive Medicine aufgenommen.

Makroskopischer Aspekt Da offensichtlich der makroskopische Aspekt einer Endometriose nicht nur vom Wachstumstyp und der hormonellen Beeinflussbarkeit des Implantats abhängt, sondern auch natürliche Alterungsprozesse und körpereigene Abwehrvorgänge, Progression und Regression diese Herde beeinflussen, liefert der Befund im Rahmen der diagnostischen Pelviskopie lediglich die Momentaufnahme eines komplizierten, multifaktoriellen, dynamischen Prozesses.

▶ Abb. 13.4 zeigt einen Ordnungsversuch in Anlehnung an Köhler und Lorenz (1991), der in einem einfachen Schema verdeutlicht, dass medikamentöse Behandlungen v. a. bei frischen Implantaten wirksam sind, während ältere Herde chirurgisch saniert werden müssen oder u. U. keiner Therapie mehr bedürfen. Dies wurde durch Untersuchungen der Steroidrezeptoren und des Proliferationsmarkers Ki67 (Arndt et al. 2003) in peritonealen Herden bestätigt.

Mikroskopischer Aspekt Mikroskopisch ist die Vielfalt der Implantate noch größer als im groben makroskopischen Raster erkennbar. Wichtig sind unterschiedliche Differenzierung, variable hormonelle Abhängigkeit (Zyklusabhängigkeit, Rezep-

Makroskopischer Aspekt	mikroskopisch	glandulär	Plaques	nodulär		
	mukosaähnlich	polypoid		zystisch	fibrotisch	

| Farbe | rosa | rot | rot-livide | blau | schwarz | braun | weißlich |

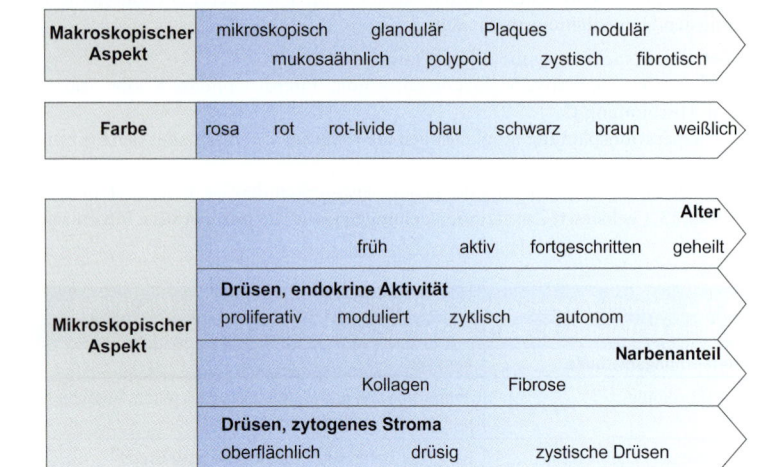

Mikroskopischer Aspekt				Alter	
		früh	aktiv	fortgeschritten	geheilt
	Drüsen, endokrine Aktivität				
	proliferativ	moduliert	zyklisch	autonom	
				Narbenanteil	
		Kollagen	Fibrose		
	Drüsen, zytogenes Stroma				
	oberflächlich		drüsig	zystische Drüsen	

Abb. 13.4 Makroskopischer Aspekt und Farbe in Korrelation zur mikroskopischen Struktur von Endometrioseimplantaten

torstatus), unterschiedliche oder fehlende proliferative Aktivität (Mitoseindex, Proliferationsmarker), Begleitentzündung und Degenerationsvorgänge.

Biochemischer Aspekt

> **Studienlage**
> Biochemische Untersuchungen an Enzymsystemen und Steroidhormonrezeptoren in Endometrium und Endometriosegeweben bestätigen die vorgenannten morphologisch erkennbaren Unterschiede. Die finnische Arbeitsgruppe von Kauppila, Rönnberg und Vihko (1986), die weltweit als erste umfangreich die Biochemie von Endometrioseimplantaten untersucht hat, kommt zu dem Ergebnis, dass Endometriose und Endometrium hinsichtlich ihrer Reaktion auf ovarielle Steroide unterschiedliche Gewebe sind. Aktuelle molekularbiologische Befunde (Bulun et al. 2000) stützen diese Daten.

Defekte oder anders aktivierte Enzymsysteme führen zur autonomen Östrogenproduktion und damit zur zyklusunabhängigen Dauerproliferation. Diese Erkenntnisse haben auch praktische Konsequenzen für die medikamentösen Therapiekonzepte. Niedrige oder fehlende Progesteronrezeptoren in Implantaten und Störungen des intrazellulären Progesteronstoffwechsels (sog. Progesteronblock) erklären den ungenügenden Effekt einer Gestagentherapie zur Regression der Endometriose (▶ Abb. 13.5).

13.1.5 Operative Therapie

Grundsätze der chirurgischen Therapie

Organerhaltende Operation
- **Prinzip:** vollständige Entfernung der Implantate und Korrektur der Sekundärschäden am inneren Genitale, um die Erkrankung zu sanieren und die Fertilität zu erhalten.

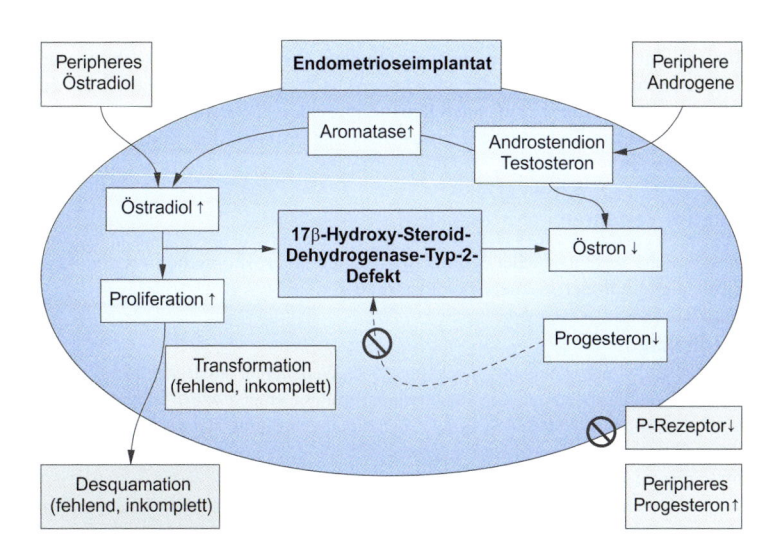

Abb. 13.5 Stoffwechsel von Östrogenen und Gestagenen im Endometrioseherd

- **Frühe Stadien I und II:** anlässlich der diagnostischen Laparoskopie Therapie der Wahl.
- **Fortgeschrittenere Stadien:** Die Entwicklung der letzten Jahrzehnte hat die endoskopische OP hinsichtlich Sicherheit und Effektivität auf einen hohen Standard gebracht, sodass bei entsprechender Ausstattung von erfahrenen Operateuren auch fortgeschrittenere Stadien saniert werden können.

Präoperative medikamentöse Vorbehandlung mit GnRH-Agonisten:
- Reduzierung der Ausdehnung des path. Befundes und damit Verminderung von operativer Traumatisierung, OP-Zeit und Blutverlust sowie dem Risiko von Adhäsionen.
- Bei Schmerzpat. kontrovers diskutiert.
- Bei Sterilitätspat. abgelehnt.

> ✓ Problem jeder OP sind mikroskopisch kleine Endometrioseherde, die übersehen werden, sodass jede OP unvollständig ist und diese Residuen für die hohen Rezidivraten verantwortlich sind. In der Literatur schwankt das Rezidivrisiko nach konservativen OPs abhängig vom Nachuntersuchungszeitraum zwischen 7 % und 31 %.

Resektion und Adnexektomie Sichere Rezidivfreiheit ist nur durch Resektion der Endometriose und bilaterale Adnexektomie zu erzielen. Wissenschaftlich ungeklärt ist das dann auftretende Problem der geeigneten Substitutionstherapie. In der Praxis ist bei prämenopausalen Patientinnen eine Hormonbehandlung mit Gestagenen oder mit niedrig dosierter Östrogen-Gestagen-Kombination angezeigt. Von Einzelfällen abgesehen sind bisher keine Rezidive beobachtet worden. Ähnlich sollte man sich verhalten, wenn eine Patientin nach konservativer Endometriosetherapie ins Klimakterium kommt und über relevante Ausfallerscheinungen klagt.

Mikrochirurgie Mikrochirurgische Operationsprinzipien sind in der Vergangenheit erfolgreich bei jungen Frauen in allen Endometriosestadien eingesetzt worden.

Domäne waren jedoch fortgeschrittenere Endometriosebefunde bei Sterilitätspatientinnen. Zur Beurteilung der Leistungsfähigkeit dieser Operationstechniken eignen sich in diesem Kollektiv die Schwangerschaftsrate und das Intervall bis zum Eintritt einer Schwangerschaft nach Behandlungsende, die stadienabhängig mit ca. 40 % für schwerste Endometriose bis ca. 75 % für geringgradige Endometriose angegeben werden.

Operative Verfahren

Endoskopische Verfahren   Bei Schmerzpat. ist die laparoskopische Beseitigung der peritonealen Endometrioseherde Goldstandard.

> **Studienlage**
> Vergleichende Untersuchungen (Keckstein 1993, Wolf, Müller und Hütter 1993) haben gezeigt, dass die verschiedenen Koagulationsverfahren ebenso wie die Vaporisationsverfahren durch verschiedene Laser im Behandlungsergebnis gleichwertig sind. Das gilt auch für den Vergleich zwischen gewebezerstörenden Verfahren und der Exzision der Implantate (Tulandi und Al-Took 1998).
> Der Zykluszeitpunkt beeinflusst die Rezidivrate: Die endoskopische Sanierung von Peritonealendometriosen in der Lutealphase ergab nach 2 Jahren mit 15 % eine doppelt so hohe Rezidivrate wie ein Eingriff in der Follikelphase (7 % Rezidive). Als ursächlich werden noch nicht abgeheilte operativ erzeugte Peritonealdefekte zum Zeitpunkt der nachfolgenden Menstruation angesehen (Schweppe und Ring 2002).

- **Ergebnisse:** Bei situsgerechtem Einsatz der verschiedenen Schneide- und Koagulationstechniken sind laparoskopische Behandlungsergebnisse in allen Stadien mit denen der Laparotomie vergleichbar oder diesen sogar überlegen.
- **Rezidive:** Wieder auftretende Beschwerden sind durch neu entstandene Herde oder bei der OP übersehene Implantate zu erklären. Abhängig von Lokalisation und Schweregrad wurden Rezidivraten nach endoskopischer Chirurgie zwischen 25 und 70 % innerhalb von 5 J. berichtet. Additive OP-Maßnahmen wie die Resektion der Ligg. sacrouterinae verbessern die Langzeitergebnisse bei Schmerzpat. nicht. Eine postoperative medikamentöse Therapie mit GnRH-Agonisten vermindert die Rezidivraten und erhöht das rezidivfreie Intervall signifikant.

Organerhaltende Laparoskopie   Adäquater Zugang zum Abdomen ist die Endoskopie mit Einbringen von 3 oder mehr Trokaren (eine Laparotomie kann bei frozen pelvis und ausgedehnter oder multipler Resektion vom Rektum-Sigma-Colon descendens sinnvoll sein). Unabhängig vom Zugangsweg werden nach den Regeln der klassischen Chirurgie alle path. Befunde (Endometrioseherde, Zysten, Indurationen, Adhäsionen, Teile der Darm- oder Blasenwand) reseziert und die gesunden Organstrukturen erhalten. Wichtig sind eine optimalen Blutstillung und eine vollständige Peritonealisierung, um das erhöhte Risiko postoperativer Adhäsionen zu minimieren. Dazu wurden folgende Maßnahmen in der chirurgischen Praxis angewandt, deren therapeutischer Effekt nicht gesichert ist:
- Chirurgische Maßnahmen: Antefixation, Plikation der Ligg. sacrouterina, Verwendung von freien Omentum-majus- oder Peritonealtransplantaten zur Deckung des Operationsgebietes.
- Pharmakologische Maßnahmen (Glukokortikoide, Antihistaminika, Dextran usw.) zusammen mit einem künstlichen Aszites.

Radikal mittels Laparoskopie Nur die komplette Resektion der Endometrioseherde mit Hysterektomie und bilaterale Adnexektomie ist die einzige sicher vor Rezidiven schützende Behandlungsmethode. Dieses radikale chirurgische Vorgehen kommt heute nur noch ausnahmsweise in Betracht. **Indikationen** sind:
- Rezidivierende, schwerste Endometriose
- Abgeschlossene Familienplanung
- Ausgeprägte Beschwerden
- Ablehnung einer erneuten konservativen OP oder medikamentösen Behandlung mit entsprechendem Rezidivrisiko durch die Pat.

Studienlage
Ist die Erkrankung so weit fortgeschritten, dass eine Hysterektomie indiziert ist, führt die Erhaltung ovariellen Gewebes, auch wenn es sich nur um einen Rest (Residual Ovarian Syndrome) handelt, in einem hohen Prozentsatz zu einem Rezidiv, das eine erneute Operation (Namnoum et al. 1995) oder eine bis zur Menopause dauernde medikamentöse Behandlung notwendig macht.

Chirurgische Möglichkeiten bei tief infiltrierender Endometriose Noduläre Befunde im Septum rectovaginale, Blasenbefall, Darmbefall und Beckenwandbefall mit Ureterummauerung (Adenomyosis externa) erfordern als eigene Endometrioseentität spezielle operative Erfahren und sollten interdisziplinär in Endometriosezentren behandelt werden. Aufgrund ihrer morphologischen Charakteristika reagieren diese nodulär wachsenden Herde auf Östrogenentzug durch medikamentöse Maßnahmen nur mit Wachstumsverzögerung oder -hemmung, die reaktive Begleitentzündung und Ödeme klingen ab und obstruktive Funktionsstörungen bessern sich. Die Implantate bleiben aber vital und bald nach Beendigung der Medikation kommt es zu erneutem Progress. Neben operativer Sanierung kommt nur eine medikamentöse Dauerbehandlung infrage.

Die komplette Exzision der Endometrioseherde unter Erhalt der Organfunktion ist das Operationsziel:
- **Bei kleinen Knoten:** Defekt an Blase oder Darm primär verschließen.
- **Bei ausgedehnten Befunden:** Resektion des befallenen Darmsegments und Kontinuitätherstellung durch Anastomose. Bei Ureterendometriosen bedeutet dies oft eine Neueinpflanzung durch Psoas-Hitch-Technik oder Boari-Plastik.
- **Tief infiltrierende Implantate im Septum rectovaginale und Douglas** befallen das Rektum oft sekundär. Auch in fortgeschrittenen Fällen oft komplette Entfernung durch sorgfältige Präparation in der Muskularis, ohne die Mukosa zu verletzen und das Lumen zu eröffnen (MSR = Muscosa Saving Resection) möglich. Muskulo-muskuläre und sero-muskuläre zweischichtige Übernähung anstreben → Resektion mit Anastomose kann so oft vermieden werden.

Studienlage
Diese OPs werden heute üblicherweise laparoskopisch durchgeführt. In der Literatur finden sich Studien über endoskopische Techniken, die zeigen, dass bei entsprechendem Training und interdisziplinärer Zusammenarbeit Darmteilresektionen, Ureter-Anastomosen und Boari-Plastiken endoskopisch mit gleich guten oder besseren Ergebnissen durchgeführt werden können (Darai et al. 2010, Keckstein et al. 2003).

13.1.6 Arzneimitteltherapie

Prinzip   Obwohl verschiedene immunologische, entzündliche und endokrine Faktoren für die Progression einer Endometriose von Bedeutung sind, beruhen alle bisher etablierten medikamentösen Behandlungen auf dem Entzug der ovariellen Östrogene. Geeignet sind Steroidhormone, die in den neg. Feedback des Regelkreises Hypothalamus-Hypophyse-Ovar eingreifen, ohne dass sie selbst oder ihre Metaboliten östrogene Eigenschaften entwickeln (Gestagene) oder aber direkt auf hypophysärer Ebene die Gonadotropinfreisetzung blockierende Stoffe wie die GnRH-Analoga.

Die Unterdrückung der Ovarfunktion für 6 Mon. durch den Einsatz von GnRH-Analoga, orale Kontrazeptiva (Kombinationspräparate) oder Gestagene reduziert die mit der Endometriose assoziierten Beschwerden, wobei sich die Substanzen hinsichtlich Art und Intensität der NW unterscheiden. Nach Beendigung der Medikation werden abhängig vom Schweregrad der Erkr. Rezidivraten bis zu 70 % innerhalb von 5 J. beobachtet.

Endometriosebedingte Schmerzen, die durch Veränderungen des Prostaglandinstoffwechsels am Ort der Erkr. bedingt sind, lassen sich durch Prostaglandinsyntheseinhibitoren beeinflussen.

✓ Im Krankheitsverlauf sind oft wiederholte oder langdauernde Behandlungen auch als Kombination von Medikament und endoskopischer Chirurgie notwendig. Daher kommt es nicht nur auf die Wirksamkeit einer Substanz hinsichtlich Regression der Endometriose und Reduktion der Symptome an, sondern auch auf Verträglichkeit und individuelle NW.

GnRH-Analoga

Substanzen   GnRH-Analoga werden unterteilt in Antagonisten und Agonisten.
- **GnRH-Antagonisten:** Der Wert bei der assistierten Reproduktion und im onkologischen Bereich (Prostatakarzinom) wurde von klinische Studien untermauert (Meldrun, Chang und Lu 1982).
- **GnRH-Agonisten:** sind bei benignen proliferativen Erkr. der Frau klinische Routine. Sie wurden als neues Therapieprinzip für Endometriose vor schon mehr als 30 J. eingeführt, sind die am besten untersuchte Substanzgruppe und haben auch heute ihren Stellenwert als sekundäre medikamentöse Therapie (Johnson et al. 2013).

Wirkmechanismus   Durch Veränderungen der Aminosäuresequenz in Position 6 und 10 des natürlichen Decapeptids LHRH wurden zahlreiche Analoga mit hoher Affinität zum LHRH-Rezeptor der Hypophysenzellen entwickelt. Nachdem der Rezeptor-Analogon-Komplex die Second-Messenger-Mechanismen in der Hypophysenzelle aktiviert hat, ist sein Abbau durch Enzymsysteme deutlich verlängert, sodass nach einer anfänglichen Stimulationsphase keine freien Rezeptoren an der zellulären Membran mehr zur Verfügung stehen. Das weiterhin pulsatil vom Hypothalamus abgegebene LHRH ist wirkungslos, weil die Hypophysenzellen sich in einer Refraktärphase befinden. Die Hypophyse ist desensitiviert. Nach einer anfänglichen Stimulationsphase von 10–14 Tagen kommt es zur Funktionsruhe mit Erlöschen der Follikelreifung und der Östrogensynthese.
- **GnRH-Agonisten:** komplette medikamentöse Kastration mit Estradiolspiegeln im postmenopausalen Bereich. Die verschiedenen GnRH-Agonisten, die heute

klinisch eingesetzt werden, unterscheiden sich in ihrem Applikationsmodus, aber nicht in ihrer Wirksamkeit. Depot-Applikationsformen haben sich als für die Pat. angenehme und mit sicherer Suppression einhergehende praktikable Behandlungen durchgesetzt.

- **GnRH-Antagonisten** durch Blockade der GnRH-Rezeptoren an der Adenohypophyse sofortige Suppression der FSH- und LH-Sekretion und damit der Gonadenfunktion.

Nebenwirkungen Demineralisierung des Knochens durch den Hypoestrogenismus je nach Intensität des Östrogenentzuges bei 3–10 %. Bei knochenstoffwechselgesunden Frauen ist eine reversible Demineralisierung klinisch irrelevant, dennoch sollte eine GnRH-Agonisten-Behandlung primär nur über 6 Mon. und immer mit „Addback"-Therapie (s. u.) erfolgen. Vor Rezidivbehandlungen grundsätzlich genaue Abklärung des Knochenstoffwechsels.

Klinische Ergebnisse GnRH-Agonisten wirken effektiv auf die Endometrioseimplantate. So besserten sich die subjektiven Symptome in 70–90 %; laparoskopisch war bei 43–87 % eine Regression der Herde objektivierbar. Allerdings beträgt die Rezidivrate bereits im 1. J. nach Therapieende 12–18 %.

> **Studienlage**
> GnRH-Analoga sind im Vergleich zu Gestagenen (Monotherapie oder orale Kontrazeptiva) hinsichtlich der Regression der Endometrioseimplantate effektiver, was durch prospektiv randomisierte Untersuchungen gezeigt wurde (Regidor, Regidor und Ruwe 2001) und mind. so effektiv in der Reduktion der Beschwerden, was durch eine umfassende Cochrane-Analyse (Prentice, Deary und Bland 2003) untermauert wird.

Um die Verträglichkeit zu verbessern, wiederholte Gabe oder auch Langzeitbehandlungen zu ermöglichen wurde geprüft, ob die additive Gabe von Gestagenen oder Gestagen-Östrogen-Kombinationen die NW beseitigen würde, ohne den therapeutischen Effekt zu minimieren. Die Ergebnisse dieser sogenannten „Addback"-Therapie zeigten übereinstimmend, dass durch verschiedene Add-back-Regime die subjektiven NW drastisch reduziert werden können, während die Demineralisierung nur durch einen ausreichenden Östrogenzusatz verhindert werden konnte. Bei zu hoch dosierter Add-back-Behandlung oder bei zyklischer Gabe wird der therapeutische Effekt der GnRH-Agonisten verständlicherweise reduziert oder aufgehoben.

Einsatz bei endometriosebedingten Beschwerden Heute gelten folgende Empfehlungen für den Einsatz der GnRH-Agonisten zur Behandlung der Endometriose:
- Die verschiedenen, auf dem Markt befindlichen GnRH-Agonisten sind ähnlich effektiv hinsichtlich Schmerzreduktion und Endometrioseregression, wie eine Übersichtsarbeit von Shaw (1992) zeigte. Allerdings haben noch 50 % der Pat. nach 6 Mon. Therapie mehr oder weniger narbige Restherde, die noch vitale endometriale Drüsen und Stroma enthalten.
- Eine dreimonatige Behandlungsdauer kann hinsichtlich Schmerzreduktion genauso effektiv sein wie eine sechsmonatige, das rezidivfreie Intervall ist aber bei Letzterer signifikant länger.
- Die sechsmonatige Gabe von GnRH-Agonisten nach einer OP reduziert die Rezidivraten signifikant und verlängert das rezidivfreie Intervall.
- Der klinische Nutzen einer zusätzlichen medikamentösen Therapie ist speziell bei Schmerzpatientinnen mit aktiver Endometriose relevant.

> **Studienlage**
> Im Gegensatz zur weit verbreiteten Anwendung oraler Kontrazeptiva in der Behandlung von Endometriosebeschwerden zeigte eine prospektiv randomisierte Studie (Muzii, Marana und Caruana 2000), dass ihr postoperativer Einsatz nicht so effektiv ist wie die Gabe von GnRH-Agonisten. Auch die Lebensqualität ist unter GnRH-Agonisten mit Addback-Medikation besser als unter dem Gestageneinfluss oraler Kontrazeptiva (Zupi, Marconi und Sbracia 2004).

Rezidivtherapie Praxisrelevant ist die Pat. mit Rezidiverkr. (Rezidivbeschwerden und/oder Rezidivbefunde). Man kann erneut eine OP, medikamentöse Therapiephasen oder eine Kombination aus beidem anbieten. Da die Endometriose eine chron. Erkr. ist, muss gemeinsam mit der Pat. ein therapeutisches Vorgehen erarbeitet werden, das für die Frau akzeptabel ist, möglichst wenig NW hat, kosteneffektiv ist und von der Pat. nach entsprechender Information und Aufklärung gewünscht wird. Mögliche Regime sind:
- Wiederholte oder kontinuierliche Gabe von GnRH-Agonisten mit „Add-back"-Therapie bis zu 2 J.
- Titration des „therapeutischen Östrogenfensters" mit niedrig dosierten GnRH-Antagonisten (Studien).
- Intermittierend dreimonatige Behandlungsepisoden mit einem GnRH-Agonisten und einer niedrig dosierten kontinuierlich kombinierten Östrogen/Gestagen-Add-back-Medikation. Dies ist eine kosteneffektive und von den Patientinnen gut tolerierte Behandlungsform.

> **Studienlage**
> GnRH-Agonisten sind auch bei wiederholtem Einsatz bei Rezidiverkrankungen wirksam, obwohl Mori, Taketani und Uemura (1999) nach einem Jahr nur 18% Rezidive nach Buserelintherapie mit 900 µg beschrieben, ist aus größeren Untersuchungen bekannt, dass die Rezidivraten stadienabhängig sind und drei Jahre nach Therapieende 70–90% bei progressiven Erkrankungsformen betragen können (Sahl, Martschausky und Schweppe 1996). Daher sind Daten von Uemura, Shirasu und Katagiri (1999) bedeutsam, wonach die Knochendemineralisierung bei der zweiten Behandlungsphase mit GnRH-Agonisten niedriger war als bei der ersten. Sie folgerten, dass eine gezielte Patientenselektion, ein suffizientes Intervall und eine optimale Dosis des GnRH-Agonisten das Risiko der Demineralisierung trotz wiederholter GnRH-Applikation vermindern können.

Gestagene

Substanzen Man unterscheidet Progesteronderivate (z. B. Medroxyprogestronacetat, Dydrogesteron) und C-19-Nortestosteron-Derivate (z. B. Norethisteron, Lynestrenol, Desogesterel). Beide Gruppen unterscheiden sich im Wirkprofil und der Wirkintensität auf den Stoffwechsel, den Gonadostaten, die Mamma und die Genitalorgane.

Wirkmechanismus Gestagene sind physiologisch die Gegenspieler der Östrogene. Sie bewirken die sekretorische Transformation von östrogenvorbehandeltem Endometrium. Ihre biologischer Aktivität unterscheidet sich, sodass unterschiedliche Substanzmengen für eine suffiziente Transformation benötigt werden (▶ Tab. 13.2). Neben den eigentlichen gestagenen Wirkungen haben fast alle synthetischen Gesta-

Tab. 13.2 Transformationsdosis verschiedener Gestagene im Vergleich	
Gestagen	**Transformationsdosis [mg/Zyklus]**
Progesteron	200
Dydrogesteron	150
Norethisteron	100–150
Medroxyprogesteronacetat	80
Lynestrenol	70
Medrogeston	60
Norethisteronacetat	30–60
Megestrolacetat	40
Cyproteronacetat	20
Norgestrel	12
Levonorgestrel	6
Dienogest	6

gene weitere Partialwirkungen, die sich aus der strukturellen Ähnlichkeit mit anderen Steroiden erklären lassen. So weisen Progesteronderivate östrogene Wirkungen und Nortestosteronderivate androgene Wirkungen auf.

Zentrale Wirkung Die Ausschüttung der Gonadatropine aus der Hypophyse wird durch die pulsatile GnRH-Freisetzung reguliert. Für ovarielle Steroide wurden positive und negative Rückkopplungsmechanismen nachgewiesen. Ob der Angriffspunkt für diese Modulation am Hypothalamus und/oder an der Hypophyse liegt, ist noch unbekannt. Gestagene vermindern die Frequenz und erhöhen die Amplitude der GnRH-Pulse und supprimieren über diesen Effekt die Gonadotropinfreisetzung, sodass eine kontinuierliche Gestagenmedikation in geeigneter Dosierung indirekt die ovarielle Steroidbiosynthese supprimiert und zu niedrigen peripheren Östrogen- und Gestagenspiegeln führt, die für die anovulatorische Situation charakteristisch sind.

Wirkung auf die Genitalorgane An den Ovarien verursachen Gestagene eine verminderte Ansprechbarkeit auf Gonadotropineinflüsse; ferner wird die sekretorische Aktivität und Motilität der Tuben reduziert, das Myometrium wird ruhig gestellt und die Ansprechbarkeit auf Oxytocin herabgesetzt. Am Endometrium kommt es zur Hemmung der Proliferation, zur sekretorischen Transformation und zur Glykogeneinlagerung. Der Zervikalkanal wird enger gestellt und der Zervixschleim zähflüssig und seine Menge geringer. Im Vaginalepithel werden Oberflächenzellen abgeschilfert und der Karyopyknoseindex herabgesetzt.

Stoffwechselwirkungen

Der **Energiestoffwechsel** wird durch Gestagene gesteigert, die Natrium- und Wasserausscheidung passager induziert. Je nach Struktur, Dosis und Applikationsmodus wird die Glukosetoleranz vermindert und die Insulinresistenz erhöht, wobei der Effekt wesentlich von den gleichzeitig wirkenden Östrogenen abhängt.

Der **Fettstoffwechsel** wird differenziert beeinflusst: Die Triglyzeride sinken bedingt durch den vermehrten VLDL-Katabolismus und der Cholesterinspiegel sowie HDL- und LDL-Konzentrationen sinken ebenfalls. Östrogene opponieren diese Wirkungen, sodass der Nettoeffekt der therapeutisch verabreichten Progesteronderivate je nach Dosis und Therapiedauer nicht nachweisbar oder klinisch unbedeutend sein kann. Werden Gestagene der Nortestosteronreihe eingesetzt, so führen die androgenen Partialwirkungen dosisabhängig zur Erniedrigung der HDL- und Erhöhung der LDL-Fraktionen. Inwieweit diese Erhöhung des atherogenen Index klinische Relevanz hat, ist zurzeit noch Gegenstand der Diskussion, und dürfte vor allem von der Therapiedauer, dem Ausmaß der Veränderungen und zusätzlichen Risikofaktoren abhängen.

Wirkung auf die Endometriose Eine Gestagentherapie bei Endometriose soll die intraperitoneale Begleitentzündung sowie die erhöhte Makrophagenzahl und -aktivität im Douglassekret reduzieren und das Drüsenepithel sekretorisch transformieren und im Stroma eine initiale Dezidualisierung auslösen. Diese morphologischen Veränderungen werden bei Langzeittherapie durch Regression, Atrophie und Abbau der nekrotisch zerfallenden Implantate abgelöst. Diese Wirkung am Zielorgan soll rezeptorvermittelt sein. Die Fragen der histologischen Veränderungen unter Gestagentherapie und die genauen Wirkungsmechanismen dieses seit Jahren eingesetzten Therapieprinzips sind bis heute ungeklärt.

Studienlage
Neuere Studien legen nahe, dass die oben formulierten Hypothesen nicht zutreffen:
- In Endometrioseimplantaten sind Progesteronrezeptoren nur in niedrigen Konzentrationen vorhanden oder fehlen völlig (Kauppila, Rönnberg und Vihko 1986) und eine medikamentöse Therapie führt zu einer signifikanten Abnahme der Progesteronrezeptoren im Endometrium, nicht aber in Endometrioseherden (▶ Abb. 13.6).
- Bestimmte Enzymsysteme verhalten sich in Endometrioseherden anders als im eutopen Endometrium (Bulun et al. 2000, Vierikko et al. 1985). Auch hier induziert die medikamentöse Suppression der Ovarfunktion Veränderungen im uterinen Endometrium nicht aber in ektopen Herden.
- Die alleinige Gestagengabe führt bei kastrierten Tieren mit Endometriose nicht zur Regression der Erkr., vitale Implantate persistieren (DiZerega, Barber und Hodgen 1980).

Während Kistner in seinen grundlegenden Arbeiten zur Hormontherapie der Endometriose (1980) Degeneration und Nekrose bei Endometriose als Folge der Gestagenbehandlung sah, beschrieb Schweppe (1984) persistierende Drüsenstrukturen und das Fehlen degenerativer Prozesse in den ektopen Herden. Donnez et al. (1996) fanden zwar in 72 % der Fälle nach Gabe von Lynestrenol 5 mg/d eine Regression der Implantate, bei der nachfolgenden operativen Sanierung fanden sie aber in allen Fällen noch vitale Endometriose.

Behandlungsergebnisse

Die **orale Gestagenbehandlung** in niedriger Dosierung (5–20 mg/d) wurde in vielen Publikationen als wirksames Behandlungsprinzip bei endometriosebedingten Symptomen beschrieben. Da die alten Gestagene vom Markt genommen wurden, kommt in Deutschland dem Dienogest eine zentale Bedeutung in der Endometriosebehandlung zu.

Studienlage
Das neu zugelassenen Dienogest (2 mg/d) bessert die subjektiven endometriosebedingten Beschwerden signifikant, auch wenn Zwischenblutungen häufig sind (Kühler

13.1 Endometriose

und Fluhr 2011). Messungen der Steroidhormonrezeptoren in Endometrioseherden zeigten einen völlig unterschiedlichen Grad der Regression unter Gestagentherapie und bestätigen so die unterschiedliche Reaktion offensichtlich infolge der differierenden Rezeptorexpression in ektopen Herden (▶ Abb. 13.6). Prospektiv randomisierte Untersuchungen mit Dienogest 2 mg/d zeigen im Vergleich zum GnRH-Analogon Leuprorelin (Strowitzki et al. 2010) gleiche Wirksamkeit und im Vergleich zum Placebo eindeutige Überlegenheit (Seitz et al. 2008). Auch als Langzeittherapeutikum bei Schmerzpat. hat sich die Substanz bewährt (Petraglia et al. 2012)

- **NW:** Da eine kontinuierliche Gestagengabe zu niedrigen Östrogenspiegeln führt, treten häufig Schmier- und Zwischenblutungen auf, die zur Dosiserhöhung, Östrogenzugabe oder mehrtägiger Therapiepause zwingen.
- Bei kontinuierlicher Therapie liegen die **subjektiven Erfolgsraten** bei 60–94 %.
- **Rezidivrate:** Wegen der kurzen Nachuntersuchungszeiträume liegen nur wenig aussagekräftige Angaben vor (▶ Tab. 13.3). Die Rezidivrate liegt jedoch langfristig > 50 %. Neben der schlechte Zykluskontrolle und der hohen Rezidivrate hat die androgene Partialwirkung der C19-Abkömmlinge weitere negative Einflüsse auf Stoffwechsel und Psyche.

Depo-Medroxyprogesteronancetat (100–200 mg) wird nach 2 Injektionen im Abstand von 14 Tagen in den folgenden 4–6 Mon. alle 4 Wo. injiziert. Obwohl die subjektiven, endometriosebedingten Beschwerden effektiv unterdrückt werden, hat die Depotform für Monate, unter Umständen für Jahre, einen prolongierten suppressiven Effekt auf die Hypothalamus-Hypophysen-Gonaden-Achse, sodass diese Therapieform nur für ältere Patientinnen, die keinen Kinderwunsch mehr haben, empfohlen wird.

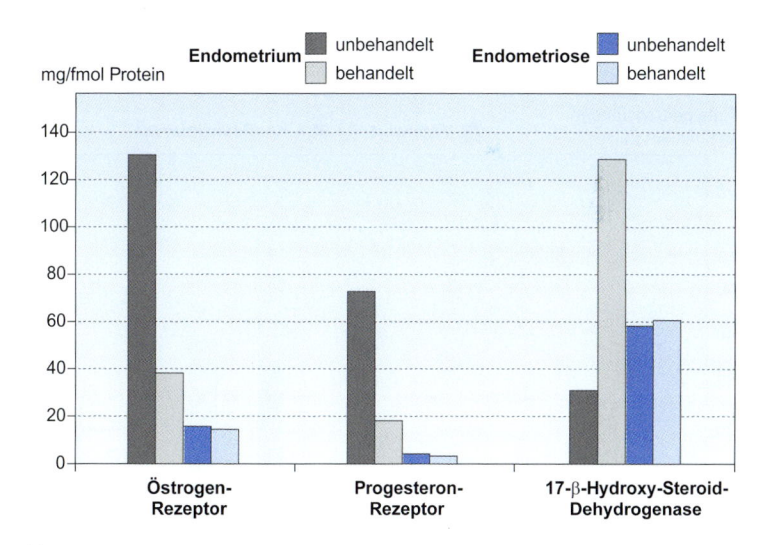

Abb. 13.6 Steroidrezeptorkonzentrationen und Aktivität der 17-β-Hydroxysteroid-Dehydrogenase in eutopem und ektopem Endometrium vor und nach ovarieller Suppressionsbehandlung mit Danazol 600 mg/d (nach Kauppila und Rönnberg 1985)

13 Erkrankungen des Uterus

Tab. 13.3 Rezidivraten nach Gestagenbehandlung

Autor	Jahr	Medikation	Dosis [mg/d]	Dauer [Mon.]	Pat. [n]	Rez. [n]	Rez. [%]
Nevinny-Stickel	1962	Norethisteronacetat	10–30	9–12	19	3	16
Hugentobler	1971	Norethisteronacetat	30	0	18	4	22
Korte, Beck und Scherholz	1979	Lynestrenol	5	Nicht berichtet	44	15	34
Richter, Schmidt-Tannwald, Terruhn	1981	Lynestrenol	5	9	67	8	12
Schindler	1983	Norethisteronacetat	10–20	6–10	11	3	27

Therapieversager Vercellini, Cortesi und Crosignani (1997) haben anhand einer Literaturrecherche festgestellt, dass etwa 20–25 % der Pat. nicht auf eine Gestagenbehandlung ansprechen (▶ Abb. 13.7). Dies bedeutet umgekehrt, dass sich die endometriosebedingten Schmerzen in 75 % der Fälle mit einer niedrig dosierten Gestagengabe günstig beeinflussen lassen.

Schmerztherapie

Bedeutung Bedingt durch rezidivierende Erkrankungsschübe stehen oft chron. Schmerzen im Mittelpunkt der therapeutischen Bemühungen. Deshalb sind Therapiestrategien zur Bewältigung dieser Beschwerden neben der eigentlichen Endometriosetherapie von essenzieller Bedeutung. Da es sich um Langzeitbehandlungen han-

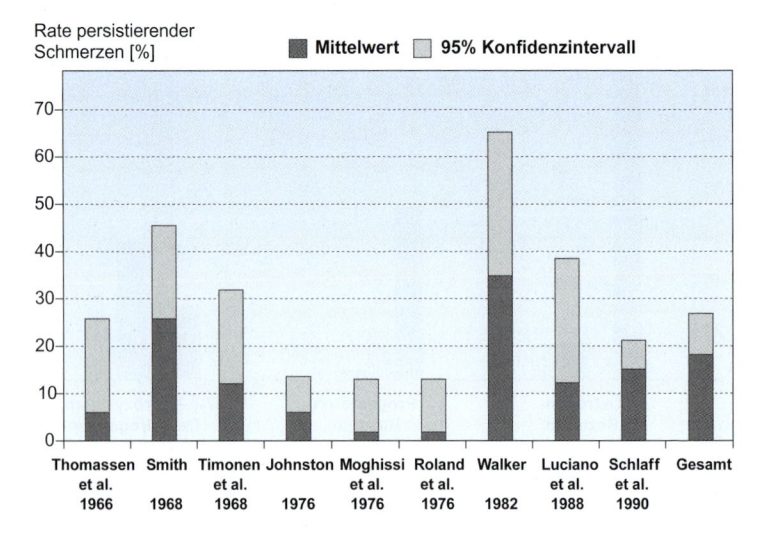

Abb. 13.7 Versagerrate der Gestagenbehandlung bei Schmerzpat.

delt, müssen Nebenwirkungsarmut und subjektive Akzeptanz besonders beachtet werden.

Pflanzliche Möglichkeiten Bei Anwendung von krampflösenden und damit auch schmerzlindernden Arzneipflanzen ist zwischen der Behandlung akuter Schmerzzustände und einer prophylaktischen Behandlung zu unterscheiden. Dies gilt auch für Unterbauchschmerzen und Menstruationsbeschwerden.

- **Akutbehandlung:** definierte Pflanzeninhaltsstoffe, wie Alkaloide, oder partiell synthetisch hergestellte Derivate wie Butylscopolamin oder Acetylsalicylsäure.
- **Prophylaxe:** frühzeitige Einnahme niedrig dosierter Acetylsalicylsäure, z. B. 3 × 100 mg am 1. Tag der Periodenblutung Linderung von Menstruationsbeschwerden. Bei leichten Menstruationskrämpfen Einnahme von Schafgarbenkraut und Gänsefingerkraut vor Blutungsbeginn, die als Tee verordnet werden können.

Darüber hinaus kennt die **homöopathische Medizin** verschiedene Kombinationspräparate zum Abbau der Neigung zu dysmenorrhoischen Beschwerden. Neben der lokalen Wärmeanwendung können Belladonna, Chamomilla und Magnesiumphosphoricum sowie Viburnum opulus in Tabletten- oder Tropfenform erfolgreich eingesetzt werden.

Physikalische Optionen
- Stehen krampfartige Schmerzen im Vordergrund: Krankengymnastik, Entspannungsübungen, Ausdauersport (Walking, Jogging, Langlauf), Wärmeanwendungen auf den Unterleib (Wärmflasche, Kräuterkissen usw.). Sitzbäder oder temperaturansteigende Fußbäder von 10–20 Min. Dauer mit 28 °C bis auf 32 °C ansteigend. Durch den Zusatz von Melisse und Rosmarin oder Schafgarbe lassen sich die krampflösenden Effekte dieser physikalischen Maßnahmen steigern.
- Ist das organische Beschwerdebild psychosomatisch überlagert oder spielen zusätzlich psychische Ursachen eine Rolle: im schmerzfreien Intervall evtl. Behandlung mit psychotrop wirkenden Arzneipflanzen wie Johanniskraut, Passionsblumenkraut, Baldrianwurzel und Melissenblätter.

Analgetika Um das Entstehen eines chron. Schmerzsyndroms als selbstständige Krankheit zu verhindern, sollten schmerztherapeutische Konzepte schon parallel oder direkt im Anschluss an die kurative Behandlung eingesetzt werden. Man muss sich an den WHO-Richtlinien für viszeralen Schmerz ausrichten:

- **Novaminsulfon** am ehesten in Kombination mit Kanalmodulatoren (z. B. Flupirtin).
- **NSAID:** Bei Endometriose und Adenomyosis wurde die Synthese von COX-2 im normalen Endometrium nachgewiesen, wobei Frauen mit Endometriose eine Überexpression aufweisen. Dies erklärt die hohen Konzentrationen in Endometrioseherden und im Douglassekret. Neben proliferationssteigernden Effekten verursachen spezielle Prostaglandine über Vasokonstriktion, Ischämie und Zellnekrose Krämpfe und Gewebeschmerzen. Nicht steroidale Antiphlogistika (Acetylsalicylsäure, Ibuprofen, Diclofenac) hemmen unspezifisch die Cyclooxygenaseaktivität und reduzieren so die Prostaglandinsynthese. So erklärt sich der klinisch unterschiedliche Erfolg bei endometriosebedingten Unterbauchschmerzen.
- **COX-2-Hemmer:** Blockieren die intrazelluläre COX-2 und haben weniger gastrointestinale NW. Sie sind bisher bei Endometriose nicht zugelassen und wurden wegen kardialer NW z. T. wieder vom Markt genommen.

Sollte sich durch diese Substanzen keine ausreichende Schmerzlinderung erzielen lassen, sind zusätzlich retardierte Opioide der WHO Stufen II und III einzusetzen.

Begleitend zur medikamentösen Schmerztherapie sollten die Frauen in Coping-Seminaren Schmerzbewältigungsstrategien erlernen. Physikalische Maßnahmen wie Bäder und lokale Wärmeanwendungen sowie Entspannungsübungen sind eine sinnvolle Ergänzung des Behandlungskonzeptes. Wichtig ist, dass es der Pat. mit therapeutischer Hilfe zunehmend gelingt, den Schmerz nicht zum dominierenden Mittelpunkt ihres Lebens werden zu lassen.

Langzeitbehandlung

Bei rezidivierender und/oder progredienter Endometriose sind neben der operativen Therapie medikamentöse Maßnahmen eine Option. Da Rezidiv-OPs besonders in fortgeschrittenen Stadien technisch schwierig sind und sowohl mit dem Risiko der unvollständigen Entfernung als auch der intra- und postoperativen Komplikationen behaftet sind, ist die Indiaktionsstellung eine Kunst und konservative Behandllungsmöglichkeiten sind mit der Patientin zu diskutieren.

Als Richtschnur für die Praxis dient das in ▶ Abb. 13.8 dargestellte Vorgehen.

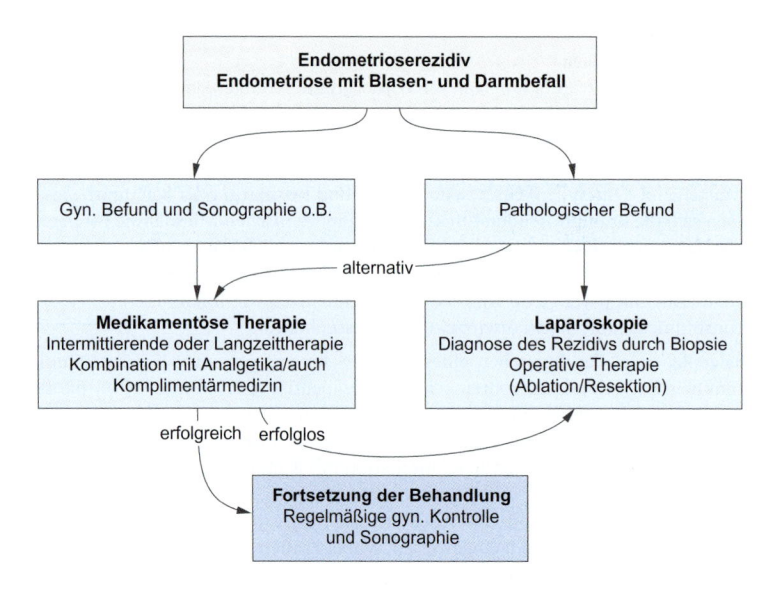

Abb. 13.8 Vorgehen bei endometriotischem Befall der Nachbarorgane oder ausgedehnter Rezidivendometriose

13.1.7 Endometriose und Sterilität

Epidemiologie Die monatliche Fruchtbarkeitsrate eines gesunden Paares liegt bei 15–20 %. Bei nachgewiesener Endometriose fällt sie auf 2–10 %. Sterile Frauen haben in 25–50 % eine Endometriose und 30–50 % aller Frauen mit Endometriose haben auch Probleme mit der Fortpflanzung. Des Weiteren werden bei Endometriosepatientinnen erhöhte Abortraten berichtet.

Pathophysiologie Der ursächliche Zusammenhang ist bis heute nicht geklärt. Man vermutet:

- Störungen der Ovarfunktion
- Paraentzündliche Veränderungen des Peritoneums
- Immunologische Veränderungen
- Douglas-Milieu mit veränderter Peritonealflüssigkeit bei Frauen mit Endometriose
- Dodds, Miller und Friedman (1992) sowie Taketani, Kuo und Mizuno (1992) postulieren einen Einfluss der intraperitonealen Zytokine auf Spermatozoenmotilität und Spermatozoen-Oozyteninteraktion sowie ungünstige Effekte auf die Fertilität durch ihre Embryotoxizität.

Ob die beobachteten Veränderungen, die in ▶ Tab. 13.4 dargestellt sind, auf die Verhältnisse in vivo übertragbar sind, ist unklar; v. a. weil bei der Beurteilung dieser Daten zu berücksichtigen ist, dass die Fertilisierung der Eizelle nicht im Douglasraum, sondern in der Tube und im Milieu des Tubensekretes stattfindet. Unumstritten ist, dass bei höhergradigen Endometriosestadien die vermehrte Adhäsionsbildung und ausgedehnte Endometriome eine mechanische Beeinträchtigung der Fertilität und hier insbesondere der Tubenfunktion und der tuboovariellen Interaktion darstellen.

✓ Bis heute ist unklar, ob reduzierte Fertilität und Endometriose in kausaler Beziehung zueinander stehen oder als Ausdruck einer noch nicht bekannten, zugrunde liegenden Störung nur assoziiert sind.

Tab. 13.4 Fertilitätsmindernde Interaktionen im lokalen Milieu

Erstautor	Jahr	Parameter	Veränderung bei Endometriose
Awadalla et al.	1987	Spermaphagozytose	Keine Veränderung
		Embryotoxizität	Keine Veränderung
Dodds, Miller und Friedman	1992	Peritonealflüssigkeit	IVF: Peritonealflüssigkeit schlechter als Medium
		Fertilisierung bei Mäusen	In vivo: Keine Differenz mit oder ohne Endometriose
Coddington et al.	1992	Hemizona-Assay	Bindung vermindert
Taketani, Kuo und Mizuno	1992	Zytokine	Embryotoxizität erhöht
Bielfeld et al.	1993	Beweglichkeit und Morphologie von Spermien	Kein Unterschied
Arumugam	1994	Akrosomale Reaktion	Vermindert
		Eisenkonzentration	Erhöht
Tasdemir et al.	1995	Akrosomale Reaktion	Vermindert
Harada et al.	1999	TNF-α, Interleukin	TNF-α erhöht; IL-8 erhöht
Arici et al.	2003	Interleukin 15	Erhöht, Korrelation zum Stadium
Reeve, Lashen und Pacey	2005	Tubenepithel	Spermienadhäsion gesteigert
Zhang et al.	2005	Interleukin 17	Erhöht, Korrelation zum Stadium

> **Studienlage**
> Die hysterosalpingoszintigrafisch nachgewiesene uterine Hyperperistaltik sowie eine Dysperistaltik bei Frauen mit Endometriose stören Spermien- und Eitransport (Leyendecker et al. 1996). Untersuchungen von Bühler (1998) konnten mittels Druck- und Flowmessung zeigen, dass wegen der bei Frauen mit Endometriose auffallend häufiger gefundenen hypoplastischen Tubenveränderungen bei der Hydropertubation zur Abklärung der Tubendurchgängigkeit höhere Perfusionsdrücke erforderlich sind. Aufgrund der Tubenwandstörung ist der Flow in der Tube gestört, was ebenfalls als Zeichen einer gestörten Tubenfunktion gewertet werden muss.
> Auch eine reduzierte Qualität der Eizellen bei Endometriose kann Ursache der Sterilität sein, wie aus IVF-ET-Behandlung mit Spendereizellen hervorgeht (Pellicer et al. 1995). Hat die Spenderin eine Endometriose, so ergeben sich signifikant niedrigere Implantations- und Schwangerschaftsraten:
> - Waren beide (Spenderin und Empfängerin) frei von nachweisbarer Endometriose, so betrug die Implantationsrate 20,1 %, die Schwangerschaftsrate 61,4 %.
> - War nur bei der Empfängerin Endometriose bekannt, so lagen die Implantationsrate bei 20,8 % und die Schwangerschaftsrate bei 60,0 %.
> - War nur bei der Spenderin eine Endometriose bekannt, so reduzierten sich diese Zahlen auf 6,8 % bzw. 28,6 %.
>
> Offensichtlich haben Endometriosepatientinnen ein hohes Risiko für Spontanaborte im ersten Trimenon. So wurden in retrospektiven Studien Abortraten von über 40 % berichtet, die durch medikamentöse oder chirurgische Endometriosebehandlungen in den Normalbereich von 6–10 % fielen (Olive, Franklin und Gratkins 1982). Andere Untersuchungen (Pittaway, Vernon und Fayez 1988) konnten diese Zusammenhänge nicht bestätigen. Weder Endometriose noch endokrine oder immunologische Störungen, sondern lediglich das Reproktionsgeschehen der Vergangenheit hatte einen signifikanten prädiktiven Wert.

Diagnostik   Eine im Rahmen der Sterilitätsdiagnostik zur Abklärung des Tubenfaktors diagnostizierte und bioptisch gesicherte geringgradige Endometriose ist primär nicht als Sterilitätsfaktor anzusehen wenn keine mechanischen Störungen der Tuben und der Ovarfunktion vorliegen und die Implantate nach makroskopischen und morphologischen Kriterien inaktiv erscheinen.

Therapeutische Strategie
- **Endokrine, immunologische oder andrologische Sterilitätsursachen gesichert:** entsprechende Therapie.
- **Keine weiteren, die Fruchtbarkeit einschränkende Faktoren feststellbar:** 6–12 Mon. unter den Standards des Zyklusmonitoring (Basaltemperaturkurve, Follikulometrie, endokrine Kontrolle in der Follikel- und Lutealphase, LH-Bestimmung) abwarten, bevor durch Antiöstrogene oder Gonadotropine die Follikelreifung stimuliert und die Ovulation gezielt ausgelöst werden.
- **Diagnose einer fortgeschrittenen Endometriose mit mechanischen Sterilitätsfaktoren:** diagnostische Operation zum therapeutischen Eingriff erweitern bzw. bei irreparablem Tubenschaden oder Rezidiv Indikation zur In-vitro-Fertilisation und zum Embryotransfer (IVF-ET) stellen.

Das Management der Sterilitätspat., die unter einer chron. rezidivierenden Endometriose leidet, bleibt kontrovers. In schweren Fällen mit exzessiver Endometriose verursachen Organschaden und Adhäsionen eine mechanische Sterilität; bei geringer und mäßiggradiger Endometriose kann die Erkrankung mit funktioneller Sterilität assoziiert sein oder sie kann einen bedeutungslosen Nebenbefund darstellen.

Studienlage
Eine Cochrane-Analyse (Hughes, Fedorkow und Collins 2004) zeigte deutlich, dass die Suppression der Ovarfunktion bei minimaler und milder Endometriose die Infertilität nicht beeinflusst. Dies wurde auch durch prospektive randomisierte Studien gezeigt, die abwartendes Verhalten mit aktiver Medikation verglichen (Bianchi, Busacca und Agnoli 1999, Busacca, Somigliana und Bianchi 2001, Parazzini 1999).

Therapie bei minimaler Endometriose ohne mechanische Faktoren Eine Metaanalyse von nicht randomisierten Studien über die operative Behandlung der rASRM Stadien I und II zeigt einen positiven Effekt der chirurgischen Interventionen auf die Fertilität. Unterschiede zwischen den verschiedenen Operationstechniken – Laserablation oder elektrochirurgisch oder Exzision (klassisch mikrochirurgisch oder endoskopisch) fanden sich nicht.

Studienlage
Nach einer prospektiv randomisierten Multizenterstudie aus Kanada (Marcoux, Maheux und Bérubé 1997) verbessert die Endometrioseoperation die Schwangerschaftsraten signifikant im Vergleich zur reinen diagnostischen Laparoskopie (31 % vs. 18 %), was aber von einer italienischen Arbeitsgruppe (Parazzini 1999) nicht belegt werden konnte (20 % vs. 22 %).

Therapie bei fortgeschrittener Endometriose mit mechanischen Faktoren
Operative Möglichkeit
- Endoskopische Chirurgie: Resektion der Implantate und Zysten, Reproduktionsorgane mikrochirurgisch möglichst funktionsfähig wiederherstellen. Wird nur die endometriotische Zystenauskleidung mittels (Laser-)Koagulation denaturiert bzw. abladiert, unterbleibt die Zerstörung gesunden Ovargewebes. Standard ist aber die laparoskopische Zystektomie, die in geübten Händen die Ergebnisse nachfolgender IVF-ET-Behandlungen nicht neg. beeinflusst, auch wenn in 54 % der Fälle in der exzidierten Zystenwand eine, z. T. nicht unerhebliche Menge von Ovargewebe, nachweisbar ist.
- Eine Alternative zur komplexen chirurgischen Intervention ist die transvaginale Punktion und Aspiration des Zysteninhalts. Sehr hohe Rezidivraten sowie gravierende Komplikationen wie ausgedehnte Adhäsionen und Ovarabzesse sprechen gegen diese Option.

Studienlage
Laut Garcia-Velasco et al. (2004) verbessert die laparoskopische Zystektomie die Ergebnisse einer nachfolgenden Therapie mit extrakorporaler Fertilisation nicht. Der Gonadotropinbedarf ist signifikant höher und die Estradiolspiegel am Tag der hCG-Gabe deutlich tiefer. Es gibt keine Unterschiede bezüglich der Zahl der gewonnenen, reifen Oozyten, der Implantations- und der Schwangerschaftsraten im Vergleich zu Patientinnen, bei denen die Endometriosezysten belassen wurden.

✓ Gemäß deutscher Leitlinien wird eine operative Entfernung der Endometrioseherde vor Stimulationstherapien als sinnvoll erachtet. Da die ovarielle Reaktion bei

Endometriose eingeschränkt ist, wird empfohlen, vor artifiziellen reproduktiven Techniken (ART) Ovarialendometriome zu entfernen. Gründe:
- Schwierigkeiten bei der Punktion
- Kontamination der Eizellen
- Progression der Endometriose
- Ruptur der Zysten
- Infektionsrisiko
- Okkulte Malignität

Andererseits reduziert der operative Eingriff die Follikelzahl und die ovarielle Reaktionsbereitschaft auf die Stimulation, sodass die Zahl der gewonnenen Eizellen abnimmt.

!

- Bei unvollständigem oder insuffizientem chirurgischem Eingriff, liefert die assistierte Reproduktion die besten Chancen eine Schwangerschaft zu erzielen.
- Die Behandlung mit GnRH-Analoga allein nach dem operativen Eingriff wegen Endometriose verbessert die Fertilitätschancen nicht.

Assistierte Reproduktion Viele Publikationen zeigten, dass in IVF-Programmen Frauen mit Endometriose niedrigere Schwangerschaftsraten haben als Patientinnen mit Tubenfaktor allein. Aber es gibt große Datenbanken, aus denen hervorgeht, dass die Zusammenhänge nicht so eindeutig sind. Auch hier wird wieder das Problem der ungenügenden internationalen Kooperation deutlich.

Studienlage
Die Downregulation mit GnRH-Agonisten vor der Stimulationsphase in IVF-Protokollen verhindert den vorzeitigen LH-Gipfel, führt zu mehr Eizellen und verbessert die Schwangerschaftsraten im Vergleich zu Therapieprotokollen, bei denen kein GnRH-Agonist eingesetzt wurde (Rickes, Nickel und Kropf 2002, Surrey und Hornstein 2002). Auch wenn ältere Untersuchungen nicht eindeutig positive Effekte des ultralangen GnRH-A-Protokolls nachweisen konnten (Fabregues et al. 1998), konnte in einer Cochrane-Untersuchung gezeigt werden, dass der Einsatz von GnRH-Analoga 3–6 Monate vor Beginn der Stimulationstherapie bei Frauen mit Endometriose die Wahrscheinlichkeit einer Schwangerschaft um das Vierfache erhöht (Hughes, Fedorkow und Collins 2004, Somigliana et al. 2006).

Der positive Effekt der GnRH-Agonisten, die unabhängig vom Endometriosestadium bis zu 6 Monate lang vor einem IVF-Zyklus eingesetzt werden, muss im Einzelfall diskutiert werden. Speziell bei älteren Pat. kann die prolongierte Suppression keine sinnvolle Therapieoption sein, da nachfolgend die ovarielle Reserve reduziert und die Stimulation erschwert sein kann. Es gibt bisher keinen Konsens, wie lange im Ultralang-Protokoll die GnRH-Medikation durchzuführen ist. Die meisten bevorzugen 2–3 Mon., einige Zentren empfehlen wegen noch besserer Ergebnisse 6 Mon. Suppressionsdauer. Zusätzlich müssen das Alter der Patientin und die ovarielle Reserve berücksichtigt werden.

Rehabilitation, Nachsorge, Rezidivprophylaxe Bei schweren Verlaufsformen, nach ausgedehnten oder mehrfachen operativen Eingriffen und bei nicht ausreichendem Effekt ambulanter Behandlungsmaßnahmen kann die Verordnung einer Rehabilitationsmaßnahme notwendig sein.

Ziel solcher 3-bis 4-wöchigen Heilbehandlungen ist die Wiederherstellung eines körperlichen, seelischen und sozialen Wohlbefindens. Ein weiterer Aspekt ist die Auseinandersetzung mit der Erkrankung und ihrer Chronizität. Erlernen von Schmerzbewältigungsstrategien und die Erkenntnis, aktiv sich an der Therapie zu beteiligen sind weitere sinnvolle Ziele, die in Einrichtungen mit speziellen Endometriose-Rehabilitations-Programmen vermittelt werden. Selbsthilfegruppen in Wohnortnähe sind hilfreich und vermitteln entsprechende Adressen. Auch eine konsequente Badekur, v. a. die Anwendung einer Moorbadekur unter begleitenden psychotherapeutischen Maßnahmen kann hilfreich sein. Es ist dabei nicht relevant, ob der nachgewiesene positive Effekt nun primär an der physikalischen oder balneologischen Anwendung, an dem Milieuwechsel (Kurorteffekt), an dem geänderten Tagesablauf oder sonstigen mit wissenschaftlichen Methoden schwer fassbaren Ursachen liegt, entscheidend ist, dass den Patientinnen in einem hohen Prozentsatz geholfen werden kann.

Die Wirkmechanismen einer Bäderbehandlung mit Moorapplikationen sind vielschichtig:

- Haut und Schleimhäute werden beeinflusst, indem die Quellfähigkeit und die Wasserstoffionenkonzentration zunehmen.
- Huminsäuren und Lipide beeinflussen den Stoffwechsel, wirken entzündungshemmend durch Unterdrückung der Prostaglandinbildung und Förderung der Eiweißsynthese.
- Hypophyse, Nebennierenrinde und Ovarien werden stimuliert – wahrscheinlich indirekt über eine verbesserte Durchblutung, denn eine direkte Hormonwirkung ist unwahrscheinlich, da die Konzentrationen, z. B. von Östrogenen, in deutschen Mooren extrem niedrig sind.
- Moorteil- und Moorvollbäder haben eine thermische Wirkung, da die maximale Badetemperatur bis 42 °C erhöht werden kann.
- Huminsäurevorstufen wandeln sich zu Huminsäuren um und geben dadurch Wärme frei, sodass Moor ein aggressiver Wärmeträger ist. Dies wirkt durchblutungsfördernd, krampflösend und entspannend, indem die Blutgefäße weit gestellt werden und der Tonus des sympathischen Nervensystems gedämpft wird.

Aufgrund dieser Wirkmechanismen wird verständlich, dass physikalische und balneologische Maßnahmen besonders die Beschwerden endometriosebedingter Folgeschäden (Narben, Verwachsungen, Durchblutungsstörungen) und Beschwerden nach operativer Endometriosebehandlung günstig beeinflussen können. Schwellung des Gewebes mit Wassereinlagerung und Begleitentzündung, Bildung von überschießendem Bindegewebe und Vernarbungen, schlechte Durchblutung mit Sauerstoffmangel im Gewebe und Störung des Prostaglandinstoffwechsels sowie psychosomatische Beschwerden, die aufgrund wiederholter vergeblicher klassischer Endometriosebehandlungen auftreten können, sind ein klarer Grund, solche Maßnahmen zu verordnen (Schweppe 1988).

Die notwendige Nachsorge sollte sich an den geklagten Beschwerden und Symptomen orientieren. Auch wenn Daten zum Nutzen einer weiterführenden Therapie fehlen, ist oft eine dauerhafte Betreuung der Pat. bis zur Menopause sinnvoll und notwendig. Eine wissenschaftlich fundierte Rezidivprophylaxe ist nicht möglich, solange die Ursache der Erkrankung unbekannt ist. Ernährung, Bewegung und Lebensstil sind Maßnahmen, um das Beschwerdebild aktiv günstig zu beeinflussen. Reduktion der periovulatorischen Östrogenspiegel und Verminderung der Menstruationsstärke und -frequenz z. B. durch Langzyklusanwendung oraler Kontrazeptiva sind empirisch basierte sinnvolle und nebenwirkungsarme Empfehlungen.

Diese auf die individuelle Situation der Patientin eingehenden Behandlungsprinzipien vermeiden einerseits operative und/oder medikamentöse Überbehandlungen und verlangen andererseits vom Therapeuten umfangreichen diagnostischen Aufwand und exakte Kenntnisse über die unterschiedlichen Wirkungsmechanismen der zur Verfügung stehenden Medikamente. Nur so ist es nach dem bisherigen Kenntnisstand möglich, Symptome und Folgeschäden dieser chronisch rezidivierenden Erkrankung frühzeitig zu erkennen, zu beseitigen oder möglichst effektiv zu lindern. Das multimodale Behandlungskonzept muss die Pat. mit einbeziehen und aktivieren, damit sie wieder ein aktives und erfülltes Leben führen kann.

13.2 Gutartige neoplastische Veränderungen des Uterus
Isabelle Himsl und Franz Edler von Koch

13.2.1 Tumorähnliche Veränderungen

Embryogenese   Während der 7. SSW differenziert sich das Gangsystem der weiblichen Geschlechtsorgane. Bei Abwesenheit von AMH, bildet sich der Ductus mesonephricus zurück und aus dem Ductus paramesonephricus (Müller) entsteht die künftige Tuba uterina, der Uterus und der kraniale Abschnitt der Vagina. Die mediale Zwischenwand des fusionierten utervaginalen Kanals bildet sich am Ende des 3. Monats zurück. Die oberen ¾ der Vagina stammen vom Mesoderm und das untere Viertel vom Endoderm.

Anatomie   Die Cervix uteri mit ihrer mechanischen und immunologischen Barrierefunktion weist mit der Transitionalzone den Übergang zwischen dem Plattenepithel der Ektozervix und dem Zylinderepithel der Endozervix auf. Die Cervix uteri ragt in das kraniale Vaginaldrittel. Das Ostium cervicale externum wird im klinischen Sprachgebrauch als äußerer Muttermund bezeichnet, der nach vaginal reichende Anteil der Zervix wird als Portio uteri bezeichnet. Das Corpus uteri besteht aus dem Endometrium mit dem Stratum funktionale aus Zylinderepithel und dem Stratum basale sowie dem Myometrium aus glatter Muskulatur und dem Serosaüberzug aus Peritoneum viszerale.

Das endokrin rezeptive Endometrium und das zervikale Epithel unterliegen dem Einfluss von Steroidhormonen (▶ Tab. 13.5):
- Pränatal reicht das Zylinderepithel durch den Einfluss der plazentaren Steroidhormone bis an den äußeren Muttermund bzw. auf die Ektozervix.
- In der Prämenarche zieht sich das Zylinderepithel in den Zervikalkanal zurück. Das Endometrium stellt sich strichförmig dar.
- Zwischen der Menarche und der Menopause ist der Höhenstand der Grenze zwischen beiden Epithelien vom Zyklus, von einer Schwangerschaft und von der Einnahme von Ovulationshemmern abhängig. Das Stratum funktionale blutet zyklisch ab.
- In der Postmenopause findet man die Grenze des Zylinderepithels wieder hoch im Zervikalkanal. Das Endometrium stellt sich strichförmig dar.

> ✓ Erscheint das Zervixdrüsenfeld vor dem äußeren Muttermund, imponiert es als samtrotes, kontaktempfindliches Areal, das als **Ektopie** bezeichnet wird.

13.2 Gutartige neoplastische Veränderungen des Uterus

Tab. 13.5 Gutartige Veränderungen der Portiooberfläche

Bezeichnung	Definition	Pathogenese	Kolposkopie	Prozedere
Ektopie	Ektozervikales Zylinderepithel	Physiologisch unter dem Einfluss von Steroidhormonen	Gleichmäßige papilläre Struktur	Nil
Ovula Nabothi	Mucusgefüllter zervikaler Ausführungsgang	Obstruktion eines zervikalen Drüsenausführungsgangs durch Epithelüberzug	Glatte, opaque Erhabenheit	Nil
Erosio vera	Epitheldefekt	Mechanisch, Östrogenmangel	Inflammation	Östrogenhaltige Salbe topisch, Reizausschaltung
Leukoplakie	Hyperkeratose		Zervixdysplasie	Zytologie, Kolposkopie, histologische Untersuchung, HPV Bestimmung
Condylomata acuminata	Warzenähnliche Epithelverdickung mit Koilozyten	Humane Papillomaviren low risk	Punktierung, Mosaik	Zytologie, Biopsie, Laservaporisation

Ovula Nabothi

Es handelt sich um erbsengroße bis kirschgroße Schleimhautretentionszysten, die dadurch entstehen, dass vaginales Plattenepithel über Drüsenausführungsgänge der Zervix wächst. Diese Retentionszysten sind asymptomatisch und haben keinen Krankheitswert. Im Rahmen der Spekulumuntersuchung fallen sie als kleine zystisch, glasige Erhabenheit im Bereich der Ektozervix auf. Eine Therapie ist grundsätzlich nicht erforderlich.

Behçet-Syndrom

Systemische Erkr. mit unter anderem schmerzhafter Aphthenbildung im Bereich der Vulva, Vagina einschließlich Portio möglich. Eine lokale bzw. meist systemische immunsuppressive sowie symptomatische Therapie wird empfohlen.

Erosia vera

Eine Erosia vera findet man meist postmenopausal nach mechanischer Reizung, z.B. durch permanente Pessareinlage bei konservativer Deszensustherapie. Die Therapie besteht in der Reizausschaltung und topischer Applikation einer estriolhaltigen Salbe.

Leukoplakie

Unter Leukoplakie versteht man ein fest haftendes weißes Areal, das durch einen hyperkeratotischen Bezirk des Plattenepithels bedingt ist. Die Diagnose wird bei der Spekulumuntersuchung gestellt. Die Leukoplakie gilt als abnormer, nicht spezifischer Befund IFCPC Nomenklatur der Cervix uteri (Rio de Janeiro 2011) und ist damit abklärungswürdig, hierzu wird eine kolposkopisch gezielte Probeexzision zur histologischen Abklärung empfohlen.

Zervixpapillome

Die Diagnose wird im Rahmen der Spekulumuntersuchung erhoben. Papillome haben eine zottenförmige Oberflächenstruktur und kommen eher solitär vor. Papillome haben keinen Krankheitswert und können sowohl im Bereich der Zervix als auch vaginal und vulvär auftreten.

Condylomata acuminata der Zervix

Epitheliale Neubildung der Portio, die vom Plattenepithel ausgeht und Folge einer Low-risk-HPV-Infektion (humaner Papillomavirus) ist, meist Typ 6 oder 11. Üblicherweise liegt keine spezifische Symptomatik vor, allenfalls ein vermehrter zervikaler Fluor. Kondylome können sowohl im Bereich der Zervix als auch vaginal und vulvär auftreten.

Diagnostik Die Diagnose wird im Rahmen der Spekulumuntersuchung erhoben. Zum Ausschluss einer prämalignen, dysplastischen Veränderung sollte eine kolposkopische Diagnostik durchgeführt werden.

- Kondylome sind beetartige, hahnenkammartig erhabene schmerzlose Warzen mit feinzottiger Papillenbildung, einzeln bis multipel auftretend. Als therapeutische Optionen gelten:
- Die Laservaporisation: Das betroffene Areal wird punktuell oder flächig unter Mitnahme einer ausreichenden Randzone bis zur Basis der Kondylome destruiert.
- Eine topische, immunologische Therapie mit Podophyllotoxin-Creme oder Imiquimod-Creme ist möglich.
- Zur Rezidivprophylaxe wird ggf. eine Mitbehandlung des Partners und frühzeitiges Erkennen und Behandeln des Rezidivs sowie Benutzung von Kondomen empfohlen, nach aktueller Datenlage schützt die Benutzung von Kondomen nicht absolut vor einer HPV-Infektion.

Differenzialdiagnosen Condylomata lata (Lues Stadium II), Zervixdysplasie, Zervixkarzinom.

13.2.2 Verletzungen und Narben

Emmet-Riss

Diese zervikale Verletzung kann intrapartal entstehen und kann postpartal zu zyklusunabhängigem klarem zervikalem Fluor-Abgang führen. Eine Therapieindikation besteht nur bei großen Bereichen von ektropionierter Zervixschleimhaut, die rezidivierend blutet. Die Therapie besteht dann in einer Emmet-Plastik mit Exzision der ektropionierten Schleimhaut und Naht der Zervix oder lokaler Laserdestruktion der Schleimhaut.

Zervikalstenose

Eine symptomatische Zervikalstenose kann selten postoperativ nach Konisation entstehen. Die Therapie der Wahl besteht in der Dilatation mit Hegar-Stiften und ggf. dem Einnähen eines Fehling-Röhrchens über einige Wochen. Im Senium kann eine atrophiebedingte Zervikalstenose ohne Krankheitswert vorliegen.

13.2.3 Fehlbildungen des Uterus

Agenesie
Eine doppelseitige Agenesie der Müller-Gänge mit einem vollständigen Fehlen aller aus diesen Gängen hervorgehenden Organe kommt selten vor. Die einseitige Agenesie eines Müller-Ganges führt zum Bild eines Uterus unicornis. Eine gleichseitige Nieren- und/oder Ovarialagenesie kann vorliegen.

Aplasie
Bei einer Aplasie ist das entsprechende Organ angelegt aber nicht entwickelt. Ist der Uterus rudimentär, d. h. nur als solider Strang angelegt (Uterus bicornis rudimentarius solidus), so besteht immer auch eine Aplasie der Scheide (Mayer-Rokitansky-Küster-Hauser-Syndrom). Bei diesen Patientinnen gehen von den beiden soliden Uterushörnern normal entwickelte Tuben und Ovarien ab. Die Erkrankung kann mit anderen Fehlbildungen, z.B. der ableitenden Harnwege (Nierenaplasie, Hufeisenniere, Doppelureter), assoziiert sein.

Atresie
Bei den Atresien handelt es sich um relativ seltene stenosierende Veränderungen im Bereich der aus den Müller-Gängen hervorgegangenen Organe. Diese Fehlbildungen sind nicht vererbte, sondern intra- oder extrauterin erworbene Verschlüsse von Scheide, Zervix und/oder Uterus (Atresia vaginae, cervicis und uteri). Bei normaler Gonadenfunktion weisen die Patientinnen einen normalen weiblichen Habitus auf und fallen durch eine primäre Amenorrhö bzw. Schwierigkeiten bei der Kohabitation auf. Bei einem Verschluss der Scheide und normaler Uterusanlage kommt es nach der Menarche zur Ausbildung einer Hämatometra und/oder eines Hämatokolpos. Diese Retentionstumoren können beachtliche Größe erlangen. Die Patientinnen klagen in den meisten Fällen über starke, teils zyklische Unterbauchbeschwerden. Die Diagnostik wird mit der klinischen und palpatorischen Untersuchung sowie sonografisch, ggf. laparoskopisch geführt.

Symmetrische Doppelfehlbildung
Formen   Die symmetrischen Doppelfehlbildungen sind bedingt durch ein ganz oder teilweises Ausbleiben der Verschmelzung der beiden Müller-Gänge, die sich dabei zum Teil nicht öffnen. Folgende Formen sind möglich:
- Uterus didelphys: 2 Uteri, 2 Zervices und evtl. 2 Scheiden
- Uterus bicornis bicollis: 2 Uteri mit Verschmelzung der medialen Wand, 2 Zervices, selten 2 Scheiden
- Uterus bicornis unicollis: 2 Corpus uteri mit einer Zervix
- Asymmetrischer Uterus bicornis: rudimentäres, Endometrium enthaltendes Nebenhorn hat keinen Anschluss an die Vagina
- Uterus septus/subseptus: sagittales, intrakavitäres Septum
- Uterus arcuatus: breiter, in das Kavum vorwölbender Fundus

Diagnostik   Die Diagnostik erfolgt klinisch, palpatorisch sowie sonografisch, hysteroskopisch und laparoskopisch. Symmetrische Doppelfehlbildungen können Ursache für eine primäre Sterilität, habituelle Aborte und Frühgeburtsneigung sein. Bei Doppelbildungen oder Septen des Uterus finden sich relativ häufig Lageanomalien des Fetus. Gynäkologische Beschwerden entstehen nur, wenn funktionsfähiges Endometrium angelegt ist, ohne mit der Vagina in Verbindung zu stehen. Eine sorgfältige urologische Diagnostik ist angezeigt, da bei allen Fehlbildungen der Scheide und des Uterus gleichzeitig Fehlbildungen der Nieren und der ableitenden Harnwege bestehen können.

Therapie Hysteroskopische Septumresektion mit monopolarer Schlinge und ggf. gleichzeitige Laparoskopie zur Diagnostik und Therapie einer Perforation des Uterus.

Metroplastik:
- OP nach Strassmann: Die beiden Hälften des Uterus bicornis werden nach Spaltung des vorhandenen medianen Septums vereinigt. Die Schwangerschaftsrate wird deutlich verbessert und das Risiko eines Aborts reduziert.
- Technik nach Jones (Uterus bicornis).
- Technik nach Bret-Palmer: Längsinzision über die Uterusvorder- und Hinterwand mit Durchtrennen der beiden verbleibenden Septen. Ggf. Einlegen eines Intrauterinpessars postoperativ zur Verhinderung von Adhäsionen.

Asymmetrische Doppelfehlbildung

Ätiologie Die asymmetrischen Doppelfehlbildungen entstehen dadurch, dass ein Müller-Gang unterentwickelt oder rudimentär mit angedeuteter Kavumdoppelbildung oder Atresie eines Uterushornes verbleibt. Eine gleichseitige Nieren- und/oder Ovarialagenesie kann vorliegen.

Klinik Dysmenorrhö. Im Rahmen der gynäkologischen und sonografischen Untersuchung fallen eine Hämatometra sowie ggf. eine Hämatosalpinx auf.

Therapie Bei den asymmetrischen Doppelfehlbildungen des Uterus wird das rudimentäre Horn sofern es Beschwerden verursacht, operativ entfernt.

13.2.4 Uterus myomatosus

Definition Benigne, solitär oder multipel auftretende leiomyomatöse Raumforderungen des Myometriums.

Epidemiologie 15–20 % aller Frauen sind Myomträgerinnen, der Altersgipfel liegt bei 35–55 J. Hinsichtlich der Prävalenz gibt es deutliche ethnische Unterschiede (gehäuftes Auftreten bei Schwarzafrikanerinnen).

Ätiologie Das Wachstum der Myome ist an die Funktion der Ovarien gebunden. Es gibt keine Uterusmyome bei Kindern und keine Neuentstehung von Myomen in der Postmenopause ohne Hormonsubstitution. Ihre Entstehung ist multifaktoriell. Genetische Faktoren und eine hormonale Dysregulation sind die wichtigsten Ursachen. In höchstens 0,1 % aller Myome findet sich histologisch ein Sarkom. Man nimmt an, dass es sich dabei nicht um eine sarkomatöse Umwandlung eines Myoms, sondern um einen primär malignen Prozess handelt.

Klinik Die Symptomatik wird durch Größe, Lage und Anzahl der Myome im Uterus bestimmt. Die in ▶ Tab. 13.6 beschriebenen Myome können einzeln oder kombiniert vorkommen. Darunter kann der Uterus wie ein sogenannter „Kartoffelsack-Uterus" imponieren oder die Ausmaße eines graviden Uterus, bis über den Nabel hinausreichend, annehmen.
- 15–20 % der Frauen mit Uterusmyomen sind asymptomatisch.
- 40–50 % der Frauen mit Myomen leiden unter Blutungsstörungen (Hypermenorrhö, Menorrhagie, Metrorrhagie) mit und ohne Blutungsanämie. Blutungsstörungen treten insbesondere bei submukösen aber auch intramuralen Myomen auf.

13.2 Gutartige neoplastische Veränderungen des Uterus

- Häufig werden Kohabitationsschmerzen, Rückenschmerzen oder ein Druckgefühl auf die Blase mit vermehrtem Harndrang angegeben.
- In graviditate kann es zu habituellen Aborten, Nidationsstörungen und Kolliquationsnekrosen kommen. Ein Uterus myomatosus kann intrapartal bei zervixnaher Lokalisation und erheblicher Größe ein mechanisches Geburtshindernis darstellen. Postpartal können Myome aufgrund der unzureichenden myometranen Kontraktionsfähigkeit die Ursache für atone Nachblutungen sein.

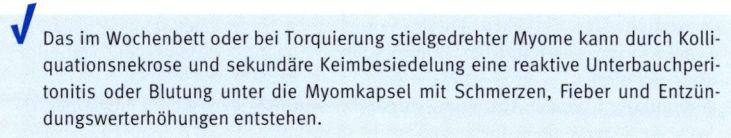

✓ Das im Wochenbett oder bei Torquierung stielgedrehter Myome kann durch Kolliquationsnekrose und sekundäre Keimbesiedelung eine reaktive Unterbauchperitonitis oder Blutung unter die Myomkapsel mit Schmerzen, Fieber und Entzündungswerterhöhungen entstehen.

Diagnostik
- Anamnestisch berichten Betroffene von Blutungsstörungen, Miktionsstörungen, Stuhlunregelmäßigkeiten oder Rückenschmerzen.
- Bei der bimanuellen gynäkologischen Untersuchung kann der Uterus insgesamt vergrößert oder mehrknollig verändert sein.
- Vaginale- und abdominale Sonografie zur Darstellung von Lokalisation, Größe sowie Morphologie und Vaskularisation der Myome.

Therapieindikation Grundsätzlich ist die Diagnose eines Uterus myomatosus keine Therapieindikation. Die Therapie richtet sich nach dem klinischen Beschwerdebild, dem Alter der Pat., dem Kinderwunsch und der Wachstumsdynamik der Myome:
- **Prämenopausale Pat. mit Kinderwunsch:** Uteruserhaltende Myomenukleation großer Myome kann diskutiert werden, wenn der Uterus myomatosus nach Ausschluss anderer Ursachen als Ursache der Sterilität infrage kommt.
- **Perimenopausale Pat.:** Therapieindikation zurückhaltend stellen, da sich Myome nach Eintritt der Menopause regressiv verändern können und somit die Beschwerdesymptomatik rückläufig sein kann.

Tab. 13.6 Myome

Lokalisation	Charakteristika	Symptomatik
Subserös	Wachstum in die Bauchhöhle mit Vorwölbung der Serosa, breitbasig dem Myometrium aufsitzend oder gestielt	Druck auf Nachbarorgane mit Defäkations-/Miktionsbeschwerden, akutes Abdomen durch Torquierung eines gestielten Myoms oder Einblutung
Intramural	Im Myometrium wachsend	Die Behinderung der Kontraktion führt zu Blutungsstörungen, Anämie, ischialgiforme Rückenschmerzen
Submukös	Wachstum in das Cavum uteri mit Vorwölbung des Endometriums	Blutungsstörungen 95–98 % (Zwischenblutungen, Hypermenorrhö), gestielte Myome können als „Myoma in statu nascendi" im Zervikalkanal sichtbar sein
Intraligamentär	Wachstum im Ligamentum latum	Verdrängung/Kompression des Ureters (Hydronephrose), Beckengefäße, Nerven
Zervixmyome	Kein ausweichendes Wachstum in Bauchhöhle möglich	Druck auf Ureter, Blase oder Rektum

Konservative Therapie Eine medikamentöse Therapie mit Progesteron-Rezeptor-Antagonisten ist möglich. Ulipristalacetat 5 mg/d ist als medikamentöse Therapie bis zu 12 Mon. zugelassen und wies in den PEARL I-III Studien eine signifikante Reduktion der Hypermenorrhö, der Anämie und der Myomvolumina nach.

Operative Therapie Bei Hb-wirksamer Hypermenorrhö, Dysmenorrhö, zunehmenden Schmerzen, rascher Wachstumstendenz, sehr großen Myomen, unklaren Befunden und sonst nicht zu erklärender Sterilität.

Uteruserhaltendes Vorgehen: Dieses Vorgehen ist bei prämenopausalen Pat. und v. a. bei Kinderwunsch indiziert. Der operative Zugang wird durch die Myomlokalisation definiert:

- **Submuköse Myome:** Abtragung durch Resektionshysteroskopie. Intraoperativ wird das Cavum uteri durch eine Spüllösung entfaltet und das submuköse bzw. intrakavitäre Myom mit einer Schlinge abgetragen. **Cave:** Perforationsgefahr mit Verletzung benachbarter Organe und Peritonitisrisiko sowie Überwässerungssyndrom (sog. TUR-Syndrom) bei langer Hysteroskopiedauer oder zu hohem Flüssigkeitsdruck und Verwendung von monopolarer Resektionstechnik (Hochfrequenz-Spüllösung).
- **Subseröse und gestielte Myome:** Enukleation mittels Laparoskopie und Morcellement oder Laparotomie.
- **Intramurale Myome:** Enukleation mittels Laparoskopie und Morcellement oder Laparotomie mit anschließender Wundadaptation durch extra-/intrakorporale Nähte.

Die Entscheidung für oder gegen ein minimal-invasives Vorgehen wird nach klinischen Befunden (Lage, Größe, Anzahl) und der individuellen Anamnese (Voroperationen, Kinderwunsch, Blutungsrisiko) getroffen.

Inzwischen sehen einige Autoren das Morcellement von Myomen infolge der Möglichkeit eines des präoperativ fehldiagnostizierten Sarkoms kritisch. Hierzu hat auch eine Warnung der amerikanischen Food and Drug Administration (FDA) zu diesem Thema beigetragen, deren Inhalt von den europäischen Fachgesellschaften jedoch nicht geteilt wird.

Die präopertive Abklärung und Indikationsstellung mit Anamnese (Myomwachstum), Sonografie mit Doppler (typische Myome zeigen schalenförmige randständige Gefäße und meist geringe Binnenvaskularisation) und eventuell zusätzlicher weiterer Bildgebung bei unklaren Befunden (MRT) spielt jedenfalls eine entscheidende Rolle. Die finale Indikationsstellung nach Vorliegen aller Befunde sollte stets durch den Operateur selbst erfolgen. Ggf. kann eine Vorstellung in einem Tumorboard eines Genitalkrebszentrums sinnvoll sein.

Hysterektomie: Dabei handelt es sich um eine definitive Therapie des Uterus myomatosus. Die Hysterektomie kann grundsätzlich vaginal, laparoskopisch(-assistiert) oder abdominal erfolgen. Bei sehr großem und unbeweglichem Uterus myomatosus ist ein abdominales Vorgehen sinnvoll. Ein Erhalt der Zervix ist bei ausgedehnten Myombefunden aufgrund des Rezidiv- und Residualrisikos kritisch zu bewerten.

Myomembolisation: Im Rahmen der interventionell radiologischen Myomembolisation werden über einen arteriellen Gefäßzugang im Leistenbereich über einen Katheter Mikropartikel als Embolisat an das Myom herantransportiert, wodurch es im Verlauf durch lokale Ischämie zu einer anhaltenden Größenreduktion des Myoms kommen kann. Diese Methode eignet sich v. a. für Pat. mit wenigen Myomen

< 5 cm, die im KM-MRT eine adäquate Perfusion aufweisen und einen Organerhalt wünschen. Es werden Ansprechraten von 80–94 % mit einem deutlichen Verlust der durch die Myome verursachten Symptome und eine Größenreduktion der Myome von 48–70 % angegeben.

> **!** Da derzeit wenig Langzeitdaten für das Outcome und die Fertilität nach Myomembolisation vorliegen, ist diese Therapiemethode bei Frauen mit Kinderwunsch kontraindiziert.

MRT-fokussierte Ultraschalltechnik MRgFUS: Bei diesem neueren Therapieverfahren wird – nicht invasiv – unter MRT Kontrolle hochenergetischer Ultraschall im Myomgewebe gebündelt und das Zielgewebe bis zu 80 °C erwärmt. Myomzellen werden somit thermisch alteriert und abgebaut.

Prognose   Nach uteruserhaltender operativer Therapie besteht ein Rezidivrisiko von etwa 15 %. Nach sehr ausgedehnten uteruserhaltenden Myomoperationen bzw. Kavumeröffnung sollte aufgrund des Rupturrisikos eine großzügige Indikationsstellung zur primären Sectio bei nachfolgender Gravidität erfolgen. Hierzu sollte die Patientin präoperativ aufgeklärt werden.

13.2.5 Polypen

Zervixpolypen

Definition   Lokale, benigne Hyperplasie der Zervixschleimhaut durch Proliferation des zervikalen Zylinderepithels bis in die Ektozervix.

Klinik   Vielfach bleiben Zervixpolypen asymptomatisch, Schleimabgang und zyklusunabhängige Schmier-, Kontakt- oder Postmenopausenblutungen können auftreten.

Diagnostik   Bei der Spekulumuntersuchung zeigen sich im Bereich des Zervikalkanals ein oder mehrere rote, rundlich ovale weiche, kontaktblutende teilweise ulzerierte Raumforderungen, die im Muttermund sichtbar sein können oder an ihrem Stiel aus dem Muttermund heraushängen. Da der Ursprung des Polypen hinsichtlich Zervikalkanal oder Endometrium im Rahmen der Spekulumuntersuchung nicht eindeutig geklärt werden kann, sollten eine Hysteroskopie und eine In-toto-Entfernung durch fraktionierte Abrasio erfolgen.

Differenzialdiagnosen
- Submuköse Myome in statu nascendi, die meist größer und derber sind und mit wehenartigen Unterbauchschmerzen einhergehen. Zur Dignitätsbeurteilung Exzision erforderlich.
- Sonderform in graviditate ist der Deziduapolyp, eine polypöse Raumforderung der Schleimhaut in der Schwangerschaft, die zu Schmierblutungen in graviditate führen kann. In graviditate sollte aufgrund des Risikos einer Frühgeburt oder aszendierender Infektionen eine Resektion nur bei ausgeprägter Symptomatik erfolgen.

Endometriumpolypen

Lokale benigne Proliferation des Endometriums. Endometriumpolypen kommen bei etwa 10 % der Frauen in der Peri- und Postmenopause vor. Meist treten sie einzeln auf, manchmal auch in der Mehrzahl.

> ! In etwa 1 % der Fälle findet man in einem Endometriumpolypen ein Karzinom.

Einteilung
- **Hyperplastische Polypen:** stammen von der Basalis ab, die auf Östrogene, nicht aber auf Progesteron sensitiv ist; histologisch zeigen die Drüsen eine Hyperplasie
- **Atrophische Polypen:** meist in der Postmenopause, durch atrophisches, oft zystisches Drüsenepithel gekennzeichnet
- **Funktionelle Polypen:** selten, folgen den zyklusabhängigen Veränderungen des Endometriums

Klinik Anamnestisch werden perimenopausale Blutungsstörungen bzw. postmenopausale Blutungen berichtet. Gestielte Endometriumpolypen, die bis in den Zervikalkanal reichen, können zu ähnlichen Symptomen wie Zervixpolypen führen.

Diagnostik In der Vaginalsonografie lassen sich intrakavitäre, teils inhomogene Raumforderungen nachweisen. Lediglich in den Zervikalkanal reichende Polypen können in der Spekulumuntersuchung dargestellt werden. Zur Dignitätsbeurteilung ist grundsätzlich eine histologische Sicherung empfohlen.

Therapie Eine Hysteroskopie mit fraktionierter Abrasio ist indiziert.

Endometriumhyperplasie

Lokale Proliferation des Endometriums
- **Endometriumhyperplasie ohne Atypie:** kann konservativ mit Gestagengabe behandelt werden. Das Progressionsrisiko liegt unter 1 %
- **Endometriumhyperplasie mit Atypie:** hat ein hohes Entartungsrisiko von bis zu 28 % bzw. eine hohe Rate an synchronen Karzinomen von bis zu 52 %, daher sollte eine Hysterektomie durchgeführt werden.

13.2.6 Entzündliche Veränderungen

Endometritis, Endomyometritis

Ätiologie Die Endometritis kann postoperativ nach Abrasio, nach Abortkürettage oder im Wochenbett auftreten.

Klinik Meno-/Metrorrhagien, Zwischenblutungen, Schmierblutungen sowie Unterbauchschmerzen, Fieber und Entzündungswerterhöhung.

Therapie
- Fremdkörper (IUD) entfernen.
- Antibiotische Therapie zunächst i. v. mit einem Penicillinderivat ggf. in Kombination mit Metronidazol.
- Postpartal zusätzlich Oxytocin i. v.
- Zusätzlich kann eine Abrasio bei V. a. Plazentarest oder Pyometra notwendig sein.

Zervizitis

Klinik Oft verläuft eine Zervizitis sowohl in der Schwangerschaft als auch außerhalb einer Schwangerschaft asymptomatisch. Eine vermehrte zervikale Fluorbildung oder abnorme Blutungen können wegweisend sein.

13.3 Bösartige neoplastische Veränderungen des Uterus

Diagnostik Im Rahmen der Spekulumdiagnostik mit und ohne Kolposkopie sollte eine zytologische, mikrobiologische und HPV-Diagnostik erfolgen. Zusätzlich Nativ-Präparatentnahme und pH-Metrie.

Therapie
- Außerhalb der Schwangerschaft Therapie nur bei Symptomen und Vorliegen pathogener Keime notwendig: Resistenz- und erregergerechte antimykotische bzw. antibiotische topische oder systemische Therapie (▶ Tab. 13.7).
- In der Schwangerschaft ist bereits eine asymptomatische Zervizitis eine Therapieindikation, da sie das Risiko für Zervixinsuffizienz, vorzeitige Wehentätigkeit und Frühgeburtlichkeit erhöht: Resistenz- und erregergerechte antimykotische bzw. antibiotische, vorzugsweise topische oder systemische Therapie unter Beachtung der in der Schwangerschaft zulässigen Medikation (▶ Tab. 13.8).
! Partnerbehandlung.

Tab. 13.7 Erregergerechte Therapieoptionen außerhalb der Schwangerschaft

Erreger	Wirkstoff/Verfahren	Dosis/Applikation	Dauer
Bakterien			
Chlamydia trachomatis	Doxycyclin	2 × 100 mg/d p.o.	10 d
Gonokokken	Penicillin	4 Mio. IE/d i.m. oder p.o.	10 d
	Tetracyclin	2 g/d	10 d
Viren			
Herpes simplex (Typ II)	Aciclovir	5 × 200 mg/d	5 d
Papillomaviren	Laservaporisation		

Tab. 13.8 Erregergerechte Therapieoptionen in der Schwangerschaft und Stillzeit

Erreger	Wirkstoff/Verfahren	Dosis/Applikation	Dauer
Bakterien			
Chlamydia trachomatis	Erythromycin	4×500 mg/d p.o.	10 d
Gonokokken	Cephalosporin, z.B. Ceftriaxon	250 mg/d p.o.	10 d
Viren			
Herpes simplex (Typ 2)	Aciclovir	Topisch	10 d
Papillomaviren	Laservaporisation		

13.3 Bösartige neoplastische Veränderungen des Uterus

Christian Dannecker

13.3.1 Zervixkarzinom

Epidemiologie

Das Zervixkarzinom ist weltweit der dritthäufigste maligne Tumor der Frau mit über 500.000 Neuerkr. pro Jahr. Weltweit sterben etwa 265.000 Frauen am Zervix-

karzinom (überwiegend in Entwicklungsländern; ▶ Abb. 13.9). Die Inzidenz variiert zwischen 4,4 (westliches Asien) und 43 (Ostafrika) pro 100.000 Frauen (▶ Abb. 13.10). Für Deutschland gelten folgende epidemiologische Basisdaten aus dem Jahr 2012 (RKI 2016):
- Standardisierte Erkrankungsrate 9,3
- Inzidenz 4.640 Neuerkr. pro Jahr
- Mortalität: 1.617 Todesfälle pro Jahr
- Relative 5-Jahres-Überlebensrate 68 %

Ätiologie und Risikofaktoren

Die Risikofaktoren für das Zervixkarzinom sind dieselben wie für die Entstehung einer zervikalen intraepithelialen Neoplasie (CIN) oder eines Adenocarcinoma in situ (ACIS), den Vorstufen des invasiven Karzinoms. Die persistierende zervikale Infektion mit dem humanen Papillomvirus (HPV) gilt als notwendige Voraussetzung für die Entstehung eines invasiven Zervixkarzinoms und seiner Vorstufen (▶ Tab. 13.9). Die Assoziation zwischen HPV-Infektion und Zervixkarzinom ist so stark, dass sämtliche unten genannten sozialen, sexuellen und sozioökonomischen Kovariablen von ihr abhängen und keine unabhängigen Risikofaktoren darstellen.

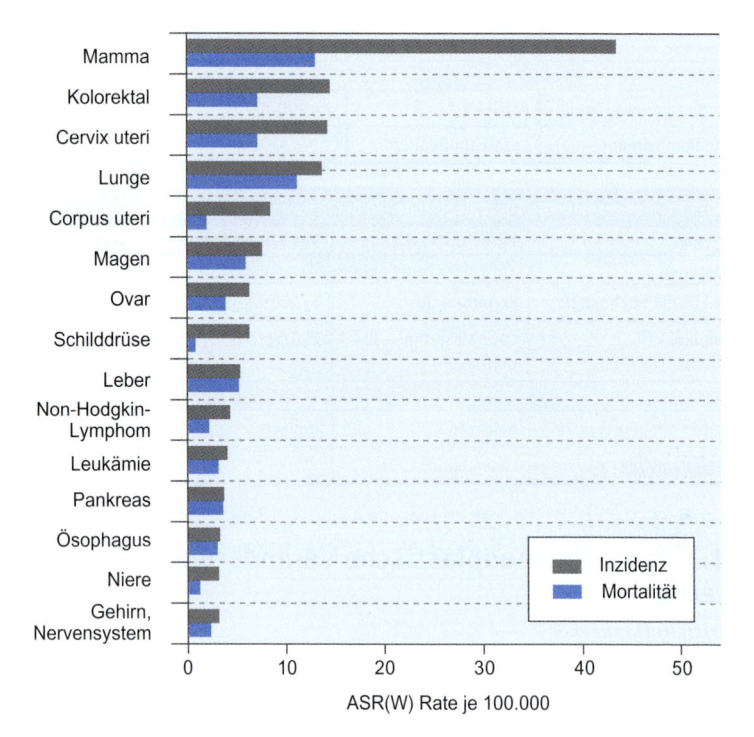

Abb. 13.9 Geschätzte altersstandardisierte Inzidenz und Mortalität verschiedener Malignome bei Frauen im Jahr 2012 (GLOBOCAN 2012)

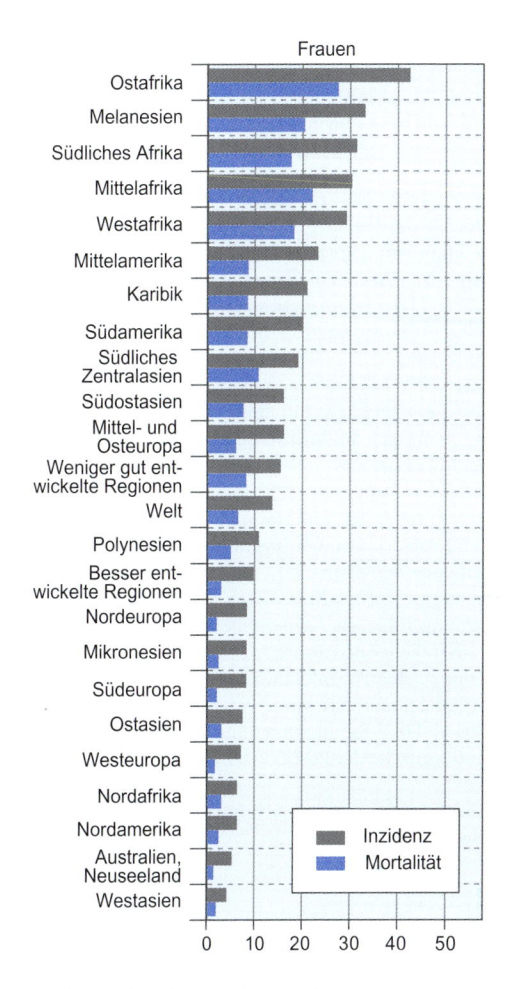

Abb. 13.10 Altersstandardisierte Inzidenz und Mortalität des Zervixkarzinoms in verschiedenen Ländern (GLOBOCAN 2012)

Tab. 13.9 Genitale HPV Subtypen und malignes Potenzial (Munoz et al. 2003)	
Risiko	**Subtyp**
Low risk	6, 11, 40, 42, 43, 44, 54, 61, 70, 72, 81, CP6108
Wahrscheinlich high risk	26, 53, 66
High risk	16, 18, 31, 33, 35, 39, 45, 51, 52, 56, 58, 59, 68, 73, 82

> In der wissenschaftlichen Literatur werden folgende **Risikofaktoren** für das Zervixkarzinom angeführt (Luhn et al. 2013, Moreno et al. 2002): frühe Kohabitarche, Status nach STD (Chlamydien, Herpes simplex), hohe Promiskuität bzw. Sexualkontakte mit promisken Partnern, Rauchen, Multiparität, Immundefizienz und die Langzeitanwendung oraler Kontrazeptiva.

Infektion mit HPV HPV ist ein DNA-Virus mit etwa 7.900 Basenparen (▶ Abb. 13.11). Derzeit werden über 200 verschiedene Typen unterschieden, wovon nur einige wenige High-risk-Typen mit der Entstehung des Zervixkarzinoms assoziiert sind (▶ Tab. 13.9). Das HPV-Genom kodiert für sieben early (E) proteins (Genregulation, Zellzyklustransformation) und zwei late (L) proteins (für die Virushülle). Für die maligne Transformation (Immortalisierung) sind die Proteine E6 und E7 von größter Bedeutung.

- Die Prävalenz der HPV-Infektion korreliert mit der Zahl der Sexualpartner und liegt bei 4–20 %. Sie steigt nach Aufnahme der sexuellen Aktivität rasch an, ist bei den 20- bis 25-Jährigen am höchsten und sinkt bis zum Alter von etwa 35–40 J. auf ein Plateau (Cuzick et al. 2006). Etwa 60–80 % aller Frauen sind bis zum 50. Lj. zu irgendeinem Zeitpunkt HPV positiv.
- Die meisten HPV-Infektionen sind transient, 80–90 % aller HPV-Infektionen heilen spontan binnen 5 J. aus. Bei Jugendlichen beträgt die durchschnittliche Eliminationszeit einer neu diagnostizieren HPV-Infektion etwa 13 Mon. Da die HPV-Infektion nur zu einem sehr geringen Prozentsatz zur Entwicklung eines invasiven Karzinoms führt, sind genetische, immunologische und andere Faktoren (s. o.) von zusätzlicher Bedeutung.
- Folgende Verläufe nach HPV-Infektion lassen sich unterscheiden:
  - Asymptomatische latente Infektion
  - Aktive Infektion: HPV-Replikation ohne Integration der Virus-DNA in das Wirtsgenom (Basalzelle der Portio uteri), führt z. B. zu Condylomata acuminata, CIN1.
  - Neoplastische Transformation: nach Integration der Virus-DNA (high risk) in das Wirtsgenom

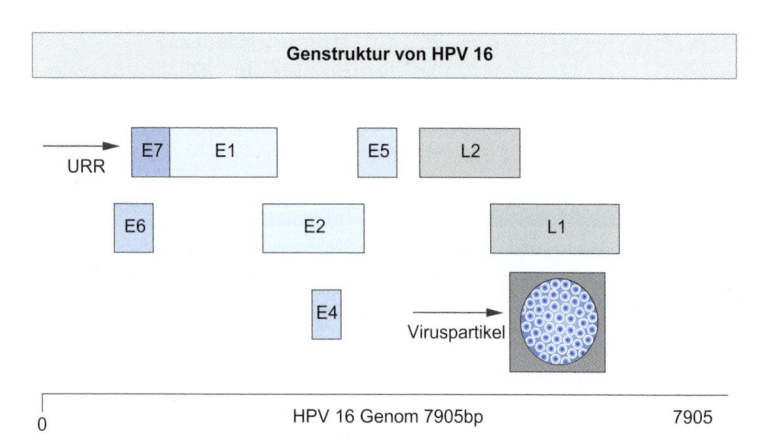

Abb. 13.11 Das HPV-16 Genom (nach Stanley 2006)

Zervikale intraepitheliale Neoplasie und Adenokarzinom in situ (ACIS) Fast alle Zervixkarzinome entwickeln sich aus Präkanzerosen: das Plattenepithelkarzinom aus den zervikalen intraepithelialen Neoplasien (CIN 1–3), das Adenokarzinom aus dem Adenocarcinoma in situ. Die Inzidenz der Präkanzerosen hat in Westeuropa und in den USA in den letzten 20 Jahren zugenommen. In Deutschland liegt die Inzidenz für CIN2/3 etwa 20-fach über der des invasiven Karzinoms.

Unbehandelt entwickelt sich eine CIN1 in nur 11 % zu einer CIN3 (Carcinoma in situ), bzw. in 1 % in ein invasives Karzinom. Die spontane Regressionsrate liegt bei ca. 60 %. Bei der CIN2 wird in 40 % eine Spontanremission beobachtet. Die CIN3 entwickelt sich dagegen zeitabhängig in 30–70 % der Fälle zu einem invasiven Karzinom (Ostor 1993).

Histopathologie und Stadieneinteilung

Tumorklassifikation nach der WHO Die Typisierung des Tumors erfolgt nach der jeweils aktuellen Klassifikation der WHO. Die meisten der invasiven Zervixkarzinome sind Plattenepithelkarzinome (~80 %) und Adenokarzinome (~5–20 %). Andere Tumorentitäten (neuroendokrin, klarzellig, serös-papillär) sind selten.

Stadieneinteilung Erfolgt nach FIGO (▶ Tab. 13.10) und/oder UICC (2010; ▶ Tab. 13.11). Idealerweise werden beide Klassifikationen angeführt. Die Stadieneinteilung des Zervixkarzinoms erfolgt nach FIGO allein aufgrund klinischer Kriterien und wird auch durch die OP-Befunde (etwa Lymphknotenbefall) nachträglich nicht verändert. Dabei dürfen zur Festlegung des Stadiums folgende diagnostische Techniken verwendet werden: gynäkologische Untersuchung, Zytologie, Biopsie, Konisation, Histologie, intravenöses Pyelogramm, Rekto- und Zystoskopie, Röntgenthorax und ein Ultraschall der Skalenuslymphknoten. Es ist bekannt, dass das FIGO-System häufig zu einer Über- oder Unterschätzung des Stadiums führt, da insbesondere der Lymphknotenstatus präoperativ nicht mit Sicherheit vorhergesagt werden kann. Die FIGO-Empfehlungen können deshalb für Länder, die über eine medizinische Infrastruktur verfügen, welche moderne bildgebende, interventionelle und operative Verfahren ermöglicht, nicht als ausreichend angesehen werden. Aus diesem Grund sollten stets auch der vaginale Ultraschall, der Nierenultraschall und ab FIGO-Stadium IB2 auch ein Becken-MRT (ggf. auch CT, wenn MRT nicht möglich) durchgeführt werden. Dies ermöglicht eine präzisere Festlegung der lokoregionären Tumorausbreitung. Zur Beurteilung einer extrapelvinen Tumorausbreitung sollte ab Stadium IB2 zusätzlich auch ein CT-Thorax/Abdomen durchgeführt werden. Letztlich soll die Therapieentscheidung auf dem **histologisch** gesicherten Tumorstadium erfolgen. Dies gelingt nur über ein operatives Staging oder über interventionelle Diagnostik (z. B. CT-gesteuerte Punktionen von Lymphknoten oder Metastasten; DKG und DGGG 2014).

Tab. 13.10 Stadieneinteilung nach FIGO (UICC/TNM- und FIGO-Klassifikation WHO 2014)

TNM	FIGO	Definition
Tx		Primärtumor nicht beurteilbar
T0		Kein Primärtumor
Tis	0	Carcinoma in situ, keine Stromainvasion (CIN3)
T1	I	Begrenzt auf Zervix

Tab. 13.10 Stadieneinteilung nach FIGO (UICC/TNM- und FIGO-Klassifikation WHO 2014) *(Forts.)*

TNM	FIGO	Definition
T1a	IA	Mikroskopische Diagnose; Stromainvasion ≤ 5 mm, horizontale Ausbreitung ≤7 mm
T1a1	IA1	Stromainvasion ≤3 mm, horizontale Ausbreitung ≤ 7 mm
T1a2	IA2	Stromainvasion 3–5 mm, horizontale Ausbreitung ≤ 7 mm
T1b	IB	Klinisch sichtbar oder mikroskopisch diagnostiziert › T1A2
T1b1	IB1	≤ 4 cm
T1b2	IB2	› 4 cm
T2	II	Ausdehnung jenseits des Uterus, aber nicht zur Beckenwand und nicht zum unteren Vaginaldrittel
T2a	IIA	Vagina befallen, Parametrien frei
T2a1	IIA1	≤ 4 cm
T2a2	IIA2	› 4 cm
T2b	IIB	Parametrien befallen, aber nicht bis zur Beckenwand
T3	III	Ausdehnung zu unterem Vaginaldrittel/Beckenwand/oder Hydronephrose (oder stumme Niere)
T3a	IIIA	Unteres Vaginaldrittel befallen, Parametrien nicht bis zur Beckenwand befallen
T3b	IIIB	Parametrien bis an die Beckenwand befallen und/oder/Hydronephrose oder stumme Niere
T4	IVA	Schleimhautinfiltration von Harnblase oder Rektum und/oder Tumor jenseits des kleinen Beckens
M1	IVB	Fernmetastasen

Tab. 13.11 Stadieneinteilung nach UICC (Wittekind und Meyer 2010)

Stadium	Definition		
0	Tis	N0	M0
IA	T1a	N0	M0
IA1	T1a1	N0	M0
IA2	T1a2	N0	M0
Ib	T1b	N0	M0
IB1	T1b1	N0	M0
IB2	T1b2	N0	M0
IIA	T2a	N0	M0
IIA1	T2a1	N0	M0
IIA2	T2a2	N0	M0
IIB	T2b	N0	M0

Tab. 13.11 Stadieneinteilung nach UICC (International Union Against Cancer). UICC-Klassifikation [7th edition, 2010] Wittekind und Meyer 2010) *(Forts.)*

Stadium	Definition		
IIIA	T3a	N0	M0
IIIB	T1, T2a, T3a	N1	M0
	T3b	Jedes N	M0
IVA	T4	Jedes N	M0
IVB	Jedes T	Jedes N	M1

Screening

Zytologie Die Krebsfrüherkennungsuntersuchung ist seit 1971 in Deutschland Bestandteil des Leistungskatalogs der gesetzlichen Krankenkassen (1991 auf die neuen Bundesländer ausgedehnt). Es handelt sich um ein Zytologie-basiertes Screening. Methodisch kann sowohl die konventionelle Zytologie (sog. Pap-Test) als auch ein dünnschichtzytologisches Verfahren Anwendung finden, wobei es keinen Beleg dafür gibt, dass sich die beiden Verfahren bezüglich der Testgenauigkeit für CIN2+ unterscheiden. Der zytologische Befund wird in Deutschland nach der Münchner Nomenklatur III für gynäkologische Zytodiagnostik (2014) eingeteilt (▶ Tab. 13.12). International finden sich die WHO-Klassifikation und die revidierte nordamerikanische Bethesda-Nomenklatur. Dabei lässt sich die Münchner Nomenklatur III gut in die internationale Nomenklatur übersetzen.

Tab. 13.12 Münchner Nomenklatur III für gynäkologische Zytodiagnostik (Griesser et al. 2013)

Gruppe	Definition	Korrelat im Bethesda-System
0	Unzureichendes Material → Abstrichwiederholung	Unsatisfactory for evaluation
I	Unauffällige und unverdächtige Befunde → Abstrich im Vorsorgeintervall	NILM
IIa	Unauffällige Befunde bei auffälliger Anamnese → ggf. zytologische Kontrolle wegen auffälliger Anamnese (zytologischer/histologischer/kolposkopischer/klinischer Befund)	NILM
II	Befunde mit eingeschränkt protektivem Wert	
II-p	Plattenepithelzellen mit geringergradigen Kernveränderungen als bei CIN 1, ASC-US auch mit koilozytärem Zytoplasma/Parakeratose → ggf. zytologische Kontrolle unter Berücksichtigung von Anamnese und klinischem Befund (evtl. nach Entzündungsbehandlung und/oder hormoneller Aufhellung; in besonderen Fällen additive Methoden und/oder Kolposkopie)	ASC-US
II-g	Zervikale Drüsenzellen mit Anomalien, die über das Spektrum reaktiver AGC Veränderungen hinausreichen → ggf. zytologische Kontrolle in Abhängigkeit von Anamnese und klinischem Befund (evtl. nach Entzündungsbehandlung; in besonderen Fällen additive Methoden und/oder Kolposkopie)	AGC endocervical NOS

Tab. 13.12 Münchner Nomenklatur III für gynäkologische Zytodiagnostik (Griesser et al. 2013) *(Forts.)*

Gruppe	Definition	Korrelat im Bethesda-System
II-e	Endometriumzellen bei Frauen > 40. Lebensjahr in der zweiten Zyklushälfte → Klinische Kontrolle unter Berücksichtigung von Anamnese und klinischem Befund	Endometrial cells
III	Unklare bzw. zweifelhafte Befunde	
III-p	CIN 2/CIN 3/Plattenepithelkarzinom nicht auszuschließen → Differentialkolposkopie, ggf. additive Methoden, evtl. kurzfristige zytologische Kontrolle nach Entzündungsbehandlung und/oder hormoneller Aufhellung	ASC-H
III-g	Ausgeprägte Atypien des Drüsenepithels, Adenocarcinoma in situ/invasives Adenokarzinom nicht auszuschließen → Differentialkolposkopie, ggf. additive Methoden	AGC endocervical favor neoplastic
III-e	Abnorme endometriale Zellen (insbesondere postmenopausal) → Weiterführende klinische Diagnostik, ggf. mit histologischer Klärung	AGC endometrial
III-x	Zweifelhafte Drüsenzellen ungewissen Ursprungs → Weiterführende Diagnostik (zum Beispiel fraktionierte Abrasio; ggf. additive Methoden/Differentialkolposkopie)	AGC favor neoplastic
IIID	Dysplasiebefunde mit größerer Regressionsneigung	
IIID1	Zellbild einer leichten Dysplasie analog CIN 1 → Zytologische Kontrolle in sechs Monaten, bei Persistenz > ein Jahr: ggf. additive Methoden/Differentialkolposkopie	LSIL
IIID2	Zellbild einer mäßigen Dysplasie analog CIN 2 → Zytologische Kontrolle in drei Monaten, bei Persistenz > sechs Monate: Differentialkolposkopie, ggf. additive Methoden	HSIL
IV	Unmittelbare Vorstadien des Zervixkarzinoms → Differentialkolposkopie und Therapie	
IVa-p	Zellbild einer schweren Dysplasie/eines Carcinoma in situ analog CIN 3	HSIL
IVa-g	Zellbild eines Adenocarcinoma in situ	AIS
IVb-p	Zellbild einer CIN 3, Invasion nicht auszuschließen	HSIL with features suspicious for invasion
IVb-g	Zellbild eines Adenocarcinoma in situ, Invasion nicht auszuschließen	AIS with features suspicious for invasion
V	Malignome → Weiterführende Diagnostik mit Histologie und Therapie	
V-p	Plattenepithelkarzinom	Squamous cell carcinoma
V-g	Endozervikales Adenokarzinom	Endocervical adenocarcinoma
V-e	Endometriales Adenokarzinom	Endometrial adenocarcinoma

Tab. 13.12 Münchner Nomenklatur III für gynäkologische Zytodiagnostik (Griesser et al. 2013) (Forts.)

Gruppe	Definition	Korrelat im Bethesda-System
V-x	Andere Malignome, auch unklaren Ursprungs	Other malignant neoplasms

NILM = negative for intraepithelial lesion or malignancy
CIN 1/2/3 = Cervikale Intraepitheliale Neoplasie Grad 1/2/3
ASC-US = atypical squamous cells of undetermined significance
AGC endocervical NOS = atypical glandular endocervical cells not otherwise specified
ASC-H = atypical squamous cells of undetermined significance cannot exclude HSIL
AGC endocervical, favor neoplastic = atypical glandular endocervical cells favor neoplastic
AGC endometrial: Atypical glandular endometrial cells
AGC favor neoplastic = atypical glandular cells favor neoplastic
LSIL = low-grade squamous intraepithelial lesion
HSIL = high-grade squamous intraepithelial lesion
AIS = Adenocarcinoma in situ

Die Sensitivität der konventionellen Zytologie liegt nach einer Metaanalyse bei nur 51 % (95 % CI, 0,37–0,66) bei einer Spezifität von 98 % (95 % CI, 0.98–0.99). Demnach übersieht der (einmalige) zytologische Abstrich etwa 50 % aller Dysplasien bzw. Zervixkarzinome. Abstrichentnahmefehler (Nicht-Erfassen suspekter Areale; fehlende Endozervikalzellen) und Fehler beim Ausstreichen und Fixieren des Abstrichs sind jedoch häufige Gründe für falsch negative Befunde.

Krebsfrüherkennungs-Richtlinien

Nach den aktuellen „Richtlinien des Bundesausschusses der Ärzte und Krankenkassen über die Früherkennung von Krebserkrankungen (Krebsfrüherkennungs-Richtlinien)" sollen allen Frauen ab dem Alter von 20 J. jährlich folgende Maßnahmen angeboten werden:

- Gezielte Anamnese
- Spiegeleinstellung der Portio
- Entnahme von Untersuchungsmaterial von der Portio-Oberfläche und aus dem Zervikalkanal, in der Regel mit Hilfe von Spatel (Portio-Oberfläche) und Bürste (Zervikalkanal)
- Fixierung des Untersuchungsmaterials für die zytologische Untersuchung
- Bimanuelle gynäkologische Untersuchung
- Befundmitteilung (auch zur Zytologie) mit anschließender diesbezüglicher Beratung

HPV-Test Derzeit gibt es mehrere HPV-Testverfahren, welche für den Einsatz eines primären HPV-Screenings infrage kommen könnten. HPV-Tests verfügen im Vergleich zur Zytologie über eine höhere Sensitivität und eine niedrigere Spezifität. Im Ergebnis könnten organisierte Screening-Programme (3–5-jährige Intervalle) unter Einbeziehung der HPV-Testung die Inzidenz des Zervixkarzinoms weiter senken (Ronco et al. 2014).

- **Indikationen:** Ein HPV-Test kann in folgenden Szenarien angewendet werden: im primären Screening (allein oder in Kombination mit dem zytologischen Abstrich), sekundär als Triagemethode zur Abklärung unklarer zytologischer Befunde (Pap IIg/p, IIIg/e/x/p) und zur Kontrolle nach Therapie einer CIN (6 Mon. und 12 Mon. nach CIN-Therapie).

- **Primäres Screening:** Der Gemeinsame Bundesausschuss bereitet die Einführung eines organisierten Früherkennungsprogramms auf Gebärmutterhalskrebs unter Berücksichtigung der Vorgaben des Krebsfrüherkennungs- und -registergesetzes (KFRG) vor. Dabei sollte in der ursprünglichen Beschlusslage vom März 2015 ein HPV-basiertes Screening in 5-jährigen Intervallen für Frauen ab dem Alter von 30 Jahren für Deutschland evaluiert werden. Dieser Beschluss wurde nach sehr kontroversen Diskussionen im September 2016 geändert: Ziel ist die Einführung eines kombinierten Screenings (Zytologie und HPV-Test) in 3-jährigen Intervallen für Frauen ab 35 Jahren unter Beibehaltung des jährlichen zytologischen Screenings für Frauen unter 35 Jahren. Die Autoren der S3-Leitlinie „Prävention des Zervixkarzinoms", die zum Zeitpunkt der Verfassung des Kapitels in der sog. Konsultationsfassung vorlag (AWMF-Registernummer 015/027OL), empfehlen bei Frauen ab 30 J. ein organisiertes Screening mittels alleinigem HPV-Test (Intervall 3–5 Jahre) oder mittels Zytologie alle 2 J., wobei ein HPV-basiertes Screening bevorzugt werden soll und eine Ko-Testung (Zytologie und HPV-Test) eigentlich nicht erfolgen sollte. Bei Frauen unter 30 soll kein HPV-basiertes Screening durchgeführt werden. Hier soll ein organisiertes Zytologie-basiertes Screening in 2-jährigen Intervallen durchgeführt werden. Dabei sollte das Screening erst ab 25 J. durchgeführt werden, weil es bei Frauen < 25 J. keine Hinweise dafür gibt, dass der Nutzen den Schaden eines organisierten Screenings überwiegt.
- **Therapiekontrolle:** Die Therapie der CIN führt meist zur Elimination von HPV und stellt somit ein kausales Therapieverfahren dar, da das kausale Agens beseitigt wird. Die besondere Bedeutung eines neg. HPV-Tests nach einer CIN-Therapie liegt in dem hohen neg. Vorhersagewert: Ein neg. HPV-Test nach CIN Therapie schließt eine CIN-Persistenz bzw. ein CIN-Rezidiv mit hoher Wahrscheinlichkeit aus. Dies gilt auch im Status nach inkompletter Resektion (befallene Schnittränder). Die Sensitivität des HPV-Nachweises hinsichtlich der Entdeckung einer persistierenden oder rezidivierenden CIN ist sehr hoch. Die Kombination aus Zytologie und postoperativem HPV-Test führt zu einer Steigerung der Sicherheit. Der HPV-Test kann einen Beitrag dazu leisten, sowohl Über- als auch Untertherapie nach erfolgter CIN-Therapie zu vermeiden. In der S3-Leitlinie „Prävention des Zervixkarzinoms" wird eine Kontrolle (HPV + Zytologie) nach Therapie einer Zervixkarzinomvorstufe (CIN, ACIS) nach 6 und 12 Monaten empfohlen.

Kolposkopie Die Kolposkopie dient der differenzialdiagnostischen Abklärung auffälliger zytologischer Abstriche (oder persistierender HPV-Infektionen), der Verlaufskontrolle bei CIN (insbesondere auch während der Schwangerschaft) und der präoperativen Abklärung bei CIN oder bei Verdacht auf ein (mikro-)invasives Zervixkarzinom. Zudem sollte eine Konisation unter kolposkopischer Sicht durchgeführt werden. Als Screeningmethode eignet sich die Kolposkopie nicht.

Abklärung auffälliger zytologischer Befunde: Die Indikation zur Konisation sollte nicht allein aufgrund des zytologischen Befundes gestellt werden, da dies in mehr als 10 % der Fälle eine Überbehandlung bedeuten würde. Eine Kolposkopie mit gezielten Knipsbiopsien und gegebenenfalls endozervikaler Kürettage sollte differenzialdiagnostisch vorgeschaltet werden, um neben der Diagnosesicherung die Lokalisation und Größe der CIN für die Therapieplanung zu bestimmen. Da in 2–5 % der Fälle mit Pap IVa schon ein invasives Zervixkarzinom vorliegt, kann durch eine kolposkopisch gezielte Biopsie meist die Diagnose gestellt und eine Konisation vermieden werden.

Eine **Indikation für eine Kolposkopie** besteht:
- Ab Pap IIID-2
- Bei IIg/p, IIIg/e/x/p und IIID1, wenn HPV (high risk)+ oder p16/Ki67+
- Bei wiederholtem IIID1
- Bei HPV16/18-Nachweis

Therapie der zervikalen intraepithelialen Neoplasie

Bei den Therapiemodalitäten lassen sich Exzisionsmethoden von den lokal destruierenden Methoden unterscheiden (▶ Tab. 13.13). Grundsätzlich ist eine Exzision einem destruierenden Verfahren vorzuziehen, da nur sie eine komplette histologische Aufarbeitung ermöglicht und somit die höchstmögliche Sicherheit erlaubt.

Tab. 13.13 Therapiemodalitäten bei CIN

Exzisionsmethoden	Destruierende Methoden
Messerkonisation	CO_2-Laservaoporisation
Hochfrequenzschlingenexzision (LEEP = loop electrosurgical excision procedure)	Kryotherapie
CO_2-Laserkonisation	Kauterisation
	Thermokoagulation

Für lokal destruierende Methoden gelten folgende Voraussetzungen:
- Übereinstimmung der Befunde (Zytologie, Kolposkopie, Knipsbiopsien)
- Ausschluss eines (mikro-)invasiven Karzinoms
- Kein Hinweis auf eine glanduläre Läsion (ACIS)
- Kolposkopisch volle Einsehbarkeit der Transformationszone und der Läsion
- Alter der Patientin nicht höher als 50 Jahre

Der Therapieerfolg der aufgeführten destruierenden und Exzisionsmethoden ist mit 85–95 % hoch. Die Heilungsraten nach Konisation im Gesunden (freie Schnittränder) liegen bei bis zu 99 % (Reich et al. 2001). Zwischen den Behandlungsmodalitäten besteht kein signifikanter Unterschied (Mitchell et al. 1998). Die LEEP (Loop electrosurgical excision procedure = Hochfrequenz-Schlingenkonisation) gilt als Standard für die Therapie der CIN. Die Komplikationsrate ist insbesondere im Vergleich zur klassischen Messerkonisation niedriger (Blutung: 1 % versus 9 %). Alle Exzisionstechniken erhöhen das Risiko der Frühgeburtlichkeit in nachfolgenden Schwangerschaften.

Vorgehen bei CIN 1 Bei histologisch gesicherter CIN1 (kolposkopisch kontrollierte Knipsbiopsie des auffälligsten Areals) sind spontane Rückbildungen in etwa 55 % der Fälle zu erwarten, davon über die Hälfte innerhalb eines Jahres (Holowaty et al. 1999). Ein expektatives Vorgehen mit zytologischen und kolposkopischen Kontrollen alle 6 Mon. ist indiziert. Eine Therapie erfolgt bei Persistenz des Befundes in der Regel frühestens nach 2 J., bei Progression entsprechend früher.

Vorgehen bei CIN 2 Spontanremissionen sind in bis zu 40 % zu erwarten. Ein expektatives Vorgehen mit bis sechsmonatigen Kontrollen ist deshalb auch hier empfohlen. Die Therapie sollte bei Persistenz nach 24 Mon. erfolgen.

Vorgehen bei CIN 3 Bei CIN3 sind Spontanremissionen zwar noch immer in 10–32 % der Fälle möglich, in 14–75 % der Fälle entwickelt sich die Läsion zeitabhängig zu einem invasiven Karzinom. Aus diesem Grund ist eine sofortige Therapie indiziert (Ausnahme: Schwangerschaft).

Konisation nicht im Gesunden   In bis zu 25 % erfolgt die Konisation nicht oder nur fraglich im Gesunden (positive Absetzungsränder). Risikofaktoren für eine non-insano-Resektion sind CIN3, große Läsionen und ein endozervikaler (Mit-)Befall (eher bei postmenopausalen Frauen). Eine sofortige Rekonisation ist in der Regel nicht indiziert, weil in > 80 % der Fälle trotz positiver Absetzungsränder keine Dysplasie mehr nachweisbar ist.

- Bei einer CIN1 am Absetzungsrand ist in 0–5 % mit einem Rezidiv bzw. einer Persistenz zu rechnen.
- Bei einer CIN3 am Absetzungsrand ist in 20–25 % mit einem Rezidiv zu rechnen, bei Befall des endozervkalen Rands steigt das Risiko auf bis zu 30 %. Am höchsten ist das Risiko, wenn sowohl vaginaler wie auch endozervikaler Rand mit CIN3 befallen sind (Reich et al. 2002).

Bei den Kontrolluntersuchungen am zervikalen Absetzungsrand sind ein hoher endozervikaler Abstrich (Exfoliativzytologie) und eine endozervikale Kürettage indiziert. Bestätigt sich hier der Verdacht auf eine CIN2/3, sollte eine Rekonisiation erfolgen. Ein HPV-Test ist in der Nachsorge nach Konisation von besonderer Bedeutung, da ein negativer HPV-Test das Vorliegen einer CIN auch im Status nach (fraglich) inkompletter Resektion sehr unwahrscheinlich macht.

Follow-up   Nach Therapie einer CIN erfolgt für 2 J. eine Kontrolluntersuchung alle 6 Mon. (Zytologie, Kolposkopie, HPV-Test).

Schwangerschaft und CIN

Während einer Schwangerschaft ist die Indikation zur Konisation restriktiv zu stellen, weil sie – insbesondere im zweiten und dritten Trimenon – mit einer hohen Komplikationsrate und Gefährdung der Schwangerschaft assoziiert ist. Bei Vorliegen einer auffälligen Zytologie ist eine kolposkopische Abklärung (ggf. mit Knipsbiopsie) indiziert. Die Untersuchung dient dem Ausschluss eines (mikro-)invasiven Karzinoms. Bei histologisch bestätigter CIN3 sollten diese Untersuchungen in dreimonatigen Abständen bis zum Ende der Schwangerschaft erfolgen. Eine Therapie erfolgt in der Regel 2–3 Monate nach der Entbindung nach erneuter Diagnostik.

Therapie des Adenocarcinoma in situ (AIS)

Das Adenocarcinoma in situ wird zytologisch in nur etwa 50 % der Fälle auffällig und ist im typischen Fall ein Zufallsbefund nach Knipsbiopsie, endozervikaler Kürettage oder Konisation. Es ist bei Diagnosestellung in diesen Fällen bereits in bis zu 20 % mit einem invasiven Adenkarzinom assoziiert (Wolf et al. 1996).

Konservative Therapie   Wegen der klinisch und kolposkopisch unklaren differenzialdiagnostischen Kriterien für ein AIS problematisch. Die Läsion kann hoch im Zervikalkanal lokalisiert sein und kann tiefe Schichten der endozervikalen Drüsen betreffen. Von besonderer Bedeutung ist aber, dass ein diskontinuierliches Ausbreitungsmuster nicht selten ist (im Gegensatz zur per continuitatem wachsenden CIN). Dies hat zur Folge, dass man sich auch bei freien Resektionsrändern nach einer Konisation nicht auf das Vorliegen einer vollständigen Entfernung der Läsion verlassen kann.

Bei zytologischem Verdacht auf ein AIS sollte zunächst eine endozervikale Kürettage durchgeführt werden. Bei unklarem Ergebnis sollte eine diagnostische Konisation (hoch) durchgeführt werden.

Operative Therapie Bei gesichertem ACIS ist die einfache Hysterektomie die Therapie der Wahl. Bei nicht abgeschlossener Familienplanung ist die Konisation bei freien Resektionsrändern vertretbar. Das erhöhte Risiko für das Vorliegen eines invasiven Karzinoms bzw. für eine Persistenz einer ACIS muss mit der Patientin besprochen werden. In bis zu einem Drittel der Fälle mit Konisation wegen ACIS und negativem Absetzungsrand fanden sich in dem Hysterektomiepräparat noch präinvasive Herde und in 14 % der Fälle sogar ein invasives Adenokarzinom. Bei positivem Absetzungsrand betrug die Rate persistierender präinvasiver Herde fast 60 %.

Ein organerhaltendes Vorgehen setzt also freie Schnittränder voraus. Eine engmaschige Nachsorge in dreimonatigen Abständen ist erforderlich und umfasst folgende Maßnahmen: Zytologie (hoher endozervikaler brush), HPV-Test, Kolposkopie und endozervikale Kurettage. Bei sämtlich unauffälligen Untersuchungen ist das Risiko für ein invasives Adenokarzinom gering.

Therapie des Zervixkarzinoms

Die primäre Therapie des Zervixkarzinoms erfolgt stadienbezogen. Therapeutische Optionen umfassen Operation, Radiotherapie und Chemotherapie. Dabei können die Methoden auch simultan oder sequentiell kombiniert werden (z.B. simultane Radiochemotherapie nach primärer Operation). Grundsätzlich gilt, dass die radikale Hysterektomie im Vergleich zur primären Radiotherapie, etwa für das Stadium IB und IIa, hinsichtlich der Überlebensraten als gleichwertig angesehen werden kann (Landoni et al. 1997). Die OP allein bietet jedoch den Vorteil eines vollständigen histopathologischen Stagings und einer posttherapeutisch leichteren Überwachbarkeit des kleinen Beckens. Zudem ist nach OP die Beeinträchtigung der vita sexualis eher geringer als nach primärer Strahlentherapie, häufiger sind dagegen Blasenentleerungsstörungen (15 %), Beinlymphödeme und Lymphozelenbidlungen (je 6 %). Proktitiden sind nach primärerer Strahlentherapie häufiger (bis 8 %). Kleinere Tumoren bei Patientinnen mit gutem Allgemeinzustand wird man deshalb eher operieren, fortgeschrittene Stadien eher primär der Radiotherapie (ggf. kombiniert mit Chemotherapie) zuführen.

Ein wichtiger Grundsatz der leitliniengerechten Therapie des Zervixkarzinoms ist, dass möglichst unimodal therapiert werden sollte, um die posttherapeutische Morbidität möglichst gering zu halten. Dies bedeutet, dass eine Kombination aus Operation (radikale Hysterektomie) und adjuvanter Radio(-chemo)-therapie möglichst vermieden werden sollte, weil ein Nutzen für die Kombination der Therapie (Operation + Radio[-chemo]-therapie) versus alleiniger Radio(-chemo)-therapie nicht belegt ist, die Morbidität durch die Kombination jedoch ansteigen würde. Demnach sollte auf die Durchführung einer radikalen Hysterektomie verzichtet werden, wenn nach adäquatem Staging (Bildgebung, pelvine und ggf. paraaortale Lymphonodektomie), ersichtlich würde, dass nach einer radikalen Hysterektomie eine adjuvante Radio(-chemo)-therapie indiziert wäre.

Operative Therapie: allgemeine Aspekte Eine perioperative Thrombose- und Antibiotikaprophylaxe ist indiziert. Die Beurteilung der speziellen Operabilität und die Beurteilung der Radikalität des Eingriffs werden zuerst festgelegt und ggf. intraoperativ je nach Befund variiert. Ein operatives Staging der pelvinen und ggf. auch der paraortalen Lymphknotenregion ist leitliniengerecht vor der Entscheidung über die Therapieoption (primäre Operation oder primäre Strahlentherapie) indiziert. Dieses Staging sollte in der Regel per Laparoskopie durchgeführt werden. Eine Laparotomie kann abhängig von Patientenfaktoren und der Expertise des operierenden Teams notwendig sein (Committee on Practice Bulletins-Gynecology 2002, Hertel et al. 2002). Hat man sich nach operativem Staging für eine OP entschieden, erfolgt zunächst die Festlegung der operativen Grenzen und nachfolgend die Auswahl der dafür notwendigen Operationsmethode. Ebenso wie beim operativen Staging spielen auch in dieser Frage patienten- und operteursbedingte Faktoren eine Rolle. Eine radikale Hysterektomie kann über einen vaginalen, laparoskopischen (ggf. mit Unterstützung eines Telemanipulators [daVinci®]) oder offenen Zugangsweg realisiert werden. Grundsätzlich gilt, dass bei allen operativen Techniken hinsichtlich der onkologischen Sicherheit dieselben Kriterien gelten müssen. Kritisch für jede operative Technik ist es, dass die festgelegten Resektionsgrenzen auch tatsächlich erreicht werden (Piver-Klassifikation) und dass die (Langzeit-)Morbidität möglichst gering bleibt. Teils dauerhafte Nerven- und Lymphbahnschäden sind Hauptfolgen radikaler Hysterektomien. Hier scheinen laparoskopische Techniken Vorteile zu bieten.

Radikale Hysterektomie Die OP nach Wertheim umfasst die Entfernung des Uterus, der Parametrien und einer Scheidenmanschette (oberer Scheidenanteil) und Parakolpium. Bei postmenopausalen Frauen erfolgt meist auch die Adnexektomie. Bei prämenopausalen Frauen kann die extrapelvine, spannungsfreie Fixierung der Adnexe (Klipmarkierung!) in bis zu 50 % der Fälle eine radiogene Kastration bei indizierter adjuvanter Radiotherapie verhindern (Ishii et al. 2001).

Die Klassifikation nach Piver unterscheidet fünf Grade der Radikalität der Hysterektomie (Piver, Rutledge und Smith 1974).

- **Piver I:** extrafasziale Hysterektomie ohne nennenswerte Mobilisierung der Ureteren.
- **Piver II** (modifiziert-radikale Hysterektomie): Absetzen der A. uterina an der Überkreuzung des Ureters. Absetzen der Ligg. uterosacralia und cardinalia in etwa auf halbem Weg zum Kreuzbein bzw. zur Beckenwand. Resektion des oberen Vaginaldrittels. Präparation der Ureteren ohne Herauslösen aus dem Lig. pubovesicale.
- **Piver III** („klassische" radikale Hysterektomie) Absetzen der A. uterina am Ursprung (A. iliaca interna o. A. vesicalis sup.). Absetzen der Ligg. uterosacralia und cardinalia nahe an ihren Ursprüngen (Os sacrum, Beckenwand). Resektion der oberen Vaginaldrittels (bis Vaginalhälfte). Präparation der Ureteren bis zur Einmündung in die Blase unter Schonung eines kleinen lateralen Anteil des Lig. pubovesicale.
- **Piver IV** (erweiterte radikale Hysterektomie): komplettes Herauslösen des Ureters aus dem Lig. pubovesicale, Resektion der A. vesicalis superior, Resektion von bis zu ¾ der Vagina.
- **Piver V:** Resektion von Teilen der Blase und des distalen Ureters mit Ureterneuimplantation.

Fertilitätserhaltende Operation (radikale Trachelektomie mit pelviner Lymphonodektomie) Die radikale Trachelektomie umfasst die Entfernung der Zervix uteri, einer kleinen Scheidenmanschette und parakolpanen und parazervikalen Gewebes und das Legen einer Zerklage. Auch diese OP sollte nur nach einem operativen Lymphknoten-Staging erfolgen. Bei bestehendem Kinderwunsch ist dieses Vorgehen eine Alternative zur radikalen Hysterektomie und bietet nach den derzeit vorliegenden Daten eine der radikalen Hysterektomie vergleichbare onkologische Sicherheit. Folgende Kriterien sollten erfüllt sein: kein Adenokarzinom, Tumorgröße < 2 cm, keine Hämangiosis, keine ausgeprägte Lymphangiosis, Restzervixlänge nach (in-sano!)

Konisation ≥ 1 cm, kein Lymphknotenbefall. Die radikale Trachelektomie ist demnach in der Regel auf die Stadien IA2/IB1 beschränkt (Covens et al. 1999, Dargent et al. 2000).

Lymphonodektomie   Die Lymphonodektomie wird zum Zweck eines präzisen Stagings der Hysterektomie vorangestellt. Für die pelvine Lymphonodektomie hat die FIGO bereits 1967 eine Mindestzahl von 20 entfernten Lymphknoten gefordert. Die LNE erfolgt systematisch; ein „sampling" ist nicht ausreichend. In erfahrenen Händen belegen Studien vergleichbare Rezidiv- bzw. Überlebensrate bei laparoskopischer bzw. offen-chirurgischer LNE (Li et al. 2007).

- Die **pelvine Lymphonodektomie** (Meigs) umfasst die Entfernung des Lymphknotengewebes um die Vasa iliaca communica, externa und interna sowie im Bereich der obturatorischen Logen und präsakral.
- Die **paraaortale Lymphonodektomie** umfasst die Entfernung des Lymphknotengewebes entlang der Vena Cava und der Aorta bis in Höhe des Unterrandes der V. renalis.
- Die **Sentinellymphonodektomie** ist beim Zervixkarzinom zwar noch kein Standardverfahren, kann jedoch bei strenger Indikationsstellung und vorzugsweise unter Studienbedingungen angewandt werden. Für eine Sensitivität > 90 % bei einem neg. Vorhersagewert von 99 %, die über derjenigen von CT, MRT und des PET-CT liegt (Altgassen et al. 2008) müssen folgende Kriterien erfüllt sein:
    – Präoperativ beidseitige Darstellungen mittels Szintigrafie
    – Intraoperative beidseitige Darstellung Patentblau und radioaktivem Tracer
    – Primärtumor kleiner als zwei Zentimeter ohne Risikofaktoren (L1, V1)
    – Entfernung aller (prä- und intraoperativ) dargestellter Sentinellymphknoten

Radiotherapie und Radiochemotherapie   Eine Radiotherapie des Zervixkarzinoms kann primär (mit kurativer Zielsetzung) oder adjuvant (nach erfolgter operativer Therapie) erfolgen. Oft wird sie simultan als Radiochemotherapie durchgeführt. Hinsichtlich der Applikationsart der Strahlendosis wird die perkutane Strahlentherapie (Teletherapie) von der transvaginalen Brachytherapie unterschieden. Dabei ist die Brachytherapie wichtiger Bestandteil der Primärtherapie des Zervixkarzinoms. Bei der Radiotherapie werden zur Schonung des umliegenden Gewebes moderne Techniken (z. B. IMRT = intensitätsmodulierte Radiotherapie) verwendet. Die Strahlentherapie erfolgt fraktioniert mit Einzeldosen von 1,8–2 Gy (5 x/Wo.) bis zu der erwünschten Gesamtdosis, die je nach Indikation und Lokalisation zwischen 45–60 Gy liegt (bei der Kombination aus perkutaner Strahlentherapie und Brachytherapie werden äquivalente Dosen von sogar 85–90 Gy erreicht).

- **Primäre radioonkologische Therapie:** Eine Strahlentherapie des Zervixkarzinoms ist prinzipiell in jedem Stadium als primäre Therapie möglich, obschon keine prospektiv randomisierten Studien existieren, welche eine primäre operative Therapie mit einer primären Radio(-chemo)-therapie verglichen haben. Zur stadienabhängigen Indikationsstellung primäre OP versus primäre Strahlentherapie s. u. (stadienbezogene Therapie). Wurde die Indikation zur primären Radiotherapie gestellt, soll diese leitliniengerecht ab Stadium IB2 in Kombination mit einer cisplatinbasierten Chemotherapie erfolgen, weil für die simultane Radiochemotherapie im Vergleich zur alleinigen Radiotherapie ein verbessertes Gesamtüberleben gezeigt wurde (Chemoradiotherapy for Cervical Cancer Meta-Analysis Collaboration 2008, Peters et al. 2000). Gleiches gilt für die adjuvante Radiotherapie.
- **Adjuvante radioonkologische Therapie:** Postoperativ ist eine Indikation zur adjuvanten Strahlentherapie bei Vorliegen einer der folgenden Situationen gegeben

(S3-Leitlinie): histologisch gesicherte Lymphknotenmetastasen pelvin (pN1), R1, simultan mehrere (≥ 3) Risikofaktoren, L1, V1, tiefe Stromainvasion, Tumorgröße > 4 cm, Grading G3 (nur wenn 2 weitere Risikofaktoren vorliegen). Eine Indikation kann auf individueller Entscheidungsgrundlage auch vorliegen, wenn nur 1–2 Risikofaktoren (L1, V1, tiefe Stromainvasion, Tumorgröße > 4 cm) bestehen.

Chemotherapie   Eine Chemotherapie kann neoadjuvant, simultan mit einer Radiotherapie als Radiochemotherapie (in der Primärtherapie oder als adjuvante Therapie), als zusätzliche adjuvante Therapie (nach abgeschlossener Primärtherapie) oder in der palliativen Situation eingesetzt werden.

- Durch eine **neoadjuvante Chemotherapie** konnte bisher für die Stadien IB1 bis IIA keine Verbesserung des Gesamtüberlebens gezeigt werden, sodass die neoadjuvante Chemotherapie bei der Therapie des Zervixkarzinoms keinen wesentlichen Stellenwert hat (Kim et al. 2013). In speziellen Situationen kann über eine neoadjuvante Chemotherapie dennoch gesprochen werden, wenn präoperativ bereits klar ist, dass eine adjuvante Chemotherapie indiziert sein wird (Tumor größer als 4 cm, Verdacht auf positive Lymphknoten, Vorliegen mehrerer Risikofaktoren [L1, V1, G3]).
- **Radiochemotherapie:** In der Kombination mit einer Strahlentherapie ist eine Chemotherapie (als Radiochemotherapie) fester Bestandteil der Therapie des Zervixkarzinoms (siehe oben).
- Der Nutzen einer **adjuvanten Chemotherapie** nach abgeschlossener Primärbehandlung ist nicht belegt. Entsprechend sollten derartige Therapien nur unter Studienbedingungen durchgeführt werden.
- Die Indikation zur **Chemotherapie in der Palliativsituation** (disseminierte oder nicht mehr operable einzelne Metastasen) richtet sich nach Kriterien der Lebensqualitätsverbesserung der Patientin und sollte stets individuell mit der betroffenen Patientin besprochen werden.

Studienlage

Studien zum Vergleich Best supportive care versus Chemotherapie liegen nicht vor. Die höchsten Ansprechraten wurden für cisplatinhaltige Therapien gezeigt, bei insgesamt dennoch geringen Remissionsraten und einem mittleren Überleben von nur 9–12 Mon. Kombinationstherapien haben im Vergleich zu Monotherapien ein ungünstigeres Nebenwirkungsprofil (Neutropenien, Thrombozytopenien, Infektionen, renale Dysfunktion, Neuropathie). Immerhin konnte für die Kombination Cisplatin mit Topotecan ein geringer absoluter Überlebensvorteil gezeigt werden. Cisplatin (50 mg/m^2) in Kombination mit Paclitaxel (175 mg/m^2) in dreiwöchigen Intervallen scheint jedoch äquieffektiv bei besserer Verträglichkeit zu sein. Eine weitere Lebenszeitverlängerung von knapp 4 Mon. (13,3 vs 17 Mon.) in der First-line Chemotherapie konnte durch die Hinzunahme von Bevacizumab zu Cisplatin/Paclitaxel oder Topotecan/Paclitaxel gezeigt werden. Aus diesem Grund wird in der Palliativsituation in der First-line-Situation zunehmend die Kombination aus Cisplatin/Paclitaxel + Bevacizumab indiziert (Long et al. 2005, Tewari et al. 2014).

Stadienbezogene Therapie   Die Empfehlungen orientieren sich an der S3-Leitlinie Diagnostik, Therapie und Nachsorge des Zervixkarzinoms. Für die folgenden Ausführungen gelten folgende Merkmale als Risikofaktoren: L1, V1, G3, N1, tiefe Stromainvasion (>50%) und Tumorgröße ab 4 cm. In den Stadien IA1 bis IIA2 sollte nach einem operativen Lymphknotenstaging bei histologisch positiven Lymphknoten auf eine Hysterektomie verzichtet werden (→ Abbruch der Operation und Vorbereitung einer primären Radio[-chemo]-therapie). Makroskopisch tumorbefallene pelvine und/oder paraaortale Lymphknoten sollten stets vor einer Radio(-chemo)-therapie entfernt werden.

FIGO-Stadium IA1 mit bis zu einem Risikofaktor: In der Regel gilt in diesem Stadium die Konisation im Gesunden ausreichend. Alternativ kann auch eine einfache Hysterektomie (vaginal oder abdominal) erfolgen. Ein Lymphknotenstaging ist aufgrund der sehr niedrigen Rate positiver Lymphknoten nicht indiziert. Ob bei Nachweis von Lymphgefäßeinbrüchen (L1) in jedem Fall eine abdominale Hysterektomie (mit diagnostischer pelviner Lymphonodektomie) indiziert ist, oder ob auch hier die alleinige Konisation im Gesunden ausreicht, ist umstritten.

FIGO-Stadium IA1 mit zwei Risikofaktoren und IA2 mit bis zu einem Risikofaktor: Der Nodalstatus ist zunächst durch ein operatives Staging zu erheben. Bei negativen Lymphknoten erfolgt nach abgeschlossener Familienplanung die einfache Hysterektomie. Bei bestehendem Kinderwunsch kann nach entsprechender Risikoaufklärung auch die einfache Konisation ausreichen oder auch eine radikale Trachealektomie durchgeführt werden. Nach abgeschlossener Familienplanung sollte dann sekundär die Hysterektomie besprochen werden.

FIGO-Stadium IA2 mit mindestens zwei Risikofaktoren: Zuerst wird der Nodalstatus über ein operatives Staging erhoben. Bei negativen Lymphknoten erfolgt dann die radikale Hysterektomie (Piver II). Bei fertilitätserhaltender Operation nach operativem Lymphknotenstaging ist unklar, ob die radikale Trachelektomie (= die zusätzliche Entfernung der Parametrien) einer Konisation hinsichtlich der onkologischen Sicherheit tatsächlich überlegen ist.

FIGO-Stadium IB1, IIA1: Zuerst erfolgt ein Lymphknotenstaging. Die Rate positiver Lymphknoten beträgt in diesen Stadien bereits 10–30 %. Bei negativen Lymphknoten erfolgt die radikale Hysterektomie (Piver II) mit tumorfreiem Resektionsrand der Scheidenmanschette. Bei Kinderwunsch und Tumoren unter 2 cm ohne Risikofaktoren kann eine Trachelektomie durchgeführt werden (die sekundäre Hysterektomie sollte dann nach Abschluss der Familienplanung erfolgen). Bestehen Kontraindikationen gegen eine operative Therapie, kann sehr wahrscheinlich mit gleichen onkologischen Erfolgsraten auch eine primäre Radiochemotherapie durchgeführt werden.

FIGO-Stadium IB2, IIA2 und IIB: Zuerst erfolgt ein Lymphknotenstaging (auch zur Festlegung des zu bestrahlenden Gebiets v. a. auch paraortal). Bei negativen Lymphknoten kann eine radikale Hysterektomie (Piver III) unter Mitnahme einer ausreichend großen Scheidenmanschette (tumorfrei) durchgeführt werden. Bei klinischem Befall der Parametrien wird jedoch in der Regel die primäre Radiochemotherapie als bevorzugte Therapieoption durchgeführt, weil viele Patientinnen nach einer Operation dennoch eine adjuvante Radiochemotherapie erhalten würden und eine multimodale Therapie vermieden werden sollte (s. o.).

FIGO-Stadium III: Dies ist grundsätzlich die Domäne der primären Radio- oder Radiochemotherapie. Allerdings kann eine Staging-Laparoskopie oder -Laparotomie vorgenommen werden, insbesondere um die Lymphknotenmetastasierung festzustellen, die der wichtigste Prognosefaktor beim Zervixkarzinom ist (Committee on Practice Bulletins-Gynecology 2002).

FIGO-Stadium Iva: Wird das Stadium lediglich durch den isolierten Befall von Blase oder Darm definiert, ist die Resektion des Tumors durch eine Exenteration möglich.

Gegebenenfalls ist postoperativ eine adjuvante Radiochemotherapie sinnvoll. Bei Ausdehnung des Primärtumors an die Beckenwand, oder bei ausgedehnter Lymphknotenmetastasierung ist die primäre Radiochemotherapie indiziert. Gelegentlich kann eine neoadjuvante Chemotherapie, etwa bei Befall nur des proximalen Parametriums, die Operabilität verbessern.

FIGO-Stadium IVb: Bei hämatogenen Fernmetastasen erfolgt die Therapie unter palliativen Aspekten. Eine Brachytherapie mit hoher Einzeldosis kann eine starke vaginale Blutung auch im Akutfall stoppen. Wird das Stadium über einen isolierten paraaortalen Lymphknotenbefall definiert (z. B. im Rahmen einer Staging-Laparotomie oder -Laparoskopie), ist eine weitere operative Therapie in der Regel nicht indiziert (OP-Abbruch).

13.3.2 Endometriumkarzinom

Epidemiologie

- Das Endometriumkarzinom ist in Deutschland das häufigste Malignom der weiblichen Genitalregion. Weltweit erkrankten im Jahr 2012 527.600, in Deutschland 11.000 Frauen daran. Es steht mit einem Anteil von 4,8 % aller Malignome der Frau hinsichtlich der Häufigkeit nach dem Brust-, Lungen- und dem Darmkrebs an vierter Stelle (▶ Tab. 13.14).
- Das **mittlere Erkrankungsalter** liegt bei 69 Jahren, das Lebenszeitrisiko beträgt 2,1 % (▶ Abb. 13.12).
- Die **Prognose** ist relativ günstig, da ca. 80 % aller Endometriumkarzinome im Stadium T1 diagnostiziert werden (siehe ▶ Abb. 13.13).

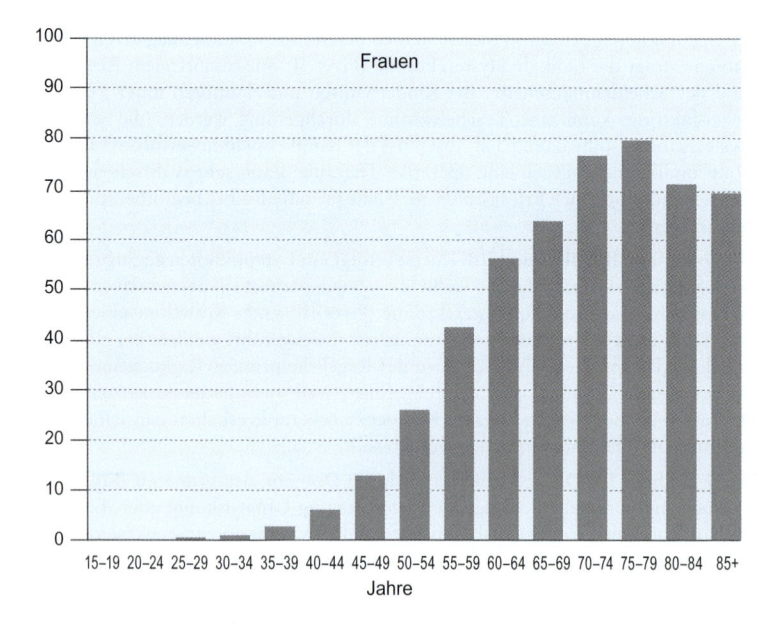

Abb. 13.12 Altersspezifische Erkrankungsraten in Deutschland; 2011–2012 (aus Krebs in Deutschland 2011/2012)

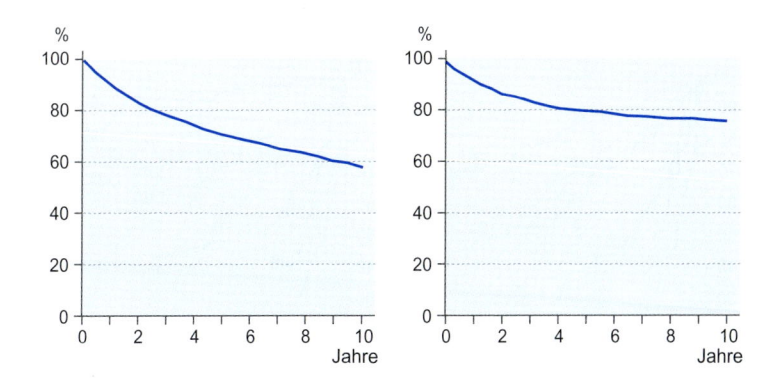

Abb. 13.13 Absolute (links) und relative (rechts) Überlebensrate bis 10 Jahre nach Erstdiagnose (aus Krebs in Deutschland 2011/2012)

Tab. 13.14 Übersicht über die wichtigsten epidemiologischen Maßzahlen für Deutschland ICD-10 C54 – C55 (Krebs in Deutschland 2011/2012).

	2011	2012	Prognose für 2016
Neuerkrankungen	11.140	10.930	10.800
Rohe Erkrankungsrate[1]	27,1	26,6	26,2
Standardisierte Erkrankungsrate[1,2]	16,9	16,6	15,8
Mittleres Erkrankungsalter[3]	69	69	
Sterbefälle	2.442	2.515	
Rohe Sterberate[1]	5,9	6,1	
Standardisierte Sterberate[1,2]	3,0	3,0	
5-Jahres-Prävalenz	45.900	45.600	
	nach 5 Jahren	nach 10 Jahren	
Absolute Überlebensrate (2011–2012)[4]	71 (66–73)	58 (55–61)	
Relative Überlebensrate (2011–2012)[4]	80 (75–82)	76 (73–78)	

[1] je 100.000 Personen, [2] altersstandardisiert nach alter Europabevölkerung, [3] Median, [4] in Prozent (niedrigster und höchster Wert der einbezogenen Bundesländer)

Das **relative Überleben** berücksichtigt das Verhältnis zwischen beobachteten und dem in einer vergleichbaren Gruppe der Bevölkerung (Alter, Geschlecht) erwarteten Überleben und stellt somit einen Schätzwert für das tumorabhängige Überleben dar. Dabei ist die Prognose stark abhängig vom zu Beginn der Erkrankung diagnostizierten FIGO-Stadium (▶ Abb. 13.14).

13 Erkrankungen des Uterus

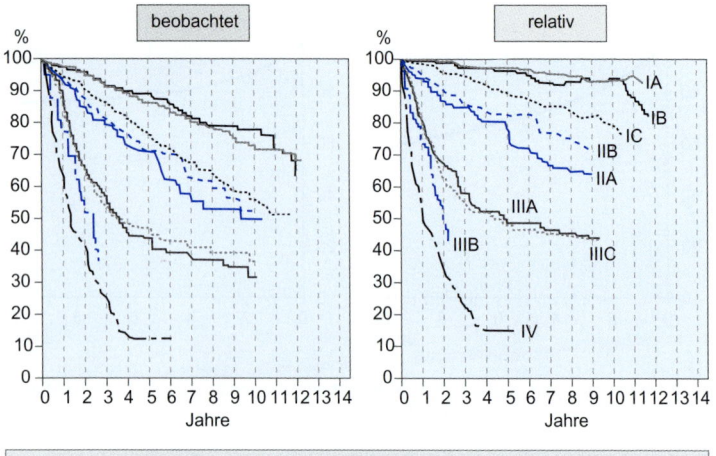

Abb. 13.14 Beobachtetes und relatives Überleben nach FIGO-Stadium (**Cave:** entspricht noch dem FIGO-Staging 2003)

FIGO-Stadium					
——— IA	n = 518 (14,2%)	---- IIA	n = 104 (2,8%)	– – – IIIB	n = 28 (0,8%)
——— IB	n = 1516 (41,4%)	——— IIB	n = 208 (5,7%)	········· IIIC	n = 197 (5,4%)
········· IC	n = 766 (20,9%)	——— IIIA	n = 184 (5,0%)	— - — IV	n = 138 (3,8%)

Risikofaktoren Man unterscheidet das estrogenabhängige Endometriumkarzinom (sog. Typ I) vom estrogenunabhängigen Karzinom (sog. Typ II). Vor allem für das Typ-I-Karzinom finden sich in der Literatur folgende Risikofaktoren:
- Langzeiteinnahme von Östrogenen ohne Gestagenschutz
- Hormontherapie mit einer kürzer als 12 Tage/Mon. dauernden Gestagen-Gabe
- Metabolisches Syndrom mit Adipositas (BMI > 25 kg/m^2)
- Diabetes mellitus
- PCO-Syndrom
- Frühe Menarche und späte Menopause (lange Lebensphase mit Menstruationen)
- Nulliparität
- Mammakarzinom in der Eigenanamnese
- Hohe Estradiolserumkonzentrationen (z. B. bei estradiol- bzw. androgensezernierenden Tumoren)
- Tamoxifen-Therapie
- HNPCC-Syndrom (autosomal-dominant vererbt)

> ! Folgende Faktoren reduzieren das Risiko für ein Endometriumkarzinom: Multiparität, Nikotinabusus, Kontrazeptiva-Einnahme, lebenslange sojareiche Ernährung.

Früherkennung, Prävention Ein generelles Screening (etwa durch vaginalsonografische Untersuchungen mit Beurteilung der Endometriumhöhe) asymptomatischer Frauen ohne Risikofaktoren ist aufgrund des geringen positiven Vorhersagewerts

13.3 Bösartige neoplastische Veränderungen des Uterus

(0,17–3.4 %) nicht effektiv und wird nicht empfohlen (Kürzl 2007). Von einem gezielten Screening könnten jedoch Risikogruppen (Adipositas, Diabetes mellitus, Status nach Endometriumhyperplasie, PCOS) profitieren, obwohl auch selbst hier eine Mortalitätsverminderung durch ein Screening nicht belegt ist. Beim HNPPC-Syndrom besteht ein Lebenszeitrisiko von bis zu 60 %, an einem Endometriumkarzinom zu erkranken, weshalb hier die prophylaktische Hysterektomie mit beidseitiger Adnexektomie, spätestens nach abgeschlossener Familienplanung mit der Patientin besprochen werden sollte.

> ✓ 75–90 % aller Endometriumkarzinome gehen mit einer vaginalen Blutung einher. Eine Postmenopausenblutung ist dabei in 3–20 % mit einem Endometriumkarzinom und in weiteren 5–15 % mit einer endometrialen Hyperplasie assoziiert (Endometrial Cancer 2016).

Diagnostik Die Abklärung einer postmenopausalen Blutung und einer atypischen Blutungsanomalie in der Peri- oder Prämenopause erfordert folgende Untersuchungen:
- Gynäkologische Untersuchung (Blutungsquelle? Ausdehnung eines eventuell vorliegenden Karzinoms über den Uterus hinaus?)
- Transvaginale Sonografie (Beurteilung des Endometriums, andere pathologische Prozesse im kleinen Becken?)
- Hysteroskopie und fraktionierte Abrasio (histologische Diagnosesicherung). Dabei gilt, dass jede Blutung in der Postmenopause und jede atypische Blutung in der Perimenopause unabhängig von der sonografischen Endometriumdicke histologisch abgeklärt werden soll.
- MRT: kann zur Beurteilung der Myometriuminfiltration hilfreich sein, sofern eine primär nicht operative Therapie (z. B. bei Kinderwunsch oder Nicht-Operabilität der Pat.) gewünscht ist. In einer neueren Studie betrug die Sensitivität für die Diagnose FIGO Ic 87 % bei einer Spezifität von 91 %. Die Erfassung von pelvinen und paraaortalen Lymphknotenmetastasen durch CT oder MRT ist aufgrund deutlich schlechterer Testparameter zu unsicher.

Histopathologie
- **Typ-I-Tumoren:** meist estrogenabhängig, endometrioid, G1/2, ca. 80 % aller Endometriumkarzinome. Entstehen i. d. R. über endometriale Hyperplasien.
- **Typ-II-Tumoren:** meist estrogenunabhängig, G3, nicht endometrioide Histologie (serös, klarzellig, muzinös, squamös, etc.), ca. 20 % aller Tumoren.

> ✓ Typ-I-Tumoren haben im Vergleich zu Typ-II-Tumoren eine deutlich bessere Prognose. Die 5-Jahres-Überlebensrate betrug in einer Auswertung der SEER-Datenbank im Jahr 2001 für das endometrioide Endometriumkarzinom 91 %, für das klarzellige 65 % und für das seröse nur 45 %.

Klassifikation Die Tumoren und tumorähnlichen Veränderungen des Corpus uteri werden entsprechend den Richtlinien der WHO klassifiziert:

Histologische Subtypen des Endometriumkarzinoms:
- Endometrioides Adenokarzinom
  - Variante mit Plattenepitheldifferenzierung
  - Villoglanduläre Variante
  - Sekretorische Variante
  - Flimmerepithelzell-Variante

- Muzinöses Adenokarzinom
- Serös Adenokarzinom
- Klarzelliges Adenokarzinom
- Gemischtes Adenokarzinom
- Plattenepitheliales Karzinom
- Transitionalzelliges Karzinom
- Kleinzelliges Karzinom
- Undifferenziertes Karzinom

Stadieneinteilung 1988 führte die FIGO die chirurgische Stadieneinteilung ein, deren Basis die intraoperative und histopathologische Befundung ist (▶ Tab. 13.15). Bei der TNM-Klassifikation wird vor die jeweiligen Buchstaben ein „p" (für pathologisch) gesetzt (pT pN pM). Für eine valide Aussage über den Lymphknotenstatus wird eine histopathologische Untersuchung von mindestens 10 Lymphknoten gefordert. Die Ausdehnung des Tumors sowie das **Grading** wird histologisch verifiziert.

Tab. 13.15 Klassifikation des Endometriumkarzinoms (TNM und FIGO; 2010)

TNM-Kategorien	FIGO-Stadien	Definitionen
TX		Primärtumor kann nicht beurteilt werden
T0		Kein Anhalt für Primärtumor
T1	I[1]	Tumor begrenzt auf Corpus uteri
T1a	IA[1]	Tumor begrenzt auf Endometrium oder infiltriert weniger als die Hälfte des Myometriums
T1b	IB	Tumor infiltriert die Hälfte oder mehr des Myometriums
T2	II	Tumor infiltriert das Stroma der Zervix, breitet sich jedoch nicht jenseits des Uterus aus
T3 und/oder N1	III	Lokale und/oder regionäre Ausbreitung wie nachfolgend beschrieben:
T3a	IIIA	Tumor befällt Serosa und/oder Adnexe (direkte Ausbreitung oder Metastasen)
T3b	IIIB	Vaginal- oder Parametriumbefall (direkte Ausbreitung oder Metastasen)
N1	IIIC	Metastasen in Becken- und/oder paraaortalen Lymphknoten[2]
	IIIC1	Metastasen in Beckenlymphknoten
	IIIC2	Metastasen in paraaortalen Lymphknoten
T4	IVA	Tumor infiltriert Blasen- und/oder Rektumschleimhaut[3]
M1	IVB	Fernmetastasen (ausgenommen Metastasen in Vagina, Beckenserosa oder Adnexen, einschließlich Metastasen in inguinalen und anderen intraabdominalen Lymphknoten als paraaortalen und/oder Beckenlymphknoten)

[1] Die alleinige Beurteilung von endozervikalen Drüsen soll als Stadium I klassifiziert werden.
[2] Eine positive Zytologie soll gesondert diagnostiziert und ohne Änderung des Stadiums dokumentiert werden.
[3] Das Vorhandensein eines bullösen Ödems genügt nicht, um einen Tumor als T4 zu klassifizieren. Infiltration der Schleimhaut von Blase oder Rektum bedarf des Nachweises durch Biopsie.

Die ältere klinische Stadieneinteilung der FIGO von 1971 gilt nur für Pat., die einer primären Strahlentherapie zugeführt werden. In diesem Fall findet ein „c" (für clinical) Anwendung (cT cN cM).

Behandlung der Endometriumhyperplasie Die Diagnose einer Endometriumhyperplasie ergibt sich regelhaft aufgrund der Abklärung einer dysfunktionellen Blutung (prämenopausale Situation) oder einer Postmenopausenblutung nach einer fraktionierten Abrasio. Bei ihrer Therapie werden der Typ der Hyperplasie und die Lebenssituation der Frau (Familienplanung, Menopausenstatus) berücksichtigt. Die verschiedenen Typen der Hyperplasien sind mit unterschiedlichem Progressionsrisiko assoziiert (▶ Tab. 13.16).

Tab. 13.16 Progressionsverhalten der Endometriumhyperplasien (Kurman, Kaminski und Norris 1985)

Typ der Hyperplasie	Anzahl der Patientinnen	Regression (%)	Persistenz (%)	Progression zu Karzinom (%)
Einfach	93	74 (80)	18 (19)	1 (1)
Komplex	29	23 (80)	5 (17)	1 (3)
mit Atypien	13	9 (69)	3 (23)	1 (8)
Komplex, mit Atypien	35	20 (57)	5 (14)	10 (29)

Einfache Hyperplasie (früher: glandulär-zystisch) ohne Atypien: In der Regel ist nach der fraktionierten Abrasio ein abwartendes Vorgehen ausreichend. Bei erneutem Auftreten einer einfachen Hyperplasie (ohne Atypien) ist in jedem Fall eine Gestagentherapie indiziert. Alternativ kann auch bereits nach dem ersten Auftreten eine entsprechende Therapie begonnen werden. Ein hormonbildender Tumor muss insbesondere bei prämenopausalen Frauen ausgeschlossen werden (Sonografie, Labor: FSH, Estradiol, Testosteron, Inhibin). Bei chronischer Anovulation (z. B. PCO-Syndrom, rezidivierender Follikelpersistenz) kann ein kombiniertes orales Anitkonzepitvum als Dauertherapie indiziert sein.

Folgende Therapieschemata kommen in Betracht:
- Medroxyprogesteronacetat (MPA) 10 mg/d vom 12.–25. Zyklustag über 3–6 Mon.
- Mikronisiertes Progesteron (Vaginalcreme; 100–200 mg)
- Levonorgestrel-haltiges Intrauterinpessar

Die Ansprechraten einer Gestagentherapie liegen zwischen 86–100 %.

Eine Wiederholung der Hysteroskopie mit fraktionierter Kürettage ist bei erneutem Auftreten einer dysfunktionellen Blutung bzw. postmenopausaler Blutung indiziert.

Komplexe Hyperplasie (früher: adenomatös) ohne Atypien: Hier ist eine Gestagentherapie nach den oben genannten Schemata grundsätzlich indiziert. Alternativ kommen auch die höher dosierten Schemata in Betracht (s. u.). Eine Kontrollhysteroskopie mit fraktionierter Abrasio ist nach Abschluss der Therapie angezeigt. Bei Frauen mit abgeschlossener Familienplanung kann auch eine Hysterektomie sinnvoll sein.

Einfache oder komplexe Hyperplasie mit Atypien: Aufgrund des hohen Karzinomrisikos ist eine Hysterektomie Therapie der Wahl. Bei prämenopausalen Frauen mit noch nicht abgeschlossener Familienplanung ist nach sorgfältiger Abwägung der Risiken eine Gestagentherapie nach folgenden Schemata möglich:

- 2–4 × 40 mg Megestrolacetat pro Tag
- 100 mg Medroxyprogesteronacetat (MPA)/Tag
- 500 mg Medroxyprogesteronacetat (MPA) i. m. 2× pro Woche
- Levonorgestrel-haltiges Intrauterinpessar

Die Therapiedauer beträgt in der Regel 3–12 Mon. In einer Studie bei Frauen < 40 J. betrug die Ansprechrate (histologische bestätigte Regression zu unauffälligem Endometrium) 96 % (Randall und Kurman 1997). Der Therapieerfolg ist in jedem Fall über eine Kontrollhysteroskopie mit Abrasio (je nach Risiko auch seriell) nach Abschluss der Therapie zu prüfen.

Fertilitätserhaltende Therapie des invasiven Karzinoms Eine uteruserhaltende, konservative und damit fertilitätserhaltende Therapie kann bei Frauen mit dringendem Kinderwunsch bei einem gut differenziertem (G1) endometrioiden, Progesteronrezeptor-positivem Endometriumkarzinom im klinischen Stadium FIGO IA eine Behandlungsoption darstellen (Pronin et al. 2015, Zhou et al. 2015). Eine entsprechende Risikoaufklärung (Rezidiv, Progression, Notwendigkeit engmaschiger Kontrollen) ist Voraussetzung.

Die möglichst sichere Beurteilung des Stadiums erfordert folgende Untersuchungen:
- Transvaginalsonografie (Beurteilung der Ovarien)
- MRT mit Kontrastmittel (Ausschluss einer Myometriuminfiltration; Frei et al. 2000)
- Laparoskopie (Ausschluss extrauteriner Metastasen)
- Hysteroskopie und vollständige Kürettage

Therapeutisch ist eine kontinuierliche orale Gestagenapplikation (Megestrolacetat 160 mg/d, Medroxyprogesteronacetat [MPA] 200 mg/d) über mindestens 3 Mon. indiziert. Nachuntersuchungen (alle 3 Monate) umfassen die Transvaginalsonografie, Hysteroskopie und Endometriumbiopsien. Nach unauffälligen Nachuntersuchungen kann eine Schwangerschaft angestrebt werden (ggf. mittels assistierter Reproduktion). Nach erfülltem Kinderwunsch sollte die definitive operative Therapie angestrebt werden.

Operative Therapie Stadienabhängiges Vorgehen. Gemäß der zuletzt im April 2013 überarbeiteten S2k-Leitline „Endometriumkarzinom" (DKG und DGGG 2014) umfasst die operative Behandlung des Endometriumkarzinoms stets die Hysterektomie (laparoskopisch oder offen) mit beidseitiger Adnexektomie und die Entnahme einer Zytologie aus der Bauchhöhle.
- **Bei endometrioiden Karzinomen im Stadium pT1a, G1, G2** und makroskopisch unauffälligen Lymphknoten sollte keine Lymphonodektomie erfolgen.
- **Bei Tumoren im Stadium ≥ pT1b, alle G3, serösen und klarzelligen Karzinomen** ist die pelvine und die paraaortale Lymphonodektomie dagegen indiziert, weil diese Tumoren mit einem höheren Risiko für einen Befall retroperitonealer Lymphknoten einhergehen.
- **In den Stadien II** sollte keine radikale Hysterektomie durchgeführt werden.
- In den **fortgeschrittenen Stadien** sollte eine möglichst komplette Resektion aller Tumormanifestationen erfolgen. Dies kann auch (etwa bei isoliertem Befall von Blase und/oder Rektum) eine (vordere und/oder hintere) Exenteration bedeuten. Ziel ist in den höheren Stadien, die Effizienz der adjuvanten systemischen und strahlentherapeutischen Maßnahmen zu verbessern.
- **Im Stadium M1 (FIGO IVB)** kann bei gegebener lokaler Operabilität die Hysterektomie (Blutstillung) und ein intraabdominelles Debulking zur Verbesserung der Effizienz der systemischen und strahlentherapeutischen palliativen Maßnahmen indiziert sein.

- Bei **serösen und klarzelligen Karzinomen** und bei **endometrioiden Karzinomen im Stadium cT3a** sollten (zusätzlich zu oben beschriebenem stadiengerechtem Vorgehen) stets auch eine Omentektomie und multiple peritoneale Biopsien durchgeführt werden.

Möglicherweise hat die operative Entfernung metastatisch befallener Lymphknoten eine Verbesserung der Prognose zur Folge, obschon dies in der Literatur kontrovers diskutiert wird und durch prospektive Studien nicht belegt ist. Die Kenntnis des **Lymphknotenstatus** ermöglicht jedoch ein individualisiertes Vorgehen bei der Entscheidung zur adjuvanten Therapie (▶ Tab. 13.17, ▶ Tab. 13.18).

Tab. 13.17 Lymphknotenstatus in Abhängigkeit von Invasionstiefe und Grading (Angaben in %)

Myometrale Invasionstiefe	Lymphknotenstatus			
	P– A–	P+ A–	P– A+	P+ A+
Lymphknotenstatus in Abhängigkeit von der Invasionstiefe				
Unbekannt	97,42	1,81	0,17	0,60
Keine	94,20	3,40	0,60	1,80
‹ 50 %	93,88	4,56	0,62	0,94
› 50 %	73,90	18,41	1,56	6,14
Lymphknotenstatus in Abhängigkeit vom Grading G1				
Keine	98,57	1,08	–	0,36
‹ 50 %	97,56	2,14	0,31	–
› 50 %	88,89	8,89	0,37	1,85
Lymphknotenstatus in Abhängigkeit vom Grading G2				
Keine	91,20	6,40	1,60	0,80
‹ 50 %	93,61	4,63	0,32	1,44
› 50 %	78,15	15,97	0,84	5,04
Lymphknotenstatus in Abhängigkeit vom Grading G3				
Keine	83,93	10,71	–	5,36
‹ 50 %	87,89	7,81	2,34	1,95
› 50 %	59,89	27,51	2,87	9,74

P– = pelvine Lymphknoten nicht befallen P+ = pelvine Lymphknoten befallen
A– = paraaortale Lymphknoten nicht befallen A+ = paraaortale Lymphknoten befallen

Tab. 13.18 Positiver Lymphknotenstatus in Abhängigkeit von Invasionstiefe und Grading (Angaben in %)

Myometrale Invasionstiefe	Grading		
	G1	G2	G3
Keine	1,43	7,20	16,07
‹ 50 %	2,14	6,07	9,77
› 50 %	10,74	21,01	37,25

Tab. 13.18 Positiver Lymphknotenstatus in Abhängigkeit von Invasionstiefe und Grading (Angaben in %) *(Forts.)*

Myometrale Invasionstiefe	Grading		
	G1	G2	G3
Positiver paraaortaler Lymphknotenstatus in Abhängigkeit von Invasionstiefe und Grading			
Keine	0,36	2,40	5,36
‹ 50 %	0,31	1,76	4,30
› 50 %	2,22	5,88	12,61

P– = pelvine Lymphknoten nicht befallen
P+ = pelvine Lymphknoten befallen
A– = paraaortale Lymphknoten nicht befallen
A+ = paraaortale Lymphknoten befallen

Primäre radioonkologische Therapie Eine primäre Strahlentherapie des Endometriumkarzinoms wird als kombinierte Tele-Brachytherapie durchgeführt und ist bei inoperablen Patientinnen indiziert. Bei primärer Radiotherapie kann ein operativ-histologisches Staging nicht erfolgen, weshalb sich die Therapieergebnisse Operation versus Strahlentherapie nicht valide vergleichen lassen. Prospektive Studien liegen nicht vor. Im Allgemeinen wird aber davon ausgegangen, dass durch die alleinige radioonkologische Therapie der Operation vergleichbare Resultate erzielt werden können (Einhorn et al. 2003).

Adjuvante radioonkologische Therapie Durch eine adjuvante Strahlentherapie (stadien- und risikoadaptiert) wird in den Stadien I und II nach operativer Therapie das Risiko für ein lokoregionäres Rezidiv reduziert (Dunn et al. 2014, Keys et al. 2004). Eine adjuvante Radiotherapie ist demnach bei erhöhtem Lokalrezidivrisiko indiziert. Das Gesamtüberleben wird dadurch eher nicht verbessert (Group et al. 2009). Für fortgeschrittene Stadien liegt keine ausreichende Datenlage vor. Die S2k-Leitlinie (DKG und DGGG 2014) schlägt folgende Indikationsstellung vor:

- Bei **niedrigem Lokalrezidivrisiko** (endometrioide Histologie, Stadium Ia, G1–2) ist eine adjuvante Radiotherapie nicht indiziert. Das Lokalrezidivrisiko liegt in dieser Situation postoperativ unter 5 %. Mehre Studien belegen deutlich, dass in diesem Stadium eine Radiotherapie mit vermehrten Risiken (Mortalität, Zweitmalignome, urogenitale Symptomatik [Dysurie, Pollakisurie, Inkontinenz]) einhergeht.
- Eine adjuvante Brachytherapie soll bei **mittlerem Rezidivrisko** (endometrioide Histologie und Stadium Ia, G3 sowie Stadium Ib, G1–2) durchgeführt werden.
- Auch bei **hohem Lokalrezidivrisiko** (Stadium Ib, G3 sowie Stadium II) ist eine Brachytherapie, ggf. mit Teletherapie indiziert.
- Eine adjuvante Teletherapie (ggf. kombiniert mit einer Brachytherapie) sollen Frauen mit Endometriumkarzinom in den **Stadien III** erhalten. Im **Stadium IV** ist die Therapieentscheidung individualisiert zu stellen; grundsätzlich kann eine adjuvante oder palliative (Symptomkontrolle) auch in diesem Stadium indiziert sein.

Adjuvante systemische Therapie Eine adjuvante (postoperative) Chemotherapie sollte für die High-risk-Karzinome der Stadien IBG3, II, III und ggf. im Stadium IVA sowie bei seröser oder klarzelliger Histologie nach der Radiotherapie durchgeführt werden. Die meisten Daten liegen dabei für eine Kombination eines Platinpräparats mit Paclitaxel vor, sodass sich zunehmend Carboplatin/Paclitaxel als Standardchemotherapie in der adjuvanten, aber auch in der Palliativsituation durchsetzt.

13.3 Bösartige neoplastische Veränderungen des Uterus

> **!** Eine adjuvante endokrine (Gestagene) Therapie des Endometriumkarzinoms ist ohne Nutzen und daher nicht indiziert.

Hormon- und Chemotherapie in der Rezidiv- und Palliativsituation Eine systemische Therapie kann bei durch radioonkologische oder operative Maßnahmen nicht therapierbaren Lokalrezidiven, bei diffuser Tumoraussaat im Abdomen oder bei Fernmetastasen indiziert sein.

Als **First-line-Therapie** ist eine Kombinationschemotherapie mit Carboplatin/Paclitaxel aufgrund der relativ guten Verträglichkeit bei akzeptablen Ansprechraten eine gute Option (Vale et al. 2012). Weitere wirksame Chemotherapeutika sind Anthrazykline, Ifosfamid, Cisplatin/Carboplatin, Paclitaxel und Docetaxel. Eine Polychemotherapie zeigte in einer Metaanalyse der Cochrane-Database gegenüber einer Monotherapie beim fortgeschrittenen Endometriumkarzinom ein verbessertes progressionsfreies Überleben und eine moderate Verlängerung des Gesamtüberlebens (Vale et al. 2012). Die Kombination von Anthrazyklinen oder Taxanen zu Cisplatin erhöht die Ansprechrate. Die Dreierkombination von Paclitaxel (plus Filgrastin) und Adriamycin/Cisplatin hat im Vergleich zur Therapie ohne Paclitaxel eine Verbesserung des Gesamtüberlebens von etwa 3 Monaten (15,3 versus 12,3 Mon.) zur Folge (Fleming et al. 2004). Dieser relativ geringe Zugewinn wird aber mit einer erheblichen Toxizität erkauft, sodass dieses Schema eher nur in ausgewählten Einzelfällen (z. B. jüngere Patientinnen) eingesetzt werden sollte. Stets ist die zu erwartende Toxizität gegen den möglichen therapeutischen Nutzen abzuwägen; primäres Ziel ist die Symptomkontrolle.

Bei relativer Symptomarmut kann alternativ auch eine **Hormontherapie** in Betracht gezogen werden. Ein Therapieansprechen ist jedoch nur bei Östrogen- und Progesteronrezeptor-positiven endometrioiden Karzinomen G1/2 zu erwarten, weshalb vor Einleitung einer endokrinen Therapie der Rezeptorstatus ermittelt werden sollte

Folgende endokrine Therapiemöglichkeiten bestehen:
- Megestrolacetat (MA) 160 mg/Tag
- Medroxyprogesteronacetat (MPA) 200–250 mg/Tag.
- Tamoxifen 20 mg/Tag

Auf der Basis einer Phase-II-Studie der GOG können Gestagene und Tamoxifen auch alternierend alle 3 Wo. gegeben werden, was für manche Pat. möglicherweise mit einem höheren Ansprechen der Hormontherapie assoziiert sein kann (Fiorica et al. 2004).

13.3.3 Uterine Sarkome

An dieser Stelle sei auf die 2015 publizierte S2k Leitlinie „Uterine Sarkome" verwiesen, an der sich die folgenden Ausführungen orientieren (Denschlag et al. 2015). Uterine Sarkome sind seltene Malignome der uterinen Muskulatur oder des Bindegewebes oder des endometrialen Stromas.

Klassifikation Die **Typisierung** erfolgt nach WHO-Einteilung und unterscheidet nach Häufigkeit angeführt folgende histologische Subtypen: Leiomyosarkom (60–70 %), Low-grade endometriales Stromasarkom (LG-ESS; ca. 10 %), high-grade endometriales Stromasarkom (HG-ESS; ca. 10 %), undifferenziertes uterines Sarkom (ca. 10 %), Adenosarkom, Rhabdomyosarkom und das PECom (perivascular epitheloid cell tumor; malignen Variante).

> ✓ Karzinosarkome werden nicht mehr zu den Sarkomen gezählt, stellen vielmehr entdifferenzierte Karzinome dar und werden entsprechend den Empfehlungen für High-risk-Endometriumkarzinome therapiert.

Diagnostik Bei den Sarkomen gibt es keine spezifische Symptomatik, eine sichere Differenzierung zwischen Myomen und Sarkomen des Uterus ist präoperativ durch Bildgebung (Sonografie, MRT, CT) nicht möglich. Ein neu aufgetretenes oder wachsendes „Myom" in der Postmenopause ist jedoch als suspekt einzustufen, weshalb in dieser Situation ein Morcellement möglichst nicht erfolgen sollte. Grundsätzlich ist aber jede Patientin vor einem eventuellen Morcellement auf das Risiko einer Prognoseverschlechterung im Falle eins akzidentiellen Morcellements eines Sarkoms aufzuklären.

Die **Stadieneinteilung** erfolgt nach pTNM und FIGO (▶ Tab. 13.19).

Tab. 13.19 FIGO/TNM-Staging von Leiomyosarkomen und endometrialen Stromasarkomen* des Uterus (Denschlag et al. 2015)

FIGO-/TNM-Stadium		Definition
I/T1		Tumor begrenzt auf den Uterus
	IA/T1a	‹ 5 cm in größter Ausdehnung
	IB/T1b	› 5 cm in größter Ausdehnung
II/T2		Tumor breitet sich im Becken, jenseits des Uterus aus
	IIA/T2a	Befall der Adnexe (einseitig oder beidseitig)
	IIB/T2b	Tumorausbreitung im extrauterinen pelvinen Gewebe, andere als Adnexe
III/T3		Tumor infiltriert Strukturen des Abdomens
N1	IIIA/T3a	Eine Lokalisation
	IIIB/T3b	Mehr als eine Lokalisation
	IIIC	Metastasen in pelvinen und/oder paraaortalen Lymphknoten
IVT4	IVA/T4	Tumor infiltriert Blase und/oder Rektum
	IVB	Fernmetastasen

*Simultane Tumoren des Corpus uteri und von Ovar/Becken in Begleitung einer Endometriose von Ovar/Becken sollen als unabhängige Primärtumoren klassifiziert werden

> ✓ Leiomyosarkome sind prognostisch sehr ungünstig. Lediglich im Stadium IA wird ein 5-Jahresüberleben von 77 % angegeben, im Stadium IB sinkt die Rate bereits auf 48 % und im Stadium II auf 25 %.

Operative Therapie Die operative Therapie der **Sarkome** unterscheidet sich nicht wesentlich von der des Endometriumkarzinoms. In der Regel reicht die Durchführung einer Hysterektomie. Der therapeutische Nutzen einer Lymphonodektomie ist nicht gesichert, die meisten Autoren empfehlen jedoch eine Resektion vergrößerter Lymphknoten („bulky nodes"). Bei jüngeren Frauen führt die Adnexektomie zu keiner Prognoseverbesserung, sodass die Entfernung makroskopisch unauffälliger Ovarien in der prämenopausalen Situation nicht erforderlich ist. In der Rezidivsituation bzw. bei Metastasen ist die operative Komplettresektion sehr wahrscheinlich mit einer verbesserten Prognose assoziiert, sodass in dieser Situation ein Versuch einer R0-Resektion in Betracht gezogen werden soll.

Beim **endometrialen Stromasarkom** (ESS) dagegen, können belassene Ovarien aufgrund der Hormonabhängigkeit des Tumors die Prognose verschlechtern (Berchuck et al. 1990). Aus dem gleichen Grund verbietet sich hier die Hormonersatztherapie.

Radioonkologische Therapie Für die Sarkome des Uterus ist eine adjuvante Strahlentherapie nach Operation (Stadien I und II) ohne Nutzen und sollte deshalb nicht durchgeführt werden. Lediglich bei R1/2-Resektion kann diese erwogen werden.

Adjuvante systemische Therapie
- **Leiomyosarkome** sprechen im Gegensatz zum Karzinosarkom kaum auf Cisplatin an. Wirksame Substanzen sind Doxorubicin und Ifosfamid, Gemcitabin und Docetaxel. Die Ansprechraten sind insgesamt eher moderat (30 %–50 %; Seddon et al. 2015). Leiomyosarkome zeigen kein Ansprechen auf eine endokrine Therapie.
- Beim **undifferenzierten Sarkom** (früher: high-grade endometriales Stromasarkom) zeigen Anthrazykline und Ifosfamid Wirksamkeit (Sutton et al. 1996).
- Beim **endometrialen Stromasarkom** ist in fortgeschrittenen Stadien eine Gestagentherapie indiziert (initial: 150–250 mg Medroxyprogesteronacetat [MPA]; Erhaltungstherapie 100 mg Medroxyprogesteronacetat [MPA]; Therapiedauer 6 Mon. – 5 Jahre; Mansi et al. 1990). Alternativ kann auch Megestrolacetat oder Letrozol eingesetzt werden (Leunen et al. 2004).

Hormon- und Chemotherapie in der Rezidiv- und Palliativsituation Eine endokrine Therapie kommt nur für die hormonabhängigen endometrialen Stromasarkome (LG-ESS) in Betracht. Es können Gestagene, GnRH-Analoga und Aromatasehemmer eingesetzt werden. Bei fehlendem Ansprechen einer endokrinen Therapie kann Doxorubicin und/oder Ifosfamid eingesetzt werden.

Studienlage
Bei der Chemotherapie uteriner Sarkome zeigen sich Doxorubicin und Ifosfamid als die derzeit wirksamsten Substanzen (Gupta et al. 2013). Als Monosubstanz sind für Doxorubicin Ansprechraten von etwa 30 % beschrieben. Die Kombination von Gemcitabin und Docetaxel (plus GCSF) zeigte eine Ansprechrate von 53 %, sodass dieses Schema alternativ zum bisherigen Standard einer palliativen Doxorubicin-Monotherapie eingesetzt werden kann.

Literatur
Altgassen C, et al. Multicenter validation study of the sentinel lymph node concept in cervical cancer: AGO Study Group. J Clin Oncol 2008; 26: 2943–51.
Arici A, et al. Increased levels of interleukin-15 in the peritoneal fluid of women with endometriosis: inverse correlation with stage and depth of invasion. Human Reprod 2003; 18: 429–32.
Arndt D, et al. Immunhistochemische Charakterisierung der Proliferation in Endometrioseherden – Individuelle Therapiestrategien zur Behandlung der Endometriose. Zentralbl Gynäkol 2003; 125: 303.
Arumugam K. Endometriosis and Infertility: raised iron concentration in the peritoneal fluid and its effect on the acrosome reaction. Hum Reprod 1994; 9: 1153–1157.
Awadalla S, et al. Local peritoneal factors in infertility associated with endometriosis. Am J Obst Gynecol 1987; 157: 1207–14.

Ballweg ML. Impact of endometriosis on women's health: comparative historical data show that the earlier onset, the more severe the disease. Best Pract & Res Clin Obst & Gynaecol 2004; 18: 201–18.

Berchuck A, et al. Treatment of endometrial stromal tumors. Gynecol Oncol 1990; 36: 60–5.

Bianchi S, Busacca M, Agnoli B. Effects of 3 months therapy with danazol after laparoscopic surgery for stage III/IV endometriosis: a randomised study. Hum Reprod 1999; 14: 1335–7.

Bielfeld P, et al. Effects of peritoneal fluid from patients with endometriosis on capacitated spermatozoa. Fertil Steril 1993; 60: 893–6.

Bühler K. Diagnostik der Endometriose. Aus der Sicht des niedergelassenen Gynäkologen. Endometriose. Kongressheft 1998; 98: 3–10.

Bulun SE, et al. Molecular basis for treating endometriosis with aromatase inhibitors. Hum Reprod Update 2000; 6: 413–8.

Busacca M, Somigliana E, Bianchi A. Post-operative GnRH analogue treatment after conservative surgery for symptomatic endometriosis stage III-IV: a randomised controlled trial. Hum Reprod 2001; 16: 2399–402.

Carstensen A, Mundhenke C, Schollmeyer T. Endometriose. Ther Umsch. 2007 Jul ;64(7): 349–52.

Chemoradiotherapy for Cervical Cancer Meta-Analysis Collaboration. Reducing uncertainties about the effects of chemoradiotherapy for cervical cancer: a systematic review and meta-analysis of individual patient data from 18 randomized trials. J Clin Oncol 2008; 26: 5802–12.

Coddington CC, et al. Peritoneal fluid from patients with endometriosis decreases sperm binding to zona pellucida in the hemizona assay. Fertil Steril 1992; 57: 783–6.

Committee on Practice Bulletins-Gynecology. ACOG practice bulletin. Diagnosis and treatment of cervical carcinomas, number 35, May 2002. Obstet Gynecol 2002; 99: 855–67.

Covens A, et al. Is radical trachelectomy a safe alternative to radical hysterectomy for patients with stage IA-B carcinoma of the cervix? Cancer 1999; 86: 2273–9.

Cuzick J, et al. Overview of the European and North American studies on HPV testing in primary cervical cancer screening. Int J Cancer 2006; 119: 1095–101.

Daraï E, et al. Randomized Trial of Laparoscopically Assisted Versus Open Colorectal Resection for Endometriosis Morbidity, Symptoms, Quality of Life, and Fertility. Annals of Surgery 2010; 251: 1118–23.

Dargent D, et al. Laparoscopic vaginal radical trachelectomy: a treatment to preserve the fertility of cervical carcinoma patients. Cancer 2000; 88: 1877–82.

Denschlag D. et al. Sarcoma of the Uterus. Guideline of the DGGG (S2k-Level, AWMF Registry No. 015/074, August 2015). Geburtshilfe Frauenheilkd 2015; 75(10): 1028–42.

Deutsche Krebsgesellschaft (DKG), Deutsche Gesellschaft für Gynäkologie und Geburtshilfe (DGGG). S3-Leitlinie Diagnostik, Therapie und Nachsorge der Patientin mit Zervixkarzinom. AWMF-Registernr.: 032/033OL. Stand 2014.

DiZerega GS, Barber DL, Hodgen GD. Endometriosis: role of ovarian steroids in initiation, maintenance, and suppression. Fertil Steril 1980; 33: 649–53.

Dodds WG, Miller FA, Friedman CI. The effect of preovulatory peritoneal fluid from cases of endometriosis on murine in vitro fertilization, embryo development, oviduct transport and implantation. Am J Obstet Gynecol 1992; 166: 219–24.

Donnez J, Vazquez F, Tomaszewski J. Long term treatment of uterine fibroids with ulipristal acetate. Fertil Steril 2014; 101(6): 1565–73.

Donnez J, et al. Large ovarian endometriomas. Hum Reprod 1996; 11: 641–6.

Dunn EF, et al. Predictive factors of recurrence following adjuvant vaginal cuff brachytherapy alone for stage I endometrial cancer. Gynecol Oncol 2014; 133: 494–8.

Einhorn N, et al. A systematic overview of radiation therapy effects in uterine cancer (corpus uteri). Acta Oncol 2003; 42: 557–61.

Endometrial cancer: Clinical features and diagnosis. 2016. at http://www.uptodate.com/online.

Fabregues F, et al. Long-term down-regulation does not improve pregnancy rates in an in vitro fertilization program. Fertil Steril 1998; 70: 46–51.

Fassbender A, et al. Biomarkers of endometriosis. Fertil Steril 2013, 99: 1135–45.

Fiorica JV, et al. Phase II trial of alternating courses of megestrol acetate and tamoxifen in advanced endometrial carcinoma: a Gynecologic Oncology Group study. Gynecol Oncol 2004; 92: 10–4.

Fleming GF, et al. Phase III trial of doxorubicin plus cisplatin with or without paclitaxel plus filgrastim in advanced endometrial carcinoma: a Gynecologic Oncology Group Study. J Clin Oncol 2004; 22: 2159–66.

Frei KA, et al. Prediction of deep myometrial invasion in patients with endometrial cancer: clinical utility of contrast-enhanced MR imaging-a meta-analysis and Bayesian analysis. Radiology 2000; 216: 444–9.

Garcia-Velasco JA, et al. Removal of endometriomas before in vitro fertilization does not improve fertility outcomes: a matched, case control study. Fertil Steril 2004; 81: 1194–7.

GLOBOCAN 2012 v1.0, Cancer Incidence and Mortality Worldwide: IARC CancerBase No. 11 [Internet]. International Agency for Research on Cancer, 2016. (http://globocan.iarc.fr)

Griesser H, et al. Münchner Nomenklatur III. Frauenarzt 2013; 54: 1042–8.

Group AES, et al. Adjuvant external beam radiotherapy in the treatment of endometrial cancer (MRC ASTEC and NCIC CTG EN.5 randomised trials): pooled trial results, systematic review, and meta-analysis. Lancet 2009; 373: 137–46.

Gupta AA, et al. Systematic chemotherapy for inoperable, locally advanced, recurrent, or metastatic uterine leiomyosarcoma: a systematic review. Clin Oncol 2013; 25: 346–55.

Gupta JK, et al. Uterine artery embolization for symptomatic uterine fibroids. Cochrane Database Syst Rev 2006; 25(1): CD005073.

Hahn H, Chun Y, Kwon Y. Concurrent endometrial carcinoma following hysterectomy for atypical endometrial hyperplasia. Eur J Obstet Gynecol Reprod Biol 2010; 150(1):80–3.

Harada T, et al. Role of Cytokines in Progression of Endometriosis. Gynecol Obstet Invest 1999 (Suppl 1); 47: 34–40.

Hertel H, et al. Laparoscopic staging compared with imaging techniques in the staging of advanced cervical cancer. Gynecol Oncol 2002; 87: 46–51.

Holowaty P, et al. Natural history of dysplasia of the uterine cervix. J Natl Cancer Inst 1999; 91: 252–8.

Hugentobler R. Die Behandlung der Endometriose mit hochdosiertem Primolut-Nor. Thesis, Zürich, 1971.

Hughes E, Fedorkow D, Collins J. Ovulation suppression for endometriosis (Cochrane Review). In: The Cochrane Library, Issue 3. Chichester, UK: John Wiley & Sons Ltd. 2004.

Ishii K, et al. Ovarian function after radical hysterectomy with ovarian preservation for cervical cancer. J Reprod Med 2001; 46: 347–52.

Jansen RPS, Russell P. Nonpigmented endometriosis: clinical, laparoscopic and pathologic definition. Am J Obstet Gynecol 1986; 155: 1154.

Johnson NP, Hummelshoj L, for the World Endometriosis Society Montpellier Consortium. Consensus on current management of endometriosis. Hum Reprod 2013; 28: 1552–68.

Kauppila A, Rönnberg L. Naproxen sodium in dysmenorrhea secondary to endometriosis. Obstet Gynecol 1985; 65: 379–83.

Kauppila A, Rönnberg L, Vihko R. Steroidrezeptoren in endometriotischem Gewebe. Endometriose 1986; 4: 56–60.

Keckstein J. Laparoskopische Lasertherapie der Endometriose. Gynäkologe 1993; 26: 317–25.

Keckstein J, et al. Die laparoskopische Therapie der Darmendometriose und der Stellenwert der medikamentösen Therapie. Zentralbl Gynäkol 2003; 125: 259–66.

Keys HM, et al. A phase III trial of surgery with or without adjunctive external pelvic radiation therapy in intermediate risk endometrial adenocarcinoma: a Gynecologic Oncology Group study. Gynecol Oncol 2004; 92: 744–51.

Kim HS, et al. Efficacy of neoadjuvant chemotherapy in patients with FIGO stage IB1 to IIA cervical cancer: an international collaborative meta-analysis. Eur J Surg Oncol 2013; 39(2): 115–24.

Kistner R. Endometriosis. In: Sciarra J (ed.) Gynecology and Obstetrics. Vol. 1/38. Hagerstown – New York – Cambridge – London: Harper & Row, 1980, 1–44.

Köhler G, Fluhr H. Blutungen unter der Endometriosetherapie mit Dienogest – ein Problem? Geburtsh Frauenheilk 2011; 71 – V1_4.

Köhler G, Lorenz G. Zur Korrelation von endoskopischem und histologischem Bild der Endometriose. Endometriose 1991; 9: 42–9.

Kong A, et al. Adjuvant radiotherapy for stage I endometrial cancer: an updated Cochrane systematic review and meta-analysis. J Natl Cancer Inst 2012; 104: 1625–34.

Korte W, Beck KJ, Scherholz KP. Operative Behandlung der Endometriose und Langzeittherapie mit Lynestrenol. Geburtsh u Frauenheilk 1979; 30: 122.

Krebs in Deutschland 2011/2012. 10. Ausgabe. Robert-Koch-Institut (Hrsg) und die Gesellschaft der epidemiologischen Krebsregister in Deutschland e.V. (Hrsg). Berlin 2015.

Krwaczyk N, et al. Endometriosis-associated malignancy. Geburtsh u Frauenheilk 2016; 76: 176–81.

Kupfer M, Schwimmer S, Lebonic J. Transvaginal sonographic appearance of endometrioma: Spectrum of findings. J Ultrasound Med 1992; 11: 128–33.

Kurman RJ, Kaminski PF, Norris HJ. The behavior of endometrial hyperplasia. A long-term study of "untreated" hyperplasia in 170 patients. Cancer 1985; 56: 403–12.

Kürzl R. Früherkennung. In: Dannecker C, Kolben M, Kürzl R (Hrsg.). Manual Malignome des Corpus uteri. München: Tumorzentrum München, 2007.

Landoni F, et al. Randomised study of radical surgery versus radiotherapy for stage Ib-IIa cervical cancer. Lancet 1997; 350: 535–40.

Leunen M, et al. Low-grade endometrial stromal sarcoma treated with the aromatase inhibitor letrozole. Gynecol Oncol 2004; 95: 769–71.

Leyendecker G, et al. Uterine hyperperistalsis and dysperistalsis as dysfunctions of the mechanism of rapid sperm transport in patients with endometriosis and infertility. Hum Reprod 1996; 11: 1542–51.

Leyendecker G, et al. Endometriosis: dysfunction and disease of the achimetra. Hum Reprod Update 1998; 4: 752–62.

Leyendecker G, et al.Uterine peristaltic activity and the development of endometriosis. Ann N Y Acad Sci. 2004; 1034: 338–55.

Li G, et al. A comparison of laparoscopic radical hysterectomy and pelvic lymphadenectomy and laparotomy in the treatment of Ib-IIa cervical cancer. Gynecol Oncol 2007; 105: 176–80.

Long HJ, 3rd, et al. Randomized phase III trial of cisplatin with or without topotecan in carcinoma of the uterine cervix: a Gynecologic Oncology Group Study. J Clin Oncol 2005; 23: 4626–33.

Luhn P, et al. The role of co-factors in the progression from human papillomavirus infection to cervical cancer. Gynecol Oncol 2013; 128: 265–70.

Mansi JL, et al. Endometrial stromal sarcomas. Gynecol Oncol 1990; 36: 113–8.

Marcoux S, Maheux R, Bérubé S, and the Canadian Collaborative Group on endometriosis. Laparoscopic surgery in infertile women with minimal or mild endometriosis. N Engl J Med 1997; 337: 217–22.

Meldrun DR, Chang RJ, Lu J. Medical oophorectomy using a long-acting GnRH agonist: a possible new approach to the treatment of endometriosis. J Clin Endocrinol Metab 1982; 54: 1081–3.

Meyer R. Über den Stand der Frage der Adenomyositis, Adenomyome im Allgemeinen und insbesondere über Adenomyositis seroepithelialis und Adenomyositis sarcomatosa. Zentralbl Gynäkol 1919; 36: 745–50.

Mitchell MF, et al. A randomized clinical trial of cryotherapy, laser vaporization, and loop electrosurgical excision for treatment of squamous intraepithelial lesions of the cervix. Obstet Gynecol 1998; 92: 737–44.

Moreno V, et al. Effect of oral contraceptives on risk of cervical cancer in women with human papillomavirus infection: the IARC multicentric case-control study. Lancet 2002; 359: 1085–92.

Mori H, Taketani Y, Uemura T. Rates of endometriosis recurrence and pregnancy 1 year after treatment with intranasal buserelin acetate (Suprecur) (a prospective study). J Obst Gynaecol Res 1999; 25: 153–64.

Munoz N, et al. Epidemiologic classification of human papillomavirus types associated with cervical cancer. N Engl J Med 2003; 348: 518–27.

Muzii L, Marana R, Caruana P. Postoperative administration of monophasic combined oral contraceptives after laparoscopic treatment of ovarian endometriomas: a prospective, randomised trial. Am J Obstet Gynecol 2000; 183: 588–92.

Namnoum AB, et al. Incidence of symptom recurrence after hysterectomy for endometriosis. Fertil Steril 1995; 64: 898–902.

Nevinny-Stickel J. Die Bedeutung des Gestageneffektes auf das Endometrium für die Behandlung der Endometriose. Geburtsh u Frauenheilk 1962; 22: 689.

Olive DL, Franklin RR, Gratkins A. The association between endometriosis and spontaneous abortion. J Reprod Med 1982; 27: 333–8.

Ostor AG. Natural history of cervical intraepithelial neoplasia: a critical review. Int J Gynecol Pathol 1993; 12: 186–92.

Parazzini F. Ablation of lesions or no treatment in minimal-mild endometriosis in infertile women: a randomised trial. Hum Reprod 1999; 14: 1332–4.

Parker WH. Uterine myomas: management. Fertil Steril 2007; 88(2): 255–71.

Pellicer A, et al. Exploring the mechanism(s) of endometriosis-related infertility: an analysis of embryo development and implantation in assisted reproduction. Hum Reprod 1995; 10(Suppl. 2): 91–97.

Peters WA, 3rd, et al. Concurrent chemotherapy and pelvic radiation therapy compared with pelvic radiation therapy alone as adjuvant therapy after radical surgery in high-risk early-stage cancer of the cervix. J Clin Oncol 2000; 18: 1606–13.

Petraglia F, et al. Reduced pelvic pain in women with endometriosis: efficacy of long-term dienogest treatment. Arch Obstet Gynecol 2012; 285: 167–73.

Pittaway DE, Vernon C, Fayez JA. Spontaneous abortion in women with endometriosis. Fertil Steril 1988; 50: 711–5.

Piver MS, Rutledge F, Smith JP. Five classes of extended hysterectomy for women with cervical cancer. Obstet Gynecol 1974; 44: 265–72.

Prentice A, Deary AJ, Bland E. Progestagens and anti-progestagens for pain associated with endometriosis. In: The Cochrane Library, Issue 3. Chichester: John Wiley & Sons Ltd. 2003.

Probst W. Darmendometriose – Operative Möglichkeiten und Techniken. Zentralbl Gynäkol 2003; 125: 299.

Pronin SM, et al. Fertility-Sparing Treatment of Early Endometrial Cancer and Complex Atypical Hyperplasia in Young Women of Childbearing Potential. Int J Gynecol Cancer 2015; 25: 1010–4.

Randall TC, Kurman RJ. Progestin treatment of atypical hyperplasia and well-differentiated carcinoma of the endometrium in women under age 40. Obstet Gynecol 1997; 90: 434–40.

Redwine DB. Age related evolution in colour appearance of endometriosis. Fertil Steril 1987; 48: 1062–3.

Reeve L, Lashen H, Pacey AA. Endometriosis affects sperm-endosalpingeal interactions. Human Reprod 2005; 20: 448–51.

Regidor PA, Regidor M, Ruwe B. Prospective randomised study comparing the GnRH-agonist leuprorelin acetate and the gestagen lynestrenol in the treatment of severe endometriosis. Gynecol Endocrinol 2001; 15: 202–9.

Reich O, et al. Cervical intraepithelial neoplasia III: long-term outcome after cold-knife conization with clear margins. Obstet Gynecol 2001; 97: 428–30.

Reich O, et al. Cervical intraepithelial neoplasia III: long-term follow-up after cold-knife conization with involved margins. Obstet Gynecol 2002; 99: 193–6.

Richter K, Schmidt-Tannwald I, Terruhn V. Endometriosis externa. 459 histologisch verifizierte Beobachtungen. Gynäkol Praxis 1981; 5: 97.

Rickes D, Nickel I, Kropf S. Increased pregnancy rates after ultra long postoperative therapy with gonadotropin-releasing hormone analogs in patients with endometriosis. Fertil Steril 2002; 78: 757–62.

Robert Koch Institut, 2016. (http://www.krebsdaten.de)

Ronco G, et al. Efficacy of HPV-based screening for prevention of invasive cervical cancer: follow-up of four European randomised controlled trials. Lancet 2014; 383: 524–32.

Rossetti A, et al. Developments in techniques for laparoscopic myomectomy. JSLS 2007; 11(1): 34–40.

Sahl AC, Martschausky N, Schweppe K-W. Langzeitergebnisse und Rezidivraten nach GnRH-Agonisten-Behandlung. 2. Deutscher Endometriosekongress, Essen, 1996, Poster 33.

Sampson JA. Peritoneal endometriosis due to menstrual dissemination of endometrial tissue into peritoneal cavity. Am J Obstet Gynecol 1927; 14: 422–69.

Schindler AE. Prognose der Endometriose nach Therapie. Endometriose 1983; 3: 8.

Schubert-Fritschle R, et al. Zur Epidemiologie der Malignome des Corpus uteri. In: Dannecker C, Kolben M, Kürzl R (Hrsg.). Manual Malignome des Corpus uteri. München: Tumorzentrum München, 2007.

Schweppe K-W. Morphologie und Klinik der Endometriose. Stuttgart – New-York: F. K. Schattauer, 1984.

Schweppe K-W. Konzepte der Endometriosebehandlung unter besonderer Berücksichtigung der Balneotherapie. In: Flaig W, Goecke C, Kauffels W (Hrsg.): Moortherapie – Grundlagen und Anwendungen. Wien, Berlin: Ueberreuter, 1988, 240–50.

Schweppe K-W. Diagnostik und Therapie der Endometriose. Frauenarzt 2005; 46: 373–381.

Schweppe K-W. Besonderheiten in der Diagnostik und Therapie der Endometriose bei Teenagern. Kommentar zur ACOG Empfehlung 2005. Frauenarzt 2005; 46: 1125–1126.

Schweppe K-W, Ring D. Peritoneal defects and the development of endometriosis in relation to the timing of endoscopic surgery during the menstrual cycle. Fertil Steril 2002; 78: 763–6.

Seddon B, et al. A phase II trial to assess the activity of gemcitabine and docetaxel as first line chemotherapy treatment in patients with unresectable leiomyosarcoma. Clinical sarcoma research 2015; 5: 13.

Seitz C, et al. A double blind controlled trial investigating the effect of dienogest 2 mg/day fort he treatment of endometriosis associated pain. Fertil Steril 2008; 90:140 abstract.

Shaw RW. The role of GnRH analogues in the treatment of endometriosis. Br J Obst Gynaecol 1992; 99: 9–12.

Somigliana E, et al. Should endometriomata be treated before IVF-ICSI cycles? Hum Reprod update 2006; 12: 57.

Stanley MA. Human papillomavirus vaccines. Rev Med Virol 2006; 16: 139–49.

Strawbridge LC, et al. Obstructive mullerian anomalies and modern laparoscopic management. J Pediatr Adolesc Gynecol 2007; 20(3): 195–200.

Strowitzki T, et al. Dienogest is as effective as leu-prorelide acetate in treating the painful symptoms of endometriosis. Hum Reprod 2010; 25: 633–41.

Surrey ES, Hornstein MD. Prolonged GnRH agonist and add-back therapy for symptomatic endometriosis: long term follow up. Obstet Gynecol 2002; 99: 709–19.

Sutton G, et al. Ifosfamide treatment of recurrent or metastatic endometrial stromal sarcomas previously unexposed to chemotherapy: a study of the Gynecologic Oncology Group. Obstet Gynecol 1996; 87: 747–50.

Taketani YTM, Kuo M, Mizuno M. Comparison of cytokine levels and embryo toxicity in peritoneal fluid in infertile women with untreated or treated endometriosis. Am J Obstet Gynecol 1992; 167: 265–70.

Tasdemir M, et al. Effects of peritoneal fluid from infertile women with endometriosis on ionophore-stimulated acrosome loss. Hum Reprod 1995; 10: 2419–22.

Tewari KS, et al. Improved survival with bevacizumab in advanced cervical cancer. N Engl J Med 2014; 370: 734–43.

Tulandi T, Al-Took S. Reproductive outcome after treatment of mild endometriosis with laparoscopic excision and electro coagulation. Fertil Steril 1998; 69: 229–31.

Uemura T, Shirasu K, Katagiri N. Low-dose GnRH agonist therapy for the management of endometriosis. J Obstet Gynaecol Res 1999; 25: 295–301.

Ulrich U (Hrsg.). Interdisziplinäre S2k Leitlinie: Diagnostik und Therapie der Endometriose. 3. Aufl. München: W. Zuckschwerdt, 2013.

Vale CL, et al. Chemotherapy for advanced, recurrent or metastatic endometrial carcinoma. Cochrane Database Syst Rev 2012; (8): CD003915.

Vercellini P, Cortesi I, Crosignani PG. Progestins for symptomatic endometriosis: a critical analysis of the evidence. Fertil Steril 1997; 68: 393.

Vierikko P, et al. Steroidal regulation of endometriosis tissue. Fertil Steril 1985; 43: 218.

WHO Classification of Tumours of the Female Genital Tract. In: Kurman RJ, Carcangiu ML, C. S. H. (eds.): Lyon : IARC Press, 2014, 169–206.

Wittekind C, Meyer H. TNM-Klassifikation maligner Tumoren. Weinheim Viley-VCH Verlag; 2010.

Wolf AS, Müller M, Hütter W. Lasertherapie der Endometriose. Teil 2: klinische Anwendung. Endometriose 1993; 11: 7–15.

Wolf JK, et al. Adenocarcinoma in situ of the cervix: significance of cone biopsy margins. Obstet Gynecol 1996; 88: 82–6.

Zhang X, et al. Peritoneal fluid concentrations of interleukin-17 correlate with the severity of endometriosis and infertility of this disorder. BJOG 2005; 112: 1153–7.

Zhou R, et al. Prognostic factors of oncological and reproductive outcomes in fertility-sparing treatment of complex atypical hyperplasia and low-grade endometrial cancer using oral progestin in Chinese patients. Gynecol Oncol 2015; 139: 424–8.

Zupi E, Marconi D, Sbracia M. Add-back therapy in the treatment of endometriosis-associated pain. Fertil Steril 2004; 82: 1303–8.

14 Erkrankungen der Adnexe

*Julia Gallwas, Jörg Herrmann, Franz Edler von Koch,
Matthias Rengsberger und Ingo B. Runnebaum*

14.1 Gutartige Neubildungen von Ovar und Tube 454
Julia Gallwas und Franz Edler von Koch
14.1.1 Ovarialzysten 454
14.1.2 Tumorähnliche Veränderungen 458
14.1.3 Gutartige Ovarialtumoren 460
14.1.4 Gutartige Neubildungen der Tube 471

14.2 Maligne Erkrankungen der Adnexe 472
Ingo B. Runnebaum, Matthias Rengsberger, Jörg Herrmann
14.2.1 Ovarial-/Tuben- und primäres Peritonealkarzinom 472
14.2.2 Maligne Keimzelltumoren 496
14.2.3 Maligne Keimstrang-Stroma-Tumoren 497

14.1 Gutartige Neubildungen von Ovar und Tube
Julia Gallwas und Franz Edler von Koch

Anatomie Das Ovar der geschlechtsreifen Frau hat eine Größe von etwa 4 cm × 2 cm × 1 cm und wiegt 7–14 g. Größe und Gewicht schwanken während des Menstruationszyklus. Das Organ wird in 2 unscharf ineinander übergehende Zonen unterteilt (Mark und Rinde).
- Das Mark besteht aus lockerem faserigem Bindegewebe mit zahlreichen Blutgefäßen, Lymphgefäßen und Nervenfasern.
- In der Rinde finden sich in einem äußerst zellreichen Bindegewebe die Folliculi ovarici und Corpora lutea.

Die Tuba uterina entwickelt sich aus dem äußeren Ende des Müller-Gangs und besteht histologisch aus einem Muskelschlauch, der mit Flimmerepithel ausgekleidet ist.

Klassifikation gutartiger Neubildungen Die Klassifikation gutartiger Neubildungen der Adnexe erfolgt im Wesentlichen nach histomorphologischen Kriterien entsprechend ihres Ursprungs vom Oberflächenepithel, vom Stroma oder von den Keimzellen.

Unter klinischen Gesichtspunkten ist es sinnvoll, am Ovar zwischen Ovarialzysten, echten Neubildungen und Ovarialvergrößerungen anderer Genese zu unterscheiden. Bei den gutartigen Neubildungen der Tuba uterina muss zwischen paratubären Tumoren und Tumoren der Tube unterschieden werden.

14.1.1 Ovarialzysten

Epidemiologie Mit einem Anteil von 65 % stellen Ovarialzysten die größte Gruppe ovarieller Raumforderungen dar. Sie werden bei etwa 7 % aller Frauen, sowohl prämenopausal als auch postmenopausal, gefunden.

Einteilung Aufgrund unterschiedlicher Entstehungsmechanismen unterscheidet man:
- Funktionelle Zysten (häufiger): entstehen infolge normaler hormonell bedingter Veränderungen, im Zusammenhang mit gestörten hormonellen Regelkreisen oder als Nebenwirkung einer Hormontherapie.
- Retentionszysten (seltener): entstehen funktionell oder dysgenetisch und bleiben meist über Jahre unverändert.

Follikelzysten

Pathophysiologie Unter FSH-Stimulation entwickelt sich der Graaf-Follikel zu einer Größe von etwa 2 cm. Eine Follikelzyste entsteht aus einem nicht gesprungenen Graaf-Follikel, wenn er im Inneren weiter Flüssigkeit produziert. Die Follikelzyste kann längere Zeit bestehen bleiben und auch hormonell aktiv sein. Meist bildet sie sich spontan zurück oder rupturiert.

Klinik
- Unspezifische Unterbauchschmerzen.
- Plötzlich auftretende stärkste Schmerzen, die auch das Bild eines akuten Abdomens hervorrufen können, durch Stieldrehung oder hämorrhagische Ruptur.
- Glandulär-zystische Endometriumhyperplasie durch vermehrte Östrogenbildung und die damit verbundene erhöhte und verlängerte Östrogenstimulation; klinisch ist eine Dauerschmierblutung typisch.

Diagnostik In vielen Fällen sind Zysten bei einer bimanuellen vaginalen Untersuchung palpabel. Sonografisch glatt begrenzte, echoarme Zysten.

Corpus-luteum-Zysten

Pathophysiologie Das Corpus luteum entsteht nach dem Eisprung aus den Resten des gesprungenen Graaf-Follikels. Durch Einblutung kann ein zystisch vergrößertes Corpus luteum entstehen.

Ätiologie Corpus-luteum-Zysten werden häufiger in Ovarien schwangerer Frauen gesehen, gelegentlich treten sie auch nach ovulationsauslösender Therapie auf.

Klinik Symptome sind selten. Gelegentlich treten aufgrund der verlängerten Progesteronproduktion Blutungsstörungen auf. Spontanrupturen mit intraabdomineller Blutung sind die Ausnahme.

Therapie Corpus-luteum-Zysten bilden sich i. d. R. spontan zurück.

Multiple Thekaluteinzysten

Pathophysiologie Multiple beidseitige Thekaluteinzysten entstehen durch eine verlängerte LH- oder HCG-Stimulation.

Ätiologie Thekaluteinzysten zeigen sich bei 25 % der Pat. mit hydatidiformer Mole oder Chorionkarzinom. Gelegentlich treten sie bei Mehrlingsschwangerschaften und sehr selten im Rahmen einer Einlingsgravidität auf. Auch eine iatrogene Überstimulation mit Gonadotropinen kann zu diesem Krankheitsbild führen.

Klinik
- Abdominalbeschwerden stehen symptomatisch im Vordergrund
- Erhebliche Hypovolämie, Hämokonzentration, Aszites und Pleuraergüsse durch massive, durch einen allgemeinen Endotheldefekt bedingte Flüssigkeitsverschiebungen im Rahmen eines Überstimulationssyndroms
- Akutes Abdomen durch Stieldrehung und Ruptur möglich
- Sehr selten Virilisierung durch Androgenproduktion der Zysten

Diagnostik
- Die teilweise erheblich vergrößerten Ovarien können getastet werden.
- Sonografisch weist das Krankheitsbild multiple glatt begrenzte Zysten auf.
- Die Stieldrehung kann durch eine reduzierte oder aufgehobene Durchblutung in der Dopplersonografie diagnostiziert werden, Eine normale Vaskularisation schließt diese jedoch bei entsprechender Klinik nicht aus.

Therapie Sofern nicht das Bild eines akuten Abdomens vorliegt, steht die konservative Behandlung im Vordergrund. Stieldrehung und Ruptur erfordern die operative Intervention. Zugrunde liegende Erkr. werden wie üblich behandelt. Nach Therapie der Grunderkrankung oder dem Abbruch einer Hormonbehandlung bilden sich die Zysten meist spontan zurück.

Endometriosezysten

Pathophysiologie Die Endometriose kann eine Zystenbildung am Ovar bewirken. Diese Zysten sind von einem dem Endometrium gleichenden Epithel ausgekleidet, das auch funktionell dem Endometrium entspricht. Makroskopisch lassen sich 2 Formen unterscheiden:
- Multiple, wenige Millimeter große violette Zysten an der Ovarialoberfläche.

- Solitäre, wenige Zentimeter große Zysten mit eingedickten, dunkelbraunen Massen (Schokoladenzysten).

Klinik Parallel zur Menstruationsblutung treten auch in den Endometriosezysten Blutungen auf, wobei meist das Epithel zerstört wird und durch den Abbau der Blutmassen der dunkelbraune, eingedickte Zysteninhalt entsteht. Bezüglich Diagnostik und Therapie ▶ 13.1.

Zölomepithelzysten

Sie sind nur wenige Millimeter groß, von mesothelartigen Zellen ausgekleidet und entstehen durch Einstülpungen des Zölomepithels in die Ovarialrinde.

> **Diagnostik** Die klinische Herausforderung in der Diagnostik von Ovarialzysten besteht in der Unterscheidung zwischen benignen und malignen Befunden.
> - Das Malignitätsrisiko nimmt mit dem Alter zu, wobei die meisten Malignome postmenopausal auftreten.
> - Prämenopausal auftretende Ovarialzysten sind i. d. R. gutartig. Jedoch kommen auch in dieser Lebensphase maligne Ovarialzysten vor.
> - Malignitätsverdächtige Läsionen bedürfen stets einer operativen Abklärung.

Bimanuelle Untersuchung Bei allen Raumforderungen des Ovars steht die bimanuelle gynäkologische Untersuchung an erster Stelle der diagnostischen Vorgehensweise.
- Beurteilt werden Größe, Konsistenz, Schmerzempfindlichkeit und Oberfläche der Raumforderung, ggf. auch ihre Lokalisation und der Bezug zu den Nachbarorganen.
- Bei der rektovaginalen Palpation kann eine Beteiligung des Douglas-Raums im Sinne eines Übergreifens auf das Peritoneum evaluiert werden.

Endovaginale Sonografie Wichtigste Untersuchungsmethode. Eine ergänzende abdominale Sonografie ist aber v. a. bei ausgedehnten Befunden und V. a. Malignität sinnvoll. Aufgrund der ovulationsbedingten zyklischen Veränderungen ist die Befundinterpretation prämenopausal oft erschwert:
- Unilokuläre echoleere Zysten mit einem Durchmesser < 5 cm sind nur selten maligne. Prämenopausal liegt das Malignitätsrisiko < 1 %, postmenopausal < 6 %.
- Multilokuläre Zysten haben ein Malignitätsrisiko von etwa 8 %.
- Beinhaltet die zystische Raumforderung solide oder semisolide Anteile, steigt das Malignitätsrisiko prämenopausal auf 2–17 % und postmenopausal auf 66–74 %.
- Papilläre Formationen korrelieren mit einem erhöhten Malignitätsrisiko bis 10 %.
- Echogenität der Zyste, Dicke der Zystenwand oder das Vorhandensein von Septen lassen per se keine Rückschlüsse auf die Dignität zu. Jedoch erhöht sich das Malignitätsrisiko, wenn Zysten mit einem Durchmesser > 7,5 cm komplexe Binnenmuster aufweisen.
- Bilateral zystisch vergrößerte Adnexen erhöhen das Malignitätsrisiko um das 2- bis 8-Fache.

- Freie Flüssigkeit im Douglas-Raum wird postmenopausal bei 40 % der Malignome und in 5 % bei gutartigen Prozessen beobachtet. Prämenopausal liegen die Zahlen bei 48 % für maligne und 12 % für benigne Prozesse. Damit erhöht der Nachweis von Aszites die Wahrscheinlichkeit für das Vorliegen eines Malignoms postmenopausal um das 8-Fache, prämenopausal um das 4-Fache.

Zur besseren sonografischen Differenzierung zwischen benignen und malignen Läsionen wurden verschiedene Bewertungssysteme entwickelt. Hier werden morphologische Kriterien wie papilläre Proliferationen, Septen und solide Anteile mit der Zystengröße korreliert. Diese Bewertungssysteme haben eine Sensitivität von 82–100 %.

✓ **Die wichtigsten prädiktiven Faktoren für Malignität sind papilläre Proliferationen und solide Anteile in der Zystenwand.**

Duplexsonografie Die in Verbindung mit der endovaginalen Sonografie eingesetzte Duplexsonografie ermöglicht in erster Linie die Beurteilung der Vaskularisation und Blutströmungsmuster im Bereich von Neubildungen. Dies erhöht die Spezifität der Sonografie. Morphologisch zeigt sich bei einer malignen Neoangiogenese ein Verlust der Tunica muscularis mit Abnahme des Gefäßwiderstandes und damit der Pulsatilität der Blutströmung. Auch irreguläre Gefäßanordnungen werden als Malignitätskriterium angesehen.

MRT, CT Bei der Unterscheidung zwischen malignen und benignen Veränderungen ist die CT der Sonografie unterlegen. Auch die Magnetresonanztomografie lässt im Vergleich zur konventionellen Sonografie keine genauere Beurteilung der Dignität ovarieller Läsionen zu.

Labordiagnostik
- **Zytologie:** Mit einer Sensitivität von 25–80 % ist die zytologische Beurteilung von Zystenflüssigkeit unzuverlässig. Da bei malignen Prozessen durch eine Zystenpunktion Tumorzellen gestreut werden können, sollte auf diese Untersuchungstechnik verzichtet werden.
- **Tumormarker CA 125:** Bei einer oberen Normgrenze von 35 U/ml weist CA-125 eine Sensitivität von 50–83 % auf. Legt man die obere Normgrenze auf 50 U/ml, verringert sich die Sensitivität geringgradig, während sich die Rate falsch positiver Ergebnisse deutlich verringert.
  - Falsch negative Werte sind häufig beim Ovarialkarzinom im Stadium I (Sensitivität 50 %).
  - Falsch positive Ergebnisse finden sich v. a. bei Frauen mit Endometriose und Infektionen.

Therapie

Beobachtung
- Prämenopausal auftretende Zysten < 6 cm Durchmesser bei normalem CA-125 bilden sich in 50 % der Fälle innerh. von 6 Mon. spontan zurück.
- Postmenopausal auftretende funktionelle Zysten sind in 50 % der Fälle nach 3–23 Mon. nicht mehr nachweisbar, v. a. bei Frauen < 60 J.

Diese Daten stellen das klassische Konzept infrage, nachdem postmenopausal jeder auffällige Befund am Ovar abgeklärt werden muss. Früher ging man davon aus, dass sich die Ovarien postmenopausaler Frauen in einem Ruhezustand befinden und zystische Läsionen mit hoher Wahrscheinlichkeit einen malignen Prozess darstellen. Diese Auffassung ist aufgrund der o. g. Daten nicht aufrechtzuhalten, und es ist durchaus gerechtfertigt auch postmenopausal einfache Zysten zunächst zu beobachten. Bei einer Größe > 3 cm sollte dennoch die primäre histologische Sicherung diskutiert werden.

Hormontherapie Sowohl monophasische als auch mehrphasische Ovulationshemmer haben einen nur sehr geringen Einfluss auf die Prävalenz funktioneller Ovarialzysten. Soll bei rezidivierenden Zysten ein Behandlungsversuch erfolgen, wird für 3 Mon. die Gabe von Gestagenen in der 2. Zyklushälfte oder ein gestagenbetonter Ovulationshemmer empfohlen.

Operation Einkammerige, sonografisch außen und innen glatt begrenzte Ovarialzysten der prämenopausalen Frau, bis zu einem Durchmesser von ca. 6 cm, sollten bei Beschwerdefreiheit zunächst konservativ behandelt werden. Nimmt die Zyste im Verlauf an Größe zu oder treten Beschwerden auf, so ist eine Operation indiziert. Diese sollte laparoskopisch und prämenopausal organerhaltend durchgeführt werden.

Läsionen, deren Dignität präoperativ nicht mit der notwendigen Sicherheit eingeschätzt werden kann, sollten zur Diagnosesicherung operativ entfernt werden. Unabhängig von der gewählten Vorgehensweise (Laparoskopie oder Laparotomie) ist die unverletzte Bergung und Entfernung der Raumforderung zu fordern. Die Möglichkeit der intraoperativen Schnellschnittuntersuchung sollte gegeben sein.
- Postmenopausal kann der Eingriff als Ovarektomie oder Adnektomie erfolgen.
- Prämenopausal und v. a. bei noch nicht abgeschlossener Familienplanung bedarf die vollständige Entfernung des Ovars einer strengen Indikationsstellung. Dem Wunsch nach organerhaltendem Vorgehen ist allerdings das erhöhte Risiko der Tumoreröffnung mit dem Risiko der intraoperativen Tumorzellverschleppung entgegenzuhalten.

Bei ovariellen Raumforderungen, die aufgrund der Klinik und präoperativen Diagnostik maligne erscheinen, ist eine eventuelle Laparoskopie sorgfältig unter onkologischen Gesichtspunkten zu planen. Die Möglichkeit der sofortigen Konversion zur Laparotomie mit stadiengerechter Operation muss gegeben sein. Die primäre Laparotomie muss in Erwägung gezogen werden.

14.1.2 Tumorähnliche Veränderungen

Polyzystisches Ovarsyndrom (PCOS)

Syn.: Stein-Leventhal-Syndrom. Das polyzystisches Ovarsyndrom wird bei 5–10 % der Frauen im gebärfähigen Alter gefunden. Es ist die häufigste Ursache für anovulatorische Infertilität, Oligomenorrhö, Amenorrhö und Hirsutismus. Das PCOS ist mit Typ-1- und Typ-2-Gestationsdiabetes, kardiovaskulären Risikofaktoren und einer erhöhten Karzinominzidenz assoziiert.

✓ Das polyzystische Ovarsyndrom ist eine Ausschlussdiagnose.

Definition Die aktuelle Definition beruht auf den Rotterdam-Kriterien aus dem Jahr 2003. Die Diagnose eines PCOS gilt als gesichert bei Vorliegen von 2–3 der nachfolgenden Kriterien:
- Oligo- oder Anovulation
- Klinische oder biochemische Zeichen der Hyperandrogenämie

- Nachweis polyzystischer Ovarien
- Ausschluss anderer Erkr. (▶ Tab. 14.1)

Pathophysiologie Beim PCOS besteht typischerweise eine Verschiebung des Verhältnisses von luteinisierendem Hormon (LH) zu Follikel-stimulierendem Hormon (FSH) mit einer Anhebung des LH/FSH Quotienten. Der erhöhte LH-Spiegel steigert die Steroidbiosynthese in den ovariellen Thekazellen.

Die vermehrt sezernierten Androgene werden im Fettgewebe teilweise in Östrogene umgewandelt, die durch ihre azyklische Bildung und Ausschüttung zu einer gesteigerten hypophysären LH-Sekretion führen und so den bestehenden Mechanismus aufrechterhalten.

Die gesteigerte Androgensynthese in den Nebennieren und die verminderte Bildung von Sex-hormon-binding Globulin (SHBG) in der Leber sind weitere Mechanismen, die zur Hyperandrogenämie beitragen.

Die bestehende Insulinresistenz führt kompensatorisch zu einer vermehrten Insulinfreisetzung, die wiederum die vorbestehende Hyperandrogenämie durch eine direkte Steigerung der ovariellen Androgenproduktion und die vermehrte hypophysäre LH-Freisetzung verstärkt.

Morphologie Makroskopisch sind die Ovarien in der Regel auf das 2- bis 3-Fache vergrößert, können aber auch normal groß sein. Die gräulich-weiß schimmernde Kapsel ist verdickt. Darunter sind zahlreiche kortikale Zysten mit bis zu 1 cm Durchmesser zu erkennen. Auf der Schnittfläche zeigen sich subkapsulär aneinandergereihte, mit klarer Flüssigkeit gefüllte Zysten.

Diagnostik ▶Tab. 14.1

Tab. 14.1 Differenzialdiagnostik des PCOS

Die diagnostische Vorgehensweise ist skizzenhaft dargestellt und muss im konkreten Fall ergänzt werden

Erkr.	Diagnostik
Adrenogenitales Syndrom (AGS)	17-OH-Progesteron, ACTH-Test
Hyperprolaktinämie, Prolaktiom	Prolaktin
Cushing-Krankheit/-Syndrom	Dexamethason-Kurztest, Mitternachts-Cortisol
Gonadotrope Hypophysenfunktionsstörung	LH, FSH, Estradiol, ggf. GnRH-Test
Androgenbildende Tumoren der Nebenniere	DHEA, DHEA-S, ggf. Dexamethason-Kurztest, Bildgebung
Androgenbildende Tumoren der Ovarien	Testosteron, Androstendion, typische Klinik, Bildgebung
Primäre Ovarialinsuffizienz	LH, FSH, Estradiol
Hypothyreose	TSH, fT4

Klinik Klinisch stehen die Folgen der Hyperandrogenämie mit Oligo-/Amenorrhö, Hirsutismus, Akne, Alopezie, Infertilität und metabolischem Syndrom im Vordergrund.

Therapie Bereits durch Normalisierung des Übergewichts können viele Symptome beseitigt werden. Die medikamentöse Therapie, meist mit Kontrazeptiva, orientiert sich an den Leitsymptomen. Bei Kinderwunsch ist eine direkte hormonelle

Stimulation der Follikelreifung oft unumgänglich. In den letzten Jahren erlebt die operative Therapie im Sinne einer laparoskopischen Punktion der Zysten beim PCOS, das sog. „ovarian drilling", eine Renaissance. Dabei zeigen sich in vielen Fällen postoperativ lang anhaltende positive Effekte auf die klinischen und laborchemischen Symptome des PCOS sowie auf die Fertilität (Farguhar, Brown und Marjoribanks 2012).

Ovarialstromaödem

Ein Ovarialstromaödem tritt v. a. bei Kindern und jungen Frauen auf.

Morphologie   Histologisch zeigt sich ein ödematös aufgelockertes Stroma. Gelegentlich sind auch luteinisierte Zellen vorhanden.

Klinik
- Akute abdominale Schmerzen stehen im Vordergrund.
- Blutungsstörungen.
- Geringgradige Virilisierung.
- Meigs-Syndrom.
- Durch das Ödem vergrößert sich das Ovar auf 4–10 cm, in 90 % einseitig. Eine partielle oder komplette Torsion des Ovars mit Störung des venösen und lymphatischen Abflusses wird als Ursache diskutiert.

Stromahyperplasie

Eine Stromahyperplasie tritt peri- und postmenopausal auf und ist meist bilateral lokalisiert. Histologisch zeigt sich in der tumorartig verbreiterten Rinde ein zellreiches Stroma mit Luteinisierungsherden. Klinisch assoziiert mit Übergewicht, Hypertonie und Störung des Glukosestoffwechsels. Das Endometriumkarzinomrisiko ist erhöht.

Hyperthekose

- Eine Hyperthekose der Ovarien tritt überwiegend im reproduktionsfähigen Alter auf.
- Stärkere Zeichen der Virilisierung als bei der Stromahyperplasie. Auch hier häufig Übergewicht, Hypertonie und eine Störung des Glukosestoffwechsels. Das Endometriumkarzinomrisiko ist erhöht.

14.1.3 Gutartige Ovarialtumoren

Klassifikation   Ovarialtumoren sind eine sehr heterogene Gruppe verschiedener histologischer Tumorentitäten (▶ Tab. 14.2). Sie können von 3 Geweben abgeleitet werden:
- Oberflächenepithel: 65 % aller Ovarialneoplasien und 95 % aller malignen Ovarialtumoren
- Stroma- oder Keimstranggewebe: überwiegend gutartige oder semimaligne Tumoren
- Keimzelltumoren: überwiegend gutartig. Differenzierungen aller 3 Keimblätter sind möglich

Nach der Dignität unterscheidet man zwischen benignen, malignen und Borderline-Tumoren, welche die zytologischen Kriterien der Malignität erfüllen aber die begrenzende Basalmembran nicht durchbrechen. Eine exakte Gliederung in benigne

14.1 Gutartige Neubildungen von Ovar und Tube

und maligne Prozesse ist bei den Ovarialtumoren aber nicht möglich, da die meisten Tumorarten sehr unterschiedliche Dignitätsgrade aufweisen können.

Nach dem Wachstumsmuster kann zwischen papillären, zystischen und soliden Tumoren unterschieden werden. Die Einteilung der Ovarialtumoren erfolgt nach histologischen Kriterien entsprechend der Klassifikation der WHO von 2003 (▶ Tab. 14.2).

Tab. 14.2 WHO-Klassifikation der Ovarialtumoren

I	**Epitheliale Tumoren**
A:	Seröse Tumoren
B:	Muzinöse Tumoren
C:	Endometrioide Tumoren
D:	Hellzellige (mesonephroide) Tumoren
E:	Brenner-Tumor
F:	Gemischte epitheliale Tumoren
G:	Undifferenzierte Karzinome
H:	Unklassifizierte epitheliale Tumoren
II	**Stromatumoren**
A:	Granulosastromazelltumoren
	1. Granulosazelltumoren
	2. Tumoren der Thekom-Fibrom-Gruppe
B:	Androblastrome, Sertoli-Leydig-Zelltumoren
C:	Gynandroblastome
D:	Unklassifizierte Stromatumoren
III	**Lipidzelltumoren**
IV	**Keimzelltumoren**
A:	Dysgerminom
B:	Endodermaler Sinustumor
C:	Embryonales Karzinom
D:	Polyembryom
E:	Chorionkarzinom
F:	Teratom
G:	Gemischte Formen
V	**Gemischte Keimzelltumoren und Stromatumoren**
A:	Reine Gonadoblastome
B:	Gemischt, mit Dysgerminom und anderen Keimzelltumoren
VI	**Bindegewebige, nicht ovarspezifische Tumoren**
VII	**Unklassifizierte Tumoren**
VIII	**Sekundäre metastatische Tumoren**
IX	**Tumorähnliche Veränderungen**

Diagnostik Die Beurteilung der Dignität ist von großer klinischer Bedeutung, da die weitere Vorgehensweise von der diagnostischen Einstufung abhängt. Da gutartige oder funktionelle Veränderungen des Ovars weit häufiger sind als maligne Tumoren, kann in vielen Fällen durch eine zuverlässige Beurteilung der Befundkonstellation auf eine operative Abklärung verzichtet werden. Auch beeinflussen die Befunde die operative Planung, wo zwischen minimal-invasiver Vorgehensweise und der Einhaltung onkologisch operativer Prinzipien entschieden werden muss.

Bimanuelle Untersuchung: wichtigste konventionelle Untersuchung. Idealerweise sollte sie mit der rektovaginalen Palpation kombiniert werden.
- Beurteilt werden Größe, Konsistenz, Schmerzempfindlichkeit und Oberfläche des Ovars, bei Raumforderungen die Lokalisation und der Bezug zu den Nachbarorganen.
- Bei der rektovaginalen Palpation kann zusätzlich eine Beteiligung des Douglas-Raums i.S. eines Übergreifens auf das Peritoneum evaluiert werden.

Endovaginale Sonografie: sollte grundsätzlich zur Abklärung von Ovarialprozessen erfolgen. Im Gegensatz zur abdominalen Sonografie erlaubt sie den Nachweis bereits geringgradiger Veränderungen der Ovarien. Auch bei kleineren Tumoren können die erhobenen morphologischen Befunde wegweisend sein. Beurteilt werden:
- Größe, Form, Struktur und Echogenität des Tumors
- Zystische Prozesse und Viskosität der Zystenflüssigkeit
- Dicke etwaiger Septen
- Darstellung von Binnenstrukturen und Oberflächenstruktur
- Abgrenzbarkeit und Verschieblichkeit zu Nachbarorganen
- Ein- oder beidseitiger Befall der Ovarien
- Vorliegen von Aszites

Eine Aussage bezüglich der Dignität ist jedoch anhand dieser Merkmale nicht sicher möglich (▶ Tab. 14.3).

Tab. 14.3 Sonografische Dignitätskriterien bei Ovarialtumoren (nach Sohn et al. 1998)		
	Benigne	**Maligne**
Tumorgröße	< 5 cm	> 5 cm
Binnenstruktur	Homogen	Inhomogen
Randkontur	Glatt	Unscharf
Echogenität	Echoleer	Solide
Septen	Dünner als 3 mm	Breiter als 3 mm
Aufbau	Rein zystisch	Papilläre Auflagerungen

Die **abdominale Sonografie** ist der endovaginalen Sonografie im kleinen Becken unterlegen, erlaubt jedoch bei Vorliegen eines auffälligen Befundes die Beurteilung andere prognostisch wichtiger Faktoren wie Aszites, Adhäsionen, Metastasierung von Leber oder Omentum. Auch bei sehr großen, über das kleine Becken hinausreichenden, ovariellen Prozessen kann die abdominale Sonografie der endovaginalen Sonografie überlegen sein.

CT, MRT und PET zeigen eine vergleichbare Sensitivität und Spezifität in der Erkennung maligner Ovarialtumoren, besitzen aber auch in der Kombination keine Vorteile gegenüber der endovaginalen Sonografie. Eine generelle Empfehlung für die Anwendung dieser Verfahren bei Annahme oder Vorliegen eines Ovarialprozesses ist damit nicht gerechtfertigt.

Auch wenn **Tumormarker** in Einzelfällen zur Diagnostik beitragen können, kann eine generelle Empfehlung zu ihrer Bestimmung bei klinischen Befunden am Ovar nicht gegeben werden. Sinnvoll ist u. U. die Bestimmung von CA 125, einem hauptsächlich von serösen Ovarialkarzinomen gebildeten Glykoprotein:
- Erhöhung bei > 80 % der Pat. mit fortgeschrittenen Tumoren.
- Im Stadium FIGO I nur in 50 % der Fälle erhöht.
- Falsch positive CA-125-Werte häufig bei benignen Adnextumoren, Endometriose, peritonealen oder genitalen Infektionen.
- CA 19–9 weist beim muzinösen Ovarialkarzinom im Vergleich zu CA 125 eine höhere Sensitivität auf. CA 72–4 besitzt eine höhere Spezifität bei niedrigerer Sensitivität.

Epitheliale Ovarialtumoren

Ätiologie   Epitheliale Ovarialtumoren entstammen dem Oberflächenepithel, das sich aus dem Müller-Epithel entwickelt und modifiziertem Mesothel entspricht. Morphologisch entspricht dieses Epithel dem Mesothel des Peritoneums.

Einteilung   Die Einteilung epithelialer Ovarialtumoren kann erfolgen:
- Nach dem Zelltyp in seröse, muzinöse, hellzellige, endometrioide, Übergangsepithel oder nicht klassifizierbare Tumoren
- Nach der hauptsächlichen Wachstumsrichtung in oberflächlich-papillär oder zystisch
- Nach dem Anteil des fibrösen Stromas

50–60 % der epithelialen Tumoren sind benigne, 30–40 % maligne und 10–20 % sogenannte Borderline-Tumoren (▶ 14.2.3). Typisch für Borderline-Tumoren ist das Fehlen von Stromainfiltration und destruktivem Wachstum. Nach der WHO-Definition von Serov und Scully handelt es sich hierbei um Tumoren, die einige, aber nicht alle morphologischen Kriterien der Malignität aufweisen. Die Zuordnung stützt sich ausschließlich auf histo- und zytomorphologische Kriterien.

Seröse Zystadenome

Stellen 20 % aller gutartigen Ovarialtumoren und können von der Kindheit bis in die späte Postmenopause auftreten. Die Tumoren erreichen eine Größe von bis zu 20 cm, haben eine glatte Oberfläche und bilden meist unilokuläre, manchmal auch multilokuläre Zysten aus. Der Zysteninhalt ist klar und oft bernsteinfarben. Bei papillären Zystadenomen finden sich auf der Innenseite der Zystenwand derbe weißliche papilläre Strukturen.

Seröse Zystadenofibrome

Im Vergleich zu den Zystadenomen zeigen diese Tumoren neben den Epithelzellen vermehrt Bindegewebe. Bei einer durchschnittlichen Größe von 10 cm zeigen sie multiple zystische und weißlich imponierende solide Anteile. In etwa 8 % treten sie beidseitig auf.

Seröse Adenofibrome

Die Drüsen dieser sehr seltenen soliden Tumoren werden von serösem Epithel gebildet.

Muzinöse Ovarialtumoren

Sie stellen 20 % aller gutartigen Neubildungen des Ovars. In 5 % der Fälle sind beide Ovarien betroffen. Diese Neubildungen können einen Durchmesser von 30 cm und mehrere Kilogramm Gewicht erreichen. Sie gehören zu den am häufigsten während der Schwangerschaft diagnostizierten Tumoren.

Einteilung
- 75–85 % der muzinösen Tumoren sind gutartig.
- 10–15 % der muzinösen Tumoren sind Borderline-Tumoren.
- 5 % der muzinösen Tumoren erfüllen die Kriterien für Malignität.

Morphologie   Die Kapsel ist glatt, wobei sich einzelne Zysten vorwölben können. Die Zysten selbst sind mit zäher muzinöser Flüssigkeit gefüllt.

Diagnostik   Erfolgt mittels Tastbefund und Sonografie.

Therapie   Einseitigen Salpingo-Oophorektomie. Postmenopausal sollte der Eingriff beidseitig erfolgen.

Endometrioide Ovarialtumoren

Sie stellen 10 % aller epithelialen Neubildungen des Ovars und sind nur selten gutartig. Die Endometriose geht in bis zu 10 % der Fälle von endometrioiden Tumoren aus. Das endometrioide Karzinom ähnelt histologisch dem Endometriumkarzinom.

Morphologie   Gutartige endometrioide Tumoren sind zystische Formationen mit glatter Oberfläche und einer mittleren Größe von 10 cm im Durchmesser. Der Zysteninhalt ist bernsteinfarben. Histologisch zeigen die tubulären Drüsen zylinderförmiges Epithel, ähnlich dem des Endometriums.

Therapie   Einseitige Salpingo-Oophorektomie.

Klarzelltumoren

Klarzelltumoren sind vermutlich eine Variante der endometrioiden Tumoren. Ihre epithelialen Anteile ähneln hypersekretorischen Zellen des Endometriums.
- Gutartige Klarzelltumoren sind äußerst selten.
- Klarzellige Karzinome treten als lokal im kleinen Becken wachsende Tumoren auf, seltener findet man eine diffuse peritoneale Ausbreitung. Sie sind in 1 % beidseitig lokalisiert und öfters mit einer Endometriose vergesellschaftet.

Brenner-Tumoren

Die nach dem Frankfurter Pathologen Fritz Brenner benannten Tumoren stellen 2 % aller ovariellen Neoplasien und sind überwiegend gutartig. Borderline-Tumoren oder Karzinome werden kaum beobachtet. Sie erreichen selten eine Größe > 2 cm und sind häufig Zufallsbefunde. Der Altersgipfel liegt bei 50–70 Jahren. In etwa 7 % treten sie beidseitig auf.

Morphologie   Gut umschriebene Tumoren von solider Konsistenz mit einer leicht höckerigen Oberfläche. Unter Umständen liegen auch zystische Anteile oder Verkalkungen vor. Histologisch zeigen sich Epithelinseln mit urothelähnlichen Zellelementen sowie kollagenreiches Stroma mit spindelförmigen Zellen.

Klinik   Aufgrund der geringen Tumorgröße sind klinische Symptome selten.

Behandlung   Eine einseitige Salpingo-Oophorektomie ist ausreichend.

Keimstrang-Stromatumoren

Keimstrang-Stromatumoren stellen 8 % aller Ovarialtumoren und nahezu alle Ovarialtumoren mit endokriner Symptomatik. Die meisten Keimstrang-Stromatumoren sind gutartig. Sie gehen vom endokrin aktiven Ovarialstroma (Granulosa- und Thekazellen) und den Zölomepithelsträngen (Sertoli- und Leydig-Zellen) aus. Mehr als die Hälfte der Tumoren bildet Steroidhormone, wobei häufig ein Hyperöstrogenismus und selten ein Hyperandrogenismus beobachtet wird.

Thekome

Thekome sind Stromatumoren, die viele Thekazellen mit einem lipidreichen Zytoplasma aufweisen. Sie stellen 1 % aller Ovarialneoplasien, sind fast immer benigne und treten meist postmenopausal auf. Aufgrund einer deutlich erhöhten Östrogenproduktion muss immer durch Hysteroskopie und Abrasio ein Endometriumkarzinom ausgeschlossen werden. Luteinisierte Thekome produzieren oft Androgene oder sind hormonell inaktiv. Die klinische Symptomatik wird durch die vermehrte Östrogenproduktion bestimmt. Therapeutisch ist eine Salpingo-Oophorektomie indiziert.

Fibrome

Fibrome stellen 4 % aller Ovarialtumoren und innerhalb der Keimstrang-Stromatumoren mehr als 60 % aller Neoplasien. 90 % der Frauen sind > 30 J., das mittlere Alter liegt bei 48 Jahren.

Klinik
- Meist hormonell inaktiv und in bis zu 50 % Zufallsbefunde.
- Größenabhängig Unterbauchschmerzen mit Harn- und Stuhldrang oder akute Symptomatik durch Stieldrehung möglich.
- Aszites bei etwa 10 % der Pat.
- Pleuraerguss bei etwa 15 % der Pat.
- Voll ausgeprägtes Meigs-Syndrom (gleichzeitiges Auftreten von Aszites und Pleuraerguss) bei 1–2 % der Pat.

Therapie Falls möglich organerhaltende, laparoskopische Entfernung des Befundes. Bei postmenopausalen Pat. ist eine Salpingo-Oophorektomie indiziert.

> ✓ Von den einfachen Fibromen müssen die außerordentlich seltenen aber hochmalignen Fibrosarkome abgegrenzt werden.

Thekafibrome

Thekafibrome sind makroskopisch und klinisch nicht von Fibromen zu unterscheiden. Histologisch finden sich jedoch zusätzlich kleine Inseln von Thekazellen. Sie sind fast immer gutartig, eine endokrine Aktivität wird selten beobachtet. Die Therapie unterscheidet sich nicht von der der Thekome.

Androblastome

Epidemiologie Androblastome stellen 1 % der Keimstrang-Stromatumoren. Die überwiegend hormonproduzierenden Tumoren treten überwiegend im zweiten bis dritten Lebensjahrzehnt auf, nur 10 % der Frauen sind > 45 J.

Formen Abhängig vom vorherrschenden Zelltyp wird zwischen Sertoli-Zelltumoren, Leydig-Zelltumoren und Sertoli-Leydig-Zelltumoren unterschieden.

Sertoli-Zelltumoren (tubuläre Androblastome)

Reine Sertoli-Tumoren sind fast immer gutartige Tumoren, die meist um das 30. Lebensjahr auftreten. Sie stellen 4 % der Androblastome. Sertoli-Zelltumoren werden selten größer als 5 cm, i. d. R. ist nur ein Ovar betroffen. Klinisch steht in ⅔ der Fälle ein Hyperöstrogenismus im Vordergrund, selten auch Reninüberproduktion mit Hypertension und Hypokaliämie.

Sertoli-Leydig-Zelltumoren

Sertoli-Leydig-Zelltumoren unterscheiden sich von den reinen Sertoli-Tumoren durch die zusätzlich vorhandenen Leydig-Zellanteile. Mit einem Anteil von 0,2 % aller Ovarialtumoren bilden sie die Hauptgruppe der Androblastome. Das mittlere Erkrankungsalter liegt bei 25 J.

Morphologie   Die Tumoren wachsen meist unilateral und können einen Durchmesser von 20 cm erreichen. Etwa ⅔ der Tumoren sind hormonell aktiv.

Klinik
- Klinisch steht eine Virilisierung durch die vermehrte Androgenproduktion (17-Hydroxyprogesteron, Testosteron, Androstendion) im Vordergrund.
- Typische Symptome sind Oligo- oder Amenorrhö mit langsamem Verlust der sekundären Geschlechtsmerkmale. Fast die Hälfte der Pat. entwickelt einen Hirsutismus.
- Sehr selten wird eine durch vermehrte Östrogenproduktion bedingte Symptomatik mit unregelmäßigen oder postmenopausalen Blutungen beobachtet.

Morphologie   Histologisch unterscheidet man:
- Gut differenzierte benigne Tumoren.
- Tumoren des intermediären Typs, die in ⅓ der Fälle ein malignes Verhalten zeigen.
- Geringgradig differenzierten Tumoren mit sarkomatoidem Wachstumsmuster.

Therapie   Bei V. a. Malignität entspricht das operative Konzept dem des Granulosazelltumors (▶ 14.2.3). Auch hier ist der Erhalt der Fertilität im frühen Stadium möglich.

Leydig-Zelltumoren

Die androgenproduzierenden reinen Leydig-Zelltumoren sind sehr selten. Betroffen sind in erster Linie Pat. in der Postmenopause. Sie sind meist sehr klein und fast immer gutartig.

Klinik   Klinisch steht eine Virilisierung im Vordergrund. Bei jungen Frauen Oligomenorrhö, Amenorrhö und Verlust der sekundären Geschlechtsmerkmale. In 20 % zeigt sich zusätzlich ein östrogenisierender Effekt (**Cave:** Ausschluss Endometriumhyperplasie).

Gynandroblastome

Gynandroblastome sind sehr seltene, meistens einseitig auftretende, gutartige Tumoren. Sie beinhalten Sertoli-Leydig-Zellen und Granulosazellelemente. Die klinische Symptomatik wird durch eine vermehrte Androgen- und/oder Östrogenproduktion bestimmt. Die meisten Pat. weist Zeichen der Virilisierung auf.

Lipidzelltumoren

Epidemiologie   Lipidzelltumoren bilden eine eigenständige Gruppe im Rahmen der WHO-Klassifikation. 80 % der Lipidzelltumoren sind gutartig, der Altersgipfel liegt bei 20–60 J.

Morphologie   Histologisch ähneln die Zellen Stroma- bzw. Thekaluteinzellen, Hiluszellen oder Nebennierenrindenzellen, ohne eindeutig einer dieser Gruppen zugeordnet werden zu können.

Klinik
- Bei 75 % der Frauen durch erhöhte Androgenbildung Virilisierungserscheinungen.
- Bei 25 % vermehrte Östrogenproduktion.
- Bei 10 % cushingoide Symptomatik mit Adipositas, Hypertonie und diabetischer Stoffwechsellage.

Therapie   Im Stadium Ia einseitige Salpingo-Oophorektomie, postmenopausal beidseitige Salpingo-Oophorektomie mit Hysterektomie.

Keimzelltumoren

Epidemiologie   Etwa 30 % aller Ovarialtumoren und 3 % aller malignen Ovarialtumoren sind Keimzelltumoren. In den ersten beiden Lebensdekaden stellen Keimzelltumoren insgesamt 66 % der Ovarialtumoren. Bei ⅓ handelt es sich um maligne Geschwulste. Sie müssen daher als altersspezifische Ovarialmalignome dieser Lebensperiode betrachtet werden. Die Histogenese der Keimzelltumoren und ihre Beziehung untereinander wurde von Teilum beschrieben (▶ Abb. 14.1).

Morphologie   Die meisten Keimzelltumoren kommen in reiner Form vor, es gibt aber auch Mischformen. Eine genaue histologische Aufarbeitung des gesamten Tumors ist unerlässlich, um die einzelnen Komponenten qualitativ und quantitativ zu erfassen. In reifen Formen findet sich ausdifferenziertes Gewebe. Die meisten Tumoren weisen Anteile aus allen 3 Keimblättern auf. Monodermale Formen sind das Karzinoid und die Struma ovarii.

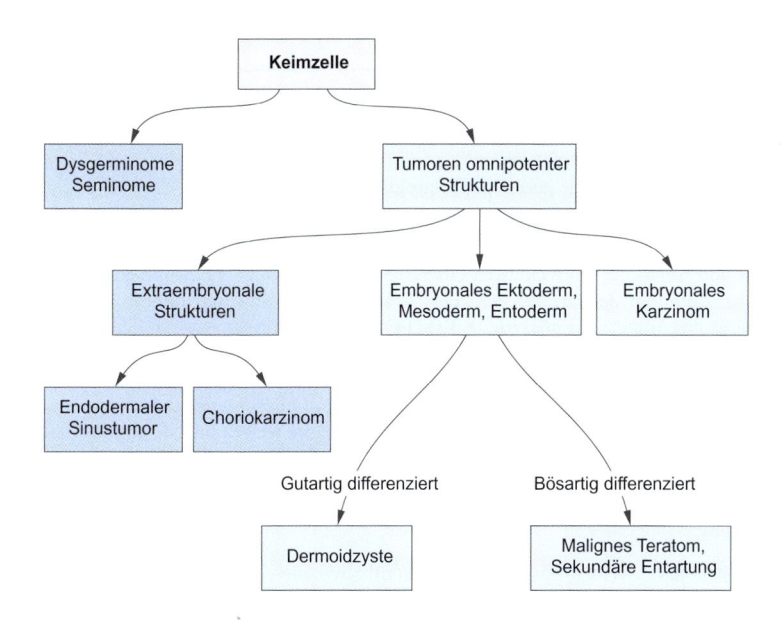

Abb. 14.1 Histogenese der Keimzelltumoren nach Teilum

Klassifikation ▶ Tab. 14.4

Tab. 14.4 Klassifikation der Keimzelltumoren und gemischten Keimzell-Keimstrang-Stromatumoren nach Einteilung der WHO

I	Keimzelltumoren			
A	Dysgerminom			
B	Endodermaler Sinustumor			
C	Embryonales Karzinom			
D	Polyembryom			
E	Chorionkarzinom			
F	Teratom			
	1	Unreifes (solide und/oder zystische)		
	2	Zystisches		
		a	Reifes zystisches Teratom (Dermoidzyste)	
		b	Reifes zystisches Teratom (Dermoidyste) mit maligner Transformation	
	3	Monodermal hochspezialisiert		
		a	Struma ovarii	
		b	Karzinoid	
		c	Struma ovarii und Karzinoid	
		d	Andere	
G	Gemischte Formen der Typen A–F			
II	Gonadoblastom			

Biologisches Verhalten Das biologische Verhalten von Keimzelltumoren weist trotz ihrer gemeinsamen Abstammung aus Keimzellen erhebliche Unterschiede auf. Man unterscheidet:
- Langsam wachsende gutartige Dermoidzysten
- I.d.R. gutartige aber metastasierungsfähige solide Teratome
- Hochaggressive und therapieresistente Teratokarzinome

Art und Anteil der am wenigsten differenzierten Komponente bestimmen die Prognose. Tumoren der Gruppe A–E der WHO-Klassifikation und unreife Teratome (Teratoblastome) sind bösartig (▶ Tab. 14.4).

Reife zystische Teratome

Teratome machen 11–20 % aller Ovarialtumoren und 30 % der gutartigen Ovarialtumoren sowie 95 % aller Keimzelltumoren aus. Sie weisen unreife (embryonale) und reife Anteile von mind. 2, meistens jedoch allen 3 Keimblättern (Endoderm, Mesoderm und Ektoderm) auf. Über 90 % der ovariellen Teratome sind reife zystische Tumoren (Dermoidzysten). Sie kommen am häufigsten in den ersten 5 Lebensjahrzehnten vor.

Morphologie Reife zystische Teratome enthalten ausschließlich ausdifferenziertes Gewebe. Unterschiede bezüglich der Dignität bestehen nicht. Ein bilaterales Auftreten wird in 8–15 % beobachtet. Reife zystische Teratome (Dermoidzysten) machen 15–25 % aller benignen Ovarialtumoren aus. Zystische Teratome sind oväläre oder runde, kapsulär begrenzte Tumoren mit einem mittleren Durchmesser von 8 cm. Sie erreichen nur selten einen Durchmesser > 15 cm.

Der oft mit Haaren durchsetzte Zysteninhalt hat bei Körpertemperatur eine weiche teigige Konsistenz. Die für die Diagnose relevanten Gewebeanteile finden sich hauptsächlich in einer in das Lumen hineinreichenden Vorwölbung (Dermoidzapfen, Rokitansky-Tuberkel, Mamille, Kopfhöcker). Hier können häufig Haarwurzeln, Zähne, Knochen, Knorpel, Fett und Hirnsubstanz gefunden werden. Der Tumor enthält immer ektodermale Gewebeanteile, endodermale oder mesodermale nur in etwa ½ und Anteile aller 3 Keimblätter in ⅓ der Fälle (▶ Tab. 14.5). Es zeigt sich zudem eine ausgeprägte Variabilität zwischen hoch differenziertem Gewebe bis zu vollkommener Unreife.

Tab. 14.5 Häufigkeit unterschiedlicher Gewebearten in reifen zystischen Teratomen

Sehr häufige Gewebeanteile (> ½ der Fälle)	Haarfollikel, Talgdrüsen, glatte Muskulatur, Fettgewebe, Epidermis, Gehirn (bei Kindern)
Häufige Gewebeanteile (> ⅓ der Fälle)	Schweißdrüsen, Gehirn (bei Erwachsenen), periphere Nerven, Knorpel, Knochen
Gelegentlich gefundene Gewebeanteile (<⅓ der Fälle)	Zähne, Schilddrüse, Gastrointestinalgewebe, Schweißdrüsen
Selten gefundene Gewebeanteile (< 5 % der Fälle)	Ganglien, Lunge, Nieren, Prostata, Retina, Brustdrüsengewebe, Choroidalplexus, quer gestreifte Muskulatur, Thymus

Klinik
- Oft Zufallsbefund.
- Meist unspezifische Symptome abhängig von der Tumorgröße: unklare Bauchschmerzen, Völlegefühl, durch mechanische Irritation bedingter Stuhl- und Harndrang und Amenorrhö.
- Oft tastbare Resistenz im Unterbauch.
- Komplikationen: Torsion, Ruptur und Infektion. Torsionen treten v. a. in der Schwangerschaft und postpartal auf. Rupturen sind selten.

✓ Durch Austritt von Zysteninhalt kann eine aseptische, chronische, granulomatöse Peritonitis entstehen.

Diagnostik
- Gynäkologische Untersuchung: bei zystischem Teratom typischer palpatorisch prall-elastischer Tumor
- Sonografische Merkmale:
  - Klar abgrenzbare, inhomogene Tumoren
  - Wechsel zwischen echoleeren, echoarmen und echodichten Anteilen
  - Mondsichelförmige Konfiguration des zystischen Anteils
- In 30 % der Fälle sonografisch (helles Echo mit nachfolgendem Schallschatten) oder im Röntgen-Abdomen nachweisbare Zahnanlagen
- Differenzialdiagnosen: Zystadenofibrom, lokal begrenztes Ovarialkarzinom.

✓ 25 % der Teratome werden sonografisch nicht erkannt. Auch laparoskopisch lässt sich die Diagnose eines reifen zystischen Teratoms nicht sicher stellen, v. a. kann ein maligner Prozess nicht ausgeschlossen werden.

Therapie
- Behandlung der Wahl: laparoskopische, einseitige Salpingo-Oophorektomie.
- Eine Probeexzision der Gegenseite ist nicht erforderlich.
- Bei prämenopausalen Pat. Tumorausschälung mit Erhalt des Restovars möglich, selten kann es durch Ruptur der Zyste zu einer Peritonitis oder einem Lokalrezidiv kommen. Die laparoskopische Einbringung eines Endobags und die Operation des Ovars in diesem Beutel kann dies in vielen Fällen verhindern.

Struma ovarii

Die Struma ovarii ist mit 1,5 % die häufigste Form des monodermalen reifen Teratoms. Sie liegt vor, wenn der Tumor zu mehr als 50 % aus Schilddrüsengewebe besteht. Die Tumoren sind selten größer als 10 cm und haben eine glatte Oberfläche. Die Struma ovarii tritt immer einseitig auf. Der Altersgipfel liegt bei 40 J.

Klinik
- Ähnlich dem reifen zystischen Teratom.
- Oft Aszites, unter Umständen in Kombination mit einem Hydrothorax. Diese Befunde sind jedoch kein Hinweis für Malignität und bilden sich nach Resektion des Tumors zurück.
- In 5 % der Fälle klinisches Bild einer Hyperthyreose.
- In 5 % der Fälle maligne Entartung, meist als papilläres Karzinom. Die Prognose ist jedoch gut, da die Tumoren nur sehr langsam wachsen.

Therapie Wie bei reifem Teratom. Nach der Tumorexzision ist eine Hypothyreose möglich.

Solide Teratome

Reife solide Teratome ohne zystische Anteile sind selten. Reife solide Teratome verhalten sich wie gutartige Ovarialtumoren.

Morphologie
- Glatte Oberfläche, feste Konsistenz.
- Oft größer als zystische Teratome.
- Fast ausschließlich unilateral.
- Überwiegend aus entdifferenziertem Gliagewebe, oft gastrointestinale, epidermale und retinale Bestandteile.

Klinik Ähnlich wie bei zystischen Teratomen ist die Symptomatik unspezifisch.

Diagnostik
- Gynäkologische Untersuchung, die palpatorisch glatte feste Tumoren erkennen lässt.
- Sonografie.

Therapie Die einseitige Salpingo-Oophorektomie ist die Behandlung der Wahl.

Maligne Teratome

In zystischen oder soliden Teratomen kommt es in 1–2 % der Fälle zur malignen Transformation einer oder mehrerer Gewebskomponenten, der Altersgipfel liegt bei 40–60 J. bei postmenopausalen Frauen.

Morphologie Die karzinomatöse Entartung epidermaler Anteile ist mit 93 % weitaus häufiger als die sarkomatöse Umwandlung mesenchymaler Anteile mit 7 %. Hinweise auf Entartung:
- Intraoperativ: Überschreiten der Organgrenze, Adhäsionen und Aszites.

- Histologisch: Vorhandensein unreifer embryonaler Strukturen oder einer multifokalen neuroepithelialen Komponente weist auf unreifes Teratom (adjuvante Radiochemotherapie).

Prognose Das maligne entartete Teratom breitet sich überwiegend per continuitatem aus. Lymphogene und hämatogene Metastasierung kommen selten vor. Die Prognose ist schlecht, Strahlen- und Chemotherapie sind kaum effektiv. Die 5-Jahres-Überlebensrate liegt bei auf das Ovar begrenzten Tumoren bei 63–83 %, im metastasierten Stadium bei 6–15 %.

Gemischte Keimzell-Keimstrang-Stromatumoren (Gonadoblastome)

Morphologie Die sehr seltenen Gonadoblastome zeigen histologisch unreife Granulosa- und Sertoli-Zellen sowie Anteile eines Dysgerminoms.

Klinik Primäre Amenorrhö oder frühe sekundäre Amenorrhö, Virilisierung bei ½ der Pat., Gonadendysgenesie bei ⅔ der Pat.

Therapie Bei reinen Gonadoblastomen ist die beidseitige Salpingo-Oophorektomie Therapie der Wahl.

Prognose Gute Prognose bei reinen Gonadoblastomen, sehr schlechte Prognose bei gemischten Tumoren mit Anteilen unreifer Keimzelltumoren.

Unspezifische Bindegewebstumoren

Leiomyome

Mit einem Anteil von 1 % aller ovariellen Neoplasien sehr seltene Tumoren. Sie treten meist postmenopausal auf. Größen bis 24 cm Durchmesser wurden beschrieben. Stieldrehungen sind selten. Histomorphologisch finden sich, ähnlich wie beim Leiomyom des Uterus, glatte Muskelzellen getrennt durch Kollagen. Therapie der Wahl ist die Entfernung des Leiomyoms bzw. die einseitige Salpingo-Oophorektomie.

Leiomyomatosis peritonealis disseminata

Bei diesem gutartigen Krankheitsbild finden sich auf der Oberfläche des Peritoneums disseminierte kleinknotige Veränderungen. In 25 % sind die Ovarien mit betroffen. Symptome bestehen meist nicht, entdeckt werden diese Veränderungen häufig als Zufallsbefund im Rahmen einer Schwangerschaft oder Sectio caesarea. Ursächlich kann eine exogene hormonelle Stimulation in Betracht kommen. Diese sollte entsprechend beendet werden. Eine operative Entfernung größerer Knoten ist nur bei vorhandener Symptomatik indiziert.

Gefäßtumoren

Hämangiome, Lymphangiome und andere seltene mesenchymale Tumoren treten meist einseitig auf und können mehrere Zentimeter groß werden. Torsion und Ruptur stellen mögliche Komplikationen dar. Zur histologischen Abklärung sollte eine Salpingo-Oophorektomie erfolgen.

14.1.4 Gutartige Neubildungen der Tube

Teratome

Teratome der Tube sind eine Rarität und immer gutartig. Sie entstehen vermutlich durch Keimzellen, die sich vor ihrer Migration in die Gonaden in der Tube festgesetzt haben. Klinisch ist die Tube aufgetrieben. Die Teratome liegen überwiegend intramural und sind häufig gestielt. Oft finden sich zystische Anteile. Histologisch besteht kein Unterschied zu den zystischen Teratomen des Ovars.

Paratubare Tumoren

In etwa 20 % können im paratubaren Gewebe wenige Millimeter große Knoten von Nebennierenrindengewebe festgestellt werden. Sie haben keine klinische Relevanz.

Paratubäre Tumoren mesonephrischen Ursprungs

Diese seltenen epithelialen intraligamentär im Bereich des Ligamentum latum liegenden oder gestielt an der Serosa hängenden Neoplasien entstehen aus Überbleibseln des Wolff-Gangs. Sie sind in der Regel gutartig, maligne Verlaufsformen wurden jedoch beschrieben. Daher sollte eine Salpingo-Oophorektomie erfolgen.

14.2 Maligne Erkrankungen der Adnexe

Ingo B. Runnebaum, Matthias Rengsberger und Jörg Herrmann

Etwa 5–10 % der Frauen in westlichen Ländern werden im Laufe ihres Lebens wegen Adnextumoren operiert. Ein geringer Teil dieser Adnextumoren ist maligne und geht entweder vom Ovar, dem Peritoneum oder von der Tube oder den uterinen Ligamenten aus. Das Ovar kann auch Sitz von Metastasen sein. Am häufigsten unter den malignen Ovarialtumoren ist das Ovarialkarzinom (90 %).

Klassifikation Das Ovar besteht histogenetisch v. a. aus 3 Anteilen, die jeweils Ausgangspunkt der Tumorentwicklung sein können: Müller-Oberflächenepithel, Gonaden-Mesenchym und omnipotente Keimzellen. Dementsprechend unterscheidet die WHO-Klassifikation Neoplasien des Oberflächenepithels (65 %), der Keimzellen (15 %), des Keimstrang-Stromas (10 %) sowie Metastasen (5 %). Zusätzlich werden andere Typen unterschieden wie Mischformen der Keimzell-Keimstrang-Stroma-Tumoren, Lymphome und Leukämien und andere seltene Typen.

14.2.1 Ovarial-/Tuben- und primäres Peritonealkarzinom

Epidemiologie In Deutschland erkranken jährlich etwa 7.380 Frauen an einem malignen Ovarialtumor, jede 72. Frau ist betroffen (RKI 2012) Diese Tumoren rangieren bei Frauen auf Platz 6 bei der Häufigkeit der Krebsneuerkr. Maligne Ovarialtumoren machen 3,3 % aller bösartigen Neubildungen der Frau aus und befinden sich mit 5,6 % aller Krebs-Todesfälle der Frau (RKI 2012) an Platz 2 nach dem Mammakarzinom als Krebstodesursache.

- Die standardisierte Erkrankungsrate (je 100.000 Personen, standardisiert nach alter Europabevölkerung) beträgt in Deutschland 11,4 Neuerkr.
- Die standardisierte Sterberate (je 100.000 Personen, standardisiert nach alter Europabevölkerung) beträgt in Deutschland 7,5 pro 100.000 Frauen.
- Das mittlere Erkrankungsalter liegt bei 69 Jahren. Die Erkrankungsrate steigt bis zum 85. Lj. kontinuierlich an.
- In der Prämenopause entarten nur 7 % aller Ovarialtumoren maligne. In der Postmenopause 30 %.
- Erkrankungs- und Sterberaten am Ovarialkarzinom nehmen in Deutschland seit der Jahrtausendwende ab.

14.2 Maligne Erkrankungen der Adnexe

- Die absoluten Fallzahlen der Neuerkr. sind leicht rückläufig.
- Das Lebenszeitrisiko einer Frau in westlichen Ländern, an einem Ovarialkarzinom zu erkranken, beträgt etwa 1,7 %.
- Die Ansprechrate auf die Primärtherapie (OP gefolgt von Chemotherapie) liegt bei 75–80 %. Bei 75–80 % dieser Pat. kommt es im Verlauf zur Chemotherapieresistenz.
- Die 5-J.-Überlebensrate über alle Stadien liegt bei optimaler Therapie (makroskopische Komplett-Resektion des Tumors, gefolgt von Chemo- und evtl. Antikörper-Therapie) bei ca. 40 % (RKI 2012).

Ätiologie Ein entscheidender Risikofaktor für das Ovarialkarzinom ist die Gesamtanzahl an Ovulationen. Nachgewiesene Risikofaktoren sind:
- Höheres Lebensalter
- Belastete Familienanamnese, insbesondere Hochrisiko-Genmutationen in der Keimbahn (BRCA1, BRCA2, TP53)
- Endokrine Faktoren: frühe Menarche, späte Menopause, primäre Sterilität, polyzystische Ovarien, Hormontherapie besonders mit Östrogen-Monopräparaten

Protektive Faktoren
- Höhere Parität (Reduktion des Risikos für ein Ovarialkarzinom um bis zu 60%).
- Ovulationshemmer: Langzeitanwendung kann das Risiko für die Entstehung eines Ovarialkarzinoms vermindern: Das relative Risiko bei Anwendung von oralen Kontrazeptiva kann um 40% gesenkt werden (▶ Tab. 14.6). Dieser protektive Effekt ist bereits nach 6 Einnahmemonaten vorhanden und hält bis zu 15 J. an (IARC 1999).
- Hysterektomie (Risikoreduktion um 50%).
- Tubenligatur: Risikoreduktion um 34% (Cibula et al. 2011).
- Salpingektomie.

Tab. 14.6 Faktoren, die das Risiko an einem Ovarialkarzinom zu erkranken, modifizieren

Risikofaktor	Geschätztes relatives Risiko
Positive Familienanamnese	3–4
In Nordamerika und Nordeuropa lebende Frauen	2–5
Infertilität	2–5
Nulligravidität	2–3
Hoher sozioökonomischer Status	1,5–2
Perineale Talkexposition	1,5–2
Späte Menopause	1,5–2
Frühe Menarche	1,5
Zustand nach Hysterektomie	0,5–0,7
Orale Antikonzeption	0,3–0,6

Hereditäres Ovarialkarzinom

Abhängig vom betroffenen Gen und der Lokalisation der Mutation steigt das Lebenszeitrisiko bei nachgewiesener Genmutation auf 15–60 %. Nahezu 10 % der Ovarialkarzinompat. tragen Keimbahnmutationen. Frauen mit erst- oder zweitgradigen Verwandten, die vor dem 50. Lj. an einem Ovarialkarzinom erkranken, haben ein erhöhtes Risiko, ein defektes Gen zu tragen.

Anamnestisch kann ein Zusammenhang mit dem familiären Mamma- und Ovarialkarzinomsyndrom, dem Lynch-II-Syndrom (mit dem hereditären nonpolypösen kolorektalen Karzinom, HNPCC) oder dem Li-Fraumeni-Syndrom (p53-Keimbahnmutation) erkennbar sein (Runnebaum und Arnold 2013).

- **Familiäres Mamma-und Ovarialkarzinom-Syndrom:** Assoziation mit BRCA1- oder BRCA2-Keimbahnmutation.
  - Das kumulative Risiko für BRCA1-Mutationsträgerinnen, im 50. Lj. am Ovarialkarzinom zu erkranken, liegt bei 14 % und im Alter von 70 J. bei 43 % (Metaanalyse aus 22 Studien an über 8.000 Mutationsträgerinnen).
  - Für BRCA2-Mutationsträgerinnen sind die Erkrankungsrisiken niedriger: 3 % im Alter von 50 J. und 15 % im Alter von 70 J.
- **Lynch-II-Syndrom:** Kombination von Lynch-I-Syndrom (familiäres Kolonkarzinom) mit Ovarial-, Endometrium-, Mamma- und anderen Karzinomen aus dem Gastrointestinal- und Urogenitaltrakt. Gene für DNA-Reparaturenzyme wie MSH2, MLH1 sind durch Mutation in der Keimbahn betroffen. Das Risiko für ein Ovarialkarzinom ist bei Frauen aus solchen Familien gegenüber der Normalbevölkerung etwa um das 3-Fache erhöht.

> **Genetische Beratung**
> - Empfohlen für Familien (Deutsches Konsortium, S3-Leitlinie Ovarialkarzinom) mit Erkr. von mind. 3 Frauen an Mammakarzinom*, 2 Frauen an Mammakarzinom, davon eine Erkr. vor dem 51. Lj., 1 Frau an Mammakarzinom und 1 Frau an Ovarialkarzinom*, 2 Frauen an Ovarialkarzinom*, 1 Frau an Mamma- und Ovarialkarzinom*, 1 Frau ≤ 35 J. an Mammakarzinom, 1 Frau ≤ 50 J. an bilateralem Mammakarzinom oder 1 Mann an Mammakarzinom und 1 Frau an Mamma- oder Ovarialkarzinom* (*unabhängig vom Alter; Runnebaum und Arnold 2013).
> - Die Beratung von betroffenen Familien und das Angebot eines Gentests sowie der Prävention sollten durch Gynäkologen und Genetiker in enger Kooperation erfolgen.

Primärprävention
- Ovulationshemmer: Reduktion des Erkrankungsrisikos um etwa 60 % bei Einnahmedauer von 6 J.
- Prophylaktische beidseitige Salpingektomie im Rahmen abdominaler Eingriffe wegen benigner Indikation, z.B. Hysterektomie, reduziert das Ovarialkarzinom-Risiko um 35 % und reduziert das Risiko für Eingriffe wegen prämenopausaler Adnexpathologien (Falconer et al. 2015, Vorwergk et al. 2014).
- Prophylaktische Salpingo-Oophorektomie senkt das Ovarialkarzinomrisiko am effektivsten um 96 % (Restrisiko für Perintonealkarzinom, sog. extraovarielles Ovarialkarzinom).
- Bei Lynch II prophylaktische Hysterektomie wegen des erhöhten Endometriumkarzinomrisikos mit der Pat. besprechen (keine prospektiven Daten).
- Wegen des sprunghaften Risikoanstiegs ab dem 40. Lj., sind chirurgische Maßnahmen ab diesem Zeitpunkt bei abgeschlossener Familienplanung sinnvoll. Die Hormontherapie bis zum Alter der natürlichen Menopause muss dann besprochen werden.

14.2 Maligne Erkrankungen der Adnexe

Sekundärprävention
- Bei familiärer Belastung alle 6 Mon. sonografische Untersuchung des inneren Genitale und hochauflösende Mammasonografie sowie bei Unklarheiten Mamma-MRT bei jüngeren Frauen.
- Bei Frauen aus Familien mit Lynch-II-Sydrom zusätzlich in regelmäßigen Abständen Koloskopie und Endometriumbiopsie.

> ✓ Der wissenschaftliche Nachweis positiver Effekte der sekundären Prävention steht aus.

Früherkennung und Screening

Grundsätzlich stehen neben der klinischen Untersuchung die Sonografie, die Bestimmung des Tumormarkers CA 125 und zur Abklärung bildgebend das CT und das MRT zur Verfügung. Mit keinem der bekannten Tests konnte einzeln oder in Kombination eine Früherkennungsmethode entwickelt werden. Insofern steht kein Screening zur Verfügung.

> ✓ Die Kombination aus sonografischer Untersuchung und CA-125-Bestimmung ist nicht für das Routinevorsorgeprogramm als effektives Screening nachgewiesen, kann jedoch Risikogruppen empfohlen werden.

Nicht invasive Diagnostik

> ❗
> - Erstsymptome bei fortgeschrittenem Ovarialkarzinom sind Bauchumfangszunahme durch Aszites oder Symptome der Darmobstruktion.
> - Etwa 75 % der Ovarialkarzinome werden in einem fortgeschrittenen Stadium (ab FIGO IIB) erkannt.

Obligate Diagnostik

Vor Erstoperation eines wahrscheinlich fortgeschrittenen Ovarialkarzinoms neben einem Rö-Thorax und einer Darmdiagnostik mit Magen-Darm-Passage, Rektoskopie, Koloskopie:

Labordiagnostik
- CA 125:
  - Sensitivität von 20–50 % im Stadium I und 80 % im Stadium III
  - Spezifität zu gering für ein generelles Screening/Früherkennung (s. negative UKCTOCS-Studie an 200.000 Frauen)
  - Bestimmung vor Therapiebeginn zur Verlaufsbeurteilung
- CA 19–9 bei V. a. Keimzelltumoren
- AFP und HCG
- Hausübliche präoperative Diagnostik wie Blutbild, Elektrolyte, Gerinnung, Leber- und Nierenwerte

Ultraschall
- **Transvaginal:** Die Transvaginalsonografie hat in der bildgebenden Diagnostik den höchsten Stellenwert (Sensitivität von 95 %). Sie ist zur Erkennung eines Ovarialkarzinoms im Rahmen einer gynäkologischen Untersuchung insbeson-

dere bei postmenopausalen Pat. wertvoll, da sonografisch darstellbare Veränderungen am Ovar in einem höheren Prozentsatz maligne sein können (3-fach höheres Risiko im Vergleich zu Ovarialtumoren vor der Menopause). Risikokriterien für Malignität bei der sonografischen Untersuchung:
- > 5 cm Durchmesser.
- Solide Anteile.
- Septierung (Septendicke > 3 mm).
- Schlechte Abgrenzung zur Umgebung.
- Aszites.
- Papilläre Auflagerungen (innen/außen).
- Hoher diastolischer Flow im Doppler durch vermehrte Neovaskularität – insbesondere im Zentrum einer Raumforderung.
- **Abdominal** mit Beurteilung von Leber und Pleura
- **Dopplersonogografie** ▶ Abb. 14.2

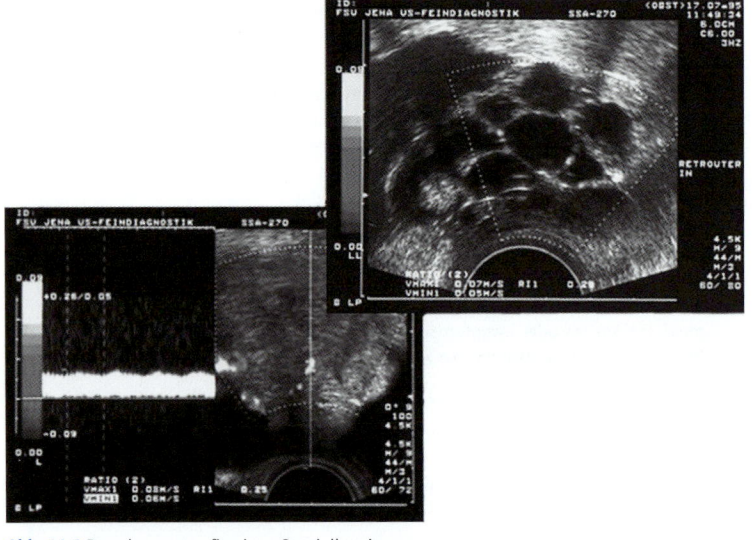

Abb. 14.2 Dopplersonografie eines Ovarialkarzinoms

Fakultative Diagnostik
- Mammografie
- CT oder MRT Abdomen/Becken: Nachweis von Milz- oder Lebermetastasen für Metastasenentfernung bei der Primär-OP
- PET zur Darstellung der Tumoraussaat (FIGO IV)

✓
- Proteomische Signaturen im Serum oder molekulare Expressionsmuster der Tumorzellen stehen derzeit zur Früherkennung, Vorhersage des Therapieansprechens (prädiktive Marker) und als Prognosefaktor nicht zur Verfügung.
- Derzeit gibt es keine nicht invasive apparative diagnostische Maßnahme, die ein operatives Staging beim Ovarialkarzinom ersetzen oder die Operabilität verlässlich einschätzen kann.

14.2 Maligne Erkrankungen der Adnexe

Invasive Diagnostik

Punktion
- Diagnostische Punktion eines zystisch-soliden oder rein soliden Ovarialtumors ist kontraindiziert, da Tumorzellen intraperitoneal disseminiert werden können.
- Bei Aszites Nachweis des Adenokarzinoms in der zytologischen Untersuchung des Punktats.

Laparoskopie Bei abgegrenztem malignomsuspektem Ovarialtumor, Sicherung bzw. Ausschluss durch Laparoskopie oder falls erforderlich durch Laparotomie (dann einzeitiges Vorgehen erwägen):
- Gewinnung einer histologischen Diagnose.
- Betrachtung der Adnexe beidseits sowie der Umgebung, des Peritoneums und des Omentum majus.
- Entnahme von Spül- oder Aspirationszytologie sowie von Peritonealbiopsien.
- Entfernung und sichere Bergung von Ovarialtumoren bis zu einer Größe entsprechend dem Bergesack-Öffnungsdurchmesser (meist 10 cm). **Cave:** bei laparoskopischem Verdacht auf Malignität keine Zystenausschälung sondern Absetzung des Ovars und Bergung in zelldichtem reißfestem Bergebeutel.

> ✓ Eine diagnostische Laparoskopie kann die Entscheidung für eine neoadjuvante, also präoperative Chemotherapie beeinflussen.

Pathogenese

- Aggressiver Typ-II-Tumor (▶ Abb. 14.3, links): ensteht de novo aus der Ovaroberfläche durch Endosalpingiose oder anderen Orten des Müller-Epithels (Tube, Peritoneum). Er ist gekennzeichnet durch p53-Signatur und/oder BRCA-Mutation.
- Typ-II-high-grade-Karzinom: typisches seröses schlecht differenziertes Ovarialkarzinom, das am häufigsten auftritt und zumeist erst im fortgeschrittenen Stadium diagnostiziert wird.
- Typ-I-Tumor: entwickeln sich aus epithelialen Inklusionszysten an der Oberfläche des Ovars über schrittweise Mutationen benigne Tumoren (Endometriome, Zystadenome) und Borderline-Tumoren. Diese können dann in ein Low-grade-Karzinom übergehen mit zumeist günstiger Prognose aufgrund Diagnosestellung in einem frühem Stadium aufgrund der Entwicklung des Karzinoms aus malignen Vorstufen (Crum et al. 2007, Salvador et al. 2009).
- ! Die WHO-Klassifikation teilt die häufigen serösen Karzinome in Low-grade serous (G1) und high-grade serous (G3) ein, G2 ist entfallen.

Klassifikation

Die histologische Klassifikation der Ovarialtumoren erfolgt gemäß der WHO-Klassifikation (2014). Borderline-Tumoren und Ovarialkarzinome werden in seröse, muzinöse, endometroide, klarzellige, transitionalzellige, plattenepitheliale, gemischte sowie undifferenzierte/unklassifizierte eingeteilt. Zur Differenzierung ist oft der Einsatz histochemischer und immunhistochemischer Untersuchungen über die HE-Färbung hinaus erforderlich.

> ✓ Die Schnellschnittuntersuchung ermöglicht in den meisten makroskopisch eindeutigen Fällen eine intraoperative Diagnosesicherung und damit ein einzeitiges Vorgehen bei der explorativen Laparotomie.

14 Erkrankungen der Adnexe

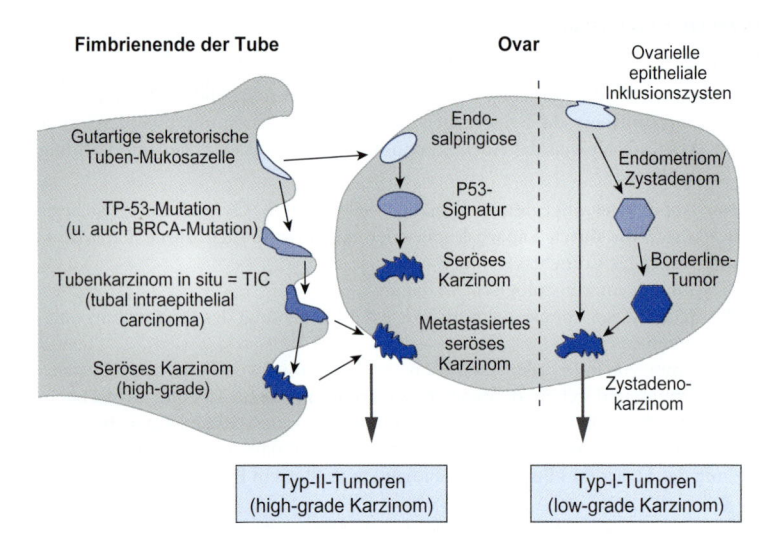

Abb. 14.3 Progressionsmodell des Ovarialkarzinoms (nach Crum et al. 2007)

- **Borderline-Tumoren:** Unterscheidung gemäß Zelltyp (v. a. seröse und muzinöse Borderline-Tumoren) und gemäß Tumorwachstum (mit und ohne invasive peritoneale Implantate). Gemäß neuer WHO-Einleitung wird ein Borderline-Tumor mit invasiven peritonealen Implantaten als low-grade Peritonealkarzinom klassifiziert.
- **Ovarial-/Tuben- und Peritonealkarzinome:** Da das Oberflächenepithel des Ovars, der Eileiter, Uterus und das parietale pelvine Peritoneum als gemeinsamen Ursprung das Keimepithel (Zoelomepithel) haben, werden die epithelialen Ovarialtumoren auch als Müller-Tumoren bezeichnet. Die Klassifikation der Ovarial/Müller-Tumoren erfolgt entsprechend ihrer histogenetischen Abstammung in epithelial und nonepithelial.
  - Die häufigsten pimären Ovarial-/Beckenneoplasien sind epithelialen Ursprungs (ca. 70 %) und machen ca. 90 % der malignen Neoplasien aus. Entsprechend dem Zelltyp (Differenzierung des Zoelompepithels) und gemäß molekularbiologischer Klassifikation werden die epithelialen Ovarialtumoren/Müller-Tumoren in high-grade und low-grade seröse, muzinöse, endometroide und klarzellige Subtypen eingeteilt.
  - Neue Erkenntnisse postulieren, dass ein Großteil der High-grade-Ovarialkarzinome von den Fimbrienden der Tube ausgehen. Die nonepithelialen malignen Neoplasien des Ovars haben Ihren Ursprung nicht im Keimeptihel/Mesothel, sondern in der primordialen Keimzelle oder den Keimsträngen bzw. embryonalen Gonaden-Mesenchym. Sie machen nur ca 10 % der malingen Ovarialneoplasien aus. Die Subtypen sind dementsprechend maligne Keimzelltumoren und maligne Keimstrangtumoren.
- Klinisch und biologisch weitgehend ähnlich ist das sog. **extraovarielle Ovarialkarzinom,** auch als Peritonealkarzinom bezeichnet (extraovarielles serös-papilläres Karzinom des Peritoneums).
- Den **endometroiden Formen** werden die Adenosarkome, die mesodermalen (Müller-)Mischtumoren und die Stromasarkome zugeordnet. Adenosarkome und primäre reine Sarkome sind am Ovar selten.

Muzinöses Ovarialkarzinom

- Abgrenzung von Metastasen intestinaler Adenokarzinome oft schwierig.
- Signifikant schlechtere Prognose als serös-papilläre und endometroide Ovarialkarzinome.
- Signifikant schlechteres Ansprechen auf platinhaltige Chemotherapie.

Metastasen

Selten sind Metastasen anderer Karzinome am Ovar, wie der sogenannte Krukenbergtumor als „Abtropfmetastase" eines Magenkarzinoms oder Metastasen bei Mammakarzinom oder Rektumkarzinom.

Klarzellige Karzinome

- Signifikant schlechtere Prognose als serös-papilläre und endometroide Ovarialkarzinome
- Geringes Ansprechen auf platinhaltige Chemotherapie
- Hohes Rezidivrisiko: auch nach adäquater Operation häufig ausgedehnte peritoneale Rezidive

Maligner mesodermaler (Müller-)Mischtumor

Sonderform des endometroiden Ovarialkarzinoms, das vorwiegend postmenopausal auftritt. Die Diagnose erfolgt meist erst im fortgeschrittenen Stadium. Die Prognose ist schlecht. Die Therapie erfolgt durch eine möglichst komplette Tumorreduktion plus adjuvanter Therapie mit Ifosfamid und Carboplatin (ggf. auch in Verbindung mit einem Anthrazyklin).

Stadieneinteilung

Die Feststellung des Tumorstadiums gemäß der FIGO-Klassifikation (▶ Tab. 14.7) kann mit hoher Genauigkeit nur durch eine detaillierte Dokumentation des intraabdominalen Befundes erfolgen (inklusive des Peritonealkarzinose-Index PCI nach Sugarbaker). Daher ist ein vollständiges operatives Staging des Ovarialkarzinoms durchzuführen, soweit der Allgemeinzustand der Pat. dies erlaubt.

Tab. 14.7 FIGO-Stadieneinteilung des Ovarial-/Tuben und primären Peritonealkarzinoms (gemäß Prat 2014)

FIGO	Beschreibung
I	Tumor auf die Ovarian beschränkt
IA	Auf ein Ovar beschränkt, Kapsel intakt, Ovarialoberfläche tumorfrei, negative Spülzytologie
IB	Befall beider Ovarien, ansonsten wie Stadium IA
IC	Tumor befällt ein Ovar oder beide Ovarien
IC1	Iatrogene Kapselruptur
IC2	Präoperative Kapselruptur oder Tumor auf der Ovarialoberfläche
IC3	Maligne Zellen im Ascites oder in der Spülzytologie nachweisbar
II	Tumor auf einem oder beiden Ovarien mit zytologisch oder histologisch nachgewiesener Ausbreitung in das kleine Becken oder primäres Peritonealkarzinom
IIA	Ausbreitung und/oder Tumorimplantate auf Uterus und/oder Tuben

Tab. 14.7 FIGO-Stadieneinteilung des Ovarial-/Tuben und primären Peritonealkarzinoms (2014, gemäß Prat 2014) *(Forts.)*

FIGO	Beschreibung
IIB	Ausbreitung auf weitere intraperitoneale Strukturen im Bereich des kleinen Beckens
III	Tumor auf einem oder beiden Ovarien mit zytologisch oder histologisch nachgewiesener Ausbreitung außerhalb des kleinen Beckens und/oder retroperitoneale Lymphknotenmetastasen
IIIA	Retroperitoneale Lymphknotenmetastasen (regional pelvin und paraaortal bis Höhe linke Nierenvene) und/oder mikroskopische Metastasen außerhalb des kleinen Beckens
IIIA1	Ausschließlich retroperitoneale Lymphknotenmetastasen
IIIA1i	Metastasen ≤ 10 mm
IIIA1ii	Metastasen › 10 mm
IIIA2	Mikroskopische extrapelvine Ausbreitung auf das Peritoneum außerhalb des kleinen Beckens mit oder ohne retroperitoneale Lymphknotenmetastasen
IIIB	Makroskopische extrapelvine Ausbreitung auf das Peritoneum außerhalb des kleinen Beckens ≤ 2 cm mit oder ohne retroperitoneale Lymphknotenmetastasen; schließt eine Ausbreitung auf die Leberkapsel und die Milz ein
IIIC	Makroskopische extrapelvine Ausbreitung auf das Peritoneum außerhalb des kleinen Beckens › 2 cm mit oder ohne retroperitoneale Lymphknotenmetastasen; schließt eine Ausbreitung auf die Leberkapsel und die Milz ein
IV	Fernmetastasen mit Ausnahme peritonealer Metastasen
IVA	Pleuraerguss mit positiver Zytologie
IVB	Parenchymale Metastasen der Leber und/oder der Milz, Metastasen zu außerhalb des Abdomens gelegenen Organen (einschließlich inguinaler Lymphknotenmetastasen und/oder anderer außerhalb des Abdomens gelegener Lymphknotenmetastasen)

Anmerkung:
- Metastasen an der Leberkapsel entsprechen Stadium III
- Leberparenchymmetastasen entsprechen Stadium IVB
- Um einen Pleuraerguss als Stadium IVA zu klassifizieren, muss ein positiver zytologischer Befund vorliegen
- Stadium IIc entfällt in der neuen Klassifikation

Prognose

Prognosefaktoren
- Wichtige unabhängige prognostische Faktoren: Tumorstadium, postoperativ verbliebener Tumorrest, Differenzierungsgrad, Lymphknotenstatus, Aszites
- Weitere unabhängige Prognosefaktoren: Alter, Allgemeinzustand, histologischer Typ (ungünstig sind klarzellige und undifferenzierte Karzinome), Tumorgrading, Intervall zwischen OP und adjuvanter Chemotherapie sollte ≤ 6 Wo. betragen (AGO 2016)
- Geringere Bedeutung haben Hormonrezeptorstatus, DNA-Gehalt/Ploidie und postoperativer CA 125-Verlauf.

14.2 Maligne Erkrankungen der Adnexe

Postoperativ verbliebener Tumorrest
- Eine operative Komplettresektion ohne verbleibenden Tumor (makroskopisch kein Tumorrest) bietet den besten Überlebensvorteil von etwa 60 % 5-Jahres-Gesamtüberleben.
- Eine Tumorreduktion mit makroskopischem Tumorrest hat auf das Gesamtüberleben keinen wesentlichen Einfluss (20–30 % 5-Jahre-Gesamtüberleben), verbessert möglicherweise den AZ i. S. der Palliation.

Studienlage
Der postoperative Tumorrest ist nach dem Stadium stärkster, unabhängiger Prognosefaktor. Dies belegen mehr als 20 einzelne Studien sowie eine bevölkerungsbezogene Studie mit Langzeitnachbeobachtung von 9,3 Jahren (Tingulstad et al. 2003) und eine Metaanalyse an 81 Kohorten mit 6.885 Pat. (Bristow et al. 2002).

✓ Der Tumorrest ist derzeit der einzige signifikante Prognosefaktor, der sich effektiv beeinflussen lässt. Daher soll die Pat. in einem gynäkologisch-onkologischen Zentrum mit großer Expertise operiert werden.

Offenbar sind die Tumorzellen sehr kleiner Resttumoren für die anschließende Chemotherapie mit höherer Wahrscheinlichkeit erreichbar. Dazu wird das Risiko von primär chemotherapieresistenten Zellklonen reduziert. Zusätzlich hat eine extensive tumorreduktive Operation wohl eine verbesserte Oxygenisierung der verbleibenden Tumorzellen zur Folge. Dadurch werden die verbliebenen Tumorzellen für die Apoptoseinduktion durch Chemotherapie empfindlicher. Diese Hypothesen zur Erklärung schließen nicht aus, dass auch das insgesamt zurückbleibende Tumorvolumen mit dem Rezidivrisiko korreliert.

Tumordifferenzierung (Grading) Ist bei vielen Tumorentitäten ein wichtiger Prognosefaktor. Für das Ovarialkarzinom gibt es kein verbindliches Gradingsystem. Meistens wird das Gradingsystem nach Silverberg, das sich am Nottingham-Grading des Mammakarzinoms anlehnt, benutzt. Es ist der wichtigste unabhängige Prognosefaktor für das rezidivfreie Überleben bei den Frühstadien. Im Stadium I bedeutet ein geringer Differenzierungsgrad im Vergleich zu einem hohen ein etwa 8-fach erhöhtes Risiko für ein Rezidiv (Vergote et al. 2001).

Weitere prognostische Faktoren
- Anzahl der vorausgegangenen Schwangerschaften: Frauen mit Ovarialkarzinom hatten bei höherer Zahl von Schwangerschaften eine ungünstigere Prognose (von Georgi et al. 2002).
- VEGF (vascular endothelial growth factor): Präoperativ erhöhte Serumspiegel sind prognostisch ungünstig. Die Expression von VEGF korreliert mit anderen ungünstigen Prognosefaktoren wie Aszitesmenge, Stadium und Grading.
- Hämoglobin im Vollblut vor Therapie: Präoperative Tumoranämie ist ein unabhängiger negativ prognostischer Faktor. Inwieweit ein normaler Hämoglobinwert möglicherweise zusätzlich vor Apoptose-Resistenzmechanismen schützt, muss noch geklärt werden.
- Intratumorale Lymphozyten: T-Zellen im Tumorgewebe sind prognostisch günstig.
- Kallikrein: Bei Nachweis von Kallikreinen (8, 11, 13) ist das rezidivfreie und das Gesamtüberleben von Ovarialkarzinompatientinnen verlängert. Kallikrein 11 war in multifaktoriellen Analysen unabhängig positiv für die Prognose.

Therapie des Ovarialkarzinoms

Die wesentlichen Therapiesäulen (▶ Abb. 14.4) sind die operative und die Systemtherapie (S3-Leitlinie für die Diagnostik und Therapie maligner Ovarialtumoren, AGO e. V. Stand Juni 2013). Die 3. Therapiesäule lokoregionärer Chemotherapie z. B. als erwärmte Chemotherapie (HIPEC) sollte nur innerhalb randomisierter klinischer Studien angewendet werden. Die Systemtherapie entwickelt sich derzeit mit der Immuntherapie (Bevacicumab) und den PARP-Inhibitoren zu einer weiter individualisierten Therapie.

Operative Therapie

Die Therapie des Ovarialkarzinoms soll unabhängig vom Alter der Pat. leitliniengerecht mit dem Ziel der postoperativen makroskopischen Tumorfreiheit erfolgen. Die operative Therapie soll in einem gynäkologischen Krebszentrum durch ein Ovarialkarzinom-erfahrenes Team erfolgen. Nur so kann ein optimales Ergebnis für die Pat. erreicht werden!

Frühes Ovarialkarzinom (FIGO IA-IIB)

Für die Klassifizierung eines Ovarialkarzinoms als ein frühes Karzinom ist es unerlässlich, diese Diagnose durch operatives Staging nachzuweisen. Konsequenzen hat das operative Staging für die Prognoseeinschätzung und die Notwendigkeit und Art der anschließenden Chemotherapie. Pat., die nach der OP bei vermeintlichem Frühkarzinom keine Chemotherapie erhalten und nicht vollständig operativ evaluiert sind, haben ein erhöhtes Risiko an der Erkr. zu versterben (HR = 2,31 [95 % CI = 1,08 bis 4,96], p = 0,03) im Vergleich zu Pat., die im Frühstadium nach komplettem operativem Staging ebenfalls keine Chemotherapie erhalten haben. Nach komplettem operativem Staging muss bei etwa 30 % der Fälle das Stadium zu einem höheren korrigiert werden.

Retroperitoneale Lymphknoten
- Häufig betroffen: 20 % im vermeintlichen Stadium I, 40 % im vermeintlichen Stadium II.

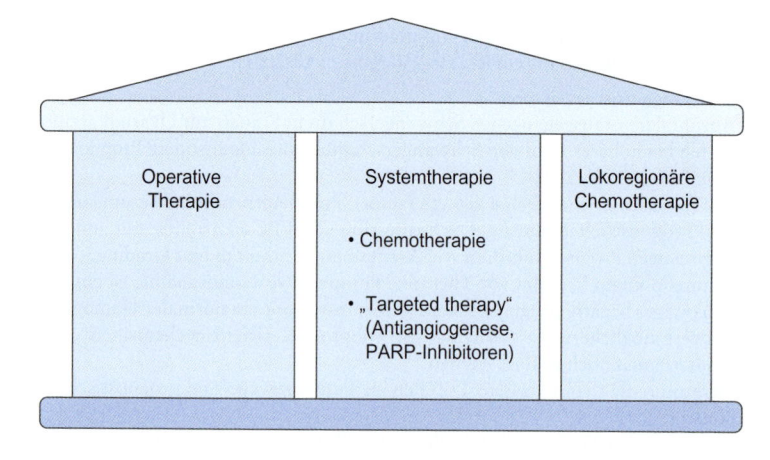

Abb. 14.4 Wesentliche Therapiesäulen des Ovarialkarzinoms (DGGG 2016)

- Bei Lymphknotenbeteiligung sind in 70 % paraaortale Lymphknoten befallen, in nur 10 % ausschließlich pelvine.
- In bis zu 30 % haben Pat. mit „frühem" Ovarialkarzinom okkulte Lymphknotenmetastasen, die zu einer Höherklassifikation in das Stadium FIGO III führen.
- Sie werden durch eine systematische Lymphonodektomie häufiger erkannt als durch ein sog. „sampling" (Trimbos et al. 2010).

✓ Eine ausschließlich pelvine oder eine nicht systematische (z. B. nur Sampling) oder einer nicht ausreichend hohe paraaortale Lymphonodektomie (= unterhalb der linken Nierenvene) verpasst die meisten Lymphknotenmetastasen.

Operatives Staging Das vollständige operative Staging ist nur über eine mediane Inzision von Symphyse um den Nabel bis zum Xiphoid zu beginnen. Bei nachgewiesener Expertise für diese minimal-invasive Tumoroperation ist alternativ das Staging auch mittels Laparoskopie mit hoher onkologischer Sicherheit bei ausgewählten Pat. im Stadium FIGO IA durchführbar. Dieser Zugang gilt noch als experimentell, die Mesenterialwurzel und das Zwerchfell oberhalb bzw. hinter der Leber kann nicht adäquat mitbeurteilt werden. Der Standard ist auch in frühen Stadien die Laparotomie mit den folgenden Schritten:
- Inspektion und Palpation der gesamten Abdominalhöhle (s. OP des fortgeschrittenen Ovarialkarzinoms).
- Peritonealzytologie.
- Biopsien aus allen auffälligen Stellen/Verwachsungen, multiple Peritonealbiopsien aus unauffälligen Regionen (Harnblasen-, Douglasperitoneum, parakolische Rinnen, Zwerchfell).
- Adnexexstirpation beidseits (hohes Absetzen der Gefäßbündel an Aorta oder V. cava, Vermeidung Kapselruptur des Tumors, sonst Erhöhung des Rezidivrisikos um Faktor 1,6).
- Hysterektomie.
- Radikale Omentektomie infragastrisch auch der milznahen Anteile, je vollständiger, desto sicherer, da Rezidive meist im Restnetz gefunden werden. Der Erhalt der Gefäßarkade am Magen ist meist möglich.
- Appendektomie (bei muzinösem oder intraoperativ unklarem Tumortyp).
- Pelvine, präsakrale und paraaortale Lymphonodektomie beidseits (bis Höhe Vv. renales).
- Ein kontralateral unauffälliges Ovar wird bei prämenopausalen Pat. mit nicht abgeschlossener Familienplanung bioptiert. Ein makroskopisch unauffälliges kontralaterales Ovar hat das Risiko okkulter Metastasen von 10 %.

✓
- Fertilitätserhalt ist im Einzelfall möglich, falls die sonst vollständige Staging-OP ein Stadium FIGO I mit nur einseitigem Befall bewiesen hat. Der makroskopisch unauffällige Uterus und die makroskopisch unauffälligen kontralateralen Adnexe verbleiben. Allerdings gibt es zu diesem Vorgehen keine Daten aus prospektiv randomisierten Studien.
- Nach Abschluss der Familienplanung gibt die Komplettierungs-OP mit Hysterektomie und Entfernung der kontralateralen Adnexe der Pat. zumindest eine relative Sicherheit, der Nutzen hinsichtlich des Gesamtüberlebens ist nicht bewiesen.

Fortgeschrittenes Ovarialkarzinom (FIGO IIB–IV)
Bei etwa 75 % aller Pat. mit einem invasiven Ovarialkarzinom ist bei der Erstbehandlung das Tumorgeschehen über Ovarien, Uterus oder Tuben hinaus fortgeschritten (ab FIGO Stadium IIB).

Ziele der Ovarialkarzinom-typischen Explorativlaparotomie
- Sicherung der Diagnose und des Ausmaßes der Erkr.
- Reduktion der Tumormasse ohne postoperativen Tumorrest (makroskopische Komplettentfernung) mit dem Ziel, das Leben signifikant zu verlängern oder die Pat. langfristig zu heilen.
- Optimale Ausgangslage für postoperative systemische Chemotherapie.
- Palliation: Verbesserung der Symptome wie abdominale Schmerzen, Obstruktions-bedingte Verdauungsbeschwerden oder Harnabflussstörungen oder Dyspnoe durch die Entfernung großer Tumormassen im Becken und des Omentumkuchens, verbunden mit der dadurch meist abnehmenden Aszitesproduktion.

Präoperative Vorbereitung
- Bildgebende Diagnostik (s. o.).
- Koloskopie bei Verdacht auf Darmbeteiligung zum Ausschluss eines primären kolorektalen Karzinoms oder zum Nachweis einer Darminfiltration (Tumormarker CEA?).
- Labor: Blutbild, Elektrolyte, Leberenzyme, Kreatinin.
- Blutbank: Type and Screen; Bereitstellung von Erythrozytenkonzentraten.
- Darmvorbereitung mit Darmspüllösung am Vortag der OP zur Reduktion der Morbidität und Mortalität (septische Komplikationen) im Zusammenhang mit Darmoperationen.
- Bei signifikanten Pleuraergüssen (ab 500 ml pro Seite): Pleuradrainage für die operative und unmittelbar postoperative Phase, für die optimale Oxygenierung und zur Prophylaxe von Atelektase-assoziierten Komplikationen.
- Breitspektrumantibiotika-Prophylaxe: z. B. Cephalosporin mit Metronidazol zum Zeitpunkt der Narkoseeinleitung. Bei entsprechender Dauer des Eingriffs Wiederholung nach 4–6 h, evtl. postoperativ Wiederholung nach 6 und 12 h.
- Thromboseprophylaxe: Maßnahmen, die das Thromboserisiko senken können, sind z. B. Stützstrümpfe perioperativ, Wadenkompression manuell oder pneumatisch in regelmäßigen Abständen intraoperativ, gepolsterte Lagerung in Steinschnitt- oder Rückenlage, niedermolekulares Heparin 12 h präoperativ, postoperativ täglich, bis die Pat. mobil ist.
- Unterkühlungsprophylaxe intraoperativ.
- Invasives Monitoring, Temperaturkatheter.
- Periduralkatheter zur postoperativen Schmerztherapie.
- Bett auf der Intensivstation.
- Viszeralchirurgisches Konsiliar in Bereitschaft.

Operatives Vorgehen Zugangsweg ist die mediane Inzision von der Symphyse um den Nabel bis zum Processus xiphoideus. Dies ist ein einfacher, schneller und nicht limitierender Zugang zu Becken, Mittel- und Oberbauch. Bei inadäquatem operativem Zugang (subumbilikal, Pfannenstiel, Laparoskopie) besteht das Risiko, dass Tumormetastasen im Oberbauch wie oberhalb und hinter der Leber oder an der Mesenterialwurzel sowie oberhalb oder hinter dem Magen „übersehen" werden oder als „zu kompliziert zu resezieren", also als inoperabel, eingestuft werden.
- Histologische Sicherung durch Schnellschnitt.
- Inspektion beider Ovarien, des Uterus und der Tuben.

14.2 Maligne Erkrankungen der Adnexe

- Revision Dünndarm, Dickdarm, Appendix, Sigma und Rektum.
- Revision Oberbauch mit Leber, Milz, Magen, Omentum minus (oberhalb kleiner Kurvatur), Bursa omentalis.
- Komplette Tumorreduktion auf Null mit maximalem Aufwand bei fortgeschrittenem Ovarialkarzinom und entsprechendem Allgemeinzustand der Pat.

Maximale Tumorreduktion In der Reihenfolge der Tumorreduktion empfiehlt sich intraoperativ eine Ausrichtung nach Größe der Tumormasse: größten Tumor zuerst resezieren, damit möglichst viel Reduktion von Tumormasse pro Zeiteinheit erreicht wird. Dies wird bedeutsam, falls die Operation wegen anästhesiologischem Notfall vorzeitig beendet werden muss.

- Netzresektion infragastrisch: Das Omentum majus ist zuerst von sämtlichen Darmschlingen abzupräparieren, dann erfolgt das infragastrische Absetzen unter Mitnahme der milznahen Anteile. Nicht befallenes Omentum majus wird ebenfalls infragastrisch möglichst unter Erhalt der Magengefäßarkade abgesetzt, Exploration der Bursa omentalis mit Tumorresektion ggf. vom Omentum minus.
- Adnexektomie bds. nach weiträumiger Eröffnung des Retroperitoneums, Hysterektomie, hohes Absetzen der Ovarialgefäßbündel an der Aorta bzw. der V. cava.
- Ggf. Deperitonealisieren des kleinen Beckens (Harnblase, Douglas).
- Resektion infiltrierter Abschnitte des Rektosigmoids. Dieser Abschnitt kann als hintere Exenteration en bloc die gesamte Deperitonealisierung des Beckens und das Absetzen des Uterus extraperitoneal mit den Adnexen zusammen mit dem infiltrierten Sigmoid umfassen.
- Resektion infiltrierter Dünndarmabschnitte.
- Appendektomie bei makroskopischem Befall, bei muzinöser oder intraoperativ unklarer Histologie regelhaft.
- Befallenes (parietales) Peritoneum einschließlich des Zwerchfellperitoneums (Deperitonealisieren) und des befallenen Zwerchfells (Full-thickness-Resektion).
- Peritoneum-Biopsien, falls keine offensichtliche Peritonealkarzinose: Douglas, Ligg. sacrouterina, Beckenwände, Blasenumschlag, Bauchwand, parakolische Rinnen, Zwerchfellkuppeln.
- Systematische pelvine und paraaortale Lymphadenektomie bis zur V. renalis bei kompletter Tumorresektion.
- Resektion auffälliger/befallener inguinaler oder hoher paraaortaler Lymphknoten (bis subphrenisch, soweit Klinik oder Bildgebung nicht andere, distante Herde beschreiben, individualisierte Indikationsstellung auch entsprechend Stand der technischen Erfahrungen des OP-Teams wg. erhöhtem Morbiditäts- und Mortalitätsrisiko im Bereich Truncus coeliacus/A. mesenterica superior).

Dieses Vorgehen ist zu empfehlen, wenn makroskopisch das gesamte Tumorgewebe entfernt werden kann (komplette Tumorreduktion, makroskopisch R0). Eine optimale Tumorreduktion ist eine makroskopisch vollständige Tumorentfernung, da so das 5-Jahres-Überleben von etwa 30 % auf etwa 60 % angehoben werden kann. Optimale Tumorreduktion kann in 50–85 % der von gynäko-onkologischen Experten in einem gynäkologischen Krebszentrum operierten Pat. mit fortgeschrittenem Ovarialkarzinom erreicht werden (Bristow et al. 2002, Elit et al. 2002, Münstedt et al. 2003, Petignat et al. 2000). Limitierende Faktoren sind der Befall des Leberparenchyms nahe großer Gefäße (nicht Auflagerungen) und mesenteriale, hohe retroperitoneale und extraabdominale Metastasen (s. u.).

Der Einsatz des Argon-Beam-Koagulators oder der gewebeselektiven Tumorfragmentierung mittels Ultraschall (CUSA, Cavitronic ultrasound sonicator aspirator) kann bei diffuser Peritonealkarzinose (Beispiel: massenhafter oberflächlicher Befall des Mesenteriums) zeitsparend zur Tumorreduktion beitragen.

✓ Nur die makroskopische Tumorkomplettresektion führt zu einem Überlebensvorteil!

Lymphadenektomie
- Im fortgeschrittenen Stadium FIGO IIIC/IV haben 70 % der Pat. histologisch befallene Lymphknoten, aber nur 19 % der Fälle haben palpatorisch auffällige Lymphknoten (Crawford et al. 2005, Eisenkop und Spirtos 2001, Isonishi et al. 2004, Morice et al. 2003, Panici et al. 2005, Tangjitgamol et al. 2003).
- 55 % der befallenen LK sind < 10 mm.
- Etwa 60 % der positiven Lymphknoten liegen paraaortal oberhalb der A. mesenterica inferior (häufigste Lokalisation).

Studienlage
Die pelvine und paraaortale Lymphadenektomie bei Tumorrest bis 1 cm im fortgeschrittenen Stadium hat möglicherweise auf das Gesamtüberleben keinen Einfluss, führte aber zu einer signifikanten Verlängerung des progressionsfreien Überlebens von 7 Mon. (29,4 vs. 22,4 Mon., Nachbeobachtung median 68,4 Mon.; Panici et al. 2005). Ob diese Verlängerung des krankheitsfreien Intervalls ein Vorteil für die Lebensqualität ist, wurde nicht untersucht. Die systematische Lymphadenektomie ist für das Gesamtüberleben möglicherweise nur sinnvoll, wenn Lymphknoten makroskopisch oder palpatorisch auffällig sind. Dazu wird die randomisierte LION-Studie 2017 veröffentlicht. Unklar ist, welchen Einfluss die Rezidivtherapie auf das Gesamtüberleben hatte und ob die Nachbeobachtungszeit zu kurz war, um einen Vorteil für das Gesamtüberleben zu zeigen.

Empfehlung zur Lymphadenektomie
- Falls intraperitoneal komplette Tumorresektion: systematische pelvine und paraaortale Lymphonodektomie bis zur V. renalis zur Herstellung von „makroskopisch R0".
- Intraperitoneal postoperativer Tumorrest > 0 mm: gezielte Resektion auffälliger Lymphknoten zur Tumorreduktion auf entsprechenden Tumorrestdurchmesser.
- Systematische pelvine und paraaortale Lymphonodektomie bei Tumorreduktion (0–10 mm), falls ein um 7 Mon. längeres progressionsfreies Intervall erreicht werden soll.
- „Graubereich" mit intraperitonealen Resten von 1–5 mm: systematische Lymphonodektomie erwägen – auch wegen möglichem Vorteil für Gesamtüberleben.

Tumorreduktion bei FIGO IV Die Prognose im Stadium IV lässt sich ebenfalls durch maximale Tumorreduktion verbessern.
- Leberteilresektion durch die Anwendung von Elektrokauterisation mit stumpfer Dissektion oder die Ultraschalldissektion sowie die anschließende Anwendung des Argon-Beam-Koagulators möglich.
- Ligatur größerer intrahepatischer Gefäße.
- Splenektomie bei parenchymatösen Metastasen in der Milz (Indikation siehe unten).

14.2 Maligne Erkrankungen der Adnexe

> **Studienlage**
> Pat. im Stadium IV profitieren von einer Tumorreduktion auf Reste ‹ 1 cm gegenüber Pat. mit größerem Resttumordurchmesser (Bristow et al. 1999, Liu et al. 1997, Mateo et al. 2005, Munkarah et al. 1997). Kann bei FIGO-IV-Leberbefall (selten) durch Leberteilresektion eine optimale Tumorreduktion erreicht werden, ergibt sich ein weitergehender Überlebensvorteil (Bristow et al. 1999).

Darmoperation Darmresektionen werden bei 40 % der Operationen bei fortgeschrittenem Ovarialkarzinom durchgeführt. Zur Tumorreduktion werden meist Rektosigmoid-Teilresektionen und seltener Dünndarm-Teilresektionen durchgeführt.

> **Studienlage**
> Wegen des Morbiditäts- und Mortalitätsrisikos sind Darmresektionen (v. a. multiple) zur Tumorreduktion dann sinnvoll, wenn ansonsten keine größeren Tumoren (› 1 cm) zurückbleiben (Bristow et al. 2003, O'Hanlan et al. 1995, Scarabelli et al. 2000, Tamussino et al. 2001, Weber und Kennedy 1994). Andernfalls erfolgen darmchirurgische Eingriffe ebenso wie operative Maßnahmen an den harnableitenden Organen, wenn eine funktionell bedeutsame Stenose vorliegt.
> Die Appendektomie erfolgt bei makroskopischem Befall. Bei unauffälliger Appendix (nur etwa 5 % mikroskopischer Befall) erfolgt die Appendektomie bei muzinöser oder intraoperativ unklarer Histologie (Ayhan et al. 2005).

Extreme Tumor- oder Aszitesmassen
Pat. mit extremen Tumor- oder Aszitesmassen haben eine erhöhte perioperative Mortalität (Yazdi, Miedema und Humphrey 1996). Eine nicht erfolgreiche operative Intervention („Auf-Zu") hat ebenfalls ein erhöhtes perioperatives Mortalitätsrisiko.
- Oft Indikation für primäre Kombinationschemotherapie, deren palliativer Effekt meist erst nach Wochen einsetzt.
- Nach 2–3 Zyklen systemischer Therapie typische Explorativlaparotomie.
- Zur Komplettierung von 6 Zyklen der Chemotherapie anschließend die restlichen Zyklen verabreichen.

Initiale oder neoadjuvante Chemotherapie, Intervall-Debulking-Operation

> **Studienlage**
> Die neoadjuvante Chemotherapie, gefolgt von einer Debulking-Operation, und die Intervall-Debulking-Operation zwischen Zyklen von paclitaxel- und platinhaltiger Kombinationschemotherapie scheint keinen Überlebensvor- oder -nachteil gegenüber der alleinigen Chemotherapie zu bieten. Beide Ansätze zeigen keine Unterlegenheit, wenn die Operation nicht extensiv durchgeführt wird (Tangjitgamol et al. 2016), z. B. weil dem OP-Team die Erfahrung oder die technische oder infrastrukturelle Voraussetzung fehlt. Der randomisierte Vergleich zu primärer Operation in Experten-Zentren mit hoher Komplettresektionsrate (›50 %) steht aus.

Rücknahme der operativen Radikalität Die Indikation zu oberbauchchirurgischen Eingriffen (Darmresektion, Splenektomie, Pankreasteilresektion, Leberteilresektion, Diaphragmaresektion, Lymphonodektomie oberhalb der kleinen Kurvatur des Magens) erfolgt individualisiert, da dieses Vorgehen mit erhöhter perioperativer Morbidität und Mortalität einhergehen kann. Die vollständige Tumorentfernung kann bei diffusem Wachstumsverhalten und ausgedehnter Peritonealkarzinose evtl. hinsichtlich erforderlicher Zeit oder hinsichtlich der Morbidität nicht sinnvoll sein (Beispiel: Massenhaft Implantate auf der Darmwand). In diesen Fällen ist die Tumorreduktion auf Reste < 0,5 cm das angestrebte chirurgische Ziel. In dieser Situation kann evtl. auf die Deperitonealisierung und die systematische Lymphadenektomie (siehe dort) bei makroskopisch unauffälligen Lymphknoten verzichtet werden.

Da die Resektion großer Tumormassen und eines großen Netztumors, eines großen Ovarialtumors oder großer zwischen den Darmschlingen gelegener Tumormassen die Beschwerden vermindern und den Allgemeinzustand verbessern können, ist auch bei gegebener lokaler Inoperabilität (Beispiel: massiver Befall mesenterialer Lymphknoten) oder bei eingeschränkter Narkosefähigkeit oft eine begrenzte Tumorresektion angezeigt.

Komplikationen der ausgedehnten Explorativlaparotomie
- Mortalität (1–4 %), Blutung (2–20 %), Herz-Kreislauf-Versagen (7 %), Pneumonie (11 %), thromboembolische Ereignisse (Lungenembolie 2 %), Relaparotomie (2 %).
- Weniger schwerwiegende Komplikationen sind Harnwegsinfekt (20 %), Fieber unklarer Genese (2–23 %), prolongierter Ileus (4–17 %).

Postoperative Versorgung
Richtet sich nach den Komplikationen der ausgedehnten Explorativlaparotomie.
- Unmittelbare postoperative Versorgung auf einer IMC-Wachstation oder Intensivstation mit speziellen Kenntnissen in der Überwachung und Therapie nach ausgedehnten abdominalen Tumoreingriffen (Amir, Shabot und Karlan 1997).
- Periduralkatheter-Anästhesie.
- Zentraler Venenkatheter wegen der großen Volumenverschiebungen und zur Prophylaxe bzw. frühzeitigem Erkennen kardiovaskulärer und pulmonaler Komplikationen.
- Überwachungsparameter: klinische Untersuchung, Thoraxauskultation, Puls, Blutdruck, Urinausscheidung, zentraler Venendruck und O_2-Sättigung mittels Pulsoxymeter.

Rezidivoperation
In der Rezidivsituation liegt per definitionem eine nicht mehr heilbare Erkrankung vor. Jedoch können durch Anwendung mutimodaler onkologischer Therapieansätze deutliche Verbesserungen hinsichtlich des klinischen Outcomes erzielt werden, je nach therapiefreiem Intervall, Zustand der Pat., Symptomatik, Tumorbiologie und bisher durchgeführten Therapien. Bei geeigneter Selektion der Pat. kann hier von einer gewissen Chronifizierung der Erkrankung gesprochen werden mit teilweise über 10 Therapielinien.

> **Studienlage**
> Der Stellenwert einer erneuten operativen Intervention des Rezidivtumors ist der umstrittenste Aspekt im therapeutischen Management, da immer eine Systemtherapie indiziert ist. Prospektive Daten, die die Frage beantworten könnten, welche Pat. tatsächlich von einer Rezidivchirurgie profitieren, existieren bisher nicht. Bislang publizierte retrospektive Analysen liefern vielversprechende Ergebnisse: Bei selektionierten Pat. mit platinsensitivem Ovarialkarzinomrezidiv kann nur dann eine Prognoseverbesserung (PFS und OS) erreicht werden, wenn dieses Kollektiv auch bei der Rezidivchirurgie tumorfrei operiert werden kann (Bristow, Puri und Chi 2009, Eisenkop, Friedman und Spirtos 2000, Galaal et al. 2010, Harter et al. 2006, Sehouli et al. 2010).

14.2 Maligne Erkrankungen der Adnexe

> Die Bedeutung der Rezidivoperation wird gegenwärtig in der Desktop-III-Studie prospektiv randomisiert evaluiert (ClinicalTrials.gov Identifier: NCT01166737).

AGO-Score: präoperativer Logarithmus zur Auswahl geeigneter Pat. für eine zweite max. zytoreduktive OP, um unnötige Morbiditäten und Risiken einer OP zu vermeiden. Ermittelt wird ein passendes Patientinnenkollektiv für das Erreichen einer makroskopischen Tumorfreiheit durch die Rezidivoperation. Wurde in der DESKTOP-II-Studie prospektiv evaluiert.

- Bei positivem AGO-Score mit gutem präoperativen AZ (ECOG 0), präoperativ keinem Nachweis von Aszites (Cut-Off-Wert 500 ml), erreichter Tumorfreiheit nach der Primäroperation kann mit einer Wahrscheinlichkeit von 76 % durch eine Rezidivoperation die makroskopische Tumorfreiheit erreicht werden (Harter et al. 2011).
- Bei negativem AGO-Score kann in spezialisierten Zentren noch in > 50 % der Fälle eine makroskopische Komplettresektion des Rezidivtumors erreicht werden. Entscheidend für den operativen Erfolg und die Prognose ist somit die Behandlung in einem spezialisierten High-volume-Zentrum mit hoher operativer und perioperativer Expertise.

Indikationen: Pat. mit platinsensitivem Rezidiv eines Ovarialkarzinoms kann leitlinienkonform eine Rezidivoperation angeboten werden, sofern eine makroskopische Komplettresektion des Rezidivs erreicht werden kann.

Systemtherapie

Die zwei wichtigsten Therapiesäulen bei der Behandlung des Ovarialkarzinoms sind die operative Therapie und die Systemtherapie. Die Systemtherapie (medikamentöse Therapie) besteht aus Chemotherapie (Zytostatika) und Therapie mit Antikörpern and small molecules, die gegen molekularbiologisch detektierte Eigenschaften des Tumors, die das Wachstum der Tumorzellen fördern, gerichtet sind (zielgerichtete Therapie).

Da das Ovarialkarzinom häufig erst im fortgeschrittenen Stadium diagnostiziert wird und wie oben beschrieben ein sehr heterogener Tumor mit unterschiedlichen histologischen Subtypen mit teilweise sehr hohem Genmutationspotenzial darstellt, ist nicht immer eine makroskopische Tumorfreiheit erreichbar und die Karzinome haben unterschiedliche Prognosen je nach Tumorbiologie. Im Gesamtbehandlungskonzept ist deswegen die Systemtherapie bis auf das Stadium 1a G1 integraler und enorm wichtiger Bestandteil. Als Ursache für die häufigen Tumorrezidive werden die auch trotz radikaler operativer Therapie mit Erreichen einer makroskopischen Tumorfreiheit intraabdominell disseminierten und in abdomine verbliebenen Tumorzellen oder Mikrometastasen, die der Operateur nicht resezieren kann, gesehen (Sugarbaker 2000). Dies kann in Analogie die systemische Dissemination von Tumorzellen beim Mammakarzinom (im Blut, im Knochenmark) betrachtet werden, nur sind diese Mikrometastasen oder Tumorzellen intraabdominell disseminiert. Die Rationale für die adjuvante Systemtherapie ist demnach die Elimination disseminierter, intraperitonealer Tumorzellen und Mikrometastasen (minimal residual disease).

Adjuvante Chemotherapie beim Ovarialkarzinom FIGO Ia–IIa

Stadium IA G1: Pat. profitieren nicht von einer adjuvanten Chemotherapie. Die 5-Jahres-Überlebensrate liegt nach adäquatem Staging und chirurgischer Primärtherapie bei ca. 98 %.

Stadium I–IIA (außer IA G1): Pat. profitieren von einer adjuvanten platinhaltigen Chemotherapie mit Carboplatin AUC 5 für 6 Zyklen (Lawrie et al. 2015). Bei IA G2, IB G1/2 kann eine Monotherapie angeboten werden, ab IC oder IA/B mit Grad 3 soll ein eine platinhaltige Therapie gegeben werden. Das Zytostatikum aus der pazifischen Eibe, das Taxan Paclitaxel in der Dosierung 175 mg/m^2 kann je nach histologischem Subtyp, Grading und Stadium in Kombination zum Carboplatin appliziert werden. Bei den Typ II, High-risk-Karzinomen (G3, seröse und klarzellige) kann auch im frühen Stadium eine Kombinationschemoherapie gegeben werden, höhere Effektivität ist nicht nachgewiesen.

Primäre Systemtherapie beim Ovarialkarzinom FIGO IIb–IV

Primäre Chemotherapie FIGO IIb–IV   Die primäre Chemotherapie erfolgt als Kombinationschemotherapie von Carboplatin in der Dosierung AUC 5 und Paclitaxel 175 mg/m^2 über 3 Stunden für 6 Zyklen alle 3 Wo. Bezüglich Wirkung und Toxizität ist dies nun seit 20 Jahren die beste Primärtherapie und etabliert als Standardchemotherapie. Cisplatin und Carboplatin sind äquieffektiv, wobei Carboplatin das günstigere Toxizitätsprofil hat. Es gibt bisher keine Daten, die für eine Therapieverlängerung über mehr als 6 Zyklen (als Erhaltungstherapie) oder für Dosis-Eskalationen oder für die Addition weiterer Zytostatika sprechen. Diese Aspekte sind in großen multizentrischen randomisierten Studien untersucht. Neue Daten einer japanischen Studie aus dem Jahre 2009 zeigten für ein japanisches Kollektiv eine Verlängerung des progressionsfreien Überlebens und des Gesamtüberlebens durch die Applikation eines dosisdichten, dosisintensivierten Schemas (Katsumata et al. 2013: JGOG-3016-Studie). Diese Ergebnisse konnten bisher für das kaukasische Kollektiv in 2 randomisierten Studien nicht bestätigt werden, was für ein unterschiedliches Therapieansprechen je nach ethnischer Zugehörigkeit spricht (Perren et al. 2011: MITO-7-Studie, GOG 262-Studie).

Antiangiogenese in Kombination mit der primären Chemotherapie und als Erhaltungstherapie beim Ovarialkarzinom FIGO IIIb–IV   Das Ovarialkarzinom ist ein hoch vaskularisierter Tumor. Angriffspunkt einer zielgerichteten Therapie stellt der vascular endothelial growth factor (VEGF) dar, der eine Schlüsselrolle bei der Angiogenese einnimmt. Die in 97 % der Ovarialkarzinome detektierbare erhöhte VEGF-Expression ist assoziiert mit maligner Progression, Aszites-Bildung durch Erhöhung der Permeabilität der peritonealen Blutgefäße und Bildung der für das Ovarialkarzinom typischen Peritonealkarzinose mit schlechter Prognose.

Mit **Bevacizumab** ist seit Dezember 2011 die erste zielgerichtete Therapie zur Behandlung des primären fortgeschrittenen Ovarialkarzinoms (FIGO-Stadium IIIB–IV) zugelassen und in der aktuellen Leitlinie als Standardtherapie empfohlen (keine Zulassung in den USA). Dabei wird Bevacizumab in einer Dosierung von 15 mg/kg kombiniert zur Chemotherapie und als Mono-Erhaltungstherapie alle 3 Wo. über insgesamt 15 Mon. verabreicht.

Der monoklonale Anti-VEGF-Antikörper Bevacizumab bindet VEGF und verhindert dessen Bindung an die endothelialen VEGF-Rezeptoren. Ein Vorteil beim progressionsfreien, nicht beim Gesamtüberleben wurde in zwei großen internationalen Phase-III-Zulassungsstudien (GOG-0218 und AGO-Ovar11/ICON7) nachgewiesen.

> **Studienlage**
> Die Behandlung mit Bevacizumab bewirkte eine signifikante Verlängerung des progressionsfreien Überlebens um 6 Mon. (13,1 vs. 19,1 Mon.; Analyse nach RECIST durch unabhängiges Expertenkomitee; Burger et al. 2011, GOG-0218).

14.2 Maligne Erkrankungen der Adnexe

> Ein signifikanter Vorteil für das Gesamtüberleben zeigte sich für das suboptimal operierte Patientinnenkollektiv (FIGO III mit Tumorrest > 1 cm bzw. FIGO IV bzw. nicht operiert). Dieses Subkollektiv mit erhöhtem Rezidivrisiko profitierte von frühen und kontinuierlichen Applikation von Bevacizumab über die Chemotherapie hinaus mit einen medianen Gesamtüberlebensvorteil von 9,4 Mon. (30,3 vs. 39,7 Mon.; Perren et al. 2011: AGO-Ovar11/ICON7).

Als häufigste Nebenwirkung war die arterielle Hypertonie (bis zu 23 %) zu verzeichnen, welche aber bei Einleitung einer antihypertensiven Therapie gut beherrscht werden konnte.

Weitere Forschung wird zeigen, ob es einen prädiktiven Faktor für Bevacizumab bzw. die Antiangiogenese gibt und ob verschiedene Subkollektive gleichermaßen von einer Anti-VEGF-Therapie profitieren. Die Ergebnisse der internationalen multizentrischen AGO-OVAR17-Studie werden möglicherweise die Frage beantworten, wie lange eine zielgerichtete Therapie mit Bevacizumab als Mono-Konsolidierungstherapie durchgeführt werden sollte.

Lokoregionäre Chemotherapie in der Primärtherapie

Rationale für die lokoregionäre, intraperitoneale Chemotherapie ist vor allem der im Vergleich zur intravenösen Applikation direkte Zugang der Zytostatika zu intraperitoneal disseminierten Tumorzellen und Mikrometastasen, der sog. minimal residual disease.

Die Tumorzellen in der Peritonealhöhle werden unabhängig vom Grad der Tumorvaskularisation mit einer höheren Chemotherapeutika-Konzentration erreicht (u. a. durch verringerte Inaktivierung durch Plasmaproteine).

Primäre intraperitoneale Chemotherapie Die intraperitoneale Chemotherapie wurde in mehreren großen prospektiven Phase-III-Studien untersucht. Die von Armstrong et al. (2006) publizierte Phase-III-Studie GOG-172 randomisierte 429 Pat. mit epithelialem Ovarialkarzinom FIGO III und postoperativem Resttumor < 1 cm. Diese Studie verglich den nordamerikanischen Standardarm Paclitaxel 135 mg/m^2 über 24 h i.v. + Cisplatin 75 mg/m^2 i.v. 3-wöchentlich für 6 Zyklen mit dem experimentellen Arm Paclitaxel 135 mg/m^2 über 24 h Tag 1 + Cisplatin 100 mg/m^2 i.p. Tag 2 + Paclitaxel 60 mg/m^2 i.p. Tag 8 im 3-wöchentlichen Schema für 6 Zyklen. Im Ergebnis dieser Studie zeigte sich zwar kein signifikanter Unterschied im progressionsfreien Überleben (18,3 vs. 23,8 Mon.), jedoch ein signifikanter Unterschied im Gesamtüberleben von 15,9 Mon. (49,7 vs. 65,6 Mon.) zugunsten des experimentellen Arms, der die intraperitoneale Applikation ins Behandlungskonzept inkludierte. Hauptkritikpunkte an dieser Studie und an der intraperitonealen Therapie als Therapiesäule im Rahmen der Gesamtbehandlungskonzeptes beim Ovarialkarzinom sind das Design des Standardarms (das nicht dem deutschen Standardarm entspricht) und der hohen Anzahl an Therapieabbrüchen wegen nicht tolerabler Toxizitäten mit einer signifikant schlechteren Lebensqualität im i.p.-Arm. Die AGO veranlasste dies zu dem Statement, dass bei den Studien zur intraperitonealen Therapie zu viele Variablen vermischt werden und somit der tatsächliche Wert nicht evaluiert werden konnte. Bei zu starken Toxizitäten, die vor allem katheterassoziiert (intraabdominelle Infektionen, Peritonitis, Adhäsionen, Schmerzen) auftraten, wird derzeit von der i.p.-Therapie außerhalb Studien abgeraten.

Aufgrund des höchsten Evidenzlevels (Level 1a) in der systematischen Cochrane-Metaanalyse von 9 prospektiven randomisierten Studien (Jaaback, Johnson und

Lawrie 2016), die einen signifikanten Gesamtüberlebensvorteil zugunsten der normothermen i. p.-Therapie trotz erhöhter Nebenwirkungsrate und vorzeitiger Beendigung der Therapie zeigte, ist die postoperative intraperitoneale Chemotherapie mit Cisplatin und Paclitaxel gemäß NCI-Empfehlung in den USA die Standardtherapie des fortgeschrittenen Ovarialkarzinoms. Im Durchschnitt lebten Pat. mit FIGO III-Ovarialkarzinom, die intraperitoneale Chemotherapie erhalten haben, 1 Jahr länger.

Primäre HIPEC (hypertherme intraperitoneale Chemotherapie) Führt in vitro und in vivo zu einem synergistischen tumoriziden und zytostatischen Effekt von Hyperthermie und Chemotherapie. Durch die Hyperthermie verbessert sich die Penetration der Zytostatika in das intraperitoneale Tumorgewebe. Zudem reduzierten sich katheterassoziierte Nebenwirkungen der i. p.-Therapie durch die einmalige Applikation der übererwärmten intraperitonealen Zytostatika-Infusion.

Dennoch konnte diese innovative Therapiemodalität zur Erweiterung des Behandlungsspektrums bei immer noch deutlich eingeschränkter Prognose des fortgeschrittenen Ovarialkarzinoms keinen Einzug in den klinischen Alltag bzw. die Studienlandschaft erhalten. Es gibt bis dato keinen ausreichend hohen Evidenzlevel für die HIPEC-Therapie, da zahlreiche nicht randomisierte Studien beim fortgeschrittenen sowie rezidivierten Ovarialkarzinom durchgeführt wurden. Dies ist vor allem dem vorrangig retrospektiven Charakter, der Vermischung der Entitäten, der sehr hohen Inhomogenität der Patientinnenkollektive und den unterschiedlichen Therapieschemata während der Applikation der HIPEC in den bisher publizierten Phase-I- und II-Studien ohne vorherige solide Dosisfindungsstudien geschuldet. Die erste randomisierte Studie in der Primärsituation wird derzeit in Jena und Bergamo durchgeführt (Chorine).

Dem Behandlungskonzept HIPEC-Therapie, bei dem der Pat. intraoperativ nach radikalem Tumordebulking mit Erreichen einer makroskopischen Tumorfreiheit über 60 bis 90 Min. eine erhitzte (41–43 °C) Chemotherapielösung, intraperitoneal appliziert wird, ist eine zum Teil hohe perioperative Morbidität und Mortalität immanent. Die aktuelle deutsche Leitlinie empfiehlt daher die Durchführung von HIPEC nur innerhalb klinischer Studien.

Neoadjuvante Chemotherapie

Die neoadjuvante Chemotherapie ist eine Therapieoption beim primär nicht komplett resektablen Ovarialkarzinom zur medikamentösen Zytoreduktion vor anschließendem Intervalldebulking bei Therapieansprechen (in vivo Chemosensitivitätsmessung). In randomisierten Studien (Rose et al. 2004, van der Burg et al. 1995, Vergote et al. 2010) zeigte sich kein Unterschied im PFS und OS, jedoch weniger perioperative Morbidität und Mortalität.

✓ In manchen europäischen Ländern und in den USA ist die neoadjuvante Chemotherapie Teil des standardmäßigen Behandlungskonzeptes. In Deutschland ist ein neoadjuvantes Behandlungskonzept derzeit nicht leitlinienkonform und sollte daher ausschließlich in Studien angewandt werden.

Systemtherapie bei Progression/Rezidiv

Es gibt zwar derzeit keine kurative Therapie des Rezidivs des Ovarial-, Tuben- und Peritonealkarzinoms. Die Pat. haben jedoch je nach Intervall zur platinhaltigen Primärtherapie und je nach Ansprechen auf die letzte platinhaltige Chemotherapie eine unterschiedliche Prognose.

Platinsensitives Rezidiv Der platinsensitive Tumor zeigte ein Therapieansprechen auf die platinhaltige Systemtherapie im Rahmen der Primärbehandlung und rezidiviert erst wieder in einem Intervall von 6 Mon. oder mehr zur letzten platinhaltigen Therapiegabe.

Das platinsensitive Ovarial-/Tuben-/Peritonealkarzinom-Rezidiv spricht mit hoher Wahrscheinlichkeit auf eine erneute platinhaltige Systemtherapie an. Die Ansprechrate steigt hierbei mit zunehmendem rezidivfreien Intervall. Das Progressionsfreie Überleben, in manchen Fällen sogar das Gesamtüberleben, und damit die Prognose in der Rezidivsitutation ist umso besser, je länger das platinfreie Therapieintervall ist.

Zu einer erneuten operativen Sanierung des platinsensitiven Rezidivs gibt es bisher keine prospektiven Daten. Es scheint ein Patientinnenkollektiv zu geben, das einen klinischen Benefit durch eine wiederholte Komplettresektion des Rezidivtumors hat.

Studienlage
Die internationale DESKTOP-III-Studie evaluiert den Stellenwert der Rezidivchirurgie. Es scheint ein Pat.-Subkollektiv zu existieren, bei denen gemäß eines positiven AGO-Scores (kein Aszites: Cut-off-Wert 500 ml, Z. n. kompletter Tumorresektion bei der primären Operation, ECOG 0) eine erneute komplette Resektabilität des Rezidivtumors erreicht werden kann und die somit von einer erneuten operativen Therapiestrategie in der Rezidivsituation profitieren könnten. Nur Pat. mit Erreichen einer makroskopischen Tumorfreiheit bei der Rezidiv-Operation haben einen Benefit von der operativen Intervention (Harter et al. 2006).

Die wesentliche Therapiesäule im Behandlungskonzept beim platinsensitiven Rezidiv ist die systemische Therapie. Diese besteht zumeist aus einer platinhaltigen Kombinationschemotherapie. Die Therapieschemata mit Carboplatin AUC 4 Tag 1 + Gemcitabin 1.000 mg/m^2 Tag 1 und Tag 8 3-wöchentlich, Carboplatin AUC 5 + Paclitaxel 175 mg/m^2 3-wöchentlich und Carboplatin AUC 5 + pegyliertes liposomales Doxorubicin (Caelyx) 30 mg/m^2 4-wöchentlich können leitlinienkonform angewendet werden.

Das Prinzip der Antiangiogenese wurde auch für die Rezidivsituation in der multizentrischen, randomisierten und placebokontrollierten Phase-III-Studie OCEANS als effektiv validiert und führte im November 2012 zur Zulassung von Bevacizumab beim 1. platinsensitiven Rezidiv ohne vorherige VEGF-gerichtete Therapie. Bevacizumab wird hierbei zur Chemotherapie (Carboplatin + Gemcitabin) appliziert und dann als Mono-Erhaltungstherapie weiter bis zum Progress oder nicht tolerabler, inakzeptabler Toxizität fortgeführt.

Studienlage
OCEANS-Studie: Das PFS im experimentellen Arm Carboplatin + Gemcitabin + Bevacizumab 15 mg/kg KG 3-wöchentlich verbesserte sich signifikant von 8,4 Mon. median im Standardarm Carboplatin + Gemcitabin auf 12,4 Mon. im Bevacizumab-Arm (Aghajanian et al. 2012).
Die Phase-III-Studie AGO-OVAR 2.21 hat die Rekrutierung abgeschlossen und hatte als Gegenstand der Untersuchung, welche Kombinationssystemtherapie (Carboplatin+ Gemcitabin + Bevacizumab oder Carboplatin + Caelyx + Bevacizumab) beim 1. platinsensitiven Rezidiv effektiver ist. Eingeschlossen wurden auch Pat., die bereits Bevacizumab

als antiangiogene Substanz in der Primärtherapie erhalten hatten in Analogie zu den Daten beim metastasierten kolorektalen Karzinom (ML 18147).
Die Annahme, dass je länger das platin- und tumorfreie Intervall ist, desto besser die Prognose der Pat., gilt als klinisch gesichert. Daraus und aus den Daten der OVA-301-Studie entsteht die Hypothese, dass eine Verlängerung des platinfreien Intervalls in der intermediär platinsensitiven Rezidivsituation (Rezidiv nach 6–12 Mon.) durch eine platinfreie Kombinationstherapie die Prognose des partiell platinsensitiven Rezidiv-Subkollektivs verbessern kann und eine im weiteren Verlauf der Erkr. erhöhte Platinsensitivtät erreicht werden kann. Dies wird in der laufenden Phase-III-Studie INOVATYON (Platin + Caelyx vs. Caelyx/Trabectedin [Yondelis]) untersucht.

Sehr vielversprechende Substanzen der zielgerichteten Behandlungsstrategie (targeted therapy) in der Rezidivsituation sind die PARP-Inhibitoren, zugelassen ist Olaparib. Rationale hierfür ist, dass 10–15 % der epithelialen Ovarialkarzinome Defizite in den Reparaturmechanismen auf Basis von BRCA1- oder BRCA2-Mutationen zeigen. Zusätzlich haben etwa 50 % der high-grade Ovarial-, Tuben- und Peritonealkarzinome außerdem Defizite in der Reparatur von DNA-Schäden aufgrund BRCA 1/2-Mutationen oder -Inaktivierung.

Das Wirkprinzip der **PARP-Inhibitoren** beruht auf der Hemmung des PARP-Enzyms, das für die Reparatur von DNA-Einzelstrangbrüchen in der Zelle wichtig ist. Wird Poly-ADP-Ribose-Polymerase inhibiert, kann in einer Tumor/Krebszelle mit Mutationen in den Tumorsuppressorgenen BRCA1/2 und/oder anderen Pathways der homologen Rekombination dieser alternative Reparaturmechanismus nicht stattfinden und es kommt zum Zelltod. Das Zusammenspiel aus PARP-Inhibition und Defekt in der homologen Rekombination wird als tumorselektive synthetische Letalität bezeichnet.

Übertragen auf die klinische Situation bedeutet dies, dass BRCA1/2-mutierte Pat. besonders empfänglich für eine Therapie mit PARP-Inhibitoren sein müssten. Die große, internationale und multizentrische, placebokontrollierte, prospektive und randomisierte Phase-II-Studie 19 von Ledermann et al. (2012 Publikation der Gesamtkohorte im NEJM und 2015 Publikation der geplanten Subgruppenanalyse der BRCA-Mutationsträgerinnen in Lancet Oncology) führte zur Zulassung des PARP-Inhibitors Olaparib (Lynparza®) im Dezember 2014. Olaparib versus Placebo wurde als orale medikamentöse Mono-Erhaltungstherapie (2 × 400 mg/d p. o.) bei Pat. mit platinsensitivem high-grade Ovarialkarzinom im Anschluss an eine platinhaltige Chemotherapie, auf die die Pat. ansprechen mussten, evaluiert. In der Subgruppe der Pat. mit BRCA1/2-Mutation im Tumor verlängerte Olaparib signifikant das PFS von 4,3 Mon. auf 11,2 Mon. um insgesamt 6,9 Mon. (HR=0,18) bei ausreichend guter Verträglichkeit. Olaparib führte zu einer 82%igen Reduktion des Risikos von Progression oder Tod. Hauptnebenwirkungen waren Nausea, Erbrechen, Fatigue, Anämie und Durchfall, welche aber nicht über CTCAE-Grad I und II hinausgingen und nicht zum Therapieabbruch führten. Somit ist das Therapiespektrum beim platinsensitiven high-grade serösen Ovarialkarzinom-Rezidiv für BRCA 1/2-Mutationsträgerinnen auf Keimbahn- oder somatischer Ebene mit erneutem Ansprechen auf eine platinhaltige Chemotherapie um die Mono-Erhaltungstherapie mit dem PARP-Inhibitor Olaparib erweitert worden.

Platinresistentes/-refraktäres Rezidiv Das platinresistente Ovarialkarzinomrezidiv hat ein sehr kurzes rezidivfreies Intervall von unter 6 Mon. nach Abschluss der letzten platinhaltigen Therapiegabe. Noch prognostisch schlechter ist der platinrefraktäre Tumor, der bereits unter der platinhaltigen Therapie rezidiviert bzw. progredient wird. Diese Patientinnengruppe hat eine sehr schlechte Prognose und damit stehen als Ziele der palliativen Therapie Linderung der Symptome sowie Sicherung bzw. Verbesserung der Lebensqualität im Vordergrund. Weder Kombinationschemotherapien noch eine operative zytoreduktive Therapie bringen in der platinresistenten Rezidivsituation nach derzeitiger Datenlage einen klinischen Benefit für dieses prognostisch stark eingeschränkte Patieninnenkollektiv und führen zu mehr Toxizität.

Es muss während der Betreuung der Pat. immer wieder Nutzen und Risiko einer palliativen Therapie abgewogen werden. Zur Symptomlinderung kann eine operative Intervention (z. B. palliative AP-Anlage) und/oder eine nebenwirkungsarme Systemtherapie in Betracht gezogen werden. Eine Monochemotherapie mit Topotecan (1,25–1,5 mg/m² Tag 1–5 3-wöchentlich oder wöchentlich Tag 1, 8 und 15, Zykluswiederholung 4-wöchentlich), pegyliertes liposomales Doxorubicin (Caelyx®: 40 mg/m² 4-wöchentlich), Paclitaxel wöchentlich (80 mg/m² Tag 1, 8 und 15, Zykluswiederholung 4-wöchentlich), Gemcitabin wöchentlich (1.000 mg/m² Tag 1, 8 und 15, Zykluswiederholung 4-wöchentlich oder Tag 1 und 8, 3-wöchentlich) und Treosulfan (5–7 g/m² 30-minütige Infusion Tag 1, 3-wöchentlich oder p. o. 400–600 mg/m²/d Tag 1–28, dann 28 Tage Pause) können in dieser Rezidivsituation appliziert werden und führen zu Ansprechraten von etwa 20 %.

Auch für das platinresistente Rezidiv liegen seit 2012 Ergebnisse der Phase-III-Studie AURELIA zur gezielten VEGF-Hemmung vor. Bevacizumab wird nun gemäß Zulassungstext in Kombination mit Paclitaxel, Topotecan oder pegyliertem liposomalem Doxorubicin zur Behandlung von erwachsenen Patienten mit platinresistentem Rezidiv eines epithelialen Ovarialkarzinoms, Eileiterkarzinoms oder primären Peritonealkarzinoms angewandt, die zuvor mit höchstens zwei Chemotherapien behandelt wurden und die zuvor keine Therapie mit Bevacizumab oder einem anderen VEGF-Inhibitor bzw. auf den VEGF-Rezeptor zielenden Substanzen erhalten haben.

> **Studienlage**
> AURELIA-Studie: Die Pat. wurden entweder in den Standardarm mit einer Standard-Monochemotherapie (Paclitaxel, Topotecan oder pegyliertes liposomales Doxorubicin) mit Placebo oder in den experimentellen Arm, bestehend aus einer Standard-Monochemotherapie in Kombination mit Bevacizumab und anschließender Mono-Konsolidierungstherapie bis Progress oder inakzeptable Toxizität, randomisiert. Es zeigte sich bei den insgesamt 361 Pat. eine signifikante Verlängerung des PFS von 3,4 auf 6,7 Mon. zugunsten des Armes mit dem monoklonalen antiangiogenetischen Antikörper gegen VEGF. Vor allem jedoch die signifikante Symptomkontrolle und Verbesserung der Lebensqualität ist unter den palliativen Aspekten die besonders wertvolle Information aus dieser Studie. Unter der Therapie mit dem Anti-VEGF-Antikörper kam es bei signifikant mehr Pat. (≥ 15 %) zu einer Verbesserung abdominaler und GI-Symptome im Vergleich zur alleinigen Chemotherapie sowie zur Verbesserung körperlicher, sozialer und emotionaler Funktionen.

✓ Aufgrund der begrenzten Prognose von Pat. mit platinresistentem Rezidiv sollte sich die Behandlung insbesondere unter Berücksichtigung der Toxizität an der Lebensqualität orientieren. Effekte von Dritt- und Viertlinien-Chemotherapien auf das Überleben sind nicht nachgewiesen.

Neue Therapieoptionen

Zukunft bei der Behandlung der unterschiedlichen Subtypen des Ovarial-, Tuben- und Peritonealkarzinoms mit unterschiedlicher Prognose ist die zielgerichtete Therapie je nach molekularbiologischem Subtyp. Ein Haupttarget für Behandlung ist die Antiangiogenese mit Tyrosinkinasehemmern (Ninteclanib, Pazopanib) und dem Angiopoetin-Hemmer Trebananib.

Neue therapeutische Optionen in der Systemtherapie ergeben sich auch durch Defizite bei der DNA-Reparatur (homologe Rekombination) beim Ovarialkarzinom. Mehrere PARP-Inhibitoren (Olaparib, Rucaparib) werden derzeit in klinischen Studien evaluiert. Eine vielversprechende Phase III-Studie für die Primärsituation beim high-grade Ovarialkarzinom (PAOLA-1-Studie) rekrutiert aktuell (2016) und untersucht den klinischen Benefit der Kombination aus Antiangiogenese mit PARP-Inhibition.

Weitere translationale Projekte zur Untersuchung neuer, direkter, individueller prädiktiver Marker und ggf. Selektion zielgerichteter Therapien, unter anderem auch Immuntherapie (Checkpoint-Inhibitoren), anhand molekularbiologischer Verfahren sind derzeit Gegenstand internationaler Studienkonzepte.

14.2.2 Maligne Keimzelltumoren

Definition Die primitive omnipotente Keimzelle bildet den Ursprung dieser Tumoren. Es sind Neoplasien mit embryonaler bzw. extraembryonaler Differenzierung. Entsprechend der Omnipotenz beinhalten die Tumoren häufig Anteile aller 3 Keimblätter unterschiedlichen Reifegrades.

Einteilung Die Keimzelltumoren werden gemäß der WHO eingeteilt (▶ Tab. 14.8, ▶ Abb. 14.5). Etwa 3 % der Keimzelltumoren sind maligne. Sie machen insgesamt 3–10 % aller malignen Ovarialtumoren aus.

Klinik Für das Ovarialkarzinom typische Symptome wie Bauchumfangszunahme. Meist Entdeckung anlässlich von Routineuntersuchungen.

Diagnostik Analog zum Ovarialkarzinom transvaginale Sonografie, CT-Thorax-Abdomen, plus MR-Schädel. Zur Verlaufskontrolle AFP und β-HCG als Tumormarker.

Therapie Ziele der operativen Behandlung sind die Diagnose, die vollständige Entfernung und der Fertilitätserhalt. Bei malignen Keimzelltumoren ist wie beim Ovarialkarzinom ein sorgfältiges chirurgisches Staging erforderlich (Stadium IA: einseitige Adnexektomie mit Fertilitätserhalt).

Tab. 14.8 Häufigkeitsverteilung der Keimzelltumoren (nach Prat et al. 2014)	
Dysgerminom	45 %
Immatures Teratom	35 %
Gemischte Keimzelltumoren	6 %
Endodermaler Sinustumor	10 %
Embryonales Karzinom	2 %
Polyembryom	–
Chorionkarzinom	1 %
Andere (z. B. maligne Struma ovarii)	1 %

14.2 Maligne Erkrankungen der Adnexe

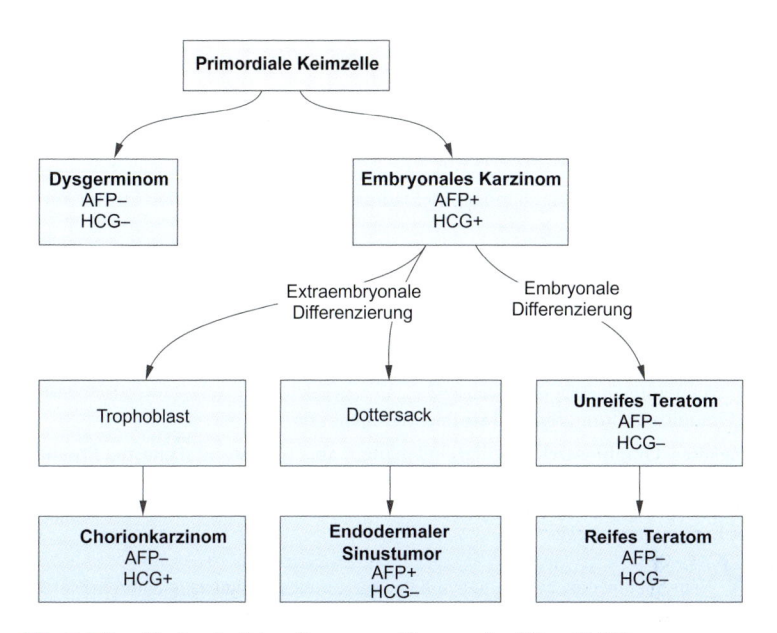

```
                    Primordiale Keimzelle
                   /                    \
        Dysgerminom              Embryonales Karzinom
        AFP–                     AFP+
        HCG–                     HCG+
                           /                    \
              Extraembryonale              Embryonale
              Differenzierung              Differenzierung
                /          \                    |
        Trophoblast      Dottersack         Unreifes Teratom
                                            AFP–
                                            HCG–
            |               |                   |
        Chorionkarzinom   Endodermaler      Reifes Teratom
        AFP–              Sinustumor        AFP–
        HCG+              AFP+              HCG–
                          HCG–
```

Abb. 14.5 Klassifikation der Keimzelltumoren und Tumormarker AFP und β-HCG

Außer bei reinen Dysgerminomen Stadium IA und bei malignen Teratomen Stadium IA, G1 sollte eine platinbasierte Chemotherapie angeschlossen werden. Der Standard sind 2 bis 4 Zyklen Etoposid und Cisplatin. Bei intraoperativer Ruptur oder positiver Zytologie sind in der Regel Kombinationen aus Cisplatin, Etoposid, ergänzt durch Ifosfamid (PEI) oder Bleomycin (PEB) empfohlen. Bei lokalen Tumoren werden 2–3 Zyklen, bei organüberschreitenden und disseminierten Tumoren 4 Zyklen Chemotherapie gegeben. Genauere Untersuchungen zur Anzahl der benötigten Zyklen liegen derzeit jedoch noch nicht vor. Größere randomisierte Studien sind nicht publiziert. Selbst in der Persistenz- oder Rezidivsituation ist mit dem VAC-Schema (Vincristin, Actinomycin, Cyclophosphamid) noch bei 40 % der Pat. eine Heilung möglich.

14.2.3 Maligne Keimstrang-Stroma-Tumoren

> ✓ Leiten sich von der nicht germinativen Komponente der Gonaden ab, sind aber hormonell aktiv. Bei den Tumoren mit malignem Potenzial, dem Granulosazelltumor, dem Sertoli-Leydig-Zelltumor mit G2/G3 oder dem Steroid-Zelltumor NOS ist das operative Staging entsprechend dem frühen Ovarialkarzinom wichtig.

Granulosazelltumor

Ätiologie und Einteilung Granulosazelltumoren machen ca. 5 % der malignen Ovarialtumoren aus. Unterschieden werden adulte (ab dem 3.–4. Lebensjahrzehnt) und die selteneren juvenilen Formen. Beide Subtypen haben eine mehr als 90%ge 10-Jahres-Überlebensrate. Spätrezidive kommen vor allem beim adulten Typ vor.

Klinik
- Etwa 80 % verursachen endokrine Symptome mit Zeichen einer Östrogenwirkung.
- Zu 95 % einseitiges Wachstum als große Tumoren.
- Normalerweise keine miliare peritoneale Metastasierung.

Diagnostik Inhibin und Anti-Müller-Hormon (AMH) sind sensitive Serummarker. Die Diagnose erfolgt häufiger im Stadium I als beim epithelialen Ovarialkarzinom.

Therapie
- Operative Therapie ▶14.2.1.
- Chemotherapie bei ovarübergreifender Ausbreitung in Anlehnung an das Vorgehen bei Ovarialkarzinomen. Auch Schemata wie sie bei der Behandlung der Keimzelltumoren zum Einsatz kommen (Cisplatin, Vinblastin, Etoposid, Bleomycin) können eingesetzt werden.
- Granulosazelltumoren sind strahlensensibel.

Prognose Granulosazelltumoren sind maligne aber prognostisch günstig. Prognostisch bedeutsam sind Stadium, Ruptur, Grading, Mitosefrequenz, Alter über 40 Jahre und Tumorgröße über 15 cm. Von besonderer prognostischer Bedeutung ist der Lymphknotenstatus.

> ✓ Neue therapeutische Alternative beim Rezidiv eines Keimstrangtumors ist auch hier die Antiangiogenese mit Bevacizumab (ALIENOR-Studie).

Borderline-Tumor

Ätiologie und Einteilung Borderline-Tumoren weisen eine verstärkte atypische Epithelproliferation ohne destruierendes invasives Wachstum, jedoch mit mitotischer Aktivität und Kernatypien auf. 50 % sind serös (SBOT), 46 % muzinös (MBOT), 4 % sind andere Histologien. Sie machen etwa 9–16 % aller nicht benignen epithelialen Ovarialtumoren aus. Betroffen sind jüngere Pat. Sie sind meist noch länger ohne Symptome als Ovarialkarzinom-Pat., die Diagnose wird häufiger im Stadium I (50–90 %) gestellt und die Pat. haben deutlich höhere 5-Jahres-Überlebensraten (80–95 %). Relevant ist die Unterscheidung zwischen serösen und muzinösen Borderline-Tumoren.

Ätiologie Risikofaktoren sind Infertilität, Adipositas, Talkumexposition. BRCA1-/2-Mutationen sind nicht mit einer erhöhten Inzidenz assoziiert.

Diagnostik Für die histologische Diagnosestellung werden mind. 2 der folgenden 4 Kriterien in wenigstens 10 % des Tumorgewebes gefordert:
- Papillenbildung
- Mehrreihigkeit des Epithels
- Erhöhte Mitosezahl
- Geringe bis mäßige nukleäre Atypie

Die histologische Typisierung der Borderline-Tumoren erfolgt gemäß der WHO-Klassifikation in seröse, muzinöse (intestinaler und endozervikaler Typ), endometrioide, klarzellige, transitionalzellige und gemischtzellige. Die Unterscheidung der histologischen Subtypen ist von klinischer Bedeutung.

Prognose Borderline-Tumoren der Ovarien haben eine gute Prognose. Noninvasive peritoneale und omentale Metastasen sowie eine Beteiligung der regionären

Lymphknoten werden bei 25 % aller serösen Borderline-Tumoren gefunden und bedeuten keine Verschlechterung der Prognose.

Prognose beim serösen BOT beeinflussend:
- Bilateraler Tumor in 30 %
- Extraovarielle Implantate in 20 bis 40 %, davon invasiv 12 % (LGS-OVCA; Implantate enthalten die gleichen KRAS- und BRAF-Mutationen wie im Ovarialtumor)
- Mikroinvasion
- Lymphknotenbefall
- Mikropapilläres Muster – Prognose deutlich schlechter

Eine unabhängige prognostische Bedeutung haben:
- Stadium I 98 % 5-Jahresüberleben, bei invasiven extraovariellen Implantaten nur noch 66 % 5-Jahresüberleben
- Hohes Lebensalter der Pat.
- Tumorrest nach Primäroperation
- Invasive peritoneale Implantate

Operative Therapie Die Staging-Operation ist wichtig, das Stadium wird in 10–30 % höhergestuft. Bei den benignen Tumoren sowie den Tumoren mit malignem Potenzial im Stadium FIGO IA und bestehendem Kinderwunsch ist der Erhalt von Uterus und kontralateralen Adnexen möglich:
- Wird der Uterus belassen, ist die Hysteroskopie und Abrasio durchzuführen, um eine zusätzliche Endometriumhyperplasie oder ein Endometriumkarzinom auszuschließen (Östrogenaktivität, Granulosazelltumor).
- Bei Tumoren mit malignem Potenzial ist eine Komplettierung der OP zu empfehlen.

Der Nutzen einer adjuvanten Chemo- oder Radiotherapie ist nicht nachgewiesen. War die operative Tumorresektion R1 oder R2, ist die Chemotherapie möglicherweise sinnvoll. Die Therapie beinhaltet ein:
- Sorgfältiges chirurgisches Staging mit Inspektion des Abdomens, Spülzytologie, Peritonealbiopsien, Omentektomie.
- Bei Zufallsbefund oder Diagnose eines Borderline-Tumors nach Laparoskopie ist Staging per laparotomiam Standard. Das Ziel der operativen Therapie ist auch hier die komplette Tumorresektion mit der Vermeidung der intraoperativen Tumorzellverschleppung (bzw. Tumorruptur).
- Bei postmenopausaler Pat. oder abgeschlossener Familienplanung erfolgt die beidseitige Adnexektomie mit Hysterektomie.
- Bei beidseitigen zystischen Borderline-Tumoren und dringendem Kinderwunsch ist die uni- oder bilaterale ovarerhaltende Zystektomie vertretbar aber mit einem erhöhten (ca. 4-fach) Rezidiv-Risiko insbesondere bei MBOT assoziiert.
- Die systematische pelvine und paraaortale Lymphonodektomie ist bei makroskopisch unauffälligen Lymphknoten ohne Überlebensvorteil und daher nicht zu empfehlen.
- Beim muzinösem Borderline-Tumor vom intestinalen Typ sollte zusätzlich eine Appendektomie zum Ausschluss einer Ovarmetastase bei muzinösem Appendixtumor erfolgen.

Chemotherapie
- Im Stadium III mit invasiven extraovariellen Implantaten kann eine adjuvante platinbasierte Chemotherapie erwogen werden. Bei SBOT gibt es bisher keinen Nachweis für ein verbessertes onkologisches Ergebnis. Bei MBOT soll ein gast-

rointestinaler Ersttumor ausgeschlossen werden, damit eine spezifische Chemotherapie für z. B. kolorektales Karzinom erwogen werden kann.
- Bei Stadium III und inkomplettem Debulking (R1/R2) liegen Daten von kleineren Gruppen mit platinbasierter Chemotherapie unterschiedlichem Ansprechen vor. Therapeutischer Benefit konnte auch hier bislang nicht gezeigt werden.
- Für die Frühstadien (FIGO I/II) konnte bisher kein Nutzen der Chemotherapie bewiesen werden.

✓ Therapie des frühen Ovarialkarzinoms (FIGO I–IIA)
- Adäquates chirurgisches Staging/OP
- Adjuvante platinhaltige Chemotherapie über 6 Zyklen (außer FIGO IA G1)

Therapie des fortgeschrittenen Ovarialkarzinoms (FIGO IIB–IV)
- Radikale leitliniengerechte zytoreduktive OP mit dem Ziel des Erreichens einer makroskopischen Tumorfreiheit und
- State-of-the-art-Chemotherapie mit Carboplatin AUC5 und Paclitaxel 175 mg/m^2 über 3 h i. v. für insgesamt 6 Zyklen alle 3 Wo. und
- Ab Stadium IIIB–IV auch in Kombination mit Bevacizumab 15 mg/kg über insgesamt 15 Mon. möglich.

Literatur

Aghajanian C, et al. OCEANS: a randomized, double-blind, placebo-controlled phase III trial of chemotherapy with or without bevacizumab in patients with platinum-sensitive recurrent epithelial ovarian, primary peritoneal, or fallopian tube cancer. J Clin Oncol 2012; 30(17): 2039–45.

Amir M, Shabot MM, Karlan BY. Surgical intensive care unit care after ovarian cancer surgery: an analysis of indications. Am J Obstet Gynecol. 1997 Jun;176(6):1389–93.

Andersen ES, et al. Risk of malignancy index in the preoperative evaluation of patients with adnexal masses. Gynecol Oncol 2003; 90: 109–12.

Armstrong DK, et al. Intraperitoneal cisplatin and paclitaxel in ovarian cancer. N Engl J Med. 2006; 354(1): 34–43.

Ayhan A, et al. Routine appendectomy in epithelial ovarian carcinoma: is it necessary? Obstet Gynecol 2005; 105(4): 719–24.

Beck L, et al. Gutartige gynäkologische Erkr. I. In: Bender HG (Hrsg.): Klinik der Frauenheilkunde und Geburtshilfe Band 8. München–Wien–Baltimore: Urban & Schwarzenberg, 1995.

Bennett JA, Oliva E. Pathology of the adnexal mass. Clin Obstet Gynecol 2015; 58(1): 3–27.

Bristow RE, Puri I, Chi DS. Cytoreductive surgery for recurrent ovarian cancer: a meta-analysis. Gynecol Oncol 2009; 112(1):265–74.

Bristow RE, et al. Survival impact of surgical cytoreduction in stage IV epithelial ovarian cancer. Gynecol Oncol 1999; 72(3): 278–87.

Bristow RE, et al. Survival effect of maximal cytoreductive surgery for advanced ovarian carcinoma during the platinum era: a meta-analysis. J Clin Oncol 2002; 20(5): 1248–59.

Bristow RE, et al. Radical oophorectomy with primary stapled colorectal anastomosis for resection of locally advanced epithelial ovarian cancer. J Am Coll Surg 2003; 197(4): 565–74.

Burger RA, et al. Incorporation of bevacizumab in the primary treatment of ovarian cancer. N Engl J Med 2011; 365(26): 2473–83.

Christensen JT, Boldsen JL. Westergaard JG. Functional ovarian cysts in premenopausal and gynecologically healthy women. Contraception 2002; 66: 153–7.

Cibula D, et al. Tubal ligation and the risk of ovarian cancer: review and meta-analysis. Hum Reprod Update 2011; 17(1): 55–67.

Cools M, et al. Germ cell tumors in the intersex gonad: old paths, new directions, moving frontiers. Endocr Rev 2006; 27(5): 468–84.

Crawford SC, et al. Does aggressive surgery only benefit patients with less advanced ovarian cancer? Results from an international comparison within the SCOTROC-1 Trial. J Clin Oncol 2005; 23(34): 8802–11.

Crispens MA. Borderline ovarian tumours: a review of the recent literature. Curr Opin Obstet Gynecol 2003; 15(1): 39–43.

Crum CP, et al. Lessons from BRCA: the tubal fimbria emerges as an origin for pelvic serous cancer. Clin Med Res 2007; 5(1): 35–44.

Deligeoroglou E, et al. Ovarian masses during adolescence: clinical, ultrasonographic and pathologic findings, serum tumor markers and endocrinological profile. Gynecol Endocrinol 2004; 19(1): 1–8.

DePriest PD, DeSimone CP. Ultrasound screening for early detection of ovarian cancer. J Clin Oncol 2003; 21: 194–9.

Deutsche Gesellschaft für Gynäkologie und Geburtshilfe (DGGG). Leitlinie Diagnostik, Therapie und Nachsorge maligner Ovarialtumoren. AWMF Registrierungsnr.: 032–035OL. 2016.

Eisenkop SM, Spirtos NM. The clinical significance of occult macroscopically positive retroperitoneal nodes in patients with epithelial ovarian cancer. Gynecol Oncol 2001; 82(1): 143–9.

Eisenkop SM, Friedman RL, Spirtos NM. The role of secondary cytoreductive surgery in the treatment of patients with recurrent epithelial ovarian carcinoma. Cancer 2000; 88(1): 144–53.

Ekerhovd E, et al. Preoperative assessment of unilocular adnexal cysts by transvaginal ultrasonography: a comparison between ultrasonographic morphologic imaging and histopathologic diagnosis. Am J Obstet Gynecol 2001; 184: 48–54.

Elit L, et al. Outcomes in surgery for ovarian cancer. Gynecol Oncol. 2002; 87(3): 260–7.

Falconer H, et al. Ovarian cancer risk after salpingectomy: a nationwide population-based study. J Natl Cancer Inst 2015; 107(2).

Farguhar C, Brown J, Marjoribanks J. Laparoskopic drilling by diathermie or laser for ovulation induction in anovulatory polycystic ovary syndrome. Cochran Database Syst Rev 2012 Jun 13; 6.

Galaal K, et al. Cytoreductive surgery plus chemotherapy versus chemotherapy alone for recurrent epithelial ovarian cancer. Cochrane Database Syst Rev 2010;(6): CD007822.

Göbel U, et al. Dysgerminome: Klinik, Therapie und Prognose unter Berücksichtigung der kooperativen Therapiestudie MAKEI 83/86 für nichttestikuläre Keimzelltumoren der Gesellschaft für Pädiatrische Onkologie (GPO). Geburtshilfe Frauenheilkd 1989; 49: 737–42.

Guerriero S, et al. Transvaginal ultrasound and computed tomography combined with clinical parameters and CA-125 determinations in the differential diagnosis of persistent ovarian cysts in premenopausal women. Ultrasound Obstet Gynecol 1997; 9: 339–43.

Guillem V, Poveda A. Germ cell tumours of the ovary. Clin Transl Oncol 2007; 9(4): 237–43.

Hardiman P, Pillay OC, Atiomo W. Polycystic ovary syndrome and endometrial carcinoma. Lancet 2003; 361(9371): 1810–2.

Harter P, et al. Surgery in recurrent ovarian cancer: the Arbeitsgemeinschaft Gynaekologische Onkologie (AGO) DESKTOP OVAR trial. Ann Surg Oncol 2006; 13(12): 1702–10.

Harter P, et al. Prospective validation study of a predictive score for operability of recurrent ovarian cancer: the Multicenter Intergroup Study DESKTOP II. A project of the AGO Kommission OVAR, AGO Study Group, NOGGO, AGO-Austria, and MITO. Int J Gynecol Cancer 2011; 21(2): 289–95.

Holt VL, Cushing-Haugen KL, Darling JR. Oral contraceptives, tubal sterilization, and functional ovarian cyst risk. Obstet Gynecol 2003; 102: 252–8.

IARC Monographs on the Evaluation of Carcinogenic Risks to Humans, Vol 72. Hormonal Contraception and Post-menopausal Hormonal Therapy, IARC, Lyon, Frankreich, 1999.

Isonishi S, et al. Drug sensitivity-related benefit of systematic lymphadenectomy during cytoreductive surgery in optimally debulked stages IIIc and IV ovarian cancer. Gynecol Oncol 2004; 93(3): 647–52.

Jaaback K, Johnson N, Lawrie TA. Intraperitoneal chemotherapy for the initial management of primary epithelial ovarian cancer. Cochrane Database Syst Rev 2016; (1): CD005340.

Katsumata N, et al. Long-term results of dose-dense paclitaxel and carboplatin versus conventional paclitaxel and carboplatin for treatment of advanced epithelial ovarian, fallopian tube, or primary peritoneal cancer (JGOG 3016): a randomised, controlled, open-label trial. Lancet Oncol 2013; 14(10): 1020–6.

Kinkel K, et al. US characterization of ovarian masses: a metaanalysis. Radiology 2000; 217: 803–11.

Kinoshita T, et al. MR findings of ovarian tumors with cystic components. Br J Radiol 2000; 73: 333–9.

Knudsen UB, et al. Management of ovarian cysts. Acta Obstet Gynecol Scand 2004: 83; 1012–21.

Kuo DY, Jones JG, Runowicz CD. Diseases of the ovary and fallopian tubes. In: Scott JR, et al. (eds.). Danforth's Obstetrics & Gynecology 8th Edition. Philadelphia: Lippincott Williams & Wilkins, 1995, 865–908.

Lawrie TA, et al. Adjuvant (post-surgery) chemotherapy for early stage epithelial ovarian cancer. Cochrane Syst Rev 2015; 12: CD004706.

Ledermann J, et al. Olaparib maintenance therapy in platinum-sensitive relapsed ovarian cancer. N Engl J Med 2012; 366(15): 1382–92.

Ledermann J, et al. Correction to Lancet Oncol 2014; 15: 856. Olaparib maintenance therapy in patients with platinum-sensitive relapsed serous ovarian cancer: a preplanned retrospective analysis of outcomes by BRCA status in a randomised phase 2 trial. Lancet Oncol 2015; 16(4): e158.

Lehnert H. Endokrinologie. Dtsch Med. Wochenschr 2007; 132: 1420–3.

Liu PC, et al. Effect of surgical debulking on survival in stage IV ovarian cancer. Gynecol Oncol 1997; 64(1): 4–8.

Lu KH, Gershenson DM. Update on the management of ovarian germ cell tumors. J Reprod Med 2005; 50(6): 417–25.

MacKenna A, et al. Clinical management of functional ovarian cysts: a prospective and randomized study. Hum Reprod 2000; 15: 2567–9.

Mateo R, et al. Optimal cytoreduction after combined resection and radiofrequency ablation of hepatic metastases from recurrent malignant ovarian tumors. Gynecol Oncol 2005; 97(1): 266–70.

Modesitt SC, et al. Risk of malignancy in unilocular ovarian cystic tumors less than 10 centimeters in diameter. Obstet Gynecol 2003; 102: 594–9.

Morice P, et al. Lymph node involvement in epithelial ovarian cancer: analysis of 276 pelvic and paraaortic lymphadenectomies and surgical implications. J Am Coll Surg 2003; 197(2): 198–205.

Munkarah AR, et al. Prognostic significance of residual disease in patients with stage IV epithelial ovarian cancer. Gynecol Oncol 1997; 64(1): 13–7.

Münstedt K, et al. Centralizing surgery for gynecologic oncology – a strategy assuring better quality treatment? Gynecol Oncol 2003; 89(1): 4–8.

Muzii L, et al. Laparoscopic excision of ovarian cysts: is the stripping technique a tissue-sparing procedure? Fertil Steril 2002; 77: 609–14.

O'Hanlon KA, et al. Ovarian carcinoma metastases to gastrointestinal tract appear to spread like colon carcinoma: implications for surgical resection. Gynecol Oncol 1995; 59(2): 200–6.

Osmers R. Transvaginale Adnexdiagnostik. Gynäkologe 1995; 28: 233–9.

Outwater EK, Siegelman ES, Hunt JL. Ovarian teratomas: tumor types and imaging characteristics. Radiographics 2001; 21(2): 475–90.

Panici PB, et al. Systematic aortic and pelvic lymphadenectomy versus resection of bulky nodes only in optimally debulked advanced ovarian cancer: a randomized clinical trial. J Natl Cancer Inst 2005; 97(8): 560–6.

Parker WH, et al. Ovarian conservation at the time of hysterectomy for benign disease. Clin Obstet Gynecol 2007; 50(2): 354–61.

Perren TJ, et al. A phase 3 trial of bevacizumab in ovarian cancer. N Engl J Med 2011; 365(26): 2484–96.

Petignat P, et al. Surgical management of epithelial ovarian cancer at community hospitals: A population-based study. J Surg Oncol 2000; 75(1): 19–23.

Petricoin EF, et al. Use of proteomic patterns in serum to identify ovarian cancer. Lancet 2002; 359: 572–7.

Prat J. Staging classification for cancer of the ovary, fallopian tube, and peritoneum. Int J Gynaecol Obstet 2014; 124: 1–5.

Prat J, et al. Germ cell tumors. In: Kurman RJ, et al. (eds). WHO classification of tumours of female reproductive organs. Lyon: World Health Organization; 2014, 57–68.

Pujade-Lauraine E, et al. AURELIA: A randomized phase III trial evaluating bevacizumab (BEV) plus chemotherapy (CT) for platinum (PT)-resistant recurrent ovarian cancer (OC). J Clin Oncol 2014; 32(13): 1302–8.

Roth LM, Talerman A. The enigma of struma ovarii. Pathology 2007; 39(1): 139–46.

Runnebaum IB, Arnold N. Genetik des Ovarialkarzinoms. Der Gynäkologe 2013; 46(8): 553–9.

Salvador S, et al. The fallopian tube: primary site of most pelvic high-grade serous carcinomas. Int J Gynecol Cancer 2009; 19(1): 58–64.

Scarabelli C, et al. Primary cytoreductive surgery with rectosigmoid colon resection for patients with advanced epithelial ovarian carcinoma. Cancer 2000; 88(2): 389–97.

Schelling M, et al. Combined transvaginal B-mode and color Doppler sonography for differential diagnosis of ovarian tumors: results of a multivariate logistic regression analysis. Gynecol Oncol 2000; 77: 78–86.

Sehouli J, et al. Role of secondary cytoreductive surgery in ovarian cancer relapse: who will benefit? A systematic analysis of 240 consecutive patients. J Surg Oncol 2010; 102(6): 656–62.

Soegaard AE, et al. Risk of malignancy index in the preoperative evaluation of patients with adnexal masses. Gynecol Oncol 2003; 90: 109–12.

Stukan M, et al. Usefulness of diagnostic indices comprising clinical, sonographic, and biomarker data for discriminating benign from malignant ovarian masses. J Ultrasound Med 2015; 34(2): 207–17.

Sugarbaker PH. It's what the surgeon doesn't see that kills the patient. J Nippon Med Sch. 2000; 67(1): 5–8.

Talerman A, Roth LM. Recent advances in the pathology and classification of gonadal neoplasms composed of germ cells and sex cord derivatives. Int J Gynecol Pathol 2007; 26(3): 313–21.

Tamussino KF, et al. Gastrointestinal surgery in patients with ovarian cancer. Gynecol Oncol 2001; 80(1): 79–84

Tangjitgamol S, et al. Can we rely on the size of the lymph node in determining nodal metastasis in ovarian carcinoma? Int J Gynecol Cancer 2003; 13(3): 297–302.

Tangjitgamol S, et al. Interval debulking surgery foradvanced epithelial ovarian cancer. Cochrane Syst Rev 2016; 1: CD006014.

Timmerman D, et al. Terms, definitions and measurements to describe the sonographic features of adnexal tumors: a consensus opinion from the International Ovarian Tumor Analysis (IOTA) group. Ultrasound Obstet Gynecol 2000; 16: 500–5.

Tingulstad S, et al. Survival and prognostic factors in patients with ovarian cancer. Obstet Gynecol 2003; 101(5 Pt 1): 885–91.

Trimble EL, Trimble CL. Ovarian tumors of low malignant potential. Current Treatment Options in Oncology 2001; 1: 103–8.

Trimbos B, et al. Surgical staging and treatment of early ovarian cancer: long-term analysis from a randomized trial. J Natl Cancer Inst 2010; 102(13): 982–7.

Valentin L. Use of morphology to characterize and manage common adnexal masses. Best Pract Res Clin Obstet Gynaecol 2004; 18(1): 71–89.

Valentin L, et al. Risk of malignancy in unilocular cysts: a study of 1148 adnexal masses classified as unilocular cysts at transvaginal ultrasound and review of the literature. Ultrasound Obstet Gynecol 2013; 41(1): 80–9.

Vergote I, et al. Prognostic importance of degree of differentiation and cyst rupture in stage I invasive epithelial ovarian carcinoma. Lancet 2001; 357(9251): 176–82.

Vergote I, et al. Neoadjuvant chemotherapy or primary surgery in stage IIIC or IV ovarian cancer. N Engl J Med 2010; 363(10): 943–53.

von Georgi R, et al. Effects of sociomedical risk factors on the progression of ovarian cancer. Dtsch Med Wochenschr 2002; 127(39): 2001–5.

Vorwergk J, et al. Prophylactic bilateral salpingectomy (PBS) to reduce ovarian cancer risk incorporated in standard premenopausal hysterectomy: complications and re-operation rate. J Cancer Res Clin Oncol 2014; 140(5): 859–65.

Weber AM, Kennedy AW. The role of bowel resection in the primary surgical debulking of carcinoma of the ovary. J Am Coll Surg 1994; 179(4): 465–70.

Yazdi GP, Miedema BW, Humphrey LJ. High mortality after abdominal operation in patients with large-volume malignant ascites. J Surg Oncol 1996; 62(2): 93–6.

Yuen PM, et al. A randomized prospective study of laparoscopy and laparotomy in the management of benign ovarian masses. Am J Obstet Gynecol 1997; 177: 109–14.

Zaloudek C. The ovary, Chapter 6, In: Gompel C, Silverber S G (eds.). Pathology in gynecology and obstetrics. 4th ed. Philadelphia: J.B. Lippincott Company, 1994, 313–329, 387–412.

15 Notfälle in der Gynäkologie

Christoph Scholz und Gebhard Fröba

15.1	**Akuter Bauchschmerz**	**506**
15.1.1	Das akute Abdomen	506
15.1.2	Differenzialdiagnosen bei akutem Unterbauchschmerz	506
15.2	**Akuter Blutverlust**	**508**
15.2.1	Übersicht	508
15.2.2	Differenzialdiagnosen bei vaginalen Blutungen	510
15.2.3	Differenzialdiagnosen bei nicht vaginalen gynäkologischen Blutungen	512
15.2.4	Hypovolämischer Schock	512
15.2.5	Therapeutisches Vorgehen	513
15.3	**Ovarialtorsion**	**517**
15.4	**Ovarialzystenruptur**	**521**
15.5	**Entzündung des kleinen Beckens/ Tuboovarialabszess**	**524**
15.5.1	Tuboovarialabszess	524
15.5.2	Sepsis	528
15.6	**Akute bakterielle Infektionen der Genitalorgane**	**528**
15.6.1	Grundlagen	528
15.6.2	Bartholin-Empyem (Bartholin-Pseudoabszess)	529
15.6.3	Toxic-Shock-Syndrom	530
15.6.4	Nekrotisierende Fasziitis	533
15.7	**Sexuelle Gewalt**	**535**
15.7.1	Übersicht	535
15.7.2	Evaluation	536
15.7.3	Spurensicherung bei Vergewaltigung	538
15.7.4	Therapeutische Maßnahmen	539

15.1 Akuter Bauchschmerz

15.1.1 Das akute Abdomen

Eines der Leitsymptome in der Notfallmedizin ist der akute Bauchschmerz. Hinter dieser klinischen Sammelbezeichnung können sich die unterschiedlichsten Diagnosen verbergen (▶ Abb. 15.1). Das Ziel aller diagnostischen Maßnahmen ist die schnelle Differenzierung zwischen Pat., die sofort operiert werden müssen, und solchen, die man zunächst einer weiteren Diagnostik zuführen kann.

Klinik

✓ Symptomtrias des akuten Abdomens: akuter Schmerz, Abwehrspannung und gestörte Peristaltik.

Therapie Die adäquate Versorgung eines akuten Abdomens erfordert einen primär interdisziplinären Ansatz. Oft wird zumindest eine Unterscheidung bezüglich der Primärlokalisation des Schmerzereignisses möglich sein. Der passende operative Zugangsweg richtet sich nach der Verdachtsdiagnose.

⚠ Das akute Abdomen ist eine dringliche OP-Indikation!

15.1.2 Differenzialdiagnosen bei akutem Unterbauchschmerz

In der gynäkologischen Nothilfe konzentrieren sich die differenzialdiagnostischen Überlegungen in der Regel auf den akuten Unterbauchschmerz (▶ Tab. 15.1). Dieser kann von Ausscheidungs- und Genitalorganen ausgehen und macht eine interdisziplinäre Zusammenarbeit zwischen Chirurgen, Urologen und Gynäkologen notwendig.

Cholezystitis
Ulkusperforation
Nephrolithiasis
Leberabszess
Pleuritis
Pankreatitis

Milzabszess, -ruptur
Pleuritis
Herzinfarkt
Subphrener Abszess
Pankreatitis
Nephrolithiasis

Appendizitis
Urolithiasis
Adnexitis
Enteritis terminalis
Ovarialtorsion
Tubargravidität

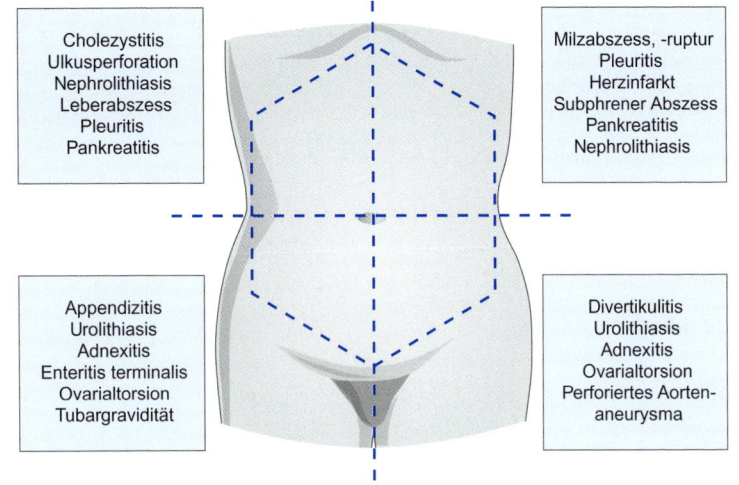

Divertikulitis
Urolithiasis
Adnexitis
Ovarialtorsion
Perforiertes Aortenaneurysma

Abb. 15.1 Topografische Differenzialdiagnose des akuten Bauchschmerzes

15.1 Akuter Bauchschmerz

Tab. 15.1 Differenzialdiagnose unklarer Unterbauchschmerzen nach Fachgebieten (nach Bruch und Schiedeck 1997)

Chirurgische Erkrankungen	Gynäkologische Erkrankungen	Urologische Erkrankungen	Infektiologische Erkrankungen
Appendizitis Divertikulitis Peritonitis (perforiertes Hohlorgan: Magen, Gallenblase, Darm) Crohn-Krankheit, Colitisulcerosa, Adhäsionsbeschwerden	Entzündungen des kleinen Beckens (▶ 15.5) Endo-(myo-)metritis (▶ 8.4) Ovarialzystenruptur (▶ 15.4) Endometriose (▶ 13.1) Extrauteringravidität Ovarialtorsion (▶ 15.3) Ischämisches Myom	Harnleiterkonkrement, Zystitis, Harnverhalt, Pyelonephritis	Gastroenteritis Yersiniose Shigellen-Enteritis

Entzündungen des kleinen Beckens

Klinik Das führende Symptom sind Unterbauchschmerzen.

Differenzialdiagnostik Zentrale Bedeutung bei der initialen Evaluation hat die Schmerzanamnese:
- Bei Pelvic inflammatory Disease (PID) i. d. R. eher gradueller Schmerzbeginn. Die Pat. stellen sich meist mit einer Schmerzexazerbation während oder kurz nach der Menstruation vor.
- Bei chron. Krankheitsverläufen kommen außerdem andere somatische Ursachen in Betracht:
  - Reizdarmsyndrom (Colon irritabile), interstitielle Zystitis oder Fibromyalgie.
  - Chron. Unterbauchschmerzen können auch Ausdruck einer Psychopathologie oder Hinweis auf ein belastendes Lebensereignis sein.

Akute Endometritis

Epidemiologie Akute Endometritiden kommen häufig nach Entbindungen und selten nach vaginalendoskopischen Eingriffen vor.

Klinik Diagnostische Trias aus Uteruskantenschmerz, fötidem Flourvaginalis sowie einer Erhöhung von zellulären und plasmatischen Entzündungsparametern.

Ovarialzystenruptur

Klinik Bei rupturierter Ovarialzyste i. d. R. plötzlich mit zyklisch einsetzenden Schmerzen. Insbesondere bei längerem Krankheitsverlauf oft akutes Schmerzereignis auf dem Boden eines chronischen Unterbauchschmerzes.

Differenzialdiagnostik Eine differenzialdiagnostische Abgrenzung zur Endometriose ist in diesen Fällen oft schwierig.

Ovarialtorsion

(▶ 15.3).

Klinik Die führenden klinischen Zeichen sind akute (einseitige) Unterbauchschmerzen und eine palpaple (teigige) Raumforderung im Adnexbereich.

Differenzialdiagnostik Schwierige differenzialdiagnostische Abgrenzung gegenüber der Ruptur einer ovariellen Zyste. Begleitende Übelkeit und Erbrechen sprechen eher für eine Ovartorsion als für eine rupturierte Zyste.

Manchmal kann eine farbdopplersonografische Messung des Blutflusses in der V. ovarica bei der Diagnose einer Stieldrehung hilfreich sein. Die sonografische Befundkombination aus freier intrabdominaler Flüssigkeit und einer echoarmen Raumforderung im Adnexbereich ist jedoch beiden Krankheitsbildern gemein.

✓ Diagnostische Sicherheit liefert lediglich die Laparoskopie.

Endometriose

(▶ 13.1).

Klinik Zyklische, meist prämenstruell beginnende Unterbauchschmerzen oft mit Dyspareunie, zyklischen Darm- und Blasenproblemen sowie Infertilität. Fast jede Frau mit symptomatischer Endometriose leidet unter Dysmenorrhö. Fehlt dieses Kardinalsymptom, so sind andere Differenzialdiagnosen des Unterbauchschmerzes zu bedenken.

Diagnostik Palpatorisch lässt sich bei der vaginalen Untersuchung oft kein Fokus finden. Die sakrouterinen Ligamente sind bei einem Befall verdickt und schmerzhaft der Uterus häufig retroflektiert. Im Ultraschall lassen sich „Schokoladenzysten" an ihrem charakteristischen Schallmuster erkennen. Das Ausmaß einer Endometriose lässt sich nicht mittels Ultraschall erfassen.

Extrauteringravidität

Klinik Die klinischen und sonografischen Charakteristika einer rupturierten Ovarialzyste und einer EUG sind sehr ähnlich. Die einzige Unterscheidungsmöglichkeit bietet ein Schwangerschaftstest:

Diagnostik
- Ein neg. Schwangerschaftstest schließt eine EUG aus.
- Ein pos. Schwangerschaftstest bei leerem Cavum uteri, freier intraabdominaler Flüssigkeit und akuten Unterbauchschmerzen sichert die Diagnose einer EUG.

✓ Gelegentlich kommt es bei einer intrauterinen Schwangerschaft zur Ruptur einer Corpus-luteum-Zyste. Hier ist der sonografische Nachweis einer intrauterinen Schwangerschaft wegweisend.

Ischämisches Myom

Klinik Ischämische Myome können akute Unterbauchschmerzen verursachen. Nekrotisch zerfallendes Gewebe bringt eine Entzündungsreaktion in Gang, die für eine peritonitische Reizung, erhöhte Entzündungsparameter und subfebrile Temperaturen verantwortlich sein kann. Die Ultraschalluntersuchung kann die Lage des Myoms (z. B. ein stielgedrehtes subseröses Myom) bestimmen. Freie intraabdominale Flüssigkeit findet sich in der Regel nicht.

15.2 Akuter Blutverlust

15.2.1 Übersicht

Definition Eine akute lebensbedrohliche Blutung kann definiert werden als ein symptomatischer Blutverlust (▶ Abb. 15.2), der einer notfallmäßigen Intervention

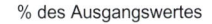

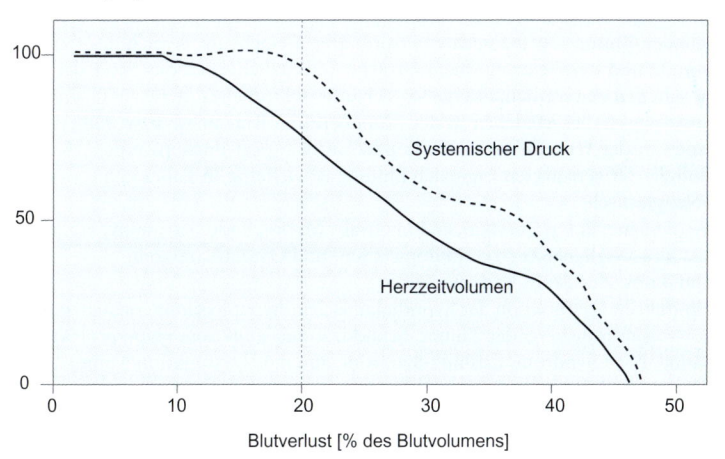

Abb. 15.2 Abhängigkeit der Abnahme Herzzeitvolumens sowie des systemischen Blutdrucks vom Blutverlust (nach Guyton 2005).

bedarf, um das Leben der Pat. zu retten. Manchmal wird auch ein akuter Verlust von mehr als 25 % des Gesamtblutvolumens zur Definition herangezogen (Seymour et al. 1998).

Einteilung Im gynäkologischen Bereich werden 3 exemplarische Blutungsformen unterschieden, die unterschiedliche diagnostische und therapeutische Schritte erfordern:
- Vaginale Blutung, die in Stärke und Dauer lebensbedrohlich sein kann.
- Intraabdominale Blutung aus den weiblichen Fortpflanzungsorganen.
- Akute Blutung als Endpunkt einer malignen Erkr. (z. B. bei maligner Arrosion großer Gefäße).

> **!** Die Gynäkologie ist das einzige medizinische Fachgebiet, in dem die Blutung aus einem Organ als physiologisch angesehen werden kann. Insofern bedarf erst eine krankheitsrelevante Symptomatik im Zusammenhang mit einer vaginalen Blutung einer eingehenderen Diagnostik und ggf. Therapie.
> Im Gegensatz dazu wird bereits eine geringe intraabdominale Blutung mit einer peritonitischen Reizung und Schmerz beantwortet (▶ 15.1).

Epidemiologie Die bei weitem häufigste Blutungsform im Fachbereich der Gynäkologie ist die verstärkte uterine Blutung:
- Etwa 12 % aller Krankenhauseinweisungen in gynäkologische Abteilungen erfolgen aufgrund verstärkter uteriner Blutungen (Bradlow, Coulter und Brooks 1992).
- Bis zu 70 % der Vorstellungen beim Frauenarzt in der Peri- und Postmenopause erfolgen aufgrund einer abnormen uterinen Blutung (Mencaglia, Perino und Hamou 1987).

Lediglich ein kleiner Teil hiervon muss als akuter Notfall betrachtet werden. Trotzdem kann das Krankheitsbild der Menometrorrhagie allein aufgrund der Menge des Blutverlustes ein akutes Eingreifen erfordern.

15.2.2 Differenzialdiagnosen bei vaginalen Blutungen

Die für den Notfall wichtigste ätiologische Unterscheidung bei einer verstärkten vaginalen Blutung ist die nach einer primären Ursache im Bereich des weiblichen Genitale und einer extrauterinen Ursache. Zusätzlich muss das Alter der Pat. in Betracht gezogen werden. Es ergeben sich unterschiedliche differenzialdiagnostische Schwerpunkte bei Mädchen in der präpubertären Ruhephase bzw. Pubertät oder Frauen in der reproduktiven Phase bzw. in der (post-)menopausalen Phase. Die Ätiologie der verstärkten vaginalen Blutung ist vielfältig (▶ Tab. 15.2):

- **Neoplastisch:**
  - Benigne: Polyp (zervikal, endometrial), Myom, Endometriumhyperplasie
  - (Prä-)Maligne: Zervix-, Endometrium- und Ovarialkarzinom
- **Infektiös:** Zervizitis, Endometritis
- **Endokrin:** Dysfunktion der hypothalamischen-hypophysären-gonadalen Achse, östrogenproduzierender Tumor, Schilddrüsendysfunktion, Hyperprolaktinämie, PCO-Syndrom, Cushing-Syndrom, adrenale Dysfunktion/Tumor
- **Anatomisch:** Endometriose
- **Hämatologisch:** Koagulopathie (z. B. von-Willebrand-Jürgens-Syndrom), Thrombopenie, Thrombozytopathie, Lebererkr., Nierenerkr.
- **Iatrogen:** Antikoagulanzien, exogene Hormone (orale Kontrazeptiva, Progesteron, Östrogen, Tamoxifen), trizyklische Antidepressiva, Phenothiazin, Intrauterinpessar.

> **!** Bei direkten Blutungsursachen vor der gynäkologischen Untersuchung eine mögliche Malignomanamnese ausschließen, da jede Manipulation bei bestehendem blutendem Karzinom u. U. eine Exazerbierung hervorrufen kann. Malignome, die mit einer lebensbedrohlichen vaginalen Blutung einhergehen können, sind das fortgeschrittene Zervix- und Korpuskarzinom sowie das Vulvakarzinom.

Tab. 15.2 Differenzialdiagnose der Menorrhagie nach zeitlichem Verlauf und Pathogenese (Auswahl)

Akute vaginale Blutung
• Malignom (z. B. Zervix- oder Endometriumkarzinom)
• Verletzung
• Submuköses Myom
• Schwangerschaftskomplikationen
• Gerinnungsstörungen
– Dysfunktionelle Blutung bei anovulatorischen Zyklen (sog. Follikelpersistenz)
Chronische vaginale Blutung
Pathologien der pelvinen Organe:
• Endometriose
• Endometriumpolypen
• Adenomyosis uteri
• Endometriumkarzinom

15.2 Akuter Blutverlust

Tab. 15.2 Differenzialdiagnose der Menorrhagie nach zeitlichem Verlauf und Pathogenese (Auswahl) *(Forts.)*

Systemische Erkrankungen

- Koagulopathien (z. B. von-Willebrand-Jürgens-Syndrom)
- Hypothyreose
- Systemischer Lupus erythematodes
- Chronische Lebererkrankungen
- Dysfunktionelle uterine Blutungen
- Ovulatorisch
- Anovulatorisch

Nach zeitlichem Verlauf

✓ Die bei weitem häufigste Ursache der Menorrhagie bei prämenopausalen Frauen ist ein anovulatorischer Zyklus. Eine solche dysfunktionelle Blutung ist jedoch immer eine Ausschlussdiagnose. Bei den differenzialdiagnostischen Überlegungen, die ggf. zu einer solchen Ausschlussdiagnose führen, ist die Unterscheidung systemischer und lokaler Ursachen wegweisend (▶ Abb. 15.3).

Pathologien der pelvinen Organe
- Endometriose- und Myom-Pat. kennen i. d. R. ihre Diagnose. Vorangegangene Operationen, die u. U. die Diagnose bestätigten oder die klassische Trias der Endometriose (Dysmenorrhö, Dyspareunie und Blutungsstörungen) geben anamnestische Hinweise. Ein evtl. unerfüllter Kinderwunsch rundet das Bild ab.
- Bei der Adenomyosis uteri kommt ein global vergrößerter Uterus hinzu. Die Adenomyosis uteri und Endometriose scheinen einen ähnlichen pathogenetischen Ursprung zu haben (Leyendecker et al. 1998).
- Eine durch Endometriumpolypen bedingte Menorrhagie ist i. d. R. schmerzfrei. Bei der vaginalen Untersuchung kann manchmal bereits ein intrazervikaler Polyp dargestellt werden.
- Pat. mit Endometriumkarzinom können sich mit einer chron. und Hb-wirksamen Blutung vorstellen, die ein akutes Eingreifen erfordert.
- Einen i. d. R. eher akuten Charakter weisen die Blutungen aus dem Tumorkrater eines Zervixkarzinoms auf. Hier sollte eine invasive Blutstillung unterbleiben und eine primäre Scheidentamponade gelegt werden.
- Etwaige Verletzungen der Scheide sind v. a. bei Kohabitationsverletzungen oft nur schwer zu erfragen.

Systemerkrankungen
- Immunthrombozytopenien, wie sie z. B. im Rahmen einer Autoimmunerkrankung auftreten, können sich als Menorrhagie äußern.
- Bei Koagulopathien, wie dem von-Willebrand-Jürgens Syndrom, ist eine akut behandlungsbedürftige Menorrhagie oft Erstmanifestation. Andere krankheitsspezifische Symptome sollten registriert und die Pat. nach Überwindung der Akutsituation internistisch vorgestellt werden (James 2006).
- Eine akute vaginale Blutung kann als Spätmanifestation einer chron. Lebererkr. auftreten.
- Manche Systemerkr., wie Schilddrüsenfehlfunktionen, können sich im Krankheitsverlauf als Menorrhagie äußern.

15.2.3 Differenzialdiagnosen bei nicht vaginalen gynäkologischen Blutungen

Die vaginale Blutung kann Ausdruck eines physiologischen Menstruationszyklus sein. Eine Blutung aus anderen anatomischen Strukturen ist immer als pathologischer Prozess zu werten.

Im Fachbereich der Gynäkologie äußern sich spontane intraabdominelle Blutungen (z. B. im Rahmen einer EUG oder einer rupturierten Ovarialzyste) durch akute Unterbauchschmerzen (▶ 15.1.2). Eine fokussierte (Fremd-)Anamnese ist in diesem Zusammenhang unerlässlich, um ein etwaiges Trauma bzw. eine Operation als primäre Ursache auszuschließen. Eine verringerte Synthese von Gerinnungsfaktoren durch eine Metastasenleber bzw. eine Thrombozytopenie im Rahmen einer Knochenmarksdepression (z. B. bei einer Chemotherapie) begünstigt das Auftreten einer Blutung im Rahmen einer malignen Erkr. Im Verlauf einer malignen Erkr. finden sich auch gehäuft nicht tumor- oder therapieabhängige Blutungen (z. B. gastroduodenale Ulzera, erosive Gastritiden oder Divertikulitiden).

Neben der Schmerzsymptomatik bei Blutungen in die Bauchhöhle können jedoch auch die (sonografisch) sichtbare Blutung und vor allem die hämodynamischen Auswirkungen des akuten Blutverlustes das klinische Bild prägen. Gerade ältere, aber auch neurologisch und immunologisch kompromittierte Pat., reagieren oft nicht mit einer akuten Schmerzsymptomatik auf intraabdominellen Blutverlust.

15.2.4 Hypovolämischer Schock

Definition Der hypovolämische, bzw. hämorrhagische Schock ist ein Zustand unzureichender Durchblutung vitaler Organe mit Missverhältnis von Sauerstoffangebot und -verbrauch infolge intravasalem Volumenmangels mit kritisch verminderter kardialer Vorlast.

Akutsymptomatik
- Hautblässe und Kaltschweißigkeit infolge Vasokonstriktion, ggf. mit Zyanose infolge vermehrter Sauerstoffausschöpfung
- Hypotonie und Tachykardie infolge Hypovolämie und sympathoadrenerger Aktivierung
- Tachypnoe und Hyperventilation infolge Hypoxie und metabolischer Azidose
- Agitiertheit und ggf. Bewusstseinstrübung infolge zerebraler Hypoxie
- Oligurie infolge renaler Minderperfusion

Akutbefunde bei apparativer Überwachung
- Verlust von Erythrozyten → Verminderung der Sauerstofftransportkapazität
- Verlust von Gerinnungsfaktoren → Gerinnungsstörung

> ! Das Vollbild eines hypovolämischen oder hämorrhagischen Schocks entwickelt sich allmählich und ist zu keinem Zeitpunkt ohne Intervention reversibel.

Klassifikation ▶ Tab. 15.3.

15.2 Akuter Blutverlust

Tab. 15.3 Klassifikation des hämorrhagischen Schocks (Martel et al. 2002)

	Kompensiert	Leicht	Mäßig	Schwer
Blutverlust [l]	‹ 1	1–1,5	1,5–2	› 2
Blutverlust [%]	‹ 15	15–30	30–40	› 40
Puls [spm]	‹ 100	› 100	› 120	› 140
Blutdruck	Normal	Orthostase	Merklicher RR-Abfall	Schwerer RR-Abfall
CapillaryRefill	Normal (‹ 2 Sek.)	Manchmal verzögert	In der Regel verzögert	Immer verzögert
Atemfrequenz	14–20	20–30	30–40	› 35
Urin [ml/h]	› 30	20–30	5–15	0
Mentaler Status	Normal	Ängstlich	Verwirrt	Lethargisch

Diagnostik

- Klinische Beurteilung des hypovolämischen Schocks durch Inspektion der Pat. Insbesondere Ausmaß und Verhältnis von Hypotonie und Tachykardie (sog. Schockindex). Validierte hämodynamische Grenzwerte für das Vorliegen eines hypovolämischen Schocks sind nicht bekannt. **Cave:** Radialispuls nicht tastbar, systolischer RR < 70 mmHg!
- Laborchemische Verlaufsparameter sind die Hämoglobinkonzentration und der Hämatokrit.

✓
- Eine andere Grunderkr., wie eine Gerinnungsstörung, darf als komplizierender Faktor nicht außer Acht gelassen werden.
- In der Initialphase des unbehandelten hypovolämischen Schocks besitzt eine normale Hb-Konzentration keine Aussagekraft, da zelluläre Blutbestandteile und Plasma gleichmäßig und gleichzeitig verloren gehen und die Mobilisierung interstitieller Flüssigkeit eine gewisse Zeit benötigt. Daher kann ein Hb-Abfall nur in Zusammenschau mit einer Volumentherapie interpretiert werden.

15.2.5 Therapeutisches Vorgehen

Wiederherstellung der Gewebeoxygenierung

Oxygenierung   Eine gesicherte Sauerstoffzufuhr ist die Grundbedingung jeglicher erfolgreicher Schocktherapie. Zusätzliche Sauerstoffgabe durch Maske oder Nasensonde.

Volumenersatztherapie   Zur Wiederherstellung des zirkulierenden Blutvolumens stehen kristalloide und kolloidale Infusionslösungen zur Verfügung. Außerdem können Blutbestandteile, wie Erythrozytenkonzentrate, zur Verbesserung der Sauerstofftransportkapazität oder Thrombozytenkonzentrate zur Verbesserung der Gerinnungssituation herangezogen werden.

! Initiale Volumentherapie mit der schnellen Gabe von 1–2 l einer Vollelektrolytlösung über mind. 2 großvolumige periphere Zugänge.

> Das therapeutische Management des Volumenmangelschocks sollte so schnell als möglich, spätestens jedoch nach einer initialen Stabilisierung mit kristalloiden Infusionslösungen in die Hände eines erfahrenen Anästhesie-Teams gelegt werden.

Kristalloide Infusionslösungen:
- **Vorteile:** schnell verfügbar und preiswert.
- **Nachteile:** schneller Übertritt vom intravaskulären in das extravaskuläre Kompartiment, sodass ein etwa um den Faktor 3 erhöhter Mehrbedarf im Vergleich zum gemessenen Blutverlust besteht. Zum Volumenausgleich von 1 l Blutverlust werden ca. 3 l Vollelektrolytlösung benötigt. Die Verschiebung in den extrazellulären Raum führt zudem zu einem ausgeprägten interstitiellen Ödem.

Wahl der Lösung: vorzugsweise Ringer-Laktatlösung verwenden, um einer hyperchlorämischen Azidose vorzubeugen, die bei einer Masseninfusion von physiologischer Kochsalzlösung entsteht.
- **Kolloidale Infusionslösungen:** verhindern durch die Größe der infundierten Moleküle eine Verschiebung der Flüssigkeit in den extrazellulären Raum. Präparat der Wahl ist Hydroxyethylstärke.

Studienlage
Es gibt bislang keine hinreichende Evidenz dafür, dass onkotisch wirksame Substanzen bei der Volumenersatztherapie einen Vorteil gegenüber Vollelektrolytlösungen haben (Martel et al. 2002). Eine Cochrane-Metaanalyse zeigte sogar ein schlechteres Outcome bei Patienten, bei denen Humanalbumin im Rahmen der Volumenersatztherapie verwendet wurde (Alderson et al. 2002).

- **Blutbestandteile:** Im Verlauf eines hämorrhagischen Schocks gewinnt neben dem Volumenverlust, der durch kristalloide Infusionslösungen ausgeglichen werden sollte, zunehmend auch der Verlust einzelner Blutbestandteile an Bedeutung. Zu deren Ersatz stehen verschiedene Darreichungsformen zur Verfügung. Beim hämorrhagischen Schock sollte rechtzeitig der Einsatz von Erythrozytenkonzentraten erwogen werden, um die Sauerstoffbindungskapazität zu erhöhen:
  - **Erythrozytenkonzentrate:** Die Sauerstofftransportkapazität eines sonst gesunden Erwachsenen ist oberhalb eines Hb von 6–7 g/l nicht eingeschränkt. Unter Berücksichtigung des Risikoprofils (z. B. KHK) sollte eine Transfusion ab einem Hb von 8,0 g/dl erfolgen. Dieser Zielbereich sollte im Verlauf der Blutung gehalten werden (Müller et al. 2015).
  - **Thrombozytenkonzentrate:** Ein Verlust von mehr als 20–25 % des zirkulierenden Blutvolumens oder der Nachweis einer Thrombopenie von < 20.000–50.000/mm^3 zieht eine Gerinnungsstörung nach sich und erfordert i. d. R. die Gabe von Thrombozytenpräparaten (Gould et al. 1993, Grafstein und Innes 1998).

✓
- Für alle Blutbestandteile besteht keine Indikation zur prophylaktischen Gabe.
- Alle Blutprodukte sollten vorgewärmt infundiert werden, um einer Hypothermie vorzubeugen (ACOG 1995).

Beseitigung der Blutungsursache
▶ Abb. 15.3.

15.2 Akuter Blutverlust

Management akuter uteriner Blutung

↓

Schock - Klassifikation → Schwanger? Management einer Blutung in der Schwangerschaft

↙ ↘

Kompensiert | **Nicht kompensiert**

Kompensiert:
- Genese?
  - Iatrogen
    - [+] Änderung der Medikation
    - [−] Systemisch
      - [+] Kausale Therapie
      - [−] Erkrankung des Genitale
        - [−] Dysfunktionale Blutung
        - [+] → weiter

Nicht kompensiert:
- Anfordern von Unterstützung durch interdisziplinäres Team
- Großvolumige i.v. Zugänge
- Blutabnahme: Blutbild, Gerinnung, Kreuzblut, Schwangerschaftstest
- Volumenersatz: Infusion 2l kristalloide Infusionslösung
- Angemessene Oxygenisierung: Intubationsindikation?
- Gynäkologische Untersuchung

↓

Klinische Stabilisierung

↓

Schnelle chirurgische Beendigung des Blutverlustes

↓

(fraktionierte) Kürettage

↓

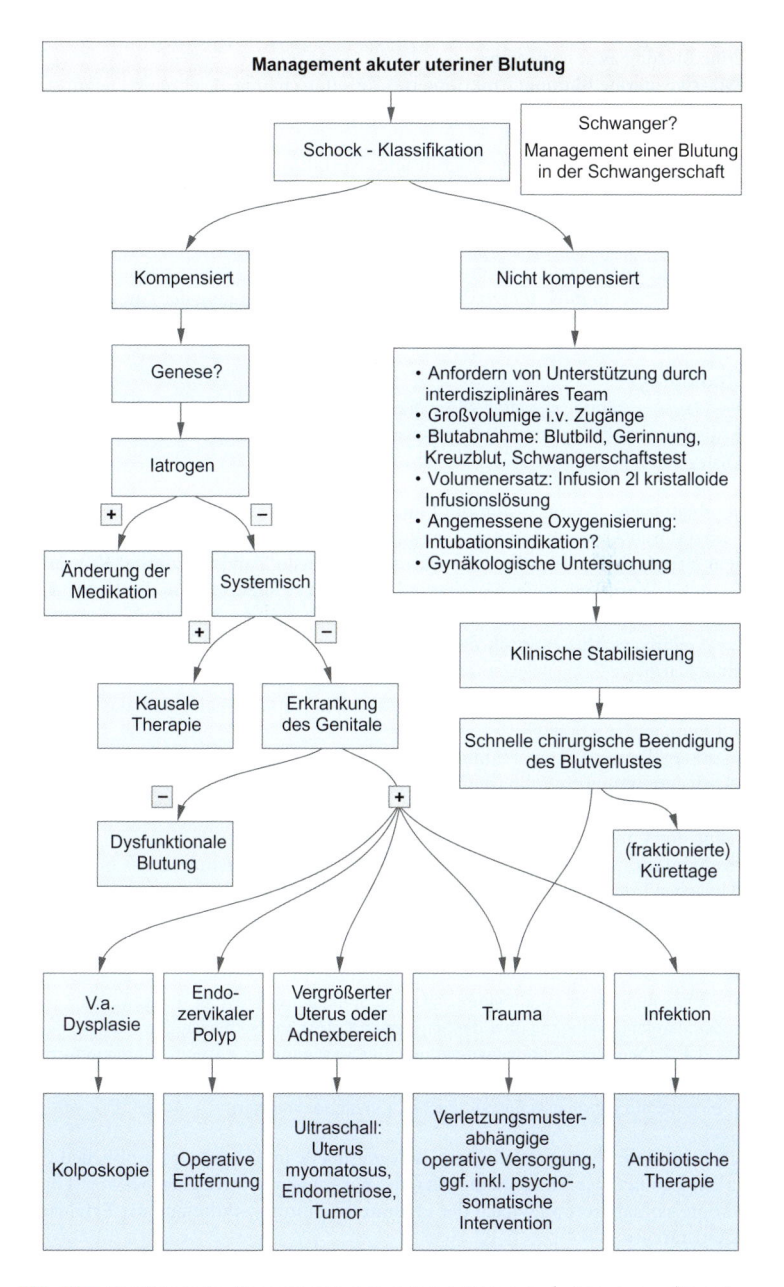

V.a. Dysplasie	Endozervikaler Polyp	Vergrößerter Uterus oder Adnexbereich	Trauma	Infektion
Kolposkopie	Operative Entfernung	Ultraschall: Uterus myomatosus, Endometriose, Tumor	Verletzungsmusterabhängige operative Versorgung, ggf. inkl. psychosomatische Intervention	Antibiotische Therapie

Abb. 15.3 Algorithmus des Managements akuter uteriner Blutungen (prämenopausal) bei akuter uteriner Blutung

Uterine Blutung Die Schwere der Symptomatik bestimmt die Notwendigkeit, eine uterine Blutung akut zu beenden.
- **Massive uterine Blutung:** (fraktionierte) Kürettage häufig gleichzeitig Diagnostik und Therapie der 1. Wahl. Sie reduziert das Schleimhautvolumen und schwächt damit rasch die Blutung ab.
- **Akut lebensbedrohliche uterine Blutung:** Notfallhysterektomie als Ultima Ratio erwägen. Bei nicht geburtshilflichen prämenopausalen uterinen Blutungen wird dies jedoch die ausgesprochene Ausnahme bleiben. Bei hämodynamisch wirksamen peri- oder postmenpausalen Blutungen kann die Indikation zur Hysterektomie freizügiger gestellt werden. **Cave:** Außer in einer absoluten Notfallsituation muss hierzu die ausdrückliche Einwilligung der Pat. eingeholt werden.

> **Studienlage**
> Die adäquate chirurgische Intervention bei nicht akut interventionsbedürftiger Menorrhagie ist derzeit Gegenstand der wissenschaftlichen Diskussion (Albers, Hull und Wesley 2004, Apgar 1997).

Tumorblutungen Kompression des blutenden Tumorkraters als Sofortmaßnahme bei einer durch Arrosion bedingten malignitätsassoziierten Blutung. Bei Blutung aus einem intravaginal gelegenen Tumorkrater (z. B. beim Zervixkarzinom) Kompression mittels Tamponade der Vagina und zusätzlicher Kompression der Vulva. Unterbindung der zuführenden Gefäße entweder chirurgisch oder mittels angiografischen Gefäßverschlusses (Embolisation, Coiling) bei bekannter Blutungsquelle als Ultima Ratio.

Verletzungen Anamnestische Rekonstruktion des Unfallhergangs, um das Ausmaß des Traumas abzuschätzen:
- Größere Traumata, wie Pfählungsverletzungen, primär im Rahmen eines standardisierten interdisziplinären Trauma-Management-Protokolls behandeln. (Waydhas et al. 1997). Bei geringem Trauma kann eine alleinige Wundversorgung der Vulva oder der Scheide ausreichend sein.
- Kohabitationsverletzungen erfordern eine eingehende Anamnese. Als mögliche Ursachen kommen dabei infrage Deflorationsverletzungen, Blutungen bei Genitalatrophie, anatomische Anomalien, besondere Sexualpraktiken.

> - Großes Augenmerk ist auf eine sorgfältige Spekulumeinstellung zu legen. Evtl. Stuhl- oder Urinabgang über die Scheide darf nicht übersehen werden.
> - I. d. R. haben Kohabitationsverletzungen ein eher geringes Ausmaß, führen jedoch zu großer Verunsicherung auf Seiten der Pat. Bei Verletzungen des Genitales ist oft eine nachfolgende psychosomatische Intervention indiziert.

Intraabdominale Blutung Sollte eine Blutungsquelle im Bereich des weiblichen Genitales vermutet werden, so richtet sich der passende operative Zugangsweg (Laparoskopie vs. Laparotomie) nach der vermuteten Blutungsstärke und der Erfahrung des Operateurs.

Blutung bei fortgeschrittener maligner Erkrankung – palliativer Ansatz Bei weit fortgeschrittenen malignen Erkr. kann eine Blutung das lebenslimitierende Ereignis darstellen. Die Arrosion der großen Leistengefäße bei fortgeschrittenem Vulvakarzinom stellt u. U. eine solche Situation dar. Eine palliative Herangehensweise an eine massive Blutung stellt gänzlich andere Anforderungen. Wie in anderen Teilbereichen der Palliativmedizin, so steht auch bei einer massiven Blutung als Endpunkt einer malignen Erkr. nicht der Lebenserhalt sondern das Sterben in Würde im Mittelpunkt ärztlichen Handelns. Palliativmedizin ist Betreuung für die letzte Lebensphase, nicht nur in der letzten Lebensphase (Borasio 2006). Insofern sollte idealerweise der Wille der Pat. bezüglich Therapiekonzepten bei zu erwartenden Symptomen am Lebensende bereits vor Eintreten einer Notfallsituation bekannt sein.

> ✓ Die Entscheidung über die Nichteinleitung bzw. Einstellung lebensverlängernder Maßnahmen gründet sich auf der medizinischen Indikation und dem vorausverfügten bzw. mutmaßlichen Patientenwillen.

Zur Indikationsstellung am Lebensende gilt es folgende Fragen klar und unmissverständlich zu stellen und zu beantworten (Borasio 2007):
- Was ist das Therapieziel?
- Wenn ein Therapieziel existiert, ist dieses realistischerweise erreichbar?
- Wenn das Therapieziel realistischerweise erreichbar ist, entspricht das Therapieziel dem voraus verfügten Patientenwillen?

Prinzipien des palliativen Managements einer massiven lebenslimitierenden Blutung (Coulter und Gleeson 2003)
- Bei zu erwartender Blutungskomplikation eine Box mit angemessener Schutzkleidung (chirurgische Handschuhe, Brillen …) sowie mehrere chirurgische Bauchtücher bereithalten.
- Bei ausgeprägter Blutung Blutungsquelle mit chirurgischen Tüchern komprimieren. Die oberflächlichen Tücher können, wenn notwendig, ausgetauscht werden.
- Die Umgebung der Blutungsquelle sowie das Bett mit gefärbten (i. d. R. grünen) chirurgischen Tüchern abdecken, um den Blutverlust für die Angehörigen optisch weniger sichtbar zu machen.
- Sedierung und Anxiolyse mit z. B. Midazolam 2,5–7,5 mg i. v. Ggf. auch auf eine i. m. Injektion zurückgreifen. Bei geriatrischen Pat. kann auch eine Dosis von 1–2 mg ausreichen.
- Wenn diese Basismedikation nicht ausreicht, ein starkes Analgetikum (z. B. Morphin 4–10 mg i. v.) verabreichen.
- Eine Schwester oder ein Arzt sollte immer bei der Pat. bleiben und den Angehörigen die ergriffenen Maßnahmen erklären.

15.3 Ovarialtorsion

Definition Drehung des Ovars um seinen Aufhängeapparat mit nachfolgender Beeinträchtigung der Blutversorgung.

Epidemiologie Beschwerdeursache bei etwa 3 % aller gynäkologisch-operativen Notfallpat.; vierthäufigste gynäkologische OP-Indikation bei akuten Unterbauchbeschwerden von Frauen im reproduktionsfähigen Alter. Am häufigsten sind ovarielle Stieldrehungen bei Frauen im reproduktionsfähigen Alter. Sowohl bei Kindern und Jugendlichen, als auch bei postmenopausalen Frauen wird die Ovarialtorsion selten beobachtet.

Diagnosen bei operationspflichtigen akuten Unterbauchbeschwerden prämenopausaler Frauen nach Häufigkeit (Hibbard 1985)
- Extrauteringravidität 64 %
- Ovarialzystenruptur 14 %
- Tuboovarialabszess 9 %
- Ovarialtorsion 3 %

Ätiologie und Pathogenese Zysten und solide Tumoren prädisponieren für eine Ovarialtorsion (▶ Tab. 15.4). Die Hebelwirkung und damit die Wahrscheinlichkeit einer Torsion steigen mit der Tumorgröße. Die Torsionswahrscheinlichkeit nimmt jedoch wieder ab, sobald sich das vergrößerte Ovar im kleinen Becken verkeilt hat. Bei postmenopausalen Frauen muss an einen zugrunde liegenden malignen Prozess gedacht werden (Koonings und Grimes 1989).

Tab. 15.4 Histologische Ergebnisse von 92 stielgedrehten Ovarien bei Frauen im reproduktionsfähigen Alter (Varras et al. 2004)

Benigne Zysten	48 %
Tumoren mit soliden Anteilen	46 %
• Gutartig	34 %
• Borderline	6 %
• Maligne	6 %
Tumoren ohne ovarielle Pathologie	6 %

✓

Bei Kindern und Jungendlichen < 15 J. finden sich bei mehr als 50 % der Fälle der Ovarialtorsionen normgerechte Ovarien (Anders und Powell 2005). In diesen Fällen scheint ein elongierter ovarieller Bandapparat die Torsion zu ermöglichen. Das kollaterale Rezidivrisiko ist dabei deutlich erhöht.

Klinik Oft berichten die Pat. von einer unmittelbar vorausgegangenen heftigen Bewegung, auf die ein akutes Schmerzereignis folgt. Eine intermittierende Torsion kann sich jedoch auch in chronischen Unterbauchschmerzen mit wellenförmiger Exazerbation äußern. Typischerweise jedoch handelt es sich um einen plötzlich einsetzenden Unterbauchschmerz, der charakteristischerweise mit Übelkeit und Erbrechen einhergeht.

Obwohl Fieber und eine Erhöhung der Leukozytenzahl im Zusammenhang mit einer Ovarialtorsion eher selten sind, können sie doch Zeichen einer bereits erfolgten Nekrose des Ovars sein.

Symptome der Ovarialtorsion (Houry und Abbott 2001)
- Übelkeit und Erbrechen (in 70 % der Fälle)
- Stechender Schmerz (in 70 % der Fälle)
- Plötzlich einsetzender scharfer Unterbauchschmerz (59 % der Fälle)
- In Rücken, Flanke oder Leistenregion ausstrahlender Schmerz (51 % der Fälle)
- Peritoneale Reizung (3 % der Fälle)
- Fieber (< 2 % der Fälle)

Diagnostik Eine definitive Diagnose einer Ovarialtorsion ist nur durch einen operativen Eingriff möglich. Das klinische Bild ist bei der Diagnose führend und wird durch bildgebende Verfahren lediglich ergänzt.

> - Da die Symptomatik der Ovarialtorsion unspezifisch ist, handelt es sich um eine Ausschlussdiagnose. Trotzdem ist schnelles Handeln erforderlich, um die Ovarialfunktion zu erhalten (Bayer und Wiskind 1994).
> - Die definitive Diagnose einer Ovarialtorsion wird durch eine OP gestellt. Oft beobachtet man im Rahmen einer Ovarialtorsion eine mäßiggradige Erhöhung der Leukozytenzahl.

Die **Sonografie** trägt als einziges bildgebendes Verfahren zur Diagnostik der Ovarialtorsion bei, wobei die Korrelation zwischen sonografischen Befunden und definitiver Pathologie oft schwach ist (Albayram und Hamper 2001). Zusammenfassung sonografischer Charakteristika einer Ovarialtorsion (Webb, Green und Scoutt 2004):
- **B-Bild:** Vergrößerung des Ovars (Zyste/Tumor), peripher angeordnete Follikel, zentral heterogenes ovarielles Stroma, Einblutung (echoreich), Ödem (echoarm).
- **Mögliche Dopplerbefunde:** normal, kein venöser Rückstrom, kein diastolischer Fluss, kein Fluss, Verdrehung des Gefäßstrangs

Neben dem i.d.R. bestehenden Ovarialtumor lassen sich aufgrund des dopplersonografischen Bildes Rückschlüsse auf die Wahrscheinlichkeit einer Torsion ziehen. Bei venösen (im späteren Verlauf auch arteriellen) Flussveränderungen muss eine Ovarialtorsion ausgeschlossen werden. Ein regelrechtes dopplersonografisches Bild schließt jedoch die Diagnose nicht aus.

Studienlage
Ultraschall
Die diagnostischen Schwierigkeiten, auch bei Ausschöpfen aller zur Verfügung stehender apparativer Verfahren, beschreibt eine große Fallserie von 115 Pat., bei denen in lediglich 38 % der Fälle die korrekte Diagnose präoperativ feststand (Argenta et al. 2000). Verschiedene Studien haben versucht, spezifische dopplersonografische Marker zu bestimmen, die auf eine Ovarialtorsion hinweisen könnten. Sensitivität und vor allem Spezifität der unten aufgeführten dopplersonografischen Marker reichen jedoch im Zweifelsfall nicht aus, sodass ein klärender operativer Eingriff erforderlich ist.
- Fehlender venöser Rückstrom (Ben-Ami, Perlitz und Haddad 2002)
- Verdrehung des Gefäßstrangs; „whirlpool-sign" (Vijayaraghavan 2004)
- Arterielle Flussveränderungen (Albayram und Hamper 2001)
- 3D-Power-Doppler Veränderungen (Yaman, Ebner und Jesacher 2002)

Andere diagnostische Verfahren
Viele andere diagnostische Modalitäten sind untersucht worden. MRT- und CT-Untersuchungen sind an kleinen Patientenkollektiven getestet worden. Die hohen Kosten bei gleichzeitiger recht geringer Spezifität lassen einen Einsatz zur Diagnose einer Ovarialtorsion wenig sinnvoll erscheinen (Born et al. 2004, Hiller et al. 2007, Jain 1995, Kimura et al. 1994).
Als diagnostische Hilfe wurden auch die Entzündungsmarker IL-6, IL-8, E-Selektin und TNF-alpha untersucht (Daponte et al. 2006). Auch wenn die in dieser kleinen Fallserie

publizierten Daten eine gute Spezifität ergeben, ist eine Überprüfung an großen Patientinnenkollektiven notwendig, bevor die Bestimmung von Serummarkern in die Routinediagnostik der Ovarialtorsion aufgenommen werden kann.

Differenzialdiagnosen Die Diagnose einer Ovarialtorsion ist bei jeder Frau in Erwägung zu ziehen, die sich mit Unterbauchschmerzen und einer Raumforderung im Adnexbereich vorstellt. Der einzige direkte, wenn auch wenig sensitive und wenig spezifische, Hinweis auf das Vorliegen einer Ovarialtorsion kann durch die Dopplersonografie erfolgen.

Therapie Die Hemmschwelle, den V. a. eine Ovarialtorsion operativ zu klären, sollte sehr niedrig liegen.

Detorquierung: Der Erhalt der Ovarialfunktion hängt entscheidend vom Zeitpunkt der Detorquierung ab. Die schnellstmögliche operative Laparoskopie sichert die Diagnose und ist mit der Möglichkeit der Detorquierung gleichzeitig die Therapie der Wahl. Anschließend stationäre Beobachtungszeit von mind. 24 h einhalten, um eine laparoskopische Reevaluation zu ermöglichen, sofern die peritonitische Reizung nicht rückläufig ist und auf ein nekrotisches Ovar schließen lässt.

Studienlage
Die historische Furcht vor einer Embolie durch Auslösung eines Thrombus im Zusammenhang mit der Detorquierung ist ebenso unbegründet wie die Angst vor einer Peritonitis beim etwaigen Zurücklassen eines nekrotischen Ovars (McGovern et al. 1999, Pryor, Wiczyk und O'Shea 1995). Viele Studien belegen, dass selbst bei makroskopisch desaströsen Befunden eine Detorquierung erfolgversprechend ist (Oelsner et al. 1993, Shalev et al. 1989, Zweizig et al. 1993).

Bei Schwangerschaften, die nach einer Hormonbehandlung eingetreten sind, können die vergrößerten Ovarien torquieren. Das therapeutische Management der Ovarialtorsion bei Schwangeren unterscheidet sich vom bislang beschriebenen Vorgehen nicht. Die Laparoskopie stellt jedoch aufgrund der Größe des graviden Uterus und der vermehrten Durchblutung eine höhere Anforderung an die Operateure.

Bei einer erfolgreichen Detorquierung und einem wenigstens teilweise erhaltenen Ovar ist die Prognose für einen langfristigen Organerhalt sehr gut. Mit zunehmendem Zeitintervall zwischen Torsionsereignis und operativer Therapie wird zunächst ein Reperfusionsschaden die Integrität des Ovars bedrohen (Kaleli et al. 2003). Eine irreversible Nekrose des Ovars wurde in Tierversuchen erst nach 36 Stunden beschrieben (Taskin et al. 1998).

Eine **Oophoropexie** kann vor allem bei Kindern und Jugendlichen in Betracht gezogen werden, bei denen in einem erhöhten Prozentsatz eine Torsion ohne ovarielle Raumforderung, sondern aufgrund eines insuffizienten Bandapparats beobachtet wird. Eine Oophoropexie wird in der Literatur außerdem bei Frauen empfohlen, bei denen bereits aufgrund einer kontralateralen Torsion ein Ovar entfernt wurde. Die Datenlage diesbezüglich beschränkt sich jedoch nach wie vor auf kleine Fallserien (Abes und Sarihan 2004). Langzeitergebnisse einer solchen Therapie bezüglich eines Fertilitätserhaltes sind bislang nicht publiziert (Kokoska, Keller und Weber 2000).

15.4 Ovarialzystenruptur

Definition   Ruptur einer ovariellen Zyste mit nachfolgender peritonealer Reizung durch den Zysteninhalt bzw. durch eine nachfolgend einsetzende Blutung aus dem Zystenboden.

Pathogenese   Es gibt zwei Arten funktioneller Zysten, die jeweils durch Ruptur symptomatisch werden können:
- In der 1. Zyklushälfte kann ein Graaf-Follikel eine solche Größe erreichen, dass der Eisprung und damit die Follikelruptur als sog. „Mittelschmerz" erlebt wird.
- In der 2. Zyklushälfte kann ein rupturiertes Corpus luteum v. a. durch eine sekundäre Blutung aus dem Zystenboden symptomatisch werden.

Histologie symptomatischer Ovarialzysten   ▶ Tab. 15.5.

Tab. 15.5 Histologische Klassifikation symptomatischer Ovarialzysten bei prämenopausalen Frauen nach (Gerber et al. 1997)

Typ	Häufigkeit
Graaf-Follikel	65–80 %
Corpus-luteum-Zyste	6–15 %
Endometriosezyste	3 %
Benigne Erkrankungen des Ovars (Dermoidzyste, Zystadenom)	1–15 %
Maligne Erkrankungen des Ovars inkl. Borderline-Tumoren	1–2 %

Klinik   Das klinische Erscheinungsbild einer Ovarialzystenruptur reicht vom asymptomatischen Verlauf bis zum akut einsetzenden, vernichtenden, einseitigen Unterbauchschmerz. Oft setzt der Schmerz bei körperlicher Aktivität, wie Sport oder Geschlechtsverkehr, ein.
- Eine leichte vaginale Schmierblutung durch den ovariellen Hormonabfall kann die Symptomatik begleiten.
- Blutungen können im Ovarialparenchym einen akuten Dehnungsschmerz verursachen und bei Blutungen in die freie Bauchhöhle einen akuten peritonitischen Reiz hervorrufen. Verstärkt wird der Blutverlust bei einer Blutgerinnungsstörung, z. B. durch die Einnahme von Antikoagulanzien oder eine bestehende Hämophilie (Dafopoulos et al. 2003, Muller et al. 1996).
- Der Zysteninhalt beeinflusst die Symptomatik ebenfalls: Blut und Talg einer Dermoidzyste führen zu einer stärkeren peritonealen Reizung als z. B. seröse oder muzinöse Zysteninhalte.

! Meist sind die Vitalfunktionen stabil. Bei ausgeprägtem Hämoperitoneum droht ein Volumenmangelschock. Dabei ist zu beachten, dass die hämodynamische Akuität in der Initialphase der peritonealen Reizung durch eine reflektorische Bradykardie verschleiert werden kann (Somers et al. 2004).

Diagnostik   Zentrale diagnostische Aufgaben bei V. a. Ovarialruptur:
- 1. Schritt: Sicherer Ausschluss einer (extrauterinen) Schwangerschaft.
- 2. Schritt: Entscheidung, ob ein konservatives Vorgehen gerechtfertigt ist oder ob unmittelbare chirurgische Maßnahmen erforderlich sind.

Anamnese: Erfragen möglicher Differenzialdiagnosen des einseitigen Unterbauchschmerzes (▶ 15.1.2).

Körperliche Untersuchung: Evtl. Portioschiebebeschmerz durch peritoneale Reizung, gelegentlich Raumforderung im Adnexbereich tastbar. **Cave:** Beide klinischen Zeichen lassen keine Unterscheidung zwischen einer rupturierten Ovarialzyste, dem Tuboovarialabszess und der Ovarialtorsion zu. Hinzu kommt, dass eine peritonitische Reizung auch aus nicht infektiöser Ursache gelegentlich zu subfebrilen Temperaturen führen kann. Generell ist eine Unterscheidung dieser drei Krankheitsbilder in der Akutphase äußerst schwierig.

Urindiagnostik
- HCG-Test: bei positivem Ergebnis Bestimmung im Serum und ggf. Abklärung bezüglich einer Extrauteringravidität.
- Mikrohämaturie und Leukozyturie können durch einen genuin entzündlichen Prozess im Harntrakt bedingt sein oder Ausdruck einer sekundären peritonitischen Reizung sein.

Differenzialblutbild: Ein Hb < 12 mg/dl kann durch eine akute Blutung bedingt sein (i.d.R. normozytäre Anämie) oder durch eine schon bestehende chronische mikrozytäre Anämie. Die isolierte Betrachtung des Hb-Wertes hat in der Akutphase einer Blutung nur sehr beschränkte Aussagekraft (▶ 15.2.4). Eine Thrombozytopenie kann den Gerinnungsprozess verzögern. Eine mäßiggradige Leukozytose kann lediglich durch die peritonitische Reizung bedingt sein. Eine deutliche Erhöhung der Leukozytenzahl deutet jedoch eher auf einen primär infektbedingten Prozess (wie z.B. Appendizitis, Adnexitis, Divertikulitis) hin.

Serologische Untersuchungen: bei deutlicher Erhöhung der serologischen Entzündungsparameter (z.B. CRP) differenzialdiagnostisch an einen primär entzündlichen Prozess denken.

Blutgruppenbestimmung und Kreuzblut: bei hämodynamisch instabilen Pat. oder ausgeprägter peritonealer Reizung.

> ✓ **Risikofaktoren**
> Etwaige Gerinnungsstörungen als aggravierende Faktoren bedenken:
> - Thrombozytenfunktionsstörung, z.B. nach Einnahme von Cyclooxygenasehemmern wie Acetylsalicylsäure.
> - Genetisch determinierte Gerinnungsstörungen sind auch bei ansonsten asymptomatischen Pat. häufig anzutreffen und können den Krankheitsverlauf deutlich aggravieren (Dafopoulos et al. 2003, James 2006).

Die **Sonografie** ist die wichtigste Untersuchung zur Diagnostik einer rupturierten Ovarialzyste. Sie stellt sich typischerweise als Raumforderung in einem Adnexbereich mit lediglich mäßig viel freier Flüssigkeit im Douglas dar. Eine persistierende Blutung aus dem Zystengrund kann zu einer abdominalsonografisch sichtbaren und hämodynamisch wirksamen großen Blutmenge im Douglas führen. **Cave:** Eine Blutung im Rahmen einer EUG oder ein entleerter TOA oder Begleitaszites z.B. bei Ovarialfibrom können ähnliche sonografische Bilder zeigen.

Eine **Computertomografie** ist nur bei diagnostischer Unsicherheit angezeigt. Sie sollte v.a. dann durchgeführt werden, wenn die Pat. eine schwere Symptomatik zeigt, eine nicht gynäkologische Ursache nicht sicher ausgeschlossen werden kann und keine unmittelbare OP-Indikation besteht.

> ✓ Die Diagnose einer unkomplizierten Ruptur einer Follikelzyste oder eines Corpus luteum kann als gesichert gelten bei einer afebrilen, nicht schwangeren kreislaufstabilen Pat. mit dem sonografischen Nachweis von lediglich mäßig viel freier intraabdominaler Flüssigkeit ohne Zeichen eines akuten Abdomens und bei nicht erhöhten Entzündungsparametern. In einem solchen Fall ist ein abwartendes Vorgehen gerechtfertigt.

Therapie Eine akute und exzessive Symptomatik im Sinne eines schweren und anhaltenden Unterbauchschmerzes, u. U. begleitet von einer hämodynamisch wirksamen intraabdominalen Blutung, macht die Ruptur einer Ovarialzyste zum Notfall. Das Vorgehen richtet sich daher nach Dynamik und Schwere der Symptomatik, hämodynamischer Stabilität sowie der zu erwartenden histologischen Diagnose. Eine OP wird erwogen, sofern die klinische Situation der Pat. instabil erscheint oder sich verschlechtert. Die angloamerikanische Chirurgenregel zum Stellenwert der laparoskopischen Diagnostik beim akuten Abdomen hat auch für den Gynäkologen Gültigkeit: „If in doubt, carry it out!" (Golash und Willson 2005).

Diagnostische Bedingungen für abwartendes Vorgehen bei der Verdachtsdiagnose einer rupturierten Ovarialzyste
- Keine Schwangerschaft
- Kein Fieber
- Keine Zeichen eines akuten Abdomens
- Keine Erhöhung der Entzündungsparameter
- Allenfalls mäßig viel freie Flüssigkeit sonografisch intraabdominal nachweisbar

Vorgehen: I. d. R. ist eine stationäre Aufnahme zur klinischen Überwachung, ausreichende Schmerztherapie und regelmäßige Kontrolle des Hämoglobinwertes indiziert (Teng et al. 2003). Die Laparoskopie ist gleichzeitig Mittel zur Diagnostik und Therapie (▶ Abb. 15.4). Nach Beseitigung des ausgelaufenen Zysteninhalts und dem Stoppen einer etwaigen aktiven Blutung, stellt sich die Frage nach einem möglichen Organerhalt. Während bei jüngeren Pat. im Rahmen eines Notfalleingriffs eine Ovarektomie nur dem äußersten Notfall vorbehalten sein sollte, kann eine Entfernung des Ovars bei älteren Pat. und vor allem bei Verdacht auf einen malignen Prozess indiziert sein. Hier kann auch eine intraoperative Schnellschnittdiagnostik Anwendung finden.

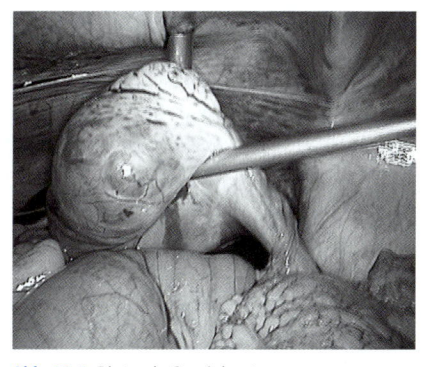

Abb. 15.4 Blutende Ovarialzyste

> ✓ Auch bei einer notfallmäßigen Intervention aufgrund einer akuten Symptomatik sollte die vermutete Ätiologie der Zyste bedacht werden. Das histologische Spektrum verschiebt sich bei postmenopausalen Pat. zunehmend in Richtung der Zystadenome bzw. Zystadenokarzinome.

Prognose Sobald die Akutsituation überwunden ist, wird die Prognose durch die zugrunde liegende Erkrankung bestimmt. Rupturierte Corpus-luteum- und Follikelzysten können im Prinzip als zufälliges Ereignis gesehen werden und haben keine erhöhte Rezidivhäufigkeit. Ansonsten ist die Rezidivwahrscheinlichkeit strikt abhängig von einer angemessenen Therapie der Grunderkrankung.

15.5 Entzündung des kleinen Beckens/Tuboovarialabszess

15.5.1 Tuboovarialabszess

Definition Ein Tuboovarialabszess ist definiert als eine Ansammlung von Eiter im Inneren von Tube oder Ovar mit der Gefahr des Übergangs in eine Parametritis und Peritonitis. Abszesse im Bereich des Eileiters entstehen i. d. R. als Komplikation einer entzündlichen Erkr. des kleinen Beckens (Pelvic inflammatory Disease, PID) und erfordern eine notfallmäßige Intervention.

Epidemiologie
- Eine entzündliche Erkr. des kleinen Beckens (PID) betrifft etwa 1–1,3 % aller Frauen zwischen 15 und 39 J. Die höchste Inzidenz beobachtet man vom 20.–24. Lj. Etwa 70 % aller PID-Pat. sind jünger als 25 J.
- In den USA werden pro Jahr etwa 100.000 Frauen wegen eines Tuboovarialabszesses stationär betreut (Wiesenfeld und Sweet 1993).
- Govaerts und Mitarbeiter (1998) stellten bei 0,4 % von 1.500 Fällen bei transvaginaler Eizellgewinnung im Rahmen einer Kinderwunschbehandlung eine Abszessbildung fest.

Ätiologie
- Der primäre Tuboovarialabszess entsteht i. d. R. auf dem Boden einer PID und wird durch ein ähnliches Erregerspektrum hervorgerufen.
- Sekundäre Abszesse sind nach operativen Eingriffen im kleinen Becken möglich und treten nach Darm- oder Uterusperforation sowie bei verschleppter Appendizitis auf.

Die Unterscheidung zwischen einem primären und sekundären Tuboovarialabszess ist meist nicht einfach, sofern keine klaren anamnestischen Hinweise bestehen. Bei einer Abszessbildung im Bereich des inneren Genitales ist bei einer jungen, sexuell aktiven Frau an eine primär infektiologische Ursache zu denken. Bei älteren Frauen sollte jedoch eine andere abszessverursachende Erkr., z. B. ein Malignom, ausgeschlossen werden (Jackson und Soper 1999, Protopapas et al. 2004).

Pathogenese Die Entzündung des kleinen Beckens entsteht durch Keimaszension über die Lumina des weiblichen Genitaltraktes in die Bauchhöhle. Die Abszedierung einer Infektion erfolgt immer dann, wenn zu einer entzündlichen Reaktion eine Durchblutungsstörung hinzukommt. Sofern die PID-verursachenden Keime im weiblichen inneren Genitale nicht durch das Immunsystem (ggf. unterstützt durch Antibiotika) beseitigt werden, wirken sie zunehmend und irreversibel gewebsschädigend:
- Das Flimmerepithel der Tube geht zugrunde, die trophisch gestörten Tubenwände verkleben und schließen sauerstoffarme Bereiche ab, in denen sich anaerobe Keime gut vermehren können.
- Die umgebende chronische Entzündungsreaktion bewirkt eine sekundäre Einbeziehung von parietalem Peritoneum, Darm, Uterus und Netz, die mit dem Entzündungsgebiet verkleben können.

- I.d.R. kommt es unbehandelt zum Durchbruch des Abszessinhalts in die Bauchhöhle mit akuter, massiver Peritonitis und Lebensgefahr für die Pat.

Klinik   Ein Tuboovarialabszess sollte bei all jenen Pat. Teil der differenzialdiagnostischen Überlegungen sein, für die auch eine PID infrage käme.

Studienlage
- In mehr als 90 % der Fälle sind (Unter-)Bauchschmerzen das führende Symptom (Franklin, Hevron und Thompson 1973, Landers und Sweet 1983).
- Eine erhöhte Leukozytenzahl und Fieber sind bei weiteren 60–80 % der Pat. zu finden.
- Die Abwesenheit von Fieber und Leukozytose spricht nicht unbedingt gegen einen Tuboovarialabszess, sondern eher für ein atypisches Erregerspektrum oder eine verschleppte Erkrankung (Burkman et al. 1982).

Diagnostik   (▶ Tab. 15.6) Die Pat. mit Tuboovarialabszess werden wegen akuten (manchmal auch chronischen) Unterbauchschmerzen vorstellig, manchmal sogar mit dem Bild eines „akuten Abdomens".
- Bei der vaginalen Untersuchung gibt die Pat. einen Portioschiebe bzw. -lüftungsschmerz an.
- Die Untersuchung des gelblichen vaginalen Fluors im Phasenkontrastmikroskop zeigt eine leukozytäre Mischflora u. U. mit **cluecells**.
- Palpatorisch lässt sich oftmals eine teigige schmerzhafte Schwellung im Bereich der betroffenen Tube tasten.
- Meistens finden sich eine erhöhte Leukozytenzahl und ein erhöhtes CRP.
- Die Ultraschalluntersuchung sichert die Diagnose eines Tuboovarialabszesses, obwohl spezifische Marker fehlen (Varras et al. 2003). Eine dopplersonografisch vermehrte Durchblutung um die Abszesshöhle kann die Sicherheit der Diagnose erhöhen. Therapieentscheidende Bedeutung hat der Ultraschall bei der Unterscheidung zwischen Tuboovarialabszess und Tuboovarialkomplex (Horrow 2004). Die Bedeutung, die der Unterscheidung dieser beiden Krankheitsentitäten bei der Auswahl der Therapie zukommt, wurde erst in den letzten 15 J. erkannt.

Tab. 15.6 Diagnostische Kriterien der PID (nach Jacobson und Weström 1969)

Obligate Kriterien (alle drei müssen erfüllt sein)
• Unterbauchschmerz • Schmerzen im Adnexbereich • Portioschiebe-/Portiolüftungsschmerz
Zusätzliche Kriterien (mindestens eines sollte erfüllt sein)
• Erhöhte Temperatur • Pathologische vaginale Flora • Erhöhte Blutsenkungsgeschwindigkeit • Erhöhte Konzentration von C-reaktivem Protein im Serum • Nachgewiesene Infektion mit Neisseriagonorrhoeae oder Chlamydiatrachomatis
Fakultative Kriterien
• Histologischer Nachweis einer Endometritis • Verdickte Tuben mit echoarmer Binnenstruktur und freier intraabdominaler Flüssigkeit • Laparoskopischer Nachweis von PID-typischen intraabdominalen Veränderungen

Differenzialdiagnosen
- Ein **Tuboovarialkomplex** ist ein im Rahmen einer PID entstandener Konglomerattumor, der ödematöse, adhärente und infizierte Anteile von Beckenorganen enthält. Im Gegensatz zu einem Tuboovarialabszess sieht man keine devitalisierten Anteile sowie keine Eiteransammlungen. Obwohl auch ein Tuboovarialkomplex eine beträchtliche Größe erreichen kann, besteht er aus durchblutetem, vitalem Gewebe und ist damit in 95 % der Fälle einer primär medikamentösen Therapie zugänglich (Hager 1983).
- Weitere EUG, Ovarialtorsion, Appendizitis, perityphlitische Abszesse sowie Divertikulitiden.

> ✓
> - Bei postmenopausalen Frauen ist eine primär infektiös bedingte entzündliche Erkr. des kleinen Beckens eher selten, sodass sich in dieser Altersgruppe die differenzialdiagnostischen Überlegungen ändern. Hier kommen zunehmend maligne Erkr. im kleinen Becken in Betracht (Jackson und Soper 1999).
> - Bei atypischen Krankheitsverläufen ist die Diagnose eines Tuboovarialabszesses äußerst schwierig. Atypische Erreger, wie Aktinomyzeten oder Mykobakterien, sind besondere differenzialdiagnostische Herausforderungen.

Therapie Da Tuboovarialabszesse meist bei Frauen im gebärfähigen Alter auftreten, sollte die Therapie so organschonend wie möglich sein, um die Reproduktionsfähigkeit zu erhalten. Andererseits ist der Tuboovarialabszess aufgrund des Risikos einer akuten Durchbruchperitonitis mit hoher Letalität ein gynäkologischer Notfall und bedarf einer schnellen und ausreichend sicheren Intervention. Sobald das Stadium eines Tuboovarialabszesses erreicht ist, wird eine alleinige medikamentöse Therapie nicht mehr ausreichend sein (McNeeley et al. 1998). Trotz der prinzipiellen Dringlichkeit der Intervention lässt sich in der klinischen Praxis eine zunehmende Zurückhaltung bei der operativen Therapie, bis hin zu einem komplett expektativen Vorgehen, bei jenen Pat. beobachten, die unter Antibiotikatherapie asymptomatisch bleiben.

Wahl des Eingriffs: Klassische operative Therapie des Tuboovarialabszesses in der Vorantibiotikaära war die Hysterektomie mit Adnektomie beidseits. Hier wurden hohe Heilungsraten mit einem Verlust der reproduktiven und endokrinen Funktionen erkauft.

Prinzipiell bieten sich heutzutage die Laparoskopie sowie die ultraschallgesteuerte transvaginale Punktion als minimal-invasive Zugangswege zur operativen Entlastung des Abszesses an. Zu beiden Zugangswegen existieren Studien, welche die jeweilige Effektivität und Sicherheit belegen sollen. I. d. R. wird ein laparoskopischer Zugangsweg gewählt werden, um eine schnelle definitive Herdsanierung zu erreichen.

Studienlage
Die laparoskopische Drainage des Tuboovarialabszesses führte in einer Studie bei flankierender Antibiotikagabe in 20 von 21 Fällen (95 %) zur Heilung. Von 7 Frauen, die postoperativ Kinderwunsch angaben, konnten ihn 4 realisieren (Reich 1987). In einer retrospektiven Studie neueren Datums konnten 45 von 48 Pat. (94 %) mit einer Kombination aus Antibiotika und laparoskopischer Drainage geheilt werden (Henry-Suchet 2002).

15.5 Entzündung des kleinen Beckens/Tuboovarialabszess

Gjelland und Kollegen untersuchten in einer retrospektiven Analyse den Krankheitsverlauf von 302 Pat. mit Tuboovarialabszess, die mit einer ultraschallgesteuerten transvaginalen Aspiration des Abszessinhaltes mit gleichzeitiger Antibiotikagabe (Metronidazol plus Doxicyclin oder Cefuroxim) therapiert worden waren (Gjelland, Ekerhovd und Granberg 2005). Die sonografisch bestimmten Abszessgrößen betrugen 3–15 cm.
Die Studie erbrachte folgende Ergebnisse:
- Etwa ⅓ aller Pat. benötigten mehr als eine Aspiration.
- 20 Pat. (7 %) unterzogen sich schlussendlich einer abdominalen Operation.
- Die Größe des Abszesses sowie eine Mehrkammerigkeit der Abszesshöhle hatten keinen Einfluss auf das Outcome.
- Die Pat. tolerierten den Eingriff sehr gut. Über die Hälfte der Pat. benötigten keinerlei Analgesie bzw. Sedierung während des Eingriffs. Bei 6 % war eine Vollnarkose notwendig.

Initiales Vorgehen: Zusammenfassend kann folgendes Therapieschema als evidenzbasiert gelten:
- I.v. Zugang und freigiebige Flüssigkeitssubstitution.
- Kalkulierte Antibiotikagabe:
  – Empfehlung der European Society of Infections Diseases in Obstetrics and Gynaecology (Österreichische Kommission): Tripletherapie Ampicillin 4 × 2 g/d i.v. + Clindamycin 2 × 1,2 g/d i.v. + Gentamicin 1 × 3,2 g/d i.v. (für 70 kg KG bei normaler Nierenfunktion). Die Gabe eines Aminoglykosids (z.B. Gentamicin) wird in den Leitlinien der ESIDOG zwar empfohlen, aber eher kritisch bewertet. Eine Kombination von Ampicillin und Clindamycin gilt als wahrscheinlich ausreichend.
  – Empfehlung der Centres of Disease Control (CDC): Cefoxitin 4 × 2 g/d i.v. + Doxycyclin 2 × 100 mg/d p.o. Alternativ: Clindamycin 3 × 900 mg/d i.v. + Gentamicin (gewichtsadaptiert).
- Antiphlogistische Therapie (+ Magenschutz) über 3–5 d, z.B. Diclofenac 3 × 100 mg/d p.o. (+ Ranitidin 2 × 150 mg/d p.o.).
- Operative Sanierung des Herdbefunds nach Anfluten der Antibiotika durch ultraschallgesteuerte Aspiration, Laparoskopie oder Laparotomie.
- Kontrolluntersuchungen: Vitalparameter, Temperatur, Klinik, Blutbild, C-reaktives Protein und Gerinnungsparameter täglich; Ultraschall zumindest jeden 2. Tag.
- Klare Definition von Therapieversagern, wenn nicht primär eine operative Sanierung angestrebt wird: Kein Abfiebern innerhalb von 72 h oder Vergrößerung des Abszesses unter Therapie.

✓ Die Tatsache, dass etwa ⅔ der Tuboovarialabszesse auf der Grundlage einer STD entstehen, sollte angesprochen und entsprechend in das therapeutische Konzept integriert werden.

Weiteres Vorgehen: 24 h nach klinischer Beschwerdebesserung kann auf ein orales Antibiotikaregime aus einem Gyrasehemmer und einem Antibiotikum mit guter anaerober Abdeckung umgestellt werden (z.B. Ciprofloxacin 3.500 mg/d p.o. und Metronidazol 3 × 500 mg/d p.o.). Die orale Antibiotikatherapie sollte über mind. weitere 10 Tage fortgeführt werden. Nach dem stationären Aufenthalt müssen regelmäßige Kontrolluntersuchungen erfolgen. Die ursprünglich palpable Raumforderung kann über mehrere Monate tastbar bleiben. Jede Größenzunahme sollte jedoch an ein Rezidiv denken lassen.

Bleibt eine klare klinische Besserung innerhalb von 72 h nach Therapiebeginn aus, ist eine unmittelbare operative Sanierung des Herdbefundes erforderlich:
- Vor der OP Resistenztestung des initialen bakteriologischen Abstrichs nochmal überprüfen.
- Präoperatives Abdomen-CT zur Abklärung bereits eingetretener Komplikationen wie Absiedlung des ursprünglichen Abszesses an eine andere Stelle im Bauchraum, Darmperforation und Endokarditis.
- Bei offener operativer Sanierung ist i. d. R. ein interdisziplinärer Ansatz zu wählen; der gesamte Bauchraum muss inspiziert und avitales Gewebe entfernt werden.
- Wegen der Gefahr einer Sepsis sind entsprechende intensivmedizinische Vorkehrungen zu treffen.

> **!** Anzeichen einer septischen Entgleisung eines Tuboovarialabszesses sind äußerst ernst zu nehmen.

15.5.2 Sepsis

Definition Als Sepsis wird heute die Summe der pathophysiologischen Veränderungen verstanden, die durch pathogene Keime und deren Produkte verursacht werden und zu einer ungehemmten Freisetzung von Mediatoren des Entzündungs-, Gerinnungs- und Komplementsystems führen. Die gemeinsame klinische Endstrecke aller entzündlichen Prozesse ist die Entwicklung eines **Systemic Inflammatory Response Syndrome** (SIRS), das sowohl infektiöser als auch nicht infektiöser Genese sein kann.

Klinik Ein SIRS ist charakterisiert durch 2 oder mehr der folgenden klinischen Zeichen:
- Temperatur > 38 °C oder < 36 °C.
- Herzfrequenz > 90 Schläge/Min.
- Atemzüge > 20/Min.
- Leukozyten > 12.000/mm^3 oder < 4.000/mm^3 oder > 10 % unreife neutrophile Granulozyten.

Im septischen Schock zieht eine systemische Entzündungsreaktion eine Organdysfunktion durch Minderperfusion oder Hypotonie nach sich.

Therapie Eckpfeiler des therapeutischen Managements sind Herdsanierung, antimikrobielle Therapie und supportive Intensivtherapie.

Prognose Die Letalität von Pat. mit schwerer Sepsis oder im septischen Schock liegt noch immer bei 20–50 %.

15.6 Akute bakterielle Infektionen der Genitalorgane

15.6.1 Grundlagen

Die Besiedelung des Vulvabereichs mit grampositiven Kokken und anderen fakultativ pathogenen Keimen (Streptococcusspp. und Staphylococcusspp.) hat an sich keinen Krankheitswert. So sind etwa 9 % aller Frauen vaginal mit toxinbildenden

S.-aureus-Stämmen besiedelt (Parsonnet et al. 2005). Präformierte Eintrittspforten und Immunsuppression auf Seiten des Wirtes oder besondere Virulenzfaktoren des Keimes können zur Ausbildung akuter Krankheitsbilder führen. Staphylokokken und Streptokokken können beide sezernierte und zellwandanhaftende Proteine bilden, die ihre nosogenen Eigenschaften radikal ändern. Eine akute lebensbedrohliche Erkrankung durch derart veränderte Bakterien ist jedoch ein eher seltenes Ereignis.

Im gynäkologischen Fachbereich treffen sich drei in der Regel durch grampositive Bakterien verursachte Erkr., die jeweils einen Notfall darstellen, jedoch gänzlich unterschiedliche Ursachen und damit verbundene therapeutische Optionen haben:
- Die primär lokale, einschmelzende **Infektion der Bartholin-Drüsen** mit Empyembildung und primär lokaler Therapieoption (▶ 15.6.2).
- Die primär systemische, toxinvermittelte Entzündungsreaktion des **Toxic-Shock-Syndroms** (TSS), die nicht durch eine Infektion sondern durch eine unkontrollierte immunologische Reaktion auf bakteriell sezernierte Proteine entsteht (▶ 15.6.3).
- Die schnell fortschreitende Weichgewebeinfektion der **nekrotisierenden Fasziitis,** die zu massiver lokaler Gewebszerstörung führt und systemische septische Komplikationen nach sich zieht (▶ 15.6.4).

15.6.2 Bartholin-Empyem (Bartholin-Pseudoabszess)

Epidemiologie   Die Entzündung der Bartholin-Drüsen gehört zu den häufigsten Erkrankungen in der gynäkologischen Ambulanz (Müller und Friese 2002). Etwa 2 % aller Frauen bemerken im Laufe ihres Lebens eine Schwellung der Bartholin-Drüsen und viele entwickeln auf dem Boden einer Sekretretention eine Bartholinitis oder ein Bartholin-Empyem (auch Bartholin-Pseudoabszess), das meist durch grampositive Bakterien verursacht wird (Aghajanian, Bernstein und Grimes 1994).

Pathogenese   Der Ausführungsgang der Bartholin-Drüsen ist eine bevorzugte Eintrittspforte für fakultativ pathogene Hautkeime im weiblichen Genitalbereich. Eine behinderte Drainage des muzinösen Sekrets in Kombination mit einer bakteriellen Besiedlung führt zu einer entzündlich bedingten Schwellung der Drüse mit Eiteransammlung in der präformierten Höhle des Ausführungsgangs.

Auf Seiten des Keimes spielen bei der Pseudoabszessbildung Invasivitätsfaktoren, wie DNAse, Streptokinase und Hyaluronidase, sowie phagozytoseausweichende Faktoren, wie Protein A oder M-Protein, eine Rolle.

Klinik   Typische Zeichen einer Entzündung (Rötung, Schwellung, Schmerz und Überwärmung). In den allermeisten Fällen tritt eine prompte Beschwerdebesserung nach operativer Entlastung des Empyems ein.

> **Progrediente Weichgewebeinfektion als äußerst seltene Komplikation**
> Ein extrem seltener aber lebensbedrohlicher Krankheitsverlauf ist die rasche progrediente Weichgewebeinfektion trotz chirurgischer Entlastung des Empyems. Die Pat. fühlen sich extrem krank und haben anfänglich starke Schmerzen, die über das für den Lokalbefund zu erwartende Maß hinausgehen (pain out of proportion). Im weiteren Verlauf breitet sich die Erkrankung oft rapide über die Faszie aus und zerstört dabei sensible Nervenfasern. Der Schmerz nimmt ab und die betroffene Region wird schließlich empfindungslos. Häufig fehlt eine begleitende Lymphadenopathie.

Diagnostik Das Bartholin-Empyem stellt i. d. R. keine diagnostische Schwierigkeit dar.
- Wegweisend sind die prall-elastische, gerötete und schmerzhafte Schwellung in der Nähe der hinteren Vulvakommissur.
- Bei operativer Sanierung sollte die mikrobiologische Sicherung von Neisseriagonorrhoeae oder Chlamydiatrachomatis erwogen werden.

Differenzialdiagnosen
- Abszesse an anderer Lokalisation, z. B. im Rahmen einer Follikulitis.
- Nicht entzündliche Retentionszysten der Bartholin-Drüsen.

Therapie Die primär lokale Erkr. des Bartholin-Empyems wird auch primär lokal therapiert. Die Eiteransammlung muss entlastet und einer drohenden Rezidivierung vorgebeugt werden. Zur Auswahl stehen die Marsupialisation und die Ausschälung der Zyste.
- **Marsupialisation** (▶ Abb. 15.5): Die optimale Versorgung eines Bartholin-Pseudoabszesses ist nur gewährleistet, wenn er „reif" ist, sich also bis auf eine dünne Membran bis unter die Vaginalschleimhaut vorbuckelt. Ein zu frühes chirurgisches Vorgehen verursacht im gesunden umliegenden Gewebe zusätzliches Trauma, erschwert eine korrekte Evertierung der Zystenwände und erhöht die Rezidivgefahr (Foster 2002).
- **Zystenexstirpation:** Bei Rezidiv erwägen. Sie erfolgt möglichst im nicht entzündeten Zustand (Azzan 1978). In der Literatur wird eine primäre Zystenexstirpation bei Pat. über 40 J. zum Ausschluss einer malignen Erkrankung empfohlen (Hill und Lense 1998).

Prognose Etwa 5–15 % aller Bartholin-Empyeme rezidivieren nach Marsupialisation.

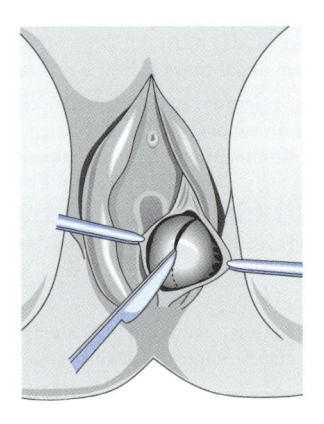

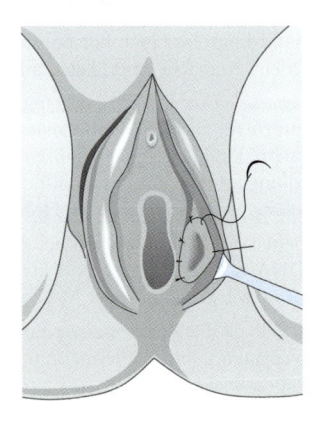

Abb. 15.5 Technik der Marsupialisation

15.6.3 Toxic-Shock-Syndrom

Epidemiologie Unter den gynäkologisch relevanten, durch grampositive Bakterien ausgelösten Erkr. hat das TSS in den USA eine jährliche Inzidenz von 1–2 auf 100.000 Frauen im Alter von 15–44 Jahren (CDC 2005).

Pathogenese Grampos. Bakterien besitzen die Eigenschaft, unter bestimmten Bedingungen Pathogenitätsfaktoren zu exprimieren, die ihre nosogenen Eigenschaften radikal ändern. Dazu gehört das Toxic-Shock-Syndrom-Toxin-1 (TSST-1), das von Staphylokokken bei Magnesiummangel exprimiert wird (Kass und Parsonnet 1987). An diesem Protein lässt sich die Pathogenese der Superantigene beispielhaft darstellen. Bei den Mitte der 1980er-Jahre aufgetretenen TSS-Fällen bei menstruierenden, tamponbenutzenden Frauen fungierten bestimmte, besonders hydrophile Fasern der Tampons als Ionenaustauscher, die ein Mg^{++}-depletiertes Vaginalmilieu verursachten. S.-aureus-Stämme, die sich in diesem Milieu vermehrten, produzierten daraufhin TSST-1. TSST-1 ist ein Superantigen. Superantigene (▶ Tab. 15.7) verbinden unspezifisch Major-histocompatibility-complex-(MHC-)II-Rezeptoren der antigenpräsentierenden Zellen außerhalb der antigenspezifischen Bindungsstelle mit T-Zell-Rezeptoren. Dies führt zu einer antigenunabhängigen und somit polyklonalen Stimulation von Lymphozyten mit massiver Zytokinausschüttung und Mediatorenaktivierung (Peterson et al. 2005). Durch die unkontrollierte Aktivierung kommt es zu einem massiven und synchronen Zelltod von T-Zellen, die sich in einer ausgeprägten Immunsuppression äußert. Gleichzeitig führen unkontrolliert ausgeschüttete proinflammatorische Zytokine (z. B. Interleukin-1 und -6 sowie Tumor-Nekrose-Faktor) zu einem akuten sepsisähnlichen Krankheitsbild (Stevens 1996, Stevens et al. 1996).

Tab. 15.7 Stoffwechselprodukte grampositiver Bakterien mit superantigenen Eigenschaften nach (Kossmann, Gattiker und Trentz 1998)

Bakterium	Protein	Abkürzung
Streptokokken	Exotoxin A	SpeA
	Exotoxin B	SpeB
	Exotoxin C	SpeC
	Exotoxin F	SpeF
	Mitogener Faktor	MF
	Streptococcus-Superantigen	SSA
	M Ptotein	MP
Staphylokokken	Enterotoxine	SE-A; SE-B; SEC-1–3; SE-D, SE-E
	Toxic-Shock-Syndrom-Toxin 1	TSST-1

Klinik Es kommt zum drastischen Abfall des Gefäßtonus und des systemischen Gefäßwiderstandes sowie einer Kapillarleckage mit massiven Flüssigkeitsverschiebungen in den interstitiellen Raum. Schwere Verlaufsformen von TSS münden oft im Multiorganversagen. Ähnliche primär systemische Pathomechanismen sind inzwischen auch für andere Proteine von Staphylo- und Streptokokken beschrieben (Brown 2004). Viele Pat. besitzen jedoch einen gewissen Immunschutz durch z. B. TSST-1-spezifische Antikörper, sodass trotz hohem Durchseuchungsgrad das Vollbild der Erkr. sehr selten ist.

Die Entwicklung eines TSS entspricht einer schnellen septischen Entgleisung. Die Phasen dieser Entwicklung sind in ▶ Tab. 15.8 dargestellt. Infizierte Wundflächen können dabei aufgrund der reduzierten Immunabwehr u. U. nicht die klassischen Infektzeichen der Überwärmung, Schwellung, Rötung und Schmerz zeigen. Schmerzhafte Infektionsherde sprechen eher für eine Beteiligung von Streptokokken.

Diagnostik Das beschriebene klinische Bild einer überschießenden Entzündungsreaktion ist für das TSS diagnostisch.

Tab. 15.8 Klinische Stadien des (streptococcal) Toxic-Shock-Syndroms (nach Kossmann, Gattiker und Trentz 1998)

Phase 1	• Myalgie • Übelkeit und Erbrechen • Schüttelfrost • Diarrhö (Schmerzen an der betroffenen Stelle)
Phase 2	• Tachykardie • Fieber • Tachypnoe (Zunehmende Schmerzen an der betroffenen Stelle)
Phase 3	Persistierendes Fieber Schocksymptomatik mit: • Hypotonie • Linksverschiebung des Differenzialblutbildes • Thrombozytämie • Hämaturie • Hypokalzämie • Hypoalbuminämie (Verminderte Schmerzen an der betroffenen Stelle)

Differenzialdiagnosen

- Meningokokkenspesis, bei der jedoch eine v. a. petechiale Hautrötung auftritt.
- Bei passender Reiseanamnese ungewöhnliche Infektionskrankheiten, wie die Leptospirose, das Dengue-Fieber oder das in Nordamerika vorzufindende Rocky-Mountain-Fleckfieber.

Therapie Für eine Antibiotikatherapie existieren keine Daten aus kontrollierten Studien.

- Primär sollte im Fall eines TSS der bakteriell besiedelte Fremdkörper entfernt oder eine etwaige infizierte Wunde gereinigt werden.
- Ziel der Antibiotikatherapie ist eine Reduktion der Bakterienzahl und der Endotoxinproduktion, was mit einer Kombination von Betalaktam und Lincosamid (Clindamycin) gelingt.
- Das ausgeprägte septische Krankheitsbild erfordert sofortige intensivmedizinische Maßnahmen, um ein Multiorganversagen zu verhindern. Im Vordergrund steht hierbei die Sicherung einer adäquaten Perfusion durch i. v. Flüssigkeitssubstitution und Katecholamingabe.
- Unterstützende und, soweit bei den geringen Fallzahlen möglich, evidenzbasierte Verfahren sind:
  – Cortisongabe: Methylprednisolon 10–30 mg/kg KG/d zum Unterbrechen der Zytokinkaskade.
  – Immunglobulin 400 mg/kg KG als Einmalgabe über mehrere Stunden, um das zirkulierende Toxin zu binden (Barry et al. 1992, Keller und Stiehm 2000, Todd et al. 1984). Aufgrund der gegenwärtigen Datenlage können keine starken Empfehlungen bzgl. des Einsatzes von Immunglobulin gegeben werden (Schrag und Kleger 2011).

✓ Das Toxic-Shock-Syndrom erfordert eine enge interdisziplinäre Zusammenarbeit zwischen chirurgischen und konservativen Fächern.

Prognose Das klassische, durch Staphylokokken verursachte TSS hat bei rechtzeitiger Diagnosestellung und Entfernung des Fremdkörpers sowie bei ausreichender intensivmedizinischer Therapie eine sehr gute Prognose (Stevens 1996).

15.6.4 Nekrotisierende Fasziitis

Epidemiologie In den USA werden etwa 600 Fälle eines Streptococcal-Toxic-Shock-Syndrom (STSS) und etwa 300 Fälle einer nekrotisierenden Fasziitis pro Jahr gemeldet (CDC 2005).

Pathogenese Neben den primär systemisch wirksamen Superantigenen können grampositive Bakterien auch primär lokal invasive Proteine exprimieren. Primär lokal fortschreitende Erkrankungsverläufe sind seit langem bekannt und kommen oft im Bereich der Oberschenkel und der Vulva vor (Adelson et al. 1991, Descamps, Aitken und Lee 1994). Streptokokken können eine charakteristische Kombination von Enzymen (Katalasen, Hämolysine, Elastasen und Kollagenasen) exprimieren, die eine schnelle Gewebsdestruktion entlang der trophisch gering versorgten Muskelfaszien bewirken (Cunningham 2000). Es kommt zu massivem Muskeluntergang, der über die Freisetzung von Kalium und Myoglobin zu Herzrhythmusstörungen bzw. Nierenversagen führen kann.

I. d. R. führt die großflächige Entzündungsreaktion zu einer massiven Ausschüttung von Zytokinen, die ein Systemic Inflammatory Response Syndrome (SIRS; ▶ 15.5.2) hervorrufen können. Im Vollbild des septischen Schocks ähneln die Pathomechanismen denen des Toxic-Shock-Syndroms (▶ 15.6.3), weswegen der Begriff des Staphylococcal-Toxic-Shock-Syndroms (STSS; ▶ Tab. 15.8) geprägt wurde. Pathogenetisch handelt es sich beim STSS um eine schnelle, lokal fortschreitende Infektion, die mit einer gerichteten Immunreaktion beantwortet wird. Die zunehmende Ausdehnung und Dynamik der Infektion führt zum Schockgeschehen.

Klinik Frühe klinische Zeichen sind Schmerzen an der betreffenden Körperregion sowie eine Zellulitis-ähnliche Rötung und Schwellung. Ohne eine therapeutische Intervention kommt es im weiteren Krankheitsverlauf schnell zu einer Zunahme der Schmerzen. Die Haut kann sich zunächst dunkelrot und schließlich nekrotisch-schwarz verfärben. Teils mit Blut gefüllte Blasen können sich auf der Haut zeigen. Blasenbildung im Unterhautgewebe führt zum klinischen Zeichen der Krepitation. Die Zeichen einer massiven Sepsis mit gleichzeitigem massiven Muskeluntergang mit Freisetzung von Kalium und Myoglobin und nachfolgenden Herzrhythmusstörungen bzw. Nierenversagen können folgen (Hasham et al. 2005, Singh et al. 2002).

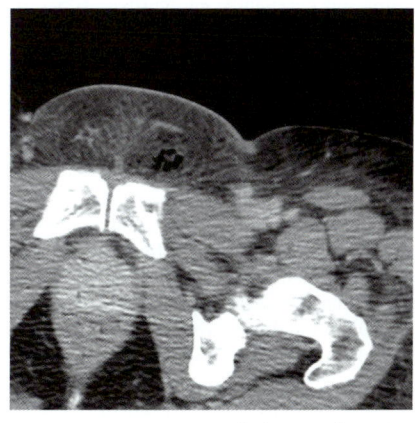

Abb. 15.6 Computertomografische Darstellung einer Fasziitis bei einer 38-jährigen Pat. 2 Tage nach Marsupialisation eines Bartholin-Empyems. Beachte die schwarz abgebildeten Lufteinschlüsse im Mons pubis. Die Entzündung erstreckte sich kranial über die Faszie des M. latissimus dorsi bis an den M. serratus anterior.

Diagnostik Das beschriebene klinische Bild einer progredienten Weichteilinfektion ist für die nekrotisierende Fasziitis diagnostisch. Dazu kommt eine schnelle bildgebende Diagnostik in der Regel mit Hilfe der CT (▶ Abb. 15.6).

Differenzialdiagnosen Bei einer weiteren Ausbreitung der Wundrötung sind die wichtigsten Differenzialdiagnosen gegenüber der an sich sehr seltenen nekrotisierenden Fasziitis die Zellulitis, die Fasciitis nodularis und das Erysipel.

Das **Erysipel** kann in der Frühphase ein ähnliches Bild wie eine beginnende nekrotisierende Fasziitis bieten. Das beim Erysipel im Vordergrund stehende Erythem ist jedoch im Gegensatz zur nekrotisierenden Fasziitis scharf begrenzt und zeigt zungenförmige Ausläufer. Daneben besteht eine deutliche Schwellung der regionären Lymphknoten. Während sich die nekrotisierende Fasziitis primär entlang der betroffenen Muskelfaszie ausbreitet, handelt es sich beim Erysipel um eine infektiöse Dermatitis, die primär das Korium sowie das subkutane Fett- und Bindegewebe befällt. Die Ausbreitung erfolgt rasch über die Lymphbahnen. Das ausgeprägte Krankheitsgefühl mit Schmerzen, Fieber und Schüttelfrost korreliert mit dem klinischen Befund.

Therapie

✓ Die erfolgreiche Therapie einer nekrotisierenden Weichteilinfektion hängt von einem optimalen Zusammenspiel konsequenter chirurgischer Wundversorgung, resistenzgerechter antibiotischer Behandlung und intensivmedizinischer Betreuung ab.

Operative Therapie: Die erste chirurgische Intervention ist für den weiteren Verlauf entscheidend und sollte von einer erfahrenen Chirurgin vorgenommen werden, die idealerweise auch die notwendigen „Second-look"-Operationen vornehmen kann. Typischerweise ist das Ausmaß des infektiös bedingten Gewebsuntergangs auf Faszienniveau deutlich größer als die Hautbeteiligung vermuten lässt. Eine „Second-look"-Operation innerhalb von 6–12 h ist daher obligat. Zu kleine Inzisionen und ungenügende Nachdébridements begünstigen die lokale Ausbreitung der Erkrankung. Die chirurgische Therapie wird primär mit Breitspektrumantibiotika unterstützt. Sollte ein Keimnachweis aus den Infektzonen gelingen, kann auf ein testgerechtes Antibiotikum umgestellt werden. I. d. R. wird jedoch aufgrund einer antibiotischen Vorbehandlung kein Keimnachweis mehr gelingen.

Antibiotikatherapie: Auch wenn die nekrotisierende Fasziitis durch Streptokokken den foudroyantesten Verlauf nimmt, können auch andere Bakterien eine rasch fortschreitende Weichteilinfektion verursachen. In der Regel ist in diesen Fällen eine aerob-anaerobe Mischflora zu verzeichnen, die ein Antibiotikaregime wie bei einer intraabdominalen Sepsis rechtfertigt.

- Ein empfohlenes Antibiotikaregime umfasst Cefotaxim 3 × 2–4 g/d i. v. und Metronidazol 4 × 500 mg/d i. v. oder p. o.
- Das Lincosamid Clindamycin (4 × 300–450 mg/d p. o. oder 3 × 600 mg/d i. v.) wird v. a. wegen seiner guten Aktivität gegen Streptokokken und der direkten Unterbindung der Proteinbiosynthese empfohlen (Davies et al. 1996, Stevens et al. 1988).

✓ Die nekrotisierende Weichteilinfektion erfordert eine enge interdisziplinäre Zusammenarbeit zwischen chirurgischen und konservativen Fächern.

Verlauf und Prognose Die Letalität der nekrotisierenden Weichgewebeinfektion mit Zeichen einer systemischen Beteiligung im Sinne einer Sepsis wird mit 9–64 % angegeben (Kossmann, Gattiker und Trentz 1998). Für die hohe Letalität sind vor allem verantwortlich (Patino und Castro 1991):
- Eine zögerliche Diagnosestellung und daraus folgende falsche Therapiekonzepte.
- Ein nicht ausreichendes Wunddébridement v. a. im Stammbereich, an dem eine ausreichende Entfernung von infiziertem Gewebe oftmals primär gescheut wird.

15.7 Sexuelle Gewalt

15.7.1 Übersicht

Definitionen
- **Sexueller Missbrauch** (nach § 176 StGB) ist definiert als eine sexuelle Handlung an einer Person unter 14 J. Geahndet werden dabei Handlungen, die ein Täter am Kind vornimmt oder durch das Kind an sich vornehmen lässt. Ein „schwerer sexueller Missbrauch" (nach § 176a StGB) liegt bei einer sexuellen Handlung vor, die mit dem Eindringen in den Körper des Kindes verbunden ist.
- **Sexuelle Nötigung und Vergewaltigung** beziehen sich auf erzwungene sexuelle Handlungen bei erwachsenen Personen. Nach §177 StGB wird das erzwungene Erdulden oder Vornehmen sexueller Handlungen unter Strafandrohung gestellt. Eine Vergewaltigung liegt vor, wenn der Täter mit dem Opfer den Beischlaf vollzieht oder ähnliche sexuelle Handlungen an dem Opfer vornimmt oder an sich von ihm vornehmen lässt. Eingeschlossen sind alle Handlungen, die das Opfer besonders erniedrigen, insbesondere, wenn sie mit einem Eindringen in den Körper verbunden sind. Eine **besondere Schwere der Tat** liegt vor bei Verwendung einer Waffe oder bei schwerer körperlicher Misshandlung oder Inkaufnahme des Todes des Opfers. Hiermit wird eine Strafandrohung von Freiheitsentzug nicht unter fünf Jahren verknüpft.

Epidemiologie   Unter den Straftaten gegen die sexuelle Selbstbestimmung stellt der sexuelle Missbrauch von Kindern mit etwa 15.000 Fällen pro Jahr in der Bundesrepublik Deutschland die bei Weitem größte Gruppe. Fälle von Vergewaltigungen und sexueller Nötigung werden in der Bundesrepublik jährlich etwa 7.000 mal registriert (Bundeskriminalamt 2015).

Seit einer Zunahme um ca. 30 % bis 2005 ist seitdem keine weitere Zunahme der angezeigten Delikte mehr statistisch erfasst. Die Aufklärungsquoten liegen, stabil über die vergangenen Jahre, für angezeigte Vergewaltigungen und sexuelle Nötigung bei ca. 81 % und für Missbrauch von Kindern bei 85 %. Die Dunkelziffer dieser Straftaten ist hoch. Einen Hinweis auf die Lebenszeitprävalenz beider Straftatbestände liefert eine Erhebung an einer großen deutschen Universitätsklinik. Von unselektierten Pat. der allgemeinen Ambulanz berichteten (Peschers et al. 2003):
- 20 % von Zwang zu sexuellen Handlungen
- 10 % von sexuellen Übergriffen in ihrer Kindheit
- 7 % von sexuellem Missbrauch im Kindesalter
- 3,5 % von sexuellem Missbrauch im Kindes- und Erwachsenenalter

15 Notfälle in der Gynäkologie

15.7.2 Evaluation

> ✓ Die akute medizinische Evaluation von Opfern sexueller Gewalt muss einige Themen mit einschließen, die über die Routine einer Notaufnahme hinausgehen:
> - Evaluation, Behandlung und Dokumentation physischer Verletzungen, insbesondere des Genitalbereichs
> - Psychologische Unterstützung und Hilfsangebote
> - Schwangerschaftstest und kontrazeptive Maßnahmen
> - Evaluation und Prävention sexuell übertragbarer Erkr.
> - Forensische Dokumentation und Beweissicherung

Anamnese
- Umstände des Übergriffs, einschließlich Datum, Zeit, Ort, Gebrauch von Waffen oder Fesselwerkzeugen, physische Gewalt oder Bedrohung
- Zeitweiliger Bewusstseinsverlust ja/nein; Gedächtnisverlust ja/nein
- Täterbeschreibung
- Drogen oder Alkohol im Tatzusammenhang
- Detaillierter Tathergang:
  - Vaginaler/oraler/analer Geschlechtsverkehr
  - Penetration mit oder ohne Ejakulation
  - Kondomgebrauch
  - Blutungen von Täter oder Opfer können das Risiko einer Infektion mit einer hämatogen übertragbaren Erkr. beeinflussen
- Zeit und Umstände des letzten freiwilligen Geschlechtsverkehrs, einschließlich Art einer ggf. stattgefundenen imissio penis (oral, genital, anorektal) und Kondomgebrauch
- Das Opfer sollte über Aktivitäten befragt werden, welche die Spurensicherung erschweren könnten: Baden, Duschen, Umziehen, Essen, Zähneputzen, Genitalspülungen, Tamponwechsel

Spezialaspekte der Anamnese bei sexuellem Missbrauch von Kindern
- Wurde bereits Anzeige erstattet, sollte die Befragung von Kindern durch den Arzt unterbleiben. Sie werden im weiteren Verlauf noch mehrmaligen eingehenden Befragungen unterzogen und sind suggestiv beeinflussbar.
- Wurde noch keine Anzeige erstattet, sollte zunächst ein Gespräch mit der Person erfolgen, die den Verdacht auf einen sexuellen Übergriff äußerte (meist Angehörige). Dabei sollen die Gründe für den Verdacht und der Inhalt des mutmaßlichen Übergriffs dargestellt werden. Eine direkte Befragung eines Kindes sollte auch hier vorerst unterbleiben.
- Sind Fragen an das Kind unumgänglich, sollten diese offen und nicht suggestiv gestellt werden. Auch Wiederholungen von Fragen wirken sich auf das Antwortverhalten von Kindern aus.

> ✓ Die direkte Befragung eines Kindes sollte bei Verdacht auf sexuellen Missbrauch möglichst unterbleiben.

Körperliche Untersuchung (Kinder)
- Untersuchungsgang dem Kind genau erklären. Das Kind bestimmt das Tempo der Untersuchung.

15.7 Sexuelle Gewalt

- Immer zunächst in sitzender Position untersuchen (bei Kleinkindern auf dem Schoß einer Vertrauensperson, bei Schulkindern auch auf der Liege).
- Zusätzliche Untersuchungsposition bei Mädchen in der hormonellen Ruhephase: Knie-Ellenbogen-Position.
- Allgemeinstatus und Genitalstatus erheben.
- Insbesondere sind Körperteile, die in sexuelle Aktivitäten oft einbezogen sind, genau zu untersuchen (Brustbereich, Mund, Gesäß und Oberschenkelinnenseiten).
- Vaginale Untersuchung mit Hilfe der Traktionsmethode (vorsichtige Separation der großen Labien durch dorsolateralen Zug) und Beurteilung von Klitoris, Klitorishaut, großen und kleinen Labien, Vulvarändern, Urethralbereich, Hymen in allen Anteilen, Inguinal- und Genitalbereich, Anus, Introitus vaginae, distaler Vagina, Fossa navicularis sowie hinterer Kommissur.
- Keine routinemäßige Untersuchung mit Vaginoskop. Bei Kindern und Jugendlichen ist eine vaginoskopische Untersuchung Verletzungen, Blutungen oder rezidivierenden Vulvovaginitiden vorbehalten.

> ✓ **Interpretation vaginaler Befunde**
> - Beim sexuellen Missbrauch gibt es kaum eindeutige Befunde. Leitsymptome können sein: Rötung, Fluor, Blutung, Brennen und Juckreiz.
> - Ein intaktes Hymen schließt einen sexuellen Missbrauch nicht aus.

- Beweisend sind der Nachweis von Spermien oder Deflorationsverletzungen.
- Differenzialdiagnostisch muss an Hämangiome im Genitalbereich, an eine anorektale Mykose oder einen Lichen sclerosus et atrophicans, der auch bei Kindern vorkommen kann, gedacht werden.
- Unvollständige Einrisse des Hymenalsaums können innerhalb von 9 d abheilen.
- Scheidenrisse finden sich typischerweise unten zwischen 3 und 9 Uhr (= in Steinschnittlage betrachtet unten).
- U-förmige Kerben in diesem Bereich können Residuen älterer Verletzungen sein (Weissenrieder 2002, Wolf und Esser-Mittag 2002).
- Unspezifische jedoch nicht beweisende Befunde sind Rötungen i. S. von Entzündungen, Urethraldilatationen, periurethrale Bänder, Synechien der Vulvaränder, rezidivierende Harnwegsinfekte, vaginale Infektionen, sekundäre Enuresis und Enkopresis.
- Sexuell übertragbare Krankheiten (z. B. Gonorrhö oder Condylomata acuminata) vor der Geschlechtsreife des Kindes sind mit hoher Wahrscheinlichkeit Folge eines Missbrauchs (▶ Tab. 15.9).
- Bei einer Schwangerschaft im Kinder- oder Jugendalter immer an möglichen Missbrauch denken.

> ✓ **Als spezifische Symptome gelten**
> - Alle Verletzungen im Anogenitalbereich ohne plausible Anamnese (Hämatome, Striemen, Quetschungen, Einrisse und Bisswunden)
> - Erweiterter Eingang der Vagina
> - Einrisse oder venöse Stauung im Analbereich
> - Hymenalkerben oder -einrisse evtl. verdickt erscheinende Hymenalsäume mit eingerolltem Rand

Tab. 15.9 Auswirkung von häufigen sexuell übertragenen oder sexuell assoziierten Erkr. auf die Diagnose eines sexuellen Missbrauchs bei Kleinkindern und präpubertären Kindern (nach Kellogg 2005)

Nachgewiesene Erkrankung	Diagnostisch für sexuellen Missbrauch
Gonorrhö*	Diagnostisch**
Syphilis*	Diagnostisch
HIV*	Diagnostisch
Chlamydiatrachomatis*	Diagnostisch**
Trichomonasvaginalis	Hoch verdächtig
Condylomata acuminata*	Diagnostisch
Herpes genitalis*	Diagnostisch
Bakterielle Vaginose	Nicht diagnostisch

* Sofern eine perinatale Übertragung unwahrscheinlich ist und eine extrem seltene vertikale Transmission ausgeschlossen ist. Bei HIV muss auch eine Übertragung durch Blutprodukte ausgeschlossen sein
** Obwohl immer noch die Anzucht des Erregers den Goldstandard darstellt, werden zunehmend Amplifikationsverfahren (PCR) die Diagnostik verbessern

Interpretation analer Befunde Schwierige Befunderhebung und Interpretation. Manipulationen hinterlassen in der Regel keine Verletzungen.

- Penetrationen können Verletzungen hinterlassen (Schwellung des Analrandes, Fissuren, Rhagaden im Bereich der Analfalten, Zerreißungen des Sphinkters).
- Beweisend für einen analen Missbrauch sind der Nachweis von Spermaspuren oder ein tiefer Einriss in der Analschleimhaut, der vom Analring in die Tiefe führt.
- Eine Sphinkterhypotonie kann ein Hinweis auf einen analen Missbrauch sein, bedarf aber einer neurologischen Abklärung.

15.7.3 Spurensicherung bei Vergewaltigung

Bei engem zeitlichen Zusammenhang zwischen Tat und Untersuchung ist immer eine Spurensicherung notwendig (Rauch, Weissenrieder und Peschers 2004). Selbst bei einigen Tagen Abstand zwischen Tat- und Untersuchungszeitpunkt kann der Versuch einer Spurensicherung sinnvoll sein (▶Tab. 15.10). In der Betreuung von Vergewaltigungs- bzw. Missbrauchsopfern ist die Zusammenarbeit mit rechtsmedizinischen Fachkollegen von großer Bedeutung. Gerade im Bereich der Spurensicherung sollte im Hinblick auf eine spätere Begutachtung und juristische Verwertbarkeit der Befunde auf die rechtsmedizinische Expertise zurückgegriffen werden.

Spermaspuren
- Spermaspuren sind bis zu 48 h intravaginal nachweisbar, Spermanachweis bei Oral- oder Analverkehr theoretisch bis zu 24 h möglich.
- Sicherung von Spermaspuren mit angefeuchteten Wattetupfern aus dem hinteren Scheidengewölbe sowie aus dem Zervikalkanal, da sich dort Spermaspuren am längsten nachweisen lassen. Außerdem von im Tatzusammenhang relevanten Regionen.
- Bei erfolgter Ejakulation auf andere Körperteile oder Kleidungsstücke kann ein Abstrich von dort sinnvoll sein.
- Wattetupfer nach dem Abstrich auf beschrifteten Objektträgern ausstreichen.

- Wattetupfer trocken asservieren. Bei feuchter Aufbewahrung z. B. in NaCl ist kein DNA-Nachweis mehr möglich.
- Bei einer Untersuchung in unmittelbarer zeitlicher Nähe zur Tat kann der Versuch des Nachweises von beweglichen Spermien im Nativpräparat erfolgreich sein.

✓ Wattetupfer zum Spermanachweis anfeuchten und dann immer trocken asservieren.

Speichelspuren Spuren durch Beißen, Schlecken oder Küssen finden sich häufig brustnah oder im Bereich der Schamlippen. (Saug-)Bissspuren sind häufig auch außerhalb des Genitalbereichs, v. a. an den Oberarmen, lokalisiert. Bei der Sicherung von Speichelspuren ebenfalls mehrere angefeuchtete Wattetupfer verwenden. Mit den Tupfern großflächig ohne festen Druck über die angegebenen Stellen reiben und trocken asservieren.

Sonstige Spuren
- Kleidungsstücke, die noch nicht gewechselt oder gewaschen sind, asservieren.
- Fingernägel oder Schmutz unter den Findernägeln asservieren, wenn das Opfer über Gegenwehr berichtet.
- Bei Würgemalen davon ebenfalls Abstriche entnehmen.
- Wenn relevant: Auskämmen der Schambehaarung.

✓ Soweit toleriert, Fotodokumentation (mit Maßband) aller physischen Hinweise für eine Vergewaltigung vornehmen.

Tab. 15.10 Benötigtes Untersuchungsmaterial bei Opfern sexueller Gewalt

Material	Untersuchungen
Urin	Sediment, Schwangerschaftstest, Drogenscreening
Vollblut (EDTA)	Blutbild, Alkohol
Serum	Hepatitissuchprogramm, HIV, Lues
Abstriche	
• Angefeuchtete Watteträger	Hinteres Scheidengewölbe
	Zervikalkanal
	Relevante Körperregionen (z. B. Kratzstellen, Anus, Mundschleimhaut usw.). Nach dem Ausstreichen lufttrocknen und zur rechtsmedizinischen Beurteilung asservieren
• Beschriftbare Objektträger	Phasenkontrastmikroskopie, Ausstriche relevanter Körperregionen (lufttrocknen)
Spezialabstriche	Chlamydien (kühl lagern), Gonorrhö

15.7.4 Therapeutische Maßnahmen

Psychische Folgen Opfer von Straftaten gegen die sexuelle Selbstbestimmung bedürfen eingehender emotionaler Unterstützung. Professionelle psychologische Unterstützung immer anbieten oder zumindest vermitteln.

- In den ersten Tagen bis wenigen Wochen können auftreten: psychopathologische Symptome der Wut, Angst, Schlaflosigkeit, Appetitlosigkeit, Scham, Schuld, Zwangsgedanken und/oder physische Schmerzen.
- In der zweiten sog. „Reorganisationsphase", die über Monate oder Jahre andauern kann, psychische und somatische Symptome, z. B. chronische muskuloskelettale oder Unterbauchschmerzen, Schlaflosigkeit und Appetitlosigkeit, oft (Alb-)Träume, Entwicklung von Angststörungen. Häufig bestehen in dieser Phase Schwierigkeiten, den gewohnten Lebensrhythmus oder sexuelle Beziehungen wieder aufzunehmen (Brison 2004, Burgess und Holmstrom 1979). Es kann das Vollbild einer posttraumatischen Belastungsstörung entstehen (Roth et al. 1997).

> **Internetadressen mit Informationen und Kontaktadressen zu sexuellem Missbrauch und Vergewaltigung**
> - **Missbrauch von Kinder und Jugendlichen:** Hilfeportal des Bundesgesundheitsministeriums mit kostenfreiem (auch ohne Guthaben auf dem Mobiltelefon) und auf Wunsch anonymem Hilfetelefon (0800 2255530). www.hilfeportal-missbrauch.de
> - **Gewalt gegen Frauen:** Hilfeportal des Bundesamts für Familie und zivilgesellschaftliche Aufgaben mit kostenfreiem (auch ohne Guthaben auf dem Mobiltelefon) Hilfetelefon (0800 0116016) in 15 Sprachen inkl. Gebärdensprache. www.hilfetelefon.de

Kontrazeption Urin-Schwangerschaftstest durchführen.
- Bei neg. Schwangerschaftstest:
  - Notfallkontrazeption mit Levonorgestrel 2 × 750 µg oder 1 × 1,5 mg immer anbieten
  - Mögliche NW, über die die Pat. informiert werden sollte, sind Kopfschmerzen, Übelkeit, Müdigkeit, Auftreten von Zwischenblutungen, Brustspannen
- Insbesondere bei gleichzeitiger Postexpositionsprophylaxe einer SITD können Übelkeit und Erbrechen zu einem relevanten Problem werden. In diesem Fall Antiemetika (z. B. Dimenhydrinat 150 mg p. o.) erwägen.

Sexuell übertragbare Erkrankungen

Bakterielle SITDs: Bei Erstvorstellung Erregernachweis führen gegen Chlamydiatrachomatis, Treponemapallidum sowie Neisseriagonorrhoeae. Bei Wiedervorstellung 2 Wo. nach dem Übergriff eingehende Inspektion auf typische Zeichen von SITDs sowie bakteriologische Abstriche von den Körperregionen, die in das Tatgeschehen einbezogen waren.

Es gibt keine einheitlichen Empfehlungen bezüglich einer Postexpositionsprophylaxe (PEP) bakterieller sexuell übertragbarer Erkr. nach sexueller Gewalt.
- Die US-amerikanischen CDC empfehlen eine empirische antimikrobielle Therapie gegen Chlamydien, Gonorrhö, Trichomonaden und bakterielle Vaginosen (Workowski und Berman 2006). Das von den CDC vorgeschlagene Antibiotikaregime umfasst:
  - Einmalgabe Ceftriaxon 125 mg i. m., Metronidazol 2 g p. o. und Azithromycin 1 g p. o. **oder:**
  - Doxycyclin 100 mg p. o. 1-0-1 über 7 d.
- Deutschsprachige Leitlinien existieren nicht. Eine Antibiotikaprophylaxe nach Vergewaltigung wird jedoch i. d. R. deutlich zurückhaltender gehandhabt.
- In jedem Fall Pat. über mögliche Symptome einer sexuell übertragbaren Erkr. aufklären und ggf. um eine sofortige Wiedervorstellung bitten. Die Einbestel-

lung zu einem Kontrolltermin ist obligat. Während der antimikrobiellen Postexpositionsprophylaxe ist sexuelle Enthaltsamkeit empfehlenswert.

Hepatitis-B-Infektion: Bei der Erstvorstellung (kurz nach der Tat) erfolgt eine serologische Testung, um den Infektionsstatus zu dokumentieren. Die adjuvante Therapie einer Hepatitis-B-Infektion nach Vergewaltigung oder sexuellem Missbrauch ist umstritten. Wie auch für die antimikrobielle Prophylaxe existieren hierzu keine deutschsprachigen Leitlinien. Die CDC empfehlen eine postexpositionelle Hepatitis-B-Impfung bei Personen ohne bestehenden Immunschutz, jedoch keine Gabe von Hepatitis-B-Immunglobulinen. Die Datengrundlage hierzu ist allerdings recht dünn. Die Impfung ist ggf. nach 1–6 Mon. zu erneuern, um einen ausreichenden Impfschutz zu gewährleisten.

HIV-Infektion: Hierzu liegt eine Empfehlung des Robert-Koch-Instituts sowie der Deutschen und Österreichischen AIDS-Gesellschaften vor:
- **Bei Erstvorstellung:**
  - Bestimmung des Infektionsstatus des Opfers.
  - Aufgrund der epidemiologischen Situation ist ein routinemäßiges Anbieten oder Empfehlen einer HIV-PEP nicht gerechtfertigt.
- **Bei begründetem V. a. ein erhöhtes Infektionsrisiko:** PEP kann angeboten werden.
- **Bei bekanntem Täter:** Ermittlungsbehörden sollen aktiv den HIV-Status des Täters erfragen bzw. eine unverzügliche rechtsmedizinische Untersuchung auf mögliche Infektionsrisiken im Rahmen der Beweissicherung aus Gründen des Opferschutzes veranlassen (DAIG 2004).

✓
- Die Umstände des Vergewaltigungsgeschehens (Verletzungen, Blutung usw.) können die Wahrscheinlichkeit einer Übertragung erhöhen.
- Die Pat. nach 3 Mon. zur Kontrolle des HIV-Status wieder einbestellen.

Literatur

Abes M, Sarihan H. Oophoropexy in children with ovarian torsion. Eur J Pediatr Surg 2004; 14(3): 168–71.
ACOG technical bulletin 1995. Blood component therapy. Number 199. November 1994 (replaces no. 78, July 1984). Committee on Technical Bulletins of the American College of Obstetricians and Gynecologists. Int J Gynaecol Obstet 1995; 48 (2): 233–8.
Adelson MD, et al. Recurrent necrotizingfasciitis of the vulva. A case report. J Reprod Med 1991; 36(11): 818–22.
Aghajanian A, Bernstein L, Grimes DA. Bartholin's duct abscess and cyst: a case-control study. South Med J 1994; 87(1): 26–9.
Albayram F, Hamper UM. Ovarian and adnexal torsion: spectrum of sonographicfindings with pathologic correlation. J Ultrasound Med 2001; 20:1083–9.
Albers JR, Hull SK, Wesley RM. Abnormal uterine bleeding. Am Fam Physician 2004; 69:1915–26.
Alderson P, et al. Human albumin solution for resuscitation and volume expansion in critically ill patients. Cochrane Database Syst Rev 2002;(1):CD001208.
Anders JF, Powell EC.Urgency of evaluation and outcome of acute ovarian torsionin pediatric patients. Arch Pediatr Adolesc Med 2005; 159:532–5.
Apgar BS. Dysmenorrhea and dysfunctional uterine bleeding. Prim Care 1997; 24: 161–78.
Argenta PA, et al.Torsion of the uterine adnexa.Pathologic correlations and current management trends. J Reprod Med 2000; 45:831–6.

Azzan BB. Bartholin's cyst and abscess. A review of treatment of 53 cases. Br J Clin Pract 1978; 32(4): 101–2.

Barry W, et al. Intravenous immunoglobulin therapy for toxic shock syndrome. JAMA 1992; 267(24): 3315–6.

Bayer AI, Wiskind AK. Adnexal torsion: can the adnexa be saved? Am J Obstet Gynecol 1994; 171:1506–10.

Ben-Ami M, Perlitz Y, Haddad S. The effectiveness of spectral and color Doppler in predicting ovarian torsion. A prospective study. Eur J Obstet Gynecol Reprod Biol 2002; 104: 64–6.

Borasio GD. Wie, wo und wann dürfen wir sterben? Das ärztliche Menschenbild am Lebensende zwischen Autonomie und Fürsorge. Ecce Homo – Menschenbild, Menschenbilder, Ringvorlesung LMU 2006/07, Ludwig-Maximilians Universität, München, 28.11.2006.

Borasio GD.„Ohne Dialog gibt es keine guten Entscheidungen." Dtsch Ärztbl 2007; 104(5): 224–6.

Born C, et al. Diagnosis of adnexal torsion in the thirdtrimester of pregnancy: a case report. Abdom Imaging 2004; 29(1): 123–7.

Bradlow J, Coulter A, Brooks P. Patterns of referral: a study of referrals to outpatient clinics from general practices in the Oxford region. Oxford: Health Services Research Unit, 1992, 1–42.

Brison J. Vergewaltigt. Ich und die Zeit danach. Trauma und Erinnerung. München: C. H. Beck, 2004.

Brown EJ. The molecular basis of streptococcal toxic shock syndrome. N Engl J Med 2004; 350(20): 2093–4.

Bruch H-P, Schiedeck T. Der unklare Unterbauchschmerz – Stellenwert der Laparoskopie „If indoubt, carry it out". Der Chirurg 1997; 68:12–6.

Bundeskriminalamt. Berichtsjahr 2015. Polizeiliche Kriminalstatistik der Bundesrepublik Deutschland, Wiesbaden.

Burgess A, Holmstrom LL. Rape: Victims of crisis. Bowie. MD: Robert J. Brady, Co., 1979.

Burkman R, et al. The relationship of genital tract actinomycetes and the development of pelvic inflammatory disease. Am J Obstet Gynecol 1982; 143:585–9.

Centers for Disease Control and Prevention. Group A Streptococcal (GAS) Disease.2005.

Coulter J, Gleeson N. Local and regional recurrence of vulval cancer: management dilemmas. Best Pract Res Clin Obstet Gynaecol 2003; 17:663–81.

Cunningham MW. Pathogenesis of group A streptococcal infections. Clin Microbiol Rev 2000; 13(3): 470–511.

Dafopoulos K, et al. Two episodes of hemoperitoneum from luteal cysts rupture in a patient with congenital factor X deficiency. Gynecol Obstet Invest 2003; 55: 114–5.

Daponte A, et al. Novel serum inflammatory markers in patients with adnexal mass who had surgery for ovariant orsion. Fertil Steril 2006;85(5):1469–72.

Davies HD, et al. Invasive group A streptococcal infections in Ontario, Canada. Ontario Group A Streptococcal Study Group. N Engl J Med 1996; 335(8): 547–54.

Descamps V, Aitken J, Lee MG. Hippocrates on necrotizing fasciitis. Lancet 1994; 344(8921): 556.

Deutsche AIDS-Gesellschaft (DAIG). Deutsch-Österreichische Empfehlungen zur Postexpositionellen Prophylaxe der HIV-Infektion. AWMF-Registernr. 055/004. Stand 2004.

Foster DC. Vulvar disease. Obstet Gynecol 2002; 100(1): 145–63.

Franklin EW, 3rd, Hevron JE, Jr., Thompson JD. Management of the pelvic abscess. Clin Obstet Gynecol 1973; 16: 66–79.

Gerber B, et al.Simple ovarian cysts in premenopausal patients. Int J Gynaecol Obstet 1997; 57: 49–55.

Gjelland K, Ekerhovd E, Granberg S. Transvaginal ultrasound-guided aspiration for treatment of tubo-ovarian abscess: a study of 302 cases. Am J Obstet Gynecol 2005; 193:1323–30.

Golash V, Willson PD.Early laparoscopy as a routine procedure in the management of acute abdominal pain: a review of 1,320 patients. Surg Endosc 2005; 19(7):882–5.
Gould SA, et al. Hypovolemic shock. Crit Care Clin 1993; 9:239–59.
Govaerts I, et al. Short-term medical complications of 1500 oocyte retrievals for in vitro fertilization and embryo transfer. Eur J Obstet Gynecol Reprod Biol 1998; 77(2): 239–43.
Grafstein E, Innes G. Guidelines for red blood cell and plasma transfusion for adults and children: an emergency physician's overview of the 1997 Canadian Blood Transfusion Guidelines. Part 2: Plasma transfusion and infectious risk. J Emerg Med 1998;16(2):239–41.
Guyton A. Textbook of Medical Physiology. London: Saunders (W. B.) Co Ltd, 2005.
Hager WD. Follow-up of patients with tubo-ovarian abscess(es) in association with salpingitis. Obstet Gynecol 1983; 61(6):680–4.
Hasham S, et al. Necrotising fasciitis. BMJ 2005; 330(7495): 830–3.
Henry-Suchet J. Laparoscopic treatment of tubo-ovarian abscess: thirty years' experience. J Am Assoc Gynecol Laparosc 2002; 9(3): 235–7.
Hibbard LT. Adnexal torsion. Am J Obstet Gynecol 1985; 152(4): 456–61.
Hill DA, Lense JJ. Office management of Bartholin gland cysts and abscesses. Am Fam Physician 1998; 57(7): 1611–6, 1619–20.
Hiller N, et al. CT features of adnexal torsion.Am J Roentgenol. 2007; 189(1): 124–9.
Horrow MM. Ultrasound of pelvic inflammatory disease. Ultrasound Q 2004; 20(4): 171–9.
Houry D, Abbott JT. Ovarian torsion: a fifteen-year review. Ann Emerg Med 2001; 38(2): 156–9.
Jackson SL, Soper DE.Pelvic inflammatory disease in the postmenopausal woman.Infect Dis Obstet Gynecol 1999;7(5):248–52.
Jacobson L, Weström L.Objectivized diagnosis of acute pelvic inflammatory disease. Am J Obstet Gynecol 1969; 105:1088–90.
Jain KA. Magnetic resonance imaging findings in ovarian torsion. Magn Reson Imaging 1995; 13(1): 111–3.
James AH. Von Willebrand disease. Obstet Gynecol Surv 2006; 61(2): 136–45.
Kaleli B, et al.Reperfusion injury after detorsion of unilateralovarian torsion in rabbits. Eur J Obstet Gynecol Reprod Biol 2003; 110:99–101.
Kass EH, Parsonnet J. On the pathogenesis of toxic shock syndrome. Rev Infect Dis 1987; 9(5): S482–9.
Keller MA, Stiehm ER. Passive immunity in prevention and treatment of infectious diseases. Clin Microbiol Rev 2000; 13(4): 602–14.
Kellogg N. The evaluation of sexual abuse in children. Pediatrics 2005; 116: 506–12.
Kimura I, et al. Ovarian torsion: CT and MR imaging appearances. Radiology 1994; 190(2): 337–41.
Kokoska ER, Keller MS, Weber TR. Acute ovarian torsion in children. Am J Surg 2000; 180(6):462–5.
Koonings PP, Grimes DA. Adnexal torsion in postmenopausal women. Obstet Gynecol 1989; 73(1): 11–2.
Kossmann T, Gattiker A, Trentz O. Nekrotisierende Weichteilinfektionen und toxic shocksyndrome. Unfallchirurg 1998; 101: 74–80.
Landers DV, Sweet RL. Tubo-ovarian abscess: contemporary approach to management. Rev Infect Dis 1983; 5(5): 876–84.
Leyendecker G, et al. Endometriosis: a dysfunctionand disease of the archimetra. Hum Reprod Update 1998; 4(5): 752–62.
Martel MJ, et al. Hemorrhagic shock. J Obstet Gynaecol Can 2002; 24(6): 504–20; quiz 521–4.
McGovern PG, et al. Adnexal torsion and pulmonary embolism: case report and review of the literature. Obstet Gynecol Surv 1999; 54(9): 601–8.
McNeeley SG, et al. Medically sound, cost-effective treatment for pelvic inflammatory disease and tuboovarian abscess. Am J Obstet Gynecol 1998; 178(6): 1272–8.

Mencaglia L, Perino A, Hamou J. Hysteroscopy in perimenopausal and postmenopausal women with abnormal uterine bleeding. J Reprod Med 1987; 32(8): 577–82.

Muller CH, et al. Near-fatal intraabdominal bleeding from a ruptured follicle during thrombolytic therapy. Lancet 1996; 347(9016): 1697.

Müller H, Friese K. Entzündliche Erkrankungen der Vulva und Vagina. Der Gynäkolge 2002; 35: 892–909.

Müller M, et al. Transfusion von Erythrozytenkonzentraten. Dtsch Arztebl Int 2015; 112: 507–18.

Oelsner G, et al. Long-term follow-up of the twisted ischemic adnexa managed by detorsion. Fertil Steril 1993; 60(6): 976–9.

Parsonnet J, et al. Prevalence of toxic shock syndrome toxin 1-producing Staphylococcus aureus and the presence of antibodies to this superantigen in menstruating women. J Clin Microbiol 2005; 43(9): 4628–34.

Patino JF, Castro D. Necrotizing lesions of soft tissues: a review. World J Surg 1991; 15(2): 235–9.

Peschers UM, et al. Prevalence of sexual abuse among women seeking gynecologic care in Germany. Obstet Gynecol 2003; 101(1): 103–8.

Peterson ML, et al. The innate immune system is activated by stimulation of vaginal epithelial cells with Staphylococcus aureus and toxic shock syndrome toxin 1. Infect Immun 2005; 73(4): 2164–74.

Protopapas AG, et al. Tubo-ovarian abscesses in postmenopausal women: gynecological malignancy until proven otherwise? Eur J Obstet Gynecol Reprod Biol 2004; 114(2): 203–9.

Pryor RA, Wiczyk HP, O'Shea DL. Adnexal infarction after conservative surgical management of torsion of a hyperstimulated ovary. Fertil Steril 1995; 63(6): 1344–6.

Rauch E, Weissenrieder N, Peschers U. Sexualdelikte – Diagnostik und Befundinterpretation. Dtsch Ärztebl 2004; 101: 2682–8.

Reich H. Laparoscopic oophorectomy and salpingo-oophorectomy in the treatment of benign tubo-ovarian disease. Int J Fertil 1987; 32(3): 233–6.

Roth S, et al. Complex PTSD in victims exposed to sexual and physical abuse: results from the DSM-IV Field Trial for Posttraumatic Stress Disorder. J Trauma Stress 1997; 10(4): 539–55.

Schrag C, Kleger G-R. Toxisches Schock-Syndrom. Schweiz Med Forum 2011; 11(45): 805–7.

Seymour I, et al. Schwartz's Principles of Surgery, 7th ed. New York: McGraw-Hill Professional; 1998.

Shalev J, et al. Treatment of twisted ischemic adnexa by simple detorsion. N Engl J Med 1989; 321(8): 546.

Singh G, et al. Necrotising infections of soft tissues-a clinical profile. Eur J Surg 2002; 168(6): 366–71.

Somers MP, et al. Ruptured heterotopic pregnancy presenting with relative bradycardia in a woman not receiving reproductive assistance. Ann EmergMed 2004; 43(3): 382–5.

Stevens DL, et al. Group A streptococcal bacteremia: the role of tumor necrosis factor in shock and organ failure. J Infect Dis 1996; 173(3): 619–26.

Stevens DL, et al. The Eagle effect revisited: efficacy of clindamycin, erythromycin, and penicillin in the treatment of streptococcal myositis. J Infect Dis 1988; 158(1): 23–8.

Stevens DL. The toxic shock syndromes. Infect Dis Clin North Am 1996; 10(4): 727–46.

Taskin O, et al. The effects of twisted ischaemic adnexa managed by detorsion on ovarian viability and histology: an ischaemia-reperfusion rodent model. Hum Reprod 1998; 13(1O): 2823–7.

Teng SW, et al. Comparison of laparoscopy and laparotomy in managing hemodynamically stable patients with ruptured corpus luteum with hemoperitoneum. J Am Assoc Gynecol Laparosc 2003; 10(4): 474–7.

Todd JK, et al. Corticosteroid therapy for patients with toxic shock syndrome. Jama 1984; 252(24): 3399–402.

Varras M, et al. Tubo-ovarian abscesses: spectrum of sonographic findings with surgical and pathological correlations. Clin Exp Obstet Gynecol 2003; 30(2–3): 117–21.
Varras M, et al. Uterine adnexal torsion: pathologic and gray-scale ultrasonographic findings. Clin Exp Obstet Gynecol 2004; 31(1): 34–8.
Vijayaraghavan SB. Sonographic whirlpool sign in ovarian torsion. J Ultrasound Med 2004; 23(12): 1643–9; quiz 1650–1.
Waydhas C, et al. Algorithmen in der Traumaversorgung. Unfallchirurg 1997; 100(11): 913–21.
Webb EM, Green GE, Scoutt LM. Adnexal mass with pelvic pain. Radiol Clin North Am 2004; 42(2): 329–48.
Weissenrieder N. Kinder- und Jugendgynäkologie in der Praxis. Jugendgynäkologie in der Frauenarztpraxis (1). Pädiatrische Praxis 2002; 61:287–96.
Wiesenfeld HC, Sweet RL. Progress in the management of tuboovarian abscesses. Clin Obstet Gynecol 1993; 36(2): 433–44.
Wolf A, Esser-Mittag J. Kinder- und Jugendgynäkologie. Atlas und Leitfaden für die Praxis. Stuttgart: Schattauer, F. K. Verlag, 2002.
Workowski KA, Berman SM. Sexually transmitted diseases treatment guidelines, 2006. MMWR Recomm Rep 2006; 55(RR-11): 1–94.
Yaman C, Ebner T, Jesacher K. Three-dimensional power Doppler in the diagnosis of ovarian torsion. Ultrasound Obstet Gynecol 2002; 20(5): 513–5.
Zweizig S, et al. Conservative management of adnexal torsion. Am J ObstetGynecol 1993; 168(6 Pt 1): 1791–5.

16 Sexualmedizin

Gerhard Haselbacher

16.1	**Übersicht**	548
16.2	**Funktionelle Sexualstörungen**	550
16.2.1	Störungen der Lust	551
16.2.2	Erregungsstörungen	553
16.2.3	Orgasmusstörung	554
16.2.4	Dyspareunie	554
16.2.5	Vaginismus	555
16.3	**Störungen der Geschlechtsidentität**	556
16.4	**Gewalt gegen Frauen und sexueller Missbrauch**	557
16.5	**Sexuelle Störungen bei gynäkologischen Erkrankungen**	559
16.5.1	Fluor vaginalis und Pruritus genitalis	559
16.5.2	Miktionsstörungen	560
16.5.3	Unterbauchschmerzen	560
16.5.4	Erkrankungen des inneren Genitales	561
16.5.5	Perioperative Sexualstörungen	562
16.5.6	Krebserkrankungen und Sexualität	563
16.5.7	Zyklusstörungen und PM(D)S	565
16.5.8	Sexuell übertragbare Krankheiten	566
16.6	**Sexualität in unterschiedlichen Lebensphasen**	566
16.6.1	Klimakterium und Senium	566
16.6.2	Sexualität im Jugendalter	567
16.6.3	Sexualität bei Empfängnisverhütung und Kinderwunschpatientinnen	567
16.6.4	Schwangerschaft, Geburt und Wochenbett	568
16.7	**Sexualität bei Behinderung**	569
16.8	**Diagnostik**	569
16.9	**Therapeutische Interventionen**	571
16.9.1	Sexualberatung	571
16.9.2	Arzneimitteltherapie	572
16.9.3	Sexualtherapie	572

16 Sexualmedizin

16.1 Übersicht

Die zunehmende Bedeutung psychosomatischer Zusammenhänge (verankert in der neuen Weiterbildungsordnung für Frauenärzte) hat auch die Sexualmedizin innerhalb der Frauenheilkunde gefördert. Für uns Ärzte ist der Umgang mit der Sexualität anderer Menschen wegen der Intimität des Themas nicht ganz so einfach, die eigene Scham und die oft fehlende Sprache der Sexualität hemmt uns. Die Pat. aber gehen davon aus, dass Frauenärzte kompetente Fachleute für Sexualprobleme sind.

Epidemiologie Etwa 15 % der gynäkologischen Pat. geben sexuelle Störungen an. Bei gezielter Befragung erhöht sich dieser Anteil auf 20 % (eigene Erhebung 2003). In einer Arbeit von Buddeberg liegen diese Zahlen in allgemeinmedizinischen Praxen mit 25 % sogar noch höher.

> ✓ Die häufigsten Sexualstörungen bei der Frau sind (eigene Daten, 2003): Libidomangel (37 %), Orgasmusstörung (24 %), Lubrikationsstörung (17 %), nicht organische Dyspareunie (10 %), Vaginismus (7 %), sonstige (5 %).

Ätiologie Das Verwobensein der verschiedenen Aspekte der Sexualität (▶ Abb. 16.1) ist ohne bio-psycho-soziales Denken und Handeln nicht zu verstehen und Störungen der Sexualität in ihren Dimensionen der Reproduktion, der Lust sowie der partnerschaftlichen und sozial-kommunikativen Bedeutung nicht voneinander zu trennen.

Einflussfaktoren sind:
- Organisch bedingte Beschwerden durch Allgemeinerkr. wie psychiatrische Erkr., Diabetes oder MS, oder spezielle Erkr. der Sexualorgane, z. B. gynäkologische Karzinome, oder genetische Erkr. (z. B. Turner-Syndrom).
- Medikamente (v. a. psychiatrische Medikamente und Hormone).
- Soziale Situation: Wohnsituation, finanzielle Sicherheit, familiäre Gemeinschaft, Arbeitsbedingungen und v. a. die Partnerschaft.

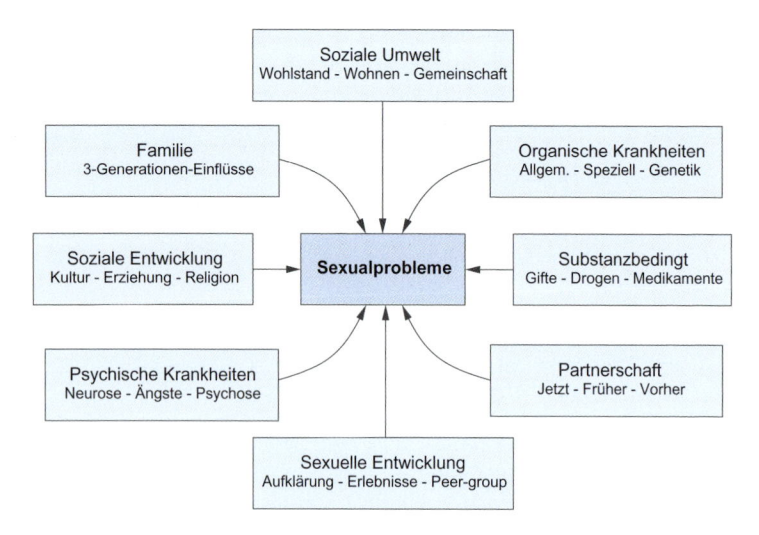

Abb. 16.1 Einflussfaktoren der Sexualprobleme

16.1 Übersicht

- Soziale Entwicklung: kulturelle, religiöse oder allgemeine Erziehung, besonders die sexuelle Erziehung zu Hause und in der peer-group.
- Persönliche Erlebnisse meist schlimmer Art, wie Missbrauch oder Vergewaltigung, haben meist Auswirkung auf die sexuelle Befindlichkeit.

Sexuelle Beeinträchtigungen können endokrinologisch, vaskulär sowie peripherneurologisch oder zentral bedingt sein. Die Befeuchtung der Scheide erfolgt v. a. über Transsudation zusammen mit zunehmender Vasokongestion und durch die Funktion der vestibulären Drüsen. Die Empfindung geht v. a. von der hochsensiblen Glans der Klitoris aus, daneben finden sich noch andere sensible Bereiche, wie der berühmte G-Punkt (so benannt nach Gräfenberg), der im vorderen Scheidendrittel liegt und eine höhere Dichte an sensiblen Nervenzellen als die sonstige Vaginalregion besitzt.

In diesem Zusammenhang sei auch die „weibliche Ejakulation" erwähnt, bei der Prostatasekret-ähnliche Flüssigkeit aus den Skaleneschen Drüsen produziert wird und gelegentlich zu Verwirrung führt, wenn es für Urin gehalten wird oder zu ungewöhnlich starker Befeuchtung führt (Ahrendt und Friedrich 2015).

Zentralnervöse Aspekte: Das wichtigste Sexualorgan beim Menschen (nicht nur bei der Frau) bleibt das Gehirn. Der Hypothalamus hat eine endokrin koordinierende Funktion, das limbische System stellt die Verbindung zwischen Hirnstamm und Neokortex her. Besonders erwähnt werden sollen in diesem Zusammenhang die Mandelkerne (Amygdala), in denen unter anderem Angst und Ablehnung verankert sind. Im Rahmen sexueller Appetenz wird die Aktivität der Mandelkerne vermindert.

Zahlreiche **Hormone und Botenstoffe** steuern die Libido und Sexualfunktionen. Dopamin und Serotonin steuern die Stimmung, Oxytocin ist beim Orgasmus und zusammen mit Prolaktin in der postorgastischen Phase von Bedeutung. Östrogene und besonders Testosteron sind für die Appetenz entscheidend. Die neuromuskuläre Funktion ist von sehr komplexer Natur, an der sich das somatische (N. pudendus) wie auch das autonome Nervensystem (Plexus hypogastricus inferior) und v. a. die spinalen Segmente S2–4 beteiligen.

Der **sexuelle Funktionszyklus** der Frau wird seit Masters und Johnson eingeteilt in Erregungsphase, Plateauphase, Orgasmusphase und Rückbildungsphase. Genital zeigen sich die Phasen im Anschwellen der Klitoris, Lubrikation der Scheide, vermehrte Durchblutung und Anschwellen der Labien, Erweiterung und Verfärbung der Vagina (Erregungsphase), weiteres Anschwellen der Labien, livide Verfärbung der Haut, vermehrte Sekretion, Scheidenmanschette (Plateauphase), Kontraktionen der Scheidenmanschette, Uteruskontraktionen, vermehrte Durchblutung im kleinen Becken (Orgasmusphase), schließlich Wärmegefühl, Entspannung und Rückkehr in die Ausgangslage.

> **Die Ursachen von Sexualstörungen können demnach sein:**
> - Intrapsychisch: in der eigenen Person gelegen
> - Interpsychisch: sich zwischen den Partnern abspielend
> - Systembezogen: Familie, Arbeit, Umwelt
> - Organisch: allgemein oder speziell, hormonell, neurologisch
> - Substanzbedingt: Medikamente, Drogen

16 Sexualmedizin

Einteilung Die Krankheitsbilder können nach verschiedenen Kriterien eingeteilt werden. Diese Einteilungen sind für die Beurteilung und Prognose der Sexualstörungen von Bedeutung.
- Die Sexualstörung kann immer schon vorhanden gewesen (primär) oder erst sekundär aufgetreten sein, z. B. nach einer Erkr.
- Die Sexualstörung kann permanent vorhanden sein (also bei jeder Gelegenheit) oder nur situationsbedingt auftreten (z. B. in einer außerehelichen Affäre).
- Probleme können praktikbezogen oder unabhängig von der Praktik sein (z. B. Analverkehr).
- Die Symptomatik kann der Pa. direkt als sexuelle Problematik auffallen oder indirekt (larviert) hinter einem anderen Krankheitsbild verborgen sein (z. B. rezidivierender Fluor oder chronische Unterbauchschmerzen).

16.2 Funktionelle Sexualstörungen

Einteilung Sexuelle Funktionsstörungen werden entsprechend der physiologischen Reaktion eingeteilt in:
- Störungen von Appetenz und Lust
- Störungen von Erregung und Orgasmus
- Störungen der postorgastischen Phase
- Vaginismus und Dyspareunie

Die Diagnoseschlüssel des ICD-10 und der DSM-IV gehen ebenso von dieser Einteilung aus (▶ Tab. 16.1). Beim neuen DSM-5 werden diese beiden Krankheitsbilder zu der Diagnose „genito-pelvicpain/penetrationdisorder" zusammengefasst. Die Einteilung des ICD-10 folgt dem Reaktionsablauf nach Masters und Johnson, der später von Rosemary Basson in einen Reaktionszyklus verändert wurde und damit den Einflussgrößen von außen Rechnung trägt (▶ Abb. 16.2).

Tab. 16.1 Diagnoseschlüssel für funktionelle Sexualstörungen

DSM-IV		ICD-10	
Diagnose	Ziffer	Diagnose	Ziffer
Störung der sexuellen Appetenz	302.71	Mangel oder Verlust des sexuellen Verlangens	F52.0
Störung mit sexueller Aversion	302.79	Sexuelle Aversion	F52.1
Erregungsstörung der Frau	302.73	Versagen genitaler Reaktionen	F52.2
Erregungsstörung des Mannes	302.74	Versagen genitaler Reaktionen	F52.2
Weibliche Orgasmusstörung	302.73	Orgasmusstörung	F52.3
Männliche Orgasmusstörung	302.74	Orgasmusstörung	F52.3
Ejaculatio praecox	302.75	Ejaculatio praecox	F52.4
Dyspareunie, nicht organische	302.76	Nicht organische Dyspareunie	F52.6
Vaginismus, nicht organischer	306.51	Nicht organischer Vaginismus	F52.5
Sonstige	302.70	Sonstige nicht organische Störungen	o. Z.

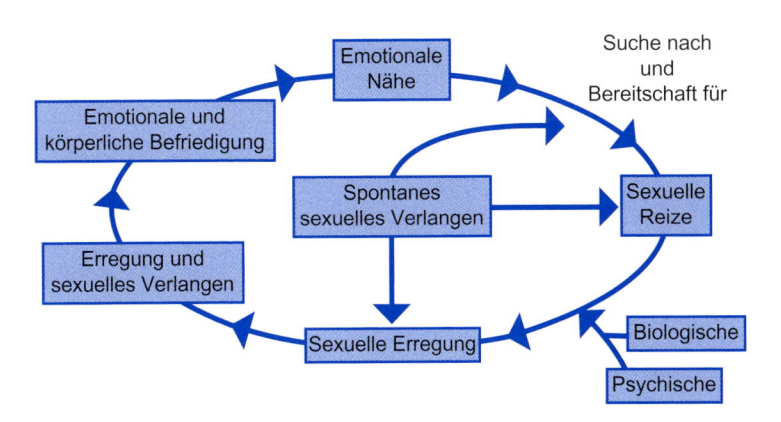

Abb. 16.2 Sex-response-Zyklus des Menschen

16.2.1 Störungen der Lust

✓ Die Luststörung ist die häufigste der sexuellen Funktionsstörungen. Ohne Lust fehlt die Voraussetzung für die nachfolgenden physiologischen Schritte (Lubrikation).

Einteilung   Bei den Luststörungen werden unterschieden:
- **Sexuelle Aversion:** Ablehnung der sexuellen Begegnung, oft mit Ekel und Abwehr assoziiert.
- **Appetenzstörung:** Grundsätzliche Bereitschaft zur Sexualität, sogar meist gewünscht, aber das Erspüren ist nicht vorhanden oder fehlt im Beisein des Partners.

Diese Unterscheidung ist von großer Bedeutung, da die sexuelle Aversion auf eine tiefer gehende Störung hinweist und eine psychiatrisch oder psychotherapeutisch-analytische Intervention angeraten ist.

Ätiologie   Wie bei allen Funktionsstörungen sind unterschiedliche Ursachen denkbar (▶ Abb. 16.3).

Psychische Konstellation: Oft besteht ein „Turn-off-Mechanismus" (Kaplan 2006), wobei unterschiedliche Ursachen zum Abschalten der Lust führen:
- Schuld- und Schamgefühle
- Mangelndes sexuelles Selbstbewusstsein (Misstrauen und Abwehr eigener Gefühle)
- Mangelnde Bedürfnisse
- Ödipale Probleme oder Missbrauchserfahrungen, die häufig mit Bindungsängsten oder einer Nähe-Distanz-Problematik und fehlendem Urvertrauen (Habachtstellung) einhergehen

Partnerschaft und Familie sind von besonderer Bedeutung. Gemeint ist damit immer die Betrachtung der möglicherweise vorhandenen und sich am meisten beeinflussenden drei Generationen.
- **Partnerschaftsdynamik:** Enttäuschungen und Verletzungen, Ärger und Empörung, Auflehnung gegen Abhängigkeit und Unterwerfung (benutzt werden).

- **Kollusionen** (Zusammenspiel der Partner): Unbewusstes Zusammenspiel der Partner (Arentewitz und Schmidt 1993), wodurch verhindert wird, eine andere schambesetzte Symptomatik aufzudecken. Ein Beispiel ist die Partnerschaft einer Frau mit Vaginismus mit einem Partner, der eine Erektionsstörung hat. Der Geschlechtsverkehr wird vermieden, die Störung durchaus offen beklagt, aber nicht behandelt. Oft führt erst der Kinderwunsch zum Sexualtherapeuten.

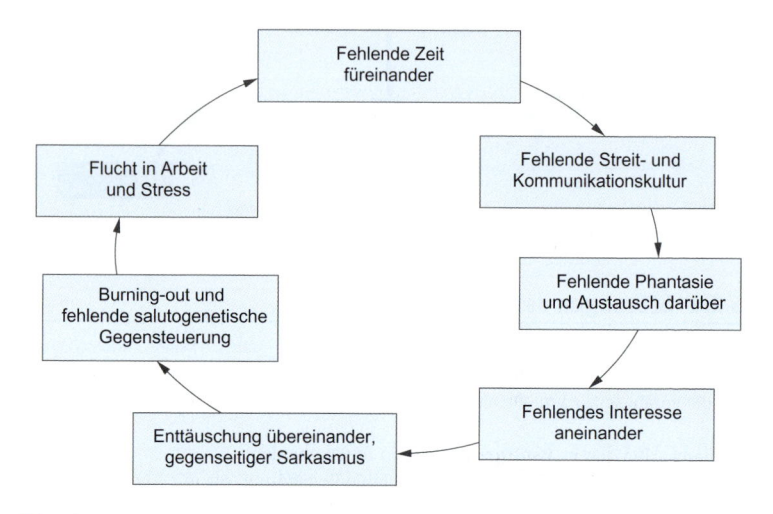

Abb. 16.3 Kreislauf der gestörten Lust (nach Basson 2000)

> **Formen des partnerschaftlichen Zusammenspiels (nach Willi)**
> - Narzisstische Kollusion: symbiotische Verschmelzung
> - Orale Kollusion: kuratives Hegen und Umsorgen
> - Anal-sadistische Kollusion: besitzergreifende Herrschaft
> - Phallisch-ödipale Kollusion: bestätigende Selbstbehauptung.

Lebensumstände: Arbeitsbedingungen, Wohnungssituation und allgemeine soziale Lebenssituation der Frau sind ebenfalls wichtige Einflussfaktoren (Umwelten). So liefern die Überforderung im Alltag und die für die moderne Frau typische Mehrfachrolle, besonders nach der Geburt der Kinder, einen wichtigen Beitrag zur Lustlosigkeit. Fehlt die Revitalisierungsarbeit in der Beziehung, bleibt diese in einem enttäuschenden Dauerschlaf. Kontrazeptionsprobleme und Schwangerschaftsängste, aber auch die Kinderwunschproblematik können Einflüsse auf die Lust haben.

Organische Ursachen sind schwere Allgemeinerkr. (auch des Partners), neurologische Erkr. (z. B. multiple Sklerose), endokrinologische Probleme (z. B. Diab. mell.), Z. n. OP und Therapie wegen Krebserkr., v. a. wenn sie im gynäkologischen Bereich die Organe direkt betreffen.

Überschätzt wird meist der Einfluss von **Medikamenten,** abgesehen vom sedierenden Effekt der Psychopharmaka sind die Einflüsse bei anderen Medikamenten gering, auch bei den oft genannten Betablockern.

- **Gestagene** haben im Vergleich zu den Östrogenen einen leicht lusthemmenden Effekt (zumindest nach dem Eisprung, durch die dann erhöhten Progesteronwerte). Dies gilt offenbar auch für die Langzeiteinnahme der oralen Kontrazeption, wahrscheinlich über das erhöhte SHBG und das damit verminderte freie Testosteron. Nachhaltigen Einfluss auf die Libido scheint es nicht zu geben, bei entsprechenden Studien sind psychosoziale Bias zu wenig beachtet worden.
- **Testosteronmangel** spielt in der Lustphysiologie eine Rolle. Bei Testosteronmangel finden wir entsprechende Abnahme der Libido. Für Frauen, die prämenopausal adnexektomiert wurden, wird die Anwendung von Testosteronpflastern diskutiert.

Symptomatik HSDD (Hypoactive Sexual Desire Disorder) liegt vor bei ständigem oder wiederkehrendem Mangel an sexueller Phantasie und Verlangen, das mit einem Leidensdruck einhergeht.

Diagnostik Wichtigstes diagnostisches Instrument ist die Anamnese (psychosoziale Anamnese und allgemeine und gynäkologische Anamnese). Biologische Faktoren wie hormonelle Faktoren, Medikamente und gynäkologische Erkrankungen sind durch die Untersuchung abzuklären. Hormonelle Untersuchungen erübrigen sich fast immer.

Therapie Abgesehen von der Behebung organischer Ursachen ist die Sexualberatung, in der versucht wird, den Kreislauf der gestörten Lust zu unterbrechen, indem v. a. partnerschaftliche Aspekte (Kommunikation, gemeinsame Unternehmungen, Förderung der Phantasie) angesprochen werden, oft von ausreichender Wirkung.

16.2.2 Erregungsstörungen

Ätiologie Die physiologischen Veränderungen, Lubrikation, Anschwellen und Rötung der Klitoris und der Vagina können organisch, endokrinologisch und psychisch gestört sein, die Wahrnehmung und Empfindung kann neben psychischen Aspekten auch neuromuskulär beeinträchtigt sein.
- **Organisch:** Entzündung und Hormonmangel, zentralnervöse und neurologische Ursachen (z. B. Multiple Sklerose), Allgemeinerkr. (wie Diab. mell.)
- **Medikamente:** selten verantwortlich (eher im Zusammenhang mit der Lust)
- **Psychisch:**
  - Selbstbeobachtung: Angst vor Kontrollverlust
  - Scham- und Schuldgefühle: Erziehung, fehlendes sexuelles Selbstbewusstsein
  - Frühere schlimme Erfahrungen: Missbrauch, Vergewaltigung
  - Einfluss der Paarbeziehung: fehlende Liebe, fehlendes Vertrauen oder fehlende Geduld des Partners
  - Erziehung: hemmende oder ablehnende Einstellungen zur Sexualität (z. B. bei Sexualität als eheliche Pflicht)
- **Soziale Störungen und ungünstige Bedingungen:**
  - Wohnsituation: z. B. Wand an Wand mit der Schwiegermutter
  - Kinder: Bett im Schlafzimmer
  - Familien- und andere Sorgen: Pflege der Eltern, Finanz- und Arbeitsprobleme

Symptomatik Störung der Lubrikation und der Schwellreaktion.

Diagnostik Sehr genaue Sexualanamnese, was ist genau gestört?

Therapie Neben der Sexualberatung (▶ 16.2.1, ▶ 16.2.3) sind organische Aspekte v. a. der Altersphysiologie zu beachten. Manchmal reicht eine östrogenhaltige

Creme oder eine mit Testosteronproprionat angereicherte Wundsalbe zur Überwindung der Trockenheit der Scheide oder der Beschwerden durch die atrophische Kolpitis.

16.2.3 Orgasmusstörung

Ätiologie

Psychisch:
- Angst vor Kontrollverlust, bzw. vor Ich-Verlust und Verschmelzung
- Ekel und Scham: oft fehlende Aussprache über Vorlieben und Ablehnung bestimmter Techniken, auch verbal z. B. dirty thinking, dirty talking
- Traumatische Reaktion bei Z. n. schweren Geburten oder Geburtserlebnissen

Organisch:
- Ein erheblicher Deszensus (weite Scheide, „lost-penis-syndrom") nach Geburten
- OP und Narben (Beschneidung! V. a. bei Pat. aus Mittelafrika, z. B. Sudan)
- Primär organische Rolle: störende Sensationen, z. B. Inkontinenz oder schwallartiger Sekretabgang („weibliches Ejakulat") aus den paraurethralen Drüsen, meist mit psychischer Verstärkung
- Neurologische Erkr. (Multiple Sklerose, Neuropathien)

Medikamente: Psychopharmaka (Neuroleptika, Antidepressiva).

Symptomatik Ausbleiben und Fehlen orgastischer Gefühle und Zufriedenheit.

Diagnostik Anamnese und sehr gründliche Sexualanamnese, v. a. Fragen nach den Erwartungen und dem Druck (wer will den Orgasmus und wen stört es, dass er nicht oder nur selten eintritt).

Therapie Neben den Aspekten, die auch für die gestörte Lust gelten (wo Zeit, Ambiente und liebevolle Beziehung für die Lust fehlen, fehlen sie auch für den Orgasmus, zumindest gilt dies für die weibliche Pat.), ist es bedeutsam, die Pat. von dem Druck des Orgasmus zu befreien.

> ✓ Ein Orgasmus will erlernt sein. Gut geeignet sind Masturbation und Petting als Vorerfahrung. Erwartungsdruck und Mythen („Orgasmus gleich Liebe") müssen verhindert werden.

Postorgastische Störungen

Z. B. depressive Verstimmung, Stimmungslabilität, Ängste, Unruhe nach dem Geschlechtsverkehr.
- Fast immer psychische Ursachen (bis hin zu Warnsignalen für psychotische Entgleisung).
- Entspannung und Zufriedenheit treten nicht ein, was mit Scham- und Schuldgefühlen, mit alten Verboten und Ängsten zu tun haben kann. Nach dem Orgasmus wird die Pat. von diesen inneren Gefühlen unbewusst eingeholt, was zu entsprechenden Beschwerden führt. Meist ist ein sexualtherapeutisches Konsil nötig.

16.2.4 Dyspareunie

Definition Schmerzen beim Verkehr.

Ätiologie

- Meist organische Ursachen, wie Endometriose, Entzündungen, Infektionen, Schrunden, Verletzungen im äußeren Genitale oder Atrophie. Bei akuten Infekten werden die Schmerzen fast nie erwähnt, da es selbstverständlich erscheint, dass Geschlechtsverkehr dadurch erschwert ist.
- Mögliche psychische Ursachen: Schmerzangst, Partnerschaftsprobleme (Macht über den Partner, Kollusion, ▶ 16.2.1) oder Schmerz als hysterisches Symptom.

Durch Selbstbeobachtung Verstärkung der Schmerzempfindungen, die Erwartung eines Schmerzes widerspricht der Lustentwicklung. Überwiegt die Lust, können selbst unangenehme Empfindungen, z. B. bei Soorkolpitis, vorübergehend abgestellt werden. Schmerzempfindung ist eine Leistung des Gehirns, die Ausschaltung der Wahrnehmung von angenommen unbedeutenden Signalen stellt eine großartige Leistung des Gehirns dar, ohne die es schnell kollabieren würde. Das Erlernen des Ausschaltens der „Schmerzlupe" ist eine Domäne der Schmerz- und Verhaltenstherapeuten.

Symptomatik Schmerzen und schmerzhafte Empfindungen beim Eindringen des Gliedes oder der Berührung des Genitales. Der DSM-IV verwendet den Begriff ausschließlich für Schmerzen ohne organische Beteiligung. Diese Trennung gilt jedoch nur eingeschränkt, da ebenso wie bei anderen chronischen Schmerzen und Missempfindungen eine organische und psychische Unterscheidung kaum möglich ist.

Diagnostik Die Unterscheidung zwischen körperlicher und psychischer Ursache bedarf einer gründlichen Untersuchung. Nicht immer gelingt diese, zumal die Somatisierung einer Pat. mit neurotischer Symptomatik den Arzt verführt, auf der somatischen Ebene zu bleiben. Dazu kommt, dass Sekundärinfekte nicht so selten sind. Ein zweigleisiges Vorgehen aus gründlicher organischer Diagnostik und Therapie sowie psychotherapeutischem Vorgehen ist bei anhaltenden Beschwerden sinnvoll.

Therapie Mit der Einbeziehung der psychosozialen Diagnostik sollte früh begonnen werden. Nur so ist die Neugierde der Pat. auf mögliche andere begleitende Ursachen zu lenken. Miteinbezogen werden sollte bei hartnäckigen Fällen evtl. ein Schmerztherapeut, der versuchen kann, die lupenartige Verstärkung der Schmerzen durch die Schmerzaufmerksamkeit abzubauen.

16.2.5 Vaginismus

Definition Reflektorische Kontraktion der vaginalen Ringmuskulatur und der Beckenbodenmuskulatur. Die meist chronische Verkrampfung, oft mit entsprechender Trockenheit macht den Geschlechtsverkehr, meist schon das Eindringen des Gliedes in die Scheide, unmöglich.

Ätiologie Psychische Ursachen können in der Erziehung, in der Lebensgeschichte der Pat. oder in der partnerschaftlichen Erfahrung liegen, auch zurückliegende Erlebnisse als Kind oder als Jugendliche können sich kognitiv-lerntheoretisch als Erfahrung einnisten. Gar nicht so selten wird über überfürsorgliche Manipulationen im Anogenitalbereich (z. B. häufiges Fiebermessen, rektale Medikamentenapplikation) im Kleinkindesalter durch die Eltern oder Betreuer berichtet, wobei sich das Eindringen „da unten" als widerlich und schmerzhaft im Gedächtnis eingebrannt hat. Psychoanalytisch wären ödipale Konflikte als Ursache denkbar, kommunikationsbezogen könnte eine Kollusion mit entsprechendem Machtgerangel (Kränkung wird mit Sexualverbot beantwortet) als Ursache infrage kommen.

Symptomatik Die fehlende Sicherheit und Gelassenheit führt zu einer verstärkten Selbstbeobachtung, die der Lustphysiologie entgegenwirkt. Die Angst vor den erwarteten Schmerzen, die fehlende Sichtkontrolle und Schmerzverstärkung durch Misstrauen führt schon bei kleinsten Berührungen und erst recht bei Zug des Hymenalrandes an der Scheidenhaut, beim Versuch mit dem Glied einzudringen, zu panikartigem Rückzug und verhindert jeden weiteren Versuch des Einführens. Die Orgasmusfähigkeit muss nicht beeinträchtigt sein (manuelle Stimulation ohne Eindringen, orale Liebkosung).

Therapie Behutsame Sexualtherapie unterstützt durch Selbstexploration und Übungen mit den eigenen Fingern oder käuflichen Plastikstäbchen. Nur selten ist eine Einzelpsychotherapie notwendig. Große Geduld und beständige Motivation sind angezeigt. Operative Maßnahmen führen nicht zur Beseitigung der psychogenetischen Ursache. Hymenalkorrekturen sind meist wenig erfolgversprechend, es sei denn es handelt sich um Normvarianten wie z. B. einem Hymenalsteg oder Vaginalseptum.

16.3 Störungen der Geschlechtsidentität

Meist kommt das Gefühl der falschen Zugehörigkeit im Jugendalter auf und verdichtet sich immer mehr im jungen Erwachsenenalter. Nicht immer möchte der Betroffene dann wirklich eine Personenstandsänderung und erst recht scheuen viele eine operative Geschlechtsumwandlung.

Der Wunsch nach einer anderen Geschlechtsidentität ist eine individuelle Empfindung und kann nicht nach objektiven Untersuchungen beurteilt werden. Wendet sich die Pat. irgendwann an eine Stelle, die ihr helfen soll, das wird bei Frau-zu-Mann-Transsexualität nicht selten der Frauenarzt sein, sollten wir uns klar machen, dass auf der einen Seite jedes Verzögern oder Bagatellisieren des Wunsches eher zu unüberlegten Handlungen des Pat. führt (z. B. zu frühes Operieren bei internationalen plastischen Chirurgen). Auf der anderen Seite muss der Pat. klar werden, dass zu ihrem Schutz eine intensive, zeitaufwändige Begleitung vor ihr steht, bevor sie das erwartete Ziel erreichen wird.

Ätiologie Zu den Ursachen von „gender identity disorders" gibt es eine Fülle von Daten aus den bio-psychosozialen Untersuchungsansätzen, aber letztlich sind es nur Tendenzen, retrospektive Interpretationen oder Hilfskonstruktionen. So finden sich statistisch auffällig viele Frauen bei Frau-zu-Mann-Transsexualität mit erhöhten Androgenspiegeln bei polyzystischen Ovarien; möglicherweise haben die Auswirkungen der Androgenspiegel, z.B. die äußere Erscheinung, die Pat. zum anderen Geschlecht getrieben. Aufallend ist, dass sich fast alle schon in ihrer Kindheit zu den Jungs hingezogen fühlten, lieber Jungenkleider anzogen und an Spielen, die vor allem unter Jungs verbreitet sind, mehr Freude hatten.

Differenzialdiagnosen Andere Gründe, wie passagere Zuwendung zum anderen Geschlecht oder psychiatrische oder neurotische Ursachen, auch andere sexualpathologische Krankheitsbilder wie Transvestitismus oder durch Intersexformen hervorgerufene Verunsicherung, müssen ausgeschlossen werden. Davon völlig zu trennen ist die Geschlechtspartnerorientierung.

> ✓ Homosexuelle Paare unterscheiden sich, was ihre sexuellen Probleme betrifft, kaum von heterosexuellen Paaren. Probleme können allerdings entstehen im Rahmen von Kinderwunsch von lesbischen Paaren, eine entsprechend vielschichtige Beratung ist angezeigt.

Vorgehen Der Wunsch, einem anderen Geschlecht anzugehören, muss bereits 2 J. bestehen, bevor weitere Maßnahmen eingeleitet werden.
- **Alltagstest:** Die Pat. müssen für mind. 1 J. in der anderen Rolle leben und soziale Kontakte prüfen. Es geht dabei darum, der Person die Möglichkeit zu geben, sich zu prüfen, ob die Entscheidung emotional tief genug fundiert und andauernd ist. Eine rein äußere hormonelle und operative Veränderung bedeutet keine emotionale Sicherheit und könnte katastrophale Folgen haben (Suizid, Reoperation, psychotische Entgleisung).
- **Juristisch** vollzieht sich die Wandlung im Rahmen des Transsexuellengesetzes (seit 1981). Die Betroffene kann ihren Vornamen ändern lassen und unabhängig davon eine Personenstandsänderung beantragen (§1 und §8 TSG). Zum zweiten, nicht zum ersten Schritt zählt die operative Umwandlung als Voraussetzung. Für die Schritte im TSG ist eine psychiatrische Begutachtung nötig.
- Die **hormonelle und operative Geschlechtsumwandlung** erfolgt gemäß der Leitlinien der AWMF (Leitlinie Transsexualismus, die auch auf die Risiken des Vorgehens hinweist). Nach der hormonellen und der operativen Umwandlung ist eine weitere Stützung und Begleitung der Pat. sinnvoll.

> **Kriterien zur Feststellung einer Transsexuellen Geschlechtsidentitätsstörung (nach Becker et al. 1997)**
> - Tief greifende und dauerhafte gegengeschlechtliche Identifikation.
> - Anhaltendes Unbehagen hinsichtlich der biologischen Geschlechtszugehörigkeit.
> - Kontinuierlicher Wunsch nach Beseitigung der Körpermerkmale des biologischen Geschlechtes und Erwerb der Merkmale des anderen Geschlechtes.
> - Leidensdruck und soziale Beeinträchtigungen.

16.4 Gewalt gegen Frauen und sexueller Missbrauch

> ✓ Auch in der gynäkologischen Sprechstunde haben wir es gelegentlich mit Pat. zu tun, die Opfer sexueller Gewalt und Nötigung geworden sind. Frauenärzte sollten wissen, wie sie damit umgehen können.

Epidemiologie Mehr als 40 % der Frauen über 16 J. geben an, schon einmal psychische Gewalt erfahren zu haben, 13 % waren sexueller Gewalt ausgesetzt.

Ätiologie Opfer sind meist Frauen, bei denen eine Machtposition des Täters, wie bei Vorgesetzten, Lehrern, Therapeuten u. a. ausgenutzt wurde, oder das Opfer gerät per Zufall in die Fänge eines Täters, der die Tat geplant hat oder spontan meist unter Alkohol- oder Drogeneinfluss in einem Aggressionsdurchbruch begeht.

Symptomatik Die Pat. wird mit der Wucht des Gefühls der demütigenden Wehrlosigkeit, der Verzweiflung über die eigene „Dummheit", z.B. den Anhalter mitgenommen zu haben, und des Erlebens der schicksalhaften Ohnmacht getroffen. Wir haben es mit schwer traumatisierten Pat. zu tun und entsprechend sind alle möglichen Reaktionen, z.B. tagelanges Schweigen, Flucht oder Dissoziation möglich. Obwohl diese Pat. leichter an Gefühle von Wut und Empörung kommen als beim frühen Missbrauch, sind die Scham- und Schuldgefühle im Vordergrund und sind nicht zuletzt wegen der Reaktion der Umgebung verstörend.

Diagnostik Im akuten Fall sind Anamnese und Untersuchung auch aus forensischen Gründen sehr genau und mit detaillierten Aufzeichnungen durchzuführen (Heinemann 2006).
- **Anamnese:** Was genau ist geschehen? Wann, wo und wie ist die Tat begangen worden? Wer war der Täter, gab es diese Situation schon mal? Gibt es Zeugen?
- **Untersuchung:** Genaue Dokumentation (Zeichnung! evtl. Fotos), Ganzkörperuntersuchung (behutsam mit der traumatisierten Pat. umgehen, Geduld!), Beschreibung der einzelnen Verletzungen, Proben (Abstriche).

Therapeutisches Handeln Entsprechend sind ruhiges und besonnenes Handeln, Offenheit und Einfühlungsvermögen als Grundlagen für eine stärkende Arzt-Pat.-Beziehung. Pat., die Vertrauen kennen in den Partner oder in die Familie, die also reden können über das Verbrechen, das ihnen widerfahren ist und Hilfe in Anspruch nehmen können, sind wesentlich geschützter, als die, die glauben, die Zeit würde die Wunden schon heilen. Besonders nach akutem Geschehen ist große Vorsicht und Einfühlungsvermögen geboten, um eine Reviktimisierung zu vermeiden.

Kindesmissbrauch

Mit Kindesmissbrauch kommen Frauenärzte selten in Berührung, am ehesten, wenn sie Kleinkinder mit rezidivierenden Infekten und Schmerzen behandeln. Öfter berichtet eine Pat. im Rahmen der psychosomatischen Sprechstunde und besonders im Rahmen der sexualmedizinischen Anamnese darüber, als Kind missbraucht worden zu sein.

Jeder Arzt ist erschüttert, wenn die Pat. in einem Gespräch in der Praxis erzählt, dass sie als Kind oder Jugendliche missbraucht wurde. Die Erschütterung wird noch verstärkt durch die praktisch immer vorhandene Verquickung des Missbrauchs mit Schuld- und Schamgefühlen auf Seiten des Opfers. So wird das Mädchen (es sind zu 90 % Mädchen) doppelt zum Opfer, in der Schändung und im Schuldgefühl, mit verantwortlich für die Tat zu sein. Das Geheimnis des Missbrauchs wird oft über Jahrzehnte bewahrt, psychosomatische Erkrankungen können lange bestehen, bevor der Mut zur Aufdeckung der schambesetzten Lebensgeschichte möglich ist.

Die Hilfe in der Praxis beginnt in der Erkennung von psychosomatischen Symptomen, Sexualstörungen sind dabei häufig. Aber wir finden auch andere psychosomatische Probleme wie Bulimie oder Ritzen der Haut als Spätfolgen. Der nächste Schritt ist der Vertrauensaufbau und die Geduld des Arztes, es dauert oft einige Zeit, bis die Pat. von ihrem inneren Schmerz berichten kann. Die Offenbarung fällt Pat. und Arzt gleichermaßen schwer. Die Ärzte können sich wie ein Container fühlen, in den der oft jahrelang zurückgehaltene Unrat, der Schmerz und die Empörung der Pat. hineinfließen.

Der Abbau der Scham- und Schuldgefühle ist einer der wesentlichen Schritte zur Ich-Stärkung und Gesundung. Nur so gelingt eine klarere Opfer-Täter-Zuweisung. Es muss den Betroffenen die Umkehrung der Verantwortung ermöglicht werden, die Erwachsenen haben die Verantwortung gegenüber Kindern, nicht die Kinder für das Verhalten der Erwachsenen. Die dann entstehende Empörung und Wut kann erstmals frei werden und ist vom Therapeuten zu ertragen und aufzufangen, was manchmal schwer ist, besonders wenn er männlich ist. Danach können innere Wertschätzung und Neubearbeitung der Zukunft unter Beachtung von positiven Ressourcen wie Mut und Selbstvertrauen (sich selbst schützen können) wachsen. Zulassen von Fröhlichkeit, Phantasie, Zulassen von Vertrauen und Intimität in der Partnerschaft wären die nächsten Ziele.

16.5 Sexuelle Störungen bei gynäkologischen Erkrankungen

16.5.1 Fluor vaginalis und Pruritus genitalis

Ätiologie
- Vielfältige Symptomatik, wechselnde Phasen ohne Nachweis von Keimen und Erregern mit Phasen leichter Infektionen (Soor, bakterielle Besiedelung usw.).
- Bei jungen Pat. oft Unkenntnis über das eigene Geschlechtsorgan und die Sexualfunktion. Oft falsche Intimpflege mit Seife oder parfümierten Cremes, v. a. intravaginal.
- In späteren Jahren oft Partnerschaftskonflikte und -zweifel sowie andere Spannungsfelder (ambivalenter Kinderwunsch, Abwehr von Phantasien, Überschreitung von moralischen Verboten usw.) im Vordergrund.
- Bei älteren Pat. besteht meist ein Pruritus vulvovaginalis, der meist durch eine atrophische Vulvovaginitis hervorgerufen wird. Wenn die Beschwerden therapierefraktär sind, finden wir gelegentlich einen Zusammenhang mit Einsamkeit, Trauer, Enttäuschung und Unzufriedenheit über das Leben. Eher selten werden die Beschwerden durch Masturbation oder Abwehr von eigenen unstatthaften Sexualwünschen hervorgerufen. Das psychosomatische Zielorgan ist eine schon vorgeschädigte atrophische Vulvovaginalhaut. Sekundärinfektionen durch Kratzen erschweren das Krankheitsbild.
- Weitere eindeutig organische Ursache liegt beim Lichen sclerosus vor, der nicht nur bei alten Pat. auftritt. Der Juckreiz ist quälend und sekundär durch Kratzeffekte und Infektionen verstärkt. Eine rechtzeitige Diagnostik (histologische Absicherung wird empfohlen) und Therapie mit hochpotenten Cortisonsalben ist gerade bei jüngeren Pat. wichtig. Eine sekundäre Psychosomatisierung sollte vermieden werden.
- Der psychosomatische Zusammenhang bei Neurodermitis ist bekannt, neben der entsprechenden organischen Therapie ist eine psychosomatische Abklärung empfohlen.

Symptomatik   Die Beschwerden sind diffus störend, schmerzhafte rezidivierende Empfindungen, furchtbarer Juckreiz, nicht enden wollend, dramatisch empfundener Ausfluss, der nie vergeht und immer stört, insbesondere im Bereich der Sexualität, Geschlechtsverkehr ist unmöglich. Die Symptome bestehen über längere Zeit (mind. 6 Mon.), erzeugen Leidensdruck und sind oft mit häufigem Arztwechsel (doctorhopping) und hohem Medikamentenverbrauch verbunden (Salben, Antiphlogistika usw.).

Diagnostik   Alle gängigen Infekte sind zu finden. Bei Schmerzen im Introitusbereich besteht gelegentlich eine HPV-Infektion oder die rezidivierenden Schmerzen entstehen durch eine vermehrte sensiblen Nervendichte (Vulvodyniavestibulata). Ob diese rezidivierenden Beschwerden organisch, z. B. durch den Papillomavirusinfekt oder psychodynamischer Natur sind, z. B. als unbewusst aggressives Symptom, mit dem der Partner auf Distanz gehalten werden soll, kann nur durch eine intensive Anamnese herausgefunden werden, aber wichtig ist, dass die Beschwerden immer auch als psychosomatisch angesehen werden sollten.

Therapie Es besteht eine vielfältige, oft die Geduld von Arzt und Pat. überfordernde Problematik:
- Positive mikrobiologische Kulturen und Abstriche führen zu immer neuen Behandlungen und die Pat. werden in der Sicht der einseitigen somatischen Genese bestärkt. Sie haben monatelang keinen Geschlechtsverkehr, obwohl sie „ihn so gerne hätten", aber „Gott sei Dank einen verständnisvollen Partner haben". Oft genug werden gefährliche paramedizinische Behandlungsmethoden ausprobiert (z. B. übertriebene Darmsanierung für Soorinfekt). Der gelegentliche Erregernachweis führt in eine falsche, rein organische Richtung, auch wenn gelegentlich Besserung eintritt, z. B. bei der Vulvodyniavestibulata, die sich manchmal vorübergehend mit Anästhesiesalben bessern lässt.
- Der Zugang zur psychischen Ursache ist oft verbaut, weil die Pat. (unbewusst) entsprechenden Widerstand aufgebaut und die psychischen Symptome durch weniger schambesetzte somatische Symptome ersetzt hat.
- Schnelle Hilfe ist ausgeschlossen, da die psychischen Ursachen nicht gegenwärtig sind, sondern eben „verdrängt" wurden.

Die Aufgabe des Psychosomatikers ist es, die Pat. auch in ihrer somatischen Klage ernst zu nehmen. Er untersucht immer wieder sehr genau, klärt und prüft, sodass eine Chance besteht, das Vertrauen der Pat. zu gewinnen, gemeinsam auf psychosoziale Hintergründe blicken zu können.

16.5.2 Miktionsstörungen

Reizblase, Inkontinenz, Dysurie, chronisch rezidivierende Zystitiden sind oft mit sexueller Problematik verbunden.

Ätiologie Ähnlich wie beim rezidivierenden Fluor finden sich bei Miktionsstörungen immer wieder auch pathologische Hinweise (z. B. Leukozyturie), die aber die Tragik und die Schmerzen der Pat. nicht erklären können. Die krankhaft erhöhte Sensibilität verstärkt den Leidensdruck. Ein Rückzug aus der Sexualität ist die Konsequenz.

In frischen Beziehungen, in denen die sexuelle Lust besonders ausgelebt wird, können Blasenbeschwerden (meist vorübergehend) die Folge sexueller Aktivität sein („honeymoon-cystitis").

Diagnostik Da die Blasenbeschwerden aber auch einer unbewussten Aufrechterhaltung einer Sexualstörung dienen können, ist eine genaue Sexual- und Partnerschaftsanamnese, am besten mit dem Paar, empfehlenswert. Die Aufdeckung psychosomatischer Miktionsbeschwerden bedarf großer Geduld und einer tragfähigen Arzt-Patienten-Beziehung.

Therapie Oft reichen kognitiv-verhaltenstherapeutische Techniken aus, um die gestörte Physiologie des Miktionsverhaltens wieder ins Lot zu bringen und die sexuellen Probleme verschwinden zu lassen. Dabei sollten auch die sexuellen Techniken genauer besprochen werden (Bitzer 2001). Die beste Blase hält die heftig-verzweifelten Versuche einen Orgasmus zu erreichen oder die Suche nach dem G-Punkt (einem hypersensiblen Bereich in der Scheidenvorderwand) mit entsprechender Manipulation nicht aus.

16.5.3 Unterbauchschmerzen

Ätiologie Chronisch rezidivierende Unterbauchschmerzen treten überdurchschnittlich häufig bei depressiv gestimmten Frauen auf. Ihr Leben ist geprägt von

Lustlosigkeit, Enttäuschung, Überforderung, Überanpassung, Hörigkeit und unterdrückter Aggression. Molinski sprach von der „ungenießbaren" Frau und deutete auf den Circulus vitiosus hin, der in dieser Krankheit steckt und oft iatrogen verstärkt wird: Schmerzen, Freudlosigkeit, Asexualität, Attraktivitätsverlust, Einsamkeit, Frustration, Depression, Operation, Schmerzen.

Symptomatik   Aufgrund des enormen Leidensdruckes der Pat. sowie der Unsicherheit des Arztes, ob nicht doch etwas „Ernsthaftes" bei der Pat. verborgen sei (der forensische Druck spielt in den Köpfen der Ärzte immer stärker mit) und der meist fehlenden Kommunikation der konsultierten Ärzte untereinander werden immer wieder neue Laparaskopien und andere aufwändige diagnostische Maßnahmen durchgeführt. Die Sexualität bleibt bei dieser ständigen Auseinandersetzung mit dem Schmerz meist schnell auf der Strecke.

Diagnostik   Neben der heute sehr guten Vaginalsonografie, die andere Verfahren wie das CT praktisch überflüssig gemacht hat, ist eine diagnostische Laparoskopie meist nicht zu umgehen. Zu beachten ist, dass rezidivierende Beschwerden nicht immer neu mit einer Pelviskopie überprüft werden dürfen.

Therapie   Manchmal gelingt es im Sinne einer „Umschaltung" (Richter) nach einer Pelviskopie an die seelischen Probleme heranzukommen, manchmal hilft es nur, die Pat. geduldig zu begleiten, sie zu ertragen, sie nicht zu verlassen. In Balintgruppen werden die (an)klagenden, nie zufriedenen, depressiven Pat. immer wieder vorgestellt, und manchem Arzt wird dann erst klar, wie wichtig dieses Halten, das Ertragen der häufigen Besuche, das Stützen der geringen Selbstachtung für die Pat. ist.

Die Förderung der sexuellen Kommunikation zum Partner, das heißt der Austausch von Zärtlichkeiten, Nähe, Geborgenheit, ist oft ein Anfang, die Partnerschaft auf gesündere Pfade zu weisen („Ich weiß jetzt, was Sie alles nicht mehr können, was glauben Sie denn, was noch geht?").

16.5.4 Erkrankungen des inneren Genitales

Erkr. der Organe im kleinen Becken können sich ganz unterschiedlich auf die Sexualität auswirken. Im Wesentlichen hängt es davon ab, ob die Organveränderungen überhaupt Beschwerden machen und inwieweit sekundäre Veränderungen wie Verwachsungen, entzündliche Veränderungen, Beteiligung anderer Organe vorhanden sind.

Uterus myomatosus

Beim Uterus myomatosus ist nachvollziehbar, dass ein Hinterwandmyom im Douglasbereich eher zu Schmerzen beim Verkehr führt als ein Fundusmyom, das nach oben viel Platz hat. Das Gleiche gilt für Ovarialzysten oder Saktosalpingen in einem gewissen Umfang. Durch die immer besser werdenden mikrochirurgischen Möglichkeiten sind postoperativ weniger Einbußen im sexuellen Bereich zu erwarten als bei Laparatomien (z. B. durch Adhäsionen).

Descensus genitalis

Hier verkürzt sich die Scheide durch die Senkung des Genitales, außerdem ist die Blasensenkung meist mit Inkontinenz verbunden, was der Pat. entsprechend unangenehm ist. Für die Frau ist unwillkürlicher Urinabgang, oder auch nur die Angst davor, hochgradig schambesetzt.

Unwillkürlicher Stuhlabgang ist eher die Ausnahme. Der Geschlechtsverkehr kann über weite Strecken zufriedenstellend ausgeübt werden. Manchmal ist die Scheide so weit, dass beim Verkehr die Scheidenmanschette nicht ausreichend den Penis umschließt, was zu Orgasmusproblemen beim Mann führen kann.

Endometriose

Die Endometriose ist eine somatische Erkrankung, es besteht aber ein ausgeprägtes Wechselspiel mit Stressfaktoren und Persönlichkeitsmerkmalen. Bei der Endometriose finden sich gehäuft Partnerschaftskonflikte und enttäuschende Lebenserfahrungen (Bodden-Heidrich 1999). Zwei Aspekte machen die psychosomatischen Zusammenhänge deutlich:

- Die unterschiedlichen Theorien zur Entstehung (Verschleppungstheorie, retrograde Menstruation, omnipotentes Gewebe etc.) weisen am ehesten auf immunologische Zusammenhänge hin.
- Die Schmerzverarbeitung durch die Pat. ist erstaunlich unterschiedlich. Es besteht kein eindeutiges Korrelat zwischen dem Ausmaß der Schmerzen und dem Schweregrad der Endometriose. Besonders schmerzhaft beim Geschlechtsverkehr sind Knoten im Douglas-Raum, aber auch andere Lokalisationen (Ligg. sacrouterina, Adenomyosis) und die häufig vorkommenden Adhäsionen können die Sexualität zusätzlich beeinträchtigen. Hinzu kommt die Belastung der nicht selten bestehenden Sterilität bei Endometriose.

> ✓ Besonders ausgeprägte Formen, die immer wieder zu operativen und medikamentösen (hormonsenkenden) Therapien führen, beeinträchtigen die oft noch jungen Frauen in ihrem Selbstbild und in ihren Erwartungen so erheblich, dass die Pat. und oft auch ihre Partner dringend einer psychischen und partnerschaftlichen Absicherung bedürfen.

Therapie Wie bei allen psychosomatischen Erkr. erfolgt eine parallele Therapie: Neben der operativen Sanierung erfolgen Gespräche, die es der Pat. ermöglichen, Lebensmuster bei sich zu entdecken, neu zu bewerten und evtl. auch abzulegen, die im Zusammenhang mit ihrer Erkr. stehen. Dabei ist der Tatsache, dass es sich um die Sexual- und Fortpflanzungsorgane handelt, besondere Rechnung zu tragen.

16.5.5 Perioperative Sexualstörungen

Die peri- und postoperative Sexualität ist durch Schmerzen, Ängste vor Verletzung und Unsicherheit hinsichtlich der Unversehrtheit des eigenen Körpers geprägt. Ähnlich wie nach der Geburt des Kindes muss sexuell und partnerschaftlich Vertrauen und Sicherheit geschaffen werden, um der Sexualität postoperativ wieder den gewohnten Raum zu geben. Dies kann gut gelingen, wenn die behandelnden und pflegenden Personen an die Ängste der Pat. denken und auf sie eingehen.

Symptomatik Perioperative Sexualstörungen können verschiedene Ursachen haben. Schon der Begriff perioperativ zeigt an, dass verschiedene zeitliche Abschnitte eine Rolle spielen.

- Die Phase vor der OP ist verknüpft mit Ängsten, Sorgen und den Schmerzen, die zur OP führen. In dieser Phase der Anspannung ist die Lust gering; diese Zeit ist aber für die Antizipation des Traumas der Operation von großer Bedeutung.
- Die Phase der Vorbereitung und Einstellung auf die Operation ist umso kürzer, je gewaltbeladener der operative Eingriff empfunden wird. Je fremdbestimmter die

Entscheidung zum Eingriff ist, umso größer ist die Abwehr. Die Folgen einer fehlenden Antizipation können körperliche Unsicherheit und Sexualstörungen sein.

Therapie Zufriedenheit der Patienten, postoperative Heilungsrate und Schmerzakzeptanz sind umso größer, je besser die psychosomatische Vorbereitung gewesen ist. Dies zeigt sich auch in der poststationären Phase. Das Wiedereingliedern in Alltag, Beruf, Rolle als Mutter und Partnerin gelingt umso leichter, je eher das Trauma der Operation verarbeitet werden kann. Daher ist die Frage der Wiederaufnahme von Sexualität, Nähe und Intimität nicht nur abhängig vom Ausmaß und der Schwere der Operation.

> ✓ Ein oft zu gering beachteter Aspekt ist die Trauer über das verlorene Organ. Die meisten geplanten destruktiven Operationen am Genitale der Frau finden in der Lebensphase jenseits der Kinderplanung statt. Damit besteht die Gefahr, Uterus und Eileiter und bei postmenopausalen Pat. auch die Eierstöcke als verbrauchte, nutzlose Organe abzuwerten, die nur eine Gefahrenquelle von Krebs und Entzündung darstellen würden. Ihre Entfernung wird aus Vernunftgründen empfohlen, ohne die Bedeutung dieser Organe für die individuelle Pat. ausreichend abzuklären. Gleiches gilt für Operationen im Brustbereich.

Das Verstehen der Ängste lässt Raum für die Trauer über den Verlust alter Zustände und gesünderer Zeiten, über allgemein Vergangenes und das Versäumte. Das Unwiederbringliche mahnt an unsere Vergänglichkeit, an unseren Tod (besondere Bedeutung in der Angst vor Narkose). Nur wenn ich die seelische Erschütterung ernst nehme, gelingt der Zugang zur realitätsbezogenen Vernunft und die Wendung nach vorne sowie die Beschäftigung mit den Vorteilen der Operation für die Zukunft und oft auch für die Sexualität. Grundsätzlich kann nach jedem Abschluss der Wundheilung Geschlechtsverkehr wieder aufgenommen werden, gleich ob es sich um kleinere Eingriffe, wie Konisation oder Pelviskopien handelt, oder um größere, die mit einem Bauchschnitt verbunden sind. Bei aufwändigen Eingriffen gleich welchen Zugangs stellt sich freilich auch die Frage der Schmerzen beim Verkehr durch die Folgen des Eingriffs. Diese können durch postoperative Adhäsionen, Narbenbildungen und Darmirritationen hervorgerufen werden. Daneben stellt sich die Frage der nervalen Schädigung. Diese spielt nicht die große Rolle wie bei der Operation des Prostatakarzinoms des Mannes, trotzdem gibt es Bestrebungen, bei ausgedehnten Operationen, meistens im Zusammenhang mit Krebserkrankungen, nervenschonend zu operieren.

Oft helfen Wärmetherapie und entspannende Bäder und die Nachbearbeitung des operativen Eingriffes im Gespräch, daher sind Nachsorgekliniken oft eine gute Möglichkeit, die Reflektion über das Vergangene mit dem Blick auf das Zukünftige (z. B. auch in der Partnerschaft) zu verbinden.

16.5.6 Krebserkrankungen und Sexualität

Was für die Aspekte der operativen Maßnahmen gilt, trifft erst recht auf Krebserkrankungen im gynäkologischen Bereich zu. Die Diagnose bedeutet Schock, Angst und Panik, Schutzlosigkeit, Sinnlosigkeit, Lebensbedrohung und Angst vor Siechtum und Leiden. Krebs der Sexualorgane bedeutet zusätzlich Bedrohung der Geschlechtsidentität. Dies kann verbunden sein mit Schuld- und Bestrafungsphantasien, mit sexuellem Rückzug und Minderwertigkeitsgefühlen und Angst vor Verlassen werden durch den Partner und dem Gefühl, nur noch eine „halbe Frau" zu sein.

Karzinome von Vulva und Vagina

Hier steht die Störung beim Eindringen des Gliedes in die Scheide im Vordergrund. Durch Operation und Bestrahlung ist die Haut meist geschädigt, gereizt und geschrumpft.

Sofern Geschlechtsverkehr möglich ist, sollte er bald aufgenommen werden. Auch wenn das Eindringen des Gliedes in die Scheide nicht oder nur unter Schmerzen möglich ist, sollte das Paar ermuntert werden, Nähe zu suchen, Liebkosungen und Berührungen zuzulassen. Salben können angewandt werden und das, was Spaß und Freude macht, soll erprobt werden. In der neuen Situation gilt es herauszufinden, was schön und befriedigend erlebt werden kann und was nicht mehr möglich ist. Dies geht nur, wenn über Sexualität, Wünsche und Phantasien gesprochen wird. Es gilt, das Paar vor Einsamkeit in der Partnerschaft zu schützen, auch vor allgemeiner sozialer Isolation und Rückzug, daher müssen diese Fragen auch in der Praxis gestellt werden und Ermunterungen gegeben werden.

Karzinome der inneren Geschlechtsorgane

Hier steht das Ausmaß der Operation und der Nachbestrahlung und Chemotherapie im Vordergrund.

Die Erholungsphase ist lang und sexuelle Aktivitäten sollten in der Praxis immer wieder neu nachgefragt und angesprochen werden, damit die Sexualität wiederbelebt wird. Damit verbundene Ängste müssen bewusst gemacht werden, nur so sind sie der Vernunft und der Einsicht zugänglich. Zarte und liebevoll explorierende Vorgehensweisen und der damit verbundene Austausch mit dem Partner sind zu fördern. Die Anwendung von Östrogenen ist abhängig vom Rezeptorstatus des Tumors. Verbieten sich Östrogene, sind Gleitmittel oder Wundcremes zu verwenden.

Mammakarzinom

Das Mammakarzinom ist nicht nur das häufigste Karzinom der Frau, es ist auch unter den Sexualorganen das Sichtbarste. Jeden Morgen im Spiegel, jeden Abend beim Schlafengehen, beim Baden, Umziehen und beim Sex reißen seelische Wunden wieder auf („Warum ich, wieso jetzt, was habe ich getan"). Die heilsame Wirkung der Verdrängung gelingt hier nicht. Mehr als bei anderen Krebsarten müssen und dürfen die Pat. die Chancen der Krebserkrankung nutzen, ein bewussteres, zielgerichteteres (nicht im Sinne von Leistungsdruck) und selbstachtendes Leben zu führen.

Die anfängliche Empfindlichkeit der Brust legt sich meist und sie kann problemlos berührt werden. Die Frage nach der Sexualität ist auch hier vom Arzt bei der Nachsorge immer wieder zu stellen. Scheu vor Berührung, unausgesprochene Ängste des Partners, vermutete Abwehr oder Schamgefühle sind mit der Pat. herauszuarbeiten. Fast immer sind es Missverständnisse, Fehlurteile, Irrtümer, die durch Nichtansprechen ihre sexualfeindliche Wirkung entfalten. Liebe und Sexualität müssen, ja dürfen nicht durch das Mammakarzinom beschädigt werden.

Allgemeine Therapieansätze

Krebs der Sexualorgane führt immer zu einer kürzer oder länger anhaltenden Einschränkung der Sexualität. Zu sehr sind körperliche und seelische Wunden geschlagen worden, als dass nicht zumindest einige Zeit verrinnen muss, bis die Wunden verheilen. Lücken bleiben allemal, es besteht aber auch die große Chance, dass durch eine Art Neuordnung die Dinge des Lebens neu betrachtet und aufgeräumt werden (Krebs als Lebenschance). Sexualstörungen und Partnerschaftskonflikte, fehlende gemeinsame Unternehmungen, eingeschlafene Intimität, vor sich hergeschobene Pläne und Wünsche können bearbeitet, angepackt und verwirklicht werden. Die Betroffene soll auf der anderen Waagschale auch etwas Erfolg und Belohnung vorfinden, wenn auf der einen Seite das harte Schicksal so schwer wiegt. Leben nach dem Krebs kann also Verbesserung der Lebenssituation bedeuten, auch im Sexuellen und gerade im Partnerschaftlichen. Hierbei helfen Gespräche, Selbsthilfegruppen und besonders partnerschaftlich genutzte Zeit. Unterstützung bieten Kuren, Heilmittel und Medikamente.

Da bösartige Tumoren zunehmend junge Frauen betreffen, stellt sich auch die Frage nach Kinderwunsch und der Empfängnisverhütung. Die Frage nach der Kontrazeption ist schon deswegen wichtig, weil sie die Pat. dazu bringt, sich mit ihrer Sexualität und der partnerschaftlichen Normalisierung auseinanderzusetzen. Schwieriger und problematischer ist da die Frage des Kinderwunsches zu erörtern, weil diese nicht nur die Frage nach Risiken berührt, sondern auch die Frage nach Prognose und Lebenserwartung. Für die Beantwortung dieser Fragen ist ein hohes Maß an Vertrauen, Ehrlichkeit und Fingerspitzengefühl vonnöten. Man hüte sich vor zu schnellen Antworten, bevor man weiß, worum es der Pat. bei der Fragestellung eigentlich geht.

16.5.7 Zyklusstörungen und PM(D)S

Ätiologie Die Ursachen sind nicht vollständig geklärt, offenbar vielfältiger Natur.
- Ursprünglich wurde der Abfall der Steroidhormone verbunden mit einem Abfall der Endomorphine verantwortlich gemacht („monatliches Entzugssyndrom"), jedoch ist die Behandlung mit Östrogenen und Gestagenen nur begrenzt wirksam.
- Zusammenhänge mit der psychosexuellen Entwicklung und Körper- und Rollenkonfliktsituationen können nicht verallgemeinert werden. Bei der gefundenen negativen Haltung zur Menstruation ist schwer zwischen Ursache und Wirkung zu unterscheiden.
- Persönlichkeitsmerkmale zeigen am ehesten Konfliktvermeidungsbereitschaft, Selbstzweifel und mangelnde Bereitschaft, etwas im Leben anzupacken und zu ändern. Dafür spräche auch die Tatsache, dass es sich in der Praxis mehr um Pat. in der zweiten Hälfte des zyklusfähigen Alters handelt.

Symptomatik Gewisse Unterschiede in der Appetenz im Verlauf des Zyklus (z. B. präovulatorisches Hoch) sind bekannt. Die sexuelle Lust wird auch durch ständige Schmierblutungen gedämpft, die Zeichen einer eingeschränkten hormonellen Stabilisierung der Endometriumschleimhaut sind, wie sie häufig in den hormonellen Übergangsbereichen Pubertät und Präklimakterium zu finden sind, aber auch psychosomatische Implikationen sind nicht selten.

In der zweiten Hälfte des Zyklus wird das Wohlbefinden bei fast einem Drittel aller Frauen mit Eisprung und Menstruation durch das PMS beeinträchtigt, das bei ernsthafter psychischer Verstimmungen als PMDS (prämenstruelles dysphorisches Syndrom) bezeichnet wird. Hier leidet die sexuelle Lust erheblich. Die Pat. finden sich oft selber unausstehlich und gereizt, sind Stimmungsschwankungen und Konzentrationsstörungen unterworfen. Sie haben aber auch körperliche Symptome wie Brustspannen und ein Gefühl, aufgedunsen zu sein. Die Familie kennt diese Zustände („bekommst wohl bald deine Tage") und toleriert sie meist in einem gewissen Umfang besser als die Pat. sich selber. Sexuelle Lust und Empfinden sind erheblich eingeschränkt. Beim PMDS (▶ 10.2) handelt es sich auf jeden Fall um einen behandlungsbedürftigen Befund.

Therapie Obwohl es sich primär um ein somatisches Geschehen handelt (neuroendokrine Schwankungen im Serotoninstoffwechsel, offenbar getriggert durch die Ovulation), müssen doch entsprechende Persönlichkeits- und Umweltkonstellationen mit berücksichtigt werden.

Beruhigende und aufmunternde Gespräche zusammen mit zyklusstabilisierenden und hormonellen Präparaten reichen meistens aus. Wenn die Pat. lernt, sich auch einmal kleine Wünsche zu erfüllen (z. B. ein Wochenende ohne Familie oder eine längst erträumte Reise mit der Familie oder mit dem Ehemann allein ans Meer, statt immer in das Ferienhaus der Schwiegereltern), kann dies oft Wunder bewirken. Partnerschaft und Sexualität bessern sich oft schlagartig. Beim PMDS sollte ein Psychiater hinzugezogen werden, da eine frühzeitige Einstellung mit Psychopharmaka (SSDI) sowohl die Exazerbationsgefahr mindert als auch den Erfolg einer Psychotherapie verbessert (Bitzer 2001).

16.5.8 Sexuell übertragbare Krankheiten

Sexuell übertragbare Krankheiten (Sexual transmitted diseases = STDs) spielen für die Funktion der Sexualität eine große Rolle. Am Eindrücklichsten gilt dies für das Thema HIV/AIDS (Acquired Immune Deficiency Syndrome). Keine Erkrankung hat in den letzten Jahrzehnten die Sexualität so beeinflusst. Mit entsprechenden Vorkehrungen (Kondome) können Paare ihre Sexualität genießen. Auf die Schwere der psychischen Wunde, die die Diagnose HIV/AIDS hinterlässt, wird an anderer Stelle hingewiesen

Wann immer aber Pat. mit sexuell übertragbaren Krankheiten in die Praxis kommen, müssen die Themen der gelebten Sexualität, der homo- oder heterosexuellen Partnerschaft, der Verhütung und Hygiene ein offenes Ohr finden. Die Ärzte und Betreuer sollen und können sich inzwischen informieren und schulen lassen, um mehr Sicherheit zu bekommen und inhaltlich besser mit entsprechendem Rat zur Seite stehen zu können. Besonders verdient gemacht hat sich bei der Sexualaufklärung seit Jahren die Bundeszentrale für gesundheitliche Aufklärung (www.bzga.de).

Die Pat. sind grundsätzlich irritiert, wenn sie von einer Scheidenerkrankung hören („und woher soll ich das haben?"), gleich, ob es sich um Anaerobier, HPV oder Gonokokken handelt. Hier gilt es, die Unsicherheit nicht weiter zu schüren („Fragen Sie doch mal Ihren Mann!") oder mit Achselzucken die Pat. in Misskredit zu bringen, sondern mit der Pat. die möglichen Therapie- und Vorsorgemaßnahmen zu besprechen, um sexuelle Kontakte und liebevolle Partnerschaft wieder ins Lot zu bringen.

16.6 Sexualität in unterschiedlichen Lebensphasen

16.6.1 Klimakterium und Senium

Veränderungen in Klimakterium und Senium Viele der physiologischen Veränderungen werden heute als krankhaft empfunden und die postmenopausale Zeit macht heute mehr als ein Drittel der gesamten Lebensspanne aus. Die Lebenserwartung einer 50-jährigen Frau liegt bei über 80 J.

Erfreulicherweise ist die Scheu älterer Menschen, über ihre sexuellen Wünsche und Probleme zu sprechen in den letzten drei Jahrzehnten geringer geworden. Besonders

Frauen ertragen nicht mehr still Jahrzehnte der Asexualität, wie es früher oft der Fall war, sei es, weil der Partner schon gestorben ist oder sich wegen eigener Impotenz zurückgezogen hat oder die Pat. im Glauben waren, Sexualität sei doch nur im gebärfähigen Alter statthaft.

Sexualität ist nicht altersabhängig, aber physiologischerweise ändern sich die Sexualorgane. Das Alter macht dem Mann in seiner Sexualität oft mehr zu schaffen als der Frau (z. B. Erektionsprobleme). Kein Wunder also, dass bei über 50-jährigen Frauen die Lust auf Sexualität statistisch gesehen kaum noch abfällt im Gegensatz zu den Männern. Allerdings haben mehr als 90 % der Frauen zwischen 50 und 60 Jahren sexuelle Wünsche, die nicht immer erfüllt werden, da oft die Partner fehlen (Schultz-Zehden 2003). Dort wo es Partner gibt, gilt es zu üben, sich auszutauschen, Wünsche oder Enttäuschungen zu besprechen und nach Lösungen zu suchen.

Therapie
- Zuwendung, Nähe, Streicheln, Liebkosen und Geduld lassen neue Spielräume entstehen und diese sollten genutzt werden.
- Lokale Hilfen zum Aufbau des Scheidenepithels und zur besseren Befeuchtung wie Gleitcremes, Östrogensalben mit und ohne Cortison, Testosteronsalbenapplikation sind durchaus zu empfehlen, vorausgesetzt sie sind nicht kontraindiziert.
- Bei Beschwerden Gabe von Sexualhormonen zur Verbesserung der atrophischen Kolpitis, der Blasenbeschwerden und der Stimmungsprobleme (Schlafstörungen, Lustlosigkeit und Leistungsabfall), bei Bedarf auch Gabe von Antidepressiva.
- Nicht zu vernachlässigen ist das Androgendefizit bei Verlust der Ovarien oder zumindest der ovariellen Funktion, da die Lust in Zusammenhang mit dem Spiegel des freien Testosterons zu sehen ist.
- Stützende und ermunternde Gespräche, Erkunden nach der Sexualität („… gibt es Beschwerden bei der Sexualität?"). Ratschläge zu gesunder Lebensführung (dies beinhaltet auch ein ausgeglichenes Sexualleben).

16.6.2 Sexualität im Jugendalter

Jugendliche sind verantwortungsbewusster, treuer, monogamer als man meint. Trotzdem ist die Zahl derer, die beim ersten Sex ohne Verhütung miteinander schlafen und die Zahl der Schwangerschaften bei Mädchen unter 16 J. noch immer erschreckend hoch. Der Frauenarzt hat hier eine Aufklärungsaufgabe, die er den Müttern für die Mädchen anbieten sollte, die für die Mädchen erschreckende gynäkologische Untersuchung ist dabei nicht nötig.

In letzter Zeit wird zur Einrichtung einer First-Love-Sprechstunde geraten, in ihr kann aufgeklärt werden, Anregung zur Selbstuntersuchung gegeben werden, die Möglichkeiten und die Anwendung der Kontrazeption besprochen werden und oft auch nur die Durchführung von Hygienemaßnahmen erklärt werden. Sexuelle Vorstellungen können erörtert werden und die Schwierigkeiten mit dem Partner und den Eltern, neben den anderen sexuellen Problemen, die auch beim Erwachsenen vorkommen.

16.6.3 Sexualität bei Empfängnisverhütung und Kinderwunschpatientinnen

Die **Empfängnisverhütung**, v. a. durch die Pille, hat zwei Gesichter:
- Die fast gänzliche Befreiung von der ständigen Angst vor Schwangerschaft und die Befreiung der Lust.

- Die Unterdrückung von Stolz und Freude an der reproduktiven Funktion des Körpers. Die Vernunft sagt, ich will jetzt noch kein Kind, das Gefühl sagt, ich möchte meinen Körper nicht „abschalten". Diese Ambivalenz findet man auch bei Schwangerschaftskonflikten, wenn der Arzt mit einem heftigen Abruptiowunsch konfrontiert wird.
- Der gar nicht so seltene Libidoverlust bei Einnahme einer Pille kann durch ein Gestagenübergewicht hervorgerufen sein, evtl. durch geringere Lubrikation, möglicherweise auch durch Erhöhung des SHBG (Sexual-Hormon-Bindende-Hormon) mit erniedrigtem freiem Testosteron.

Die Aufklärung im Rahmen der Verhütung sollte immer auch ein Angebot sein, über Vorstellungen, Zukunftswünsche, gemeinsame Pläne des Paares und unterschiedliche Auffassungen in der Kinderwunschfrage und der Sexualität zu reden. Gerade bei jungen Pat. ist sowohl auf eine sichere Verhütung zu achten als auch auf die Förderung des sexuellen Selbstbewusstseins. Durch die sichere Verhütung braucht sich das Mädchen nicht gezwungen fühlen, den Forderungen nach Geschlechtsverkehr nachzukommen. Der Druck in der Gruppe und vom Partner ist oft zu groß, um seinen Wunsch durchzusetzen, wohl Liebe und Zärtlichkeit, aber noch keinen Geschlechtsverkehr zu erleben.

Ein frustraner **Kinderwunsch** (▶ 4.1, ▶ 10.2.2) ist für die meisten Paare eine große Enttäuschung, mit der sie nicht gerechnet haben. Der Weg durch eine längere Kinderwunschbehandlung ist oft eine Zumutung für die Patienten und eine Gefahr für die Partnerschaft. So sehr in den IVF-Zentren heute darauf geachtet wird, dass das Paar sich nicht ausschließlich mit dem Kinderwunsch beschäftigt, bleiben kommunikative und Lustaspekte oft außen vor, können Brüche in der Partnerschaft und Sexualität entstehen, die schwer zu kitten sind. Hier gilt es, in der gynäkologischen Praxis stützend und aufmunternd zur Seite zu stehen.

16.6.4 Schwangerschaft, Geburt und Wochenbett

Veränderungen durch Schwangerschaft und Geburt   Kommt es zu einer Schwangerschaft und zur Geburt eines Kindes, haben wir es mit dem größten Lebensübergang im Leben einer Frau zu tun, vergleichbar nur mit der eigenen Geburt. So wie damals der Schritt aus der allumfassenden, schützenden Gebärmutter in die Welt außerhalb der Mutter gewaltig war, so ist es jetzt der Schritt vom Mädchen zur Mutter.

Ein gewaltiger Lebensumbruch, verbunden mit viel Stolz, Freude und innerer Genugtuung, aber auch Ängsten und Sorgen, Trauer des Abschieds von der alten ungebundenen Welt. Und dieser Umbruch wirkt sich massiv auf die Partnerschaft und Sexualität aus. Aus der Dyade wird die Triade, aus dem Paar die Familie. Nicht der Mann ist mehr der Nächste, sondern das Kind. Körperliche und hormonelle Veränderungen im Wochenbett und der Stillzeit begleiten diese Neuordnung. Da der Mann diese Begleitumstände nicht in dem Umfang innerlich spürt, bleibt ihm nur die kognitive Ebene. Neben dem Verständnis für die Ehefrau und der eigenen Liebe zum Kind helfen ihm dabei das Vertrauen seiner Frau in ihn und die soziale Achtung der Umwelt, Vater geworden zu sein,

Ohnehin erleidet die Sexualität einen gewissen Einbruch nach der Geburt: Lust und Verlangen halten sich in Grenzen, die Enttäuschungen und Missverständnisse häufen sich. Ursache für anhaltenden sexuellen Rückzug können auch dramatisch und gewaltsam erlebte Geburten sein.

Therapie Die Aufgabe von Geburtsvorbereiterinnen ist es, auf die Geburt realitätsnäher vorzubereiten und die Aufgabe der Klinikärzte liegt darin, mit der jungen Mutter die Geburt z. B. bei der Entlassungsuntersuchung gründlich zu besprechen, wie sie die Geburt erlebt hat und welche Gefühle sie damit verbunden hat. Es gilt das Erleben der Geburtsverletzungen, unabhängig von der sicher berechtigten Indikationsstellung aufzuarbeiten.

Die Aufgabe des niedergelassenen Arztes ist es, bei der Nachuntersuchung oder der Kontrazeptionsberatung nach der Sexualität zu fragen, nach Unstimmigkeiten und Enttäuschungen. Zu dieser Zeit können missverstandene Erwartungen („wenn ich nicht mit dir schlafen will, so brauche ich doch deine Nähe und Kraft"), Fehlinterpretationen („hat sie mich überhaupt noch lieb?") und Kränkungen („Du denkst ja nur an dich") erörtert und besser verstanden werden. Jahre später Versäumtes in der Sexualsprechstunde nachzuholen, ist wesentlich schwerer.

Bei Aborten, Totgeburten oder Kindstod ist die Problematik besonders schwer. Für die Patienten bricht die Welt zusammen, das schon längst imaginierte Kind ist gestorben und nimmt die Lebensfreude mit. Bei anhaltender Depression ist es prognostisch gesehen für die Pat. von entscheidender Bedeutung, wie gut und liebevoll die Beziehung zum Partner ist. Depressive Tiefs über ein halbes Jahr hinaus bedürfen der Behandlung (Nijs 2002). Schon vorher sollte auf die schützende Rolle von Nähe und Geborgenheit zwischen den Partnern hingewiesen werden. Wieder einsetzende Aktivität auch im Körperlichen zeigt Gesundung an.

16.7 Sexualität bei Behinderung

Die Sexualität von körperlich behinderten Pat. ist kein Tabuthema mehr, bedarf aber einer individuellen Zugangsweise. Die Thematik ist sehr vielfältig, weil die Behinderung sehr unterschiedlich sein kann, von chronischer Herzinsuffizienz bis zur ausgeprägten multiplen Sklerose, von Pat. im Rollstuhl bis zu verschiedenen weniger stark ausgeprägten körperlichen Veränderungen.

Die Pat. haben ein Anrecht auf ein hohes Maß an Offenheit, Ehrlichkeit und Sensibilität. Es gilt ein Klima zu schaffen, in dem sich die Pat. auf Gesprächsangebote des Arztes einlassen können. Bezüglich einer detaillierten Behandlung muss auf Spezialliteratur verwiesen werden (Delisle, Haselbacher und Weissenrieder 2003). Pat. mit geistiger Behinderung haben lange keine Unterstützung erhalten in ihren Wünschen nach Nähe, Zärtlichkeit und körperlicher Liebe. Zu sehr war der versorgende und pflegerische Aspekt im Vordergrund. Die Pat. blieben kleine Kinder über die Pubertät hinaus um die man sich kümmern musste und nicht an deren körperliche Entwicklung und Wünsche dachte.

Erst in den letzten Jahren wurden Eltern, Heime und Institutionen aufmerksamer und in der Praxis stellen sich vermehrt Fragen nach Verhütung. Hier stehen vor allem transdermale oder intrauterine Präparate im Vordergrund, je nach Compliance.

16.8 Diagnostik

Anamnese

Der wichtigste diagnostische Schritt in der Behandlung von Sexualstörungen ist die Anamnese.

Psychosoziale Anamnese
- Symptome, welche die Pat. in die Praxis geführt haben (oft ist es nur die Krebsfrüherkennungsuntersuchung) und warum gerade jetzt. Welchen Auslöser haben die Symptome?
- Familiäres und soziales Umfeld der Pat.: Partnerschaft, Familie und Arbeitssituation als häufige Quelle von Ärger und Ängsten („Wie geht es Ihnen zu Hause?", „Wie gefällt Ihnen Ihre Arbeit?"), Fragen über das soziale Umfeld (z. B. „Wie wohnen Sie? Haben Sie finanzielle Sorgen? Wie ist die Nachbarschaft, die Freunde, die Familie?").
- Biografischen Hintergrund erheben („Wie war es bisher?").
- Entwicklung und Erfahrungen im Leben, v. a. hinsichtlich der aktuellen Problematik („Wie war es vorher? War es mal anders?").

Medizinische Anamnese
- Medikamente, Hormone, Allergien, Drogen.
- Vorerkrankungen, Operationen.
- Kontrazeption, Kinderwunsch.
- Mögliche Geburtserlebnisse.
- Aborte, Schwangerschaftskonflikte und/oder -abbrüche.
- Verletzungen, Behinderungen.

Sexualanamnese Erweiterung der bio-psychosozialen Anamnese, die sich dieser anschließt, wenn die sexuelle Problematik direkt genannt oder indirekt in einem somatischen Symptom ausgedrückt wird, wie rezidivierendem Fluor. Häufig ist das sexuelle Problem nicht von der sonstigen psychosozialen Situation zu trennen. Die Sexualanamnese ist im Gegensatz zu der eher allgemeinen Erkundung nach dem Befinden äußerst genau zu erheben:
- Was ist wie wo wann mit wem gestört? (Details erfragen).
- Wie war es früher? (mit dem gleichen Partner).
- Wie war es vorher? (mit früheren Partnern).
- Wie ist die Einstellung zur Sexualität? (Abwehr, Ekel, Genussfähigkeit).
- Wie war die sexuelle Erziehung? (Eltern, Religion).
- Gab es sexuelle Life-Events? (Missbrauch, Vergewaltigung).
- Wie ist das soziale Umfeld? (Wohnen, Familie, Arbeit, Sorgen).
- Was wissen wir über den Partner und wer möchte **nicht,** dass der Partner mit einbezogen wird?
- Nonverbale, szenische und Übertragungssignale beachten!

Dabei sind die detaillierten Fragen („Wo genau schmerzt es beim Verkehr, schon beim Streicheln, beim Eindringen oder wenn Ihr Mann hinten anstößt?") nicht nur bedeutungsvoll, was die genaue organische Diagnose betrifft (z. B. Schrunde im Introitus, zu trockene atrophische Scheide oder Verdacht auf Endometriose), sondern auch was das Einüben der Offenheit der Sprache in der Sexualität betrifft.

Nur wenn der Arzt seine notwendigen Fragen diskret aber offen und ohne falsche Scham stellt, bekommt er entsprechend klare Antworten. Geschieht dies gleich bei der ersten Anamnese, beim ersten Kontakt, wird die Pat. diese Offenheit als normal und schicklich ansehen.

Wichtig ist nicht nur **welches** Problem die Pat. angibt, sondern auch **wie** sie es beklagt, und was sie möglicherweise nicht beklagt. Stimmt Mimik, Haltung, Ausdruck mit dem Gesagten überein? Wer leidet denn überhaupt unter dem Problem, die Pat., ihr Mann, die Eltern, die Kinder oder andere? Am Ende der Anamnese sollten wir in der Lage sein, das Problem zuzuordnen, uns zu fragen, welche Untersuchungen die Diagnose absichern und wie wir beratend und therapeutisch vorgehen sollen (Medikamente? Einbeziehung des Partners? Vermittlung einer Sexualtherapie?).

16.9 Therapeutische Interventionen

16.9.1 Sexualberatung

Das Wichtigste in der Sexualberatung ist, sie nicht zu vermeiden. Dabei hat nicht nur die Pat. Ängste und Widerstände, sondern auch der Arzt: Bagatellisieren, Verharmlosen, Abwürgen der Unterhaltung oder zu schneller Ratschlag sind Zeichen ärztlichen Widerstandes. So schwer es sein mag, sich mit den Gefühlen der Pat. auseinanderzusetzen, so sehr ist es doch ärztliche Aufgabe. Wem dies schwerfällt, der sollte sich Hilfe in einer Balintgruppe (patientenorientierter Selbsterfahrung) holen (Haselbacher 2002).

Die Beratung besteht in erster Linie aus Zuhören, in zweiter Linie aus Aufklärung, wobei Missverständnisse ausgeräumt werden, Fehlmeinungen und Verhaltensweisen korrigiert werden sowie falsche Mythen aufgedeckt werden können. Derartige Fehlvorstellungen können sein:
- Der zwingend gleichzeitige Orgasmus.
- Berührungs- und Masturbationsverbote.
- Mythos der asexuellen Eltern.
- Mangelndes weiblichen Selbstbewusstsein mit dem Diktat, dem Mann gefallen zu müssen oder keine eigenen Wünsche äußern zu dürfen.
- Die Meinung, vom Mann abhängig zu sein oder nur über einen „Geschlechterkrieg" seinen Wert erkämpfen zu können.

In dritter Linie ist Beratungsaufgabe, die Delegationsfrage zu klären. Hier wird geprüft, ob eine Sexualtherapie erforderlich ist und eine entsprechende Überweisung erfolgen sollte. Diese Reihenfolge der Beratung ist einzuhalten, denn so erwarten es die Pat. In Sexualfragen sind die Gynäkologen die Hausärzte, die schon eine Menge erreichen können mit ihren Beratungsinhalten, erst dann kommen die Sexualtherapeuten als Fachleute an die Reihe.

Beratungsinhalte
- Erörterung der (Sexual-)Erziehung, durch die Eltern und Geschwister, durch Kameradinnen und die peer-group, durch Kirche, Schule, Lehre usw. und deren Defizite
- Aufklärung (auch bezüglich Hygiene!)
- Altlasten aus der Kindheit und schlimme Lebenserfahrungen
- Klärung der aktuellen Belastungen wie Versorgung der alten Eltern, ein krankes Kind oder ein zu enges Aufeinanderwohnen, die „böse" Schwiegermutter usw.
- Fehlender Respekt in der Partnerschaft
- Rollen- und Verhaltensmuster der Pat.: Wie soll ich sein? Wem will ich gefallen? Wie habe ich mich als erwachsene Frau (Mutter) zu verhalten?
- Phantasien und Wünsche (und welche müssen [mussten] verdrängt werden)
- Korrektur von Mythen und Fehlvorstellungen
- Erkennen von psychischen und neurotischen Auffälligkeiten und Hilfe zur Weiterbearbeitung und Rat zur Delegation

16.9.2 Arzneimitteltherapie

Die Pat. erwarten oft auch medikamentöse Hilfe. Im Gegensatz zum großen Erfolg von Sildenafil und ähnlichen Präparaten bei Erektionsstörungen des Mannes, gibt es bei Frauen kein Medikament von derartiger Bedeutung. Weder lustfördernde Aphrodisiaka, wie sie im Internet massenhaft angeboten werden, noch durchblutungsfördernde Ansätze von PDE-V-Hemmern, noch die lokale Wirkung von Prostaglandin E1 überzeugen.

- **Hormontherapie** ist bei Östrogenmangelerscheinungen angeraten (lokale oder systemische Östrogentherapie), wobei besonders auf die lustfördernde zentrale Wirkung der Östrogene hingewiesen sein soll.
- **Testosteron** wird nur bei Mangelsituationen (chirurgische Menopause, Ovarialinsuffizienz) in geringen Mengen eine Option sein. Das oft als Wundermittel gepriesene DHEA hat eher enttäuscht.
- **Zentralwirksame Medikamente** (z. B. Apomorphin) haben bisher keinen durchschlagenden Erfolg gebracht. Ob sich dies durch neue Medikamente (z. B. Flibanserin) ändert, wird sich im Verlauf zeigen.
- **Gleitmittel:** Gleitcremes sind sinnvoll, wenn die Befeuchtung z. B. bei atrophischen Verhältnissen eingeschränkt ist. Den Pat. sollte Mut gemacht werden, sie auszuprobieren.

> ✓ Die Sexualität der Frau ist zu vielschichtig, als dass mit einem Medikament alle Probleme gelöst werden könnten. Gegen das Ausnutzen eines Placeboeffektes ist meist nichts zu sagen, kann auch als Umschaltung zu einer Sexualtherapie genutzt werden.

16.9.3 Sexualtherapie

Die Therapie ist vielschichtig. Grundsätzlich muss man sich im Klaren darüber sein, dass Störungen der Sexualität Störungen des Paares sind, denn ohne Partner zeigt sich die Störung ja nicht.

Das Paar in der gynäkologischen Praxis Aus der Beziehung zwischen Arzt und Pat. wird eine Beziehung zwischen Arzt und dem Paar, der Arzt hört zu und beobachtet, er klärt und holt beide Meinungen ein, er schafft das Ambiente, in dem Fragen und Streitthemen, die das Paar nicht mehr ansprechen kann, in dem Beisein eines aufmerksamen Dritten neu angeschaut und bearbeitet werden können.

Gegen die Einbeziehung des Partners gibt es Widerstände bei Arzt und Pat. Kommt der Partner mit in die Sitzung, verfliegen diese beim Patienten oft schnell. Aber besonders die eigenen Widerstände müssen Beachtung finden. Diese können ganz unterschiedlicher Natur sein. Da die eindeutige Beziehung zwischen Arzt und Pat. nicht so klar gegeben ist in der Paarsituation, kann es zu Angst vor Autoritäts- und Machtverlust kommen, die Folge können Konkurrenz- und Aggressionsängste sein. Die ungewohnte Situation kann Gefühle von Überforderung, Versagensängste, Hilflosigkeit und Scham aufkommen lassen. Bei der Problematik des Paares kann es bei Identifikation mit einem der Partner zu Neutralitätsverlust kommen, es können aber auch die Erinnerung an eigene Paarprobleme und eigene sexuelle Ängste wachgerufen werden. Dies kann wiederum zu Überprotektion oder Gefühlsabwehr führen, was der Therapie abträglich wäre.

Um mit den Pat. eine Zielsetzung zu erarbeiten, bedarf es der Vermittlung von Sicherheit und Kompetenz und einer klaren Haltung zum Paargespräch.

Voraussetzungen für eine Sexualtherapie Das Paar muss ausreichend gesund sein (organische Erkr. können durch Gespräche nicht geheilt werden) und es muss sich ausreichend wertschätzen (Gespräche ersetzen die Liebe nicht). Als Therapeut ist man gut beraten, diese Voraussetzungen genau zu prüfen, weil sonst Enttäuschungen über den Therapieverlauf zu oft auf die eigene Stimmung drücken. Besser wäre es dann, Alternativen wie Paartherapie, Einzelpsychotherapie oder auch organische Therapieansätze zu vermitteln.

Sexualtherapieutische Verfahren Zusammenfassend kann sexualmedizinisches Vorgehen mit dem PLISSIT-Programm dargestellt werden: Permission, Limited/Information, Specific Suggestions und Intensive Therapy. Dabei erkennt man, dass verschiedene Stufen erklommen werden, bis zu welcher Höhe der Arzt dies selber anbieten möchte, muss er selber entscheiden.

- **Permission:** Die erste Stufe, nämlich der Pat. die Gelegenheit zu geben, ihre sexuelle Problematik darzustellen, ist eine Aufgabe, der sich jeder (Frauen-)Arzt stellen muss.
- **Limited Information:** Zu Ratschlägen in einem gewissen Umfang sollte jeder Frauenarzt mit psychosomatischer Kompetenz in der Lage sein.
- **Specific Suggestions:** Spezifische Ratschläge und Interventionen bedürfen einer sexuellen Fortbildung, wie sie an verschiedenen Orten von den großen sexualmedizinischen Fachgesellschaften angeboten werden.
- **Intensive Therapy:** Jede Frauenärztin, jeder Frauenarzt muss sich im Klaren sein, dass die Pat. erwarten, eine Antwort auf ihre Fragen zur Sexualität und zu Sexualkonflikten zu erhalten. Sexualität ist zu sehr mit den Grundbedürfnissen nach Nähe, Zuneigung und Geborgenheit verknüpft, als dass wir sie bei der Behandlung unserer Pat. außen vor lassen können. Deshalb sollte sich auch der nicht speziell in Sexualtherapie ausgebildete Gynäkologe mit den Grundlagen der körperlichen Kommunikation beschäftigt haben (Beier und Loewit 2004). Die vorauszusetzenden psychosomatischen Kenntnisse sind Bestandteil der Weiterbildung in der Frauenheilkunde. Erst eine intensive Sexualtherapie mit entsprechendem psychodynamischen Hintergrund sollte nur von Psychotherapeuten mit anerkannter sexualmedizinischer Fortbildung durchgeführt werden.

Sexualtherapie ist eine spannende Therapie. Ihre Lebendigkeit bezieht sie nicht zuletzt aus der Tatsache, dass verschiedene Therapieformen und -ansätze sich um die individuellen Krankheitsbilder ranken und sich bei der Suche nach einer gemeinsamen Lösung für das Paar verdichten und die Partner in ihrer Zuversicht, ihrem Mut und ihrem Bestreben, eigene Lösungsansätze und Zufriedenheit zu finden unterschiedlich befruchten. Dabei spielen kognitive, verhaltenstherapeutische, kommunikative, paartherapeutisch-systemische sowie analytische Therapieansätze eine Rolle. Neben der Befriedigung der Grundbedürfnisse (Nähe, Wärme, Akzeptanz und Sicherheit), können so übende Verfahren (Sensualitätsübungen), die Konzepte der systemischen Sexualtherapie (Clement 2004, Schnarch 2015) und psychodynamische Behandlungsverfahren in eine integrative Sexualtherapie zusammengeführt werden. Der sexualtherapeutisch tätige Psychotherapeut muss in der Lage sein, verfahrensübergreifend individuell auf das Paar einzugehen. Am Ende soll das Paar sich verbal und körperlich zufrieden austauschen können. Das Ziel ist der gute Kompromiss.

Literatur
Ahrendt H-J, Friedrich C. Sexualmedizin in der Gynäkologie. Heidelberg – Berlin: Springer-Verlag, 2015.

Arentewicz G, Schmidt G. Sexuell gestörte Beziehungen. 3. Aufl. Stuttgart: Enke-Verlag,1993.
Balint M. Der Arzt, sein Pat. und die Krankheit. 10. Aufl. Stuttgart: Klett-Cotta,2001.
Becker S, et al. Standards der Behandlung und Begutachtung von Transsexuellen der Deutschen Gesellschaft für Sexualforschung der Akademie für Sexualmedizin und der Gesellschaft für Sexualwissenschaft. Abgedruckt u. a. in Z Sexualforsch 1997; 10: 147–56
Basson R. The Female Sexual Response: A Different Model. Journal of Sex and Marital Therapy. 2000; 26(1): 51–65.
Beier KM, Loewit K. Lust in Beziehungen. 1. Aufl. Heidelberg – Berlin: Springer-Verlag, 2004.
Beier KM, et al. Sexualmedizin. 2. Aufl. München: Elsevier Urban & Fischer Verlag, 2005.
Bitzer J. Psychosomatische Aspekte in der Urogynäkologie. Der Gynäkologe 2001: 34, 4.
Bodden-Heidrich R. Chronisches Unterbauchschmerzsyndrom. In: Neises M, Dietz S (Hrsg.): Psychosomatische Grundversorgung in der Frauenheilkunde. 1. Aufl. Stuttgart: Thieme-Verlag, 1999,61–5.
Buddeberg C. Sexualberatung. 4. Aufl. Stuttgart: Thieme-Verlag, 2005.
Clement U. Systemische Sexualtherapie, 3. Aufl. Stuttgart: Klett-Cotta, 2004.
Delisle B, Haselbacher G, Weissenrieder N. Schluss mit Lust und Liebe? 1. Aufl. München: Reinhard, 2003.
Haselbacher G. Psychosomatische Grundversorgung in der Frauenheilkunde, In: Beck, et al. (Hrsg.): Gynäkologie upgrade. Berlin – Heidelberg: Springer-Verlag, 2002: 256–7.
Heinemann A. Frauen und Kinder als Opfer häuslicher Gewalt. DtschÄrztbl 2006; 103: 33.
Kaplan HS. Sexualtherapie bei Störungen des sexuellen Verlangens. 2. Aufl. Stuttgart: Thieme-Verlag, 2006.
Kockott G, Fahrner E-M. Sexualstörungen. 1. Aufl. Stuttgart: Thieme-Verlag, 2004.
Masters WH, Johnson VE. Human Sexual Response. Boston: Little & Brown, 1966. Deutsch: Die sexuelle Reaktion. Reinbek: Rowohlt, 1970.
Nijs P. Therapie als Begegnungskunst. Leuven: Peeters, 2002.
Richter D. Chronischer Pruritus – psychosomatischer Fluor. In: Stauber M (Hrsg.): Psychosomatische Geburtshilfe und Gynäkologie. 1. Aufl. Berlin – Heidelberg: Springer-Verlag,1999.
Schnarch D. Die Psychologie sexueller Leidenschaft. 17.Aufl. München: Piper-Verlag,2015.
Schultz-Zehden B. Das Sexualleben der älteren Frau – ein tabuisiertes Thema. In: Informationsdienst der Bundeszentrale für gesundheitliche Aufklärung. 2003.
Sigusch V. Sexuelle Störungen und ihre Behandlung. 3. Aufl. Stuttgart: Thieme-Verlag, 2001.
Willi J. Die Zweierbeziehung.19.Aufl. Reinbek: Rowohlt Taschenbuch-Verlag, 1990.

17 Osteoporose

Petra Stute

17.1	**Übersicht**	576	17.3.2	Schmerztherapie und funktionelle Verbesserung bei Frakturen — 580
17.2	**Basisdiagnostik**	577		
17.3	**Therapie**	579	17.3.3	Spezifische medikamentöse Therapie — 580
17.3.1	Prophylaktische Maßnahmen	579		

17.1 Übersicht

Epidemiologie Die Osteoporose gehört zu den häufigsten Erkr. des höheren Lebensalters. Die Prävalenz einer Osteoporose der Frau nach WHO-Kriterien (T-Wert ≤-2,5) beträgt im 50–60. Lj. 15 % und im > 70. Lj.: 45 %. Die häufigsten Frakturlokalisationen sind Handgelenk, Wirbelkörper, Oberschenkelhals. Die Lebenswahrscheinlichkeit einer 50-jährigen Frau für eine sog. Major Osteoporotic Fracture (Oberarmfraktur, Unterarmfraktur, klinische Wirbelkörperfraktur, Hüftfraktur ▶ Tab. 17.1) beträgt etwa 51,3 % (Männer 20,2 %).

Tab. 17.1 Jährliche Inzidenz von Hüftfrakturen in Deutschland

Altersgruppe	Häufigkeit Frauen	Häufigkeit Männer
50–59 Jahre	0,05 %	
60–64 Jahre	0,1 %	0,09 %
65–69 Jahre	0,16 %	0,12 %
70–74 Jahre	0,35 %	0,21 %
75–79 Jahre	0,77 %	

Ätiologie und Einteilung
- Eine **manifeste Osteoporose** liegt vor, wenn bereits eine oder mehrere Frakturen als Folge der Osteoporose aufgetreten sind.
- **Primäre Osteoporose:** 95 % der Osteoporosen. Idiopathisch. Formen:
  - Typ I: meist postmenopausal (50.–70. Lj.), Östrogenmangel; spongiosabetonter Knochenmasseverlust.
  - Typ II: Altersinvolution (ab ca. 70. Lj.; ca. 50 % aller Menschen > 70 J., F : M = 2 : 1). Knochenmasseverlust betrifft Spongiosa und Kompakta.
  - Mischformen zwischen Typ I und II.
- **Sekundäre Osteoporose:** 5 % der Osteoporosen. Ursachen:
  - **Endokrin:** Hyperthyreose, Hypercortisolismus/Cushing Syndrom, Hypogonadismus, Diabetes mellitus, primärer Hyperparathyreoidismus, Akromegalie, Nebenniereninsuff., Hyperprolaktinämie
  - **Immobilisation:** posttraumatisch, Bettruhe, Lähmungen
  - **Medikamentös:** z. B. Langzeittherapie mit Kortikosteroiden ≥, Immunsuppressiva, Glitazone, Protonenpumpenhemmer, Aromatasehemmer, Antiepileptika, Heparin, Zytostatika, GnRH-Agonisten usw.
  - **Entzündlich:** rheumatische Erkr., Infekt, chron. aktive Hepatitis
  - **GIT- und ernährungsbedingte Störungen:** Laktoseintoleranz, Malabsorption, Maldigestion, Pankreasinsuff., Leberzirrhose, schwere Lebererkr., Zöliakie, chron. entzündliche Darmerkr., Z. n. nach Gastrektomie, primär biliäre Cholangitis, Vitamin-D- und Kalziummangel
  - **Renal:** chron. Niereninsuff.
  - **Knochenmarkerkr.:** Amyloidose, Hämochromatose, Hämophilie, Leukämie, Lymphom, Mastozytose, Plasmozytom, perniziöse Anämie, Sarkoidose, Sichelzellanämie, Thalassämie
  - **Organtransplantation:** Knochenmark, Herz, Niere, Leber, Lunge
  - **Weitere:** Spondylitis ankylosans, COPD, kongenitale Porphyrie, idiopathische Hyperkalziurie, Multiple Sklerose, rheumatoide Arthritis, Alkohol- oder Nikotinabusus, hereditäre Erkr. (z. B. Osteogenesis imperfecta, Ehlers-Danlos-Syndrom, Marfan-Syndrom, Homozysteinämie)

Klinische Risikofaktoren Weibliches Geschlecht, Lebensalter (mit jeder Dekade verdoppelt sich das Frakturrisiko), Wirbelkörperfraktur, nicht vertebrale Frakturen nach dem 50. Lj., proximale Femurfraktur bei Vater oder Mutter, multiple Stürze (≥ 1 im letzten Jahr ohne externe Einwirkung), Nikotinabusus und COPD, Immobilität, verminderte Handgriffstärke, Untergewicht (BMI ≤ 20), Vitamin-D- und Kalziummangel, Homocystein-, Folsäure- und Vitamin-B_{12}-Mangel, hochsensitives C-reaktives Peptid, Hyponatriämie, Kadmium.

Pathophysiologie Die Osteoporose ist eine systemische Skeletterkr., die durch eine niedrige Knochenmasse und eine Verschlechterung der Mikroarchitektur des Knochengewebes charakterisiert ist. In der Folge kommt es zu einer vermehrten Knochenbrüchigkeit (NIH Consensus Development Panel on Osteoprosis 2001). Ursache ist ein Ungleichgewicht zwischen Knochenaufbau und -resorption.

Klinik
- Schmerzen bei Seitneigung (Kontakt von Rippenbogen mit Beckenkamm)
- Knochenschmerzen
- Pathologisch gesteigerte Frakturbereitschaft, Spontanfrakturen
- Gibbusbildung und Kleinerwerden mit tannenbaumartigen Hautfalten am Rücken durch Zusammensinterung von WK
- Betonte Kyphose der BWS („Witwenbuckel"), Körperlängenverlust > 4 cm
- Scheinbare Überlänge der Arme durch Rumpfverkürzung

17.2 Basisdiagnostik

Indikationen Empfohlen aufgrund des Risikoprofils (≥ 20 % 10-Jahresrisiko für radiografische WK-Frakturen und proximale Femurfrakturen) bei:
- **Frauen nach der Menopause, Männer > 60. Lj.** bei:
  - Niedrigtraumatischer singulärer WK-Fraktur ≥ 2. Grades oder multiplen WK-Frakturen ≥ 1. Grades, sofern andere Ursachen nicht wahrscheinlicher sind.
  - Klinisch manifester niedrigtraumatischer singulärer WK-Fraktur 1. Grades mit Deckplattenimpression, sofern andere Ursachen nicht wahrscheinlicher sind.
  - Niedrigtraumatischen nicht vertebralen Frakturen (Ausnahme: Finger-, Zehen-. Schädel- und Knöchelfrakturen).
  - Bestehender/geplanter Therapie mit oralen Glukokortikoiden ≥ 2,5 mg Prednisolonäquivalent tgl. für ≥ 3 Mon./J.
  - Epilepsie oder Einnahme von Antiepileptika.
  - Weiteren Faktoren: B-II-Resektion oder Gastrektomie, Cushing Syndrom/subklinischer Hypercortisolismus, primärer Hyperparathyreoidismus, Diabetes mellitus Typ 1, Wachstumshormonmangel, Aromatasehemmer (Einzelfallentscheidung), rheumatoide Arthritis, Spondylitis ankylosans (Einzelfallentscheidung), monoklonale Gammopathie.
- **Frauen > 60. Lj., Männer > 70. Lj.** (bei Vorliegen multipler Risikofaktoren auch bei Frauen ab der Menopause und Männern > 60. Lj.) bei proximaler Femurfraktur bei Vater und/oder Mutter, Untergewicht, Nikotinabusus und/oder COPD, multiplen intrinsischen Stürzen oder erhöhter Sturzneigung, Immobilität, Herzinsuff., Dauereinnahme von Protonenpumpenhemmern, hoch dosierter inhalativer Gabe von Glukokortikoiden, Zöliakie, Einnahme von Glitazonen, Diabetes mellitus Typ 2, (subklinischer) Hyperthyreose, Einnahme von Aromatasehemmern, Spondylitis ankylosans, Depression oder der Einnahme von Antidepressiva.

- **Frauen > 70. Lj., Männer > 80. Lj.:** generell empfohlen, soweit Entscheidung über therapeutische Maßnahmen geplant sind.

Anamnese und klinischer Befund
- Aktuelle Beschwerden: Rückenschmerzen? Funktionsbeeinträchtigung? AZ?
- Fraktur- und Sturzanamnese: Krankheiten oder Medikamente mit Einfluss auf das Skelett oder auf Stürze?
- Körpergewicht und -größe.
- Beurteilung der Muskelkraft und Koordination („Timed-up and go" oder „Chair rising"-Test), ggf. geriatrisches Assessment.
- Überprüfung von Zulassungsstatus, Kontraindikationen und besonderen Risiken vor einer geplanten Pharmakotherapie.

Knochendichtemessung (Osteodensitometrie)
- **Verfahren:**
  - Dual-X-Ray-Absorptiometrie (DXA) an der LWS (L1-L4), Gesamtfemur und Femurhals; misst Flächendichte des Knochenmineralgehaltes (g/cm^2; Standardverfahren).
  - Quantitativer Ultraschall und Knochendichtemessverfahren außerhalb der DXA-Standardverfahren an der LWS und am proximalen Femur (keine ausreichenden Daten zur Beurteilung des absoluten Frakturrisikos und der medikamentösen Risikoreduktion).
- **Beurteilung der DXA-Messung:**
  - T-Wert: Standardabweichung (SD) unterhalb des Mittelwertes der Knochendichte gesunder Menschen im Alter von 30 J. (mit „peak bone mass").
  - Z-Wert: SD unterhalb des Mittelwertes der Knochendichte eines altersgleichen Referenzkollektives.
  - WHO-Definition ▶Tab. 17.2. Für die Beurteilung ist der niedrigste Messwert des Gesamtareals ausschlaggebend.

Tab. 17.2 Osteoporose-Schweregrade (bezogen auf die Messung der Knochendichte [BMD] mittels DEXA)

Einteilung	Abweichung der BMD
Normal	± 1 SD
Osteopenie	−1 bis −2,5 SD
Osteoporose	Mind. −2,5 SD; bisher keine Frakturen
Schwere Osteoporose	Mind. −2,5 SD; eine bis mehrere Frakturen ohne adäquates Trauma

BMD = „bone mineral density", PBM = „peak bone mass", SD = Standardabweichung; ausgedrückt wird die Abweichung von der max. erreichten Knochendichte einer 30-jährigen gesunden Referenzpopulation (PBM, T-Score) (WHO 1994)

Labordiagnostik Zur Erfassung laborchemisch fassbarer Risikofaktoren und sekundärer Osteoporosen, anderen Osteopathien. Parameter ▶Tab. 17.3.

✓ Biochemische Parameter des Knochenabbaus im Urin und/oder Blut (z. B. Pyridinium Crosslinks) werden aufgrund mangelnder Standardisierung nicht generell im Rahmen der Routinediagnostik empfohlen. Gleiches gilt für die Bestimmung von Vitamin D$_3$ (25OHD$_3$).

Tab. 17.3 Laborparameter der Knochenfunktion

Parameter	Normalwert (Frauen)	Bewertung
Kalzium im Serum	2,2–2,65 mmol/l = 8,8–10,6 mg/dl	↑: primärer Hyperparathyreoidismus, Malignome ↓: sekundärer Hyperparathyreoidismus, Malabsorption, Osteomalazie
Phosphat im Serum	2,6–4,5 mg/dl = 0,84–1,45 mmol/l	↑: Niereninsuff. Stadium IV, sekundärer renaler Hyperparathyreoidismus ↓: Malabsorption, Osteomalazie
Alkalische Phosphatase (AP) im Serum	60–180 U/l	↑: Osteomalazie, Malignome, Hyperparathyreoidismus
γ-GT im Serum	4–18 IE/l	DD hepatisch bedingter AP-Erhöhung, Hinweis auf Zöliakie oder Alkoholabusus
Serumkreatinin (und eGFR = errechnete Kreatininclearence [Cockcroft-Gault])	0,6–1,36 mg/dl (44–120 mmol/l)	↑: chron. Niereninsuff., renale Osteopathie ↓: Schwangerschaft, verminderte Muskelmasse
BSG	Nach 1 h: ‹ 50 J. ‹ 20 mm › 50 J. ‹ 30 mm	↑: entzündliche Ursache von Wirbelkörperdeformitäten, Sturzsenkung bei Metastasen
C-reaktives Protein	‹ 5 mg/dl	↑: entzündliche Ursache von Wirbelkörperdeformitäten
Eiweißelektrophorese		DD Multiples Myelom
TSH basal	0,1–3,5 mU/l	Unterscheidung endogen oder iatrogen

Röntgendiagnostik BWS und LWS in zwei Ebenen bei:
- Akutem, umschriebenem Rückenschmerz
- Chronischem, bisher nicht abgeklärtem Rückenschmerz
- Mehr als einem klinischen Risikofaktor für Wirbelkörperfrakturen (hohes Alter, Größenverluste seit dem 25. Lj. um mehrere cm oder ≥ 2 cm bei Verlaufsuntersuchungen, Rippen-Becken-Abstand < 2 cm, niedrige Knochendichte, periphere Vorfrakturen)

17.3 Therapie

✓
- Primäre Prävention: Frakturprophylaxe ohne bisherige Erkr.
- Sekundäre Prävention: Frakturprophylaxe bei Osteoporose ohne Fraktur
- Tertiäre Prävention: Prophylaxe weiterer Frakturen bei stattgehabten osteoporotischen Frakturen

17.3.1 Prophylaktische Maßnahmen
- Körperliche Aktivität für Muskelkraft und Koordination.
- Sturzvermeidung (ggf. Hüftprotektoren).

- 1.000 mg Kalzium Gesamtzufuhr täglich – über Nahrung möglich – Kalzium-Supplemente nur, wenn Nahrungszufuhr ungenügend.
- Bei einem hohen Sturz- und/oder Frakturrisiko und einer geringen Sonnenlichtexposition Vitamin D_3 800–1.000 IE/d oral.
- Nikotinverzicht.
- Vermeidung von Untergewicht (BMI < 20).
- Kosten-Nutzen-Analyse von Osteoporose-fördernden Medikamenten (z. B. Glukokortikoide, Antikonvulsiva).

> **!** Ausnahmen für die Empfehlungen zu Kalzium und Vitamin D_3 gelten u. a. für den primären Hyperparathyreoidismus, Nierensteine, Hyperkalziurie und aktive granulomatöse Erkrankungen

17.3.2 Schmerztherapie und funktionelle Verbesserung bei Frakturen

- **Medikamentöse Schmerztherapie:**
  - Peripher wirksame Analgetika: NSAID, z. B. Diclofenac 2 × 75 mg/d.
  - Bei sehr starken Schmerzen zusätzlich zentral angreifende Analgetika, wie Tramadol oder Buprenorphin.
  - Evtl. lokale Infiltration an Schmerzpunkten (Beckenkamm-Rippen-Kontakt) mit Lokalanästhetikum.
- **Mobilisierung,** ggf. Orthese, Mieder.
- **Ambulante/stationäre Rehabilitation,** Physiotherapie, psychosoziale Betreuung.
- **Vertebro-/Kyphoplastie** bei therapieresistenten Schmerzen durch WK-Frakturen nach i. d. R. mehr als dreimonatigem, konservativem, multimodalem Therapieversuch und nach interdisziplinärer Indikationsstellung.

17.3.3 Spezifische medikamentöse Therapie

Indikationen In Abhängigkeit von Risikoprofil (▶ Tab. 17.4).

Tab. 17.4 Therapieschwelle der Osteoporose bei Frauen abhängig vom T-Score (nach Dachverband der deutschsprachigen osteologischen Fachgesellschaften)

Nur Frauen	T-Wert (nur DXA-Werte)				
	-2,0 bis -2,5	-2,5 bis -3,0	-3,0 bis -3,5	-3,5 bis -4,0	<-4,0
Ohne WK-Fraktur bei Lebensalter [J.]					
50–60	Nein	Nein	Nein	Nein	Ja
60–65	Nein	Nein	Nein	Ja	Ja
65–70	Nein	Nein	Ja	Ja	Ja
70–75	Nein	Ja	Ja	Ja	Ja
> 75	Ja	Ja	Ja	Ja	Ja
Mit WK-Fraktur	Ja – rasche Therapie wichtig!				

- Niedrigtraumatische singuläre WK-Fraktur 2. oder 3. Grades oder multiple WK-Frakturen 1.–3. Grades (wenn andere Ursachen nicht wahrscheinlicher sind) bei einem DXA T-Score < –2,0 an der LWS, Schenkelhals oder Femur, individuell auch bei einem T-Score > –2,0.
- Niedrigtraumatische proximale Femurfraktur bei einem DXA T-Score < –2,0 an der LWS, Schenkelhals oder Femur, individuell auch bei einem T-Score > –2,0.
- Bestehende oder geplante Therapie mit oralen Glukokortikoiden ≥ 7,5 mg Prednisolonäquivalent täglich für > 3 Mon., wenn der DXA T-Score < –1,5 an der LWS, Schenkelhals oder Femur beträgt (individuell auch bei T-Score > –1,5) oder niedrigtraumatischen WK-Frakturen oder multiplen peripheren Frakturen (ein endogenes Cushing Syndrom ist äquivalent zu bewerten).
- **Therapieind. auch schon bei um 1,0 höherem T-Score**, wenn
  - Glukokortikoide oral ≥ 2,5 mg/d und Prednisolonäquivalent < 7,5 mg/d (außer bei rheumatoider Arthritis + 0,5)
  - Diabetes mellitus Typ 1
  - ≥ 3 niedrigtraumatische Frakturen in den letzten 10 J. im Einzelfall (Ausnahme Finger-, Zehen-, Schädel- und Knöchelfrakturen)
- **Therapieind. auch schon bei um 0,5 höherem T-Score**, wenn singuläre WK-Fraktur 1. Grades, nicht vertebrale Fraktur > 50. Lj. (Ausnahme Finger-, Zehen-, Schädel- und Knöchelfrakturen), proximale Femurfraktur bei Mutter und/oder Vater, multiple intrinsische Stürze, Immobilität, Nikotinabusus, COPD und/oder hohe Dosen inhalativer Glukokortikoide, Herzinsuff, Dauereinnahme von Protonenpumpenhemmern, Epilepsie oder Einnahme von Antiepileptika, Depression oder Einnahme von Antidepressiva, Zöliakie, rheumatoide Arthritis, Spondylitis ankylosans, primärer Hyperparathyreoidismus, Einnahme von Aromatasehemmern, Wachstumshormonmangel, (subklinische) Hyperthyreose, subklinischer Hypercortisolismus, Einnahme von Glitazonen, hsCRP-Erhöhung, Knochenumbaumarker im 4. Quartil als Einzelfallentscheidung.
- **Optional Trabecular Bone Score:** Anhebung der Therapiegrenze um +0,5 pro 1,75 SD Z-Score.

✓ Es sollten nicht mehr als 2 Risikofaktoren additiv bei einer modifizierten Risikoabschätzung berücksichtigt werden. Die Anhebung der Therapiegrenze sollte nur bis zu einem max. T-Score von –2,0 erfolgen.

Substanzwahl in der Postmenopause

! Bei postmenopausalen Frauen, die mit Glukokortikoiden behandelt werden, sind Alendronat (10 mg/d), Risedronat (5 mg/d), Zolendronat und Teriparatid zugelassen.

Bisphosphonate

Substanzen und Dosierung
- **Alendronat:** 1 × 10 mg/d p. o. oder 1 × 70 mg/Wo. p. o.
- **Risedronat:** 1 × 5 mg/d p. o. oder 1 × 35 mg/Wo. p. o. oder 1 × 35 mg/Wo. p. o. plus Kalzium 500 mg/d p. o. an Tag 1–6.
- **Ibandronat:** 1 × 150 mg/Mon. p. o. oder 1 × 3 mg alle 3 Mon. i. v.
- **Zoledronat:** 1 × 5 mg/Jahr i. v.

Wirkung Antiresorptiv durch Osteoklastenhemmung. Senkung vertebraler und non-vertebraler Frakturen (Ausnahme: Ibandronat nur für ausgewählte postmenopausalen Frauen mit peripheren Frakturen).

Nebenwirkungen Ösophagitis, leichte Hypokalzämie und Hypophosphatämie, selten Kiefernekrose.

Kontraindikationen Ösophaguserkr. (Strikturen, Achalasie), Unfähigkeit, mind. 30 Min. aufrecht zu stehen/sitzen, Hypokalzämie, schwere Niereninsuff. (GFR < 35 ml/h), GIT-Erkr. im letzten Jahr (z.B. peptische Ulzera, aktive Blutungen oder OP am oberen GIT). Für Risedronat + Kalzium zusätzlich Hypokalzämie, Hyperkalzämie, Hyperkalzurie, Nephrolithiasis.

Strontiumranelat

Dosierung 1 × 2 g/d p.o. (einschleichend!) 2 h von Ca^{2+}/Mg^{2+}-Zufuhr getrennt.

Wirkung Stimuliert Osteoblasten und hemmt Osteoklasten durch kalziumimetischen Effekt am Kationen-Sensing-Rezeptor.

Nebenwirkungen Nausea, Diarrhö, Zephalgien, Dermatitis, Ekzem, passager asymptomatischer CK-Anstieg.

Kontraindikationen Schwere Niereninsuff. (Krea-Clearance < 30 ml/Min.), anamnestisch venöse Thromboembolien, Thrombophilie.

Selektiver Östrogenrezeptormodulator (SERM)

Substanz und Dosierung Raloxifen 1 × 60 mg/d p.o.

Wirkung Östrogeneffekt auf Knochen und Lipidstoffwechsel, kein östrogener Einfluss auf Brust und Endometrium. Nur bei ausgewählten Pat. zur Senkung des Risikos für periphere Frakturen.

Nebenwirkungen Vasodilatation (Hitzewallungen), v.a. im ersten Halbjahr, Sinusitis, Arthralgie.

Kontraindikationen Aktuelle oder anamnestische venöse Thromboembolie, eingeschränkte Leberfunktion (Cholestase), schwerer Nierenschädigung, ungeklärte Uterusblutungen.

Sexualhormone

Substanzen und Dosierung Östrogene +/− Gestagene, verschiedene Präparate. Bei postmenpausalen Frauen, die primär wegen vasomotorischen Beschwerden behandelt werden, ist mit Ausnahme von sehr niedrig dosierten Präparaten in der Regel keine weitere spezifische Osteoporosetherapie erforderlich. Gleiches gilt für die Anwendung von Tibolon.

Nebenwirkungen Bei oraler Gabe erhöhtes Risiko für Apoplex und Thromboembolie, Bei Langzeitgabe von Östrogen-Gestagen-Kombinationen (> 5 J.) erhöhtes Risiko für Brustkrebs.

Kontraindikationen Uterus- oder Mammakarzinom, schwere Lebererkr., (anamnestisch) Ikterus, aktuelle oder anamnestische venöse/arterielle Thromboembolie, nicht abgeklärte Vaginalblutungen, Östrogenmonotherapie bei intaktem Uterus.

Rekombinantes humanes Parathormon (RHPTH1−34)

Substanz und Dosierung Teriparatid 1 × 20 µg/d s.c.

Nebenwirkungen Übelkeit, Glieder- und Kopfschmerzen, Schwindel.

Kontraindikationen Vorbestehende Hyperkalzämie, (mittel-)schwere Niereninsuff., metabolische Knochenerkr. (z. B. Hyperparathyreoidismus und Paget-Krankheit), ungeklärte AP-Erhöhung, Zustand nach Strahlentherapie des Skeletts, Urolithiasis.

Denosumab

Dosierung Denosumab 60 mg/Halbjahr s. c.

Nebenwirkungen Gliederschmerzen, muskuloskelettale Schmerzen, Harnwegsinfekt, Infekte der oberen Atemwege, Ischiassyndrom, Katarakte, Obstipation, Bauchbeschwerden, Hautausschlag, Ekzeme, Divertikulitis, bakterielle subkutane Entzündungen, Ohreninfekte. Selten anaphylaktische Reaktion, Hypokalzämie, Kieferosteonekrose, atypische Femurfrakturen.

Kontraindikationen Hypokalzämie

Verlaufskontrolle und Therapiedauer

- Verlaufskontrolle ohne spezifische Osteoporosetherapie:
    - **Klinische Kontrollen:** Intervalle abhängig von den bestehenden bzw. neu aufgetretenen Beschwerden, vorhandenen Risiken, Komorbiditäten sowie dem Ergebnis der früheren Untersuchungen. Erfassung von: Frakturen, Stürzen, klinischen Hinweisen für WK-Frakturen, Umsetzung der Basistherapie, modifizierbaren Frakturrisikofaktoren, Gewicht, Größe.
    - **DXA-Kontrolle:** nach 12 Mon., wenn eine Änderung des T-Scores um 0,5 SD die Therapieentscheidung ändern würde; nach frühestens 2 Jahren, wenn eine Änderung des T-Scores um 1,0 SD die Therapieentscheidung ändern würde; nach > 5 Jahren, wenn der Basis T-Score >−1,0 liegt.
- Verlaufskontrolle bei spezifischer Osteoporosetherapie:
    - **Klinische Kontrollen:** anfänglich alle 3–6 Mon. Überprüfung von Verträglichkeit und Adhärenz, regelmäßige Überprüfung von Kontraindikationen.
    - **DXA-Kontrolle:** ein Nutzen einer routinemäßigen Knochendichtemessung unter Therapie ist nicht belegt.
- **Klinische Hinweise auf eine Erkrankungsprogression unter medikamentöser Therapie** (z. B. neu aufgetretene osteoporotische Frakturen): sofortige Reevaluation durch geeignete Methoden (z. B. DXA, Labor, Röntgen), Überprüfung der Therapieadhärenz. Bei neu aufgetretenen frakturverdächtigen Schmerzen in der WS bzw. bei Abnahme der Körpergröße um > 2 cm seit der Basisuntersuchung: Bildgebung zur Identifikation einer ersten/neuen WK-Fraktur.
- **Therapieversagen:** Es gibt keine evaluierten Kriterien für ein medikamentöses Therapieversagen. Eine Umstellung der Therapie ist aber zu erwägen, wenn es unter der Therapie mit Bazedoxifen, Bisphosphonaten, Strontiumralenat, Denosumab oder Raloxifen zu einem Abfall der DXA-Knochendichte um ≥ 5 % kommt bzw. wenn unter einer Therapie innerhalb von 3 Jahren ≥ 2 Frakturen auftreten.
- **Dauer der medikamentösen Therapie:** Wenn sich die Anzahl der Risikofaktoren verringert, sollte das Frakturrisiko 12–24 Mon. nach dem Wegfall des/der Risikofaktors/en neu evaluiert werden. Für die meisten Wirkstoffgruppen (Ausnahme Bisphosphonate) ist ein rascher Verlust der Wirksamkeit nach Absetzen anzunehmen. Die Entscheidung über die Therapiedauer sollte individuell gefällt werden.

18 Chemotherapieprotokolle auf einen Blick

Diego Hoffmeister und Jens Huober

- 18.1 **Chemotherapie bei Mammakarzinom** 586
  - 18.1.1 Adjuvante Chemotherapie 586
  - 18.1.2 Palliative Chemotherapie 588
- 18.2 **Chemotherapie bei Uterusmalignomen** 589
- 18.3 **Chemotherapie bei Ovar-/Peritonealmalignomen** 591

18 Chemotherapieprotokolle auf einen Blick

18.1 Chemotherapie bei Mammakarzinom

18.1.1 Adjuvante Chemotherapie

▶ Tab. 18.1

Tab. 18.1 Adjuvante Chemotherapie bei Mammakarzinom

Zytostatika	Dosierung	Applikationsart	Therapiezeitpunkt/Intervall
CMF i.v. (Bonadonna)			
Cyclophosphamid	600 mg/m² KOF	i.v.	Tag 1 + 8, alle 4 Wo. 6 Zyklen
Methotrexat	40 mg/m² KOF	i.v.	Tag 1 + 8, alle 4 Wo. 6 Zyklen
5-Fluorouracil	600 mg/m² KOF	i.v.	Tag 1 + 8, alle 4 Wo. 6 Zyklen
CMF oral (Bonadonna)			
Cyclophosphamid	100 mg/m² KOF	p.o.	Tag 1–14, alle 4 Wo. 6 Zyklen
Methotrexat	40 mg/m² KOF	i.v.	Tag 1 + 8, alle 4 Wo. 6 Zyklen
5-Fluorouracil	600 mg/m² KOF	i.v.	Tag 1 + 8, alle 4 Wo. 6 Zyklen
4 × EC			
Epirubicin	90 mg/m² KOF	i.v.	Tag 1, alle 3 Wo. 4 Zyklen
Cyclophosphamid	600 mg/m² KOF	i.v.	Tag 1, alle 3 Wo. 4 Zyklen
EC-Docetaxel			
Epirubicin	90 mg/m² KOF	i.v.	Tag 1, alle 3 Wo. 4 Zyklen
Cyclophosphamid	600 mg/m² KOF	i.v.	Tag 1, alle 3 Wo. 4 Zyklen
Gefolgt von:			
Docetaxel	100 mg/m² KOF	i.v.	Tag 1, alle 3 Wo. 4 Zyklen
EC-Paclitaxel			
Epirubicin	90 mg/m² KOF	i.v.	Tag 1, alle 3 Wo. 4 Zyklen
Cyclophosphamid	600 mg/m² KOF	i.v.	Tag 1, alle 3 Wo. 4 Zyklen
Gefolgt von:			
Paclitaxel	80 mg/m² KOF	i.v.	Tag 1, wöchentlich 12 Zyklen
EC-Paclitaxel/Carboplatin			
Epirubicin	90 mg/m² KOF	i.v.	Tag 1, alle 3 Wo. 4 Zyklen
Cyclophosphamid	600 mg/m² KOF	i.v.	Tag 1, alle 3 Wo. 4 Zyklen
Gefolgt von:			
Paclitaxel	80 mg/m² KOF	i.v.	Tag 1, wöchentlich 12 Zyklen
Carboplatin	AUC 5	i.v.	Tag 1, alle 3 Wochen 4 Zyklen
EC-Paclitaxel (dosisdicht)			
Epirubicin	90 mg/m² KOF	i.v.	Tag 1, alle 2 Wo. 4 Zyklen
Cyclophosphamid	600 mg/m² KOF	i.v.	Tag 1, alle 2 Wo. 4 Zyklen
Gefolgt von:			
Paclitaxel	175 mg/m² KOF	i.v.	Tag 1, alle 2 Wo. 4 Zyklen
FEC-Doc (PACS01)			
5-Fluorouracil	500 mg/m² KOF	i.v.	Tag 1, alle 3 Wo. 3 Zyklen

18.1 Chemotherapie bei Mammakarzinom

Tab. 18.1 Adjuvante Chemotherapie bei Mammakarzinom *(Forts.)*

Zytostatika	Dosierung	Applikationsart	Therapiezeitpunkt/Intervall
Epirubicin	100 mg/m² KOF	i.v.	Tag 1, alle 3 Wo. 3 Zyklen
Cyclophosphamid	500 mg/m² KOF	i.v.	Tag 1, alle 3 Wo. 3 Zyklen
Gefolgt von:			
Docetaxel	100 mg/m² KOF	i.v.	Tag 1, alle 3 Wo. 3 Zyklen
Paclitaxel/Trastuzumab			
Paclitaxel	80 mg/m² KOF	i.v.	Tag 1, wöchentlich 12 Zyklen
Trastuzumab	Loading-dose: 4 mg/kg KG	i.v.	
	Während Chemotherapie: 2 mg/kg KG	i.v.	Tag 1, wöchentlich
	Nach Chemotherapie: 6 mg/kg KG	i.v.	Tag 1, alle 3 Wo. Dauer: insgesamt 1 J.
Pertuzumab*			
Pertuzumab	Loading-dose: 840 mg	i.v.	
	420 mg	i.v.	Tag 1, alle 3 Wo.
TAC (BCIRG 001)			
Docetaxel	75 mg/m² KOF	i.v.	Tag 1, alle 3 Wo. 6 Zyklen
Doxorubicin	50 mg/m² KOF	i.v.	Tag 1, alle 3 Wo. 6 Zyklen
Cyclophosphamid	500 mg/m² KOF	i.v.	Tag 1, alle 3 Wo. 6 Zyklen
TC (Jones)			
Docetaxel	75 mg/m² KOF	i.v.	Tag 1, alle 3 Wo. 4 Zyklen
Cyclophosphamid	600 mg/m² KOF	i.v.	Tag 1, alle 3 Wo. 4 Zyklen
TCH			
Carboplatin	AUC 6	i.v.	Tag 1, alle 3 Wo. 6 Zyklen
Docetaxel	75 mg/m² KOF	i.v.	Tag 1, alle 3 Wo. 6 Zyklen
Trastuzumab	Loading-dose: 8 mg/kg KG	i.v.	
	6 mg/kg KG	i.v.	Tag 1, alle 3 Wo. Komplettierung auf 1 J.
Trastuzumab			
Trastuzumab	Loading-dose: 8 mg/kg KG	i.v.	
	6 mg/kg KG	i.v.	Tag 1, alle 3 Wo. Dauer: 1 J.
Trastuzumab s.c.			
Trastuzumab	600 mg	s.c.	Alle 3 Wo. Dauer: 1 J.
Trastuzumab weekly (NCCTG N9831)			
Trastuzumab	Loading-dose: 4 mg/kg KG	i.v.	
	2 mg/kg KG	i.v.	Tag 1, wöchentlich Dauer: 1 J.

* im Rahmen einer neoadjuvanten Therapie als Bestandteil der dualen HER2-Blockade (Trastuzumab/Pertuzumab) in Kombination mit Docetaxel zugelassen

18.1.2 Palliative Chemotherapie

▶ Tab. 18.2

Tab. 18.2 Palliative Chemotherapie bei Mammakarzinom

Zytostatika	Dosierung	Applikationsart	Therapiezeitpunkt/Intervall
Capecitabin mono			
Capecitabin	1000–1250 mg/m² KOF 2 ×/d	p.o.	Tag 1–14, alle 3 Wo.
Capecitabin/Bevacizumab			
Capecitabin	1000 mg/m² KOF 2×/d	i.v.	Tag 1–14, alle 3 Wo.
Bevacizumab	10 mg/kg KG oder	i.v.	Tag 1, alle 2 Wo.
	15 mg/kg KG	i.v.	Tag 1, alle 3 Wo.
Docetaxel mono			
Docetaxel	100 mg/m² KOF	i.v.	Tag 1, alle 3 Wo.
Docetaxel/Trastuzumab/Pertuzumab			
Docetaxel	75 mg/m² KOF	i.v.	Tag 1, alle 3 Wo.
Trastuzumab	Loading-dose: 8 mg/kg KG	i.v.	
	6 mg/kg KG	i.v.	Tag 1, alle 3 Wo.
Pertuzumab	Loading-dose: 840 mg		
	420 mg	i.v.	Tag 1, alle 3 Wo.
Eribulin			
Eribulin	1,23 mg/m² KOF	i.v.	Tag 1 und 8, alle 3 Wo.
Liposomales Doxorubicin			
Liposomales Doxorubicin	60 mg/m² KOF	i.v.	Tag 1, alle 3 Wo.
Nab-Paclitaxel weekly			
Nab-Paclitaxel	125 mg/m² KOF	i.v.	Tag 1, 8 und 15, alle 4 Wo.
Paclitaxel mono weekly			
Paclitaxel	90 mg/m² KOF	i.v.	Tag 1, 8 und 15, alle 4 Wo.
Paclitaxel/Bevacizumab			
Paclitaxel	90 mg/m² KOF	i.v.	Tag 1, 8 und 15, alle 4 Wo.
Bevacizumab	10 mg/kg KG	i.v.	Tag 1 und 15, alle 4 Wo.
Paclitaxel/Trastuzumab/Pertuzumab			
Paclitaxel	90 mg/m² KOF	i.v.	Tag 1, 8 und 15, alle 4 Wo.
Trastuzumab	Loading-dose: 8 mg/kg KG	i.v.	
	6 mg/kg KG	i.v.	Tag 1, alle 3 Wo.
Pertuzumab	Loading-dose: 840 mg	i.v.	
	420 mg	i.v.	Tag 1, alle 3 Wo.
PEG-liposomales Doxorubicin			
PEG-liposomales Doxorubicin	40 mg/m² KOF	i.v.	Tag 1, alle 4 Wo.

Tab. 18.2 Palliative Chemotherapie bei Mammakarzinom *(Forts.)*

Zytostatika	Dosierung	Applikationsart	Therapiezeitpunkt/Intervall
Trastuzumab mono			
Trastuzumab	Loading-dose: 8 mg/kg KG	i.v.	
	6 mg/kg KG	i.v.	Tag. 1, alle 3–4 Wo.
Trastuzumab Emtansin			
Trastuzumab Emtansin	3,6 mg/kg KG	i.v.	Tag 1, alle 3 Wo.
Vinorelbin mono			
Vinorelbin	25–30 mg/m² KOF	i.v.	Tag 1 und 8, alle 3 Wo.
Trastuzumab-Kombinationen			
Trastuzumab	Loading-dose: 8 mg/kg KG	i.v.	
	6 mg/kg KG	i.v.	Tag 1, alle 3 Wo.
Kombinationspartner:			
Paclitaxel	90 mg/m² KOF	i.v.	Tag 1, 8 und 15, alle 4 Wo.
Vinorelbin	25–30 mg/m² KOF	i.v.	Tag 1 und 8, alle 3 Wo.

18.2 Chemotherapie bei Uterusmalignomen

▶ Tab. 18.3

Tab. 18.3 Chemotherapie bei Uterusmalignomen

Zytostatika	Dosierung	Applikationsart	Therapiezeitpunkt/Intervall
BIP			
Bleomycin	30 mg/m² KOF	i.v.	Tag 1, alle 3 Wo.
Ifosfamid	5 g/m² KOF	i.v.	Tag 1, alle 3 Wo.
Cisplatin	50 mg/m² KOF	i.v.	Tag 1, alle 3 Wo.
Cisplatin mono			
Cisplatin	40 mg/m² KOF	i.v.	Tag 1, wöchentlich
Radiosensitizing			
Cisplatin/Doxorubicin			
Cisplatin	50 mg/m² KOF	i.v.	Tag 1, alle 3 Wo.
Doxorubicin	60 mg/m² KOF	i.v.	Tag 1, alle 3 Wo.
Cisplatin/Ifosfamid			
Cisplatin	20 mg/m² KOF	i.v.	Tag 1–4, alle 3 Wo.
Ifosfamid	1500 mg/m² KOF	i.v.	Tag 1–4, alle 3 Wo.
Cisplatin/Paclitaxel/Bevacizumab			
Cisplatin	50 mg/m² KOF	i.v.	Tag 1, alle 3 Wo.
Paclitaxel	175 mg/m² KOF	i.v.	Tag 1, alle 3 Wo.
Bevacizumab	15 mg/kg KG	i.v.	Tag 1, alle 3 Wo. Dauer: 15 Mon.

Tab. 18.3 Chemotherapie bei Uterusmalignomen *(Forts.)*

Zytostatika	Dosierung	Applikationsart	Therapiezeitpunkt/Intervall
Cisplatin/Topotecan			
Cisplatin	50 mg/m² KOF	i. v.	Tag 1, alle 3 Wo.
Topotecan	0,75 mg/m² KOF	i. v.	Tag 1–3, alle 3 Wo.
EMA/CO			
Etoposid	100 mg/m² KOF	i. v.	Tag 1 und 2, alle 2 Wo.
Methotrexat	100 mg/m² KOF	i. v. als Bolus	Tag 1, alle 2 Wo.
Methotrexat	200 mg/m² KOF	i. v. als 12-h-Infusion	Tag 1, alle 2 Wo.
Actinomycin D	0,5 mg	i. v. als Bolus	Tag 1 und 2, alle 2 Wo.
Folinsäure	15 mg	p. o.	12 h nach Methotrexatende 4× (alle 12 h)
Vincristin	1 mg/m² KOF	i. v. als Bolus	Tag 8, alle 2 Wo.
Cyclophosphamid	600 mg/m² KOF	i. v.	Tag 8, alle 2 Wo.
EMA/EP			
Etoposid	100 mg/m² KOF	i. v.	Tag 1 und 2, alle 2 Wo.
Methotrexat	100 mg/m² KOF	i. v. als Bolus	Tag 1, alle 2 Wo.
Methotrexat	200 mg/m² KOF	i. v. als 12-h-Infusion	Tag 1, alle 2 Wo.
Actinomycin D	0,5 mg	i. v.	Tag 1 und 2, alle 2 Wo.
Folinsäure	15 mg	p. o.	12 h nach Methotrexatende 4× (alle 12 h)
Etoposid	100 mg/m² KOF	i. v.	Tag 8, alle 2 Wo.
Cisplatin	50 mg/m² KOF	i. v.	Tag 8, alle 2 Wo.
ICE			
Ifosfamid	5 g/m² KOF	i. v.	Tag 1, alle 4 Wo.
Carboplatin	300 mg/m² KOF	i. v.	Tag 1, alle 4 Wo.
Etoposid	100 mg/m² KOF	i. v.	Tag 1–3, alle 4 Wo.
Ifosfamid/Carboplatin			
Ifosfamid	3.000 mg/m² KOF	i. v.	Tag 1, alle 4 Wo.
	Mesna 20 %		0, 4, 6 h
Carboplatin	AUC 5	i. v.	Tag 1, alle 4 Wo.
MAC			
Methotrexat	0,3 mg/kg KG	i. v. als Bolus oder i. m.	Tag 1–5, alle 3 Wo.

Tab. 18.3 Chemotherapie bei Uterusmalignomen *(Forts.)*

Zytostatika	Dosierung	Applikationsart	Therapiezeitpunkt/Intervall
Actinomycin D	8–10 µg/kg KG	i.v. als Bolus	Tag 1–5, alle 3 Wo.
Cyclophosphamid	3 mg/kg KG	i.v. als Bolus	Tag 1–5, alle 3 Wo.
oder: Chlorambucil	0,2 mg/kg KG	p.o.	Tag 1–5, alle 3 Wo.
Methotrexat mono			
Methotrexat	50 mg/kg KG	i.v. als Bolus	Tag 1, 3, 5 und 7, Wiederholung nach 6 Tagen Pause
Folinsäure	7,5/15 mg	p.o.	Tag 2, 4, 6 und 8 (Beginn 30 h nach Methotrexat)
PE(B)			
Cisplatin	20 mg/m² KOF	i.v.	Tag 1–5, alle 3 Wo.
Etoposid	100 mg/m² KOF	i.v.	Tag 1–5, alle 3 Wo.
(Bleomycin)	30 mg	i.v. als Bolus	Tag 1, 8 und 15, alle 3 Wo.
PEI			
Cisplatin	20 mg/m² KOF	i.v.	Tag 1–5, alle 3 Wo.
Etoposid	75 mg/m² KOF	i.v.	Tag 1–5, alle 3 Wo.
Ifosfamid	1200 mg/m² KOF	i.v.	Tag 1–5, alle 3 Wo.
Topotecan/Paclitaxel/Bevacizumab			
Topotecan	0,75 mg/m² KOF	i.v.	Tag 1–3, alle 3 Wo.
Paclitaxel	175 mg/m² KOF	i.v.	Tag 1, alle 3 Wo.
Bevacizumab	15 mg/kg KG	i.v.	Tag 1, alle 3 Wo. Dauer: insgesamt 15 Mon.

18.3 Chemotherapie bei Ovar-/Peritonealmalignomen

▶ Tab. 18.4

Tab. 18.4 Chemotherapie bei Ovar-/Peritonealmalignomen

Zytostatika	Dosierung	Applikationsart	Therapiezeitpunkt/Intervall
Carboplatin mono			
Carboplatin	AUC 5	i.v.	Tag 1, alle 3 Wo.
Carboplatin/PEG-liposomales Doxorubicin			
Carboplatin	AUC 5	i.v.	Tag 1, alle 4 Wo.
PEG-liposomales Doxorubicin	30 mg/m² KOF	i.v.	Tag 1, alle 4 Wo.
Carboplatin/Gemcitabin			
Carboplatin	AUC 4	i.v.	Tag 1, alle 3 Wo.
Gemcitabin	1000 mg/m² KOF	i.v.	Tag 1 und 8, alle 3 Wo.

Tab. 18.4 Chemotherapie bei Ovar-/Peritonealmalignomen *(Forts.)*

Zytostatika	Dosierung	Applikationsart	Therapiezeitpunkt/Intervall
Carboplatin/Gemcitabin/Bevacizumab			
Carboplatin	AUC 4	i.v.	Tag 1, alle 3 Wo.
Gemcitabin	1000 mg/m² KOF	i.v.	Tag 1 und 8, alle 3 Wo.
Bevacizumab	15 mg/kg KG	i.v.	Tag 1, alle 3 Wo. (Fortführen nach Chemotherapie)
Carboplatin/Paclitaxel			
Carboplatin	AUC 5	i.v.	Tag 1, alle 3 Wo.
Paclitaxel	175 mg/m² KOF	i.v.	Tag 1, alle 3 Wo.
Carboplatin/Paclitaxel/Bevacizumab			
Carboplatin	AUC 5	i.v.	Tag 1, alle 3 Wo.
Paclitaxel	175 mg/m² KOF	i.v.	Tag 1, alle 3 Wo.
Bevacizumab	15 mg/kg KG	i.v.	Tag 1, alle 3 Wo. (Fortführen nach Chemotherapie)
Cyclophosphamid mono			
Cyclophosphamid	50–100 mg	p.o.	Täglich
Cyclophosphamid/Bevacizumab			
Cyclophosphamid	50–100 mg	p.o.	Täglich
Bevacizumab	15 mg/kg KG	i.v.	Tag 1, alle 3 Wo. (Fortführen nach Chemotherapie)
Gemcitabin			
Gemcitabin	800–1000 mg/m² KOF	i.v.	Tag 1, 8 und 15, alle 4 Wo.
Olaparib*			
Olaparib	2 × 400 mg	p.o.	Täglich
Paclitaxel weekly			
Paclitaxel	80–100 mg/m² KOF	i.v.	Tag 1, wöchentlich
PEG-liposomales Doxorubicin			
PEG-liposomales Doxorubicin	40 mg/m² KOF	i.v.	Tag 1, alle 4 Wo.
Topotecan			
Topotecan	1,5 mg/m² KOF oder	i.v.	Tag 1–5, alle 3 Wo.
	4 mg/m² KOF	i.v.	Tag 1, 8 und 15, alle 4 Wo.
Trabectedin/PEG-liposomales Doxorubicin			
Trabectedin	1,1 mg/m² KOF	i.v.	Alle 3 Wo.
PEG-liposomales Doxorubicin	30 mg/m² KOF	i.v.	Alle 3 Wo.

* zugelassen als Erhaltungstherapie nach Ansprechen auf eine platinbasierte Chemotherapie bei platinsensiblem Rezidiv eines BRCA-positiven high-grade serösen epithelialen Ovarialkarzinoms, Tubenkarzinoms oder primären Peritonealkarzinoms

Register

Symbole
3β-Dehydrogenasemangel 19
5-Fluorouracil 211
– emetogenes Potenzial 224
– Mammakarzinom 586
– Schwangerschaft 220
17α-Hydroxyprogesteron
– endokrinologische Diagnostik 10
21-Hydroxylasemangel 8, 19

A
ABCDE-Regel 363
Abdomen, akutes 506
Abstinenzregel 257
Acetylsalicylsäure, bei Tumorschmerz 189
Aciclovir
– Herpes genitalis 155
– Neutropenie, febrile 230
– Zervizitis 417
ACTH-Test 13
Actinomycin D, Uterusmalignom 589
Adenocarcinoma in situ
– Therapie 428
Adenofibrom, seröses 463
Adenokarzinom in situ 421
Adenose, sklerosierende 305
Adnexitis 176
– Differenzialdiagnosen 179
Adrenarche 23
– prämature 32
Adrenogenitales Syndrom
– klassisches 27
– nicht klassisches 28
Afatinib 214
Afterloading 203
Agnus Castus 103
Agonadismus 8
Alendronat 581
Alexithymie 263
Alkylanzien 209
– Schwangerschaft 220
Allethrin 161
Amastie 312
Amenorrhö
– primäre 10
– sekundäre 10
Amitriptylin
– Dosierung 195
– Nebenwirkungen 195
Amoxicillin 165
– Adnexitis 181
– Chlamydia trachomatis 171
Amoxicillin/Clavulansäure
– Endometritis 176
– Erysipel 149
– Neutropenie, febrile 229
Amphotericin B 165
– Neutropenie, febrile 230
Amreich-Richter-Fixation 120
Anämie, tumorbedingte 232
Anastrozol 213
– Mammakarzinom, Prophylaxe 317
Androblastom 465
Androstendion, endokrinologische Diagnostik 10
Anthrazykline 210
– kumulative kardiotoxische Schwellendosis 246
– Mammakarzinom 338

– Paravasat 239
– Schwangerschaft 220
Antiandrogene 213
Antiepileptika, Schmerztherapie 195
Anti-HER2-Therapie 213
Antihormontherapie, adjuvante 211
Antiöstrogene 212
Aprepitant, Dosierung 225
Äquivalenzdosis 200
Arbirateron 213
Aromatasehemmer 213
– Mammakarzinom 341
Arzt-Patient-Beziehung 256
Aspermie 59
Asthenozoospermie 59
AURELIA-Studie 495
Azithromycin
– Chlamydia trachomatis 171
– Lymphogranuloma venereum 170
– Neisseria gonorrhoeae 173
Azoospermie 59

B
Baldrian 103
Bartholin-Empyem 529
Bartholinitis 148
Bartholini-Zysten 361
Bartholin-Pseudoabszess 148
Basaltemperaturmethode 45
Bauchschmerz, akuter 506
Beckenbodentraining 137
Behçet-Syndrom 409
Belastungsinkontinenz 126
– Duloxetin 138
– komplizierte 138
– Pathogenese 136
– Therapie 122
Belastungsthermometer 285
Benzylbenzoat 161
Bestrahlungsplanung 204
Bevacizumab 215, 354, 490
– Mammakarzinom 588
– Nebenwirkungen 222, 355
– Ovarialkarzinom 591
– Peritonealkarzinose 591
– Schwangerschaft 220
– Uterusmalignom 589
Beziehungsfalle 257
Billings-Methode 45
Biomarker 217
Blasenfunktion 127
Blase, überaktive 126, 141
– Anticholinergika 143
Blastozystenkultur 73
Bleomycin
– emetogenes Potenzial 224
– Uterusmalignom 589
Blutung
– Schock 512
– Therapie 513
– uterine verstärkte 509
Blutungsstörungen, Psychosomatik 263
Blutverlust, akuter 508
Borderline-Tumoren 498
Botulinumtoxininjektion 144
Brachytherapie 202
BRCA-Mutationen 315
Brenner-Tumoren 464

Bromocriptin 16
Bulking Agents 140
Buparlisip 216
Buprenorphin 190
– Äquipotenzdosis 194
– Pharmakologie 191

C
CA 125 475
Cabergolin 16
Calcitonin 99
Candida glabrata 163
Candidose 153
Capecitabin 211
– Dosierung 237
– emetogenes Potenzial 224
– Hand-Fuß-Snydrom 236
– Mammakarzinom 588
– Nebenwirkungen 222
Carbamazepin
– Dosierung 195
– Nebenwirkungen 195
Carboplatin 209
– emetogenes Potenzial 224
– Mammakarzinom 586
– Ovarialkarzinom 591
– Paravasat 238
– Peritonealkarzinose 591
– Uterusmalignom 589
Caspofungin, bei febriler Neutropenie 230
Cefaclor, bei Streptokokkenkolpitis 168
Cefepim, bei Neutropenie, febriler 229
Cefixim
– Neisseria gonorrhoeae 173
– Streptokokkenkolpitis 168
Cefotaxim, bei Erysipel 149
Cefotiam, Streptokokkenkolpitis 168
Cefpodoxim, bei Streptokokkenkolpitis 168
Ceftazidim, bei Neutropenie, febriler 229
Ceftriaxon
– Adnexitis 181
– Neisseria gonorrhoeae 173
– Syphilis 152
Cefuroxim
– Mastitis puerperalis 300
– Streptokokkenkolpitis 168
Ceiling-Effekt 191
Celecoxib, Dosierung bei Tumorschmerz 190
Chemotherapie
– adjuvante 208
– allergische Reaktionen 239
– emetogenes Potenzial 224
– Endometriumkarzinom 442
– Fertilität 84
– Hauttoxizität 236
– hypertherme intraperitoneale 492
– Indikationen 207
– intraperitoneale 491
– Kardiotoxizität 245
– kurative 208
– Leiomyosarkom 445
– Myelosuppression 226
– Nebenwirkungen 222
– neoadjuvante 208

Register

- Neurotoxizität 240
- palliative 208
- Paravasat 238
- Schleimhauttoxizität 233
- Schwangerschaft 219
- Substanzauswahl 207
- Übelkeit 223
- Vaginalkarzinom 379
- Vulvakarzinom 375
- Zervixkarzinom 432

Chlamydia trachomatis 168
- Sterilität 61

Chlorambucil, bei Uterusmalignom 589

Cilastatin, bei Neutropenie, febriler 229

Ciprofloxacin
- Adnexitis 181
- Infektionsprophylaxe unter Chemotherapie 229
- Neisseria gonorrhoeae 173
- Neutropenie, febrile 229

Cisplatin 209
- emetogenes Potenzial 224
- Paravasat 238, 239
- Uterusmalignom 589

Clarithromycin
- Erysipel 149
- Mastitis non-puerperalis 302
- Neutropenie, febrile 230

Clindamycin 165
- Erysipel 149
- Mastitis non-puerperalis 302
- Streptokokkenkolpitis 168

Clotrimazol 162
Clue cells 165
Codein, Pharmakologie 191
Condylomata acuminata 156
- konservative Behandlung 158
- Zervix 410

Corpus-luteum-Zysten 455
Cortisol, endokrinologische Diagnostik 10

Cotrimoxazol
- Infektionsprophylaxe unter Chemotherapie 229
- Lymphogranuloma venereum 170

Coxibe 190
Crotamiton 161

Cyclophosphamid 209
- Gonadotoxizität 242
- Mammakarzinom 586
- Nebenwirkungen 222
- Ovarialkarzinom 591
- Peritonealkarzinose 591
- Schwangerschaft 220
- Uterusmalignom 589

Cyproteronacetat 51
Cystosarcoma phylloides 309

D

Darbepoetin, Dosierung 233
Dauerblutung, juvenile 38
Dehydroepiandrosteron, endokrinologische Diagnostik 10
Dehydroepiandrosteron-Sulfat, endokrinologische Diagnostik 10
De-LaChapelle-Syndrom 9
Denosumab, bei Osteoporose 583
Depotgestagen 53
Depression
- Kinderlosigkeit 276
- Perimenopause 270
- prämenstruelle 263

Dermatitis, radiogene 205
Dermoidzysten 468
Descensus uteri 110
- Einteilung 111
- ICS-Einteilung 112
- Sexualmedizin 561

Descensus vaginae 110
- Einteilung 111
- ICS Einteilung 112
- Sexualmedizin 561

DESKTOP-III-Studie 493
Detrusordruck 133
Detrusor vesicae 126
Dexamethason
- Erbrechen 225
- Kurztest 13

Dexrazoxan 239
Diaphragma 46
Diarrhö, chemotherapieinduzierte 235
- Schweregrade 235
- Stufentherapie 235

Diclofenac, Dosierung bei Tumorschmerz 190
Dicloxacillin, bei Mastitis puerperalis 300

Dienogest 104
Docetaxel 211
- emetogenes Potenzial 224
- Hand-Fuß-Syndrom 236
- Hauttoxizität 236
- Mammakarzinom 586, 588
- Neuropathie, periphere 241
- Paravasat 238

Dolasetron, Dosierung 225
Doxorubicin 210
- emetogenes Potenzial 224
- Hand-Fuß-Sndyrom 236
- kumulative kardiotoxische Schwellendosis 246
- liposomales 210
- Mammakarzinom 586
- Nebenwirkungen 222
- Ovarialkarzinom 591
- Paravasat 238, 239
- pegyliertes liposomales 210
- Peritonealkarzinose 591
- Schwangerschaft 220
- Uterusmalignom 589

Doxycyclin
- Adnexitis 181
- Chlamydia trachomatis 171
- Lymphogranuloma venereum 170
- Neisseria gonorrhoeae 173
- Syphilis 152
- Zervizitis 417

Droloxifen 104
Ductus mesonephricus 408
Ductus paramesonephricus 408
Duloxetin 138
- Dosierung 195
- Nebenwirkungen 195

Dyspareunie 554

E

Econazol 162
Einschlusskörper-Konjunktivitis 170
Eizellspende 87
Embryonenschutzgesetz 76
Embryonenspende 87, 88
Emmet-Riss 410
Endometriose 382, 508

- Altersverteilung 383
- Analgetika 401
- Gestagene 396
- GnRH-Analoga 394
- hormonelle Aktivität 389
- Laparoskopie 387
- Metaplasie 384
- Mikrochirurgie 391
- Operation, organerhaltende 390
- Prävalenz 383
- Resektion 391
- Rezidivtherapie 396
- Schmerztherapie 400
- Sozialmedizin 562
- Sterilität 402
- Sterilitätstherapie 65
- TIAR-Konzept 385
- Transplantation 384

Endometriosezysten 455
Endometrioumkarzinom
- fertilitätserhaltende Therapie 440
- operative Therapie 440

Endometritis 174, 416
- akute 507

Endometrium
- Hyperplasie 416
- Polypen 415

Endometriumhyperplasie 439
- Therapie 439

Endometriumkarzinom 434
- Chemotherapie 442, 589
- Epidemiologie 434
- Hormontherapie 107, 443
- Klassifikation 437, 438
- Risikofaktoren 436
- Screening 436
- Sexualmedizin 564
- Stadieneinteilung 438
- Strahlentherapie 442

Endometriumkarzinom
- Lymphknotenstatus 441

Energiedosis 200
Enteritis, radiogene 234
Enterozele 111
Entspannungsverfahren 288
Enzalutamid 213
Epirubicin 210
- emetogenes Potenzial 224
- kumulative kardiotoxische Schwellendosis 246
- Mammakarzinom 586
- Paravasat 238, 239
- Schwangerschaft 220

Erbrechen, zytostatikainduziertes 223
- Schweregrad 224

Eribulin 211
- emetogenes Potenzial 224
- Mammakarzinom 588

Erosia vera 409
Erregungsstörungen 553
Erysipel 148, 534
Erythromycin
- Chlamydia trachomatis 171
- Erysipel 149
- Lymphogranuloma venereum 170
- Mastitis puerperalis 300
- Neutropenie, febrile 230
- Streptokokkenkolpitis 168
- Syphilis 152
- Zervizitis 417

Erythropoetin, Dosierung 232
Estradiol, endokrinologische Diagnostik 10

Register

Etoposid
- emetogenes Potenzial 224
- Paravasat 238
- Schleimhauttoxizität 233
- Uterusmalignom 589
Etoricoxib, Dosierung bei Tumorschmerz 190
Eumenorrhö 10
Everolimus 215
- Nebenwirkungen 222
Exemestan 213
- Mammakarzinom, Prophylaxe 317
Extrauteringravidität 508

F
Famciclovir, bei Herpes genitalis 155
Familientherapie 290
Fatigue, krebsbedingte 250
Fekundabilität 56
Fekundität 56
Femidom 49
Feminisierung, testikuläre 8
Fentanyl 190
- Äquipotenzdosis 194
- Pharmakologie 191
Fenticonazolnitrat 162
Fertilitätserhalt
- Chemotherapie 84, 243
- GnRH-Agonisten 85
- Kryokonservierung von Oozyten 85
- Kryokonservierung von Ovarialgewebe 86
Filgrastim, Dosierung 231
Flucloxacillin, bei Mastitis puerperalis 300
Fluconazol
- Infektionsprophylaxe unter Chemotherapie 229
- Neutropenie, febrile 230
Fluor vaginalis 559
- Psychosomatik 266
Folinsäure, bei Uterusmalignom 589
Follikelreifung 2
Follikelstimulierendes Hormon, endokrinologische Diagnostik 10
Follikelzysten 454
Fosaprepitant, Dosierung 225
Foscarnet, bei Herpes genitalis 155
Frühsyphilis 149
Fulvestrant 212
Funktionszyklus, sexueller 549

G
Gabapentin
- Dosierung 195
- Nebenwirkungen 195
Galaktorrhö 310
Gartner-Gang 22
Gemcitabin 211
- emetogenes Potenzial 224
- Ovarialkarzinom 591
- Paravasat 238
- Peritonealkarzinose 591
Genexpressionsprofile 217
Geschlechtsidentität, gestörte 556
Gestagene 396
- Endometriose 396
- Endometrioserezidive 400
- Kontrazeption 50
- Osteoporose 582
- Therapieversager 400
- Transformationsdosis 397

Gestoden 104
Gewalt gegen Frauen 557
Glukose, endokrinologische Diagnostik 10
Glukose-Insulin-Quotient 18
GnRH-Analoga 394
- Endometriose 394
- Fertilitätserhalt 85
GnRH-Test 13
GOG-172-Studie 491
Gonadarche 213
Gonadendysgenesie 8
Gonadenentwicklung 22
Gonadoblastom 471
Gonoblenorrhö 172
Gonorrhö 171
Goserelin 213
G-Punkt 549
Granisetron, Dosierung 225
Granulopoese-stimulierende Faktoren, bei Neutropenie, febriler 231
Granulosazelltumor 497
Gummata 150
Gynandroblastom 466

H
Hand-Fuss-Syndrom 236
Harninkontinenz 126
Harntrakt 126
Haut, menopausale Veränderungen 98
Hautwarzen 360
Hermaphroditismus verus 8
Herpes genitalis 168
- Vulva 154
Hitzewallungen 96
HOMA-Index 18
Hormontherapie 101
- Endometriumkarzinom 107, 443
- Estradiol 104
- Estriol 104
- Gestagene 104
- Indikationen 101
- kardiovaskuläres Risiko 107
- konjugierte equine Estrogene 104
- Mammakarzinom 106
- Ovarialkarzinom 107
- Regimevariationen 105
- Schlaganfallrisiko 107
- Substanzauswahl 103
- Thromboserisiko 107
Hormonveränderungen
- altersabhängige 4
- zyklusabhängige 2
Hospital Anxiety and Depression Scale 285
Humanes Papillomavirus 156
- Testverfahren 425
- Zervixkarzinom 420
Hustenprovokationsstest 130
Hydromorphon 190
- Äquipotenzdosis 194
- Pharmakologie 191
Hymenalatresie 26
Hymenalseptum 26
Hymen altus 25
Hymen anularis 25
Hymen cribriformis 25
Hymen semilunaris 25
Hyperandrogenismus 18
Hyperprolaktinämie 15
- Psychosomatik 269

Hyperthekose 460
Hypogonadismus
- hypergonadotroper 14
- hypogonadotroper 14
Hypovolämie 512
Hysterektomie 118
- Blutungastherapie 516
- psychosomatische Auswirkungen 261
Hysterosakropexie 118
Hysterosalpingografie 63
Hysterosalpingokontrastsonografie 63
Hysteroskopiemit Chromopertubation 64

I
Ibandronat 581
Ibuprofen, Dosierung bei Tumorschmerz 190
Ifosfamid 209
- Nebenwirkungen 222
- Uterusmalignom 589
Imipenem
- Neutropenie, febrile 230
Imipenem, bei Neutropenie, febriler 229
Infertilität 56
- psychische Auswirkungen 274
- Stress 273
Insemination 68
- Erfolgsrate 77
Insulin, endokrinologische Diagnostik 10
Intrauterinpessar 47
Intrazytoplasmatische Spermieninjektion 70
- Erfolgsrate 77
In-vitro-Fertilisation 69
- Erfolgsrate 77
Isoconazol 162
Ivermectin 161

J
Jarisch-Herxheimer-Reaktion 151
Johanniskraut 103

K
Karzinogenese 207
Keimstrang-Stromatumoren 465
Keimzelltumoren 467
- Klassifikation 497
Kinderlosigkeit 56
- Diagnostik 57
- psychische Auswirkungen 274
- psychische Ursachen 273
- Psychosomatik 272
Kindesmissbrauch 558
Klarzelltumoren 464
Klimakterische Beschwerden 95
Klitorishyperplasie 364
Knaus-Ogino-Methode 45
Knochenmineralisationsdichte 100
Koanalgetika 196
Kolpitis
- Streptokokken 167
- Trichomonaden 165
Kolpokleisis 120
Kolpopexie
- abdominale paravaginale 117
- vaginale paravaginale 118
Kolporrhaphia
- anterior 116, 117
- posterior 120, 121

Register

Kolposuspension 140
Kondom 49
Kontrazeption
– chemische 46
– hormonelle 50
– mechanische 46
– Pearl-Index 44
– periodische Enthaltsamkeit 45
– postkoitale 54
– Sexualmedizin 567
Körperschemastörungen 267
Krankheitstheorien, psychosomatische 281
Krätze 160
Krebspersönlichkeit 281
Kuldoplastik 121

L

Labienhyperplasie 365
Labienhypertrophie 25
Labiensynechie 36
Laparoskopie
– Endometriose 387
– mit Chromopertubation 64
Lapatinib 214
– Schwangerschaft 220
Lebensqualität, gesundheitsbezogene 283
Leiomyom 471
Leiomyomatosis peritonealis disseminata 471
Leiomyosarkom 443
– Chemotherapie 445
– operative Therapie 444
– Staging 444
Lenograstim, Dosierung 231
Lentigo, Vulva 362
Letrozol 213
Leukoplakie 369, 409
Leuprorelin 213
Levofloxacin
– Chlamydia trachomatis 171
– Infektionsprophylaxe unter Chemotherapie 229
– Neutropenie, febrile 229
Levomethadon 190
– Pharmakologie 191
Levonorgestrel 54, 104
Leydig-Zell-Hyperplasie 8
Leydig-Zell-Tumoren 466
Lichen sclerosus 37, 363
– Histologie 364
Ligamentum sacrospinale 119
Lindan 161
Lipegfilgastrim, Dosierung 231
Lipidzelltumoren 466
Luststörungen 551
Lutealphase 3
Luteinisierendes Hormon, endokrinologische Diagnostik 10
Lymphknotendissektion, axilläre 336
Lymphogranuloma venereum 169
Lysuridhydrogenmaleat
– Mastitis non-puerperalis 302
– Mastitis puerperalis 300

M

Makromastie 312
Makroprolaktinämie 15
Mamille
– Candidose 303
– Dermatitis 303
– Sekretion 310

Mamma
– Anatomie 298
– Erysipel 302
– Fibroadenom 308
– Furunkel 303
– Lymphabfluss 299
– menopausale Veränderungen 98
– Schmerzen 303
– tubuläre 312
– Zysten 306
Mammakarzinom 313
– Anthrazykline 338
– Bevacizumab 354
– Biopsie 330
– BIRADS-Klassifikation 330
– Boost-Bestrahlung 345
– BRCA-Mutationen 315
– brusterhaltende Therapie 334
– Chemotherapie, adjuvante 337, 338, 586
– Chemotherapie, palliative 588
– Chemotherapie, primäre 331
– Diagnostik 328
– duktales Carcinoma in situ 319
– endokrine Therapie, adjuvante 339
– endokrine Therapie, primäre 333
– Epidemiologie 313
– Everolimus 351
– Fernmetastasen 327
– Früherkennung 318
– Genexpressionsprofile 217
– GnRH-Agonisten 340
– Grading 322
– HER2-zielgerichtete Substanzen 341
– hereditäres 315
– histologische Klassifikation 321
– Hormonrezeptorstatus 322
– Hormontherapie 106
– immunreaktiver Score 323
– inflammatorisches 322
– intramammäres Rezidiv 347
– Inzidenz 313
– Lapatinib 354
– Life-style-Empfehlungen 250
– lobuläre intraepitheliale Neoplasie 320
– Lymphknotendissektion, axilläre 336
– Lymphknotenstatus 327
– Magnetresonanztomografie 329
– Mammografie 329
– Mastektomie 334
– Mortalität 314
– Nachsorge 346
– Operation, prophylaktische 316
– operative Therapie 333
– Ovarektomie 340
– Paget 322
– Palbociclib 351
– Pathomorphologie 321
– Pertuzumab 343
– Prävention 316
– regionäres Rezidiv 348
– Rezidiv, lokoregionäres 347
– Risikofaktoren 314
– Sentinel-Lymphknoten-Exzision 335
– Sexualmedizin 564
– Skin-sparing-Mastektomie 335
– Strahlentherapie, adjuvante 343
– Tamoxifen 340
– Taxane 338

– Teilbrustbestrahlung 346
– Therapieempfehlungen 331
– Thoraxwandrezidiv 348
– TNM-Klassifikation 324
– Trastuzumab 342, 343
– tumoradaptierte Reduktionsplastik 334
– UICC-Stadium 326
Marsupialisation 361, 530
Maskulinisierung 26
Mastektomie
– modifizierte radikale 334
– psychosomatische Auswirkungen 261
– skin-sparing 335
– tumoradaptierte Reduktionsplastik 334
Mastitis
– abszedierende 300
– granulomatosa 302
– non-puerperalis 301
– puerperalis 300
– syphilitica 302
– tuberculosa 302
Mastodynie 303
Mastopathie 304
– diabetische 305
– fibrozystische 304
Mayer-Rokitansky-Küster-Hauser-Syndrom 31
Medroxyprogesteronacetat 104, 213
Mehrlingsschwangerschaft 82
– psychische Auswirkungen 279
Meigs-Syndrom 465
Melanom, Vulva 375
Menarche 23
– prämature 33
Menopausaler Übergang, endokrinologische Veränderungen 92
Menopause 7, 92
– Sexualmedizin 566
Menorrhagie 10
– Differenzialdiagnosen 510
Meshes 122
Metamizol
– Dosierung bei Tumorschmerz 190
– Kontraindikationen 189
– Nebenwirkungen 190
– Tumorschmerz 189
Metformin 19
Methotrexat
– emetogenes Potenzial 224
– Mammakarzinom 586
– Paravasat 238
– Schleimhauttoxizität 233
– Uterusmalignom 589
Metronidazol 165
– Adnexitis 181
– bakterielle Vaginose 165
– Neutropenie, febrile 230
– Trichomoniasis 166
Metrorrhagie 10
Miconazol 162
Mikromastie 311
Miktiometrie 135
Miktionsstörungen 560
– psychosomatische Auswirkungen 262
Miktionstagebuch 129, 130
Milchgangspapillom 309
Minipille 53

Register

Mirtazapin
– Dosierung 195
– Nebenwirkungen 195
Mischinkontinenz 126
Missbrauch 557
Missbrauch, sexueller 535
– Kinder 536, 538
Mitosehemmer 211
Morphin 190
– Äquipotenzdosis 194
– Pharmakologie 191
Moxifloxacin
– Adnexitis 181
– Streptokokkenkolpitis 168
m-TOR-Inhibitor 215
Mukositis, zytostatikainduzierte 233
– Prophylaxe 234
– Stadien 234
Münchner Nomenklatur III 423
Myome
– Embolisation 414
– ischämische 508
– Sterilität 64
– Sterilitätstherapie 67

N

Nab-Paclitaxel 211
Nävuszellnävus, Vulva 362
Neisseria gonorrhoeae 168, 171
Nekrotisierende Fasziitis 533
Neoangiogenese-Hemmer 215
Neovagina 30
Neratinib 214
Neuromodulation, sakrale 144
Neuropathie, periphere 240
– chemotherapiebedingte 241
– Schweregrade 242
Neurose 258
Neurosyphilis 150
Neutropenie 226
– Antibiotikatherapie 229
– Granulopoese-stimulierende Faktoren 231
– Infektionsrisiko 226
– prophylaktische Antibiotikatherapie 228
Nicht steroidale Antiphlogistika
– Kontraindikationen 189
– Tumorschmerz 189
Norestisteronacetat 104
Normozoospermie 59
Notfallkontrazeption 54
Nystatin 162

O

Obstipation, chemotherapiebedingte 245
OCEANS-Studie 493
Ofloxacin
– Adnexitis 181
– Chlamydia trachomatis 171
– Mastitis non-puerperalis 302
– Neisseria gonorrhoeae 173
Olaparib 216, 494
– Nebenwirkungen 222
– Ovarialkarzinom 591
– Peritonealkarzinose 591
Oligoasthenoteratozoospermie 59
Oligomenorrhö 10, 39
Oligozoospermie 59
Ondansetron, Dosierung 225
Opioide
– Äquipotenzdosen 194
– Dosisanpassung 197

– Einteilung 190
– Nebenwirkungen 193
– Pharmakologie 191
– rektale Gabe 196
– transdermale Gabe 197
Opioidrezeptoren 191
Oraler Glukose-Toleranztest 13
Organverlust 261
Orgasmusstörung 554
Osteoblasten 99
Osteodensitometrie 578
Osteoklasten 99
Osteoporose 98, 576
– Denosumab 583
– Epidemiologie 576
– Laborparameter 579
– Raloxifen 582
– Schmerztherapie 580
– Sexualhormone 582
– Teriparatid 582
– Therapiedauer 583
Östrogene
– Kontrazeption 50
– Osteoporose 582
Ovar
– Anatomie 454
– Embryologie 22
– gutartige Neubildungen 454
– Stromahyperplasie 460
– Stromaödem 460
– Supression 213
Ovarialfibrom 465
Ovarialkarzinom
– Antiangiogenese 496
– Chemotherapie 591
– frühes 482
– hereditäres 473
– Hormontherapie 107
– muzinöses 479
– operative Therapie 482
– platinresistentes Rezidiv 494
– Screening 475
– Sexualmedizin 564
– Stadieneinteilung 479
– Systemtherapie 489
Ovarialtorsion 507, 517
– Detorquierung 520
– Oophoropexie 520
Ovarialtumoren 460
– androgenbildende 20
– endometrioide 464
– epitheliale 463
– Klassifikation 461
– muzinöse 464
Ovarialzysten 454
– Ruptur 507, 521
Ovarielles Überstimulationssyndrom 77
Ovariopexie 85
Oviduktpersistenz 8
Ovula Nabothi 409
Ovulation 3
Ovulationshemmer, orale 50
– Dreiphasenpräparate 50
– Einphasenpräparate 50
– Kombinationspräparate 50
– Langzyklus 51
– Monopräparate 50
– Zweiphasenpräparate 50
Oxaliplatin 209
– emetogenes Potenzial 224
Oxcarbazepin
– Dosierung 195
– Nebenwirkungen 195

Oxycodon 190
– Äquipotenzdosis 194
– Pharmakologie 191

P

Paartherapie 290
Paclitaxel 211
– allergische Reaktionen 239
– emetogenes Potenzial 224
– Mammakarzinom 586
– Neuropathie, periphere 241
– Ovarialkarzinom 591
– Paravasat 238
– Peritonealkarzinose 591
– Uterusmalignom 589
Paget-Krankheit 322, 368
Palbociclib 216
Palliativmedizin 517
Palonosetron, Dosierung 225
Paracetamol
– Dosierung bei Tumorschmerz 190
– Kontraindikationen 189
– Nebenwirkungen 190
– Tumorschmerz 189
Parathormon 99
PARP-Inhibitoren 216, 494
Partikelstrahlung 200
Pearl-Index 44
Pediculosis pubis 159
– Therapie 160
Pegfilgrastim, Dosierung 231
Pegylierung 210
pelvic inflammatory disease 507, 524
Penicillin
– Erysipel 148
– Streptokokkenkolpitis 168
– Syphilis 152
– Zervizitis 417
Pentazocin 190
Perimenopause 92
– Depression 270
– endokrinologische Veränderungen 92
Peritonealkarzinose, Chemotherapie 591
Permethrin 161
Pertuzumab 214
– Mammakarzinom 343, 586, 588
– Nebenwirkungen 222
Pessar 115
Pethidin, Pharmakologie 191
Photonenstrahlung 200
Phylloidestumor 309
Phyto-Östrogene 103
PI3K-Inhibitor 216
Piperacillin, bei Neutropenie, febriler 229
Piver-Klassifikation 430
Platinanaloga 209
– Schwangerschaft 220
Poisson-Statistik 201
Polkörperbiopsie 71
Polymastie 311
Polymenorrhö 10, 40
Polypen
– Endometrium 415
– Vulva 360
Polythelie 311
Polyzystisches Ovarsyndrom 17, 458
– NIH-Klassifikation 17
– Psychosomatik 268
– Rotterdam-Statement 17
Portio 408
– gutartige Veränderungen 409

Portiokappe 48
Postmenopause 7, 92, 95
– Behandlung 103
Posttraumatische Störung 258
Prader-Stadien 26
Präimplantationsdiagnostik 72
Prämenopause 7
Prämenstruelle dysphorische Störung 269
Prämenstruelles Syndrom 565
– Psychosomatik 263, 269
Pregabalin
– Dosierung 195
– Nebenwirkungen 195
premature ovarian insufficiency 7
Premature ovarian insufficiency 14
Progesteron, endokrinologische Diagnostik 10
Progredienzangst 283
Proktitis, radiogene 235
Prolaktin
– endokrinologische Diagnostik 10
– erhöhtes 15
Pruritus genitalis 559
– Psychosomatik 266
Pseudohermaphroditismus femininus 7
Pseudohermaphroditismus masculinus 8
Pseudopubertas praecox 6
Psychoedukation 287
Psychoonkologie 280
– Behandlungsansätze 287
– Therapieindikationen 284
Psychosomatose 258
Pubarche 23
– prämature 32
Pubertas praecox 6, 32
– periphere 32
– zentrale 32
Pubertas tarda 6, 33
Pubertät 5, 23
– Physiologie 23
– Störungen 6
– Tanner-Stadien 5, 23
Pulsationszystozele 111, 112
Pyrimidinanaloga 211

R

Radiochirurgie 203
Raloxifen 104
– Mammakarzinom, Prophylaxe 317
– Osteoporose 582
Reaktive Störung 258
Rektozele 111, 112
Remission
– komplette 209
– partielle 209
Risedronat 581

S

Sakrokolpopexie 118
Salzverlustkrise 27
Samenspende 87
– gesetzliche Vorgaben 87
Sarkom, postradiogenes 206
Scheidenseptum 29
Scheidenstumpf
– Prolaps 113
– vaginale sakrospinale Fixation 119
Schilddrüsenfunktionsstörungen 16
Schlafstörungen 96
Schmerzanamnese 184
Schmerzen ohne Organbefund 263

Schmerzmedikamente 186
– Einteilung 186
– Indikationen 187
Schmerzmittelpumpe 197
Schmerztherapie
– Koanalgetika 196
– neuropathischer Schmerz 195
– nozizeptiver Schmerz 187
– nuklearmedizinische 198
– radiologisch-interventionelle 198
– Strahlentherapie 198
– WHO-Stufenplan 187, 188
Schock
– hämorrhagischer 512
– hypovolämischer 512
Schwangerschaft
– antineoplastische Systemtherapie 219
– Sexualmedizin 568
Schweißzysten 361
Sekundärtumoren 206
Selective Estrogen Receptor Modulator 104
Sentinel-Lymphknoten-Exzision 335
Sepsis 528
Sertoli-Leydig-Zelltumoren 466
Sertoli-Tumor 466
Sexualberatung 571
Sexualhormon bindendes Globulin, endokrinologische Diagnostik 10
Sexualstörungen
– Ätiologie 549
– Einteilung 550
– funktionelle 550
– perioperative 562
Sexualtherapie 572
Skabies 160
Skinning Vulvektomie 367
Skin-sparing-Mastektomie 335
Smith-Lemli-Opitz-Syndrom 8
Soorkolpitis 161
Spectinomycin, bei Neisseria gonorrhoeae 173
Spermiogramm 58, 59
– Anzahl 59
– Morphologie 58, 60
– Motilität 58, 59
Spermizide 48
Sphincter urethrae externus 126
Sphincter urethrae internus 126
Spinalanalgesie 198
Stages of Reproductive Aging Workshop + 10 93
Status idem 209
Stein-Leventhal-Syndrom 458
Sterilisation 49, 50
Sterilität 56
– andrologische Diagnostik 57
– Chlamydienserologie 61
– Diagnostik 57
– Endometriose 402
– idiopathische 64
– männlicher Faktor 57
– Myome 64
– tubare Ursachen 60
Sterilitätstherapie 64
– Aufklärung 73
– emotionale Auswirkungen 277
– Endometriose 65
– Gesetze 76
– Kostenübernahme 74
– Myome 67
– psychische Auswirkungen 277
– tubare Sterilität 64

Stool-outlet-obstruction 111
Strahlentherapie 198
– Bestrahlungsplanung 204
– Brachytherapie 202
– brusterhaltende Therapie 344
– Endometriumkarzinom 442
– Indikationen 204
– intraoperative 202
– intravaginale 203
– Lymphknoten, axilläre 344
– Mammakarzinom 343
– nach Mastektomie 344
– Nebenwirkungen 205
– perkutane 202
– physikalische Grundlage 199
– Schmerztherapie 198
– Sekundärtumoren 206
– technische Grundlage 200
– Teilbrustbestrahlung 346
– Vaginalkarzinom 379
– Vulvakarzinom 374
– Zervixkarzinom 431
Streak-Gonaden 8
Streptokokkenkolpitis 167
Strontiumranelat 582
Struma ovarii 470
Superantigene 531
Supportive Therapie 222
Swim-up-Technik 69
Swyer-Syndrom 9
Symmastie 312
Syphilis 149
– konnatale 150
– latente 150
– sekundäre 149
– tertiäre 150
Systemic Inflammatory Response Syndrome 528

T

Tabes dorsalis 150
Talgzysten 361
Tamoxifen 104, 212
– Gonadotoxizität 242
– Mammakarzinom 340
– Mammakarzinom, Prophylaxe 317
Tanner-Stadien 5, 23
Tapentadol, Pharmakologie 191
Taxane
– Mammakarzinom 338
– Schwangerschaft 220
Tazobactam, bei Neutropenie, febriler 229
Teicoplanin, bei Neutropenie, febriler 230
Teilchenstrahlung 200
Tension free Vaginal Tape 139
Tension-free Vaginal Tape 138
Teratom 468
– malignes 470
– solides 470
– tubares 471
Teratozoospermie 59
Teriparatid 582
– Osteoporose 582
Testosteron, endokrinologische Diagnostik 10
Tetracyclin
– Syphilis 152
– Zervizitis 417
Thekafibrome 465
Thekaluteinzysten 455
Thekome 465

Register

Thelarche 23
- prämature 33
Thyreoidea stimulierendes Hormon, endokrinologische Diagnostik 10
Tibolon 105
Tiefendosiskurve 199
Tiefenpsychologische Psychotherapie 289
Tilidin
- Äquipotenzdosis 194
- Pharmakologie 191
Tinea inguinalis 154
Tioconazol 162
Topotecan
- Ovarialkarzinom 591
- Peritonealkarzinose 591
- Uterusmalignom 589
Totalprolaps uteri 112, 113
Toxic-Shock-Syndrom 530
Trabectedin
- emetogenes Potenzial 224
- Ovarialkarzinom 591
- Peritonealkarzinose 591
Trachelektomie, radikale 430
Trachom 170
Traktionszystozele 111, 112
Tramadol
- Äquipotenzdosis 194
- Pharmakologie 191
Transsexualität 556
Trastuzumab 214
- Mammakarzinom 342, 343, 586, 588
- Nebenwirkungen 222, 354
- Schwangerschaft 220
Trastuzumab-Emtansin 214
- Mammakarzinom 588
Treosulfan 209
Treponema pallidum 149, 169
Trichomoniasis 165
Trigonum vesicae 126
Triptorelin 213
Tropisetron, Dosierung 225
Tuba uterina 454
Tuboovarialabszess 524
- Antibiotika 527
Tumorbiologie 206
Tumorfatigue 283
Tumorzellen, zirkulierende 218
T-Wert 578

U

Übelkeit, zytostatikainduzierte 223
- Schweregrad 224
Ulipristalacetat 54, 68
Ullrich-Turner-Syndrom 8, 34
Unterbauchschmerzen 560
- Differenzialdiagnosen 506
Urethradruckprofil 135
Urethritis
- gonorrhoische 171
- nichtgonorrhoische 170
Urethrozystoskopie 136
Urodynamik 133, 134
Uroflowmetrie 135
Uterus
- Agenesie 411
- Aplasie 31, 411
- Atresie 411

- Fehlbildungen 30
- Hypoplasie 31
- menopausale Veränderungen 97
- Sarkome 443
- Senkung 110
- Totalprolaps 113
Uterus arcuatus 30, 411
Uterus bicornis 30
Uterus bicornis bicollis 411
Uterus bicornis unicollis 411
Uterus didelphys 30, 411
Uterus myomatosus 412
- Sexualmedizin 561
Uterus septus 30, 411
Uterus subseptus 30

V

Vagina
- Embryologie 22
- Hypoplasie 29
- menopausale Veränderungen 97
- Senkung 110
- Septum 29
Vaginale intraepitheliale Neoplasie 376
Vaginalkarzinom 377
- Chemotherapie 379
- operative Therapie 378
- Stadieneinteilung 378
- Strahlentherapie 379
Vaginalschwamm 48
Vaginismus 555
Vaginose, bakterielle 164
Valaciclovir, bei Herpes genitalis 155
Vancomycin, bei Neutropenie, febriler 230
VCUAM-Klassifikation 29
Vergewaltigung 535
Verhaltenstherapie 289
Vincristin 211
- emetogenes Potenzial 224
- Uterusmalignom 589
Vinorelbin 371
- Applikation 238
- emetogenes Potenzial 224
- Mammakarzinom 588
- Paravasat 238
Visualisierungstechniken 288
Vitiligo, Vulva 363
Volumenersatztherapie 513
Vorlagentest 131
Vulva
- Embryologie 22
- Hautwarzen 360
- Herpes simplex 154
- Lentigo 362
- Melanom 375
- menopausale Veränderungen 97
- Metastasen 376
- Nävuszellnävus 362
- Paget-Krankheit 368
- Polypen 360
- Sarkom 376
- Vitiligo 363
- Zysten 361
Vulvakarzinom 369
- Chemotherapie 375
- exophytisches 370
- flach ulzeriertes 371

- inguinale Lymphonodektomie 374
- Metastasierung 371
- operative Therapie 372
- Sexualmedizin 564
- Stadieneinteilung 373
- Strahlentherapie 374
Vulväre intraepitheliale Neoplasie 365
vulvar field resection 373
Vulvitis
- bakterielle 148
- mykotische 153
- parasitäre 159
- virale 154
Vulvodynie 267
Vulvovaginalkandidose 161
Vulvovaginitis 34

W

WHO-Stufenplan 187, 188
Wolff-Gang 22
Würfelpessar 115

Z

Zerfallsrate 199
Zervikale intraepitheliale Neoplasie 421
- Konisation nicht im Gesunden 428
- Schwangerschaft 428
- Therapie 427
Zervikalstenose 410
Zervix
- Anatomie 408
- Condylomata acuminata 410
- menopausale Veränderungen 97
- Papillom 410
- Polypen 415
Zervixkarzinom 417
- Chemotherapie 432
- Epidemiologie 417
- FIGO-Stadien 421
- HPV-Screening 425
- humanes Papillomavirus 420
- Hysterektomie, radikale 430
- Kolposkopie 426
- Lymphonodektomie 431
- Risikofaktoren 418
- Screening 423
- Sexualmedizin 564
- Stadieneinteilung 421
- stadiengerechte Therapie 432
- Strahlentherapie 431
- Therapie 429
- Trachelektomie, radikale 430
- UICC-Stadien 422
Zervizitis 416
Zoledronat 581
Zölomepithelzysten 456
Z-Wert 578
Zyklusstörungen 565
Zystadenofibrom, seröses 463
Zystadenom, seröses 463
Zysten
- dysontogenetische 362
- Exstirpation 530
- Gardner-Gang 362
- Vulva 361
Zystitis, hämorrhagische 235
Zystometrie 134

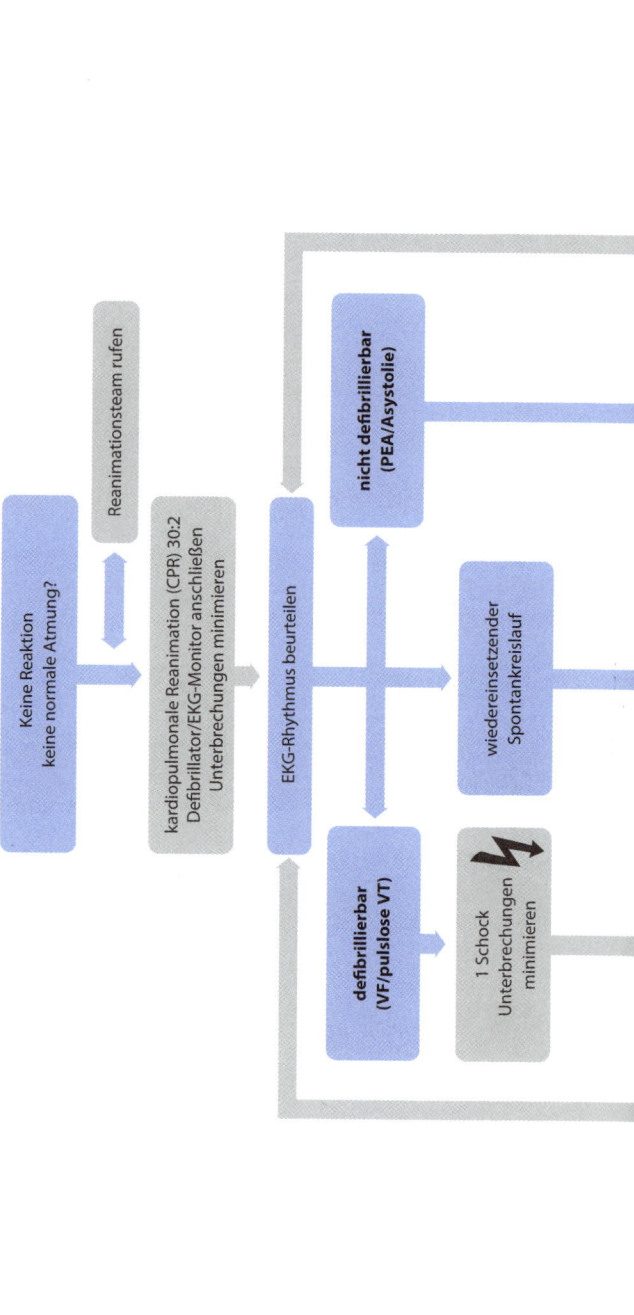

```
Keine Reaktion              Reanimationsteam rufen
keine normale Atmung?
      ↓
kardiopulmonale Reanimation (CPR) 30:2
Defibrillator/EKG-Monitor anschließen
Unterbrechungen minimieren
      ↓
EKG-Rhythmus beurteilen
   ↙         ↓          ↘
defibrillierbar   wiedereinsetzender   nicht defibrillierbar
(VF/pulslose VT)  Spontankreislauf     (PEA/Asystolie)
   ↓                                      
1 Schock
Unterbrechungen
minimieren
```